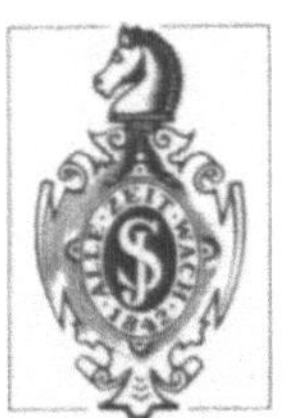

M. Reiser A. Heuck
K. J. Münzenberg B. Kummer (Hrsg.)

Osteologie aktuell VIII

3-D-Bildverarbeitung, Neue Untersuchungstechniken
Knochendichtemessung, Medikamentöse Einflüsse

Mit 352 Abbildungen und 52 Tabellen

Springer-Verlag
Berlin Heidelberg New York London Paris
Tokyo Hong Kong Barcelona Budapest

Professor Dr. med. Maximilian Reiser
Priv.-Doz. Dr. med. Andreas Heuck
Institut für Radiologische Diagnostik
Klinikum Großhadern
Marchioninistraße 15, D-81377 München

Professor Dr. med. K. Joachim Münzenberg
Orthopädische Klinik
Sigmund-Freud-Str. 25, D-53225 Bonn

Professor Dr. med. Benno Kummer
Anatomisches Institut der Universität
Joseph-Stelzmann-Str. 9, D-50931 Köln

8. Jahrestagung der Deutschen Gesellschaft für Osteologie e.V.
18.–20. März 1993 in Bonn

ISBN-13: 978-3-540-57497-2   e-ISBN-13: 978-3-642-78676-1
DOI: 10.1007/ 978-3-642-78676-1
CIP-Eintrag beantragt

Die Wiedergabe von Gebrauchsnamen, Handelsnamen, Warenbezeichnungen usw. in diesem Werk berechtigt auch ohne besondere Kennzeichnung nicht zu der Annahme, daß solche Namen im Sinne der Warenzeichen- und Markenschutz-Gesetzgebung als frei zu betrachten wären und daher von jedermann benutzt werden dürften. Produkthaftung: Für Angaben über Dosierungsanweisungen und Applikationsformen kann vom Verlag keine Gewähr übernommen werden. Derartige Angaben müssen vom jeweiligen Anwender im Einzelfall anhand anderer Literaturstellen auf ihre Richtigkeit überprüft werden.

Binden: J. Schäffer OHG, 67269 Grünstadt
Herstellung: PRO EDIT GmbH, 69126 Heidelberg

21/3130-543210 – Gedruckt auf säurefreiem Papier

Vorwort

Dieser 8. Band aus der Reihe „Osteologie aktuell" basiert auf Beiträgen zur 8. Jahrestagung der Deutschen Gesellschaft für Osteologie, die im März 1993 in Bonn stattfand. Thematische Schwerpunkte waren die dreidimensionale Bildverarbeitung, neue Untersuchungstechniken in der Osteologie, die medikamentösen Einflüsse auf das Skelettsystem und die Knochendichtemessung.

Das Kapitel „3-D-Techniken" gibt einen hervorragenden Überblick über die dreidimensionalen Abbildungsverfahren und weitere Möglichkeiten der Bildverarbeitung, wie er für die Osteologie in dieser geschlossenen Form bisher noch kaum zu erhalten war. Neben methodisch-technischen Beiträgen wurden auch Arbeiten zur klinischen Anwendung und diagnostischen Wertigkeit berücksichtigt.

Im Abschnitt „Neue Untersuchungstechniken" sind interessante Arbeiten aktueller osteologischer Forschungsergebnisse aus dem Bereich Radiologie, Anatomie, Pathologie und Labordiagnostik zusammengefaßt, die die Vielfältigkeit der diagnostischen Ansätze in der Osteologie unterstreichen. Mit 21 Arbeiten gibt das Kapitel „Medikamentöse Einflüsse auf das Skelett" eine umfangreiche Zusammenstellung zu dieser interdisziplinären Thematik.

Das Kapitel „Knochendichtemessungen" umfaßt wichtige und aktuelle Beiträge zur Bestimmung der Knochenmasse und -struktur, die sich mit der Wertigkeit und Aussagekraft der verschiedenen etablierten sowie sehr neuer Meßtechniken befassen.

Weitere Kapitel sind den Gelenken, traumatischen und entzündlichen Knochenerkrankungen, Knochenersatz und Prothesen, sowie den Tumoren gewidmet. Verschiedene andere aktuelle Aspekte der Osteolgie werden in den Kapiteln Verschiedenes und Freie Themen behandelt.

Wir glauben, daß dieser Band durch die aktuelle Thematik und die teilweise hervorragende Qualität der Beiträge seinem Anspruch, wirklich relevante Ergebnisse der Osteologie zu vermitteln, durchaus gerecht wird. Allen beteiligten Autoren sei in diesem Sinne für ihre Arbeiten herzlich gedankt. Unser Dank gilt auch den Mitarbeitern des Springer-Verlages, die die zügige Publikation durch hohen persönlichen Einsatz erst ermöglicht haben, sowie dem Vorsitzenden und dem übrigen Vorstand der Deutschen Gesellschaft für Osteologie, auf deren Unterstützung und kompetenten Rat wir stets bauen konnten.

München, im Februar 1994

MAXIMILIAN REISER
ANDREAS HEUCK

Inhaltsverzeichnis

II. Neue Untersuchungstechniken

III. Medikamentöse Einflüsse auf das Skelett

IV. Knochendichtemessungen

V. Gelenke

VI. Knochenersatz und Prothesen

I. 3-D-Techniken

3-D-Bildverarbeitung in der Osteologie

R. Schubert, K. H. Höhne, A. Pommert, M. Riemer, T. Schiemann und U. Tiede

Institut für Mathematik und Datenverarbeitung in der Medizin (IMDM), Universitäts-Krankenhaus Eppendorf, Martinistr. 52, D-20246 Hamburg

Einleitung

Die klassischen bildgebenden Verfahren in der Medizin haben die Einschränkung, daß sie nur ein zweidimensionales Abbild der eigentlich dreidimensionalen Wirklichkeit erzeugen. Ein konventionelles Röntgenbild zeigt eine Überlagerung aller abgebildeten Strukturen. Schnittbilder aus der Computer-Tomographie (CT) oder der Magnetresonanz-Tomographie (MR) sind zwar weitgehend überlagerungsfrei, zeigen aber jeweils nur eine Schicht des zu untersuchenden Objekts. Ähnlich ist die Situation in der Mikroskopie, wo sich eine überlagerungsfreie Darstellung ebenfalls nur für planare Schichten erreichen läßt.

Eine Sequenz räumlich aufeinanderfolgender Schichten enthält zwar potentiell die Information über die 3-D-Struktur des abgebildeten Objektes, ihre Erschließung ist jedoch nur durch eine „mentale Rekonstruktion" des Beobachters möglich, die ein besonderes Vorstellungsvermögen und große Erfahrung erfordert. Es liegt deshalb nahe, nach Verfahren zu suchen, die eine räumliche Darstellung der 3-D-Struktur medizinischer Objekte und ihre Erforschung durch Drehen, Schneiden, Durchleuchten etc. ermöglichen. Solche Verfahren sind der Gegenstand der 3-D-Bildverarbeitung. Die räumliche Bildsequenz wird dabei als Volumen aufgefaßt, und bestimmte Aspekte dieses Volumens (wie z.B. Oberflächen) werden auf eine Bildebene projiziert.

Bilder werden bei der Erzeugung und Verarbeitung mit digitalen Rechnern als Matrizen von Grauwerten (Intensitäten) repräsentiert. Die einzelnen Elemente eines 2-D-Bildes werden als Pixel (picture element), die eines 3-D-Bildvolumens als Voxel (volume element) bezeichnet.

Methode

Für die 3-D-Darstellung medizinischer Objekte steht heute eine breite Vielfalt an unterschiedlichen Verfahren zur Verfügung. Um ein bestimmtes Objekt aus einem Datenvolumen darzustellen, müssen prinzipiell die folgenden Aufgaben gelöst werden:
- Bestimmung der darzustellenden Objekte im Datenvolumen (Segmentation)
- Projektion eines ausgewählten Aspekts (z.B. der Objekt-Oberflächen) auf die Bildebene
- realistische Darstellung der Objekte (Beleuchtung und Schattierung)

Diese Schritte werden in den nachfolgenden Abschnitten genauer betrachtet. Dabei wird insbesondere auf den Unterschied zwischen den sogenannten oberflächen- und den volumenbasierten Verfahren eingegangen. Weiterführende Darstellungen finden sich z.B. in [5, 10, 13, 19].

Segmentation

Der Segmentation fällt die Aufgabe zu, ein Datenvolumen in einzelne Regionen zu zerlegen, die in sich homogen, von ihren Nachbarn klar unterscheidbar sind und anatomischen Objekten entsprechen. Im Gegensatz zur MR-Tomographie ist diese Aufgabe im CT relativ einfach: Hintergrund, Fettgewebe, Weichteile und Knochen haben jeweils charakteristische Grauwertbereiche, so daß zur Auswahl einer dieser Klassen die Angabe eines unteren und/oder oberen Schwellwertes ausreicht. Ein Voxel repräsentiert z.B. genau dann Knochen, wenn seine Intensität zwischen den Schwellwerten für diese Gewebeklasse liegt.

Bei anderen Ausgangsdaten (z.B. MR) ist die Situation sehr viel schwieriger, da hier keine eindeutigen Kriterien zur Abgrenzung verschiedener Objekte existieren. Verschiedenste Verfahren wurden entwickelt, um dennoch eine Segmentation zu ermöglichen [3, 1]. Neben der automatischen Segmentation, die häufig noch Fehler aufweist, findet neuerdings auch die interaktive Segmentation mit Hilfe schneller, einfacher Operatoren verstärkte Beachtung [9, 16].

Oberflächenbasierte Verfahren

Die ersten Verfahren für die 3-D-Darstellung orientierten sich noch stark an Techniken, die in der Computer-Graphik und im Computer Aided Design (CAD) üblich sind. Der wesentliche Schritt dieser sogenannten oberflächenbasierten Verfahren ist die Extraktion der Daten, die der Oberfläche des darzustellenden Objektes entsprechen. Nur diese Information wird anschließend für die Darstellung genutzt. Häufig wird eine Oberflächenrepräsentation aus kleinen Polygonen, z.B. Quadraten [4] oder Dreiecken [11], aufgebaut.

Ein wesentlicher Vorteil der oberflächenbasierten Verfahren besteht in der oft sehr hohen Datenreduktion im Vergleich zur Volumenrepräsentation, die sich sowohl auf den Speicherbedarf als auch auf die Rechenzeiten günstig auswirkt. Darstellungen aus verschiedenen Blickrichtungen können daher sehr schnell erzeugt werden. Ein weiterer Vorzug besteht darin, daß die große Zahl von Standard-Soft- und Hardware aus der Computer-Graphik für die Darstellung direkt verwendet werden kann. Auf der anderen Seite wird bei der Oberflächenrekonstruktion nur ein kleiner Teil der vorhandenen Informationen genutzt. Da über das Innere einer Struktur keine Information mehr vorliegt, können z.B. keine Schnitte gemacht werden. Dies bedeutet natürlich für medizinische Anwendungen eine ganz wesentliche Einschränkung.

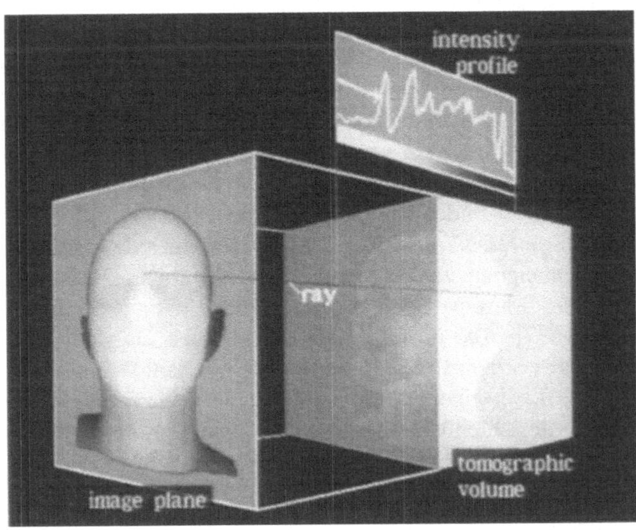

Abb. 1. Prinzip des Strahlwurfverfahrens (ray casting) bei der volumenbasierten 3-D-Darstellung. Die obere Kurve zeigt den Intensitätsverlauf entlang des Sichtstrahls

Volumenbasierte Verfahren

Bei den volumenbasierten Verfahren wird eine 3-D-Darstellung direkt und ohne Umwege über eine Oberflächenrepräsentation aus dem Datenvolumen berechnet. Der wesentliche Vorteil dieses Ansatzes besteht darin, daß alle Informationen aus den ursprünglichen Tomogrammen während der Erzeugung der 3-D-Bilder erhalten bleiben. Auf diese Weise können alle Parameter wie z.B. Schwellwerte, die nicht von Anfang an klar sind, während einer Sitzung interaktiv verändert werden. Außerdem lassen sich so beliebige Kombinationen aus Oberflächen, Schnitten, etc. darstellen. Diese Verfahren sind deshalb ideal für die Untersuchung eines Datenvolumens geeignet [7]. Der erhöhte Speicher- und Rechenzeitaufwand verliert heute durch die zunehmende Leistungsfähigkeit der Rechner ständig an Bedeutung.

Für die Projektion des Datenvolumens auf die Bildebene existieren wiederum verschiedene Verfahren. Als besonders flexibel und leistungsfähig hat sich das sog. ray casting („Strahlwurfverfahren") erwiesen: ausgehend von einer Bildebene wird für jeden Bildpunkt ein Sichtstrahl senkrecht zu dieser Ebene in den Datenwürfel geworfen. Der Strahl läuft dabei so lange, bis er an eine Stelle kommt, wo ein vorgegebener Schwellwert überschritten wird (Abb. 1). Damit ist die Oberfläche gefunden. Je nach Wahl des Schwellwertes kann man so z.B. die Haut- oder die Knochenoberfläche bestimmen. Statt eines Schwellwertes kann auch eine von einem Segmentationsverfahren erzeugte Objektmarke verwendet werden. Um einen Schnitt in das Datenvolumen darzustellen, wird der Schnittpunkt vom Strahl mit einer gewählten Ebene berechnet und der originale Grauwert an dieser Stelle auf die Bildebene projiziert.

Als nächstes stellt sich die Frage, wie eine Oberfläche realistisch dargestellt werden kann. Ein erster Ansatz ist in Abb. 1 zu erkennen: danach werden alle

Punkte um so heller dargestellt, je dichter sie an der Bildebene liegen. Die Nase erscheint z.B. deutlich heller als die weiter hinten liegenden Ohren. Das entstehende Bild erlaubt bereits, die dargestellten Formen grob zu beurteilen. Die heute verwendeten Schattierungsverfahren gehen demgegenüber von einem komplizierteren Ansatz aus, bei dem genau berechnet wird, wieviel Licht von einer Beleuchtungsquelle an der Oberfläche des Objekts zum Betrachter reflektiert wird. Die entstehenden 3-D-Bilder sind sehr viel realistischer und zeigen eine Vielfalt an Details. Für diese Verfahren ist es erforderlich, an jedem Punkt der Oberfläche die Oberflächenneigung zu berechnen. Ein bewährtes Verfahren ist die Verwendung des loaklen Grauwert-Gradienten, der die Richtung der stärksten Grauwertveränderung anzeigt [7]. Alle im folgenden behandelten Darstellungen sind nach diesem Prinzip erzeugt worden. Die vorgestellte Technik läßt sich noch erheblich erweitern, so kann man z.B. verschiedene Organe, die mit verschiedenen Schwellwerten gefunden wurden, unterschiedlich einfärben und damit deutlicher unterscheiden.

Anwendungen

3-D-Darstellungen von CT-Daten werden heute in ganz unterschiedlichen Bereichen wie der craniofacialen Chirurgie, der Unfallchirurgie, der Orthopädie und der Strahlentherapie klinisch eingesetzt [6]. Die bisherige Erfahrung zeigt, daß diese Verfahren vor allem für die Planung therapeutischer Eingriffe eine wesentliche Hilfe darstellen. In der craniofacialen Chirurgie (Abb. 2) sind 3-D-Darstellungen in einigen Kliniken bereits in die routinemäßige Operationsvorbereitung einbezogen [17, 20, 23]. In anderen Bereichen wird ihre Anwendbarkeit derzeit untersucht.

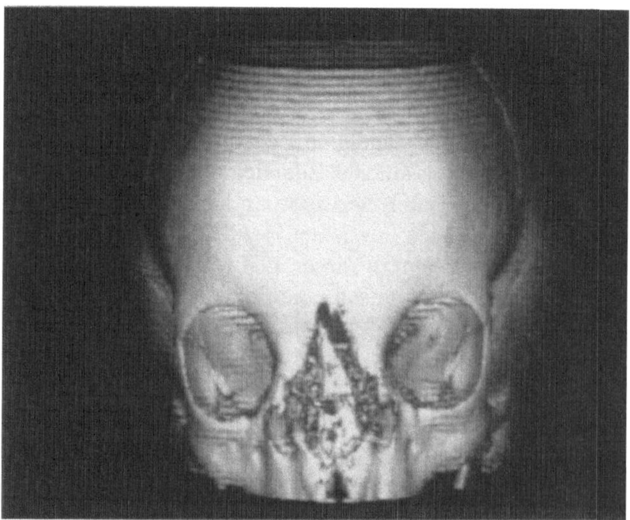

Abb. 2. 3-D-Darstellung eines Patienten mit einer medianen Gesichtsspalte aus CT. Deutlich sichtbar sind die Auswirkungen der Spalte auf das Nasenskelett

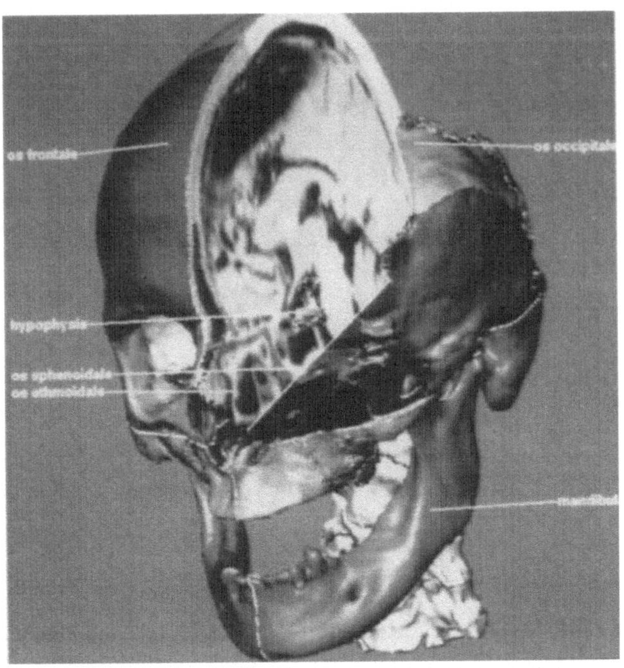

Abb. 3. 3-D-Anatomischer Atlas aus CT. Das Datenvolumen kann aus beliebigen Richtungen betrachtet und beliebig geschnitten werden. Durch „Anklicken" der Oberfläche eines Objekts wird die entsprechende Region automatisch farbig markiert und beschriftet

Für MR-Daten stehen die Schwierigkeiten bei der Segmentation derzeit noch einer breiteren klinischen Anwendung im Wege. Die 3-D-Darstellung beschränkt sich daher meist auf beliebig geführte Schnitte in das Datenvolumen (sogenannte Reformatierungen), wobei die leicht mit einem Schwellwert zu bestimmende Hautoberfläche als Orientierungshilfe dargestellt wird [21]. Im experimentellen Stadium befindet sich derzeit die kombinierte Darstellung von Weichteilen aus MR und Gefäßen aus der MR-Angiographie für die Planung neurochirurgischer Eingriffe [2, 6, 12].

Außerhalb der Krankenversorgung ergeben sich Anwendungen z.B. in der medizinischen Ausbildung. Der in Abb. 3 dargestellte 3-D-Atlas beruht auf einem hochaufgelösten CT-Volumen, bei dem ca. 80 verschiedene Bestandteile des knöchernen Schädels segmentiert und benannt wurden [8]. Ein Student kann so beliebige Regionen am Bildschirm „freipräparieren" und sich die anatomischen Bestandteile anzeigen lassen. Eine Weiterführung des Prinzips eines interaktiven 3-D-Atlas zeigt Abb. 4. Hier wurden typische Klassen von Acetabulum Frakturen mit der Computertomographie aufgenommen und anschließend die anatomischen, funktionellen und pathologischen knöchernen Stukturen segmentiert und benannt. Der Benutzer dieses Atlasses kann sich nun zum einen die räumlichen Verhältnisse bei typischen Frakturen durch Drehen, Einfärben, Benennen oder Wegnehmen der Objekte verdeutlichen, zum anderen bietet das System die Möglichkeit Standard-Röntgenbilder zu simulieren und beliebige CT-Schichten zu zeigen. Da auch auf die-

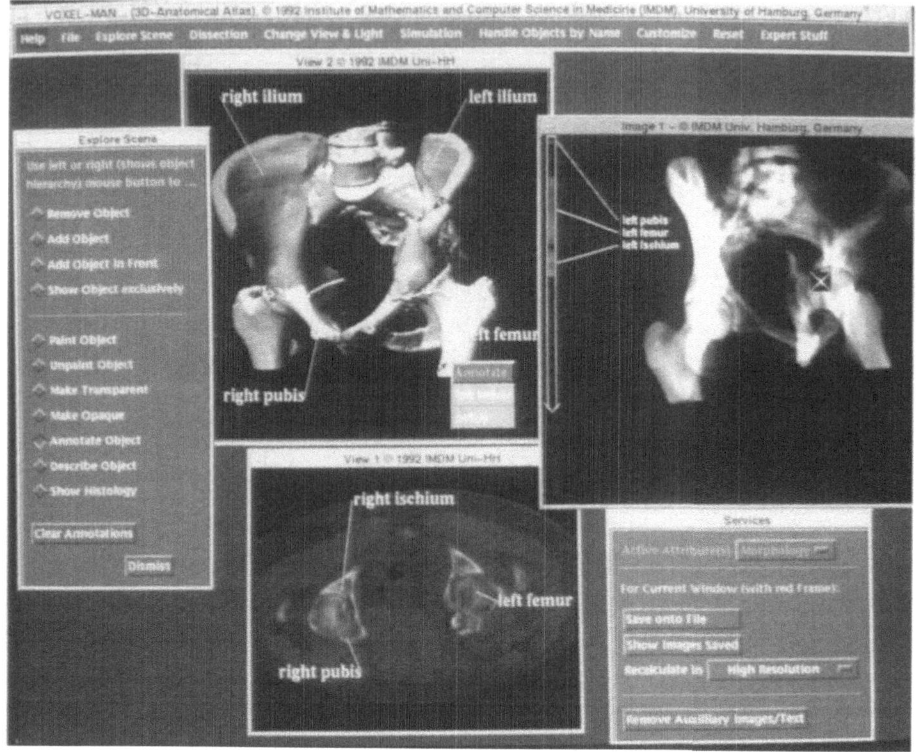

Abb. 4. Der 3-D-Atlas typischer Acetabulum-Frakturen ermöglicht die interaktive Korrelation zwischen der räumlichen „Wirklichkeit" und der üblichen 2-D-Diagnostik

sen „Röntgenbildern" und CT-Schichten alle Objekte bekannt sind und abgefragt werden können, bietet dieser Atlas eine hervorragende Möglichkeit Sicherheit und Effizienz des diagnostischen Könnens zu trainieren und zu verbessern [18].

Schlußfolgerungen und Ausblick

Die 3-D-Darstellung entwickelt sich immer mehr zu einem wertvollen Hilfsmittel in vielen Bereichen. Der Trend geht dabei eindeutig von oberflächenbasierten zu volumenbasierten Verfahren, die eine echte interaktive Untersuchung eines Datenvolumens ermöglichen. Die längeren Rechenzeiten werden durch bessere Rechner dabei immer mehr verkürzt.

Derzeit sind eine Reihe von Forschungsrichtungen zu erkennen. Eine wesentliche Fragestellung ist die Wiedergabetreue der 3-D-Darstellungen in Abhängigkeit von Aufnahmeparametern und verwendeten Verarbeitungsalgorithmen. Sie wird derzeit eingehend untersucht [14, 15, 19].

Ein noch nicht befriedigend gelöstes Problem ist in vielen Fällen die Segmentation. Wie dargestellt wurde, existieren hier sehr unterschiedliche Ansätze, so daß auch hier Fortschritte zu erwarten sind. Ein weiterer Forschungsgegenstand ist der Entwurf leicht zu verstehender, benutzerfreundlicher Bedienoberflächen.

Über die reine Visualisierung hinaus bieten die 3-D-Verfahren auch die Möglichkeit zu einer interaktiven Operationssimulation am Bildschirm. Für Anwendungen in der craniofacialen Chirurgie existieren bereits experimentelle Systeme [22]. In der ferneren Zukunft sind auch Verbindungen aus 3-D-Darstellung und „virtueller Realität" denkbar.

Danksagung

Die Abbildungen entstanden in Zusammenarbeit mit Prof. Dr. W.-J. Höltje (Nordwestdeutsche Kieferklinik) und Prof. Dr. W. Lierse (Anatomisches Institut). Wir danken der Werner-Otto-Stiftung, Hamburg, für die Unterstützung unserer Arbeit.

Literatur

1. Bomans M, Höhne KH, Tiede U, Riemer M (1990) 3-D-Segmentation of MR-Images of the Head for 3-D-Display. IEEE Trans Med Imaging MI-9, 2:177–183
2. Cline HE, Lorensen WE, Souza SP, Jolesz FA, Kikinis R, Gerig G, Kennedy TE (1991) 3-D Surface Rendered MR Images of the Brain and its Vasculature. J Comput Assist Tomogr 15(2):344–351
3. Gerig G, Martin J, Kikinis R, Kübler O, Shenton M, Jlesz FA (1991) Automating Segmentation of Dual-Echo MR Head Data. In Colchester ACF, Hawkes D (eds): Information Processing in Medical Imaging, Proc. IPMI '91, Springer-Verlag, Berlin, pp 175–187
4. Herman GT, Liu HK (1979) Three-dimensional display of human organs from computed tomograms. Comput Graphics Image Process 9:1–21
5. Höhne KH (1990) Bildverarbeitung. In Hutten H (ed) Biomedizinische Technik 3: Signal- und Datenverarbeitung, Medizinische Sondergebiete, Springer-Verlag, Berlin, S 9–56
6. Höhne KH, Bomans M, Pflesser B, Pmmert A, Riemer M, Schiemann T, Tiede U (1992) Anatomic Realism comes to Diagnostic Imaging. Diagn Imaging 1:115–121
7. Höhne KH, Bomans M, Pommert A, Riemer M, Schiers C, Tiede U, Wiebecke G (1990) 3-D-Visualization of Tomographic Volume Data Using the Generalized Voxel-Model. Visual Comput 6(1):28–36
8. Höhne KH, Bomans M, Riemer M, Schubert R, Tiede U, Lierse W (1992) A 3-D Anatomical Atlas Based on a Volume Model. IEEE Comput Graphics Appl 12(4):72–78
9. Höhne KH, Hanson WA (1992) Interactive 3-D-Segmentation of MRI and CT Volumes Using Morphological Operations. J Comput Assist Tomogr 16(2):285–294
10. Kaufman A (ed) (1991) Volume Visualization. IEEE Computer Society Press, Los Alamitos, CA
11. Lorensen WE, Cline HE (1987) Marching Cubes: A High Resolution 3-D Surface construction Algorithm. Comput Graphics 21(4):163–169
12. Pommert A, Bomans M, Höhne KH (1992) Volume Visualization in Magnetic Resonance Angiography. IEEE Comput Graphics Appl 12(5):12–13
13. Pommert A, Bomans M, Riemer M, Tiede U, Höhne KH (1993) Volume Visualization in Medicine: Techniques and Applications. In Hagen H et al. (eds) Focus on Scientific Visualization, Springer-Verlag, Berlin, pp 41–72
14. Pommert A, Höltje W-J, Holzknecht N, Tiede U, Höhne KH (1991) Accuracy of Images and Measurements in 3-D Bone Imaging. In Lemke HU et al. (eds) Computer Assisted Radiology, Proc CAR '91, Springer-Verlag, Berlin, pp 209–215

15. Rusinek H, Noz ME, Maguire GQ, Kalvin A, Haddad B, Dean D, Cutting C (1991) Quantitative and Qualitative Comparison of Volumetric and Surface Rendering Techniques. IEEE Trans on Nucl Sci 38(2):659–662
16. Schiemann T, Bomans M, Tiede U, Höhne KH (1992) Interactive 3-D-Segmentation. In Robb RA (ed) Visualization in Biomedical Computing II, Proc SPIE 1808. Chapel Hill, NC, pp 376–383
17. Schubert R, Höltje W-J, Tiede U, Höhne KH (1991) 3-D-Darstellungen für die Kiefer- und Gesichtschirurgie. Radiologe 31:467–473
18. Seebode C, Schubert R, Pommert A, Riemer M, Schiemann T, Tiede U, Höhne KH (1993) An interactive 3-D-atlas of acetabular fractures. In Lemke HU et al. (eds) Computer Assisted Radiology, Proc CAR '93, Springer-Verlag, Berlin
19. Tiede U, Höhne KH, Bomans M, Pommert A, Riemer M, Wiebecke G (1990) Investigation of Medical 3-D-Rendering Algorithms. IEEE Comput Graphics Appl 10(2):41–53
20. Vannier MW, Marsh JL, Warren JO (1984) Three Dimensional CT Reconstruction Images for Craniofacial Surgical Planning and Evaluation. Radiology 150(1):179–184
21. Vogl TJ (1991) Kernspintomographie der Kopf-Hals-Region. Springer-Verlag, Berlin
22. Yasuda T, Hashimoto Y, Yokoi S, Toriwaki J-I (1990) Computer System for Craniofacial Surgical Planning Based on CT Images. IEEE Trans Med Imaging MI-9 3:270–280
23. Zonneveld FW, Lobregt S, van der Meulen JCH, Vaandrager JM (1989) Three-dimensional Imaging in Craniofacial Surgery. World J Surg 13:328–342

3-D-Rekonstruktionen – Technische Grundlagen sowie Vergleich der Systeme Siemens Somatom Plus, Kontron MIPRON und ISG Allegro

A. P. Wunderlich

Institut für Röntgendiagnostik, Klinikum rechts der Isar, Technische Universität München, Ismaninger Straße 22, D-81675 München

Einleitung

Schnittbildverfahren, allen voran die Computertomographie (CT), sind aus der Diagnostik bei osteologischen Fragestellungen nicht mehr wegzudenken. Die weite Verbreitung von CT-Scannern trägt ebenso hierzu bei wie die technische Weiterentwicklung derselben, insbesondere die Verkürzung der Untersuchungszeiten. Serien von konsekutiven Schnittbildern können heute innerhalb einer guten Viertelstunde aufgenommen werden. Dreidimensionale (3-D) Rekonstruktionen aus diesen Bildsequenzen haben sich als ausgezeichnetes Hilfsmittel für die Befunderhebung erwiesen. Die Diagnose von Frakturen ist nach [1] aus der 3-D-Rekonstruktion mit höherer Sensitivität und Spezifität möglich als aus den Schichtbildern.

Obwohl der Aufwand für 3-D-Rekonstruktionen nicht ganz unerheblich ist [2–4], können sie dank der modernen Rechnertechnik in vertretbarer Zeit realisiert werden. Hierbei lassen sich grundsätzlich drei verschiedene Arten von Computersystemen unterscheiden:

1. im CT-Scanner integrierte Software
2. „geschlossene" 3-D-Nachverarbeitungs-Systeme
3. „offene" 3-D-Nachverarbeitungs-Systeme

Im folgenden werden die Unterscheidungsmerkmale zwischen den Gruppen [5] sowie die Hauptanwendungsgebiete dargestellt.

Material und Methode

Aus fünfzig routinemäßig durchgeführten CT-Untersuchungen mit anschließender 3-D-Rekonstruktion wurden einige Beispiele ausgewählt, um Möglichkeiten und Grenzen der verschiedenen 3-D-Systeme aufzuzeigen. Die Schnittbilder wurden direkt auf dem CT-Scanner nachverarbeitet bzw. zur externen Verarbeitung digital auf die Systeme ISG Allegro und Kontron MIPRON übertragen.

Der Prozeß der 3-D-Rekonstruktion gliedert sich grundsätzlich in zwei Teile: 1. Objektdefinition, 2. Bildberechnung. Die Realisierung dieser Schritte ist abhängig vom betrachteten System.

Verglichen wurde die Anwendbarkeit jeweils eines Repräsentanten aus jeder der drei Gruppen bei drei verschiedenen Rekonstruktionsanforderungen:

A.   Objektdefinition über Grauwertschwelle
B.   Entfernen bestimmter Strukturen, um kritische Bereiche darzustellen
C.   Rekonstruktion mehrerer Objekte, Farbdarstellung

Ergebnisse

1. Siemens Somatom Plus – Scanner-Software

A) Nach interaktiver Wahl der Grauwertschwelle werden die entsprechenden Strukturen aus den Schnittbildern extrahiert und als sogenannter 3-D-Datensatz abgespeichert. In einer guten halben Stunde sind qualitativ hochwertige Bilder zu erzielen.

B) Zu entfernende Strukturen müssen interaktiv durch Umfahren mit der Maus aus jedem einzelnen Schnittbild entfernt werden. Dies bedeutet einen beträchtlichen Zeitaufwand, der je nach Anzahl der Bilder über eine Stunde betragen kann. Danach schließt sich mit den modifizierten Bildern der Rekonstruktionsprozeß A) an.

C) nicht möglich

2. ISG Allegro – geschlossenes System

A) Zur Objektdefinition werden zwei Schwellwerte interaktiv gewählt. Nach Extraktion der entsprechenden Information aus den Schnittbildern wird hiraus ein sogenanntes 3-D-Objekt rekonstruiert und abgespeichert. Der Zeitaufwand liegt bei etwa 10 Minuten. Die Konturschärfe der 3-D-Bilder ist im Vergleich zu 1A) reduziert.

B) Mit Hilfe der Saatkorn-Methode, basierend auf zwei Grauwertschwellen und Verbindung zu einem vorgegebenen Punkt, können Strukturen einfach und schnell voneinander getrennt werden. Ist eine Abgrenzung über Schwellwerte nicht möglich, kann auf den Schnittbildern interaktiv durch „Schneiden" oder Hinzufügen nachgearbeitet werden. Anschließend erfolgt direkt die 3-D-Rekonstruktion. Insgesamt werden etwa 20 Minuten benötigt.

C) Wie unter B) beschrieben, können auch mehrere Objekte im gleichen Datensatz definiert werden. Die Darstellung erfolgt einzeln oder gleichzeitig in bis zu drei unterschiedlichen Farben. Je nach Zahl der zu definierenden Objekte und deren Abgrenzbarkeit ist ein Zeitaufwand von 30 bis 60 Minuten erforderlich.

3. Kontron MIPRON – offenes System

Für dieses System stehen zwei Softwarepakete zur Verfügung. Das mip3d-Paket ist praktisch als geschlossenes System konzipiert, während im mipron bedeutend mehr Freiheitsgrade gegeben sind. Rekonstruktion nach A) ist im mip3d in 256^2 Matrix möglich, für B) und C) sowie für 512^2 Auflösung muß auf mipron-Ebene gearbeitet werden.

A) Die Einstellung der Grauwertschwelle kann interaktiv am 3-D-Bild vorgenommen werden, da jede Rekonstruktion im Sinne des „volume rendering" aus der gesamten Schnittbildserie berechnet wird. Auch bei kritischen Rekonstruktionen findet man auf diese Weise innerhalb von wenigen Minuten den optimalen Schwellwert. Die 3-D-Bildqualität ist in der mip3d-Software durch die reduzierte Matrix eingeschränkt.

B) Mit den gleichen Hilfsmitteln wie unter 2B) beschrieben, können entscheidende Strukturen aus den Bildern segmentiert werden. Die Rekonstruktion verschiedener Ansichten ist wegen des „volume rendering" etwas zeitintensiver. Aus diesem Grund und wegen der im Vergleich zu 2B) längeren Zeiten für interaktive Bearbeitung aufgrund der nicht so ausgereiften Benutzeroberfläche liegt der Zeitaufwand bei etwa 30 Minuten.

C) Bis zu 15 verschiedene Objekte können in einem Datensatz definiert werden und einzeln oder gleichzeitig in bis zu vier verschiedenen Farben dargestellt werden. Hierfür werden, je nach Komplexität der darzustellenden Strukturen, 40 bis 90 Minuten benötigt. Für OP-Simulationen können die Objekte in der 3-D-Rekonstruktion am Bildschirm interaktiv gegeneinander verschoben und gedreht werden.

Mit einem Zusatzprogramm für Echtfarbdarstellung werden deutlich plastischere Rekonstruktionen erzielt, ferner ist hiermit die Darstellung von beliebig vielen Farben gleichzeitig möglich.

Diskussion

Die Rekonstruktion direkt am CT-Scanner beinhaltet zwei praktische Vorteile: zum einen erübrigt sich die Anschaffung teurer Zusatzgeräte, zum anderen ist das Personal mit der Bedienung des Gerätes vertraut, so daß eine gesonderte Einweisung nicht notwendig ist. Die erzielten Rekonstruktionen sind in unserem Vergleich die qualitativ besten.

Trotz des Zeitaufwandes für die digitale Datenübertragung läßt sich mit den spezialisierten 3-D-Systemen ein Zeitgewinn erzielen. Deutlich spürbar wird dieser Vorteil, wenn bei bestimmten Befunden die Schnittbilder editiert werden müssen.

Eine Darstellung pathologischer Befunde (z.B. Hüftkopfnekrose, Knochentumor) in Farbe ist ausschließlich mit spezialisierten Systemen zu erzielen. Dabei weisen geschlossene Systeme eine ausgereifte Benutzeroberfläche auf, die sich nicht nur in einer leichteren Erlernbarkeit, sondern auch in einem reduzierten Zeitaufwand niederschlägt. Der Wert farbkodierter Rekonstruktionen ist in erster Linie die Visualisation, diagnostisch aussagekräftiger sind die Schnittbilder.

Von Bedeutung für die Planung des therapeutischen Vorgehens bei komplizierten Frakturen oder bei Umstellungsosteotomien sind OP-Simulationen am Bildschirm oder am stereolithographischen Modell. Diese Anwendungen werden durch offene Systeme erschlossen. Aufgrund ihrer großen Anzahl von Freiheitsgraden bieten diese die Möglichkeit zur Verwirklichung eigener, völlig neuer Ideen.

Zusammenfassend ist festzuhalten, daß für routinemäßige diagnostische 3-D-Rekonstruktionen von Knochen die auf dem Scanner implementierte Software die Methode der Wahl ist. Fallen zahlenmäßig viele 3-D-Anforderungen an oder sollen oft bestimmte Knochenanteile entfernt werden, so ist ein spezielles System wegen der höheren Verarbeitungsgeschwindigkeit im Vorteil. Die Möglichkeit zur Realisierung eigener, völlig neuer Ideen wird durch offene Systeme gegeben.

Literatur

1. Fishman EK, Magid D, Ney DR, Chaney EL, Pizer SM, Rosenman JG, Levin DN, Vannier MW, Kuhlman JE, Robertson DD (1991) Three-dimensional imaging. Radiology 181:321–337
2. Woolsen ST, Dev P, Fellingham L, Vassiliadis A (1986) Three-dimensional imaging of bone from computerizd tomography. Clin Orthop 202:239–248
3. Coatrieux JL, Barillot C (1990) A survey of 3D display techniques to render medical data. In: Höhne KH, Fuchs H, Pizer SM (Hrsg) 3D imaging in medicine. Springer, Berlin Heidelberg New York, S 175–195
4. Fuchs H (1990) Systems for display of 3D medical imaging data. In: Höhne KH, Fuchs H, Pizer SM (Hrsg) 3D imaging in medicine. Springer, Berlin Heidelberg New York, S 315–331
5. Wunderlich AP, Lenz M, Gerhardt P, Helmberger H, Groß M (1993) 3-D-Rekonstruktionen aus CT-Datensätzen: Ein Methodenvergleich. Röntgenpraxis 46:57–65

Dreidimensionale Darstellung: Ein Vergleich zwischen oberflächen- und volumenorientierten Darstellungsverfahren

K.-H. Englmeier[1], U. Fink[2], T. Hilbertz[2] und P. J. S. Hutzler[1]

[1] GSF – Forschungszentrum für Umwelt und Gesundheit, Institut für Medizinische Informatik und Systemforschung, Institut für Pathologie, Ingolstädter Landstr. 1, D-85753 Oberschleißheim
[2] Radiologische Klinik, Klinikum Großhadern, Ludwig-Maximilian-Universität, Marchioninistr. 15, D-81377 München

Einleitung

Die dreidimensionale (3D) Rekonstruktion menschlicher Knochen- und Gelenkstrukturen ist ein seit längerem durchgeführtes Verfahren nicht nur mit experimenteller bzw. didaktischer Zielstellung. In der klinischen Anwendung ermöglicht die dreidimensionale Rekonstruktion, die Ausdehnung von Frakturen und Tumoren räumlich darzustellen, und ermöglicht so dem Operateur eine bessere präoperative Planung des Eingriffs. Darüber hinaus läßt sich mit Hilfe der dreidimensionalen Rekonstruktion in der Totalendoprothesenherstellung, insbesondere im Bereich der Hüftgelenksendoprothetik, eine individuelle anatomische Prothese errechnen und rekonstruieren [1].

Voraussetzung für die klinische Anwendung der dreidimensionalen Visualisierung bzw. Bildmanipulation und Datenanalyse ist die dreidimensionale Bildgebung, wie sie heute mit der Röntgencomputertomographie (CT), Kernspintomographie (KST), Ultraschalltomographie, Single Photon Emission Computer Tomographie (SPECT) und Positron Emissions Tomographie (PET) möglich ist [2, 4]. In Abhängigkeit von der erzeugten Bildpräsentation und der medizinischen Fragestellung stehen dann der 3-D-Visualisierung Verfahren aus der 3-D-Computergraphik zu Verfügung, deren Techniken und Anwendungen im folgenden beschrieben werden.

Methode

3-D-Visualisierungstechniken wurden in der Medizin entwickelt, um dem Benutzer die Darstellung ausgewählter Körperabschnitte und anatomischer Strukturen aus frei wählbarer Betrachterposition mit entsprechendem Tiefeneindruck zu ermöglichen. Die Abgrenzung zur 3-D Computergraphik ist dabei eindeutig: Während 3-D-Verfahren in der Medizin genaue geometrische Repräsentationen erzeugen, ist es das Ziel der Computergraphik, möglichst realitätsnahe Abbildungen aus geometrischen Szenenbeschreibungen zu erzeugen. Gemeinsam ist beiden Disziplinen jedoch, daß dreidimensionale geometrische Beschreibungen (z.B.: 3-D-Flächenstükke, Volumina) auf eine 2-D-Fläche (Bildebene) abgebildet werden.

Basierend auf den verschiedenen Datentypen (räumliche Bildfolge, Bilddatenvolumen), wie sie in der bildgebenden Diagnostik entstehen, existieren zur Zeit folgende Methoden zur Darstellung in der Medizin:

16   K.-H. Englmeier et al.

- volumenorientiert
- oberflächenvoxelorientiert
- oberflächenorientiert
  - Beschreibung durch eine Menge von Polygonen
  - Beschreibung durch die Gleichung einer algebraischen Oberfläche
  - Beschreibung durch Freiformflächen

Während die Rekonstruktion von Schnittebenen durch die dreidimensionale Szene, aber auch oberflächenvoxel- und volumenorientierte Darstellungsverfahren auf dem Steuerungsrechner von CT- und MR-Geräten zur Verfügung stehen, benötigen die oberflächenorientierten Darstellungsverfahren eine Vorverarbeitung im Sinne einer Filterung, Segmentierung und Konturdefinition, damit die Daten in entsprechender Form für die Darstellung der dreidimensionalen Szene zur Verfügung gestellt werden können.

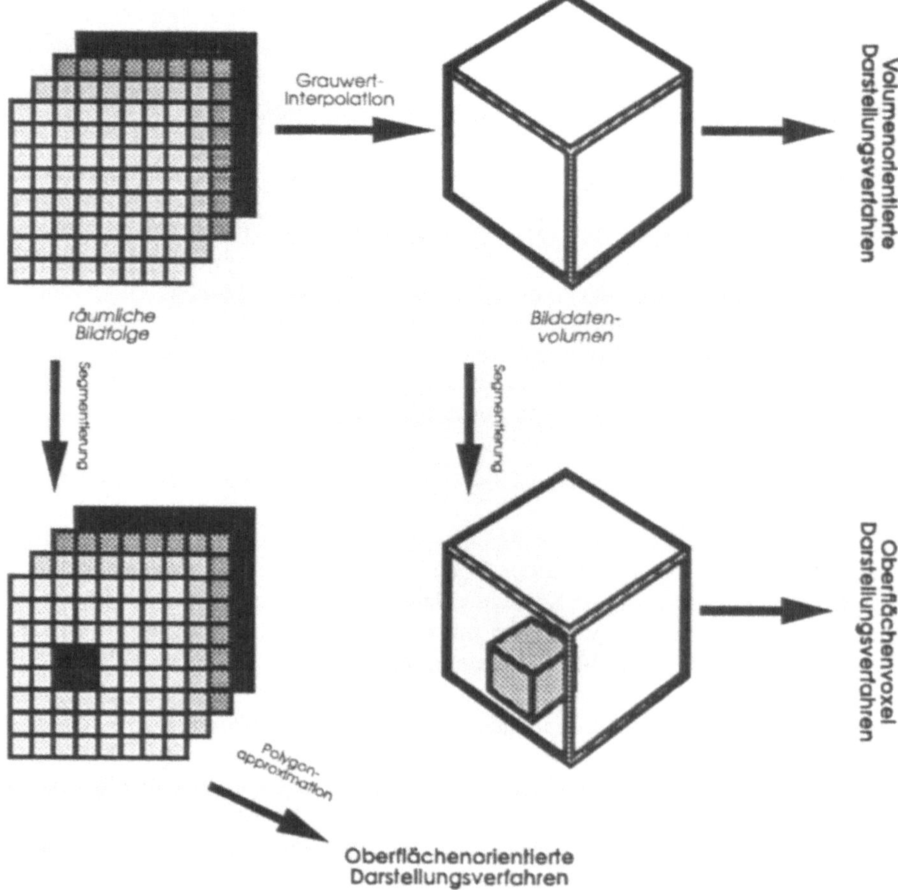

Abb. 1. Visualisierungsverfahren, Verarbeitungsmethoden, Datentypen (in Anlehnung an [5])

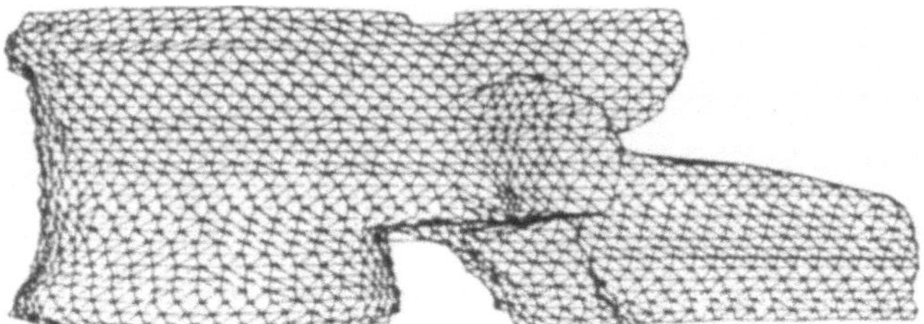

Abb. 2. Wireframe Modell eines Lendenwirbels

Volumenorientierte Darstellungsverfahren eignen sich hauptsächlich zur Visualisierung von Datensätzen aus der Kernspintomographie, die aus isotropen Volumenelementen aufgebaut (Voxeln) sind. Bei räumlichen Bildfolgen aus der Röntgencomputertomographie muß zum Zweck der Visualisierung zunächst eine Grauwertinterpolation durchgeführt werden, z.B. mit der linearen Interpolation oder mit Hilfe von Abstandsmaßen in bereits segmentierten Schichtbildern [6]. Direkt nach der Segmentierung können dann auf das Binärvolumen Back-to-front- oder Front-to-back-Algorithmen angewandt werden. Sie sind als oberflächenvoxel-orientierte Darstellungsverfahren einzustufen, weil sie bei der Projektion die beobachterfernen mit den beobachternahen Voxeln überschreiben.

Als ein weiteres volumenorientiertes Verfahren können auch Ray-Tracing-Algorithmen zur Visualisierung eingesetzt werden. Hierbei wird die reale Welt simuliert auf der Basis geeigneter Objektbeschreibungen. Lichtstrahlen, die das Auge des Betrachters treffen, werden auf ihrem Weg rechnerisch zurückverfolgt. Die in der Realität durch das Licht, sowie durch bestimmte Objekteigenschaften (z.B. Transparenz) erzeugte Farbe und Intensität wird mit Beleuchtungsmodellen simuliert. Da mit dem Ray-Tracing-Verfahren das gesamte Datenvolumen untersucht werden muß, ergeben sich zum Teil hohe Anforderungen an die Leistung des verwendeten Rechnersystems.

Oberflächenorientierte Verfahren setzen voraus, daß die darzustellende Szene durch eine Menge von Polygonen (z.B. Dreiecke) beschrieben wird. Eine Möglichkeit, diese Objektrepräsentation aus einer CT oder KST abzuleiten, besteht darin, die interessierenden Bereiche zu segmentieren, davon die Konturen zu bestimmen, um daraus in einem hierarchischen Prozeß, einerseits festzulegen, welche Konturloops in geometrischer Beziehung stehen und andererseits diese Konturen dann mit Dreiecken zu verbinden. Diese Objektrepräsentation kann jedoch keinen realistischen Eindruck der Szene erzeugen, auch wenn die Abbildung mit Hidden Line Removal-Verfahren produziert wird. Auch die Darstellung verschiedener, sich überlappender Objekte gelingt damit nicht. Hierfür eignen sich Methoden, die mit geometrischen Transformationen, Licht und Schattierungsverfahren auf der Basis der durch die Triangulation entstandenen Datenstruktur Bilder der 3-D-Szene synthetisieren. Dazu werden die darzustellenden Objekte mit Attributen wie etwa Farbe, Transparenz, Reflexion, Textur etc. ausgestattet, die dann modifiziert und der Szene entsprechend angepaßt werden können. Vorteilhaft bei oberflächenorientierten Verfahren ist, daß sie leicht auf Graphik-Arbeitsplatzrechnern zu implementieren sind, und meist schnell mit Hardware-Unterstützung ablaufen.

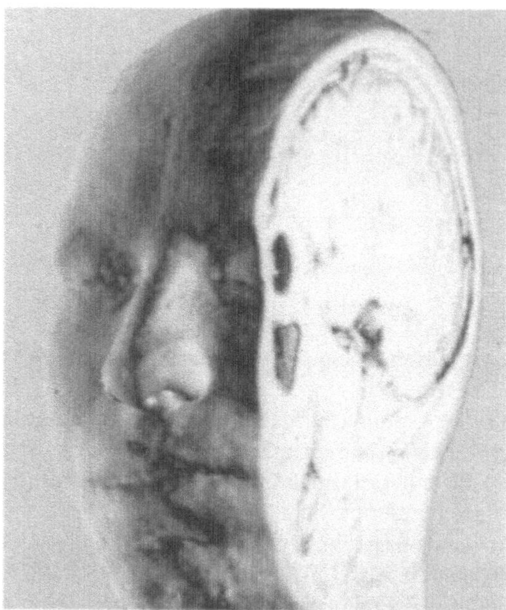

Abb. 3. Volumenorientierte 3-D-Darstellung aus der Kernspintomographie

Diskussion

Die 3-D-Darstellung menschlicher Organe und Skeletteile gewinnt in der Medizin eine zunehmende Bedeutung. Verstärkt wird sie sowohl zur Diagnostik, als auch zur Therapieplanung herangezogen. Dabei zeigt sich, daß je nach Darstellungsverfahren und Bildmaterial problemadaptierte Verarbeitungsstrategien zur Datenaufbereitung gewählt werden müssen.

Volumenorientierte und oberflächenvoxelbasierte Verfahren eignen sich zur Visualisierung, wenn die Datensätze aus isotropen Volumenelementen aufgebaut sind. Zum Einsatz kommen hierbei Back-to-front oder Front-to-back Algorithmen. Aufwendig gestalten sich Ray-tracing-Verfahren, die jedoch auch die Visualisierung von Objekten mit den Eigenschaften Transparenz, Textur etc. ermöglichen. Da jedoch das gesamte Datenvolumen untersucht werden muß, ergeben sich zum Teil hohe Anforderungen an die Leistung des verwendeten Rechnersystems.

Oberflächenorientierte Verfahren lassen sich leicht auf Graphik-Arbeitsplatzrechnern implementieren, setzen jedoch die Segmentierung der darzustellenden Objekte voraus. Als nachteilhaft zeigt sich auch die Erzeugung der Oberflächen aus den Konturlinien, die bei komplexen Knochenstrukturen (z.B. Wirbel) oder bei Konturbifurkationen eine interaktive Korrektur benötigen. Eine Herleitung von Oberflächen aus Volumen-Datensätzen ist durch die Anwendung von Isosurface-Algorithmen (z.B.: Marching Cube [7]) möglich. Als wesentlicher Vorteil ist bei oberflächenorientierten Verfahren der Einsatz in der Therapieplanung hervorzuheben. Dazu gehört unter anderem die Konstruktion individuell angepaßter Hüftgelenksprothesen, oder die Strahlentherapieplanung.

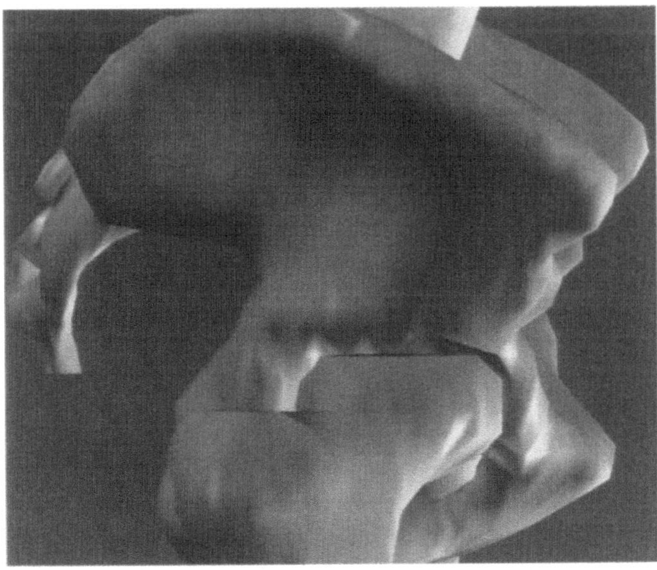

Abb. 4. Oberflächenorientierte Darstellung eines Beckens

Literatur

1. Englmeir K-H, Wieber A, Milachowski KA, Hamburger C, Mittlmeier T (1990) Methods and applications of three-dimensional imaging in orthopedics. Arch Orthop Trauma Surg 109:186–190
2. Stytz MR, Frieder O (1990) Three-dimensional Medical imaging modalities: An Overview. CRC Crit Rev Biomed Eng 18(1, July):1–26
3. Stytz MR, Frieder G, Frieder O (1991) Three-Dimensional Medical Imaging: Algorithms and Computer Systems. ACM Computing Surveys 23(4, Dec):421–499
4. Barillot O, Gibaud B, Lis O, Miu LL, Bouliou A, Le Certen G, Collorec R, Coatrieux JL (1988) Computer Graphics in Medicine: A Survey. CRC Crit Rev Biomed Eng 15(4, Oct):269–307
5. Höhne KH (1987) 3-D-Bildverarbeitung und Computer-Graphik in der Medizin. Informatik-Spektrum 10:192–204
6. Lotufo RA, Herman GT, Udupa JK (1992) Combining shape-based and gray-level interpolations. In: Robb RA (ed) Visualization in Biomedical Computing 1992, pp 289–298
7. Lorensen WE, Cline HE (1987) Marching Cubes: A High Resolution 3-D Surface Construction Algorithm. Computer Graphics 21(4):163–169

Dreidimensionale Rekonstruktionen anhand anatomischer Serienschnittpräparate und computertomographischer Datensätze

G. M. Sprinzl[1], J. Mockenhaupt[1], W. F. Thumfart[2], D. E. H. von Mallek[1] und J. Koebke[1]

[1] Institut II für Anatomie, Joseph-Stelzmann-Straße 9, D-50931 Köln
[2] Klinik und Poliklinik für Hals-Nasen- und Ohrenheilkunde, Joseph-Stelzmann-Straße 9, D-50931 Köln

Einleitung

Dreidimensionale Darstellungen anhand von CT-Datensätzen haben sich in der präoperativen Planung bei chirurgischen Eingriffen im Kopf-Hals-Bereich als nützlich erwiesen [1, 2, 5, 6].

Computertomographen der heutigen Generation sind teilweise mit Rekonstruktionsalgorithmen ausgestattet, die eine dreidimensionale Rekonstruktion ermöglichen. Während Rekonstruktionsberechnungen geht jedoch Arbeitszeit für den diagnostischen Einsatz verloren. Zielsetzung der Arbeit ist die Präsentation dreidimensionaler Rekonstruktionen mit einem Personal-Computer.

Material und Methoden

Röntgenaufnahmen (Materialprüffilm Cronex NDT 55 Dupont, 65 kV, 5 s Belichtungszeit) eines in 1,5 mm dicke, planparallele Schnitte zerteilten Schädels werden mit einer CCD-Kamera digitalisiert und in einen Personal Computer eingespeist. Computertomographische Datensätze von drei Ossa temporalia werden mittels Disketten in das Computersystem überspielt. Steuerdaten aus dem Vorspann der Datensätze dienen zur Identifikation der einzelnen Objekte und ermöglichen ihre korrekte Zuordnung und Auswertung. Anschließend erfolgt die dreidimensionale Rekonstruktion mit einem computergestützten Bildanalysator (Vaporias, Mockenhaupt, Köln).

Ergebnisse

Neben Rekonstruktionen der Ossa temporalia (II) werden dreidimensionale Rekonstruktionen eines Schädels (I) realisiert. Die Schädelbasis wird sowohl aus der Frosch- als auch aus der Vogelperspektive dargestellt. Die Anatomie der Nasennebenhöhlen wird durch verschiedene Anschnitte in frontaler und horizontaler Ebene präsentiert (Abb. 1–5).

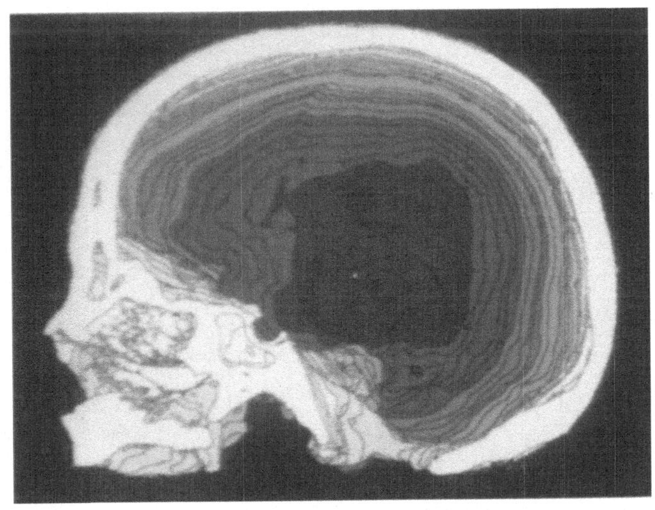

Abb. 1. Mediale Ansicht einer Schädelrekonstruktion anhand anatomischer Datensätze

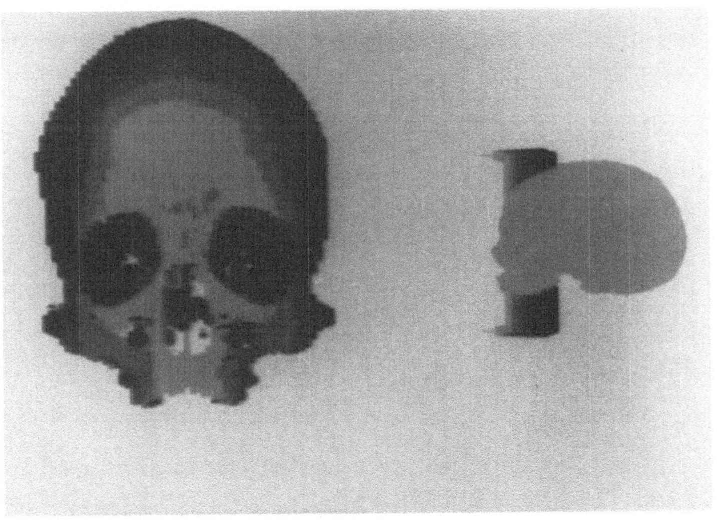

Abb. 2. Frontale Ansicht einer 3-D-Rekonstruktion; Anschnitt des Sinus frontalis

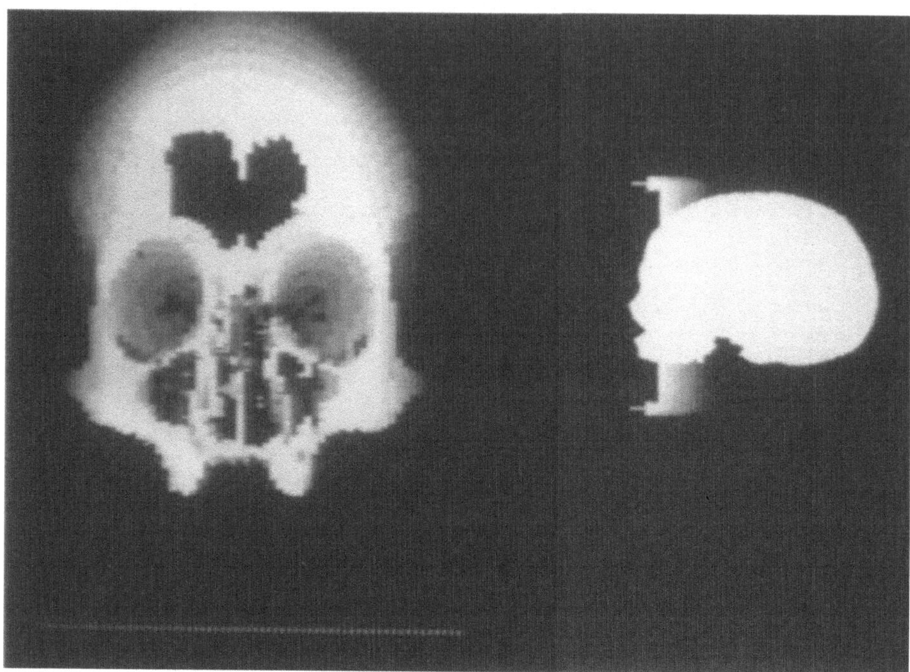

Abb. 3. Frontale Ansicht; Anschnitt des Sinus maxillaris

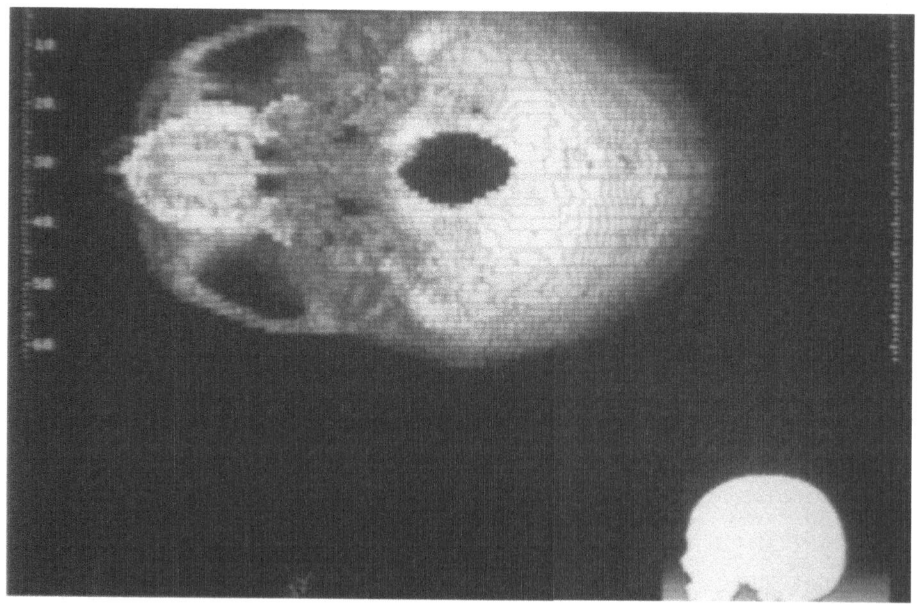

Abb. 4. Froschperspektive

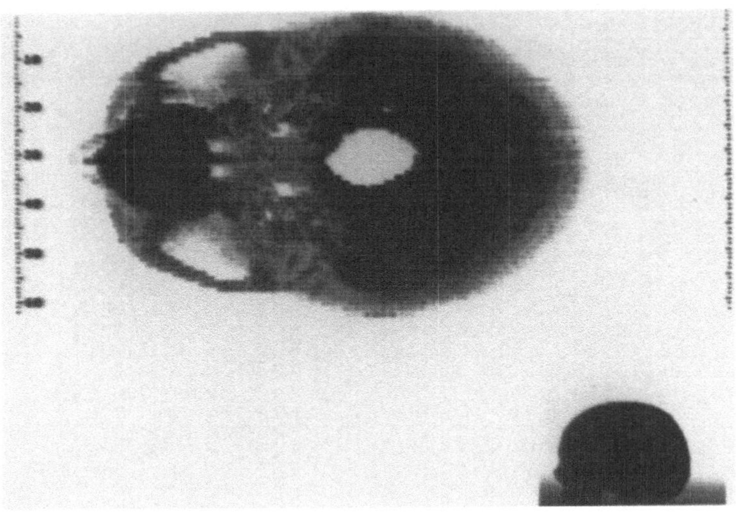

Abb. 5. Vogelperspektive

Die computertomographischen Datensätze lassen nach ihrer densitometrischen Bearbeitung Aussagen über die Knochendichteverteilung im Bereich des Os temporale zu (Abb. 6–7). Die Rekonstruktionen ermöglichen Einblicke in die Ausdehnung des Cavum tympani.

Diskussion

Es ist sinnvoll dreidimensionale Rekonstruktionsalgorithmen für Personal Computer zu entwickeln, um Wartezeiten, die durch Rekonstruktionsberechnungen entstehen, zu vermeiden und die Auslastung der Computertomographen in bezug auf den diagnostischen Einsatz zu erhöhen [3, 4]. Die Möglichkeit rekonstruierte Datensätze des Schläfenbeins und der Nasennebenhöhlen aus verschiedenen Winkeln zu betrachten, Sekundärschnitte anzufertigen und Dichtekarten zu studieren, stellt für die präoperative Planung einen wichtigen Fortschritt dar.

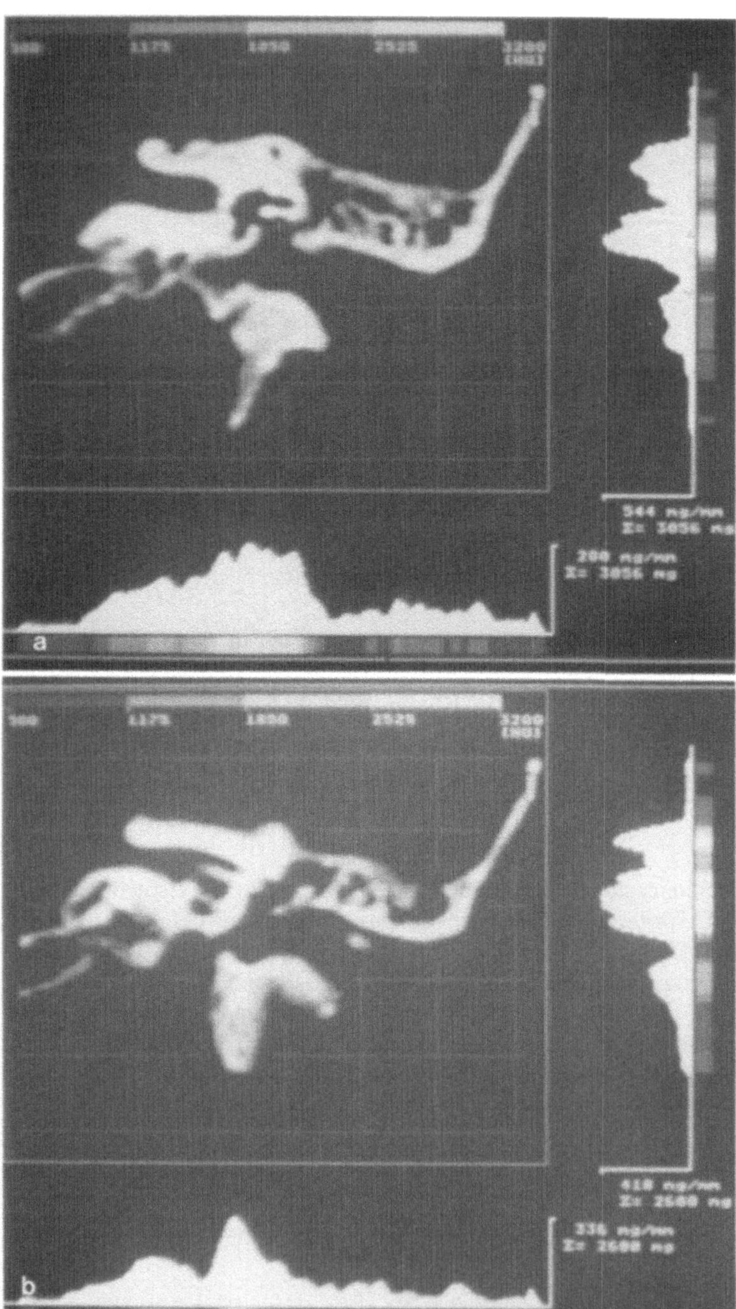

Abb. 6a, b. CT-Primärdatensätze des Os temporale; densitometrische Darstellung der Knochendichte in HE-Einheiten

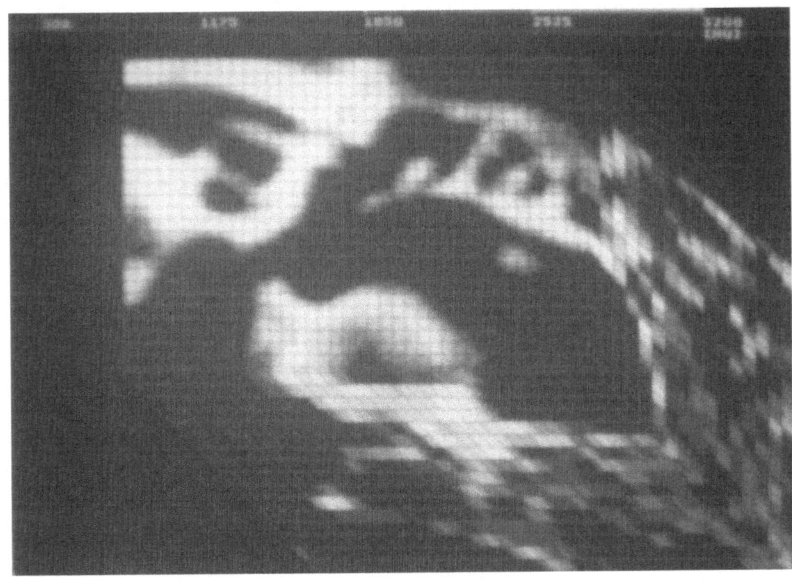

Abb. 7. 3-D-Rekonstruktion aus CT-Primärdatensätzen

Literatur

1. Green JD, Marion SM, Erickson BJ, Robb RA, Hinojosa R (1990) Three-dimensional reconstruction of the temporal bone. Laryngoscope 100:1–4
2. Harada T, Ishii S, Tayama N Three-dimensional computer reconstruction of the temporal bone from histologic sections. Arch Otolaryngol Head Neck Surg 101:1139–1142
3. Lutz C, Takagi A, Janecka IP, Sando I (1989) Three-dimensional computer reconstruction of a temporal bone. Otolaryngol Head Neck Surg 101:522–526
4. Seldon HL (1991) Three-dimensional reconstruction of temporal bone from computed tomographic scans on a personal computer. Arch Otolaryngol Head Neck Surg 117:1158–1161
5. Takagi A, Sando I (1988) Computer-aided three-dimensional reconstruction and measurements of the vestibular end-organs. Otolaryngol Head Neck Surg 88:195–202
6. Takahashi H, Sando I (1990) Computer-aided 3-D temporal bone anatomy for cochlear implant surgery. Laryngoscope 100:417–421

Vergleich von konventionellem CT-Modus und Spiral-CT bei der 3-D-Bildgebung am Modell

F. Phillips[1], J. V. Wening[2] und D. Lorke[3]

[1] Radiologische Klinik (Dir.: Prof. Dr. E. Bücheler), [2] Chirurgische Klinik, Abt. f. Unfallchirurgie (Dir.: Prof. Dr. K. H. Jungbluth), [3] Anatomisches Institut, Abt. für Neuroanatomie (Dir.: Prof. Dr. W. Lierse †), Universitätskrankenhaus Eppendorf, Martinistr. 52, D-20251 Hamburg

Einleitung

Die computertomographische Darstellung knöcherner Strukturen hat durch die Einführung von dreidimensionalen Rekonstruktionen eine bedeutende Bereicherung erfahren. Die Wahl der Scanparameter ist dabei für den erzielbaren räumlichen Eindruck der Rekonstruktionen von großer Wichtigkeit. Die Weiterentwicklung der Scantechnik hat in jüngerer Zeit zu einer deutlichen Reduktion der Patientenverweildauer im Gerät geführt. Die durch die sog. „schnellen Aquisitionsmodi" und insbesondere den Spiralmodus erzeugten Bilder sind qualitativ den konventionellen Schnitten ebenbürtig. Es stellt sich die Frage, ob dieser Umstand auch für die entsprechenden 3-D-Rekonstruktionen gilt.

Die hier vorgestellte Untersuchung soll überprüfen, ob und wie sich die Scan-Modi TOMO-MODE, DYNAMIC SCREENING und SPIRAL-MODE bei vergleichbaren Aufnahmeparametern hinsichtlich ihres optischen Eindruckes unterscheiden. Darüberhinaus wurde die Wiedergabegenauigkeit bei verschiedenen Schichtdicken sowohl mit kontinuierlicher wie auch überlappender Schichtführung analysiert.

Material und Methode

Als Modell diente ein menschlicher Schädel mit separierter Kalotte, welche bündig fixiert wurde. Alle Untersuchungen erfolgten am SOMATOM PLUS S (Siemens), die 3-D-Rekonstruktionen wurden mit der serienmäßigen Systemsoftware SOMARIS 2 erstellt. Da es sich um eine Präparat-Untersuchung handelte, wurde als unterer Schwellenwert der Rekonstruktion nicht, wie bei in vivo-Untersuchungen üblich, 150 HE (Hounsfield-Einheiten) sondern der experimentell ermittelte Wert von −350 HE verwandt (aufgrund des vermehrten Luftgehaltes der Knochensubstanz waren bei 150 HE ausgeprägte artefizielle Substanzdefekte erkennbar). Als Rekonstruktionsmatrix wurde 512 x 512 gewählt, Fensterdarstellung mit 3000/1100 HE. Zunächst wurden konventioneller CT-Modus (TOMO-MODE), DYNAMIC SCREENING und SPIRAL-MODE verglichen. Die Scanparameter wurden dabei so weit wie möglich angeglichen. In einer zweiten Untersuchungsreihe wurden verschiedene Schichtdicken (10–2 mm) hinsichtlich ihres Auflösungsvermögens im 3-D-CT untersucht. Es wurden kontinuierliche und überlappende Scans bearbeitet. Verglichen wurden jeweils die frontalen und rechtsseitigen Ansichten.

Für die Bildbeurteilung wurde ein einheitliches Schema entworfen. Dazu wurde die Wiedergabegüte von ausgewählten Bildstrukturen für jedes Bildpaar bewertet. Es handelte sich dabei um:

1. die Oberfläche der Kalotte
2. den Schnittrand der Kalotte
3. den Jochbogen
4. den Orbitarand
5. den meatus acusticus externus

Ergebnisse

Die Bildanalyse (Kriterien s. „Material und Methode") ergab folgende Bewertung:

10/10
1. sehr grobe Stufen mit ausgeprägten Lücken
2. nur frontal Lücke erkennbar
3. nur angedeutet erkennbar, große Lückenbildung
4. stark unregelmäßige Kontur
5. nicht als solcher erkennbar

10/5
1. grobe Stufen, jedoch keine Lücken
2. nur frontal Lücke erkennbar
3. erkennbar, aber Lücke im mittleren Drittel
4. unregelmäßige Kontur
5. grob erkennbar

5/5 (Abb. 2, 5)
1. etwas feinere Stufen ohne Lücken
2. nicht wiedergegeben
3. vollständig abgebildet, aber ungleichmäßig
4. gleichmäßige Kontur
5. etwas ungleichmäßig wiedergegeben

5/2 (Abb. 3, 6)
1. feine Stufen im Bereich der Konvexität
2. nicht wiedergegeben
3. geringe Unregelmäßigkeiten
4. gleichmäßige Kontur
5. exakt reproduziert

2/2 (Spiral-Mode) (Abb. 9, 12)
1. feine Stufen, gegenüber 5/2 etwas betonter
2. frontal kleine Lücke, parietal angedeutet
3. exakt reproduziert
4. gleichmäßige Kontur
5. exakt reproduziert

2/2 (Dynamic screening) (Abb. 8, 11)
1. feine Stufen, ähnlich wie 2/2 (Spiral)
2. etwas breitere Lücke frontal
3. exakt reproduziert
4. gleichmäßige Kontur
5. exakt reproduziert

2/2 (Tomo-mode) (Abb. 7, 10)
1. feine Stufen, vergleichbar mit 2/2 (Spiral)
2. längliche frontale Lücke, parietal deutlicher
3. exakt reproduziert
4. gleichmäßige Kontur
5. exakt reproduziert

2/1
1. feine Stufen, ähnlich wie 2/2 (Spiral)
2. kleine Lücke frontal, parietal angedeutet
3. exakt reproduziert
4. gleichmäßige Kontur
5. exakt reproduziert

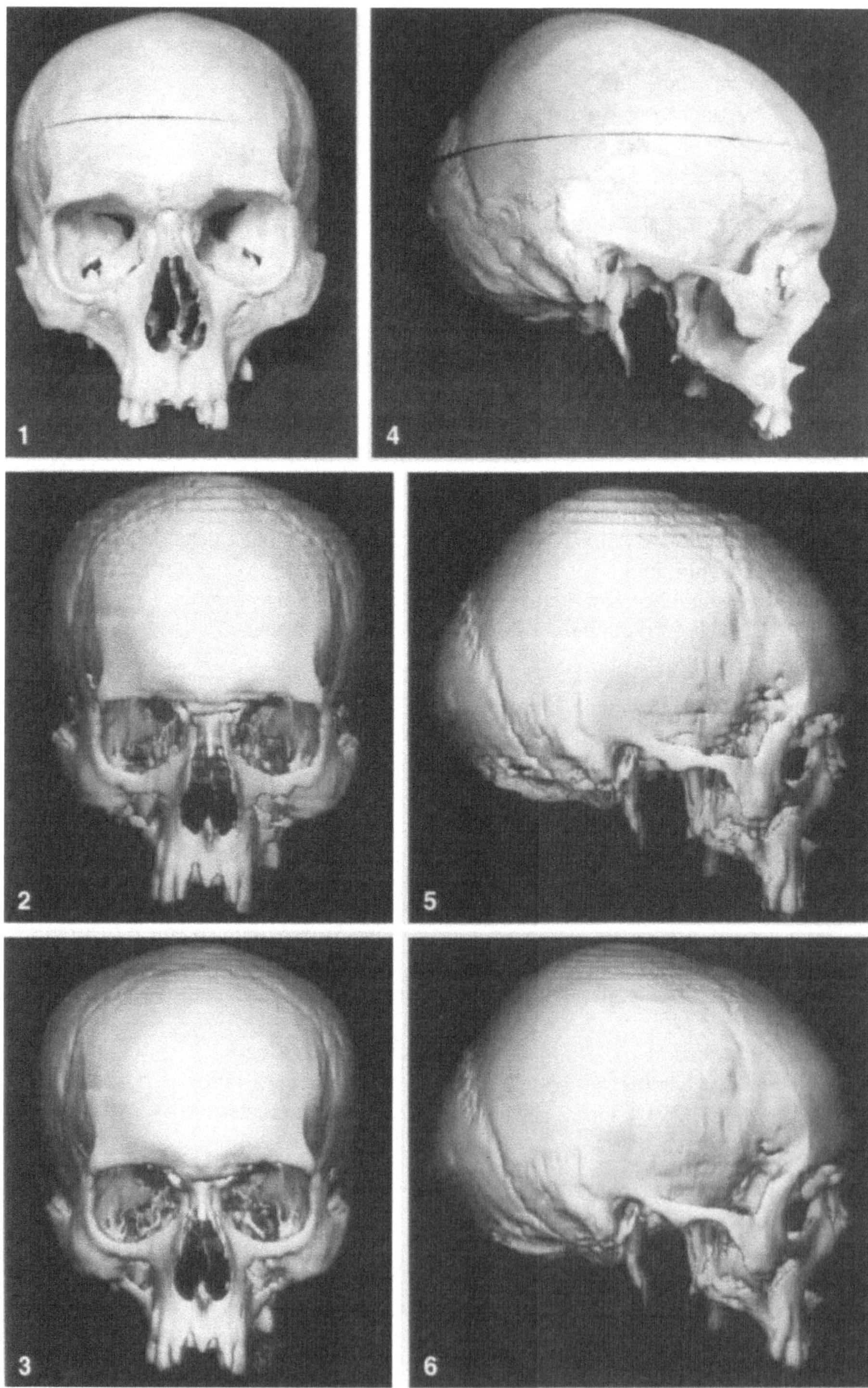

Abb. 1. Modellschädel frontal

Abb. 2. 3-D Schichtdicke/Schichtabstand 5 mm/5 mm frontal

Abb. 3. 3-D 5 mm/2 mm frontal

Abb. 4. Modellschädel seitlich

Abb. 5. 3-D 5 mm/5 mm seitlich

Abb. 6. 3-D 5 mm/2 mm seitlich

Diskussion

Generell galt, daß die Oberflächendarstellung in Bereichen mit geringem Krümmungsradius „glatter" war als an stärker gekrümmten Stellen. Auch dünne Schichten ließen in der Problemzone der Kalottenkonvexität Stufen erkennen. Bei dicker Schichtwahl war der Schnittrand der Kalotte überhaupt nicht erkennbar, bei dünnen Schichten nur andeutungsweise. Überlappende Schichtführung betonte diesen Effekt noch zusätzlich. Extrem dünne Knochenlamellen wie die Kieferhöhlenvorderwand waren trotz der niedrig gewählten Schwelle nicht mitrekonstruiert worden.

Faßt man die Ergebnisse zusammen, so kann gesagt werden, daß bereits 5 mm dicke Schichten, wenn sie überlappend gefahren werden, annehmbar glatte Rekonstruktionen ermöglichen. Die Verwendung von 2-mm-Schichten verbessert die Bildqualität noch einmal merklich. Dabei ist der optische Unterschied zwischen den konventionellen und schnellen Modi so gering, daß der Vorteil der deutlich verkürzten Scanzeit genutzt werden kann. Wie die schlechte Wiedergabe des Schnittrandes in der Kalotte zeigt, ist bei 3-D-Rekonstruktionen das Verschleiern von Kontinuitätsunterbrechungen, also auch Frakturen möglich, besonders, wenn sie parallel zur Scanführung orientiert sind. Hier ist der Blick auf die axialen Schnitte entscheidend.

Schlußfolgerungen

Alle untersuchten Scan-Modi lieferten eine vergleichbare Qualität in den 3-D-Rekonstruktionen

Annehmbare Darstellungen ergaben sich bei Verwendung von Schichtdicken von ⩽5 mm

Zur Erzielung glatterer Oberflächenkonturen empfiehlt sich der Einsatz überlappender Schichten (diese können im Spiral-Mode nachträglich definiert werden)

3-D-Rekonstruktionen sind in der Lage, feine anatomische Details zu überdecken, ihre Auswertung sollte daher immer unter Berücksichtigung der axialen Schnitte erfolgen.

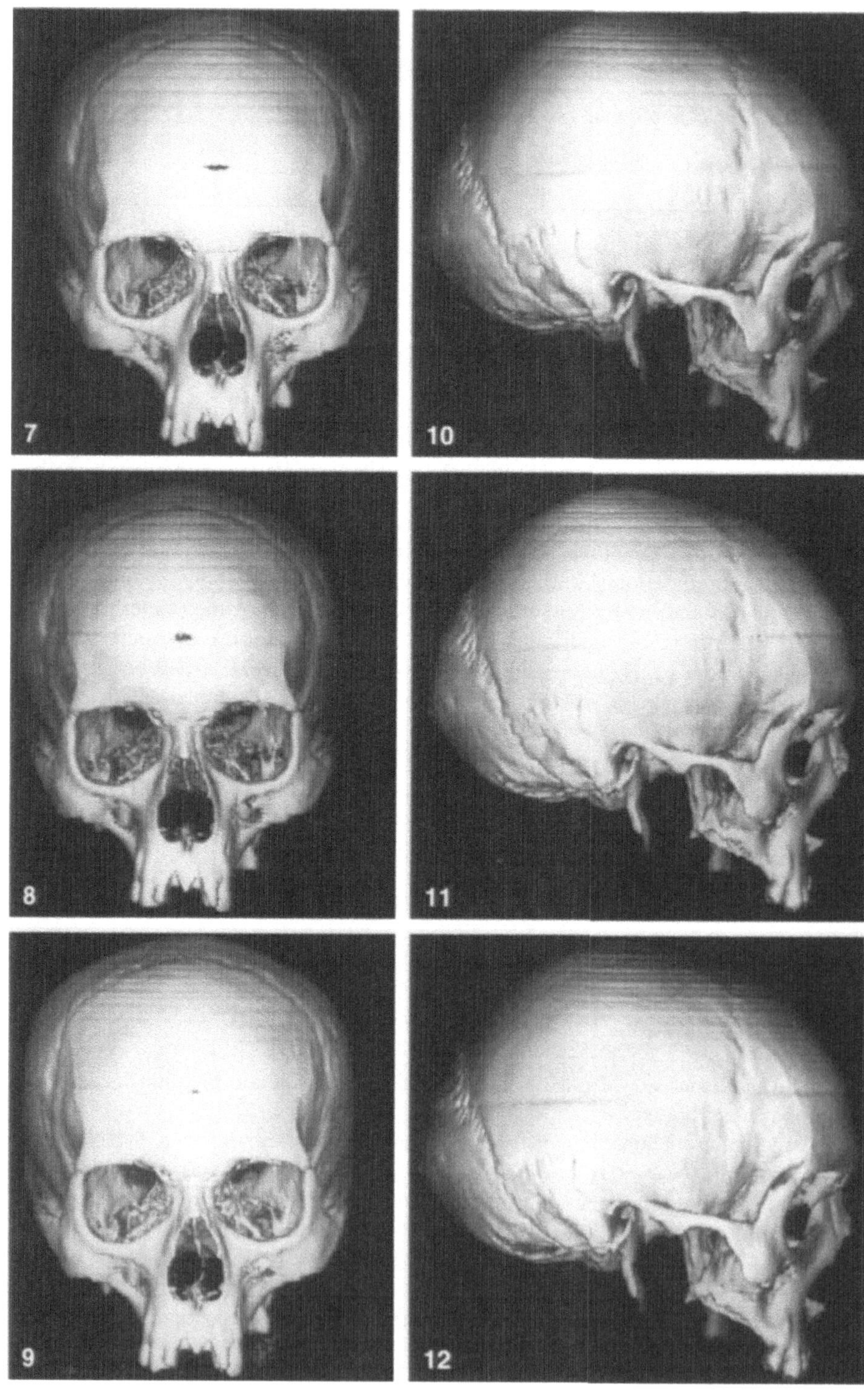

Abb. 7. 3-D Tomo Mode 2 mm/2 mm frontal

Abb. 8. 3-D Dynamic screening 2 mm/2 mm frontal

Abb. 9. 3-D Spiral mode 2 mm/2 mm frontal

Abb. 10. 3-D Tomo mode 2 mm/2 mm seitlich

Abb. 11. 3-D Dynamic screening 2 mm/2 mm seitlich

Abb. 12. 3-D Spiral mode 2 mm/2 mm seitlich

Literatur

Höhne KH (1987) 3-D-Bildverarbeitung und Computergraphik in der Medizin. Informatik-Spektrum 10:192–204

Höhne KH, Fuchs H, Pizer SM (1990) 3-D imaging in medicine. NATO ASI Series, F 60, Springer, Berlin

Zonneveld FW, Lobregt S, van der Meulen JC, Vaandrager JM (1989) Three-dimensional imaging in craniofacial surgery. World J Surg 13:328–342

Dreidimensionale Rekonstruktionen von computertomographischen Untersuchungen des knöchernen Schädels bei kraniofazialen Dysplasien und Frakturen

H. C. Schwickert[1], F. Schweden[1], D. Voth[2], M. Schwarz[2], W. Wagner[3] und M. Thelen[1]

[1] Klinik mit Poliklinik für Radiologie, [2] Neurochirurgische Klinik, [3] Klinik für Mund-, Kiefer- und Gesichtschirurgie, Klinikum der Johannes Gutenberg-Universität, Langenbeckstr. 1, D-55131 Mainz

Einleitung

Eine Routineuntersuchung am CT gilt in der Regel nach Anfertigen der zweidimensionalen Querschnittbilder als beendet. Nahezu alle Computertomographen sind heute jedoch technisch dazu in der Lage, aus den Daten zweidimensionaler CT-Bilder ein dreidimensionales Oberflächenbild zu berechnen. Ein diagnostischer Nutzen dieser Sekundärrekonstruktionen wird oft angezweifelt, da im Vergleich zu den Querschnittbildern keine zusätzliche Information gewonnen werden kann [1, 3, 6, 15]. Unabhängig von dieser Tatsache zeigen jedoch diejenigen Chirurgen ein zunehmendes Interesse für 3-D-Darstellungen, die in komplexen anatomischen Gebieten arbeiten und sich präoperativ eine optimale räumliche Vorstellung vom Operationssitus machen müssen. Die rein mentale Umsetzung der CT-Tomogramme in eine räumliche Vorstellung ist für Ungeübte oft schwierig [2, 9]. Neben dem Einsatz in der Wirbelsäulen- und Hüftdiagnostik ist eine solche Visualisierung bei der Planung von Operationen am knöchernen Schädel von besonderer Relevanz [13, 17]. Trotz dieser unbestreitbaren optischen Hilfestellung hat sich die 3-D-Rekonstruktion in der täglichen Routine bisher aus folgenden Gründen nicht durchsetzen können:

Zur Erstellung von 3-D-Bildern ausreichender Qualität aus einem Verbund von Einzelschnitten ist zum einen eine lange Untersuchungszeit notwendig. Die Bildqualität wird inbesondere durch Stufenartefakte negativ beeinträchtigt. Diese entstehen an der Grenze von aneinanderliegenden Schnitten und sind bei horizontaler Begrenzung des Objektes verstärkt (Abb. 1) [11]. Sie lassen sich durch eine minimierte Schichtdicke oder überlappende Schichten reduzieren, was bei gleichem Untersuchungsvolumen die Anzahl der Schnitte und damit die Untersuchungszeit erhöht. Je länger jedoch die Untersuchungszeit ist, desto höher ist die Wahrscheinlichkeit, daß der Patient durch Bewegung die Bildqualität reduziert [2, 4, 9, 17]. Durch die erhöhte Schichtanzahl wird auch die Strahlenbelastung für den Patienten erhöht [4, 6, 7] und für den Anwender die Zeit zur Berechnung eines dreidimensionalen Oberflächenbildes verlängert.

Der Einsatz der Spiral-CT kann zumindest die Untersuchungszeit erheblich reduzieren. Hierbei werden nicht Einzelschichten abgetastet, sondern alle Daten eines definierten Volumens lückenlos aufgenommen. Die relativ kurze Datenaufnahmezeit

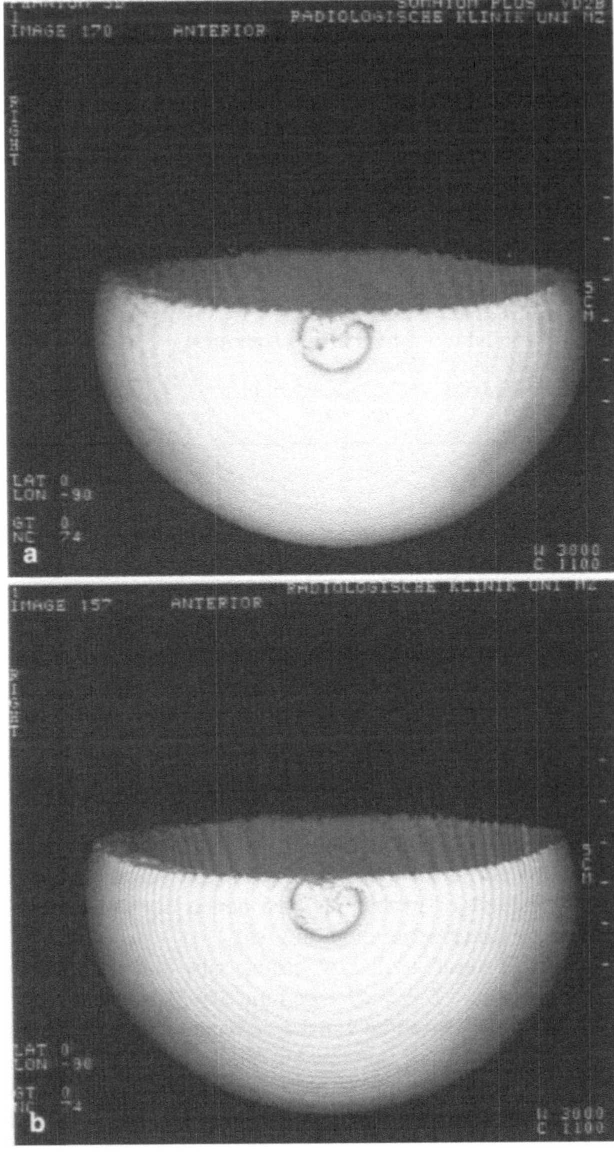

Abb. 1a, b. 3-D-Rekonstruktion des Modells, SD und SA = 2 mm. **a** Rekonstruktionsmatrix 256 x 256, **b** Rekonstruktionsmatrix 512 x 512

von max. 24 s gewährleistet verminderte Bewegungsartefakte. Überlappende Schichten können in beliebiger Ausprägung nur durch Rechenvorgänge ohne zusätzliche Strahlenbelastung produziert werden [5, 12].

Ziel unserer Untersuchung war es, die 3-D-Rekonstruktionen nach schichtweiser Datenaufnahme mit den Rekonstruktionen nach einer Spiral-CT zu vergleichen und die technischen Parameter zu optimieren.

Tabelle 1. Patientenkollektiv und angewandte Technik (* Tischvorschubgeschwindigkeit „TVG" mm/s/Schichtdicke „SD" mm/Inkrement „I" mm)

Patient	Erkrankung	1. Technik	2. Technik
1. S. K., 18 Mon.	Plagiocephalie	1/1 mm	Spiral-CT (4/4/2)*
2. M. R., 6 Mon.	Trigonocephalie	2/2 mm	
3. A. D., 7 Mon.	Trigono- und Scaphocephalie	2/2 mm	Spiral-CT (4/4/3)*
4. T. B., 12 Jahre	M. Crouzon	2/2 mm	
	postoperative Kontrolle		Spiral-CT (2/2/2)*
5. D. B., 5 Jahre	M. Crouzon mit Trigonocephalie	2/2 mm	
6. M. B., 3 Mon.	Trigonocephalie	2/2 mm	
7. M. L., 21 Jahre	M. Crouzon	2/2 mm	
8. E. W., 56 Jahre	Alveolarfortsatzatrophie		Spiral-CT (2/2/2)*
9. E. S., 69 Jahre	Nasen-Ca	1/1 mm	4/4 mm
10. T. B., 33 Jahre	Mittelgesichtsfraktur	2/2 mm	Spiral-CT (4/4/2)*
	postoperativ	Spiral-CT (2/2/1)*	

Material und Methoden

Sowohl die Einzelschicht- als auch die Spiral-CT Untersuchungen wurden an einem Somatom Plus der Firma Siemens durchgeführt. Die Nachverarbeitung zur dreidimensionalen Rekonstruktion erfolgte mit dem Softwareprodukt Somaris. Bei der Datenaufnahme haben wir den Einfluß der Schichtdicke und des Schichtabstandes (1, 2, 3 oder 4 mm) und – bei der Spiral-CT – des Inkrementes auf das 3-D-Bild untersucht. Bei der Datenverarbeitung variierten wir zwischen einer 256 x 256- und einer 512 x 512-Rekonstruktionsmatrix bei einem Schwellenwert von jeweils konstant 150 HE.

Um die Möglichkeiten der dreidimensionalen Darstellung zu überprüfen, wurde zunächst ein idealisiertes Schädelmodell untersucht. Dieses bestand aus zwei ineinandergestülpten Luftballons, von denen der innere mit Wasser, der äußere mit verdünntem Kontrastmittel gefüllt war.

Das Patientenkollektiv besteht aus 7 Kindern mit angeborenen craniofacialen Dysplasien und 3 Erwachsenen mit Dysplasien oder Mittelgesichtsfrakturen (Tabelle 1). An einem Patienten wurden maximal zwei Datenaufnahmetechniken angewandt.

Da sowohl das untersuchte Modell als auch die Schädel der Patienten für eine Volumenaufnahme mit Spiral-CT zu groß waren, wurden sie mit mehreren hintereinander gestarteten Spiralen untersucht.

Ergebnisse

Die 3-D-Rekonstruktionen des Idealmodells zeigen bereits bei einer Schichtdicke und einem Schichtabstand von 2 mm unabhängig von der gewählten Rekonstruktionsmatrix deutliche störende Stufenartefakte, die in den cranialen horizontal verlaufenden Anteilen deutlich verstärkt sind (Abb. 1).

Nach einer Spiral-CT mit Tischvorschubgeschwindigkeit von 2 mm/s, Schichtabstand und Inkrement von 2 mm sind die Stufenartefakte der 3-D-Bilder nahezu unverändert ausgeprägt. Zusätzlich ist an der Grenze der Spiral-Volumina ein Einschnitt zu sehen (Abb. 2).

Erst die 3-D-Rekonstruktion nach Berechnung überlappender Schnitte durch Wahl eines Inkrements von 1 mm bei 2-mm/s-Tischvorschubgeschwindigkeit und 2-mm-Schichtdicke bewirkt – bei identischer Matrix – eine deutliche Reduktion der Stufenartefakte (Abb. 2).

Im folgenden werden die dreidimensionalen Rekonstruktionen verschiedener Patienten vorgestellt.

Abbildung 3 zeigt ein 18 Monate altes Kind mit Plagiocephalie durch primäre Synostose einer Coronarnaht.

Für die Durchführung einer Einzelschicht-CT des Schädels mit einer Schichtdicke und einem Schichtabstand von 1 mm wurde eine Untersuchungszeit von 45 Minuten benötigt. Die entstandenen 172 axialen Bilder wurden mit einer 256 x 256- und einer 512 x 512-Matrix rekonstruiert. Für die Datenaufnahme des gesamten Schädels mit zwei aneinandergesetzten Spiralen wurde eine Tischvorschubgeschwindigkeit von 4 mm/s, eine Schichtdicke von 4 mm und ein Inkrement von 2 mm gewählt. 90 Bilder entstanden in einer Untersuchungszeit von 8 Minuten: zweimal 24 Sekunden Datenaufnahme, Laden der Spiral-CT-Parameter und Rekonstruktion der ersten Spirale. Sowohl nach Einzelschicht- als auch nach Spiral-CT ist die Diagnose der synostosierten Coronarnaht zu stellen, der räumliche Eindruck ist unabhängig von der Datenaufnahmetechnik. Die Rekonstruktion mit einer 512 x 512-Matrix bewirkt eine bessere Detailgenauigkeit, was z.B. durch die glatte Begrenzung der Orbitae oder der Zähne erkennbar wird. Die räumliche Vorstellung konnte nicht mehr verbessert werden.

Als Beispiel für den Einfluß des Inkrements auf die 3-D-Bilder werden die dreidimensionalen Rekonstruktionen eines 7 Monate alten Kindes mit kombinierter Trigono- und Scaphocephalie, d.h. Synostose der Sutura metopica und sagittalis, vorgestellt (Abb. 4). Das Kind wurde konventionell mit einer Schichtdicke und einem Schichtabstand von 2 mm sowie mit Spiral-CT (Tischvorschubgeschwindigkeit 4 mm/s, Schichtdicke 4 mm und Increment 3 mm) untersucht. Diese Parameter des Spiral-CTs mit Überlappung der Schnitte nur um 1 mm resultieren in ausgeprägter Stufenbildung und insbesondere großen Pseudoforamina hochparietal und im Bereich der Schädelbasis.

Abbildung 5 stellt die 3-D-Rekonstruktionen eines Patienten mit komplexer Mittelgesichtsfraktur dar.

Nach Rekonstruktion einer Einzelschicht-CT mit Schichtdicke und Schichtabstand von 2 mm sind nach Wahl einer 256er Rekonstruktionsmatrix die einzelnen Fragmente durch die reduzierte Detailauflösung und die Stufenartefakte kaum zu lokalisieren. Durch die Spiral-CT (Tischvorschubgeschwindigkeit 4 mm/s, Schichtdicke 4 mm, Inkrement 2 mm) wird bereits eine bessere Bildqualität erzielt. Nach Rekonstruktion mit einer 512er Matrix ist die Detailauflösung der dreidimensionalen Darstellung erheblich verbessert, wobei erst die Rekonstruktion der Spiral-CT eine optimale Erkennbarkeit der Details liefert (Abb. 5d).

Bei der postoperativen Kontrolle des Patienten mit der Mittelgesichtsfraktur wurde eine Spiral-CT (Tischvorschubgeschwindigkeit 2 mm/s, Schichtdicke 2 mm, Inkrement 1 mm) durchgeführt. Nach Vergleich der Rekontruktionsmatrix ist wiederum erst durch die die 512 x 512-Matrix ist das implantierte Osteosynthesematerial und der Operationserfolg sicher beurteilbar.

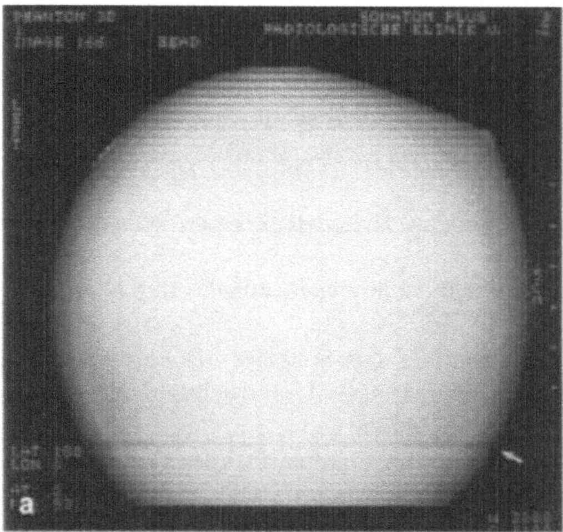

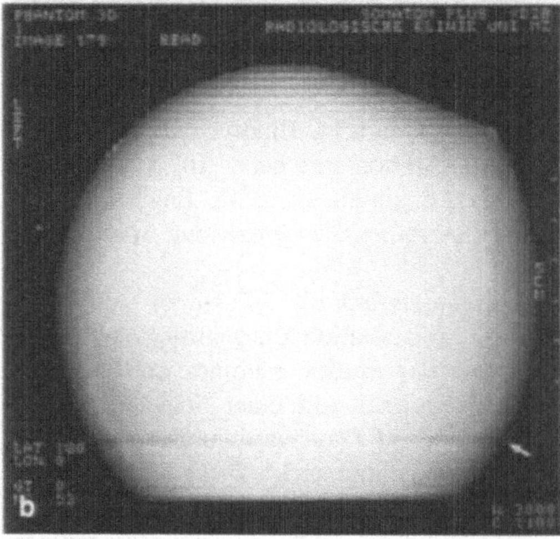

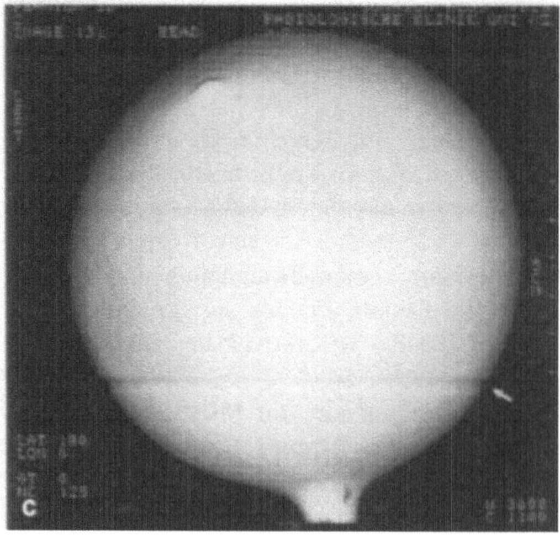

Abb. 2a–c. 3-D-Rekonstruktion des Modells, Spiral-CT (TVG = 2 mm/s, SD = 2 mm). Einschnitt am Ansatz der Spiral volumina. **a** I = 2 mm, Rekonstruktionsmatrix 512 x 512, **b** I = 2 mm, Rekonstruktionsmatrix 256 x 256, c I = 1 mm, Rekonstruktionsmatrix 256 x 256

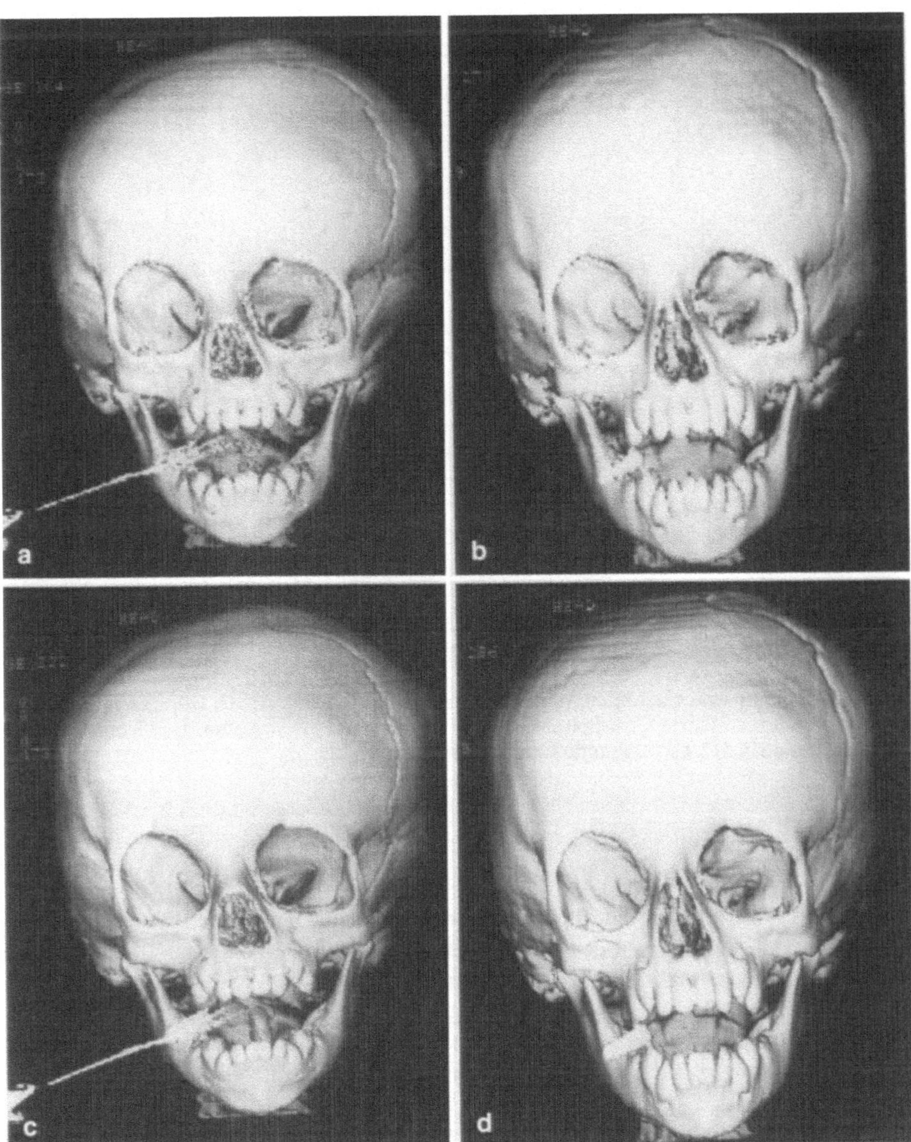

Abb. 3a–d. 3-D-Rekonstruktion von Patient Nr. 1 (s. Tabelle). **a** SD, SA = 1 mm, Rekonstruktionsmatrix 256 x 256, **b** Spiral-CT (TVG = 4 mm/s, SD = 4 mm, I = 2 mm), Rekonstruktionsmatrix 256 x 256, **c** SD, SA = 1 mm, Rekonstruktionsmatrix 512 x 512, **d** Spiral-CT (TVG = 4 mm/s, SD = 4 mm, I = 2 mm), Rekonstruktionsmatrix 512 x 512

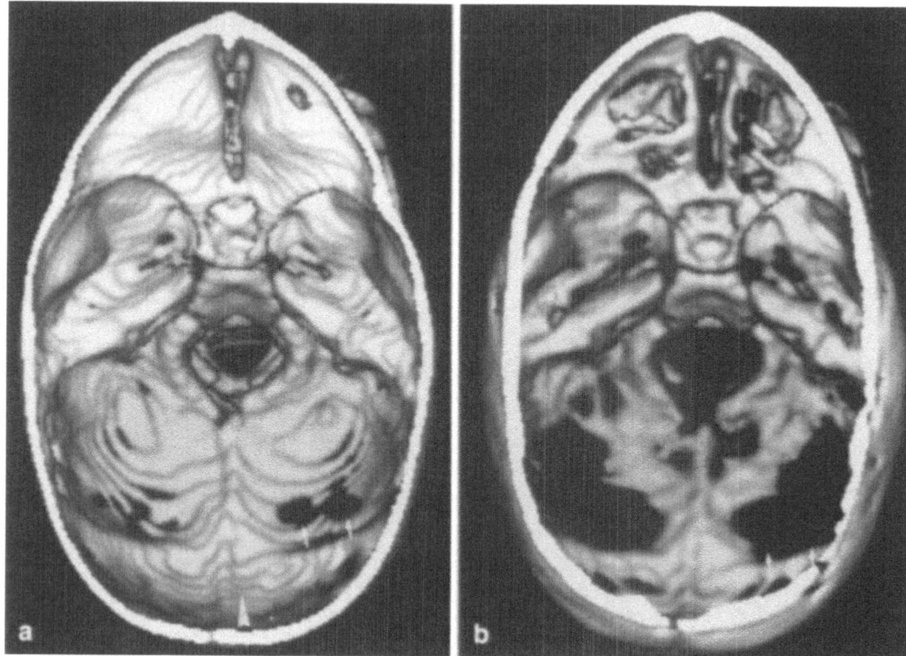

Abb. 4a, b. 3-D-Rekonstruktion von Patient Nr. 3 (s. Tabelle). **a** SD, SA = 2 mm, Rekonstruktionsmatrix 512 x 512, **b** Spiral-CT (TVG = 4 mm/s, SD = 4 mm, I = 3 mm), Rekonstruktionsmatrix 512 x 512. Pseudoforamina, Stufenartefakte

Diskussion

Unter der Zielsetzung, die Bildqualität dreidimensionaler Oberflächenrekonstruktionen von CT-Aufnahmen des knöchernen Schädels zu verbessern, müssen in erster Linie die Stufenartefakte reduziert werden.

Sowohl am Modell als auch am Patienten zeigte sich, daß eine 512 x 512-Rechenmatrix im Vergleich zur 256 x 256-Matrix zu einer verbesserten Detailauflösung führt, ohne daß der räumliche Eindruck oder die Stufenbildung wesentlich beeinträchtigt werden konnten (Abb. 1, 3, 5).

Bei einer Einzelschicht-CT können diese Stufenartefakte durch überlappende Schnitte reduziert werden, was für den Patienten jedoch eine verlängerte Untersuchungszeit und eine erhöhte Strahlenbelastung bedeutet [2, 4, 9, 17]. Bei der Spiral-CT besteht nun die Möglichkeit, solche überlappende Schichten ohne zusätzliche Strahlenbelastung nur durch Rechenvorgänge zu erstellen [12]. Bereits am Modell konnte bestätigt werden, daß die Wahl eines kleinen Inkrements, d.h. einer stärkeren Überlappung der berechneten Schnitte, zu deutlich weniger Stufenartefakten führt (Abb. 2). Dies wurde am Patienten in zweierlei Hinsicht bestätigt: zum einen durch die gute Bildqualität bei Wahl eines kleinen Inkrements (Abb. 3 und 5) und zum anderen durch die qualitativ schlechten Rekonstruktionen nach Wahl eines zu großen Inkrementes (Abb. 4).

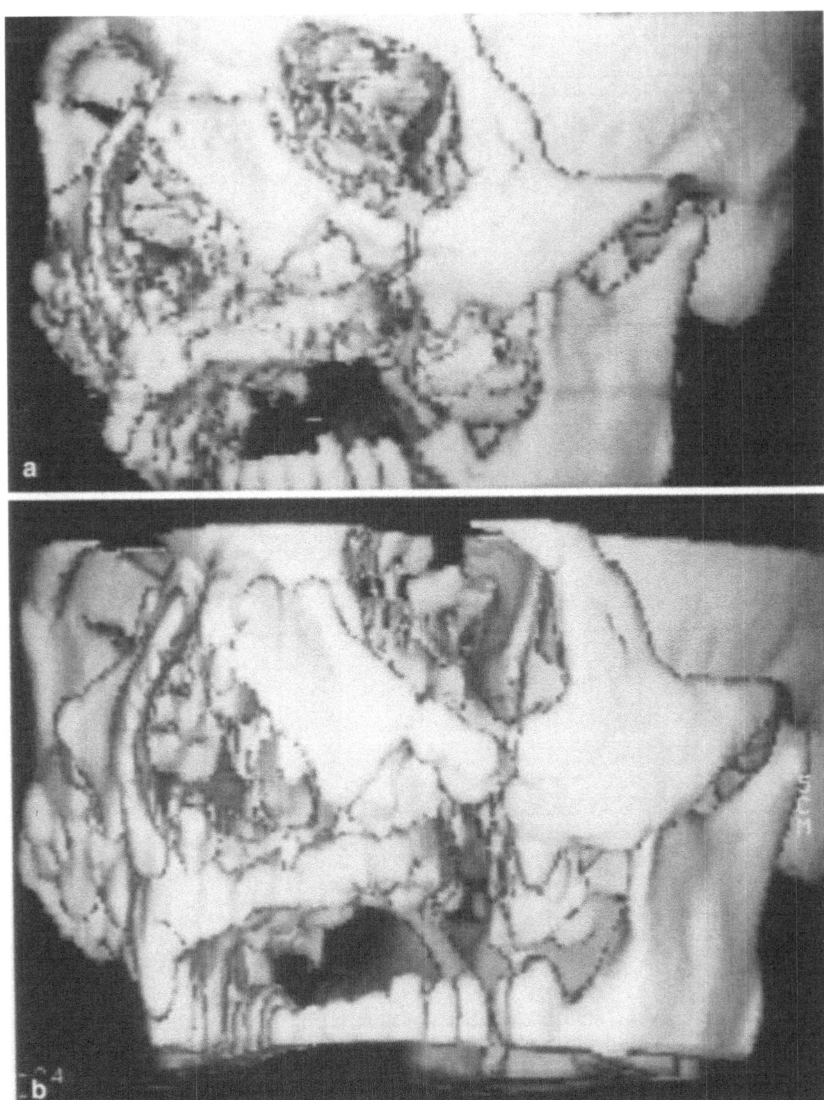

Abb. 5a–c. 3-D-Rekonstruktion von Patient Nr. 10 (s. Tabelle). **a** SD, SA = 2 mm, Rekonstruktionsmatrix 256 x 256, **b** Spiral-CT (TVG = 4 mm/s, SD = 4 mm, I = 2 mm), Rekonstruktionsmatrix 256 x 256

Der zweite Faktor, der zu einer Beeinträchtigung der Bildqualität führt, sind die sogenannten Pseudoforamina. Pseudoforamina sind Rechenartefakte. Sie erscheinen als artefizielle Knochenlücken an den Stellen, wo der Knochen sehr dünn ist und somit die CT-Absorptionswerte des Voxels unterhalb des gewählten Levels für die 3-D-Bildberechnungen gelegen sind. Sie lassen sich wie die Stufenartefakte durch dünne Schnitte oder durch eine Erniedrigung des Schwellenwertes reduzieren.

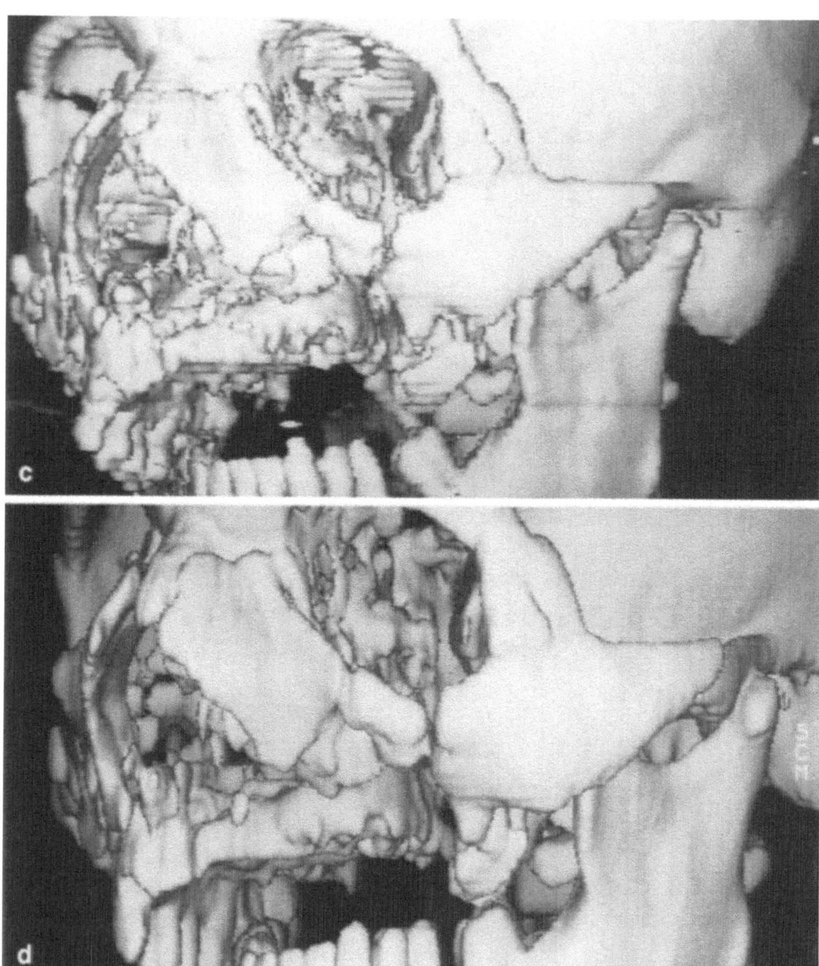

Abb. 5. c SD, SA = 2 mm, Rekonstruktionsmatrix 512 x 512, **d** Spiral-CT (TVG = 4 mm/s, SD = 4 mm, I = 2 mm), Rekonstruktionsmatrix 512 x 512

Letzteres führt jedoch zu einer stärkeren Überlagerung des knöchernen Schädels durch umgebende Weichteile [1, 9, 10, 16, 17]. Bei Datenaufnahme mit Spiral-CT gelang es ebenfalls durch Wahl eines ausreichend kleinen Inkrements, diese Rechenartefakte zu minimieren (Abb. 3–5).

Unsere aktuell verfügbare Computer-Technik bedingt, daß die Aufsplittung des Spiral-Volumens in eine Serie von axialen Schnitten vor dem Start einer nächsten Spirale erfolgen muß. Das CT-Gerät wird dadurch pro Spirale für ca. 7–10 Minuten blockiert [12]. Als Resultat ist bereits am Modell an der Grenze der Spiral-Volumina ein Einschnitt zu sehen. Durch Weiterentwicklungen wird es jedoch demnächst möglich sein, mehrere Spiral-CTs unmittelbar hintereinander zu starten und die Schnitte nach Abschluß aller Volumenaufnahmen zu berechnen.

Mit der Spiral-CT kann durch die stufenlose Datenaufnahme eine gegenüber der Einzelschicht-CT verbesserte Qualität der Oberflächenbilder erzielt werden. Als optimale Aufnahmeparameter ergeben sich aus den vorgestellten Beispielen eine Tischvorschubgeschwindigkeit von 2 mm/s und eine Schichtdicke von 2 mm bei einem Inkrement von 1 mm. Dieser Modus liefert einen Kompromiß zwischen Untersuchungs- und Nachbearbeitungszeit einerseits und Reduzierung der artefiziellen Knochendefekte (Pseudoforamina) und Stufenbildung andererseits.

Bei der dreidimensionalen Rekonstruktion von craniofacialen Malformationen ist die Zielsetzung eine optimale räumliche Vorstellung zur Verbesserung der Operationsplanung [3, 8, 14]. Diese Zielsetzung erfordert eine Optimierung des räumlichen Eindrucks, die Detailauflösung tritt hierbei in den Hintergrund. Durch Wahl einer 256er Rekonstruktionsmatrix kann bei diesen Patienten die Nachbearbeitungszeit für den Routinebetrieb ausreichend verkürzt werden, ohne daß die räumliche Darstellung beeinträchtigt wird oder relevante Informationen verloren gehen.

Bei komplexen Mittelgesichtsfrakturen wird von der dreidimensionalen Darstellung eine exakte Beurteilung der Fragmentdislokation gefordert. Gerade hier hängen Art und Ausmaß der Behandlung von der genauen Lokalisation der einzelnen Frakturen ab [1, 6, 7, 16, 17]. Eine Einschränkung der Detailauflösung kann bei diesem Patientengut somit nicht in Kauf genommen werden. Zudem müssen artefizielle Knochendefekte und Stufenbildungen vermieden werden, die als kleine knöcherne Defekte und Frakturen mißgedeutet werden können [6]. Bei Mittelgesichtsfrakturen erscheint uns somit eine 512er Rekonstruktionsmatrix erforderlich.

Literatur

 1. Becker H (1988) Dreidimensionale kraniale und spinale Computertomographie. Radiologe 28:239–242
 2. Billet F, Schmitt W, Gay B, Hofmann M, Huber M (1990) 3-D-Rekonstruktion in der Computertomographie als diagostischer Gewinn in der Traumatologie? Röntgenpraxis 43:355–364
 3. Bonnier L, Ayadi K, Vasdev A, Crouzet G, Raphael B (1991) Three-Dimensional Reconstruction in Routine Computerized Tomography of the Skull and Spine. J Neuroradiol 18:250–266
 4. Ernsting M, Zeitler E, Theissing J, Imhof K (1987) Technik und Ergebnis der Computertomographie der Rhinobasis und der Orbita mit multiplanaren Rekonstruktionen. Fortschr Röntgentr 146(4):376–380
 5. Fishman E, Magid D, Ney D, Chaney E, Pizer S, Rosenman J, Levin D, Vannier M, Kuhlman J, Robertson D (1991) Three-dimensional Imaging. Radiology 181:321–337
 6. Grodd W, Dannenmaier B, Petersen D, Gehrke G (1987) Drei-dimensionale (3-D) Bildrekonstruktionen von Gesichtsschädel und Schädelbasis in der Computertomographie. Radiologe 27:502–510
 7. Leboucq N, Martinez PMy, Castan P (1990) 3-D study of the skull base in craniosynostosis. Diagn Intervent Radiol 2:219–228
 8. Leboucq N, Montoya P, Martinez Y, Castan P (1991) Value of 3-D Imaging for the Study of Craniofacial Malformations in Children. J Neuroradiol 18:225–239
 9. Levy R, Edwards W, Meyer J, Rosenbaum A (1992) Facial Trauma and 3-D Reconstruktive Imaging: Insufficiencies and Correctives. AJNR 13:885–892
10. Marsh J, Vannier M (1987) The Anatomy of the Cranio-orbital Deformities of Craniosynostosis: Insights from 3-D Images of CT Scans. Clinics in Plastic Surgery 14:49–60

11. Pommert A, Höltje W-J, Holzknecht N, Tiede U, Höhne K (1991) Accuracy of Images and Measurements in 3-D Bone Imaging. In: Lemke H, Rhodes M, Jaffe C, Felix R (eds) Computer Assisted Radiology. Springer Verlag, Berlin Heidelberg, pp 209–215
12. Kalender WA, Vock P, Polacin A, Soucek M (1990) Spiral-CT: Eine neue Technik für Volumenaufnahmen. I. Grundlagen und Methodik. Röntgenpraxis 43:323–330
13. Vannier M, Marsh J, Gado M, Totty W, Gilula L, Evens R (1983) Klinische Anwendungen der dreidimensionalen Oberflächenrekonstruktion aus CT-Scans-Erfahrungen bei 250 Untersuchungen. electromedica 51:122–131
14. Vannier M, Marsh J, Warren J (1984) Three Dimensional CT Reconstruction for Craniofacial Surgical Planning and Evaluation. Radiology 150:179–184
15. Witte G, Höltje W, Tiede U, Riemer M (1986) Die dreidimensionale Darstellung computertomographischer Untersuchungen craniofazialer Anomalien. Fortschr Röntgenstr 144(4):400–405
16. Zinreich S (1992) 3-D Reconstruction for Evaluation of Facial Trauma. AJNR 13:893–895
17. Zwicker C, Langer M, Astinet F, Köhler D, Wolf K-D, Felix R (1990) Wertigkeit der 3-D-CT in der kieferchirurgischen Diagnostik und Therapieplanung. Fortschr Röntgenstr 152(4):373–397

Dreidimensionale computertomographische Diagnostik komplexer Schädeldysmorphien

U. Hirschfelder[1], H. Hirschfelder[2] und M. Farmand[3]

[1] Poliklinik für Kieferorthopädie, Universität Erlangen, Glückstr. 11, D-91054 Erlangen
[2] Orthopädische Universitätsklinik, Rathsberger Straße 57, D-91054 Erlangen
[3] Klinik und Poliklinik für Mund-, Kiefer- und Gesichtschirurgie, Universität Erlangen, Glückstr. 11, D-91054 Erlangen

Einleitung

Einblick in die Pathomorphologie kraniofazialer Dysmorphien zu gewinnen ist für alle medizinischen Fachdisziplinen, die Kinder, Jugendliche und Erwachsene mit komplexen Fehlbildungen des Schädels betreuen, im Hinblick auf die Entwicklungsprognose und die Therapieplanung von besonderer Bedeutung [1–4]. Auf eine effiziente Röntgendiagnostik, die umfassende Informationen über spezifische morphologische Merkmale der jeweiligen Anomalie vermittelt, ist daher nicht zu verzichten. Dieser Anforderung vermögen konventionelle Röntgenverfahren aufgrund der Komplexität und Dreidimensionalität kraniofazialer Fehlentwicklungen und aufgrund röntgentechnischer Schwierigkeiten nur unzureichend Genüge zu leisten. Hier bietet die Computertomographie erweiterte und präzisere Möglichkeiten, komplexe Dysmorphien des Schädels einer eingehenden morpho-analytischen Beurteilung zu unterziehen und pathologische Entwicklungsmuster zu erkennen [2–5].

Patienten und CT-Untersuchungsmethodik

Wie in Tabelle 1 dargestellt, umfaßt das heterogene Untersuchungskollektiv 60 Patienten (32 weibliche, 28 männliche Patienten) aus der Poliklinik für Kieferorthopädie und der Klinik und Poliklinik für Mund-Kiefer- und Gesichtschirurgie der Universität Erlangen-Nürnberg. Das Untersuchungsalter lag zwischen einem halben Jahr und 30 Jahren.

Die CT-Untersuchung erfolgte nach standardisierter Untersuchungsmethodik, in jüngerer Zeit mit dem Computertomographen Somatom Plus S des Medizinischen Anlagezentrums der Firma Siemens (Erlangen) meist unter Anwendung der Spiral-CT-Technik [4]. Zur dreidimensionalen Beurteilung wurden ergänzend zu den transaxialen Primärschnittbildern (1–2 mm Schichtdicke) zweidimensionale Sekundärschnittbilder und 3-D-Oberflächenrekonstruktionen berechnet. Um anatomisch-strukturelle Besonderheiten des Schädels aufzudecken, wurden die CTs eines mazerierten Schädels und von Probanden ohne Schädeldysmorphie zum Vergleich herangezogen. Teilweise wurden Dichtemessungen der Spongiosa der Pars mastoidea und petrosa durchgeführt.

Tabelle 1. Zuordnung der Dysmorphiepatienten (n = 60) zu verschiedenen Formenkreisen

Dysplastischer Formenkreis	n
1. Kranio-mandibulo-faziale Dysmorphiesyndrome	25
– Dysplasia oculo-auricularis (Goldenhar)/hemifaziale Mikrosomie	10
– Dysostosis mandibulofacialis (Franceschetti)	3
– Kranio-karpo-tarsale Dystrophie (Freeman-Sheldon)	1
– Dysostosis cleidocranialis (Scheuthauer-Marie-Sainton)	5
– Sonstige Syndrome	6
2. Kraniofaziale Asymmetrien	19
– in Zusammenhang mit umfangreichen syndromalen Störungen	11
– mit unilateralen angeborenen Kiefergelenkankylosen	2
– mit Lippen-Kiefer-Gaumenspalten	4
– sonstige asymmetrische Dysmorphien	2
3. Lippen-Kiefer-Gaumenspalten	32
– unilateral	21
– bilateral	11
– in Zusammenhang anderen kraniofazialen Störungen	4

Ergebnisse

Durch die Überlagerungs- und Verzerrungsfreiheit der CT-Darstellungen bot sich
die Möglichkeit, Fehlformationen des Schädels, der Schädelbasis und des Gesichtsschädels in allen drei Dimensionen wie an einem anatomischen Schädelpräparat zu
analysieren und strukturelle Besonderheiten des Schädelaufbaus zu erfassen.

Dabei ließen sich trotz der heterogenen Gruppenzusammensetzung und der
Vielfalt dysmorphologischer und gruppenspezifischer Einzelbefunde Angaben zur
Häufigkeit und Lokalisation morphologischer Fehlentwicklungen des kranio-mandi-
bulo-fazialen Komplexes zusammenstellen (Tabelle 2).

Aus der tabellarischen Auflistung für die Gesamtgruppe ist ersichtlich, daß
Mittelgesichtsstrukturen mit einer Frequenz von 98% und die Schädelbasis mit 80%
insgesamt sehr häufig makromorphologische Disharmonien aufwiesen, die außerhalb der normalen Variationsbreite skelettaler Entwicklungsmuster einzuordnen waren. Daneben ließen sich aber auch strukturelle Atypien mit einer Frequenz von
91% vorwiegend in der Temporal- und Okzipitalregion differenzieren.

Die auffälligsten mikromorphologischen Befunde konnten zusätzlich zu syn-
dromspezifischen Fehlformationen des Os temporale und occipitale bei Patienten
mit „Dysostosis cleidocranialis" ermittelt werden. Neben der fehlenden Pneumatisation der Pars mastoidea und petrosa ließen sich hier hypersklerotische Areale mit
einer Spongiosadichte bis zu 1350 HU messen und vorwiegend in den z.T. klaffen-
den Hinterhauptnähten multiple, unregelmäßig begrenzte akzessorische Ossifika-
tionszentren in vivo nachweisen (Abb. 1). Die Squama temporalis zeichnete sich bei
dieser Patientengruppe durch massive segmentale Knochenappositionen aus.

Sehr auffällige, morphologisch außerordentlich vielgestaltige Differenzierungs-
störungen des nasomaxillären Komplexes waren bei den 32 computertomographisch
untersuchten Patienten mit Lippen-Kiefer-Gaumenspalten im 3-D-CT verifizierbar.

Tabelle 2. Lokalisation und Häufigkeit skelettaler Fehlentwicklungen bei Patienten mit kraniofazialen Anomalien (in % der auswertbaren CT-Bilder)

CT-Befunde	%
1. Makromorphologische Fehlentwicklungen	
– Dysplasie des Gesichtsschädels	100
■ Mittelgesicht	98
■ Mandibula	48
– Dysplasie der Schädelkalotte	66
– Dysplasie d. os/squama temporalis	58
– Dysplasie der Schädelbasis	80
■ Asymmetrien	35
■ skoliotische Deformierungen	20
2. Besonderheiten der Knochenstruktur	91
– reduz./fehlende Pneumatisation	75
Proc. mastoideus/pars petrosa	
– hypermineralisierte Areale	32
– akzessorische Ossifikationszentren	11

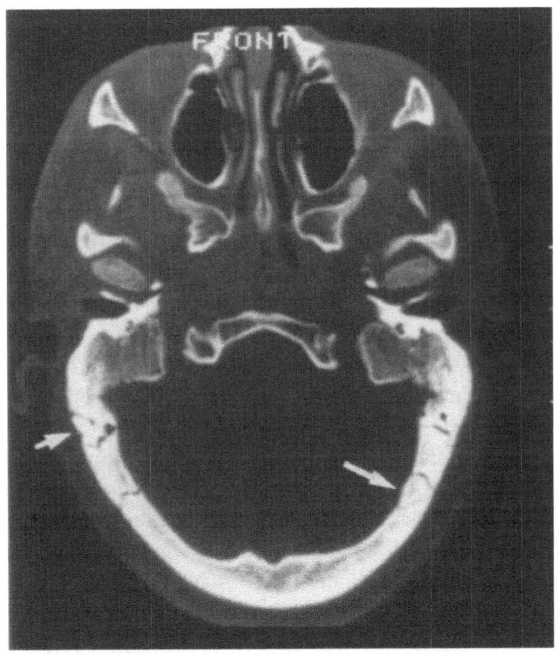

Abb. 1. Dysostosis cleidocranialis (Dcc): Fehlende Pneumatisation der Pars mastoidea und petrosa des Os temporale sowie akzessorische Knochenzentren *(durch einen Pfeil markiert)* in Verbindung mit weiten Suturen im Bereich des Os occipitale

Hier ließen sich unter anderem neben der maxillären Hypoplasie im Bereich der Fossa canina in der enface Betrachtung sehr unterschiedliche Spaltformen des Alveolarfortsatzes in Höhe der lateralen Inzisivi bis zum Nasenboden mit kranialwärts orientierten spaltnahen Rändern und deutlich reduzierter Alveolarfortsatzhöhe ermitteln sowie das Ausmaß von Restdefekten nach sekundärer Osteoplastik erkennen. Durch die Möglichkeit, die Ausdehnung der Spaltbildung und die vielfach asymmetrische Konfiguration des knöchernen Gaumendaches auch aus kaudaler Perspektive zu erfassen, ergeben sich für die Planung und Koordination kieferorthopädischer und chirurgischer Therapiemaßnahmen wertvolle morphologische Informationen.

Mit Hilfe der räumlichen CT-Schädelrekonstruktion konnten bisher bei 10 Patienten, die dem Formenkreis der „Dysplasia oculo-auricularis" zuzuordnen waren, besonders gravierende, asymmetrische Fehlformationen des gesamten Schädelgefüges einschließlich der Schädelbasis, des Mittelgesichtes und der Mandibula in vivo morphologisch exakt beschrieben werden. Dabei ist zunächst die hohe morphologische Variabilität und individuell unterschiedliche Expressivität der kraniofazialen Fehlentwicklung zu betonen, die innerhalb dieser Dysmorphiegruppe festzustellen war. Typischerweise war bei allen Patienten eine skoliotische Deformierung der Schädelbasis verifizierbar, die sich z.T. nur mild in Form einer leichten halbkreisförmigen Krümmung der Schädelbasismitte äußerte, entsprechend der Schwere der Anomalie z.T. jedoch ausgeprägte s-förmige Torsionen besonders im Bereich der mittleren und hinteren Schädelgrube mit transversaler Kompression und Streckung auf der nicht betroffenen Seite und lateraler Expansion mit Stauchung der Strukturen auf der Seite der Gesichtshypoplasie erkennen ließ. Entsprechend der basilären Dysmorphie zeigte die asymmetrische Entwicklung der Schädelkalotte ihre stärkste Ausprägung ebenfalls in der Temporal- und Okzipitalregion. Zudem waren in dieser kranialen Region mit hoher Konstanz Fehlentwicklungen des Porus acusticus externus festzustellen: bei 6 Patienten lag eine Atresie des äußeren Gehörganges vor und bei 3 Syndromträgern war eine auffällige medio-kaudale Verlagerung der externen Öffnung auf der betroffenen Seite zu erkennen. Mit gleicher Konstanz präsentierte sich besonders der Warzenfortsatz auf der betroffenen Seite in seiner anatomischen Konfiguration hypoplastisch und infolge der basilären Stauchung weiter ventral angeordnet mit deutlich reduzierter oder fehlender Pneumatisation und lokalen Verdichtungen der Spongiosastruktur. Die Morphologie des Gesichtsschädels war bei allen Patienten durch ausgesprochen starke unilaterale hypo- und dysplastische Fehlentwicklungen geprägt und zeichnete sich durch eine hohe Konvexität des skelettalen Gesichtsprofils mit starker latero-dorsaler Deviation der knöchernen Kinnprominenz auf der Seite der Gesichthypoplasie aus. Im Bereich des Mittelgesichts zeigte sich die unilaterale Entwicklungshemmung in einer deutlichen medio-lateralen Abflachung des naso-maxillären Komplexes auf der betroffenen Seite und in regelmäßigen Anomalien des Jochbogens. Auch hier waren unterschiedliche Ausprägungsgrade der Dysplasie in Form von hypoplastischen Deformierungen, Teilaplasien des temporalen Bogenabschnittes bis hin zur vollständigen Aplasie des Jochbogens (3 Fälle) zu registrieren (Abb. 2a, b). Die Mandibula ließ im 3-D-CT ebenfalls schwerwiegende halbseitige Fehlformationen unterschiedlichen Charakters und Ausprägung erkennen. In den gravierendsten Fällen (3 Patienten) war eine unilaterale Aplasie des Ramus ascendens mit eigentümlicher Verzerrungsmißbil-

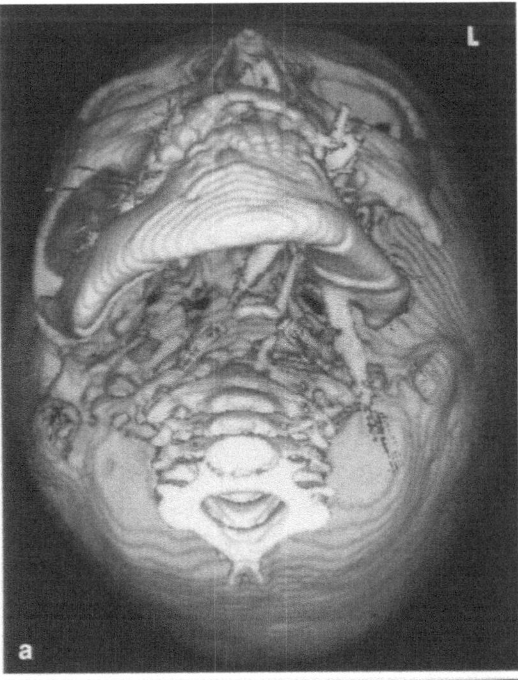

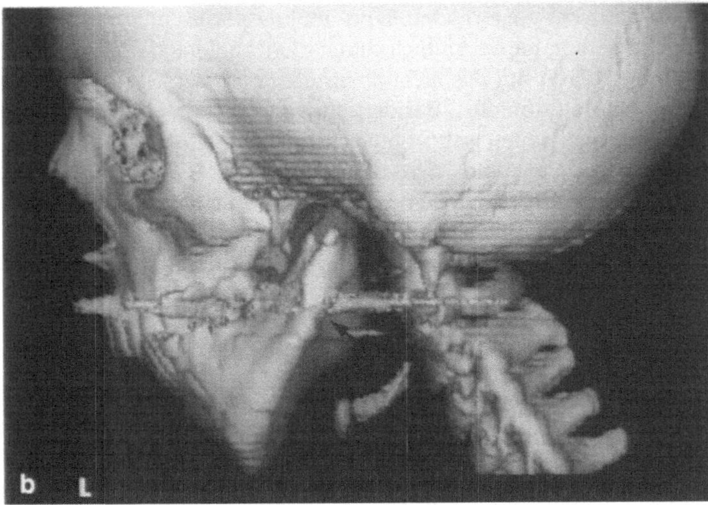

Abb. 2a, b. Dysplasia oculo-auricularis (Goldenhar-Syndrom): ausgeprägte halbseitige Fehlentwicklung. **a** hypoplastische Abflachung des Mittelgesichts auf der betroffenen linken Seite mit nahezu vollständiger Aplasie des linken Jochbogens, Aplasie des linken Ramus ascendens, eigentümlicher Verzerrungsmißbildung des horizontalen Kieferfragmentes und konsekutiver Verlagerung der Unterkiefermitte nach links. **b** Darstellung der linksseitigen Hemmungsmißbildung aus lateraler Betrachtungsperspektive

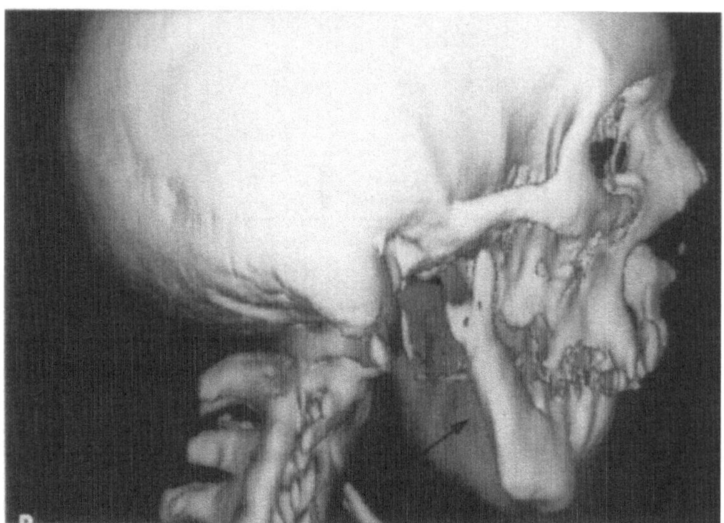

Abb. 3. Demonstration der Variabilität pathomorphologischer Entwicklungsmuster beim Goldenhar-Syndrom: Unilaterale rechtsseitige Hypo- und Dysplasie der Mandibula mit Aplasie des Kiefergelenks und hyperplastischer Deformation des Muskelfortsatzes

dung des nicht abgestützten hypo- und dysplastischen horizontalen Kieferfragmentes objektivierbar, die vermutlich durch die torquierende Wirkung der Mundboden- und Kaumuskulatur auf das nicht abgestützte, im Wachstum befindliche Teilstück mitgeprägt wurde (Abb. 2b). Bei den übrigen 7 Patienten dieses Dysmorphiekreises zeigten sich individuell sehr unterschiedliche halbseitige Hypo- und Dysplasien des Ramus ascendens und horizontalis, wobei bei 2 Patienten auf der betroffenen Seite eine Aplasie des Kondylus mandibularis mit hyperplastisch deformiertem Muskelfortsatz zu beobachten war (Abb. 3).

Schlußbetrachtung

Aus der Untersuchung geht klar hervor, daß die Computertomographie durch die Möglichkeit, den knöchernen Schädel anatomisch naturgetreu zu rekonstruieren und mikromorphologische Strukturbesonderheiten zu differenzieren, umfassende Informationen über Art und Ausprägung der im Einzelfall vorliegenden skelettalen Fehlentwicklung liefert. Daher ist diese Untersuchungsmethode der üblichen Fernröntgentechnik mit Erstellung von Schädelaufnahmen im seitlichen und posterior-anterioren Strahlengang weit überlegen. Zudem gestatten neueste Weiterentwicklungen auf dem Sektor der CT-Technologie eine erhebliche Reduzierung der Dosisbelastung, die jetzt derjenigen konventioneller Schädeldarstellungen in zwei Ebenen entspricht. Unabhängig von den günstigen Bedingungen hinsichtlich der Strahlenhygiene ist hervorzuheben, daß die Erweiterung des morphologischen Erkenntnisstandes nicht nur aus diagnostischer Sicht von hohem Interesse ist, sondern eine hervorragende Basis für eine effiziente, individualisierte Planung und Koordinierung der hier meist erforderlichen kieferothopädischen und kieferchirurgischen Behandlungsmaßnahmen darstellt.

Literatur

1. Farmand M, Hirschfelder U, Hirschfelder H, Müßig D (1992) Dreidimensionale Darstellung der knöchernen craniofazialen Strukturen von angeborenen Fehlbildungen und Entwicklungsstörungen. In: Schwenzer N (Hrsg) Angeborene Fehlbildungen: Entwicklungsstörungen im Wachstumsalter. Thieme, Stuttgart New York, S 1–4
2. Hirschfelder U, Hirschfelder H (1989) 3-D-Rekonstruktion zur Beurteilung der Morphologie kraniofazialer Strukturen. Dtsch zahnärztl Z 44:187–190
3. Hirschfelder U (1991) Dreidimensionale computertomographische Analyse von Kiefer-, Gesichts- und Schädelanomalien. Die klinische Anwendung der CT in der Kieferorthopädie. Hanser, München Wien
4. Hirschfelder U, Hirschfelder H (1993) Einsatz neuer CT-Techniken für kieferorthopädische Fragestellungen. Dtsch zahnärztl Z 48:128–133
5. Vannier MW, Marsh JL, Warren O (1985) Three Dimensional Cranial Surface Reconstructions Using High-Resolution Computed Tomography. Am J Phys Anthropol 67:299–311

3-D-CT-Diagnostik einer angeborenen Exostose und Ankylose des Kiefergelenkes beim Neugeborenen

F. Hentschel[1], G. Grubbe[2] und M. Ehrenfeld[3]

[1] Radiologische Klinik, [2] Kinderklinik, [3] Klinik für Kiefer- u. Gesichtschirurgie der Universität Tübingen, Klinikum Schnarrenberg, Hoppe-Seyler-Str. 3, D-72076 Tübingen

Problemstellung

Ursache von Funktionsstörungen im Temporomandibulargelenk (TMG) sind neben genetisch determinierten Syndromen [1] Infektionen, Traumen und Tumoren auch Exostosen [2, 3, 4]. Angeborene Ankylosen sind mit einem Anteil von etwa 3% selten [5]. Die Diagnostik stützt sich auf klinische Funktionsbeurteilung, konventionelle Röntgendiagnostik des Schädels und der Kiefergelenke [1, 2, 4, 5] und die axiale und koronare Computertomographie (CT) [3, 4].

Demgegenüber gilt es, den Wert der 3-D-Rekonstruktion aus Datensätzen der CT bei einer bisher u.E. nicht beschriebenen Ursachen-Konstellation einer Funktionsstörung im TMG zu prüfen.

Methodik

Patient: Pat. A., L.-M., weibl., geb. 5. 11. 1991; Postpartal eingeschränkte Kieferbeweglichkeit, Mund aktiv und passiv nur wenige Millimeter zu öffnen. Palpatorisch kein Anhalt für Mißbildungen in der Mundhöhle, Kieferkämme getrennt tastbar.

Relevante paraklinische Befunde
Schädel-Röntgen und Unterkiefer-Zielaufnahme (Kinderklinik, 6. 11. 1991): Hypoplasie des rechten Unterkieferastes in ap-Projektion. Beziehung zum sonstigen Schädel nicht zu erkennen.

Operation (19. 2. 1992): Kiefergelenk rechts leer, Kiefergelenkfortsatz nach anterior unter den Jochbogen disloziert mit Ausbildung einer Usur zur Aufnahme des Kiefergelenkkopfes. Präaurikulare Region vollständig mit Weichteilgewebe oliteriert. Gelenkkopf nicht zu mobilisieren. Resektion des Kiefergelenkkopfes und eines breiten Knochenmassives zwischen Jochbeinkörper, Schädelbasis und aufsteigendem Unterkieferast. Mundöffnung postoperativ 2 cm (Auszug aus dem Op-Bericht).

Die *CT-Untersuchungen* erfolgten am Somatom Plus, Fa. Siemens, in lückenloser axialer 2-mm-Schichtung (200 mA, 120 kV, 1 s). Sagittale, koronare und 3-D-Rekonstruktion.

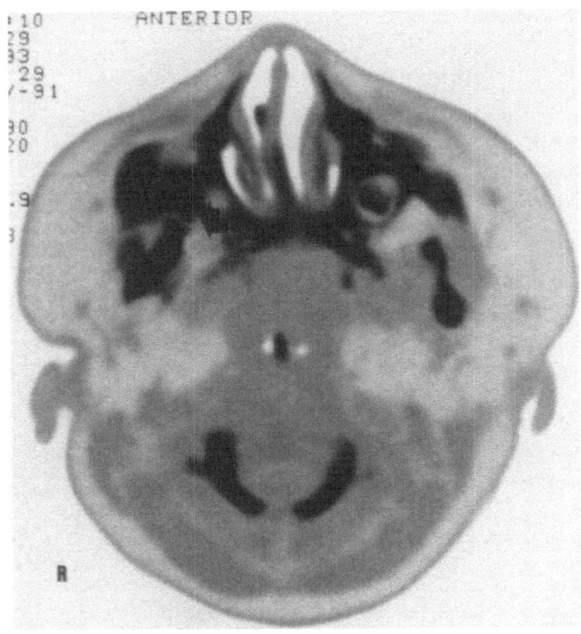

Abb. 1. Axiales CT, präoperativ, Exostose rechts (→)

Ergebnisse

CT-Befund präoperativ in Narkose (29. 11. 1991)
Verlagerung des re. Kiefergelenkes nach rostral. Vom Processus coronoideus (PC)
re. ausgehende Exostose, die nach rostral median mit dem Korpus des Jochbeines
eine Pseudarthrose bildet (Abb. 1, Abb. 2a–c). Eindeutige Strukturunterbrechun-
gen mit abgrenzbarer Kortikalis beider Kiefergelenke und Pseudarthrose zwischen
Exostose und Jochbein.

In der 3-D-Rekonstruktion Normalbefund links (Abb. 3a), Dysplasie des Processus articularis (PA) unter Einbeziehung des PC mit Verkürzung des Ramus mandibularis (RM) ohne Abgrenzbarkeit eines echten Gelenkes (Abb. 3b) und bindege-
webig-plattenartige Verbindung zwischen den flächig kontaktierenden Knochen
rechts. Pseudarthrosebildung zwischen Exostose und Jochbeinkörper in der Ansicht
von basal (Abb. 4).

CT-Befund postoperativ in Sedierung (6. 3. 1992)
Zustand nach Resektion des RM rechts unmittelbar proximal der Zahnanlage.
Pseudarthrose zwischen Exostose und Jochbeinkörper rechts nicht mehr nachzuwei-
sen (Abb. 4).

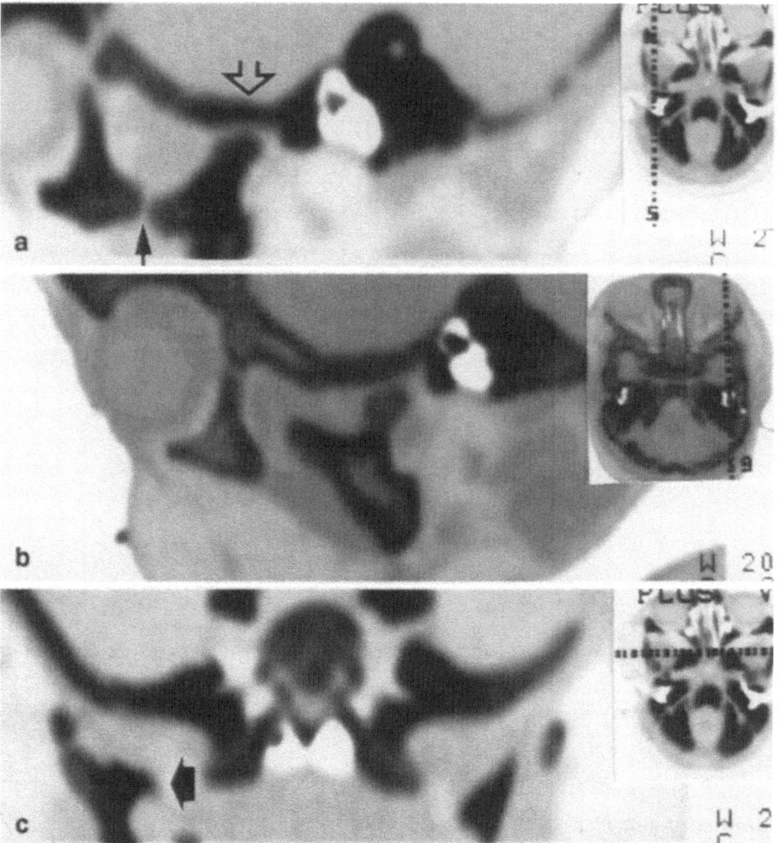

Abb. 2a–c. 2-D-Rekonstruktion, präoperativ. **a** sagittal rechts; dysplastisches Gelenk (▷) und Pseudarthrose (→), **b** sagittal links; Normalbefund, **c** coronar; dysplastischer PC (→) rechts

Strahlenbelastung

Unter Annahme der aufgeführten Strahlenfeldgrößen läßt sich die Strahlenbelastung für 40 Scans in Übereinstimmung [6, 7, 8] abschätzen (Tabelle 1).

Diskussion

Konnatale Funktionsstörungen des TMG sind selten. Ursachen sind Ankylosen im Kiefergelenk [5] oder auch Motilitätsbehinderungen durch eine Exostose [2]. Bei unserer Pat. lagen sowohl eine Ankylose mit Pseud- und Nearthrosebildung rechtsseitig als auch eine Exostose des dysplastischen RM rechts vor. Ein Mißbildungssyndrom [1] oder eine Hyperplasie des PC durch Muskelzug [2] waren auszuschließen.

Die *konventionelle Röntgendiagnostik* konnte zur Diagnosefindung nichts wesentliches beitragen.

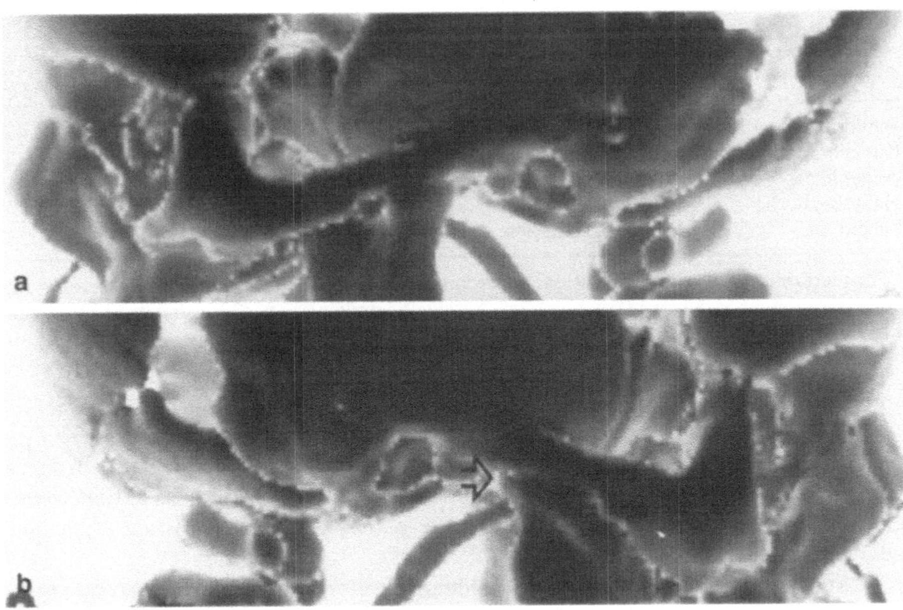

Abb. 3a, b. 3-D-Rekonstruktion, präoperativ. **a** Normalbefund links, **b** dysplastisches Gelenk rechts (▷)

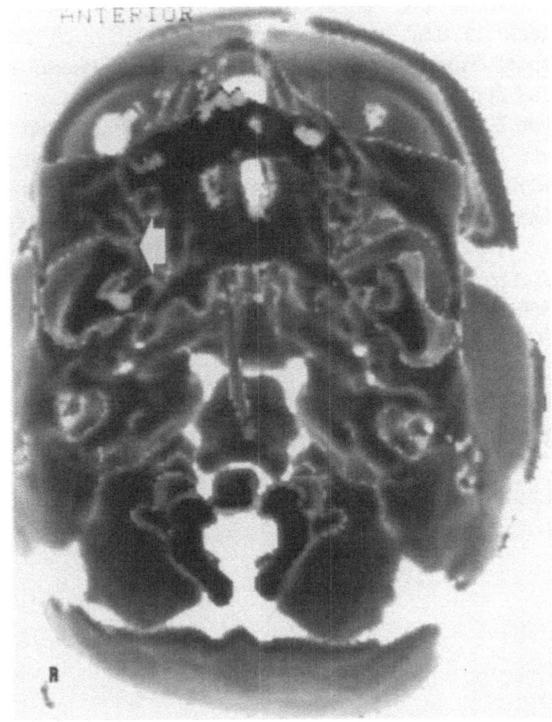

Abb. 4. 3-D-Rekonstruktion, Blick von basal; Exostose und Pseudarthrose rechts (→)

Tabelle 1. Abschätzung von Strahlendosiswerten

Organ	Dosis	relevante Dosis
Schilddrüse	3,0 mSv	15 mSv (RÖV)[a]
Knochenmark	0,5 mSv	15 mSv (RÖV)[a]
Augenlinse	5,6 mSv	2–8 Sv (9)
Hautoberfläche	80,0 mSv	30–50 Sv (10)
Skelett	20,0 mSv	70 Sv (11)

[a] Für medizinische Strahlenexpositionen werden keine Grenzwerte formuliert, um deren sinnvolle Anwendung nicht zu limitieren. Zum Vergleich werden daher die Grenzwerte für beruflich Strahlenexponierte, Kat. B., der Röntgenverordnung [12] angeführt.

Die *Computertomographie* zeigte als Ursachen der Funktionsstörung einen dysplastischen RM und Pseudarthrosebildung zwischen Exostose des PC mit dem Jochbeinkörper mit „Verriegelung" des Unterkiefers. Die 3-D-Rekonstruktionen der axialen Schnittbilder (Abb. 3, 4) stellten die pathologisch-anatomischen Beziehungen übersichtlich dar.

Aus der methodisch bedingten Strahlenexposition resultiert eine Risikoabschätzung strahleninduzierter Krebsfälle [13] in der Größenordnung von 10^{-5}. Bei Kindern kann es zu einem Wachstumsstillstand des Knochens bereits bei 10 Gy kommen, die aber bei diagnostischer Strahlenexposition durch CT nicht erreicht werden.

Die Vorteile der Computertomographie mit größerer Sensitivität für Dichteunterschiede und verbesserter räumlicher Auflösung gegenüber konventioneller Röntgenmethoden sind insbesondere bei der noch geringen Mineralisierung des Knochens beim Neugeborenen deutlich. Die Erweiterung durch die 3-D-Rekonstruktion aus den vorliegenden Bilddaten ermöglichte darüber hinaus neben der Diagnostik von Exostose und Ankylose eine räumliche Darstellung. Die Möglichkeit, interaktiv ein Bild zu erstellen, gestattet es dem Operateur, einen optimalen Zugang zu wählen und präoperativ das Ausmaß des Eingriffes besser planen zu können [14]. Der Vorteil für den Patienten besteht in größerer operativer Sicherheit.

Nachteile, die aus einer 3-D-Bildrekonstruktion abzuleiten wären, gibt es nicht. Aufgrund der geringen Objektgröße und der differenzierten Strukturen an der Schädelbasis ist eine Bildaquisition von 2 mm Schichtdicke notwendig. Aus den Bilddaten kann ohne erneute oder erweiterte Untersuchung die Rekonstruktion vorgenommen werden. Die digitalen Bilddatensätze ermöglichen darüber hinaus, neben der Übermittlung von Hardcopies, eine weitere Bearbeitung an einem Auswertegerät in unmittelbarer Nähe des Operateurs.

Literatur beim Autor.

Konstruktion eines dreidimensionalen Schädelmodells aus CT-Scans mittels Stereolithographie

H. P. Wolf, A. Lindner und R. Ewers

Universitätsklinik für Kiefer- und Gesichtschirurgie, Allgemeines Krankenhaus der Stadt Wien, Währinger Gürtel 18–20, A-1090 Wien

Einleitung

Seit Einführung der Computertomographie als Routineverfahren war versucht worden, den Informationsgehalt der einzelnen CT-Bildsequenzen zu vergrößern. Bereits 1975 gelang Glenn durch Summation der Schichten eine multiplanare Rekonstruktion. Hemmy et al. (1983), March (1983) und Vannier (1983) ermöglichten die rechnerische Erfassung der Knochen als Konturdaten. Unter Chen (1985) erfolgte die räumliche Darstellung der CT-Bilddaten als Visualisierung. Cutting und Brookstein (1986), Ono (1992), Brix et al. (1985) setzten die Daten erstmals so um, daß eine CNC-Fräsmaschine damit angesteuert werden konnte und die Erstellung eines dreidimensionalen Modells möglich wurde. Mehr als 4 Jahre arbeiteten wir mit gefrästen Schädelmodellen, um schwierige Operationen zu simulieren. Die dabei erreichte Genauigkeit und die Darstellung komplexer anatomischer Details war jedoch unzureichend.

Daher beschäftigen wir uns seit 1991 mit der Herstellung von stereolithographischen Modellen. Stereolithographie ist ein Verfahren, bei dem ein Modell Schicht für Schicht durch Polarisation eines flüssigen Harzes unter Bestrahlung eines Ultraviolettlichtlasers aushärtet.

Material und Methode

1. Herstellungsmethode

Wir benutzen einen Siemens HI Q sic 112 CT-Scanner. Die Patienten werden im Abstand von 2 mm geschichtet. Die CT-Bilddaten werden auf einen 486 PC transferiert, wo die Konturierung der knöchernen Strukturen durch die Festlegung eines Grauschwellwertes erfolgt. Schicht für Schicht wird der Knochen markiert und die Kontur erstellt. Die anschließende Interpolation (0,25 mm) verhindert eine treppenförmige Oberfläche des Modells. Die Übereinanderprojektion aller konturierten Schichten erlaubt eine dreidimensionale Darstellung. Da das Modell Schicht für Schicht hergestellt wird, muß die räumliche Summationsdarstellung wieder in feine Einzelschichten zerlegt werden. Um ein Abdriften der ausgehörteten Schicht zu verhindern, werden die einzelnen Schichten rechnerisch abgestützt.

2. Modellherstellung in der Prozeßkammer

Die Modellherstellung beginnt damit, daß die Prozeßkammer mit flüssigem Harz gefüllt ist und die markierten Bildsequenzdaten der einzelnen CT-Schichten in den SA-Kontrollcomputer eingegeben werden.

Die erste Schicht des Modells wird dadurch produziert, daß sich die Plattform 0,25 mm unter der Harzoberfläche befindet und der Laser anhand der konturierten CT-Bilddaten die erste Schicht auf die Harzoberfläche zeichnet. Durch den Kontakt des Laserlichts mit dem photooptischen Polimer kommt es zur selektiven Aushärtung des Harzes. Die Trägerplatte wird um 0,25 mm abgesenkt, flüssiges Harz fließt über die ausgehörteten Strukturen und der Laser zeichnet die nächste Schicht auf die Harzoberfläche. So wird das Modell aus 0,25 mm dicken Sequenzen Schicht für Schicht aufgebaut. Zuletzt wird das fertige Modell aus dem Harz entfernt und in einem Ofen für 10 Minuten getrocknet und ausgehärtet.

Ergebnisse

Unser Ziel war es, einen knöchernen Schädel mit einem Stereolithographiegerät zu erzeugen, wobei wir versuchten, so genau wie möglich zu sein.

Wir verwendeten einen Leichenschädel (Abb. 1) und produzierten ein stereolithographisches Modell wie zuvor erklärt. Bei Vergleichsmessungen des Originalschädels mit dem stereolithographischen Schädel zeigte sich, daß wir eine Genauigkeit von ±25 mm im Raum erreichen konnten. Sogar Impressionen der meningialen Gefäße (Abb. 2) können dargestellt werden. Aufgrund der schichtweisen Herstellung

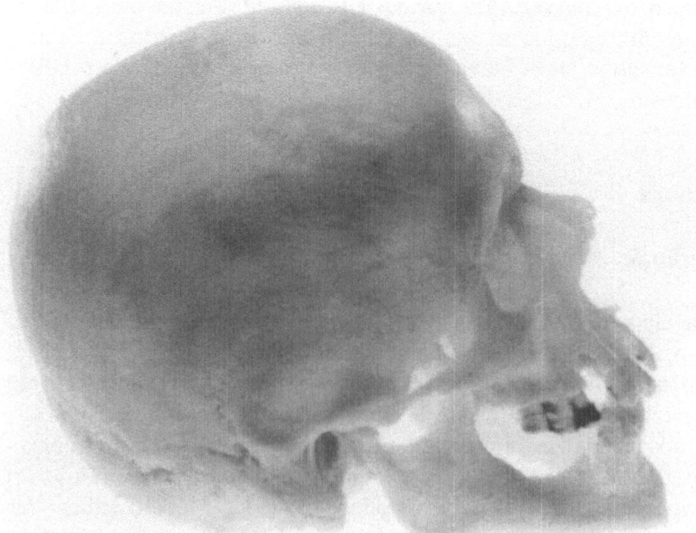

Abb. 1. Der knöcherne Schädel, den wir als Referenzmodell benutzten, wurde in einem Siemens HQ SIC 112 CT in 2 mm Abstand geschichtet

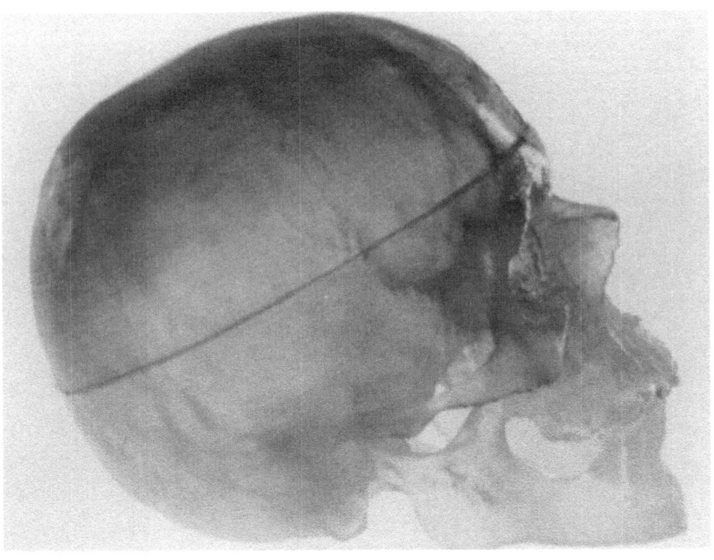

Abb. 2. Der rekonstruierte stereolithographische Schädel. Sogar die Impressionen der meningialen Gefäße können wiedergegeben werden. Die Oberfläche ist glatt, ohne poliert oder nachbearbeitet worden zu sein

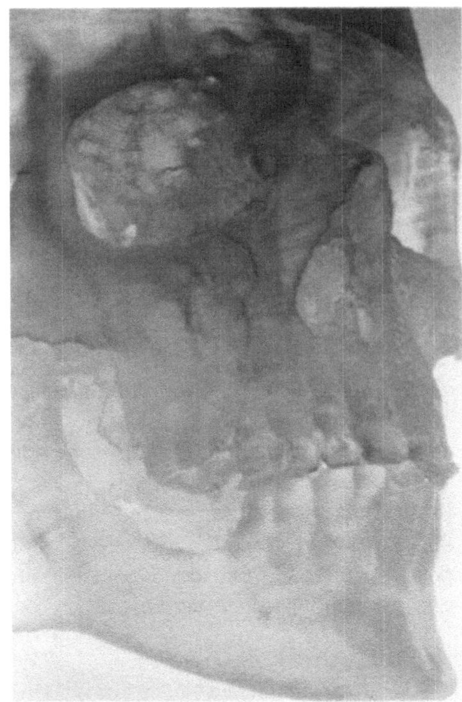

Abb. 3. Halbprofilansicht des stereolithographischen Modells, die Kiefer- und Stirnhöhlen sind in ihrer Gesamtheit wiedergegeben

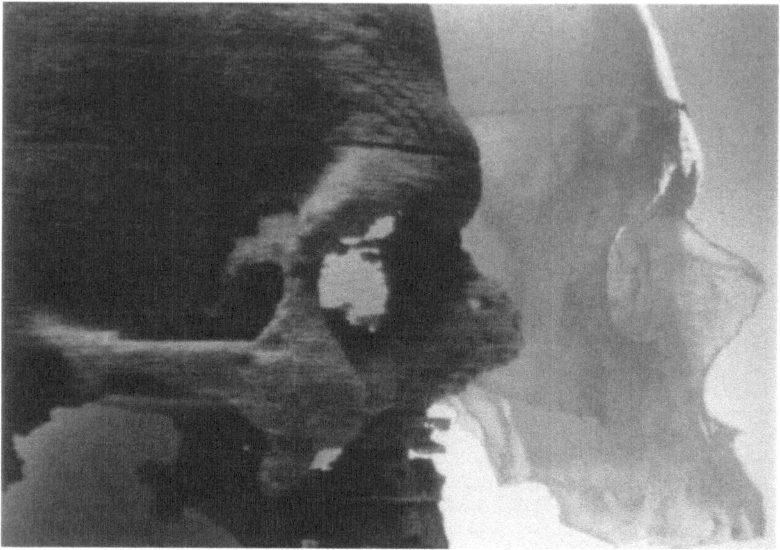

Abb. 4. Der Vergleich des stereolithographischen mit dem gefrästen Modell zeigt die wesentlich größere Genauigkeit der anatomischen Details und glattere Oberflächen

gelang es uns erstmals, geschlossene Hohlräume wie die Kieferhöhlen- und Stirnhöhlen völlig naturgetreu zu reproduzieren (Abb. 3). Aufgrund dieses neuen Produktionsverfahrens ist es sogar möglich, den interossären Verlauf von Gefäßen und Nerven wiederzugeben.

Aufgrund der sehr hohen Interpolationsrate (8 Interpolationsschichten zwischen 2 CT-Bildsequenzen) wurde eine annähernd lineare Oberfläche der Modelle erreicht, ohne eine Detailgenauigkeit zu verlieren.

Erneuerliches Nachbearbeiten der Modelle ist bei diesem Verfahren überflüssig. Bei direkten Vergleich des stereolithographischen Modells mit dem gefrästen Modell zeigen sich die Vorteile der neuen Technologie (Abb. 4).

Diskussion

Zusammenfassend kann man sagen, daß die stereolithographische Modellherstellung zwar noch am Beginn der Entwicklung ist, aber die Möglichkeiten und Anwendungsbereich des neuen Systems sehr schnell wachsen werden. Bereits zum heutigen Tag hat diese neue Technologie bessere Ergebnisse aufzuweisen als sie je in der Frästechnik möglich waren. Die klinischen Anwendungsbereiche der neuen Modelle liegen an unserer Klinik zur Zeit vor allem in der verbesserten Diagnostik der präoperativen Planung und der Operationssimulation von Kieferorthopädischen, Tumor- und traumatologischen Patienten.

Literatur

Brix F, Hebbinghaus D, Meyer W (1985) Verfahren und Verrichtung für den Modellbau im Rahmen der orthopädischen und traumatologischen Operationsplanung. Röntgenpraxis 38:290

Chen LS et al. (1985) Surface shading in the Cuberille Envirement. IEEEE Trans Comput Graph Appl 5:33–43

Cutting C, Brookstein FL (June 1986) 3-D-Computer-Assisted Design of Craniofacial Surgical Procedures: Optimisation and Interaction with Cephalometrie and CT-Based Models. Plastic and Reconstructiv Surgery, vol 77, no 6

Glenn WV et al. (1975) Image Generation and Display Techniques for CT-Scan Data: Thin transverse and Reconstruktiv Coronal and Sagittal. Invest Radiol 10:403–416

Hemmy DC, David DJ, Hermann GT (1983) Three dimensional Reconstruction of Craniofacial Deformities Using Computer Tomography. Neurosurg 13:534–541

Marsh JL, Vannier MW (1983) Surface imaging from computerized tomographic scans. Surgery 94:159–165

Ono I, Ohura T, Narumi E, Kawashima K, Nakamura S (Feb./March 1992) 3-D-analysis of craniofacial bones using 3-D-computer tomography. Journal of Cranio-Maxillo-Facial Surgery 20:49–60

Vannier MW, Marsh JL, Gado MH, Totty WG, Gilula LA, Evens RG (19?) Clinical applications of 3-dimensional surface reconstruction from CT scans. Electromedic 4:121

Wertigkeit moderner CT-Technologie für die Traumatologie der Wirbelsäule

K. Lehner[1], H. Daschner[1], P. Gerhardt[1], St. v. Gumppenberg[2] und J. Maurer[2]

[1] Institut für Röntgendiagnostik (Direktor: Prof. Dr. Dr. h.c. P. Gerhardt),
[2] Chirurgische Klinik und Poliklinik (Direktor: Prof. Dr. J. R. Siewert),
Klinikum rechts der Isar, Technische Universität München, Ismaninger Str. 22, D-81675 München

Einleitung

Obwohl die Diagnose einer instabilen Wirbelsäulenverletzung und die Differenzierung in Kompressions-, Distraktions- und Translationsverletzungen generell anhand der Übersichtsaufnahme gestellt werden soll [1, 4, 5], können erst mit der CT viele Verletzungsfolgen im Bereich von mittlerer und dorsaler Säule [1] nachgewiesen werden [2]. Im Mittelpunkt der computertomographischen Abklärung steht dabei von jeher die Kompressionsfraktur und die mittlere Säule des Wirbels. Hingegen reichte die Qualität der Sekundärrekonstruktionen mit bisheriger CT-Technologie vielfach nicht aus, um Traumafolgen an der hinteren Säue genügend sicher im Sinne einer z.B. Kompressions- oder Distraktionsinstabilität zu deuten. Uns interessierte daher die Frage, inwieweit eine vollständigere Ausschöpfung der Nachverarbeitungsmöglichkeiten aktueller CT-Technologie die diagnostische Aussage gegenüber der konventionellen Diagnostik noch weiter verbessern könnte.

Methode

Dazu wurden retrospektiv von einem erfahrenen Radiologen ohne Kenntnis des operativ erhobenen Befundes Übersichtsaufnahmen, axiale CT mit 2 mm Schichtdicke (Somatom Plus Siemens; LX Philips), sagittale und nachträglich angefertigte coronare- und 3-D-Rekonstruktionen von 50 Patienten verglichen, welche wegen einer instabilen Wirbelverletzung ein- oder zweizeitig operiert worden waren.

Ergebnisse

Kompressionsverletzung

Bei 33 der 50 Patienten lag eine instabile Kompressionsverletzung und zwar 18mal isoliert vor. Gegenüber den Übersichtsaufnahmen war bei 6 Patienten erst mit der Computertomographie eine instabile Berstung der mittleren Säule zu sichern, Fragmente im dorsalen Abschnitt des Spinalkanales und eine Luxation der kleinen Wirbelgelenke mit zu vermutender Zerreissung der Gelenkkapsel bei jeweils 2 Patienten. Die 3-D-Rekonstruktion ergab eine gute Übersicht über die Größe und Lage

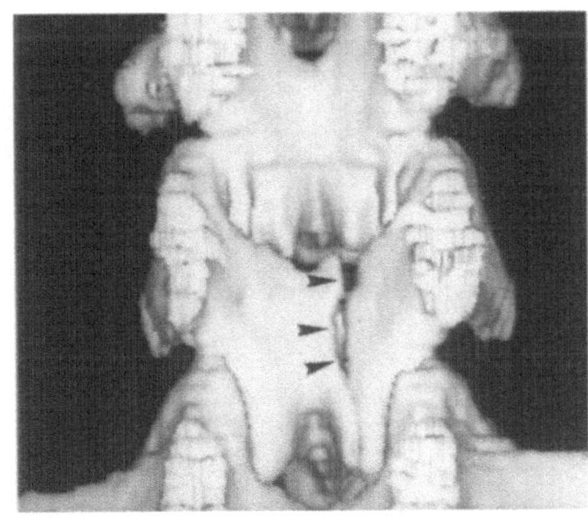

Abb. 1. (Komplette Berstungsfraktur) des BWK 12. Der typisch-sagittale Frakturverlauf in der Lamina bei der kompletten Berstungsfraktur wird in der coronaren und 3-D-Rekonstruktion eindeutig demonstriert *(Pfeilköpfe)*

des Berstungsfragmentes. Der typischerweise vertikale Verlauf von Bogenfrakturen war sechsmal in der coronaren- und 3-D-Rekonstruktion nachweisbar (Abb. 1).

Distraktionsverletzung

Bei 28 Patienten fand sich operativ eine Distraktionsverletzung der hinteren Säule, in 8 Fällen isoliert, 3mal in Kombination mit einer Impressionsfraktur des vorderen Wirbelkörperabschnittes. Bei 9 Patienten lag eine isolierte ligamentäre, 8mal eine ossäre Distraktionsverletzung vor. Bei den 9 Fällen mit ausschließlich ligamentärer Distraktionsinstabilität ergab sich diese Diagnose bei 2 Patienten nur aus den sagittalen- und 3-D-CT-Rekonstruktionen (Abb. 2). In den 19 Fällen mit ausschließlich

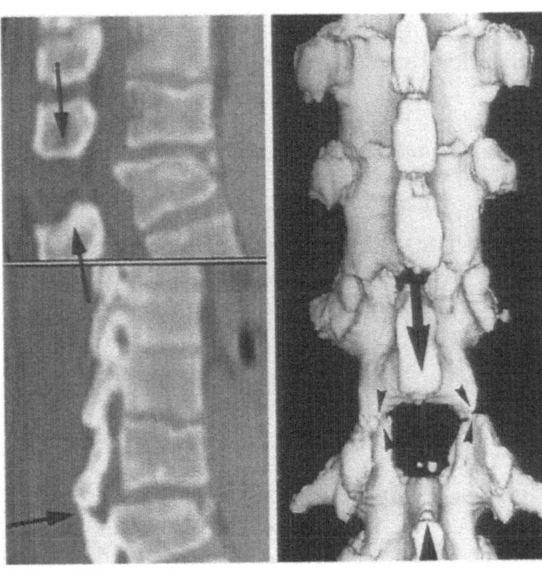

Abb. 2. Instabile Distraktionskompressionsverletzung Th12/L1. Die sagittalen und 3-D-Rekonstruktionen beweisen die dorsale Distraktionsinstabilität anhand des vergrößerten Abstandes der Dornfortsätze von Th12/L1 und der Gelenkluxation *(Pfeile)* mit den aufeinander reitenden Gelenkfortsätzen *(Pfeilköpfe)*

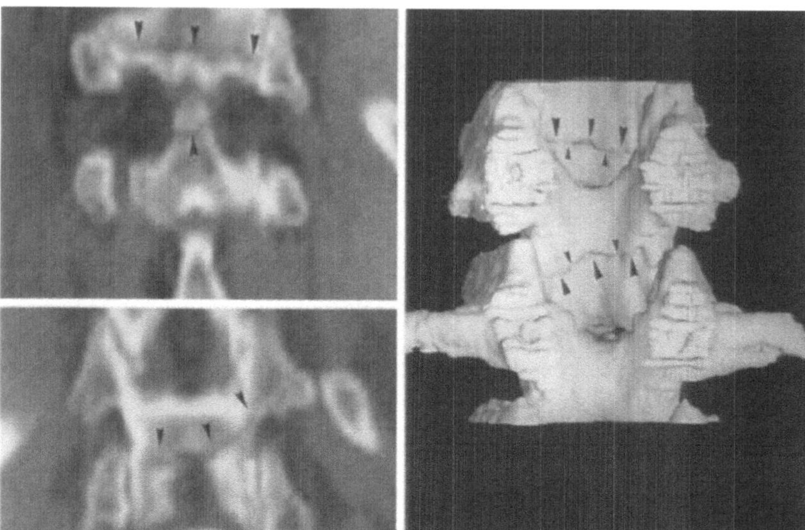

Abb. 3. Dorsale Distraktionsinstabilität mit Kompressionsverletzungen des BWK 12 und LWK 1. In der 3-D-Rekonstruktion gewinnt man durch Weglassen der Wirbelkörper eine freie Einsicht auf die horizontalen Frakturverläufe durch die Laminae und Gelenkfortsätze *(Pfeilköpfe)*

ossärer oder kombiniert ossärer/ligamentärer Distraktionsinstabilität wurde diese Diagnose sechsmal nur durch den CT-Nachweis einer horizontal verlaufenden Fraktur durch den Wirbelbogen und/oder dessen Fortsätze mit Hilfe der 3-D- und coronaren 2-D-Rekonstruktion gestellt (Abb. 3). Bei 7 weiteren Patienten erhärtete der CT-Befund einer derartigen horizontal verlaufenden Bogenfraktur den Verdacht auf das Vorliegen einer dorsalen Distraktionsinstabilität, der aufgrund der vergrößerten Dornfortsatz-Distanz im Übersichtsbild bereits bestand.

Translationsverletzung

Bei den 8 Translationsinstabilitäten führte jeweils die kennzeichnende Wirbelkörperverschiebung oder segmentale Rotation auf den Übersichtsaufnahmen zur Diagnose dieser Verletzungsart. Für die Analyse dieser Verletzungsmuster waren neben den axialen Computertomogrammen und 2-D-Rekonstruktionen besonders die 3-D-Rekonstruktion informativ.

Diskussion

Bei den kompletten Berstungsverletzungen war die Laminafraktur in sechs Fällen erst in der CT sichtbar; der typische sagittale Frakturverlauf war dabei meist bereits von den axialen Schichten abzuleiten. Die Distraktionsstabilität der dorsalen Säule wird durch diesen Frakturtyp allerdings nicht aufgehoben. Hingegen wird die Stabilität der dorsalen Säule durch horizontal verlaufende Frakturen (= „Distraktionsfraktur") sehr wohl beeinträchtigt. Unsere retrospektive Analyse ergab, daß diese mit Übersichtsbild und axialer CT oft übersehen werden. Schon eher erkennbar war der horizontale Frakturverlauf in der Lamina mit der Hilfe von eng aneinander angefertigten sagittalen Rekonstruktionen; am sichersten und mit der besten Übersichtlichkeit konnten diese Befunde aber mit der coronaren und 3-D-Rekonstruktion dokumentiert werden.

Auch die rein ligamentäre Distraktionsinstabilität der dorsalen Säule wird, vor allem beim schwerverletzten Patienten, wegen unzureichender Aufnahmen häufig übersehen [3]. So war auch in unserer Studie bei 2 Patienten die ligamentäre Distraktionsinstabilität zu erkennen. Zusätzlich zu den 11 isolierten Distraktionsstabilitäten wurden aber in unserer Studie noch 13 weitere Instabilitäten gefunden, welche meist mit Kompressionsinstabilitäten kombiniert waren.

Literatur

1. Denis F (1984) Spinal instability as defined by the three column spine concept in acute spinal trauma. Clin Orthop 189:65–76
2. Gado M, Sartor K, Hodges TJ (1989) The spine. In: Lee KT, Sagel SS, Stanley RJ (eds) Computed body tomography. Raven Press, New York, p 991
3. Heuchemer T, Weidelich H, Häberle H-J, Bargon G (1992) Diagnostik des Wirbelsäulentraumas: Indikationen zur CT und Myelo-CT am Unfalltag. Fortschr Röntgenstr 156(2):156–159
4. Jend HH, Meller M (1989) Stabilitätsbeurteilung bei Wirbelsäulenfrakturen. Fortschr Röntgenstr 151(1)63–68
5. Magerl FP (1985) Der Wirbel-Fixateur-externe. In: Weber BT, Magerl F (Hrsg) Fixateur externe. Springer, Berlin

3-D-Rekonstruktion bei Azetabulumfrakturen

K. Brandstetter[1], J. Maurer[2], K. Lehner[1], A. Wunderlich[1] und M. Lenz[1]

[1] Institut für Röntgendiagnostik (Dir.: Prof. Dr. Dr. h.c. P. Gerhardt), [2] Chirurgische Klinik (Dir.: Prof. Dr. J. R. Siewert), Klinikum rechts der Isar, Technische Universität München, Ismaninger Str. 22, D-81675 München

Eine exakte Fragmentadaptation durch stabile Osteosynthese ist die entscheidende Vorbedingung für ein optimales Langzeitergebnis nach Acetabulumfraktur. Dies erfordert eine genaue präoperative Kenntnis des Frakturverlaufs und der Fragmentlage. Durch die konventionelle ap-Röntgenaufnahme des Beckens einschließlich der Ala- und Obturatum-Schrägaufnahmen lassen sich diese Informationen, insbesondere bei komplexen Frakturen, nicht immer gewinnen [6]. Vergleichende Studien haben gezeigt, daß die CT den konventionellen Röntgenaufnahmen in der Beurteilung von Frakturen der medialen und hinteren Acetabulumwand sowie in der Erfassung intraartikulärer Fragmente überlegen ist [6, 8]. Im Hinblick auf eine operative Hüftgelenkrekonstruktion wird daher mittlerweile die CT routinemäßig durchgeführt [2]. Aufgrund der methodisch bedingten Befunddarstellung in multiplen axialen Schichten ist es insbesondere bei komplexen Frakturen oft schwierig, den räumlichen Frakturverlauf sowie die Größe, Drehung und Kippung von Fragmenten plastisch vorzustellen. Diese Kenntnis ist aber für den Operateur von entscheidender Bedeutung für die Wahl des operativen Zugangsweges und für eine bestmögliche Rekonstruktion der traumatisierten Hüfte.

Ziel einer prospektiven Studie war es daher, den diagnostischen Zugewinn und die therapeutische Konsequenz einer auf der Basis der CT-Daten erstellten 3-dimensionalen Rekonstruktion der Hüfte zu untersuchen.

Patienten und Methode

19 Patienten (15 Männer, 4 Frauen) mit 20 Acetabulumfrakturen wurden im Zeitraum von 8/91 bis 1/93 untersucht.

Der konventionellen ap-Aufnahme des Beckens, z.T. mit Ala- und Obturatum-Aufnahmen, schloß sich eine CT-Untersuchung an (Somatom Plus, Fa. Siemens). Bei kontinuierlicher Schichtfolge betrug die Schichtdicke 2 mm für das Acetabulum und 10 mm für die angrenzenden Beckenanteile.

3-D-Darstellung: Über das 3-D-Software-Programm des Somatom Plus erfolgte eine Objektdefinition anhand einer Grauwertschwelle. Die Basisdaten wurden in voller Matrix (512 x 512) herangezogen. In allen Fällen wurde zusätzlich eine rechnerische Entfernung des Femurkopfes durchgeführt. Hierzu mußte zuvor jedes Einzelbild des Beckens editiert, manuell bearbeitet und anschließend abgespeichert werden.

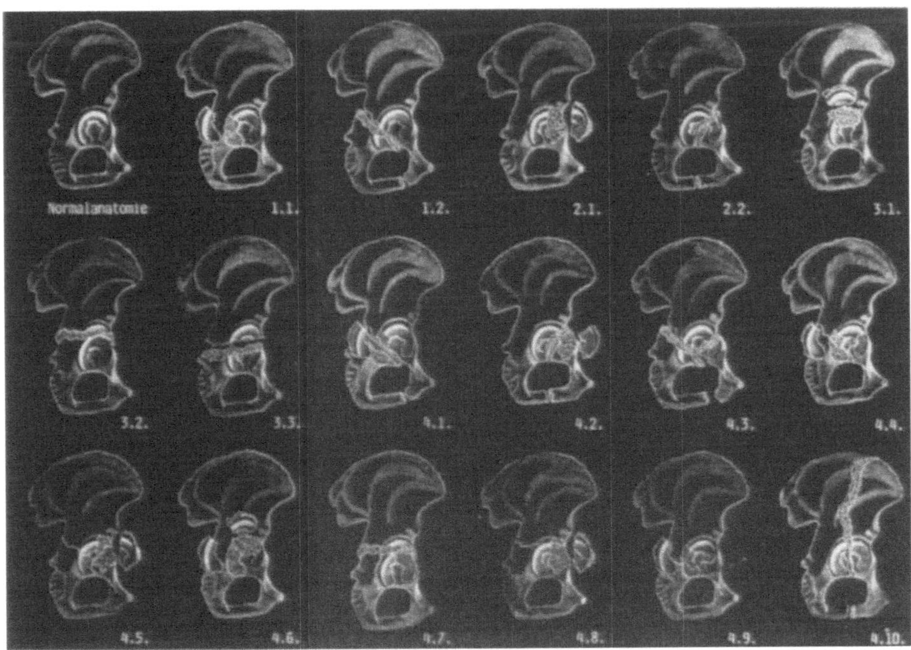

Abb. 1. Frakturklassifikation in Anlehnung an Letournel und Judet: *1.1* hintere Pfannenrandfraktur, *1.2* hintere Pfeilerfraktur, *2.1* vordere Pfannenrandfraktur, *2.2* vordere Pfeilerfrak tur, *3.1* obere Pfannenrandfraktur, *3.2* Querfraktur des Acetabulumdaches, *3.3* Querfraktur der Acetabulummitte, *4.1* hintere Pfeiler- und hintere Pfannenrandfraktur, *4.2* vordere Pfeiler- und vordere Pfannenrandfraktur, *4.3* Y-Fraktur, *4.4* Y-Fraktur und hintere Pfannenrandfraktur, *4.5* Y-Fraktur und vordere Pfannenrandfraktur, *4.6* obere und hintere Pfannenrandfraktur, *4.7* Querfraktur des Acetabulumdaches und vordere Pfannenrandfraktur, *4.8* Querfraktur des Acetabulumdaches und vordere Pfannenrandfraktur, *4.9* Querfraktur der Acetabulummitte und hintere Pfannenrandfraktur, *4.10* Zweipfeilerfraktur [8]

Dies war mit einem zusätzlichen Zeitaufwand von ca. 60 min verbunden. Das Becken konnte dann in allen 3 Ebenen des Raumes befundadaptiert rotiert werden.

Die Frakturklassifikation erfolgte auf der Basis der konventionellen Röntgenaufnahmen der axialen CT-Schnitte nach den Kriterien von Judet und Letournel [4, 5] (Abb. 1).

Die Klassifikation wurde anschließend anhand der 3-D-Aufnahmen überprüft und etwaige diagnostische Zusatzinformationen vermerkt.

Ergebnisse

Tabelle 1 gibt eine Übersicht über die Beteiligung der einzelnen gelenkbildenden Anteile und die sich hieraus ableitende Frakturklassifikation.

Mit der 3-D-CT ließen sich, wie erwartet, die Frakturverläufe räumlich gut darstellen. Insbesondere waren Größe, Kippung und Drehung von Fragmenten im Raum sicherer beurteilbar. Durch rechnerische Entfernung des Femurkopfes und

Tabelle 1. Aufschlüsselung der Patienten nach betroffenem Acetabulumanteil und hieraus sich ergebendem Frakturtyp (s. Abb. 1) VP, vorderer Pfeiler, VR, vorderer Pfannenrand, HP, hinterer Pfeiler; HR, hinterer Pfannenrand; ZP, zentraler Pfeiler; ZR, zentraler Pfannenrand

Nr.	Name	VP	VR	HP	HR	ZP	ZR	Fraktur-Typ
1	HA				+		+	4.6
2	UW					+		3.3
3	JS			+		+	+	4.4
4	MW		+			+		4.3
5	CF	+				+		2.2
6	HH	+		+				4.3
7	RH			+	+			4.1
8	AF	+		+				4.3
9	ES			+	+			4.1
10	VC	+		+	+			4.3
11	EK	+	+	+		+		4.5
12	UK re	+		+				3.3
	li	+						2.2
13	CN	+		+		+		4.4
14	RW	+		+	+			4.7
15	RR	+	+					2.2
16	AW	+			+	+		2.2
17	MA	+		+	+			4.4
18	EK	+			+	+		4.10
19	AR			+	+			4.1

seitliche Aufsicht wurde eine dem Klassifikationsschema (s. Abb. 1) entsprechende Darstellung ermöglicht und hierdurch die Einordnung der Frakturform erleichtert (Abb. 2).

In 4 Fällen (Nr. 4, 5, 8, 13) war die Information des 3-D-CT entscheidend für die Klassifizierung. In 3 Fällen ließen sich die Befunde jedoch retrospektiv auf den axialen CT-Aufnahmen nachvollziehen. Bei einem Patienten (Nr. 8) bestand eine auf den axialen CT-Schichten auch retrospektiv nur schwer nachvollziehbare horizontal verlaufende Fragmentdiastase, die entscheidend das operative Vorgehen beeinflußte (Abb. 3a, b).

Bei 2 Patienten (Nr. 3, 18) waren nicht-dislozierte Frakturanteile in der 3-D-CT nicht dargestellt.

Diskussion

Die komplexe Anatomie des Hüftgelenkes sowie die unterschiedlichen Frakturverläufe stellen hohe Anforderungen an das räumliche Vorstellungsvermögen von Radiologen und Operateur. Durch die konventionelle ap-Beckenaufnahme und den Versuch der Freiprojektion mittels Ala- und Obturatum-Aufnahmen gelingt eine exakte Frakturdarstellung nicht immer [6]. Wesentliche Zusatzbefunde liefert die axiale CT-Untersuchung [3, 6, 7], deren Informationen jedoch gelegentlich nur schwer in einen räumlichen Eindruck umzusetzen sind. Unsere Studie bestätigt, wie auch andere Studien [1, 2, 9], daß die aus den CT-Datensätzen erstellte 3-D-Darstel-

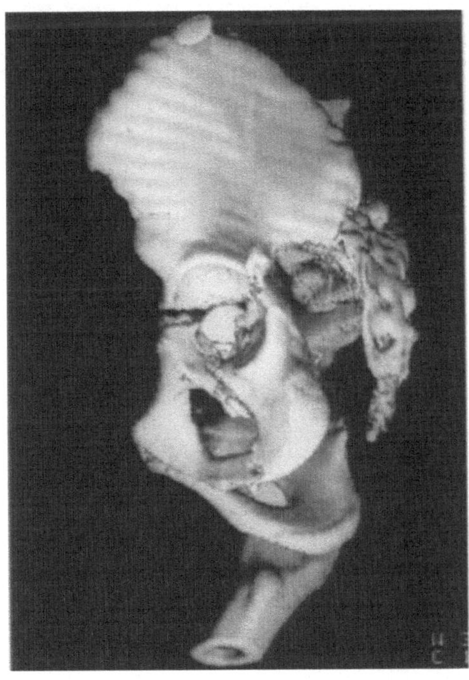

Abb. 2. Sicht von lateral auf den Pfannenboden nach Entfernung des Femurkopfes entsprechend dem Klassifikationsschema: Eine Y-Fraktur mit dislozierten Fragmenten wird deutlich sichtbar (Type 4.3)

lung die Beurteilung von Acetabulumfrakturen erleichert. In 4 Fällen lieferte sie entscheidende Hinweise für die Frakturklassifikation, wobei in einem Fall ein für die OP-Planung wesentlicher Befund (horizontal verlaufende Fraktur des hinteren Pfeilers) auch retrospektiv anhand der axialen CT-Schnittbilder nur schwer nachzuvollziehen war. Die Subtraktion des Femurkopfes gab den Blick frei auf den Pfannenboden und erlaubte einen unmittelbaren Vergleich des frakturierten Acetabulums mit dem Klassifikationsschema von Judet u. Letournel (s. Abb. 1).

Probleme bereitet die Darstellung von nicht-dislozierten Frakturen [2]. Hier ist lediglich im Vergleich mit konventionellen und CT-Aufnahmen eine exakte Beurteilung des Frakturverlaufes möglich.

Schlußfolgerung

Die 3-D-CT ist eine geeignete Methode, um den Verlauf komplexer Frakturen übersichtlich darzustellen. Wegen ihrer eingeschränkten Aussagekraft bei nicht-dislozierten Frakturen kann sie jedoch nicht als Ersatz, sondern lediglich komplementär zu den herkömmlichen diagnostischen Methoden angesehen werden. Die erhaltene zusätzliche Information und diagnostische Sicherheit scheinen den Mehraufwand zu rechtfertigen.

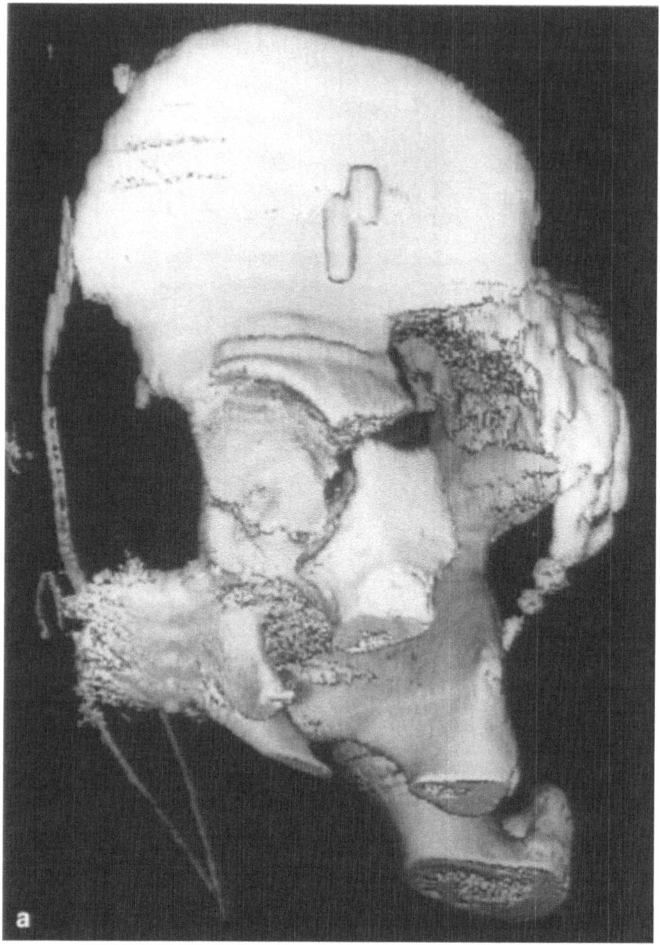

Abb. 3. a Fraktur des vorderen und hinteren Pfeilers mit deutlicher horizontal verlaufender Fragmentdiastase im hinteren Pfeiler

Literatur

1. Burk DL, Mears DC, Kennedy WH, Cooperstein LA, Herbert DL (1985) Three-dimensional computed tomography of acetabular fractures. Radiology 155:183–186
2. Guy RL, Butler-Manuel PA, Holder P, Brueton RN (1992) The role of 3-D CT in the assessment of acetabular fractures. The British Journal of Radiology 65:384–389
3. Harley JD, Mack LA, Winquist RA (1982) CT of acetabular fractures: Comparison with conventional radiography. AJR 138:413–417
4. Judet R, Judet J, Letournel E (1964) Fractures of the acetabulum: Classification and surgical approaches for open reduction. J Bone Joint Surg 64A:1615–1646
5. Letournel E, Judet R (1981) Fractures of the acetabulum. Springer, Berlin Heidelberg New York

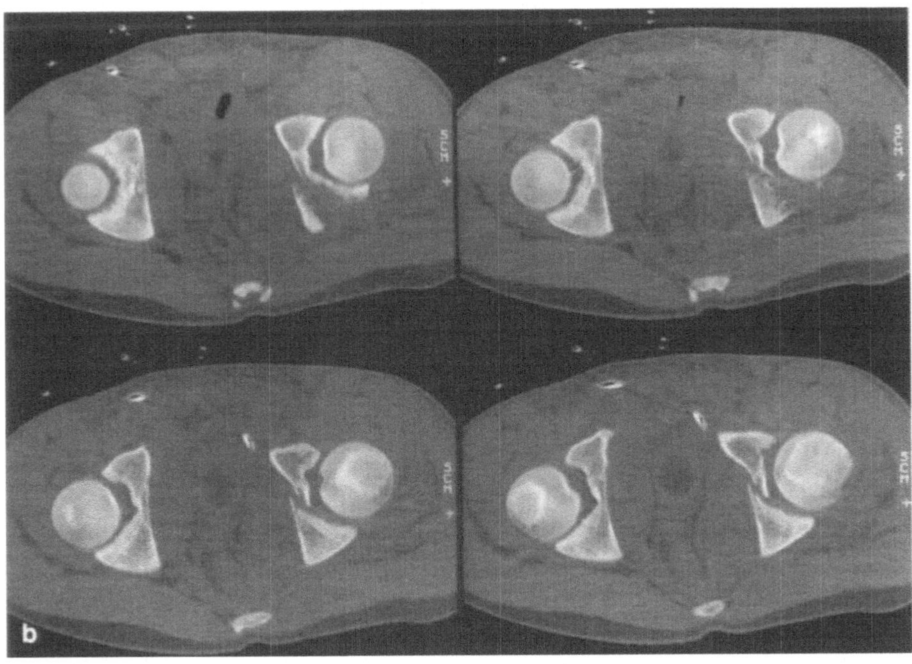

Abb. 3. b auf den entsprechenden CT-Schnittbildern der gleichen Höhe ist die horizontale Fragmentdiastase im hinteren Pfeiler nicht sicher zu erkennen

6. Mack LA, Harley JD, Winquist RA (1982) CT of acetabular fractures: Analysis of fracture patterns. AJR 138:407–412
7. Marincek B, Porcellini B, Robotti G (1984) Computertomographische Klassifikation von Acetabulumfrakturen. Radiologe 24:205–210
8. Schmitt R, Schindler G, Gay B, Brendel H, Riemenschneider J (1987) Computertomographische Diagnostik bei Azetabulumfrakturen. Fortschr Röntgenstr 146(6):628–635
9. Scott WW, Fishman EK, Magid D (1987) Acetabular fractures: optimal imaging. Radiology 165:537–539

3-D-Animation in der präoperativen Planung von Hüftpfannenbrüchen

S. König und G. Skrbensky

Klinik für Unfallchirurgie (Vorstand: Univ. Prof. Vilmos Vécsei), Universität Wien, Währinger Gürtel 18–20, A-1090 Wien

Einleitung

Acetabulumfrakturen stellen komplexe Gelenksverletzungen dar [1, 3, 5, 7, 10, 12]. Das am meisten beanspruchte Gelenk des menschlichen Körpers führt nicht nur den Oberschenkelkopf, sondern ist auch in die Statik des Beckenringes eingebunden [2, 5, 12]. Die räumliche Konfiguration der Hüftpfanne, bestehend aus dem Os ilium, pubis und ischii, machen es unmöglich bei Frakturen eine fundierte Radiodiagnostik mit konventionellen Röntgenaufnahmen in den Standardprojektionen sowie Ala und Obturata Einstellungen zu erreichen [6, 7, 8, 9, 11].

Durch die Einführung der Computertomographie wurde eine exakte Fragmentzuordnung möglich [3, 6, 10, 12]. In der Beurteilung intraartikulärer Fragmente stellt sie die erste Wahl dar.

Durch das Extrapolieren der Daten aus der Computertomographie entsteht die dreidimensionale Darstellung; erst die Animation ermöglicht das gesamte Azetabulum zu überblicken. Durch Extinktion des Oberschenkelkopfes gewinnt man Einsicht auf die Gelenkspfanne [6, 8, 9, 11].

Standen bisher nur Oberflächenfräsverfahren zur Verfügung, so bietet die Stereolithographie die Möglichkeit das Hüftgelenksmodell dreidimensional aufzubauen.

Material

An der Universitätsklinik für Unfallchirurgie wurden von Januar 1990 bis Januar 1993 51 Patienten, 22 Frauen und 29 Männer, mit Azetabulumfrakturen behandelt. Das Durchschnittsalter betrug 40 (39,9) Jahre. In unserem Krankengut finden sich keine beidseitigen Hüftpfannenbrüche.

Routinemäßig wurden konventionelle Röntgenbilder im antero-posterioren und axialen Strahlengang sowie Ala- und Obturataaufnahmen angefertigt, und ergänzend eine CT-Untersuchung durchgeführt. In etwa einem Drittel der Fälle (15 Patienten) wurden die Computerdaten zur 3-D-Visualisierung weiterverarbeitet.

In 11 Fällen wurde die offene Reposition und Verplattung durchgeführt, 4 Patienten wurden konservativ behandelt. Bei Fissuren und Pfannenrandbrüchen, die stabile Verhältnisse zeigten, wurden die Patienten lediglich in Schaumstoffschiene gelagert. Frakturen, die nicht durch die Tragzone laufen und sich keine intraartikuläre Fragmente nachweisen lassen, wurden unter Berücksichtigung des biologischen Alters mit supracondylärer Extension ($^1/_7$–$^1/_5$ des Körpergewichtes) und 5 kg Seitenzug für 12 Wochen behandelt.

Methode

Es werden Computertomographien in 2 mm Schichten des Beckens mit einem Siemens Somatom HI Q hergestellt und die gewonnenen Daten in einer Endoplan Workstation extrapoliert und dreidimensional dargestellt, um es im Raum drehen zu können. In ausgewählten Fällen werden die Daten in einen Ciba-Geigy Stereolithographen (SLA-250) überspielt. Hier wird mittels Laser der Beckenkörper durch Aushärten eines Flüssigharzes (Sibatool SL XB 5134-1) dargestellt. An diesem Modell kann die Operation bis ins Detail geplant und die Implantatwahl getroffen werden.

Ergebnisse

Durch die dreidimensionale Darstellung kann die räumliche Konfiguration und damit die Typisierung der Fraktur (nach AO-Klassifikation) wesentlich erleichtert werden. Besonders die Extinktion des caput femoris bei der Konturierung erlaubt einen freien Blick auf das Azetabulum. Die Wahl des Zuganges wird an Hand der dreidimensionalen Rekonstruktion festgelegt.

Bei 15 Patienten wurde die präoperative Planung durch die dreidimensionale Rekonstruktion unterstützt. In 11 Fällen wurde die Indikation zur Operation gestellt. Die verbleibenden 4 Patienten wurden konservativ behandelt.

Bei 4 Patienten wurde ein hinterer Zugang gewählt, bei weiteren 4 Patienten wurde ilioinguinal eingegangen. Der iliofemorale Zugang kam 2mal zur Anwendung, der laterale 1mal. In keinem der Fälle mußte der präoperativ geplante Zugang modifiziert oder erweitert werden (Abb. 1 und 2).

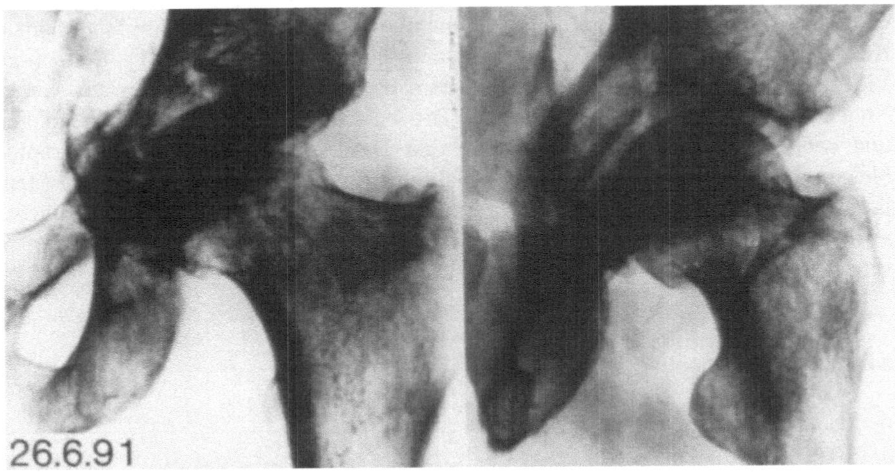

Abb. 1. Konventionelle Aufnahme ap und axial

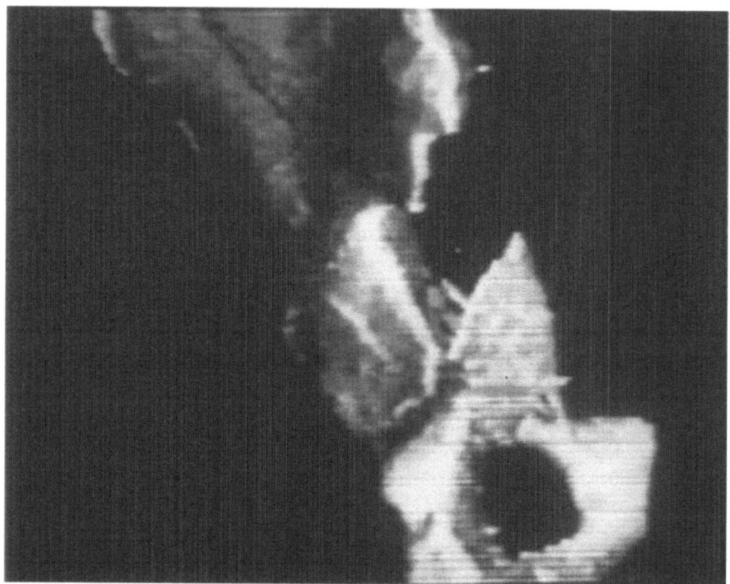

Abb. 2. 3-D Animation

Diskussion

Dislozierte Frakturen der Hüftgelenkspfanne führen häufig zu invalidisierender posttraumatischer Arthrose, sofern das Gelenk nicht exakt reponiert und fixiert wird [1, 2, 5, 7, 10, 12]. Azetabulumfrakturen konfrontieren den Chirurgen mit schwierigen Frakturproblemen: Korrekte präoperative Beurteilung der Frakturform, Wahl des geeigneten Zugangs, Beherrschung der chirurgischen Exposition, Wiederherstellung der Anatomie [12]. Reicht die Computertomographie nicht aus um eine eindeutige Frakturklassifizierung vorzunehmen, so wird die dreidimensionale Rekonstruktion in der präoperativen Planung angewandt [6, 8, 9, 11]. Erst durch Videoanimation und Stereolithographie wird die räumliche Dimension der Verletzung evident, wenngleich unverschobene Brüche schlecht konturiert werden können und solitäre intraartikuläre Fragmente eine Domäne der Computertomographie bleiben. Die Konturierung muß vom Erfahrenen durchgeführt werden, da die Möglichkeit besteht durch falsche Interpretation von Linien gleicher Hounsfielddichte virtuelle Frakturlinien zu erzeugen und keine verwertbare räumliche Abbildung zu erreichen [6, 8, 9, 11].

Literatur

a. Zitate aus Zeitschriften

1. Judet R, Judet J, Letournel F (1964) Fractures of the Acetabulum: Classification and Surgical Approaches for Open Reduction. JBJS Am 46:1615–1646

2. Letournel E (1980) Acetabuum Fractures: Classification and Management. Clin Orthop 151:81–106
3. Opitz A, Vécsei V, Wagner M, Trojan E (1982) Acet. Fract. Ergebnisse operativer Therapie. Unfallchirurgie 8:14–26
4. Rafert J, Bruce W (1991) Showing Acetabular Trauma with more Clarity, less Pain. Radiol Technology 63:92–97
5. Scharf W, Hertz H, Weinstabl R, Kwasny O, König S (1988) Ergebnisse der operativen Therapie von Acetabulumfrakturen. Acta chirurgica Austriaca 3:202
6. Skrbensky G, König S (1992) Presurgical Planning of Acetabular Fractures by 3-D Visualization. Trauma-Kongreß, Berlin, Abstract-Band Juni 1992
7. Tile M (1980) Fractures of the Acetabulum. Orthop Clin North Am 11(3):481–506
8. Vannier MW, Marsch JL, Warren JO (1984) 3-D CT Reconstructions Images for Craniofacial Surgical Planning and Evaluation. Radiology 150:179
9. Vas WG, Wolverson MK, Sunderam M et al. (1982) The Role of CT in Pelvic Fractures. J Comput Assist Tomogr 6:796
10. Vécsei V (1975) Zur operativen Versorgung der Hüftverrenkungsbrüche. Arch orthop Unfallchir 82:107
11. White MSI (1991) Three-dimensional computed tomography in the assessment of fractures of the acetabulum. Injury 22:13–19

b. Zitate aus Büchern

12. Müller et al. Manual der Osteosynthese, 3. Aufl

Indikationen der 3-D-Rekonstruktion

J. Link, S. Faul[1], K. J. Borgis, N. Marienhoff

[1] Institut für Radiologie, [2] Klinik für Chirurgie, Medizinische Universität zu Lübeck, Ratzeburger Allee 160, D-23562 Lübeck

Einleitung

Die 3-D-Rekonstruktion ist ein indirektes Bildgebungsverfahren, bei dem auf der Grundlage der computertomographischen Schichten eine dreidimensionale Abbildung erzeugt werden kann [2, 3, 4, 7, 8, 9].

Material und Methode

Durch Dichtewertextraktion wird aus einem ursprünglich hergestellten CT-Datensatz eine dreidimensionale Rekonstruktion hergestellt. Dabei kommt es zu einem erheblichen Informationsverlust [6]. Bei den meist sehr schwierigen Fragestellungen einer gewünschten 3-D-Rekonstruktion wird in der diagnostischen CT mit einer Schichtdicke von zwei oder vier Millimetern untersucht.

Mit den neuen CT-Geräten, die mit dem sogenannten Spiralmodus operieren, lassen sich aufgrund der kurzen Untersuchungszeiten Bewegungsartefakte deutlich reduzieren. Des weiteren wird für die Rekonstruktion an sich nur noch wenig Zeit benötigt. In der 3-D-Rekonstruktion werden Daten einer definierten Dichte ausgewählt, die restlichen Daten werden extrahiert. Auf diese Weise können entweder die knöchernen Strukturen [1], die Hautoberfläche [1] oder die Weichteilstrukturen [6] dargestellt werden. Die Daten, die eine geringere Dichte aufweisen, werden gelöscht. Durch diesen erheblichen Informationsverlust wird die Datenmenge auf einen Bruchteil reduziert.

Aufgrund von Partialvolumeneffekten kann es zur Pseudoforaminabildung kommen [1]. Je höher der Schwellenwert, desto mehr besteht die Gefahr einer künstlichen knöchernen Lücke.

Durch die automatische Glättung der Stufen, die durch die Schichtdicke bedingt sind, kann es zudem zur Verschmelzung von benachbarten Bildstrukturen kommen. Dies bezeichnet man als Pseudofusion [1].

Zudem ist es möglich, das rekonstruierte Bild durch eine künstliche Lichtquelle zu erleuchten und aufzuschneiden.

Ergebnisse

Fall 1

Bei einem 25jährigen Patienten kam es nach einem Sturz aus fünf Metern Höhe zu
einer Berstungsfraktur des linken Fersenbeines. Um dem Operateur eine möglichst
realitätsnahe Vorstellung des komplexen Bruchgeschehens zu vermitteln, wurde eine
dreidimensionale Rekonstruktion durchgeführt, wobei nur die Daten des Calcaneus
erhalten blieben. Der coronare CT-Schnitt und das dreidimensionale Bild verdeutlichen, daß die posteriore talare Gelenkfläche völlig eingebrochen ist und keinerlei
Artikulation mehr mit der korrespondierenden talaren Gelenkfläche besteht. Das
Sustentaculum tali, das die mediale talare Gelenkfläche bildet ist in der Basis frak-
turiert, jedoch nicht wesentlich disloziert. Im Bereich der calcaneo-cuboidalen Gelenkfläche verläuft die Fraktur y-förmig. Im lateralen Anteil des Fersenbeines steht
ein flaches Fragmentstück, das noch annähernd den normalen tuber-calcanearen
Gelenkwinkel repräsentiert.

Fall 2

Ein 25jähriger Pole, der sich vor Jahren eine distale Humerusfraktur zugezogen hatte und danach eine Pseudarthrose entwickelte, kam zur computertomographischen
Untersuchung. Anschließend wurde eine 3-D-Rekonstruktion der Pseudarthrose
durchgeführt um eine möglichst exakte Beurteilung der Stellung der Fragmente zu
erhalten, was in den Übersichtsaufnahmen praktisch unmöglich war. Die Lage der
einzelnen freien Knochenkörper läßt sich in der Rekonstruktion ebenfalls gut
demonstrieren. In der Aufsicht auf die Trochlea humeri und den Proc. coracoideus
ist das Phänomen der Pseudoforaminabildung gut dargestellt.

Fall 3

Bei einem drei Monate alten Kind mit einem Turmschädel wurde eine Computertomographie des Schädels vor operativer Revision duchgeführt. In der dreidimensionalen Darstellung lassen sich die einzelnen Fehlbildungen komplex darstellen. Die
frontale Ansicht zeigt die geschlossenen Nähte (Sutura coronalis und Sutura metopica). Die Sutura sagittalis ist im vorderen Viertel ebenfalls bereits verknöchert.
Weiterhin besteht ein Hypotelorismus sowie eine Hypognathie. In der Aufsicht von
dorsal stellt sich ein Inkabein zwischen Occipital- und Parietalschuppen dar. In der
seitlichen Ansicht erkennt man die nach dorsal eingesunkenen Orbitakörper. Die
Stirn ist ebenfalls eingezogen.
    Nach Durchführung eines bilateralen frontoorbitalen Advancements wurde vier
Monate später zur Planung des nächsten Operationsschrittes eine weitere computertomographische Untersuchung durchgeführt. Die Metopica und die Coronarnähte
wurden eröffnet und die einzelnen Knochenschuppen mit Platten fixiert, wie in der
Aufsicht von oben zu sehen ist. Es liegt jedoch bereits eine erneute partielle Reossifikation der Sutura coronalis vor. Der kosmetische Erfolg der Operation mit dem

Vortreten des Stirnbeins und der Orbitahöhlen ist in der seitlichen Ansicht dargestellt. Der transversal aufgeschnittene Schädel zeigt die Asymmetrie der Schädelgrube.

Fall 4

Ein 38jähriger Klarinettenspieler eines Symphonieorchesters erlitt bei einem Sturz
eine Trümmerfraktur der Skapula auf der linken Seite. Die durchgeführte computertomographische Untersuchung zeigte eine Scapula-Trümmerfraktur ohne Gelenkbeteiligung. Auch hier bot sich die dreidimensionale Rekonstruktion, mit der Möglichkeit den knöchernen Situs bereits präoperativ aus mehreren Blickwinkeln zu betrachten, an und erleichterte dem Operateur die Planung des Vorgehens, sowohl
vom technischen Aspekt, als auch vom Zugangsweg.

Diskussion

Die 3-D-Rekonstruktion ist bei besonders schwierigen traumatologischen Fragestellungen mit komplexen Frakturverläufen und vor rekonstruktiven Eingriffen sehr
hilfreich, wobei ihr Einsatzgebiet damit noch lange nicht erschöpft ist. Bei komplexen Luxationen im Bereich der Facettengelenke der Halswirbelsäule ist eine Rekonstruktion oft hilfreich, um die vorliegende Störung zu erkennen. Mit Hilfe der Rekonstruktion erhält der Operateuer einen plastischen Eindruck des ihn erwartenden
operativen Situs. Weitere Vorteile der 3-D-Rekonstruktion sind die genaue Zuordnung von freien Gelenkkörpern. Zudem lassen sich Frakturen und Luxationen,
sowie deren Fehlstellungen in der 3-D-Rekonstruktion durch den Vorteil des variablen Blickwinkels gut demonstrieren. Einen zusätzlichen Vorteil stellt die wirklich-
keitsnahe Darstellung der Gelenkflächen dar. Mit der 3-D-CT besitzt der Radiologe
ein spezielles Hilfsmittel um den schnittbildunerfahrenen Operateur gezielt auf die
vor ihm liegenden Probleme aufmerksam zu machen.

Als Nachteile müssen die Phänomene der Pseudoforamina und der Pseudofu-
sionen genannt werden. Durch die neuen, schnellen Computertomographen mit ihren größeren Rechnerkapazitäten ist der Zeitaufwand sehr gering geworden.

Literatur

1. Borgis KJ, Halsband H (1992) Dreidimensionale Auswertung von Computertomogrammen kindlicher Frakturen. Langenbecks Arch Chir Suppl (Kongreßbericht)
2. Ernsting M, Zeitler E, Theissing J, Imhof K (1987) Technik und Ergebnisse der Computertomographie der Rhinobasis und der Orbita mit multiplanaren Rekonstruktionen. Fortschr Röntgenstr 146(4):376–380
3. Hirschfelder H, Hirschfelder U, Beyer WF (1989) Three-dimensional CT surface reconstruction of bone structures difficult to acess by roentgenological techniques. Electromedica 57(4):148–153
4. Imhof K (1989) The three-dimensional display of CT images: methods and capabilities.
   Electromedica 57(4):154–159

5. Strunk H, Schweden F, Schild H, Thelen M (1993) Spiral-CT mit dreidimensionaler (3-D) Oberflächendarstellung solitärer Lungenherde. Fortschr Röntgenstr 158(1):26–30
6. Vannier M, Sequential map of information loss. In: David DJ, Hemmy DC, Cooter RD (Eds). Craniofacial deformities-atlas of three dimensional reconstruction from computet tomography. Springer, New York, 11
7. Witte G, Höltje W, Tiede U, Riemer M (1986) Die dreidimensionale Darstellung computertomographischer Untersuchungen kraniofacialer Anomalien. Fortschr Röntgenstr 144(4):400–405
8. Zinreich SJ, Wang H, Abdo F, Bryan RN (1990) 3-D-CT improves accuracy of spinal trauma studies. Diag Imag Int 7/8:24–29
9. Zinreich SJ, Long DR, Davis R, Quinn CB, McAfee PC, Wang H (1990) Three-dimensional CT imaging in postsurgical „failed back" syndrome. J Comp Ass Tomogr 14(4):574–580

Wertigkeit von 3-D-CT-Rekonstruktionen bei traumatologischen und „Orthopädischen" Fragestellungen

R. Erlemann[1], D. Strube[2] und H. Frhr. v. Andrian-Werburg[3]

[1] Institut für Radiologie, [2] Unfallchirurgische Klinik, [3] Orthopädische Klinik des St. Johannes-Hospitals, D-47166 Duisburg-Hamborn

Einleitung

Durch die Einführung einer neuen Generation von CT-Geräten mit schnellen Bildrechnern sind 3-D-Rekonstruktionen ohne zusätzliche Hardwareausstattung in vertretbarer Zeit erstellbar. Nach Akquisition der axialen Schnitte können sekundäre 2-D-Rekonstruktionen in weniger als 5 min und 3-D-Rekonstruktionen in ca. 15 min erstellt werden. In 2-D-Rekonstruktionen werden ebenso wie in den primären Schnitten Knochen und Weichteile simultan dargestellt. Dagegen werden in den 3-D-Rekonstruktionen üblicherweise nur die ossären Strukturen berechnet und als Oberflächenansicht dargestellt [2]. In einer Studie haben wir bei traumatologischen und orthopädischen Erkrankungen die Wertigkeit von sekundären 2-D- und 3-D-Rekonstruktionen untersucht.

Material und Methode

Bei 55 Patienten mit Becken- (5), Tibia- (10), Calcaneus- (5) und Schulterfrakturen (10), mit kongenitalen (7) und postinfektiösen (6) Hüft(sub)luxationen, mit Hüftkopfnekrosen (7) und Tumoren des Skeletts (5) wurden Dünnschnitt-CT-Untersuchungen (Schichtdicke meist 2–3 mm, selten 1 mm) durchgeführt. Dazu wurde eine möglichst geringe Dosis gewählt (240–350 mAs) und ein Standardalgorithmus zur Berechnung verwendet. Sämtliche Untersuchungen wurden mit einem Somatom HiQ S (Siemens, Erlangen) durchgeführt. Die durch die sekundären Rekonstruktionen in der Darstellung der Pathologie und für die Therapieplanung erhaltenen zusätzlichen Informationen wurden durch einen Radiologen und den die Untersuchung anfordernden Operateur qualitativ beurteilt.

Ergebnisse

An der Schulter waren zum Nachweis eines Hill-Sachs Defektes, einer ossären Bankart-Läsion und einer die Gelenkfläche des Humerus einbeziehenden Fraktur die axialen Schnitte die informativsten. Auf 2-D-Rekonstruktionen konnten die Läsionen weniger deutlich identifiziert werden und auf 3-D-Rekonstruktionen wurden gelegentlich Frakturkomponenten maskiert. Bei komplexen Humeruskopffrakturen

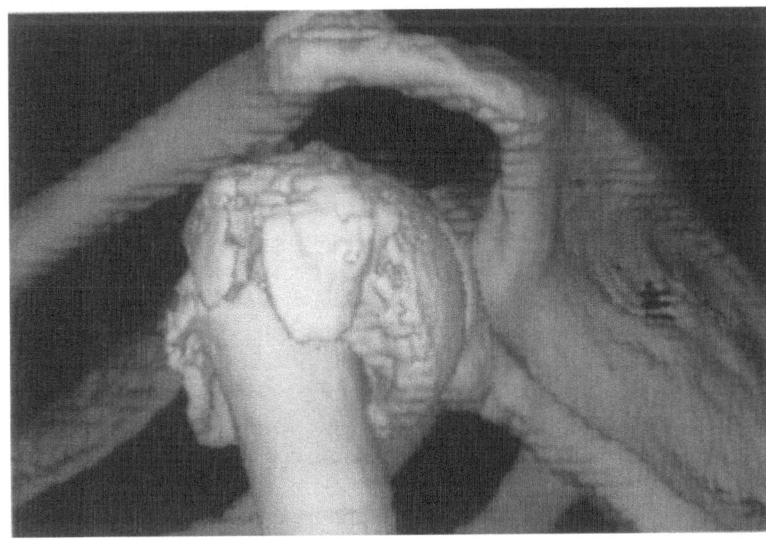

Abb. 1. Komplexe Humeruskopffraktur in der Ansicht von schräg hinten. Die Fraktur verläuft durch das Collum chirurgicum und der Schaft ist nach kranial verlagert. Das Tuberkulum majus ist zertrümmert, während der Kopf in der Pfanne steht

konnte der vertikale Frakturverlauf auf den axialen Schnitten zuverlässig beurteilt werden. Die Komponenten in der horizontalen Ebene wurden auf sekundären 2-D-Rekonstruktionen häufig besser dargestellt. Für den Operateur erbrachten die 3-D-Rekonstruktionen eine plastische Darstellung des zu erwartenden ossären Operationssitus und er zog diese Darstellung immer den anderen vor (Abb. 1).

Bei Beckenfrakturen wurden sämtliche vertikal oder schräg verlaufenden Frakturlinien auf den axialen Schnitten dargestellt. Die 2-D-Rekonstruktionen konnten nur in einem Fall eine zusätzliche horizontal verlaufende Frakturlinie darstellen. Bei komplexen und verschobenen Frakturen wurde mittels 3-D-Rekonstruktionen die Stellung der Fragmente für den Operateur übersichtlicher abgebildet, so daß eine Operation besser geplant werden konnte. Bezüglich des Schweregrades der Traumatisierung erbrachten die 3-D-Rekonstruktionen verglichen mit den axialen Schnitten keine weiterführenden Informationen.

Für die Darstellung von Calcaneusfrakturen erwies sich die primär axiale Schnittführung (Hacke dem Untersuchungstisch aufliegend, Kippung der Gantry parallel zur Calcaneusachse) als die wertvollste Schnittsebene. Sämtliche Frakturlinien wurden abgebildet, da sie meistens senkrecht zur Untersuchungsebene verliefen, und die Beteiligung des subtalaren Gelenks wurde zuverlässig dargestellt. Auf sekundären sagittalen Rekonstruktionen konnte die Einstauchung des Calcaneus etwas besser beurteilt werden. 3-D-Rekonstruktionen zeigten die Kompression des Calcaneus deutlich, jedoch wurde bei fehlender Kompression in 3 Fällen die Frakturausdehnung in das Sustentakulum tali maskiert.

Tibiafrakturen und hier besonders das Ausmaß der Gelenkflächenimpression wurde auf sekundären 2-D-sagittalen und koronaren Rekonstruktionen am zuverlässigsten dargestellt. Die primär axialen Schnitte zeigten zwar die Frakturlinien, ließen aber keine Abschätzung der Impression zu. Auf 3-D-Rekonstruktionen wurden lediglich die die Knochenoberfläche tangierenden Frakturkomponenten sichtbar, jedoch wurde das Ausmaß der Impression maskiert. In 2 Fällen wurden zusätzliche Fibulafrakturen mit der letzteren Technik plastisch dargestellt, die in der axialen Ebene kaum sichtbar waren.

Bei Tumoren des Skeletts erwiesen sich die primär axialen Schnitte als die informativsten, da sie sowohl die intra- als auch nach hochdosierter intravenöser Kontrastmittelgabe die extraossäre Komponente übersichtlich darstellten. Auf sagittalen und koronaren Rekonstruktionen konnten die intraossäre Längsausdehnung und die Lagebeziehung zwischen Tumor und Epiphyse oder Gelenkraum auf einen Blick erfaßt werden, jedoch wurde durch die Rekonstruktion die Abgrenzbarkeit zwischen Weichteilkomponente und umgebener Muskulatur vermindert. Die 3-D-Rekonstruktionen stellten lediglich die intraossäre Komponente, soweit sie einen Kortikalisdefekt bewirkt hatte, dar und waren den anderen Abbildungsebenen deutlich unterlegen.

Bei Hüftluxationen erbrachten die 3-D-Rekonstruktionen die informativsten Bilder, da die Beziehung zwischen Hüftkopf und Pfanne durch Drehung in allen gewünschten Ansichten beurteilt werden konnte. Daneben konnten durch geeignete Drehung die ventrale und dorsale Überdachung des Hüftkopfes sowie die Ausbildung der Hüftpfanne beurteilt werden. Der Operateuer konnte eine zuverlässige Therapieplanung vornehmen, da der ossäre Operationssitus dargestellt wurde. Die anderen Ebenen erbrachten nicht annähernd die gewünschten Informationen (Abb. 2, 3).

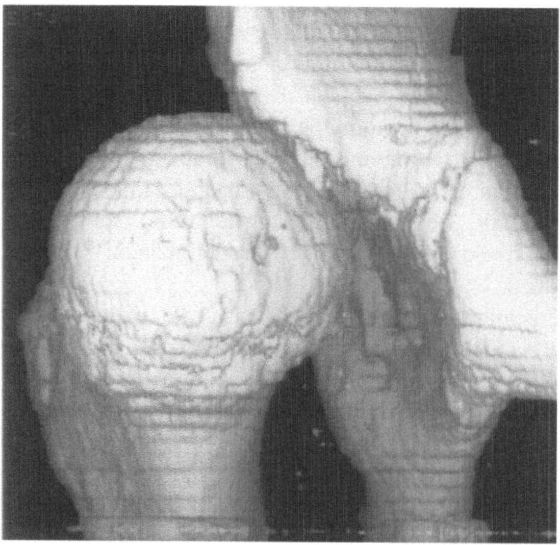

Abb. 2. Hüftdysplasie mit coxa valga et antetorta in der Ansicht von ventral. Die zu geringe Überdachung des Hüftkopfes und die nahezu fehlende Ausbildung des vorderen Pfannenrandes ist deutlich sichtbar

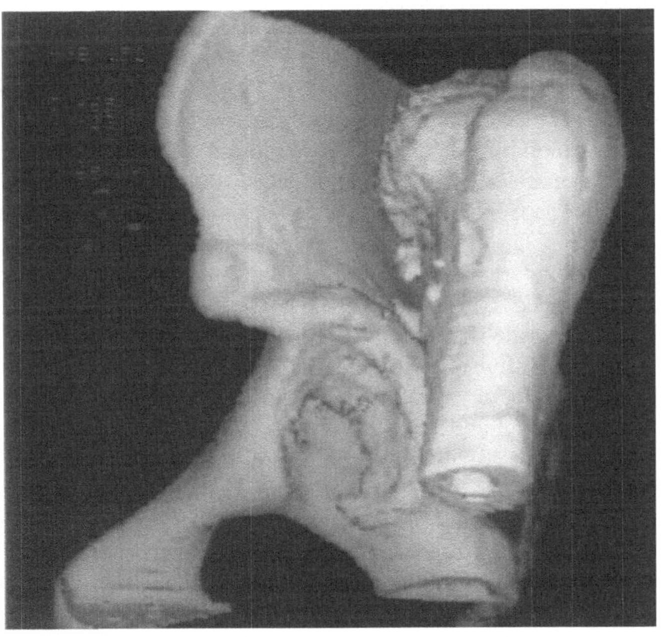

Abb. 3. Hohe Hüftluxation nach Säuglingscoxitis in der Ansicht von schräg lateral. Die Ausbildung der Pfanne läßt sich exakt beurteilen

Bei Hüftkopfnekrosen wurden die Nekrosezonen in der axialen Ebene zuverlässig abgebildet. Jedoch erbrachten die sekundären sagittalen und koronaren Rekonstruktionen die für die Operationsplanung wichtige Information über die Lagebeziehung zwischen Nekrosezone und Druckaufnahmezone. Diese Ebenen waren die entscheidenden. Auf 3-D-Rekonstruktionen war nur ein Teil der Nekrosezonen sichtbar, und zwar nur dann, wenn sie nicht durch die Panne abgedeckt wurden und zu einer Impression des Femurkopfes geführt hatten. Diese Darstellung erbrachte in keinem Fall zusätzliche Informationen.

Diskussion

Bisher mußten bei Skeletterkrankungen die diagnoserelevanten Informationen aus den primär axialen Schnitten im CT entnommen werden und es mußte versucht werden, sich das Ausmaß der Veränderungen in anderen Ebenen oder räumlich vorzustellen. In einigen Fällen, wie bei Hüftkopfnekrosen und Tibiakopffrakturen, erbringen die sekundären sagittalen und koronaren Rekonstruktionen wichtige zusätzliche Informationen, die aus der axialen Ebene nicht oder nur mühsam entnommen werden können. Es wurde mitgeteilt, daß in 20–30% durch zusätzliche 2-D- und 3-D-Rekonstruktionen die geplante Therapie von Frakturen geändert wurde [1, 3, 4, 6–8]. Mit Ausnahme der Hüftluxationen ist eine Untersuchung in axialer Ebene mit ggfs. zusätzlicher longitudinaler Rekonstruktion ausreichend. 3-D-Rekonstruktionen stellen dem Operateur den ossären Situs übersichtlich dar. Sie haben ihren Wert bei komplexen Gelenkfrakturen und werden von dem Operateur gerne zur Operationsplanung eingesetzt [2, 5]. Jedoch muß bedacht werden, daß lediglich die Frakturkomponenten abgebildet werden, die bis in die Kortikalis ziehen. Intraartikuläre Frakturen werden durch die Überlappung der Gelenkstrukturen häufig maskiert. Es ist zwar möglich, durch eine zeitaufwendige Nachbearbeitung die überlappenden Strukturen „wegzuschneiden", jedoch zeigt unsere Erfahrung, daß der dann erhaltene Informationsgehalt keineswegs höher als der der primären und sekundären 2-D-Schnitte ist. Bei Erkrankungen, die sich überwiegend innerhalb des Knochens abspielen, können die 3-D-Rekonstruktionen die Pathologie nicht darstellen, wie wir es bei den Hüftkopfnekrosen beobachtet haben.

Bei Hüftluxationen sind die 3-D-Rekonstruktionen das Darstellungsverfahren der Wahl, da sie alle therapierelevanten Informationen erbringen. Dieses Ergebnis kann auch auf andere Gelenkfehlstellungen übertragen werden. Bei der Anwendung der 3-D-Rekonstruktionstechnik muß jedoch die nicht unerhebliche Strahlungenbelastung berücksichtigt werden. Besonders Kinder und Jugendliche sollten mit der minimal möglichen Dosis untersucht werden, und durch den Operateur sollten nur solche Patienten zugewiesen werden, bei denen er sich aus dem Ergebnis der Untersuchung einen Einfluß auf die Therapieplanung verspricht.

Literatur

1. Burk DL, Mears DC, Kennedy WH, Cooperstein LA, Herbert DL (1985) Three dimensional computed tomography of acetabular fractures. Radiology 155:183–186
2. Fishman EK, Magid D, Ney DR (1991) Three dimensional imaging. Radiology 181:321–337
3. Fishman EK, Drebin RA, Magid D (1988) Volumetric rendering techniques: applications for three-dimensional imaging of the hip. Radiology 163:737–738
4. Kuhlman JE, Fishman EK, Ney DR, Magid D (1988) Complex shoulder trauma: three dimensional CT-imaging. Orthopedics 11:1561–1563
5. Magid D, Michelson JD, Ney DR, Fishman EK (1990) Adult ankle fractures: comparison of plain films and interactive two-and three-dimensional CT scans. AJR 154:1017–1023
6. Pate D, Resnick D, Andre M (1986) Perspective: three dimensional imaging of the musculoskeletal system. AJR 147:545–551
7. Vannier MW, Totty WG, Stevens WG (1985) Musculoskeletal applications of three dimensional surface reconstruction. Orthop Clin North Am 16:543–555
8. Woolsen ST, Dev P, Fellingham L, Vassiliadis A (1986) Three dimensional imaging of bone from computed tomography. Clin Orthop 202:239–248

Hüft-CT: Dreidimensionale Darstellung oder Darstellung in drei Dimensionen?

H. Hirschfelder und M. Kuhr

Orthopädische Universitätsklinik, Rathsberger Straße 57, D-91054 Erlangen

Einleitung

Für den operativ tätigen Orthopäden ist die computertomographisch gestützte Analyse des knöchernen Beckens eine Hilfe bei der visuellen Einschätzung, Beurteilung und Therapieplanung von Problemen des Hüftgelenkes. Der Orthopäde ist dabei neben Strukturanalysen besonders an Form- und Stellungsanalysen interessiert. Die dreidimensionale Oberflächendarstellung computertomographischer Bilder kommt dabei seinem räumlichen Anatomieverständnis sehr entgegen. Dennoch bleiben viele orthopädische Fragestellungen bei einer rein dreidimensionalen Darstellung unbeantwortet. Aufgabe dieser Untersuchung war es, den Wert verschiedener computertomographischer Abbildungen - das axiale Primärbild, die multiplanare Rekonstruktion und die dreidimensionale Oberflächenrekonstruktion – auf ihre klinische Aussagefähigkeit bei klassischen Hüfterkrankungen zu bestimmen (Abb. 1–3).

Coxarthrose

Bei der Coxarthrose steht die Beurteilung des Gelenkspaltes ebenso wie von Osteophyten oder Zysten im Kopf- und Pfannenbereich im Vordergrund, aber auch die Beurteilung von Weichgewebe wie Kapsel, Gelenkerguß oder hüftumgreifender Muskulatur. Hierfür ist die dreidimensionale Darstellung ungeeignet, das Primärbild und die Sekundärrekonstruktionen in sagittaler Schicht ergeben mehr Information. Ein Vergleich von 100 Hüften sowohl mit konventionellem Röntgenbild als auch mit Computertomographie zeigt das Computertomogramm überlegen bei der Beurteilung einer Verschmälerung des dorsalen Gelenkspaltes, bei der Beurteilung von zystischen Prozessen und bei der Erfassung struktureller Änderungen des Weichgewebes.

Hüftgelenkdysplasie

Für die Beurteilung einer ausgeprägten Hüftdysplasie sind - überraschenderweise - die Primärschichten des Computertomogrammes kaum auswertbar. Dies liegt an den fehlenden anatomischen Orientierungspunkten der dysplastischen Pfanne in axialer Sicht. Die multiplanare Darstellung und besonders das dreidimensionale Bild

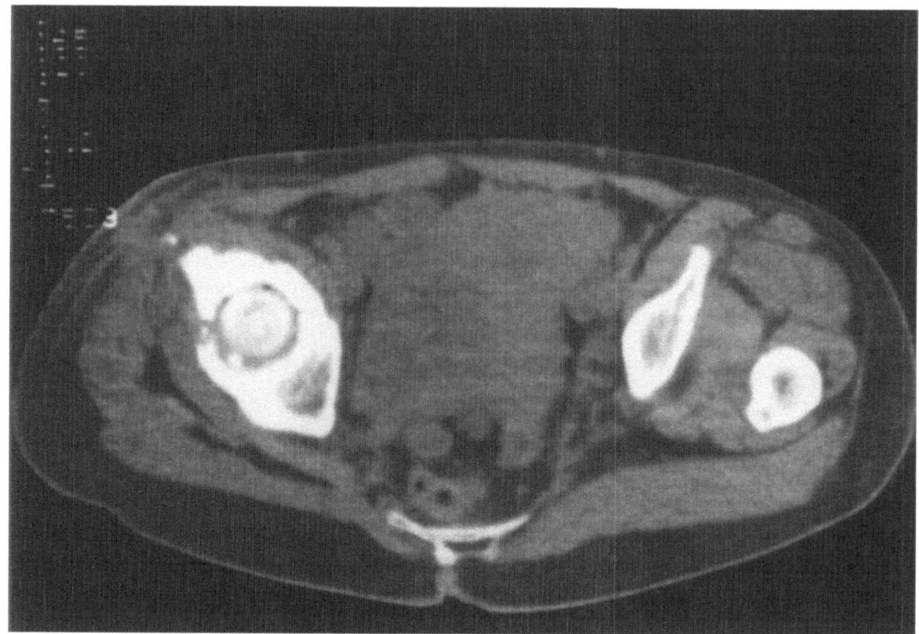

Abb. 1. G. A., 32 Jahre, 3 Monate nach Beckenosteotomie n. Chiari rechts, hoche Hüft-luxation links. Das axiale Primärbild mit Beurteilungsmöglichkeit der Überdachung, der Osteochondrosis dissecans und des verminderten Muskelmantels

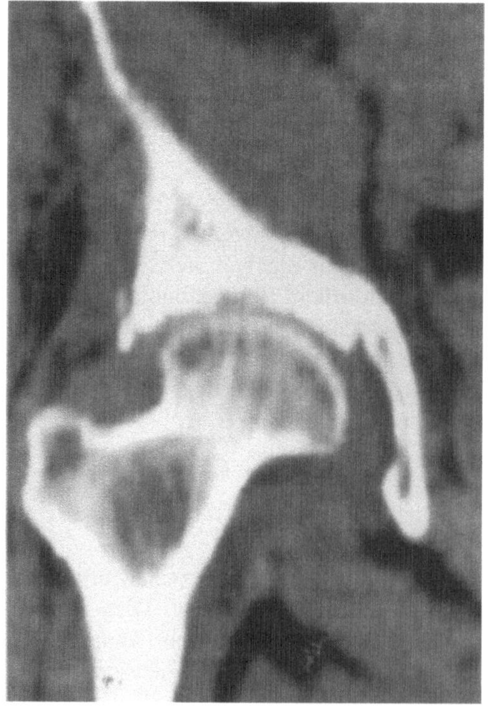

Abb. 2. Gleicher Patient: Die sagittale Sekundärrekonstruktion läßt die Weite des Gelenkspaltes beurteilen, auch die Reststufe nach Beckenosteotomie

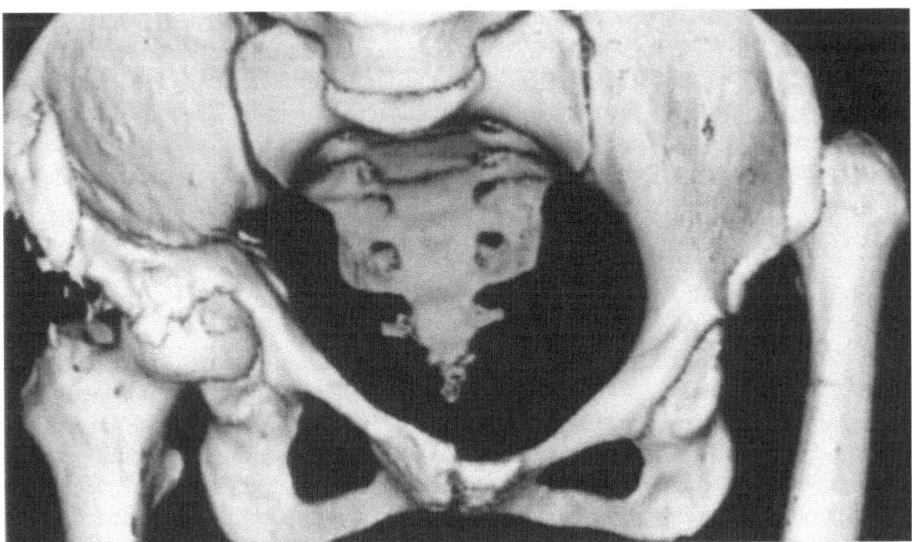

Abb. 3. Gleicher Patient: Das dreidimensionale Oberflächenbild zeigt die Verschiebung des Beckens nach Beckenosteotomie, den knappen vorderen Pfannenanteil sowie die hohe Hüftluxation der Gegenseite

der dysplastischen Situation helfen bei der räumlichen Beurteilung dieser Entwicklungsstörung. Auch die Kongruenzbeurteilung der Gelenkpartner kann überprüft werden, unterstützt durch rechnerische Diskonnektion der Gelenkpartner. Die Analyse der CT-Bilder bei unserem Patientengut erbrachte eine ideale Kongruenz mit Kugelform beider Partner nur in 11% der Fälle. Eine pathologische Kongruenz, d.h. eine Abweichung von der idealen Kugelform zur Eiform, aber mit Anpassung beider Gelenkpartner zueinander, fanden wir bei 75%, eine pathologische Inkongruenz, d.h. die Partner passen sich nicht aneinander an, in 14% der untersuchten Hüften.

Hüftkopfnekrose

Die Hüftkopfnekrose des Erwachsenen im mittleren Lebensalter stellt an die differentialtherapeutischen Überlegungen besondere Ansprüche: Wenn möglich, soll das Gelenk durch Umstellungsoperationen im betroffenen Bezirk entlastet werden. Hierfür ist die primäre Axialschicht sowie die sekundäre Rekonstruktion sagittal oder entlang des Schenkelhalses aussagekräftig. Bei dreidimensionaler Oberflächendarstellung des isolierten Hüftkopfes ist eine Deformierung nur in der Hälfte der Fälle erkennbar; sie sagt nichts über das Ausmaß der Nekrose im Hüftkopf aus.

Chronische Polyarthritis

Mit Hilfe der computertomographischen Primärbilder in axialer Schicht ist es möglich, eine Stadieneinteilung der chronischen Polyarthritis anzugeben, entsprechend der Einteilung, wie sie für konventionelle Röntgenbilder von Larsen, Dale und Eek 1977 entwickelt wurden. Mit der CT können dabei zusätzlich die Veränderungen der Weichteile mitbeurteilt werden. Bei differentierter Beurteilung zwischen Pannus und „Narbe" gibt das MRI allerdings bessere Unterscheidungsmöglichkeit. Multiplanare Rekonstruktionen sind nur bei gezielten Fragestellungen nötig, z.B. Pfannenbodendicke vor Implantation einer Endoprothese. Dreidimensionale Darstellungen lassen keine weitere diagnostische Aussage von klinischem Wert zu.

Verletzungen

Der Wert der dreidimensionalen Darstellung im Beckenbereich wird gerade bei komplexen Traumafolgen immer wieder betont. Die schwierige räumliche Zuordnung von Knochenbrüchen im konventionellen Röntgenbild, aber auch im computertomographischen Primärbild wird durch das dreidimensionale Abbild ergänzt und erweitert, häufig wird erst hiermit der günstigste Zugangsweg bei eventuellen Operationen aufgezeigt. Dennoch ist die Beurteilung des Primärbildes für den Nachweis sonstiger Unfallfolgen (Hämatom, Kompression der Organe im kleinen Becken) unerläßlich.

Tumoren

Bei der Beurteilung von Tumoren muß das gesamte diagnostische Repertoire der bildgebenden Verfahren gezielt eingesetzt werden. Die Computertomographie wird sowohl im axialen Bild, in multiplanarer Rekonstruktion und im dreidimensionalen Bild beurteilt. Die Beurteilung der dreidimensionalen Oberfläche zeigt zwar Osteolysen oder verkalkende Tumoranteile auf, die Abgrenzung zum umgebenden Gewebe ist allerdings nicht möglich. Hier kann aber das dreidimensionale Bild helfen, gezielte multiplanare Rekonstruktionen mit Weichteildarstellung zu erstellen. Wünschenswert ist bei diesem Problem die bisher nur an speziellen „workstations" mögliche volumenorientierte dreidimensionale Darstellung, die die Vorzüge der 3-D-Darstellung mit gleichzeitiger Weichteildarstellung erlaubt.

Diskussion

Die Computertomographie hilft im Rahmen orthopädischer Fragestellungen bei der Beurteilung von Struktur- und Formproblemen erheblich weiter. Wichtig bleibt dabei die Beurteilung des axialen Primärscans: Hier ist alle Information vorhanden, Sekundärrekonstruktionen können diese Information anschaulicher darstellen, ergeben aber keine zusätzliche Information. Die multiplanare Darstellung, d.h. das zweidimensionale Bild in jeder gewünschten Schnittebene, erleichtert die Beurteilung von Coxarthrosen, Dysplasien, Hüftkopfnekrosen sowie die Erfassung von tumorösen Veränderungen. Das dreidimensionale Oberflächenbild hilft entscheidend bei der visuellen Erfassung von Hüftdysplasien und von komplexen Traumafolgen. Bei der Beurteilung destruktiver Prozesse darf sie nur in Zusammenhang mit anderen

Darstellungsmöglichkeiten herangezogen werden, um die Weichteilausdehnung von Tumoren nicht zu unterschätzen. Ungeeignet ist die CT bei differenzierter Darstellung von Knorpel, hierfür ist das MRI zu bevorzugen.

Die Computertomographie wird heute empfohlen, wenn das konventionelle Röntgenbild für eine Beurteilung der Hüftpathologie nicht ausreicht; vor erweiterter konventioneller Röntgendiagnostik wenden wir heute die CT an, die mit der Möglichkeit der Spiral-CT, auch mit doppeltem Tischvorschub, die Strahlenexposition reduzieren hilft, da aus einem Datensatz der CT jede weitere Information zu erhalten ist, für die sonst Spezialeinstellungen oder Schichtaufnahmen benötigt werden.

Radiologische Beurteilung der Gelenkflächen bei der Tibiaplateaufraktur durch 2-D- und 3-D-Rekonstruktionen axialer Computertomogramme

C. Kutschker[1], J. Maurer[2], K. Lehner[1] und H. Daschner[1]

[1] Institut für Röntgendiagnostik, Klinikum rechts der Isar, Technische Universität München, Ismaninger Straße 22, D-81675 München
[2] Chirurgische Klinik und Poliklinik, Klinikum rechts der Isar, Ismaninger Straße 22, D-81675 München

Einleitung

Frakturen des Tibiaplateaus erfordern bei Dislokation der Gelenkfläche zur Prävention sekundärer Früh- und Spätschäden am Kniegelenk die offene Reposition und eine suffiziente interne Fixation [1, 2, 3]. Die Indikation zur Operation ergibt sich primär aus der Schwere der knöchernen Verletzung [4]. In der Beurteilung derselben muß die axiale CT Standard-Röntgenaufnahme in 2 Ebenen sowie konventionellen Tomographien als überlegen angesehen werden [5, 6, 7]. Durch rechnergestützte Rekonstruktion axialer CT in 2dimensionale und 3dimensionale Abbildungen in beliebiger Ebene bzw. Ansichten konnte die Aussagekraft der CT für spezielle Fragestellungen nochmals verbessert werden [8, 9, 10]. In der vorliegenden Arbeit sollte untersucht werden, ob die 2- und 3dimensionale Rekonstruktion einer axialen CT eine verbesserte präoperative Beurteilung des Gelenkschadens am Tibiaplateau erlaubt und damit auch eine genauere Operationsplanung ermöglicht.

Patienten und Methode

17 Patienten mit frischen Tibiakopffrakturen im Alter von 22 bis 72 Jahren wurden in die Studie aufgenommen. Ausschlußkriterien waren das Vorliegen einer schon operativ vorversorgten Fraktur, sowie Frakturen, die konservativ vorbehandelt wurden. Vor der CT wurden bei allen Patienten Übersichtsaufnahmen des Kniegelenks in zwei Ebenen aufgefertigt. 5 Patienten waren vor der Zuweisung bereits im Besitz einer konventionellen Röntgenschichtuntersuchung in a.p. und sagittalem Strahlengang. Die CT der Tibiakopfregion wurde in axialer Schnittführung in 2 mm Schichten angefertigt (Somatom Plus, Fa. Siemens). Die CT-Parameter waren 137 kV, 330 mAs und 2,0 s. Die Schnittebene verlief in allen Fällen streng parallel zur Tibiagelenkfläche. Diese ist nach posterior um 10–15 Grad bezogen auf die Tibiaachse inkliniert. Durch Lagerung der Gelenke in ca. 10 Grad Flexion lag bei Kippung der Gantry um 0 Grad die Schichtebene parallel zum Kniegelenksspalt. Die durchschnittliche Untersuchungsdauer war <10 min. Gipsverbände/Schalen mußten vor der Untersuchung entfernt werden. Prothera Schalen bzw. Scotch cast behinderten

die 2- und 3-D-Rekonstruktion nicht. Die 2- und 3dimensionalen Aufnahmen wurden mit einem speziellen Algorithmus errechnet (Fa. Siemens). Zur Reduktion der Datenmenge wurde pro Schicht mit einer 512 Bildpunktmatrix gerechnet. Die durchschnittliche 2- und 3-D-Rekonstruktionszeit betrug 45 min. Um bei den rekonstruierten Aufnahmen einen freien Blick auf das Tibiaplateau zu haben, wurde die Knochenstruktur der Femurkondylen mit der Funktion „3D/EDIT" in einem interaktiven Schritt subtrahiert. Dieses Verfahren ermöglicht nach anschließender 3-D-Rekonstruktion die freie Sicht auf das Tibiaplateau in den gewünschten unterschiedlichen Blickwinkeln. Für diese oberflächenorientierte 3-dimensionale Darstellung wurde als Schwellenwert für die Gewebedichte der Kortikalis 100 Hounsfieldeinheiten (HE) angenommen. Die 2-D-Rekonstruktion erfolgte in allen Fällen in sagittaler und coronarer Ebene, bedarfsweise wurden auch schräg verlaufende Schnittebenen gewählt. Die Auswertung und Klassifizierun sämtlicher Aufnahmen nach der AO-Einteilung [11] erfolgte durch jeweils einen erfahrenen radiologischen sowie traumatologischen Oberarzt. Die Güte der präoperativen Frakturklassifikation wurde durch Vergleich mit den intraoperativen Befunden ermittelt.

Ergebnisse

Die endgültige Frakturklassifikation wurde nach Auswertung sämtlicher Untersuchungstechniken vorgenommen. Folgende Frakturtypen des Tibiaplateaus lagen vor: 2x partieller lateraler Spaltbruch (B 1.1). 1x partieller medialer Spaltbruch mit Beteiligungder Eminentia (B 1.3), 1x Impressionsbruch des gesamten lateralen Plateaus (B 2.1), 4x partieller Impressionsbruch des lateralen Plateaus (B 2.2), 4x Impressionsspaltbruch des lateralen Plateaus (B 3.1), 1x Impressionsspaltbruch des lateralen Plateaus mit Beteiligung der Eminentia (B 3.3), 1x bicondylärer Plateaubruch mit Dislokation beider Kondylen (C 1.3), 2x bicondyläre Fraktur mit Trümmerbruch des lateralen Plateaus (C 3.1), 1x mehrfragmentäre, bicondyläre Fraktur des medialen und lateralen Plateaus (C 3.3). In 6 Fällen mußte die Einteilung der Fraktur durch die Ergebnisse der axialen CT mit 2-D-Rekonstruktionen im Vergleich zur konventionellen Diagnostik geändert werden. In 4 Fällen führte die räumliche Rekonstruktion der CT-Daten zu einer zusätzlich veränderten Einschätzung der Fraktursituation. Durch die räumliche Rekonstruktion konnte in 2 Fällen eine Malrotation des frakturierten Plateaus bzw. eines größeren Gelenkfragmentes erkannt werden. In 2 weiteren Fällen war aus den konventionellen Aufnahmen und der CT eine Dislokation der Fragmente nach ventral bzw. zur Seite nicht eindeutig zu entnehmen. Abbildung 1 zeigt beispielhaft den Ausgangsbefund und das räumliche Bild. Ausgezeichnete Information ergab die Sicht auf das imprimierte Gelenkplateau. Die Größe und Lage der imprimierten Gelenkanteile können exakt beurteilt werden. Die Tiefe der Depression ist im dreidimensionalen Bild jedoch nicht sicher abschätzbar, so daß auf die 2dimensionalen Rekonstruktionen in geeigneter Schnittebene nicht verzichtet werden kann (Abb. 2). Zusatzinformationen über die Lage der verkippten Fragmente oder Gelenkflächen (Abb. 2) und das Ausmaß der Zertrümmerung der knorpeltragenden Gelenkanteile konnte in insgesamt 10 Fällen eindeutig erhalten werden. Der intraoperativ erhobene Befund korrelierte ausnahmslos mit dem räumlichen CT-Bild.

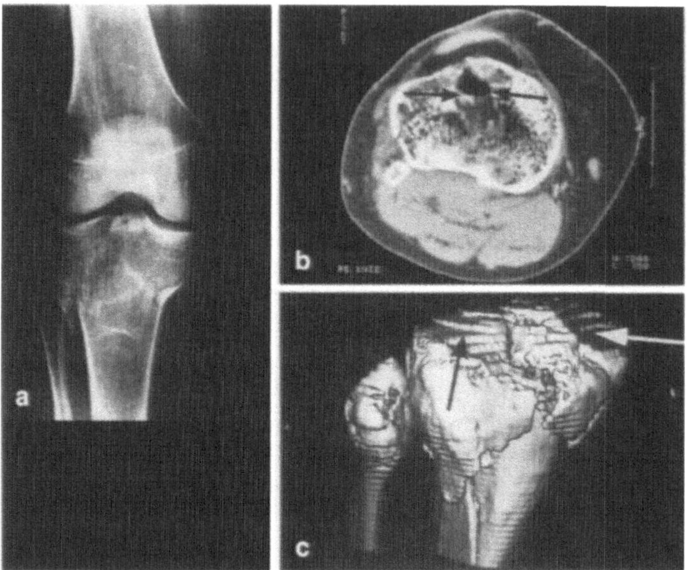

Abb. 1. a Das konventionelle Bild zeigt eine Dislokation des lateralen Plateaus. **b** Die axiale CT gibt eine gute Übersicht des Frakturverlaufs und die Impression *(Pfeil)*. Eine wesentliche Dislokation ist nicht zu erkennen. **c** Beide Kondylen sind in der Ansicht von vorne nach lateral disloziert. Intraoperativ zeigte sich eine haubenförmige Abhebung beider Gelenkflächen von der Metaphyse. Der *Pfeil* deutet auf artifizielle Stufengefälle

Diskussion

Da sich die Behandlungsstrategie von Tibiaplateaufrakturen u.a. nach der Größe der Frakturdislokation und dem Schweregrad einer etwaigen Impression der Gelenkfläche oder Kondylendepression richtet [2, 3,12], muß der Schaden an den gelenkbildenden Teilen des Tibiakopfes möglichst genau erfaßt werden. Durch die anatomische Konfiguration des Tibiaplateaus und Summationseffekte bedingt, sind v.a. Läsionen des dorsalen Plateaus sowie zentrale Impressionen und Dislokationen von Fragmenten oder Kondylen nicht exakt durch konventionelle Aufnahmetechniken beurteilbar [5, 6]. Deshalb kommt der axialen CT in der Diagnostik der Tibiaplateaufraktur ein hoher Stellenwert zu. Eine genaue Vorstellung über den räumlichen Frakturverlauf und die Lage und Beziehung der einzelnen Fragmente erfordert jedoch ein hohes Maß an plastischem Vorstellungsvermögen, damit die von Schicht zu Schicht nur diskret zunehmende Diskontinuität der Fragmente oder eine zunehmende Rotation bzw. Translation exakt erkannt werden. Durch die räumiche Rekonstruktion axialer CT mittels neuer Software lassen sich auch komplexe Frakturtypen von ungeübten bzw. nicht eingesehenen Untersuchern schnell und genau erfassen. Bei der Tibiaplateaufraktur wird jedoch die Einsicht auf die gelenkbildende Knochenoberfläche durch die überlagernden Femurkondylen behindert. Durch rechnerische Disartikulation, wie sie andere Untersucher z.B. am Hüftgelenk eingesetzt haben [8], ist das Tibiaplateau nach Subtraktion der Femurkondylen frei einsehbar.

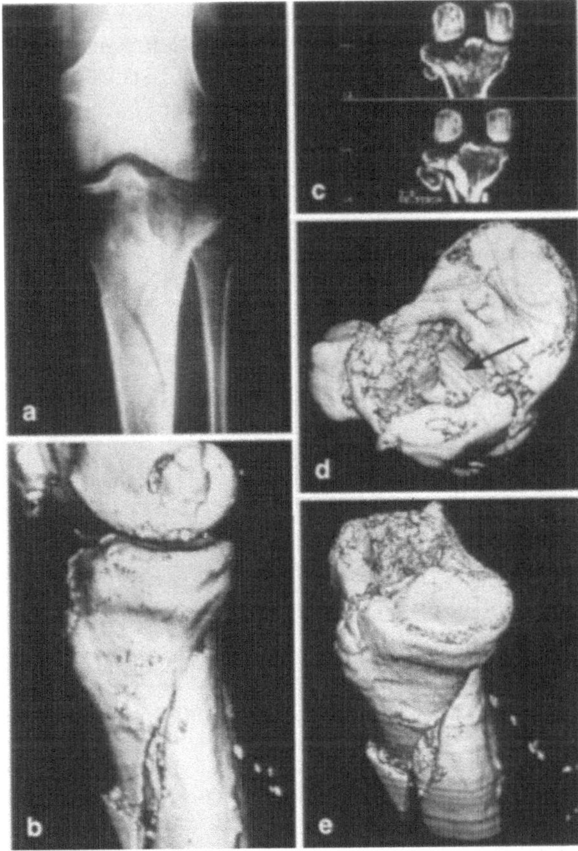

Abb. 2. a Fraktur des lateralen Plateaus mit metaphysärer Komponente. **b** 3-D-CT ohne Subtraktion der Femurkondylen. **c** Gute Darstellung der Impression des lateralen Plateaus und der Einstauchung des Tibiakopfes in die Metaphyse. **d, e** Nach Subtraktion der Femurkondylen gute Aufsicht auf das Tibiaplateau aus verschiedenen Perspektiven mit Anteilen intakter Gelenkfläche *(Pfeil)* innerhalb des zertrümmerten, imprimierten Plateaus

Diese freie Einsicht auf das Tibiaplateau aus beliebigen Perspektiven führte durch Darstellung der Gelenkimpression bzw. Depression zu einem beträchtlichen Informationsgewinn. So konnte z.B. die Richtung der Verkippung der Gelenkfläche erkannt werden, was unmittelbare Auswirkung auf die Operationsplanung hatte. Sind Schnittebene und Tibiaplateau allerdings nicht genau parallel ausgerichtet, muß beachtet werden, daß in der 3-D-CT Stufengefälle auftreten, die eine Depression des Plateaus vortäuschen können. Zur Beurteilung der Tiefe einer Impression/Depression erscheint die 3-D-CT nicht geeignet. Für diese Fragestellung sind zweidimensionale Rekonstruktionen in sagittalen, coronaren oder ggf. beliebigen Ebenen erforderlich. Konventionelle Tomographien werden überflüssig. Für die CT wird nur eine axiale Schnittuntersuchung in hoher Auflösung und kleinen Schichtabständen benötigt. Umständliche Umlagerungen entfallen für den Patienten. Unter Berücksichtigung sich ständig verbessernder Software und damit schnelleren Rekonstruktionszeiten erscheinen 2-D- und 3-D-Rekonstruktionen zur differenzierten Gelenkdiagnostik bei der Tibiaplateaufraktur als Routineverfahren sinnvoll.

Literatur

1. Rüedi T, Hell K, Müller C (1975) Nachkontrolle von 50 operativ behandelten Tibiakopffrakturen. Helv Chir Acta 42:27–29
2. Schatzker J, McBroom R, Bruce D-(1979) The tibial plateau fracture: The Toronto experience 1968–1975. Clin Orthop 138:94–104
3. Savoie FH, Vander-Griend RA, Ward EF, Hughes JL (1987) Tibial plateau fractures. A review of operative treatment using AO technique. Orthopedics 10:745–50
4. Betz A, Sebisch E, Schweiberer L (1989) Die Tibiakopffraktur. Chirurg 60:732–738
5. Rafii M, Firooznia H, Golimbu C, Bonamo J (1984) Computed Tomography of Tibial Plateau Fractures. AJR 142:1181–1186
6. Raffii M, Lamont JG, Firooznia H (1987) Tibial plateau fractures: CT evaluation and classification. Crit Rev Diagn Imaging 27:91–112
7. Dias JJ, Stirling AJ, Finlay DB, Gregg PJ (1987) Computerised axial tomography for tibial plateau fractures. J Bone Joint Surg Br 69:84–8
8. Hirschfelder H (1989) Dreidimensionale (3-D) Oberflächenrekonstruktion aus computertomographischen Schnittbildern. Orthopäde 18:18–23
9. Marsh JL, Vannier MW (1983) Surface Imaging from computerized tomographic scans. Surgery 94:159–65
10. Marsh JL, Vannier MW (1983) The third dimension in craniofacial surgery. Plast Reconstr Surg 71:759–67
11. Müller ME, Nazarian S, Koch P (1989) AO-Klassifikation der Frakturen. Springer, Berlin Heidelberg New-York
12. Moore TM, Patzakis MJ, Harvey JP (1987) Tibial plateau fractures: definition, demographics, treatment rationale and long-term results of closed traction managment or operative reduction. J Orthop Trauma 1:97–119

3-D-Untersuchung des Kniegelenks mit QCT und MRI

R. Rüegsegger, B. Koller und B. Münch

Institut für Biomedizinische Technik, Universität und ETH Zürich, Moussonstr. 18, CH-8044 Zürich

Einleitung

Bis jetzt erfolgen radiologische Knieuntersuchungen typischerweise mit zweidimensionalen Verfahren. Üblich sind planare Röntgenaufnahmen unter einem oder mehreren Winkeln. Als Hauptproblem ergibt sich dabei die Gewebsüberlagerung [1, 2]. Auch die potentiell dreidimensionalen Verfahren der Röntgen- und Kernspintomographie führen in der Regel zu zweidimensionalen Bildern. In diesen Fällen sind es Schnittbilder, die unter gewissen Winkeln durch das Organ geführt werden können. Durch die Schnittbilddarstellung geht jedoch die Dreidimensionalität weitgehend verloren, quantivative Bewertungen pathologischer Veränderungen sind auf dieser Basis kaum durchführbar.

Wir haben ein Verfahren zur echt dreidimensionalen Visualisierung und Quantifizierung pathologischer Veränderungen im Kniebereich entwickelt. Dabei werden mit Röntgencomputertomographie (CT) und Kernspintomographie (MRI) Stapel dünnschichtiger Schnittbilder gemessen. Diese werden vorerst in 3D-Datensätze umgewandelt, bevor sie zur Deckung gebracht werden. Nach dem 3D-matching Prozedere können knöcherne Veränderungen (aus CT-Daten) und Knorpelveränderungen (MRI-Daten) in Relation gebracht werden.

Methode

Die computertomographischen Untersuchungen des Knieglenks erfolgen mit einem Meßsystem, welches ursprünglich zur risikoarmen Erfassung gradueller Knochendichteveränderungen am distalen Radius und an der distalen Tibia entwickelt wurde [3]. Mit entsprechenden Modifikationen bei der Patientenlagerung ist das System nun auch für Kniemessungen einsetzbar. Die Analyse der Bildauflösung ergab am Radius bei einer 512 x 512-Matrix eine Auflösung von 0,25 mm [4]. Für die in dieser Arbeit verwendete Bildmatrix mit 256 x 256 Pixeln auf 154 mm Bildweite verringert sich die Auflösung auf 0,6 mm. Schichtdicke war in allen Fällen 1 mm, Strahlenbelastung lokal 0,1 mSv. Grundsätzlich ist das in dieser Arbeit beschriebene Verfahren nicht an den Spezialscanner gebunden, bei ähnlicher Aufnahmetechnik und Patientenlagerung sind auch konventionelle Computertomographen einsetzbar – allerdings bei erheblich höherer Strahlenbelastung.

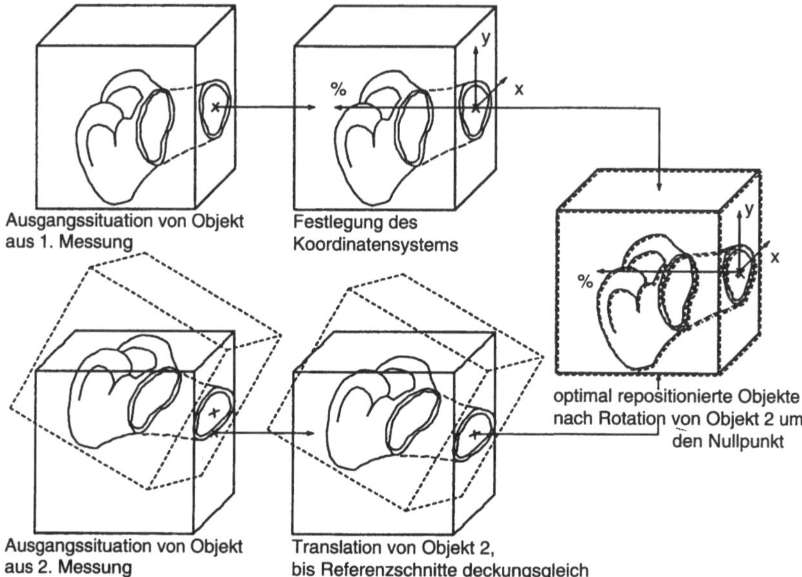

Abb. 1. Dreidimensionale Repositionierung zweier Knochenobjekte

Das Knie des Patienten ist in einer anatomisch geformten Meßmulde aus Kohlefasern im Scanner fixiert. Ein zweiter Cast sichert den Fuß, so daß Knochenachse und Orientierung im Scanner reproduzierbar gegeben sind. Mit einer Übersichtsaufnahme in a.p. Richtung wird die eminentia intercondylaris gesucht und dann symmetrisch zu diesem Ort 61 Schnitte gelegt, so daß über 6 cm ein lückenloser Stapel von dünnschichtigen Computertomogrammen entsteht. Aus den gemessenen Bildstapeln werden mit zweidimensionaler Konturdetektion die Oberflächen der auszuwertenden Knochen gefunden. Anschließend folgt die quantitative Auswertung. Verschiedene Knochendichtemittelwerte werden bestimmt und die Dichteverteilung regionenselektiv analysiert. In den Knochenstrukturen wird nach Usuren, Zysten und Osteophyten gesucht. Außerdem wird die Knochenoberfläche trianguliert und in drei Dimensionen dargestellt [5], sowie die Breite des Gelenkspaltes bestimmt.

Für die Magnetresonanzmessungen [6] wird ein Philips Gyroscan Gerät verwendet, das bei einer Feldstärke von 1,5 Tesla arbeitet. Für die Lagerung des Patienten werden die gleichen Meßmulden verwendet wie für die computertomographische Messung, so daß, bis auf kleine Unterschiede, welche später noch rechnerisch eliminiert werden, die Kniemessungen im CT und im MR Gerät identisch erfolgen. Als Empfangsspule dient eine flexible Oberflächenspule, welche um das Knie gewickelt wird. Die Aufnahmen erfolgen mit einer Gradienten-Echo-Sequenz (Fast Field Echo FFE). Als Flip-Winkel benutzen wir den für hyalien Gelenkknorpel als Optimum bestimmten Winkel von 25°. Weitere Meßparameter sind: Repetitionszeit 60 ms, Echozeit 18 ms, Schichtdicke 1,5 mm. Insgesamt besteht die MR Messung aus 64 transversalen Schnitten; die MR-Messung umfaßt also den Bereich der CT-Messung.

Um CT- oder MR-Daten im zeitlichen Verlauf zu analysieren, beziehungsweise Wechselwirkungen zwischen Knochen und Knorpel sichtbar machen zu können, muß die dreidimensionale Bildinformation überlagert werden [7]. Dies ist erst möglich nach einer exakten Repositionierung. Die Messung des Knies in anatomisch geformten Meßmulden erlaubt eine Grobpositionierung im Millimeter-bzw. Gradbereich. Die Feinpositionierung erfolgt mit HIlfe eines 3D-matching Prozederes (Abb. 1), welches auf translations-und rotationsspezifischen Korrelationstechniken basiert und eine Repositionierungsgenauigkeit von 0,3 mm in Bezug auf Translationen und 0,2° in bezug auf Rotationen erlaubt.

Ergebnisse

Um die Anwendbarkeit der neuen Verfahren zu testen, haben wir gesunde Probanden und Patienten mit Gonarthrosen gemessen und analysiert [8]. Untersucht wurde insbesondere die Rauheit der Knochenoberfläche, die Bildung von Usuren und Läsionen (Abb. 2), die subchondrale Sklerosierung und der Zusammenhang zwischen der Entwicklung der Gelenkspaltbreite und der Knorpeldicke. Dabei zeigte sich, daß das computertomographisch bestimmte Verhältnis von kortikaler zu trabekulärer Knochendichte als Maß der Sklerosierung eine Gonarthrose frühzeitig anzeigt. Im Verlauf ist es vor allem die Zunahme der Läsionen und die Abnahme der Gelenkspaltbreite, welche die Kranheitsprogression anzeigt.

Die mit Magnetresonanz gemessenen Knorpeldimensionen wurden mit Testobjekten und mit Daten der Stereophotogrammetrie verglichen [9]. Es stellte sich dabei heraus, daß die MR basierten Dicken zwar systematisch um etwa 0,5 mm zu groß sind, daß jedoch insbesondere Vergleich medial/lateral wertvolle Zusatzinformationen beinhalten. Außerdem zeigt die 3-D-Darstellung Knorpelschädigungen eindrücklich auf (Abb. 3).

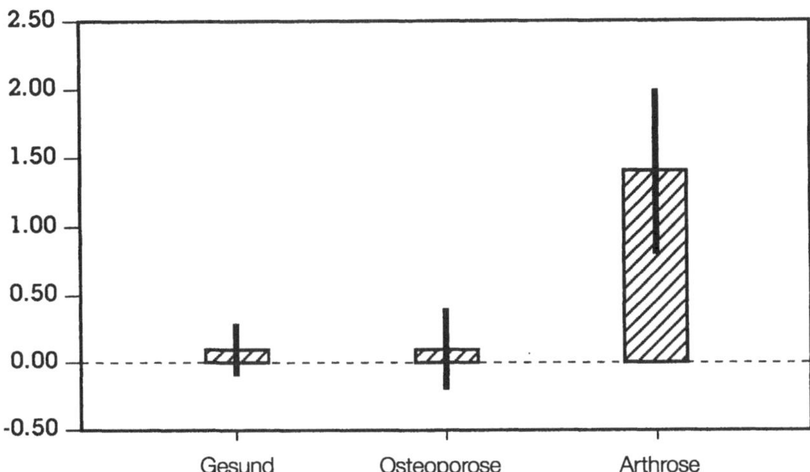

Abb. 2. Zunahme der Anzahl Läsionen innerhalb zweier Jahre bei Patienten mit Gonarthrose, gleichaltrigen Gesunden und Osteoporosepatienten

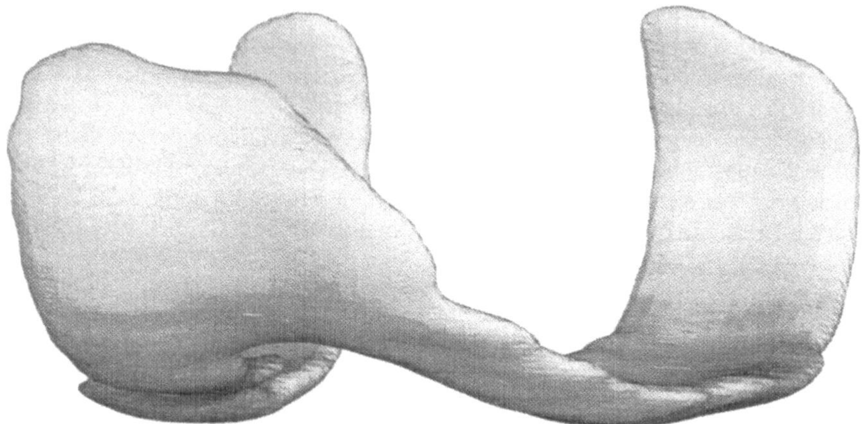

Abb. 3. Rekonstruktion des Gelenkknorpels eines Gonarthrosepatienten aus MRI-Daten

Diskussion

Die dreidimensionale Untersuchung des Kniegelenks mit Hilfe der Computertomographie erlaubt eine detaillierte Analyse des Systems der artikulierenden Knochen. Oberflächenveränderungen, lokalisierte Umbauprozesse im Bereich von Läsionen und Usuren, sowie Quantifizierungen subchondraler Ossifikationen sind Parameter, die in Zukunft mithelfen sollen, krankhafte Gelenksveränderungen frühzeitig zu erfassen. MR-Untersuchungen vermitteln zusätzlich einen wertvollen Einblick in den Zustand des Gelenksknorpels. Beide Verfahren kombiniert ermöglichen die Wechselwirkung des Knorpel/Knochensystems zu untersuchen.

Literatur

1. Kellgren JH, Lawrence JS (1957) Radiological Assessment of Osteoarthritis. Ann Rheum Dis 16:494–501
2. Radin EL (1986) Role of Subchondral Bone in the Initiation and Progression of Cartilage Damage. Clin Orthop Rel Res 213:34
3. Rüegsegger P (1990) Quantiative Bone Measurements in the Peripheral Skleleton. Eular Bulletin 4:112–118
4. Durand EP, Rüegsegger P (1991) High-Contrast Resolution of CT Images for Bone Strukture Analysis. Med Phys 19:569–573
5. Münch B, Rüegsegger P. (im Druck) Surface Triangulation from Planar Contour Sets
6. Koller B, Rüegsegger P (1991) Combined QCT and QMR Examinations of the Human Knee. Osteoporosis International 1:189–213
7. Münch B, Rüegsegger P (1993) 3D-Repositioning and Differential Images of Volumetric CT Measurements. IEEE Transactions on Medical Imaging 12:509–514
8. Rüegsegger P, Münch B and Felder M (1993) Early Detection of Osteoarthritis by 3D-Computed Tomography. J Technology and Health Care 1:53–66
9. Atesian GA, Soslowsky LJ, Mow VC (1991) Quantitation of Articular Surface Topography and Cartilage Thickness in Knee Joints Using Stereophotogrammetry. J Biomech 24:761–776

Optimierte computertomographische Gelenkflächendarstellung des oberen und unteren Sprunggelenks durch Sekundärrekonstruktionen

H. Helmberger, B. Allgayer, U. Vogel, K. Brandstetter und H. Daschner

Institut für Röntgendiagnostik (Direktor: Prof. Dr. Dr. h.c. P. Gerhardt), Klinikum rechts der Isar, Technische Universität München, Ismaninger Straße 22, D-81675 München

Einleitung

Die Bedeutung der Computertomographie als Ergänzung zu konventionellen Standardaufnahmen für die Beurteilung traumatologischer und orthopädischer Fragestellungen ist in der Literatur wiederholt dargestellt worden [1–3]. Eine anschauliche und für den Kliniker oft besser verständliche Darstellung von Anatomie und Pathologie durch zwei- und dreidimensionale Sekundärrekonstruktionen konnte im Bereich der Extremitäten schon früh realisiert werden. Entscheidende qualitative Verbesserungen dieser Rekonstruktionen gelangen allerdings erst mit den Möglichkeiten der engen kontinuierlichen Schichtführung einschließlich der Nachverarbeitung der großen Anzahl von CT-Schnitten [4]. Da konventionelle Standardaufnahmen für die Beurteilung der Gelenkflächen bei komplexen Sprunggelenksläsionen oft nicht ausreichen, sollten in der von uns durchgeführten klinischen Studie therapeutisch relevante Zusatzinformationen gewonnen und eine standardisierte Darstellung erreicht werden. Zusätzlich wurde eine Optimierung der topographischen Darstellung von pathologischen Befunden vor operativen Rekonstruktionen angestrebt. Die Computertomographie bietet die Möglichkeit der überlagerungsfreien Darstellung aller relevanten Gelenkflächen von oberem und unterem Sprunggelenk. Nicht orthogonal abgebildete Gelenkflächen können zwei- und dreidimensional rekonstruiert, die Beziehung des pathologischen Befundes zur Topographie anschaulich dargestellt werden [2, 5].

Material und Methode

Es wurden 10 Probanden mit unauffälligem Befund und 49 Patienten mit pathologischem Befund am oberen und unteren Sprunggelenk untersucht (Tabelle 1). Die CT-Schnitte wurden am Somatom Plus in semikoronarer [2] sowie in axialer Schichtführung aufgenommen. Bei kontinuierlicher Datenakquisition betrugen Schichtdicke und Tischvorschub je 2 mm. Als Scanzeit wurden 2 s bei 120 kV und 330 mAs gewählt. Aus den gewonnenen CT-Scans fertigten wir mit der integrierten Somaris-Software jeweils koronare und sagitale zweidimensionale Rekonstruktionen an und errechneten eine zur Beurteilung des pathologischen Befundes optimal gewinkelte 3D-Rekonstruktion. Zusätzlich führten wir mit einer Allegro-Software an einer ISG-Workstation eine dreidimensionale Rekonstruktion durch Segmentation durch.

Tabelle 1. Indikationen zur CT im untersuchten Patientengut (n = 59)

Gesunde Probanden	10
Patienten (m = 49)	
Arthrose	17
Tumor/Filia	9
Fraktur	9
Osteochondrosis dissecans	6
Kapselbandverletzungen	6
Fehlstellung	2

Dabei können über eine individuell einstellbare Grauwertschwelle einzelne ossäre Strukturen rekonstruiert und die Darstellung auf relevante Befunde beschränkt werden. Zur Analyse der Befunde wurden Standardaufnahmen, CT-Scans und Sekundärrekonstruktionen jeweils unabhängig, ohne Kenntnis der übrigen Untersuchungen, von erfahrenen Radiologen beurteilt. Neben der Dokumentation des pathologischen Befundes wurde bei den Sekundärrekonstruktionen zusätzlich die Anschaulichkeit auf einer dreiteiligen Scala bewertet. Die Diagnosen aus den bildgebenden Verfahren wurden mit intraoperativen Befunden bzw. dem klinischen Verlauf korreliert.

Ergebnisse

Mit der von uns gewählten CT-Aufnahmetechnik gelang die vollständige Abbildung der Gelenkflächen von oberem und unterem Sprunggelenk in allen Fällen. Mit den 2D- und 3D-Sekundärrekonstruktionen war dies in 100% bzw. 85% möglich. Pathologische Befunde konnten in Korrelation zu klinischem und intraoperativem Befund in den zweidimensionalen Rekonstruktionen mit einer Sensitivität von 91%, dreidimensional mit einer Sensitivität von 79% erfaßt werden. Demgegenüber wurden alle therapierelevanten ossären Läsionen mit den Sekundärrekonstruktionen sicher diagnostiziert (Abb. 1). Die Überlegenheit in der Anschaulichkeit der pathologischen Befunde bewerteten die Untersucher für die zweidimensionalen Bilder mit 95%, für die dreidimensionalen mit 97%. Für die topographische Zuordnung wurden Werte von 97% bzw. 99% erreicht.

Diskussion

Die Dünnschicht-Computertomographie von oberem und unterem Sprunggelenk bietet bei schwierig zu beurteilenden Standardaufnahmen eine standardisierte, überlagerungsfreie und vollständige Darstellung der zu beurteilenden Gelenkflächen [2–4]. Therapierelevante pathologische Befunde werden sicher erfaßt. Mit den Sekundärrekonstruktionen werden keine zusätzlichen Informationen erreicht, die nicht bereits in der Gesamtheit der originären Schnittbilder enthalten sind [1]. Zweidimensionale und dreidimensionale Rekonstruktionen erlauben jedoch einen raschen Überblick über die topographischen Zusammenhänge und sind für den mit Schnittbildern in der Regel weniger vertrauten Kliniker anschaulicher und vertrauter. Grenzen der dreidimensionalen Darstellung können bei ausgeprägten Arthrosen

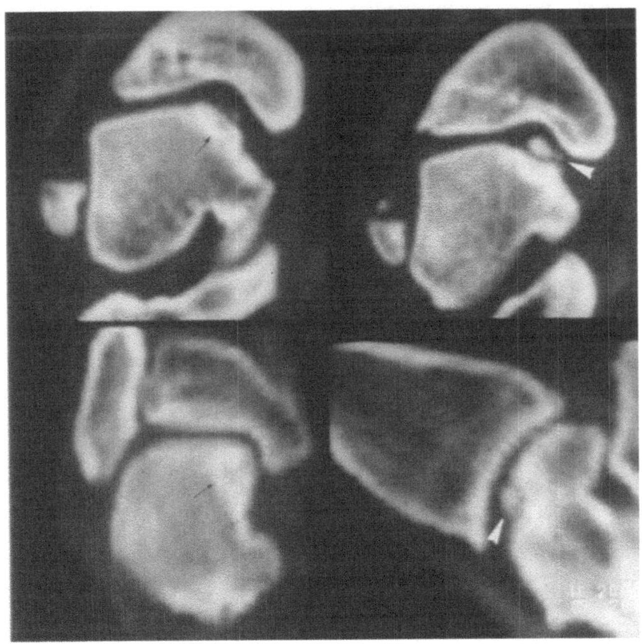

Abb. 1. 20jährige Patientin mit Osteochondrosis dissecans am medialen Talus. Darstellung von sklerosierten Mausbett (→) und freiem Gelenkkörper (▶) im semikoronaren CT-Schnitt sowie den 2D-Rekonstruktionen

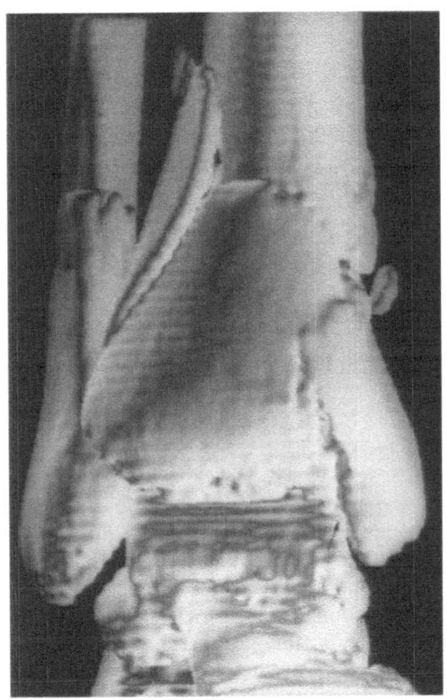

Abb. 2. 43jährige Patientin mit distaler Unterschenkelfraktur nach Sturz. Dreidimensionale Darstellung des gesamten Ausmaßes der Fraktur im Verlauf bis in die Gelenkfläche des OSG (→)

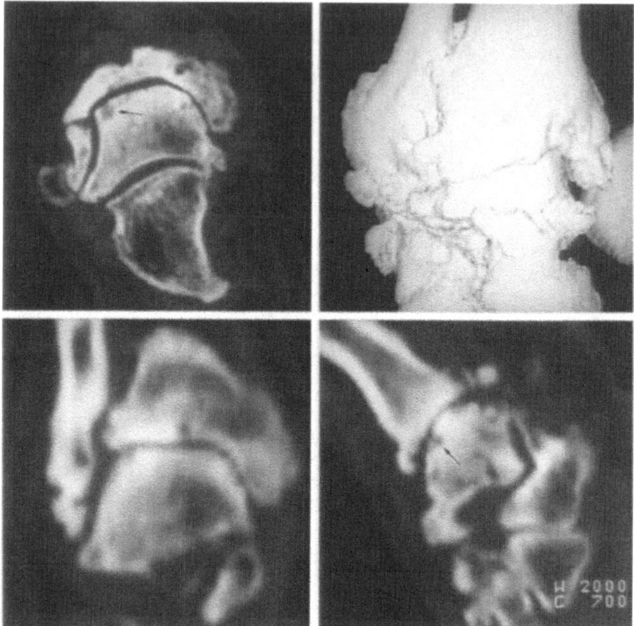

Abb. 3. 52jähriger Patient mit ausgeprägter Arthrose bei langjähriger Gichtanamnese. CT-Schnitt und 2D-Rekonstruktionen mit Geröllzystenbildung (→), Osteophyten und sklerosierten Gelenkflächen. Anschauliche Darstellung der ossären Deformitäten im 3D-Bild

erreicht werden, wenn die exakte Darstellung der Deformitäten an den gelenkbildenden Knochen des Sprunggelenks die Beurteilung der Gelenkflächen selbst erschwert. In diesem Fall sollten die 2D-Rekonstruktionen zur Diagnostik herangezogen werden (Abb. 2). Ist dennoch eine 3D-Rekonstruktion zur Therapieplanung erforderlich, kann durch Rekonstruktion im Segmentationsverfahren unter bewußter Elimination redundanter Information eine Betonung relevanter Sachverhalte erreicht werden.

Mit der vorgestellten Untersuchungstechnik können auch bei polytraumatisierten und schwierig zu lagernden Patienten therapierelevante Aussagen getroffen werden (Abb. 3). Der Zwischenschritt der konventionellen Tomographie kann entfallen und insbesondere vor operativen Rekonstruktionen sollte unseres Erachtens nach den Standardaufnahmen die CT als Regeluntersuchung eingesetzt werden.

Literatur

1. Erlemann R, Wuisman P, Just A, Peters PE (1991) Mißbildungen und Traumafolgen des kindlichen und jugendlichen Sprunggelenks. Radiologe 31:601–608
2. Frahm R, Wimmer B, Bonnaire F (1991) Computertomographie des oberen und unteren Sprunggelenks. Radiologe 31:609–615
3. Friedburg H, Hendrich V, Wimmer B, Riede UN (1983) Computertomographie bei komplexen Sprunggelenksfrakturen. Radiologe 23:421–425
4. Magid D, Michelson JD, Ney DR, Fishman EK (1990) Adult ankle fractures: Comparison of plain films and interactive two- and three-dimensional CT scans. AJR 154:1017–1023

Finite Elementeanalyse
von dreidimensionalen Knochenstrukturen

R. Müller und P. Rüegsegger

Institut für Biomedizinische Technik und Medizinische Informatik, ETH und Universität Zürich, Moussonstr. 18, CH-8044 Zürich

Einleitung

Heute ist die quantitative Computertomographie eine weit verbreitete und akzeptierte Methode, um die Dichte von Knochen sicher bestimmen zu können. Periphere quantitative Computertomographie (pQCT) wird vor allem dort eingesetzt, wo es darum geht, den Grad einer Osteoporose quantifizieren oder aber die Effektivität der medikamentösen Therapie kontrollieren zu können [1, 2].

Die gute Korrelation zwischen Knochendichte und Knochenstärke ist allgemein bekannt. Trotzdem gibt es auch andere Faktoren, die das mechanische Verhalten des Knochen beeinflussen können. Unter diesen scheint die trabekuläre Knochenstruktur besonders wichtig. Um Knochenstrukturen im Sinne zweidimensionaler Strukturparameter analysieren zu können, bilden histologische Knochenbiopsien noch immer eine wichtige Informationsquelle [3, 4]. Da histologische Messungen von ihrer Art her invasiv und destruktiv sind, können solche Untersuchungen nicht genutzt werden, um einen spezifischen Messort im Patienten mehr als einmal zu analysieren und sind deshalb für die Strukturanalyse auf einer individuellen Basis nicht geeignet. Als eine Folge daraus wurde in den letzten Jahren vermehrt der Einsatz von nicht-invasiven Techniken zur Bestimmung von morphometrischen Parametern untersucht [5, 6].

Obwohl strukturelle Parameter stark mit dem Begriff der Knochenstärke, als ein Maß für die individuelle Belastbarkeit des Knochens, korrelieren, ist es nicht möglich, sämtliche Eigenschaften der dreidimensionalen Knochenarchitektur von zweidimensionalen Messungen abzuleiten. Dies ist auch der Hauptgrund für ein verstärktes Engagement verschiedener Forschungsgruppen im Bereich der dreidimensionalen Meß- und Analyseverfahren. Eine sehr weit verbreitete Methode ist der Einsatz der Stereo-Mikroskopie, um echt dreidimensionale Strukturparameter messen zu können [7]. Mit dem Einzug der dreidimensionalen Mikro-Computertomographie [8] wurde es möglich, die trabekuläre Knochenstruktur von kleinen Knochenproben nicht-destruktiv messen zu können und dies mit einer ausgezeichneten räumlichen Auflösung von 70 µm.

Mit dieser Arbeit möchten wir eine neue Methode – basierend auf der Analyse von hochauflösenden volumetrischen pQCT-Datensätzen – vorstellen. Volumentrische Datensätze, die als Basis für etwas dienen sollen, was wir gerne als nicht-invasive Knochenbiopsie bezeichnen möchten, sollen nicht-destruktiv und beliebig oft in zwei oder drei Dimensionen analysiert werden können. Um die dreidimensionalen

Struktureigenschaften der Knochen besser erfassen zu können, werden die Datensätze mit Hilfe einer dreidimensionalen FE-Analyse untersucht.

Material und Methode

Mit der hilfe einer mehrfach-dünnschicht Meßtechnik, die es erlaubt einen Stapel von CT-Schichtbilder mit einer Schichtdicke von 0,48 mm zu messen, wurde es möglich, die dreidimensionale Knochenstruktur der Spongiosa sehr genau zu erfassen. Unter Anwendung des erweiterten Meßprotokols wurde ein Stapel von 42 Schichtbildern des distalen Radius aufgenommen. Abbildung 1 zeigt ein typisches Beispiel aus dem Stapel der gemessenen Schichtbilder. Das System erzielt eine räumliche Auflösung von 250 µm.

Die Bilder wurden nach der Bildrekonstruktion in einer 512 x 512 Bildmatrix mit einer Pixelgröße von 170 µm gespeichert. Der Bildstapel wurde mit Schritten von 170 µm in axialer Richtung aufgenommen, um so einen dreidimensionalen Datensatz mit äquidistanten Datenpunkten zu erhalten. Das gewünschte Volumen (VOI) – ein Subvolumen des gemessenen Bildstapels – kann interaktiv durch den Operator selektiert werden und beinhaltet typischerweise 42 x 42 x 42 Voxel. Ein solches VOI dient als Grundlage für alle folgenden Verarbeitungsschritte. In einem ersten Schritt wurde der mineralisierte Knochen mit Hilfe eines dreidimensionalen Segmentierungsverfahrens von Knochenmark und Muskel getrennt. Der aufwendige Algorithmus beruht im Wesentlichen auf differentialgeometrischen Ansätzen. Als Resultat erhalten wir ein segmentiertes Volumen, welches nur isolierte Platten und Stäbe beinhaltet.

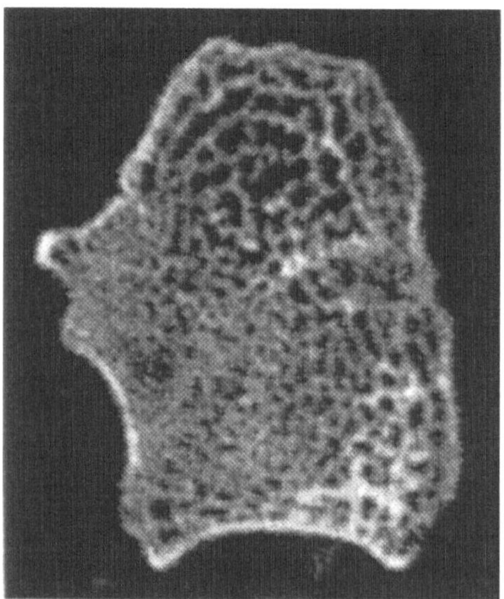

Abb. 1. Radius-Schichtbild gemessen mit modifiziertem pQCT-System

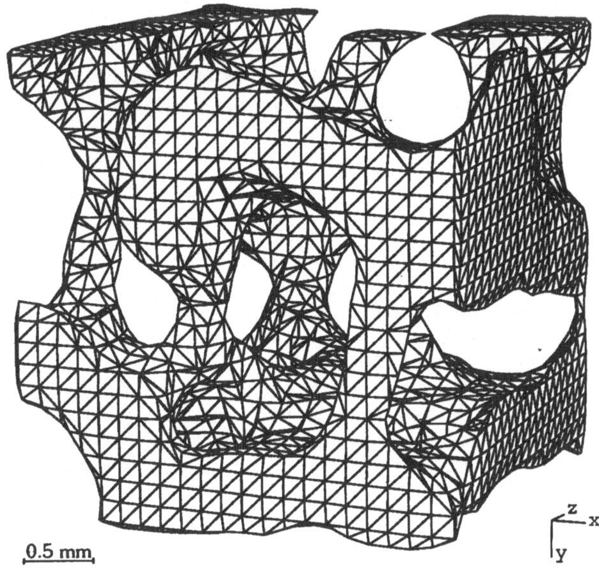

Abb. 2. Dreidimensionale Visualisierung der nicht-invasiv gemessenen Knochenstruktur

Ergebnisse

Mit Hilfe eines auf dem Prinzip der Triangulation von voxel-basierten Datensätzen beruhenden Oberflächen-Rekonstruktionsalgorithmus gelang es in einem zweiten Schritt die dreidimensionale Knochenstruktur zu visualisieren (Abb. 2).

In einem dritten Schritt wurde die Oberflächenrepräsentation zu einer Volumenrepräsentation basierend auf Tetraeder erweitert, welche als direkter Input für unser FE-Modell benutzt werden konnte. Kleine Knochenvolumen, obwohl in der Größe vergleichbar mit herkömmlichen invasiven Knochenbiopsien, konnten so analysiert werden. Ein erstes Modell bestand aus 35062 linearen Tetraedern, die durch 8893 Knoten definiert wurden, was einem Volumen von 3,74 x 3,74 x 3,40 mm³ entsprach. Die Tetraeder als Grundelemente wurden als rein isotropes Material mit einem E-Modul von 7,8 GPa, einer Dichte von 1,8 g/cm³ und einer Poisson-Zahl von 0,33 modelliert. Das Modell wurde bei gleichzeitiger Fixation der Grundplatte solange zusammengedrückt bis sich eine Dehnung von 0,8% einstellte. Die 0,8% Dehnung würde einer äußeren Last von 282 N bzw. einem E-Modul von 7,46 GPa entsprechen.

·Diskussion

In dieser Arbeit, welche einen ersten Teil in einem größeren Projekt darstellt, zeigte sich klar, daß mit Hilfe der implementierten Strukturextraktion mit einer nachfolgenden dreidimensionalen Visualisierung der Knochenstrukturen das Verständnis für 3-D-Mikrostrukturen stark erhöht werden konnte. Erste unvollständige Resultate zeigen auch, daß FEM in Kombination mit hochauflösender volumetrischer Computertomographie und einer echt dreidimensionalen Segmentierung ein gutes Werkzeug zur Berechnung von anisotropen Materialkonstanten darstellt und deshalb zu einer verbesserten Bestimmung des globalen Begriffs der Knochenstärke führt.

Literatur

1. Rüegsegger P (1988) Quantitative computed tomography at peripheral measuring sites. Ann Chir Gynaecol 77:204–207
2. Müller AB, Rüegsegger E, Rüegsegger P (1989) Peripheral QCT: A low-risk procedure to identify women predisposed to osteoporosis. Phys Med Biol 34:741–749
3. Compston JE, Mellish RWE, Croucher P, Newcombe R, Garrahan NJ (1989) Structural mechanisms of trabecular bone loss in man. Bone Min 6:339–352
4. Hahn M, Vogel M, Pompesius-Kempa M, Delling G (1992) Trabecular bone pattern factor – a new parameter for simple quantification of bone microarchitecture. Bone 13:327–330
5. Durand EP, Rüegsegger P (1991) Cancellous bone structure: Analysis of high-resolution CT images with run-length method. J Comput Assist Tomogr 15(1):133–139
6. Chevalier F, Lavel-Jeantet AM, Laval-Jeantet M, Bergot C (1992) CT images analysis of the vertebral trabecular network in vivo. Calcif Tis Int 51:8–13 (1992)
7. Vogel M, Hahn M, Pompesius-Kempa M, Delling G (1989) Trabecular microarchitecture of the human spine. In: Willert H-G, Heuck FHW (Hrsg) Neuere Ergebnisse in der Osteologie. Springer, Heidelberg, S 449–455
8. Feldkamp LA, Goldstein SA, Parfitt AM, Jesion G, Kleerekoper M (1989) The direct examination of three-dimensional bone architecture in vitro by computed tomography. J Bone Min Res 4(1):3–11

Geometrierekonstruktion aus CT-Bildern und FEM-Festigkeitsberechnungen an osteoporosegeschädigten Wirbelkörpern

H. Martin, J. Werner, K.-P. Schmitz, D. Behrend und H.-C. Schober

Institut für Biomedizinische Technik und Medizinische Informatik, Universität Rostock, Ernst-Heydemann-Str. 6, D-18055 Rostock

Die Osteoporose des Wirbelkörpers wird zur Zeit von vielen Arbeitsgruppen intensiv unter verschiedenen Gesichtspunkten untersucht. Als Ingenieure möchten wir dem Mediziner Werkzeuge in die Hand geben, die ihm eine objektivierte und möglichst genaue zahlenmäßige Abschätzung des Festigkeitsverhaltens osteoporosegeschädigter Wirbelkörper ermöglichen. Eine Untersuchung der Festigkeitseigenschaften osteoporosegeschädigter Wirbelkörper stößt auf folgende Probleme: 1. Die mechanischen Eigenschaften des Knochenmaterials sind von Ort zu Ort verschieden, 2. Die räumliche Struktur des Wirbelkörpers ist sehr kompliziert. Die bisherigen Methoden zur Beurteilung der Knochenfestigkeit sind daher meist letztendlich qualitativer Art. Ein Versuch, diese Methoden zu objektivieren, wird daher in dieser Arbeit unternommen. Zwar ist es möglich, anhand von computertomographischen Untersuchungen die radiologische Knochendichte zu ermitteln, jedoch ist die Festigkeit der Struktur nicht nur abhängig vom Mineralgehalt, sondern auch von der Feinstruktur der Trabekel.

In den Ingenieurwissenschaften ist seit langem die Methode der Finiten Elemente zur Berechnung auch kompliziertester Strukturen bekannt. Die Anwendung dieser Methode zur Festigkeitsbeurteilung von Wirbelkörpern setzt jedoch die genaue Kenntnis der Struktur des Knochens und dessen Materialeigenschaften voraus.

Die hier vorgestellten Arbeiten befassen sich hauptsächlich mit der Rekonstruktion der Wirbelkörpergeometrie aus computertomographischen Daten. Für die Ermittlung der Materialeigenschaften wird auf Mikrohärteuntersuchungen an Beckenkammbiopsien zurückgegriffen.

Ein Verfahren zur individuellen Beurteilung der Wirbelkörperfestigkeit auf nichtinvasivem Wege wird angestrebt. Als Ausgangspunkt für die Geometrierekonstruktion dienen computertomographische Körpertransversalschnitte durch einen Wirbelkörper. Um die Strahlenbelastung des Patienten in Grenzen zu halten, sollten für die Rekonstruktion der Geometrie eines Wirbelkörpers 6 bis 8 Schnitte ausreichen. Es ist jedoch auch möglich, das beschriebene Verfahren auf andere bildgebende Verfahren der Medizin, z.B. die Kernspintomographie anzuwenden.

Corticalis und Spongiosa des Wirbelkörpers werden mit verschiedenen Elementtypen modelliert. Eine vollständige Rekonstruktion der Feinstruktur der Spongiosa ist jedoch nicht möglich und auch nicht notwendig. Der numerische Aufwand der Untersuchungen und die wegen der hohen Auflösung erforderliche Strahlenbelastung sprechen dagegen. Daher wird hier der Weg beschritten, zunächst die Feinstruktur der Spongiosa für ein Einheitsvolumen zu modellieren und danach die so gewonnenen Festigkeitsdaten auf homogene Volumenelemente anzuwenden.

Untersuchung der Festigkeitseigenschaften an einem Einheitsvolumen

Ausgehend von einem früher veröffentlichten Verfahren von Jensen [1] wird ein empirischer Faktor, der Verzerrungsgrad, benutzt, um das Festigkeitsverhalten von Wirbelkörpern zu kennzeichnen. Es wurden Finite-Elemente-Berechnungen an Trabekelmodellen mit verschiedenen Verzerrungsgraden durchgeführt. Die durchgeführten Untersuchungen zeigen, daß die Drucksteifigkeit bei wachsendem Verzerrungsgrad abnimmt, die Schubsteifigkeit dagegen zunimmt [2].

Rekonstruktion der Grobgeometrie des Wirbelkörpers

Die Rekonstruktion der Wirbelkörpergeometrie baut auf den bekannten Methoden der Bildverarbeitung [3] auf. Ziel ist die Unterscheidung von Corticalis und Spongiosa. Dazu erfolgt eine Klassifikation der Bildpunkte nach CT-Zahl und lokaler Varianz, die eine ausreichende Genauigkeit bei der Bestimmung der Corticalis erlaubt. Eine Anwendung von morphologischen Operatoren dient zur Elimination feinster, nicht modellierbarer Risse. Zur geometrischen Modellierung der Begrenzungslinien zwischen Corticalis und Spongiosa erfolgt die Verkettung der Konturpunkte und die nachfolgende Approximation mittels mathematischer Funktionen. Anschließend erfolgen Vorarbeiten zur Finite-Elemente-Vernetzung. Der hohe manuelle Aufwand der Vernetzung machte die Entwicklung spezieller Softwaretools zur Vernetzung erforderlich. Dabei wird ein Raster in den Bereich der Spongiosa gelegt, dessen Maschenweite die Genauigkeit der Vernetzung und damit den Rechenaufwand bestimmt. Aus diesen Rasterpunkten werden die Finiten Elemente gebildet. In Bereichen, wo die Kontur das Raster schneidet, entstehen unregelmäßige Elemente.

Vernetzt wird immer der Raum zwischen zwei CT-Schnitten. Außerhalb von Bereichen der Dornfortsätze erfolgt eine weitgehend automatische Vernetzung. Der Bereich der Corticalis wird mit Schalenelementen modelliert.

Anschließend werden die generierten Elemente durch eine geeignete Schnittstelle in Finite-Elemente-Preprozessoren übertragen (Abb. 1).

Zur Zeit sind Schnittstellen zu verschiedenen FEM-Preprozessoren und zu einem CAD-System realisiert, in denen eine Nachbearbeitung der Vernetzung erfolgen kann. Anzustreben ist jedoch eine automatische Vernetzung mit weitgehend interaktionsfreier Einarbeitung der Materialdaten und Randbedingungen. Zusätzlich ist die Entwicklung eines anwendungsadaptierten Postprocessings erforderlich, das die Visualisierung der Ergebnisse und die Aufarbeitung als diagnose- und therapierelevante Größen ermöglicht.

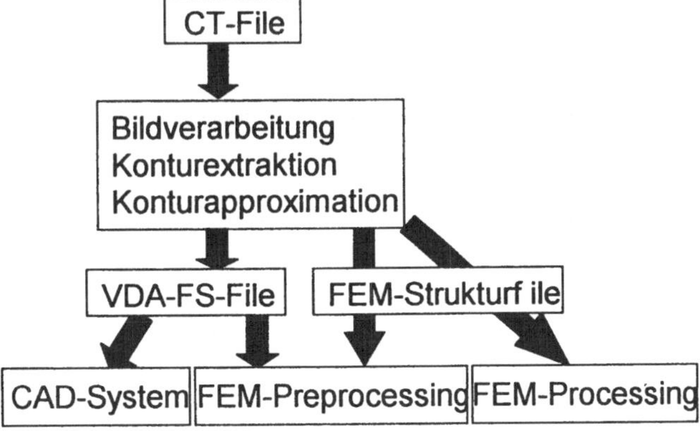

Abb. 1. Schnittstellen zur Übertragung computertomographischer Daten in Finite-Elemente-Systeme

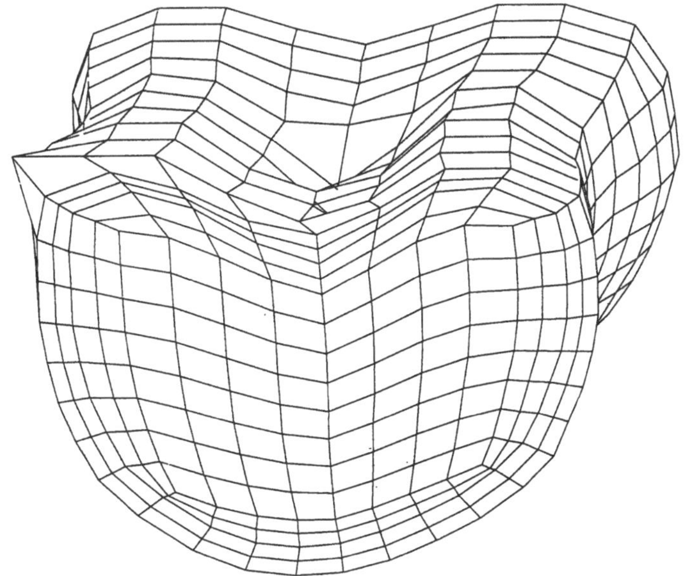

Abb. 2. Darstellung des berechneten Wirbelkörpermodells

Ergebnisse

Die beschriebene Methode wurde anhand von Testdaten erprobt. Dazu wurden sowohl Wirbelkörper in Luft als auch in organischem Gewebe untersucht.

Ein vereinfachtes Finite-Elemente-Modell mit ca. 6000 Gleichungen wurde berechnet (Abb. 2). Es ist für die Berechnung der Deformationen des Wirbelkörpers unter bestimmten Lastannahmen ausreichend. Für die Berechnung der Spannungen müssen die Anzahl und der Grad der Elemente bedeutend erhöht werden. Die Berechnungen wurden auf einer Silicon Graphics Workstation durchgeführt.

Es wurde anhand dieses Beispiels gezeigt, daß eine quantitative Abschätzung des Festigkeitsverhaltens ausgehend von computertomographischen Daten möglich ist. Wichtige Bausteine für die Rekonstruktion der Geometrie aus computertomographischen Daten und die Berechnung der Festigkeit von Wirbelkörpern wurden bereitgestellt.

Literatur

1. Jensen KS, Mosekilde Li, Mosekilde Le (1990) A Model of Vertebral Trabekular Bone Architecture and its Mechanical Properties. Bone 11:417–423
2. Werne J, Schmitz K-P, Martin H, Behrend D, Schober H-C (1992) Abschätzung anisotroper Werkstoffeigenschaften trabekulärer Knochen anhand einfacher Trabekelmodelle. Biomed Technik 37 Ergänzungsband 2:5–6
3. Bäßmann H, Beßlich PW (1989) Konturorientierte Verfahren in der digitalen Bildverarbeitung. Springer Verlag

3-D-CT versus konventionelles Röntgen bei Beckenfrakturen

F. Phillips[1], D. Bernhardt-Phillips[1] und J. V. Wening[2]

[1] Radiologische Klinik (Dir.: Prof. Dr. E. Bücheler),
[2] Chirurgische Klinik, Abteilung Unfallchirurgie (Dir.: Prof. Dr. K. H. Jungbluth),
Universitätskrankenhaus Eppendorf, Martinistr. 52, D-20251 Hamburg

Einleitung

Zur Beurteilung komplexer Beckenfrakturen werden heutzutage in der Regel zusätzlich zu den konventionellen Röntgenaufnahmen computertomographische Schnitte angefertigt. Insbesondere im Bereich des Acetabulum liefert die Computertomographie entscheidende Zusatzinformationen hinsichtlich der Fragmentstellung, des Ausmaßes der Gelenkbeteiligung sowie der Ausdehnung von Weichteilverletzungen. Mit Hilfe von geräteintegrierten Rechnerprogrammen lassen sich innerhalb kurzer Zeit aus den aquirierten Scandaten dreidimensionale Rekonstruktionen in beliebig wählbaren Projektionen entwerfen. Diese sind interaktiv am Monitor problemorientiert erstellbar (auf Wunsch auch automatisiert nach Vorgabe der Parameter) und wie die axialen Scans auf Film dokumentierbar.

Zielsetzung

Durch Vergleich analoger Projektionen soll die Aussagefähigkeit von 3-D-Rekonstruktionen bei Beckenfrakturen gegenüber den konventionellen Röntgenaufnahmen bewertet werden.

Material und Methode

Ausgewählt wurden zwei Fälle von komplexen Acetabulumfrakturen. Als Referenzbilder lagen die a.p.-Beckenübersichtsaufnahme sowie je eine Röntgenaufnahme in Ala- und Obturatorprojektion (jeweils ca. 45° seitlich angehoben) vor. Die CT-Untersuchungen erfolgten am Somatom Plus (Siemens). Im Anschluß an die Scans wurden mit Hilfe der 3-D-Funktion der Systemsoftware Somaris 2 an der Satellitenkonsole die 3-D-Rekonstruktionen kreiert. Die Projektionen wurden so gewählt, daß sie mit den vorliegenden konventionellen Röntgenprojektionen übereinstimmten (aufgrund der unterschiedlichen Oberschenkellagerung galt dies nicht für die Femurknochen). Die 3-D-Darstellungen wurden jeweils sowohl in ventraler wie auch in entsprechender dorsaler Schicht entworfen. Obwohl nicht konventionell geröntgt, wurde beispielhaft für die beliebig wählbaren Blickwinkel noch eine Inlet- und Outlet-3-D-Projektion in 45° cranialer bzw. caudaler Kippung erstellt. Für die

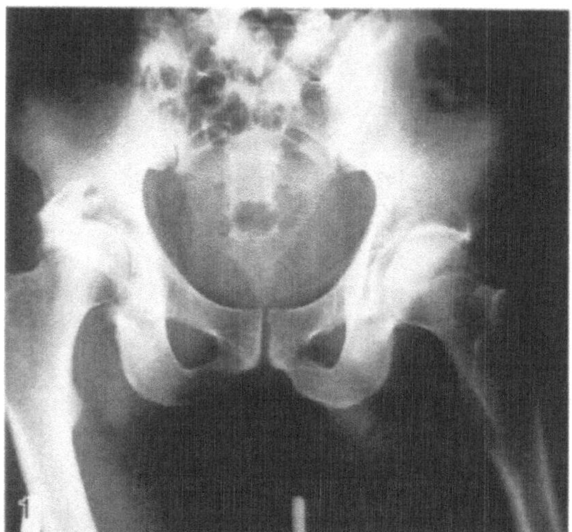

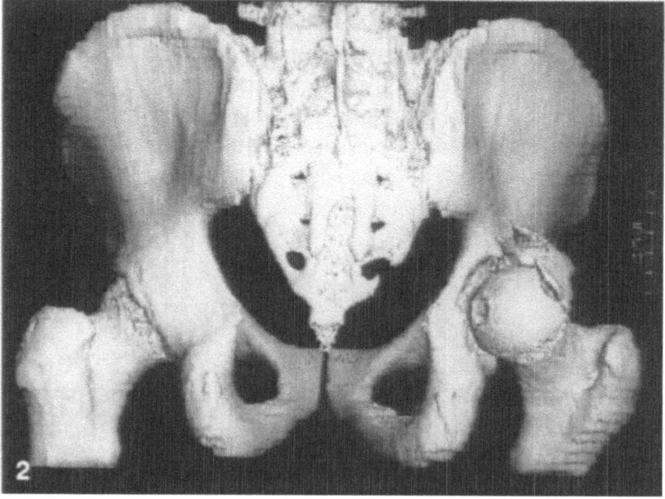

Abb. 1. Fall 1: Röntgen-Beckenübersicht

Abb. 2. Fall 1: 3-D-Ansicht von dorsal

3-D-Rekonstruktionen wurden folgende Parameter gewählt: Untere Rekonstruktionsschwelle (Threshold) 150 HE, Rekonstruktionsmatrix 512 x 512, Fenster 3000/1100 HE. Die CT-Scans erfolgten mit kontinuierlicher Schichtung, bei Fall 1 mit 5 mm Schichtdicke sowie Reduktion auf 2 mm im Bereich des Acetabulum, bei Fall 2 ausschließlich mit 2 mm Schichtdicke.

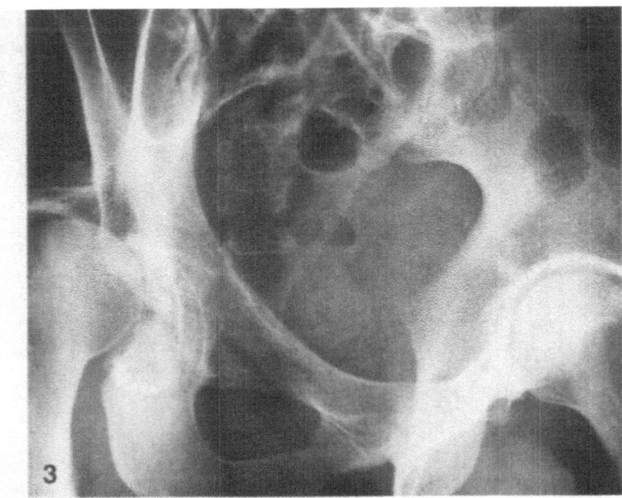

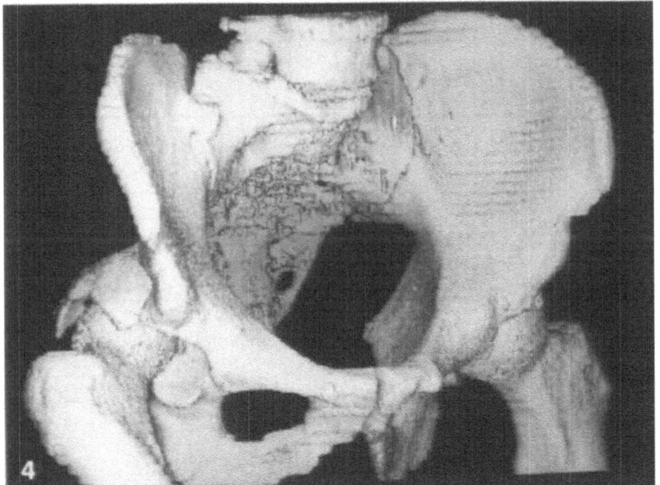

Abb. 3. Fall 1: Röntgen-Obturatoraufnahme rechts

Abb. 4. Fall 1: 3-D-Obturatoransicht rechts

Ergebnisse

In Fall 1 (Abb. 1–4) handelt es sich um eine Fraktur des hinteren Acetabulumpfeilers mit dorsaler Luxation des Femurkopfes. Das Ausmaß der Dislokation des Hüftgelenkes mit freiliegender fovea capitis wird mit der 3-D-CT sofort erkennbar. Die exakte Stellung des Hüftkopfes ist in der Röntgenaufnahme nicht so spontan beurteilbar, auch wenn die Luxation augenscheinlich ist. Fall 2 (Abb. 5–11) zeigt eine zentrale Acetabulumtrümmerfraktur, bei der im konventionellen Röntgen die einzelnen Fragmente nicht eindeutig räumlich zugeordnet werden können. Zusätzlich

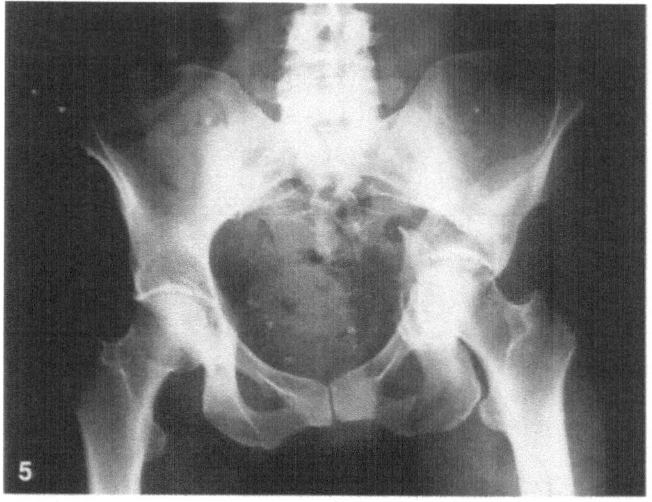

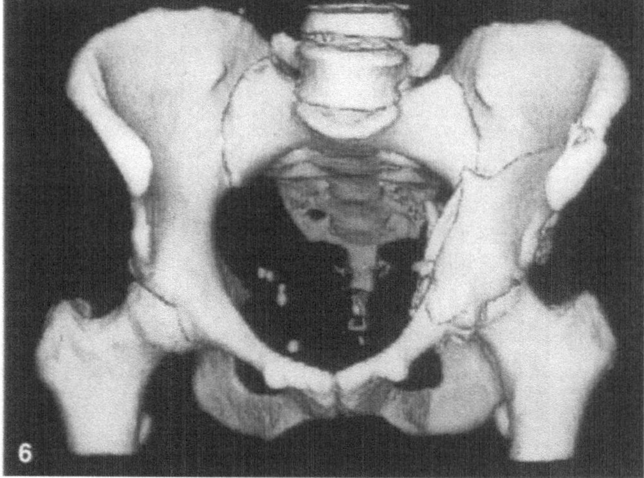

Abb. 5. Fall 2: Röntgen-Beckenübersicht

Abb. 6. Fall 2: 3-D-Ansicht von ventral

besteht eine Schrägfraktur der Darmbeinschaufel. Diese ist im konventionellen Röntgen zwar erkennbar, das 3-D-CT zeigt darüberhinaus deutlich, daß diese Fraktur zu einer Verkippung des ventralen Schaufelfragmentes geführt hat. Die zusätzliche Fraktur des unteren Schambeinastes ist hingegen im 3-D-Bild nur andeutungsweise erkennbar. Hier ist die axiale CT-Schicht bzw. das konventionelle Röntgenbild aussagekräftiger.

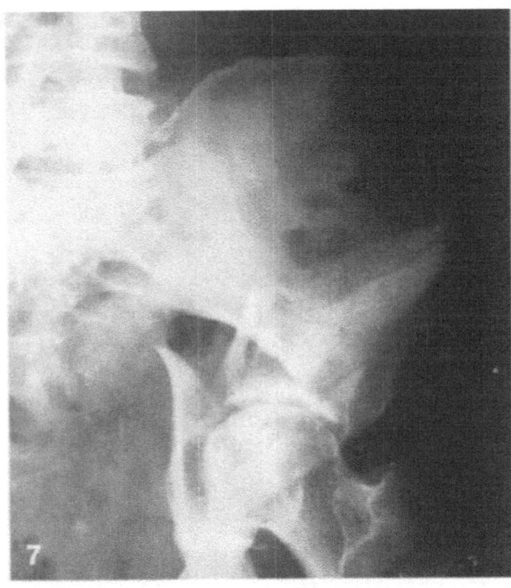

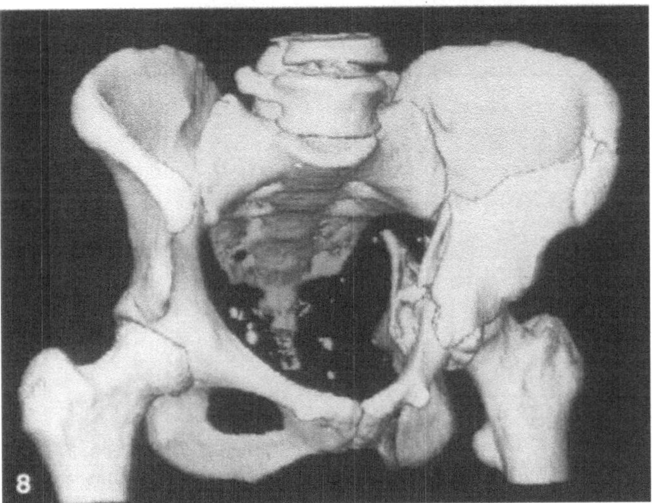

Abb. 7. Fall 2: Röntgen-Alaaufnahme links

Abb. 8. Fall 2: 3-D-Alaansicht links von vorn

Diskussion

Der prinzipielle Unterschied zwischen konventinellem Röntgen und der Computertomographie liegt in der unterschiedlichen Objektdarstellung, welche im ersten Fall als Summationsbild, im zweiten als überlagerungsfreies axiales Schnittbild erfolgt. Die fehlende räumliche Zuordnungsmöglichkeit hintereinandergelegener Strukturen wird im konventionellen Röntgen durch die Anfertigung unterschiedlicher Projektionen kompensiert. Im CT hingegen muß die Information aus den Einzelscans im

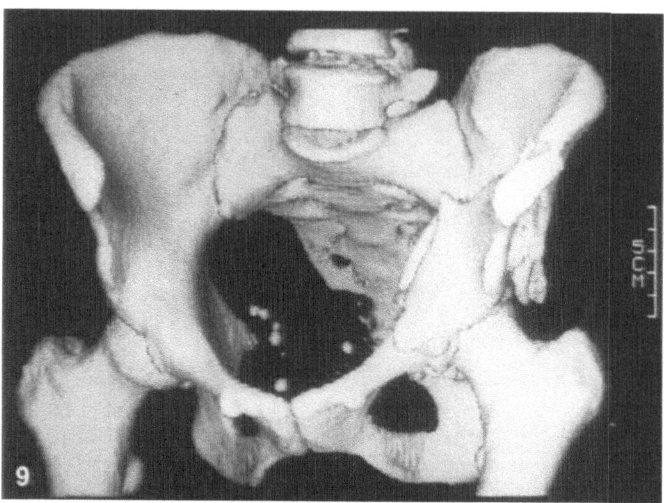

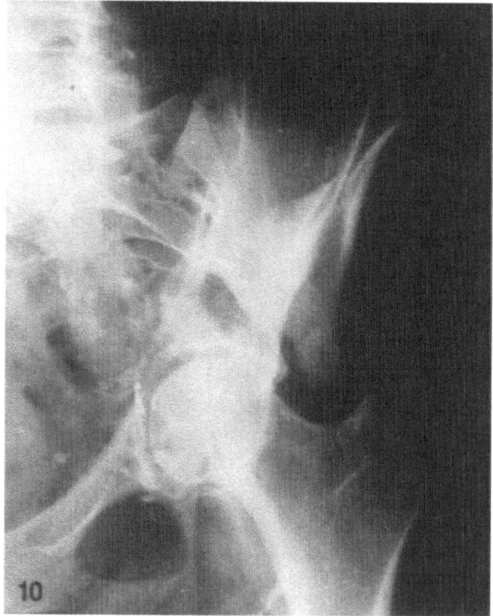

Abb. 9. Fall 2: 3-D-Obturatoransicht links von vorn

Abb. 10. Fall 2: Röntgen-Obturatoraufnahme links

Kopf zu einem räumlichen Gesamtbild zusammengesetzt werden. Quasi als Bindeglied beider Verfahren stellt sich die 3-D-CT dar. Die Methode liefert den konventionellen Projektionen analoge Ansichten, wobei es sich nicht um Summations-, sondern um Oberflächenbilder handelt. Dadurch kann dieselbe Projektion sowohl von ventral als auch von dorsal betrachtet werden. Fragmente lassen sich dadurch als vorn bzw. hinten gelegen identifizieren. So wird die dargestellte Fraktur auf Anhieb dreidimensional begreifbar. Als weiterer Schritt läßt sich die chirurgische Strategie hinsichtlich des operativen Zuganges und der Plazierung des Osteosynthesematerials am Modell vorausplanen. Nachteilig wirkt sich die verminderte Ortsauflösung der

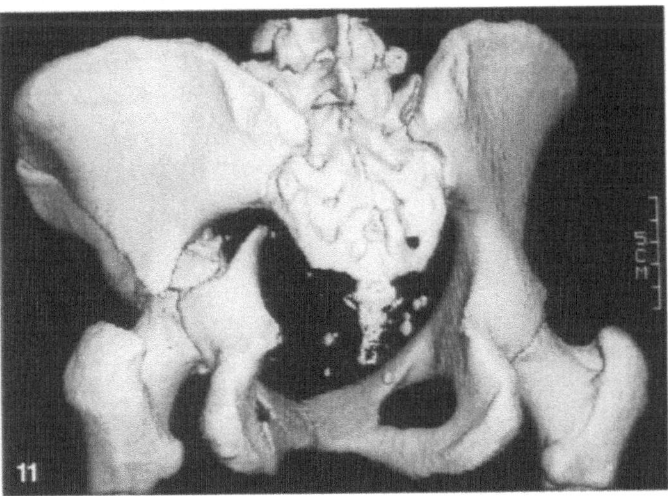

Abb. 11. Fall 2: 3-D-Alaansicht links von hinten

3-D-Rekonstruktionen aus, so daß zur Erkennung feiner Frakturlinien weiterhin die Analyse der axialen Schnitte essentiell ist.

Schlußfolgerungen

– Zur effektiven Analyse komplexer Beckenfrakturen leistet die Computertomographie einen wesentlichen Beitrag.
– Aus den vorhandenen Scandaten lassen sich mit vertretbarem Aufwand 3-D-Rekonstruktionen erstellen, die die räumliche Zuordnung der Fragmente veranschaulichen und so das Verständnis des Verletzungsausmaßes vereinfachen.
– Die Notwendigkeit der Anfertigung zusätzlicher konventioneller Röntgenprojektionen, welche sowohl mit einer Manipulation am traumatisierten Patienten als auch mit zusätzlicher Strahlenbelastung verbunden ist, ist zu diskutieren.
– Aufgrund der methodisch bedingten Verringerung der Ortsauflösung der 3-D-Bilder bleiben die axialen Scans weiterhin Grundlage der Frakturdiagnostik im CT.

Literatur

Höhne KH, Fuchs H, Pizer SM (1990) 3-D imaging in medicine NATO ASI Series, F 60. Springer, Berlin Heidelberg New York
Burk Jr DL, Mears DC, Kennedy WH (1985) Three-dimensional computed tomography of acetabular fractures. Radiology 155:183–186
Harley JD, Mack LA, Winquist RA (1982) CT of acetabular fractures: Comparison with conventional radiography. AJR 138:413–417
Vas WG, Wolverson MK, Sundaram M (1982) The role of computered tomography in pelvic fractures. JCAT 6(4):796–801

II. Neue Untersuchungstechniken

Gelenkdiagnostik mit Spiral-CT und doppeltem Tischvorschub

H. Hirschfelder[1], W. Kalender[2] und U. Hirschfelder[3]

[1] Orthopädische Universitätsklinik, Rathsberger Str. 57, D-91054 Erlangen,
[2] Siemens UB-Med Erlangen,
[3] Poliklinik für Kieferorthopädie, Universität Erlangen, Glückstr. 11, D-91054 Erlangen

In zunehmendem Maße erwartet der orthopädische Chirurg computertomographisch gestützte Analysen von knöchernen Gelenkanteilen zur Analyse von Form, Stellung und Struktur vor geplanten operativen Eingriffen.

Wir untersuchten, ob die Spiral-CT gegenüber der konventionellen CT Vorteile bei Gelenkuntersuchungen bringt. Bei der neuen Technik der Spiral-CT findet eine kontinuierliche Datenerfassung über 40 Sekunden bei gleichzeitigem Tischvorschub statt. So entsteht ein Datenpool eines großen Scanvolumens, der sich ideal für weitere Bildverarbeitung wie multiplanare Rekonstruktion oder dreidimensionale Oberflächenrekonstruktion eignet. Durch optimierte Rekonstruktionsalgorithmen ist zusätzlich eine Verdoppelung des Tischvorschubes möglich.

Die Untersuchungen erfolgten alle mit dem CT-Gerät SOMATOM/PLUS S der Firma Siemens. Zunächst interessierte die Frage, ob die Bildqualität des Spiral-CT mit der Qualität der Abbildungen im Standard-CT vergleichbar ist. Hierzu wurden bei gleichen Patienten eine Gelenkuntersuchung – wie hier z.B. eine Kniegelenkuntersuchung – sowohl mit konventioneller CT (Abb. 1a) als auch mit Spiral-CT (Abb. 1b) durchgeführt. Beim konventionellen CT bedurfte es an diesem Beispiel 50 Schichtbilder mit 2 mm Schichtdicke und 1 mm Inkrement. Die Untersuchungszeit für den Patienten betrug 13 Minuten bei einer Dosis von 10500 mAs. Im Gegensatz hierzu ermöglichte die Spiral-CT die Erstellung von 120 Schichtbildern bei einem einzigen Scan von 40 Sekunden mit 2 mm Schichtdicke und einem Tischvorschub von 3 mm/s. Die Untersuchungszeit des Patienten betrug 40 Sekunden, die Bildrekonstruktion mit 1 mm Inkrement 16 Minuten bei mehr als verdoppeltem Scanvolumen und einer fast halbierten Dosis von 6930 mAs. Die Qualität der Abbildungen läßt in der klinischen Beurteilbarkeit keinen Unterschied erkennen; das gilt auch für dreidimensionale Oberflächenrekonstruktionen.

Anhand von über 100 Gelenkuntersuchungen mit Spiral-CT haben wir versucht, eine Systematik der Aufnahmeparameter für Gelenkuntersuchungen mit Spiral-CT zu erarbeiten.

Sämtliche Gelenkuntersuchungen werden mit minimaler Dosisleistung durchgeführt (z.B. 120 kV, 165 mA).

Steht die Strukturanalyse der beteiligten Gelenkpartner im Vordergrund, bevorzugen wir einen Tischvorschub gleich der Schichtdicke (Tabelle 1).
Bei orthopädischen und kieferorthopädischen Untersuchungen steht dagegen häufig die Form- und/oder Stellungsanalyse von Gelenkpartnern im Vordergrund. Dann

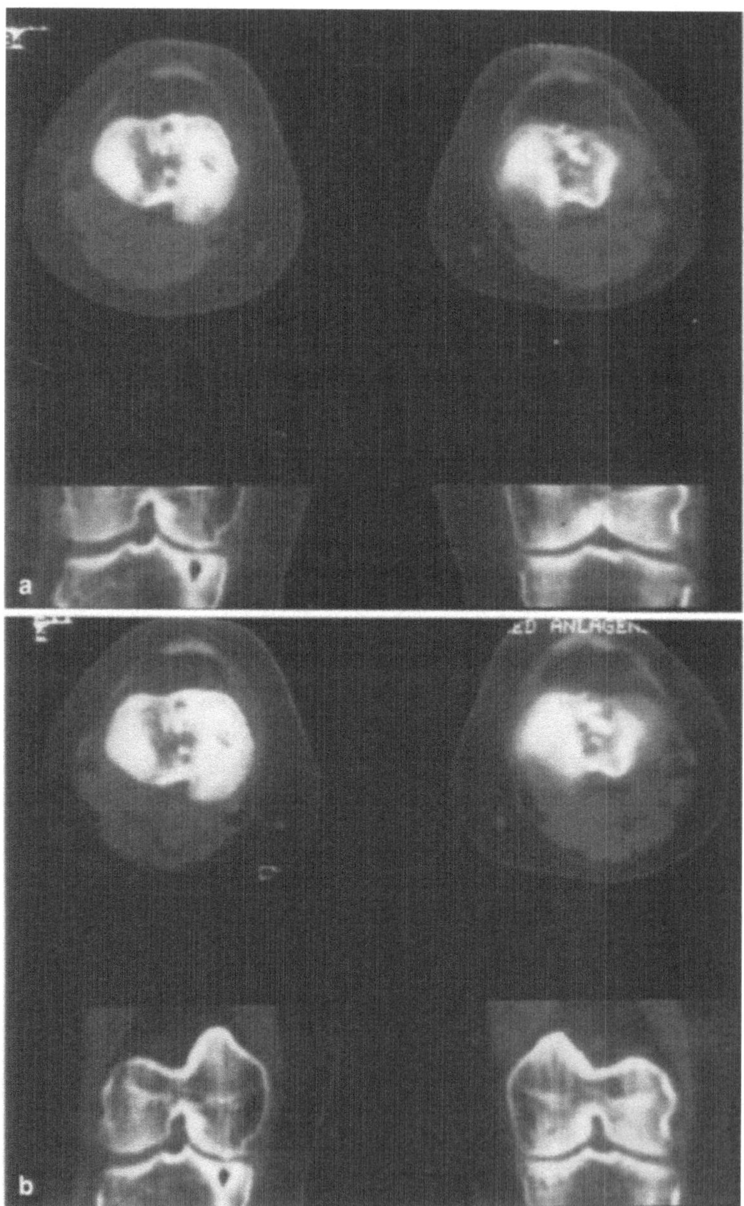

Abb. 1. a Knieuntersuchung mit konventioneller CT, **b** Knieuntersuchung mit Spiral-CT (s. Text)

Tabelle 1. CT-Untersuchung von Gelenken zur Strukturanalyse

Gelenk	Schichtdicke mm	Tischvorschub mm/s	Scanzeit s	Scanvolumen mm
Sprunggelenk	1	1	40	40
Knie	2	2	40	80
Hüfte	2	2	40	80
Schulter	2	2	40	80
Ellenbogen	2	2	40	80
Handgelenk	1	1	40	40
Kiefergelenk	1	1	40	40

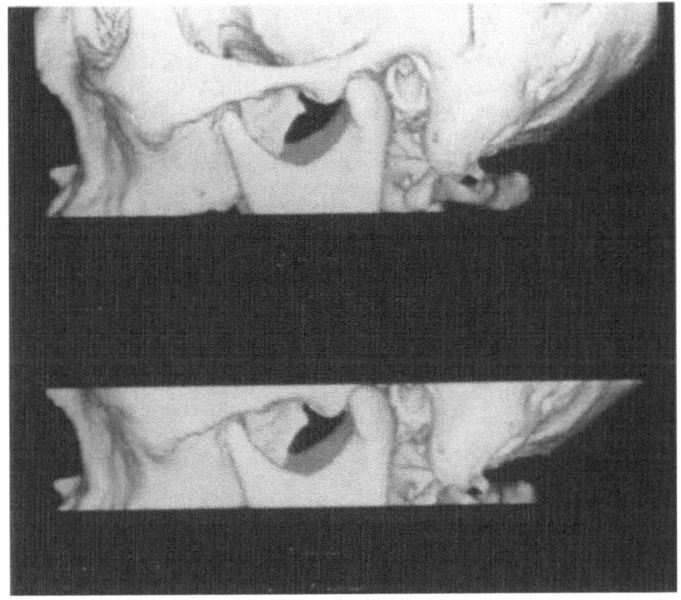

Abb. 2. Spiral-CT des Kiefergelenkes mit 1 mm Schichtdicke, oben mit Tischvorschub 2 mm/s, unten 1 mm/s

Tabelle 2. CT-Untersuchung von Gelenken zur Form- und Stellungsanalyse

Region	Schichtdicke mm	Tischvorschub mm/s	Scanzeit s	Scanvolumen mm
Becken	3	6	40	240
Patella	2	3	40	120
Fuß	2	3	40	120
Hand	2	3	40	120
Kopfgelenke	2	3	40	120
Gesichtsschädel	2	4	40	160
Skoliose	5	10	40	400

nützen wir die Möglichkeit des beschleunigten Tischvorschubes bei der Spiral-CT aus, um ein großes Scanvolumen zu erhalten (Abb. 2, Tabelle 2).

In der Wertung unserer Untersuchung sehen wir die Vorzüge einer Gelenkuntersuchung mit Spiral-CT in der extrem kurzen Untersuchungszeit, in dem großen erfaßten Volumen, in der reduzierten Strahlenbelastung bei gleicher diagnostischer Information im Vergleich zu konventionellem CT. Lediglich bei der Beurteilung von Bewegungssegmenten der Wirbelsäule mit Darstellung von Bandscheiben oder bei der Differenzierung von Weichteilprozessen mit diskreten Dichteunterschieden greifen wir im Rahmen orthopädischer und kieferorthopädischer Fragestellungen heute noch auf die Technik des konventionellen CT zurück.

Literatur

Hirschfelder H, Weber P (1992) Spiral-CT – A Valuable Tool for Orthopedic Examinations? In: Felix R, Langer M (Hrsg) Advances in CT II. Springer, Berlin Heidelberg New York, S 63–68

Kalender W, Seissler W, Klotz E, Vock P (1990) Spiral Volumetric CT with Single-Breath-Hold Technique, Continous Transport, and Continuous Scanner Rotation. Radiology 176:181–183

Polacin A, Kalender W, Marchal G (1992) Evaluation of Section Sensitivity Profiles and Image Noise in Spiral CT. Radiology 185:29–35

Hirschfelder U (1992) Die Spiral-CT-Aufnahmetechnik – erste Erfahrungen für kieferorthopädische Fragestellungen. Fortschr Kieferorthop 53:247–253

Die Bedeutung der Spiral-Computertomographie für die Primärdiagnostik von Wirbelfrakturen im thorakolumbalen Bereich

R. Michalik-Himmelman[1], R. Schlenzka[2], K. J. Klose[2], R. Leppek[1]
und G. W. Himmelmann[3]

[1] MZ für Radiologie, Abt. Strahlendiagnostik,
[2] MZ Operative Medizin II, Abteilung Unfallchirurgie,
[3] Institut für Medizinische Biometrie, Klinikum der Philipps-Universität Marburg,
Baldingerstr. 2, D-35043 Marburg

Einleitung

Bei der initialen radiologischen Diagnostik von Patienten mit einer Verletzung der Wirbelsäule ist es erforderlich, die traumatischen ossären Veränderungen rasch und präzise zu erfassen. Findet sich auf den Übersichtsaufnahmen ein fraglicher Befund, muß eine frische Fraktur ausgeschlossen oder bewiesen werden. Läßt sich anhand der Übersichtsaufnahmen bereits eine Fraktur nachweisen, müssen die morphologischen Veränderungen genau klassifiziert werden, da ggf. ein operativer Eingriff erforderlich ist [1]. Die Computertomographie ist z.Zt. das zuverlässigste Verfahren zur Klärung, ob eine Wirbelfraktur stabil ist [2].

Mit der Spiral-CT läßt sich auch bei multiplen Bewegungssegmenten ein Volumendatensatz in 30–40 Sekunden erfassen. Die Untersuchungszeit kann auf diese Weise drastisch reduziert werden. Im Gegensatz zu aneinander grenzenden transversalen Schichten bei der konventionellen CT muß man bei der Spiral-CT mit einer deutlich geringeren Dosis auskommen. Wir wollten mit unserer Untersuchung feststellen, wie genau sich Frakturen im thorakolumbalen Bereich erfassen lassen.

Material und Methode

Alle Patienten des Zeitraums November 1992 bis März 1993, bei denen wegen eines thorakolumbalen Traumas eine Computertomographie durchgeführt werden sollte, wurden mit der Spiral-CT untersucht. Es stand ein Somatom Plus S, zunächst mit der Software Version A2A, und später Version B1B zur Verfügung. Uns wurden zwei verschiedene Aufgaben gestellt: Zum einen handelte es sich um Patienten mit einer fraglichen Fraktur, zum anderen um Patienten, bei denen das Ausmaß einer Fraktur klassifiziert werden sollte. Bei den Patienten, bei denen die Indikation zu einer zusätzlichen konventionellen Tomographie gestellt wurde, wurden die Ergebnisse mit denen der Spiral-CT verglichen: Zwei Fachärzte befundeten unabhängig voneinander zunächst die Spiral-CT, wobei zusätzlich die Übersichtsaufnahmen zur Verfügung gestellt wurden. Anschließend beurteilten sie die konventionelle Tomographie. Die Frakturen wurden nach Wolter [3] eingeteilt. Wolter orientiert sich an der 3-Säulen Klassifikation von Denis [4] und McAfee [5].

Bei der Spiral-CT und der konventionellen Tomographie wurden in jedem Fall die angrenzenden Wirbel mit erfaßt. Die Längsausdehnung des Untersuchungsgebiets bestimmte die Schichtdicke. Als „Increment" wurden 4 mm und 1 mm gewählt. Schichtdicke und Vorschub waren in jedem Fall identisch. Wir untersuchten, ob ein geringeres „Increment" Frakturen besser erkennen läßt. Außerdem interessierte uns, ob dadurch die sekundären Rekonstruktionen besser gelingen.

Ergebnisse

12 Patienten wurden untersucht. Bei 26 Wirbeln, 17 thorakal und 9 lumbal, waren Frakturen nachzuweisen und zu klassifizieren. 10 Patienten konnten mit einer Schichtdicke von 4 mm untersucht werden, bei einem Patienten zwang das Ausmaß einer Mehretagenverletzung zu einer Schichtdicke von 8 mm. In einem Fall betrug die Schichtdicke 2 mm.

2 Patienten hatten eine neurologische Querschnittssymptomatik bei einer kompletten Berstungsfraktur. Sie wurden sofort nach der Computertomographie operiert. Das Ausmaß der ossären Verletzungen war durch die Spiral-CT genau zu erfassen (Abb. 1). Bei einem dieser Patienten deckte die CT eine 3-Säulen-Fraktur des cranial liegenden Wirbels auf. Die Übersichtsaufnahmen hatten hier einen unauffälligen Befund ergeben.

Bei 10 Patienten wurden 24 Wirbel zum Nachweis sowie eventuell zur Klassifikation eine Fraktur durch Spiral-CT und konventionelle Tomographie untersucht.

Nur in einem Fall konnte bei einem Befunder die konventionelle Tomographie eine Fraktur aufdecken, die anhand der Spiral-CT nicht diagnostiziert worden war. In diesem Fall war die mittlere Säule betroffen.

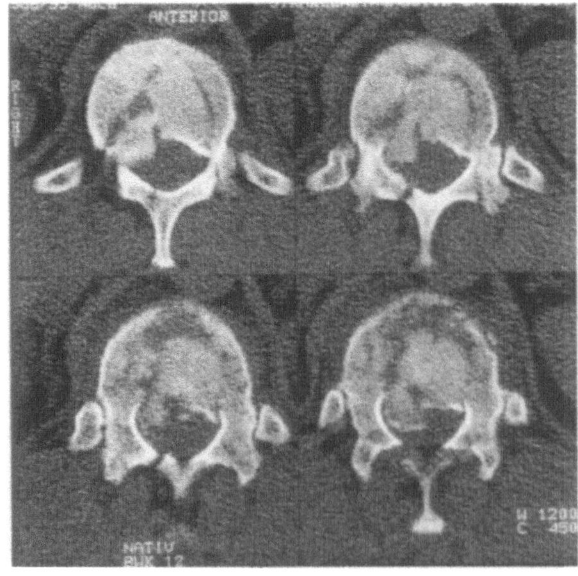

Abb. 1

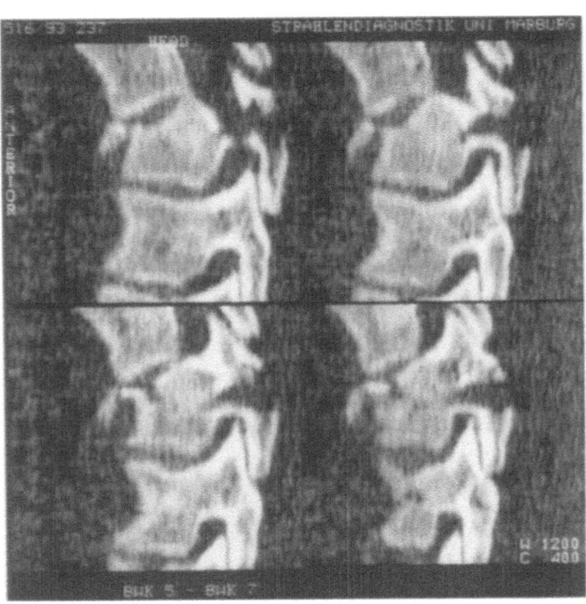

Abb. 2

Nach der zugrundegelegten Klassifikation, die die Betroffenheit der 3 Säulen berücksichtigt, ergab sich durch die konventionelle Tomographie ansonsten kein diagnostischer Gewinn. Im Fall einer Chance-Fraktur ist hingegen die räumliche Darstellung durch die konventionelle Tomographie wesentlich besser.

Die mit der serienmäßig zur Verfügung gestellten Software angefertigten sekundären sagittalen Rekonstruktionen sind bei einer Schichtdicke von 8 mm nicht diagnostisch. Auch eine Schichtdicke von 4 mm bringt gegenüber guten konventionellen Übersichtsaufnahmen keinen Vorteil. Erst bei einer Schichtdicke von 2 mm werden transversal verlaufende Frakturen ausreichend dargestellt (Abb. 2). Werden den Rekonstruktionen die Bilder mit 1 mm „Increment" zugrunde gelegt, kann die Bildqualität deutlich weiter verbessert werden.

Die mit 1 mm „Increment" berechneten Transversalschichten veränderten die zuvor erhobene Klassifikation nicht. Beide Untersucher schätzten sie jedoch, z.B. zur sicheren Abgrenzung feiner bandscheibennaher Frakturlinien gegenüber einem Partialvolumeneffekt.

In 4 Fällen wurden Frakturen durch die Befunder unterschiedlich eingestuft: In 3 Fällen betraf es die mittlere Säule, in 1 Fall die hintere Säule. Die Analyse dieser Differenzen zeigt, wie wichtig es ist, auch minimale Befunde, wie das Auftreten diskreter spingiöser Verdichtungszonen und kleiner Verwerfungen der Kontur zu beachten (Abb. 3).

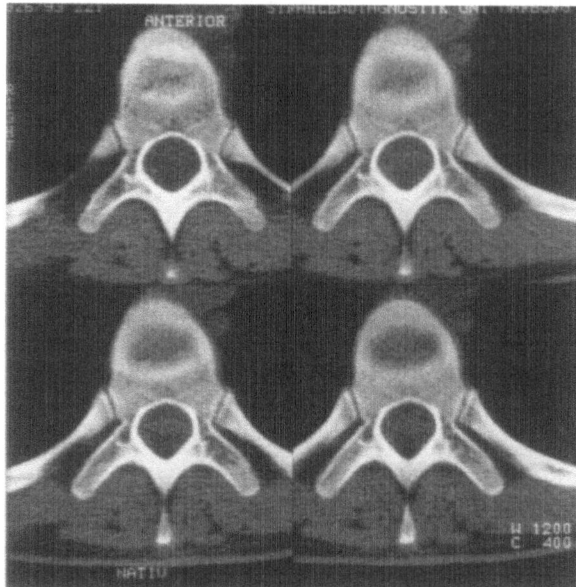

Abb. 3. BWK 10

Diskussion

Der geringe Zeitaufwand, mit dem die Spiral-CT durchgeführt werden kann, bietet insbesondere bei der Primärdiagnostik polytraumatisierter Patienten einen wesentlichen Vorteil.

Die Spiral-CT ermöglicht eine rasche und präzise Erfassung einfacher und Komplexer Frakturen.

Da meist eine Schichtdicke von mindestens 4 mm benutzt werden muß, ist es erforderlich, die sekundären Rekonstruktionen zu verbessern, um auch transversal verlaufende Frakturen räumlich darstellen zu können.

Literatur

1. Gotzen L, Puplat D, Junge A (1992) Indikation, Technik und Ergebnisse monosegmentaler dorsaler Spondylodesen bei Keikompressionsfrakturen (Grad II) der thorakolumbalen Wirbelsäule. Unfallchirurg 95:445–454
2. Wimmer B (1989) Computertomographie bei Wirbelsäulentrauma. Radiologe 29:441–446
3. Wolter D (Kongreßbericht 1988) Klassifikation und Prognose von Wirbelsäulenverletzungen. Langenbecks Arch Chir Suppl II
4. Denis F (1983) The three column spine and its significance in the classification of acute thoracolumbar spinal injuries. Spine 8:817–831
5. McAfee PC, Hansen AY, Fredrickson BE, Lubicky JP The Value of Computed Tomography in Thoracolumbar Fractures. J Bone and Joint Surg 65-A:461–473

Detektion kortikaler Veränderungen des Handskelettes beim Hyperparathyreoidismus mit der Direct-Magnification (DIMA)-Radiographie

H. Müller-Miny[1], T. Link[2], I. Braun-Anhalt[3], K.-H. Dietl[3] und P. E. Peters[2]

[1] Radiologische Klinik, Universität Bonn (Direktor: Prof. Dr. M. Reiser), Sigmund-Freud-Straße 25, D-53127 Bonn
[2] Institut für Klinische Radiologie, Universität Münster (Direktor: Prof. Dr. P. E. Peters), Albert-Schweitzer-Str. 33, D-48149 Münster
[3] Klinik und Poliklinik für Chirurgie, Universität Münster (Direktor: Prof. Dr. H. Bünte), Albert-Schweitzer-Str. 33, D–48149 Münster

Einleitung

Die Kortikalis der Phalangen des 2. und 3. Strahls der Hand ist der Prädilektionsort ossärer Veränderungen beim Hyperparathyreoidismus (HPT). Mit der Direct Magnification (DIMA) Radiographie steht ein Verfahren zur Verfügung, das theoretisch eine Auflösung von bis zu 100 LP/mm ermöglicht. Im Rahmen einer Interobserverstudie sollte geprüft werden, ob mit ihr eine bessere Detektion kortikaler Veränderungen gegenüber der Handskelettaufnahme in Mammographietechnik als derzeitige Referenzmethode möglich ist.

Methode

60 Patienten mit dem Verdacht eines primären (n = 5) oder eines tertiären (n = 55) HPT wurden untersucht. Bei 30 lag das Parathormon innerhalb der Norm (Intact PTH <60 pg/mL), bei den 30 anderen Patienten befand es sich im pathologischen Bereich (>100 pg/mL).

Alle Patienten erhielten von beiden Händen sowohl eine Röntgenaufnahme mit einem feinzeichnenden Film-Foliensystem (S50) als auch eine Aufnahme mit der Direct Magnification (DIMA) Radiographie, bei der eine 6- oder 8fache Vergrößerung gewählt wurde. Die Brennfleckgröße bei der konventionellen Aufnahme war 0,6 mm, bei der DIMA wurden ein Mikrofokus mit 40 bzw. 60 μm Brennfleck (Fa. Feinfokus, Garbsen) verwandt. Als Abbildungsmedium diente bei der Vergrößerungsmaßnahme die digitalen Lumineszenzradiographie (DLR) mit einer Empfindlichkeit von S600 oder S1200. Somit standen 240 Röntgenaufnahmen zur Auswertung zur Verfügung.

Fünf in der Skelettdiagnostik erfahrene Radiologen beurteilten die kortikalen Veränderungen anhand einer fünfstufigen Werteskala. Sie reichte von sicher normal bis sicher pathologisch über die Zwischenstufen wahrscheinlich normal, unklar normal // pathologisch und fraglich pathologisch. Die subperiostale Resorption wurde an der radialen und ulnaren Seite der Mittelphalanx und am Processus unguicularis DII und III bestimmt. Die intrakortikale Resorption wurde radial und ulnar am Mittelglied des Zeige- und Mittelfingers erfaßt, ein Urteil über die endostale Re-

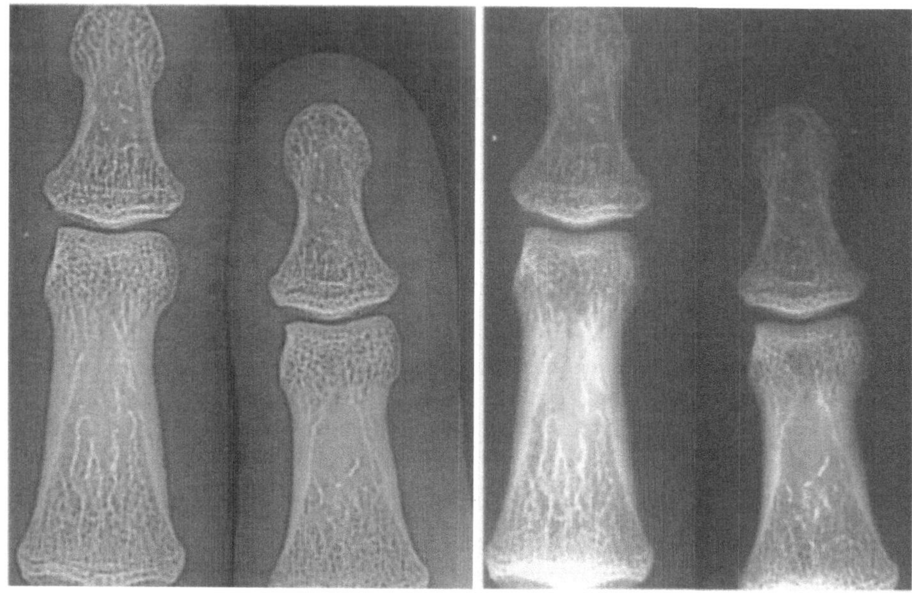

Abb. 1. Normalbefund ohne Alteration der Kortikalis

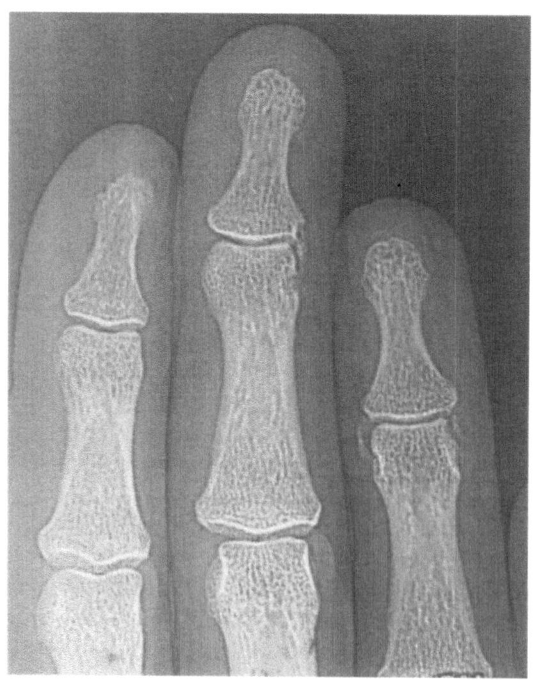

Abb. 2. Subperiostale Resorption am Processus unguicularis DII und III

sorption wurde entweder an der Mittelphalanx des zweiten oder dritten Strahls gestellt. Hierdurch wurde die Kortikalis an 11 Lokalisationen bewertet. Zusätzlich mußten die Beurteiler bestimmen, ob auf Grund der Skelettaufnahme ein HPT vorlag. Bei den Vergrößerungsaufnahmen erfolgte eine Aussage, welche der beiden Austastung der DLR (hochpaßgefiltert/konventionell) den höchsten Informationsgehalt besaß.

Die Angaben der Beurteiler wurden unmittelbar durch eine Hilfsperson in einem Personal Computer erfaßt, dessen Programm auch gleichzeitig den Zeitraum bestimmte, bis zu dem die einzelnen Antworten gegeben wurden.

Ergebnisse

Es wurden 14700 Bewertungen analysiert. Die subperiostale Resorption wurde mit der DIMA am häufigsten radial der Mittelphalanx an beiden Fingern nachgewiesen (36,3%; 35,6%) [DII; DIII] (Abb. 1, 2), gefolgt vom Processus unguicularis (30,6%; 23,6%) und der ulnaren Seite der Mittelphalangen (25,6%; 22,2%) bei möglichen Mehrfachnennungen (Abb. 3). Im Vergleich der konventionellen Aufnahmetechnik gegenüber der DIMA wurden bei der subperiostalen Resorption folgende Werte in der fünfstufigen Beurteilungsskala ermittelt: sicher normal: 38,8%/39,5% (Konv./DIMA), wahrscheinlich normal: 30%/19,3%, unklar normal//pathologisch: 13,1%/10,8%, wahrscheinlich pathologisch: 9,8%/12,8% und sicher pathologisch: 8,3%/17,6% (Abb. 4). Auf die Frage nach einer intrakortikalen Resorption wurden folgende Antworten erhalten: sicher normal: 29,5%/28,2% (Konv./DIMA), wahrscheinlich normal: 38,7%/27,6%, unklar normal//pathologisch: 11,1%/11,5%, wahrscheinlich pathologisch: 11,1%/13,9% und sicher pathologisch: 9,2%/18,8% (Abb. 5). Bei der Benennung der Diagnose wurde mit der DIMA eine 10% kürzere

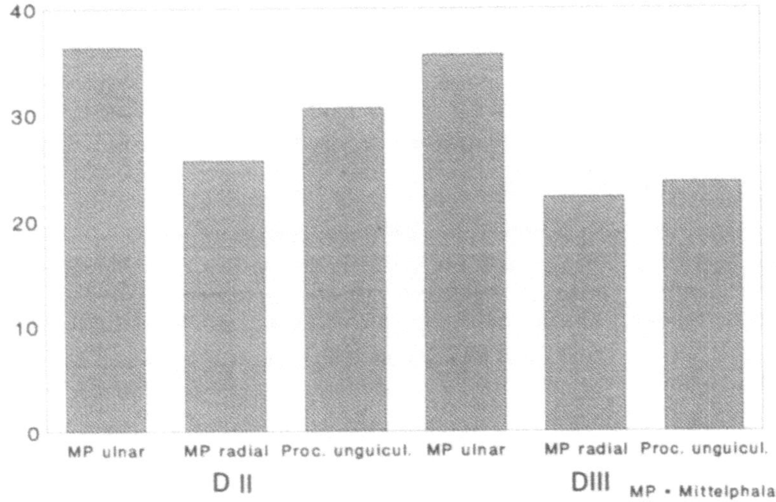

Abb. 3. Verteilung der subperiostalen Resorptionen (Lokalisationen)

Zeit im Vergleich zur konventionellen Röntgenaufnahme benötigt. Den höchsten Informationsgehalt der DLR wurde in 91% in der hochpaßgefilterten und nur in 9% in der konventionellen Austastung gefunden.

Diskussion

Die Vergrößerungsradiographie ist eine seit langem bekannte Technik, die bereits durch Röntgen selbst verwandt wurde. Limitierend sind für sie allerdings die bis jetzt gebräuchlichen Fokusgrößen, die lediglich eine bis zu 4fache Vergrößerung ohne eine geometrische Unschärfe erlauben. Mit der Entwicklung von Fokusdurchmessern in der Dimension von Mikrometern ist es nun möglich, Vergrößerungsaufnahmen herzustellen, die eine mehr als 4fache Vergrößerung zulassen. Sie erlauben es durch die Zunahme des Film-Objekt-Abstands eine Ortsfrequenzverschiebung zu niedrigeren Frequenzen zu erreichen [1] und theoretisch damit vormals nicht sichtbare Strukturen abzubilden.

Bei der Beurteilung von kortikalen und spongiösen Veränderungen der Hand stellt die konventionelle Röntgenaufnahme mit einem in der Mammographie üblichen Film-Foliensystem (S50) das Standardverfahren dar. Hieran sollte die DIMA mit der Mikrofokusröhre gemessen werden. Wegen der häufigen kortikalen Alterationen des Handskeletts erschien der Hyperparathyreoidismus (HPT) als geeignete Erkrankung, um dieses neue Verfahren zu prüfen. Seine bekannten Prädeliktionsstellen am zweiten und dritten Strahl erlaubten zudem den Objektausschnitt der DIMA auch ohne Kenntnis der Röntgenaufnahme der gesamten Hand richtig zu wählen. Die Beschränkung auf einen bestimmten Objektausschnitt ist durch das Film-Kasettenformat bedingt und abhängig vom Vergrößerungsfaktor. Deshalb wurden in unserer Studie mit der DIMA nur die Mittel- und Endphalanx des 2. und 3. Strahls abgebildet (Abb. 2).

Im Rahmen einer Interobserverstudie wurde nach der Zustimmung der Patienten sowohl eine Röntgenaufnahme in der bekannten Technik, wie auch eine Vergrößerungsradiographie angefertigt. Unsere nach den unterschiedlichen Lokalisationen aufgeschlüsselten Ergebnisse der subperiostalen Resorptionen decken sich mit den Angaben der Literatur [2, 3]. Wir fanden allerdings die Veränderung am Processus unguicularis nicht häufiger als an der Radialseite der Mittelphalanx. Gerade der Nagelfortsatz der Endphalanx wird von Sundaram als die sensitivste Stelle beschrieben [4, 5].

Die subperiostale Resorption wird als pathognomisch für den HPT angesehen [6]. In der Beurteilung der subperiostalen Resorption war bei den sicher normalen Befunden kein Unterschied zwischen der konventionelle Aufnahmetechnik und der DIMA, hingegen seltener ein wahrscheinlich normaler Befund mit der DIMA festgestellt worden. Auch die Bewertung unklar normal//pathologisch wurde seltener mit der DIMA getroffen, sehr viel häufiger war bei den Vergrößerungsaufnahmen fraglich pathologisch und mehr als doppelt so häufig die Diagnose sicher pathologisch bestimmt worden (Abb. 4, 5).

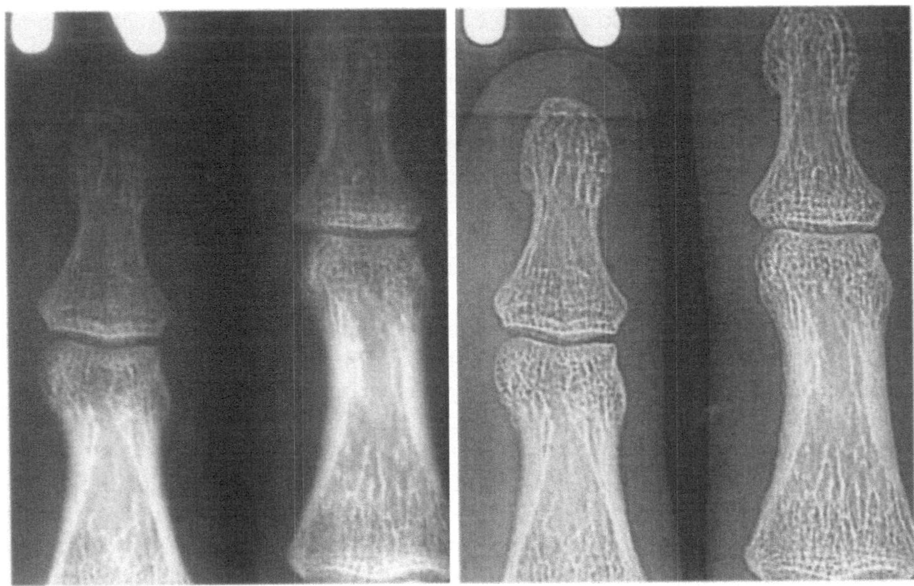

Abb. 4. Diskrete subperiostale Resorption an der Radialseite beider Mittelphalangen

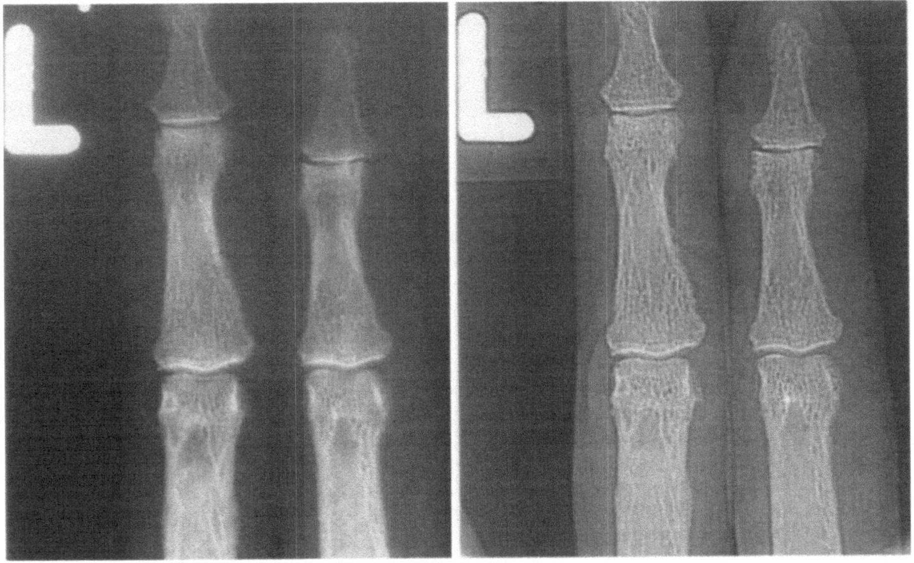

Abb. 5. Ausgeprägte subperiostale und intrakortikale Resorptionen

Die intrakortikale Resorptionszone wird als wenig spezifisch betrachtet, sie ist Ausdruck eines erhöhten Knochenumbaus und findet sich ebenso beim Hyperthyreoidismus oder der Akromegalie. Mit Hilfe der DIMA wurden weniger sicher und wahrscheinlich normale, dafür jedoch mehr unklar normal//pathologische, wahrscheinlich und sicher pathologische Befunde erhoben (Abb. 5).

Die endostale Resorption wird hingegen als unspezifisch für den Hyperparathyreoidismus angesehen, unsere Ergebnisse zeigten die gleiche Tendenz wie bei der intrakortikalen Resorption. Sie war allerdings immer auch in Kombination mit einer der beiden anderen kortikalen Alterationen nachweisbar, sodaß sie auf die Diagnose keinen Einfluß hatte.

Die Zeit bis zur Entscheidung, ob der Patient auf Grund der Aufnahme des Handskelettes einen HPT hatte, wurde mit der DIMA um 10% verkürzt. Hierbei ist natürlich nicht die Zeitersparnis relevant, vielmehr zeugt eine schnelle Diagnosefindung von der Qualität der Röntgenaufnahme und der Darstellung pathologischer Veränderungen.

Aufgrund des sehr viel höheren Informationsgehaltes der hochpaßgefilterten Aufnahme der DLR, halten wir diese sogenannte kantenangehobene Austastung für unbedingt notwendig. Die konventionelle Austastung könnte bei der speziellen Fragestellung eines HPT wegfallen, da hierdurch der Objektausschnitt bei der Vergrößerungsradiographie verdoppelt werden kann. Insgesamt zeigen die Ergebnisse dieser Studie, daß speziell bei der Verdachtsdiagnose eines HPT der primäre Einsatz der DIMA möglich ist. Sind jedoch auf Grund der Klinik des Patienten auch andere Erkrankungen mit Veränderungen des Handskeletts auszuschließen, so muß der Vergrößerungsradiographie die konventionelle Röntgenaufnahme vorausgehen.

Literatur

1. Stargardt A, Angerstein W (1975) Der optimale Abbildungsmaßstab bei der direkten Röntgenvergrößerung. Röfo 123:73–78
2. Jensen PS, Kliger AS (1977) Early radiographic manifestations of secondary hyperparathyroidism associated with chronic renal disease. Radiology 125:645–652
3. Genant HK, Heck LL, Lanzl LH, Rossmann K, Vander Horst J, Paloyan E (1973) Primary Hyperparathyroidism Radiology 109:513–524
4. Sundaram M, Philipp SR, Wolverson MK, Riaz MA, Rao BJ (1980) Ungual tufts in the follow-up of patients on maintenance hemodialysis. Skeletal Radiol 5:247–249
5. Sundaram M, Joyce PF, Shields JB, Riaz MA, Sagar S (1979) Terminal phalangeal tufts: Earliest site of renal osteodystrophy findings in hemodialysis patients. AJR 133:25–29
6. Meema HE, Oreopoulos DG, Meema S (1978) A roentgenologic study of cortical bone resorption in chronic renal failure. Radiology 126:67–74

Einsatz der Vergrößerungsradiographie bei traumatischen, posttraumatischen und postoperativen Knochenveränderungen

T. M. Link[1], W. Dee[2], J. Overbeck[2], W. Klein[2], H. Lenzen[1] und P. E. Peters[1]

[1] Institut für Klinische Radiologie (Direktor: Prof. Dr. P. E. Peters),
[2] Klinik und Poliklinik für Hand- und Unfallchirurgie (Direktor: Prof. Dr. E. Brug),
Albert- Schweitzer-Straße 33, D-48149 Münster

Einleitung

Nach wie vor steht die konventionelle röntgenologische Bildgebung in der traumatologischen Skelettdiagnostik an erster Stelle. Eine subtile, präzise Untersuchungstechnik ist erforderlich um die zum Teil diskreten ossären Veränderungen zu erkennen. Die Vergrößerungsradiographie führt hier zu einer Verfeinerung der konventionellen Bildgebung [1]. Das vergrößerungsradiographische Konzept ist alt [2, 3], konnte sich bisher jedoch nicht in der klinischen Routineanwendung durchsetzen [4]. Dies lag zum einen an der mangelnden Belastbarkeit der für die Vergrößerungsradiographie erforderlichen Mikrofoki, zum anderen an der hohen Strahlenbelastung. Durch die Entwicklung einer neuartigen mikroprozessorgesteuerten Mikrofokusanlage [5] und der Verwendung hochverstärkender Aufnahmetechniken konnten wichtige Hürden genommen werden. Ziel unserer Pilotstudie war die Wertigkeit der Vergrößerungsradiographie (DIMA) mit dem Prototyp einer neuartigen mikroprozessorgesteuerten Mikrofokusröhre zu untersuchen und die Indikationen bei traumatologischen Fragestellungen herauszuarbeiten.

Material und Methode

Im Rahmen der Pilotstudie wurden bei 110 Patienten mit unfallchirurgischen Fragestellungen neben konventionellen Aufnahmen vergrößerungsradiographische Zielaufnahmen angefertigt. Zur Verfügung stand der Prototyp einer Mikrofokusröhre (Firma Feinfocus, Garbsen) mit einem Brennfleck von 20–130 mm. Je nach Objektdicke erfolgten die Aufnahmen mit einer Fokusgröße von 60–100 μm und einer Aufnahmespannung von 50–70° kV. Die Anlage erlaubt Vergrößerungen von 1,1–9fach, jedoch wurden die Aufnahmen in der Regel mit 5facher Vergrößerung durchgeführt. Zur Vermeidung des Schwarzschildeffekts und somit zur Senkung der Strahlendosis wurden als Bildaufnahmesystem digitale Speicherfolienkassetten (Fa. Fuji, Tokyo) verwendet, die Bildempfängerdosis entsprach der eines konventionellen 800er Film-Folien-Systems (1,25 μgy in der Filmebene). Die Auslesung erfolgte am FCR AC-1 (Fa. Fuji) in konventionell angeglichener und kantenbetonter Form.

Ergebnisse

Die durchschnittliche Belichtungszeit an der Hand (n = 71) betrug 0,63 s, am Fuß (n = 14) 0,9 s, am Ellbogen (n = 3) 1,9 s, am Unterarm (n = 14) 0,79 und am Femur und Unterschenkel (n = 8) 2,9 s. Die Strahlenbelastung lag bei 5facher Vergrößerung bei ca. 0,9 mGy Hautoberflächendosis, in der Größenordnung konventioneller Aufnahmen. Folgende Indikationen führten zu den Mikrofokusaufnahmen: Beurteilung der Frakturheilung (36 Fälle), Verdacht auf Osteitis (18 Fälle), frische Frakturen (22 Fälle), postoperative Veränderungen (u.a. Beurteilung von Osteosynthesematerial) (30 Fälle) und Fremdkörper (4 Fälle). In 40 Fällen hatte die Vergrößerungsradiographie entscheidende Bedeutung bei der radiologischen Diagnostik, insbesondere bei der Beurteilung der Frakturheilung und bei klinischem Verdacht auf Osteitiden.

Wichtige Zusatzinformationen lieferte die Vergrößerungsradiographie auch bei der Frage nach feinen Fissuren im Knochenkantenbereich sowie Weichteilverkalkungen und Fremdkörpern. Insgesamt hatte die Vergrößerungsradiographie im Bereich von Grenzflächen (Kortikalis zu Weichteilen, Kortikalis zu Spongiosa) einen größeren Informationsgewinn als intraossär.

Diskussion

Als Hauptindikationen für die Vergrößerungsradiographie in der Unfallchirurgie und Traumatologie ließen sich die Frakturheilung, die Fragestellung Osteitis und die Diagnostik von Absprengungsfrakturen herausarbeiten.

Frakturheilung

Ziel bei der röntgenologischen Verlaufskontrolle von Frakturen ist es möglichst früh die erste endostale und periostale Kallusbildung zu erkennen, um dann, je nach Osteosyntheseverfahren, eine Dynamisierung einzuleiten [6]. Im weiteren Verlauf ist die genaue Beurteilung und quantitative Abschätzung der Kallusbildung erforderlich [7], auch gilt es Komplikationen bei der Frakturheilung früh zu erkennen [8]. Die frühe periostale und endostale Kallusbildung, insbesondere bei der Spaltheilung (Z.n. (Platten-)Osteosynthese) liegt unter der Nachweisbarkeitsschwelle der konventionellen Röntgendiagnostik, sie ist jedoch vergrößerungsradiographisch darstellbar. Die erkennbare Feinmorphologie steht im Einklang mit der histologischen Knochenbruchheilung [9].

Osteitis

Postoperativ und posttraumatisch, insbesondere nach offenen Frakturen, ist die Osteitis eine gefürchtete Komplikation [10]. Die Osteitis erfordert eine therapeutische Intervention sei es durch chirurgische Maßnahmen, Spül-Saug-Drainagen oder lokalantibiotische Maßnahmen, verbunden mit Ruhigstellung [10]. Der erste diagno-

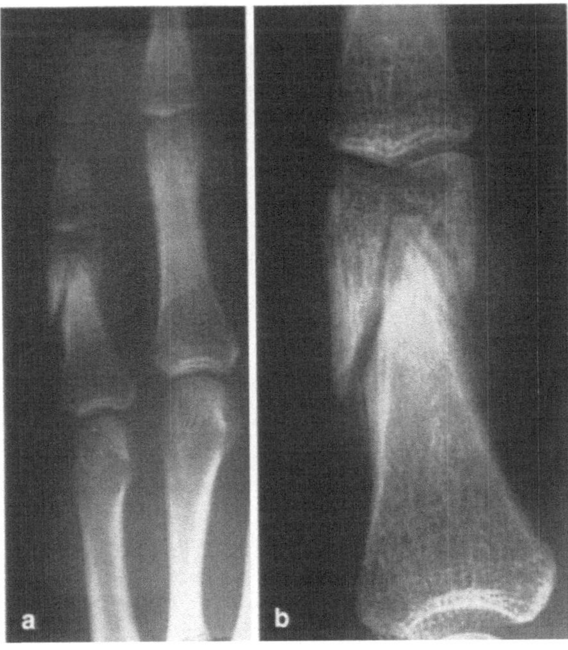

Abb. 1. a 5 Wochen nach Fraktur, konventionelle 1:1 Aufnahme (optisch nachvergrößert), noch kein Nachweis einer Durchbauung. **b** DIMA-Aufnahme mit 5facher Vergrößerung, gleiches Untersuchungsdatum, erste periostale Kallusbildung nachweisbar

stische Schritt, bei Verdacht auf Osteitis, nach der klinischen Untersuchung ist die konventionelle Röntgendiagnostik. Durch das ergänzende Vergrößerungsradiogramm kann diese optimiert werden: feine resorptive und proliferative Veränderungen können frühzeitiger diagnostiziert und im Verlauf besser beurteilt werden. Winckler [10, 11] vollzog dies am experimentellen Modell nach: Kaninchenfemora wurden mit Staphylokokkus aureus Suspension beimpft, konventionell radiologische und vergrößerungsradiographische Untersuchungen schlossen sich an, die anschließende histologische Aufarbeitung zeigte die gute Übereinstimmung von Histologie und Vergrößerungsradiographie sowie die typische Morphologie osteitischer Veränderungen im Vergrößerungsradiogramm, wie periostale Knochenneubildung, Spikulaebildung und Sequestrierung. Unklare Befunde auf den konventionellen Aufnahmen konnten sicherer interpretiert werden.

Absprengungsfrakturen

Feine Knochenfragmente, die aus der Kortikalis herausgesprengt werden, sind konventionell radiologisch mitunter schwer zuzuordnen, unscharfe Knochenkonturen können als Absprengungsfrakturen fehlinterpretiert werden. Hier erlaubt die Vergrößerungsradiographie durch die bessere Beurteilbarkeit der Feinmorphologie ergänzende Aussagen. Andererseits ist der Informationsgewinn bei intraossär verlaufenden Frakturen kritisch zu beurteilen [12].

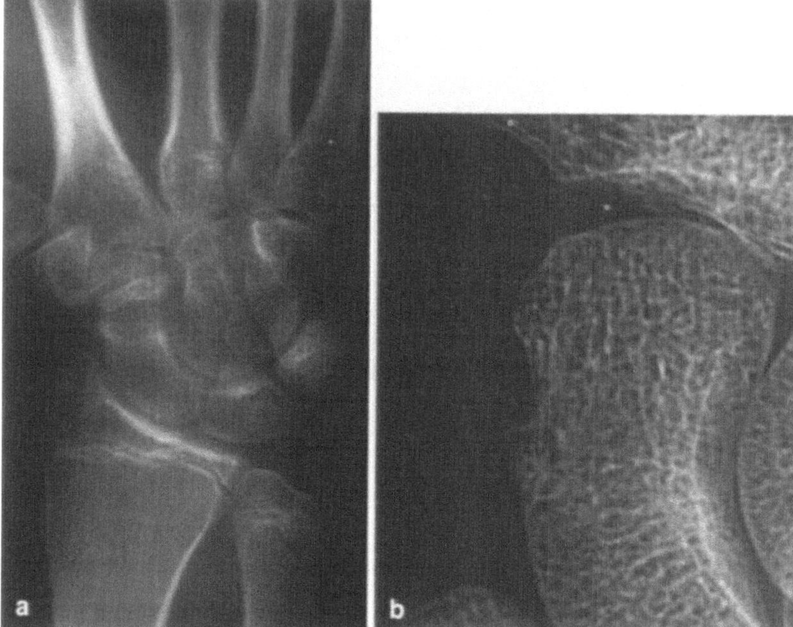

Abb. 2. a Handgelenkstrauma. Auf der konventionellen Aufnahme (optisch nachvergrößert) Nachweis einer unregelmäßigen Kontur des Os naviculare lateralseitig, jedoch kein Frakturnachweis. **b** Vergrößerungsradiographie: Infraktion sowie Absprengung eines kleinen Fragments aus dem Os naviculare jetzt deutlich erkennbar

Die *Kombination der Vergrößerungsradiographie mit der digitalen Radiographie* führt durch den fehlenden Schwarzschildeffekt zu einer Dosissenkung. Desweiteren wird die geringere Ortsauflösung der digitalen Radiographie gegenüber der konventionellen Bildgebung überkompensiert und die Möglichkeit der Bildnachbearbeitung sowie der große Dynamikumfang lassen sich voll ausschöpfen [13].

Schlußfolgerung

Bei Frakturheilung, Absprengungsfrakturen und Osteitis liefert die Vergrößerungsradiographie in der Röntgendiagnostik traumatischer und posttraumatischer Skelettveränderungen wertvolle Zusatzinformationen.

Literatur

1. Doi K, Genant H, Rossmann K (1976) Comparison of image quality obtained with optical and radiographic magnification techniques in fine detail skeletal radiography: effect of object thickness. Radiology 118:189–195
2. Büchner H (1954) Direkte Röntgenvergrößerung und normale Aufnahme. Vergleichende Untersuchungen zur klinischen Abklärung. Fortschr Röntgenstr 80:71–87

 3. Zimmer EA (1953) Die praktische Anwendung und die Ergebnisse der radiologischen Vergrößerungstechnik. Fortschr Röntgenstr 78:164–169
 4. Reuther G, Kronholz H-L, Hüttenbrink KB (1991) Entwicklung und Perspektiven der medizinischen Vergrößerungsradiographie. Radiologe 31:403–406
 5. Gebureck P, Fredow G, Sperner W (1991) Anlagenkonzept eines Mikrofokusröntgensystems für die klinische Anwendung. Radiologe 31:407–412
 6. Brug E, Winkler S (1991) Zurück zur Kallusheilung durch dynamisierbare Osteosyntheseverfahren. Radiologe 31:165–171
 7. Müller-Miny H, Erlemann R, Baranowski D, Roos N, Peters PE (1991) Radiologische Beurteilung von Osteosynthesen. Radiologe 31:179–185
 8. Rosenthal H, Freier W, Galanski M (1991) Komplikationen der Osteosynthese im Röntgenbild. Radiologe 31:186–191
 9. Weissmann BN, Sledge CB (1986) Orthopedic Radiology. W B Saunders, Philadelphia London Toronto
10. Winckler S (1992) Über die Freisetzung von Ciprofloxacin aus resorbierbaren Polyglykolsäurekörpern. Eine neuentwickelte Wirkstoff-Träger-Kombination unter besonderer Berücksichtigung ihrer Anwendung bei Knocheninfektionen. Habilitationsschrift Universitätsklinik Münster
11. Winckler S, Richter K-D (1991) Direktradiographische Vergrößerung bei Knocheninfektionen. Radiologe 31:447–451
12. Reuther G, Schilgen M, Wiesmann W, Peters PE (1992) Verbesserte Frakturdetektion durch direktradiographische Vergrößerung. Zentralbl Rad 146:54

DIGIMEAS –
Expertensystem für die digitale Skelett-Morphometrie

W. Golder, A. Wunderlich und P. Gerhardt

Institut für Röntgendiagnostik, Technische Universität München, Klinikum rechts der Isar, Ismaninger Straße 22, D-81675 München

In der beinahe hundertjährigen Geschichte der Röntgendiagnostik sind zahllose Verfahren zur Vermessung von Winkeln, Distanzen und Positionen beschrieben und propagiert worden und es hat sich unübersehbar viel statistisches Material zu Form und Größe der Skelettelemente in den verschiedenen Projektionen angesammelt. Die Vermessung von Röntgenbildern zu diagnostischen Zwecken wird dennoch im allgemeinen zu wenig praktiziert. Die Arbeit am Schaukasten mit Lineal und Winkelmesser ist umständlich, die Resultate sind nur bedingt archivierbar. Man beschränkt sich daher vielfach auf wenige gut eingeführte und bewährte Meßverfahren wie die Bestimmung der Skoliosewinkel. Der gewaltige Thesaurus der Verfahren zur Skelett-Morphometrie wird damit freilich bei weitem nicht ausgeschöpft.

Einen Ausweg aus dieser Situation verspricht die Digitale Lumineszenzradiographie. Mit ihrer Hilfe können die Röntgenbilder nicht nur nachverarbeitet und optimiert werden, sondern der in das System integrierte Auswertecomputer erlaubt auch die direkte interaktive metrische Analyse der Bilder, z.B. einer Beckenübersichtsaufnahme. Diese technischen Möglichkeiten legten den Gedanken nahe, in den Auswerteplatz der Speicherfolienanlage ein Vermessungsprogramm zu integrieren, das die radiologische Skelett-Morphometrie vollständig erschließt und gleichzeitig das für den rationellen Einsatz und die leistungsfähige Analyse der Resultate erforderliche Wissen mitliefert, ein sogenanntes Expertensystem also. Als Expertensystem bezeichnet man nach einem Vorschlag von *Puppe* ein Programm, mit dem das Spezialwissen und die Schlußfolgerungsfähigkeit von Fachleuten in einem eng umgrenzten Aufgabenbereich nachgebildet werden soll. Um ein Expertensystem zu konstruieren, muß das Wissen formalisiert, im Computer repräsentiert und gemäß einer Problemlösungsstrategie manipuliert werden.

Das Wissen über die radiologische Knochen- und Gelenkvermessung ist im Schrifttum weit verstreut. Aus der Fülle der Methoden galt es eine Auswahl zu treffen, in der die Durchführbarkeit, der praktische Wert für die verschiedenen Disziplinen, aber auch die Wettbewerbssituation im Vergleich mit anderen bildgebenden Verfahren zu berücksichtigen waren. Gleichzeitig wurde angestrebt, Parameter mit inhaltlich verwandten Aussagen (z.B. die Meßstrecken am kraniozervikalen Übergang) zusammenzufassen. So entstand eine Auswahl von 141 Parametern – Strecken, Winkel, Indizes und semiquantitative Klassifikationen –, die zu 46 Programmpunkten zusammengefaßt wurden. 32 Punkte erlauben die Beantwortung orthopädischer, 15 zusätzlich diejenige traumatologischer Fragestellungen. Damit stehen diese beiden klinischen Disziplinen eindeutig an der Spitze der Interessentenliste. In der

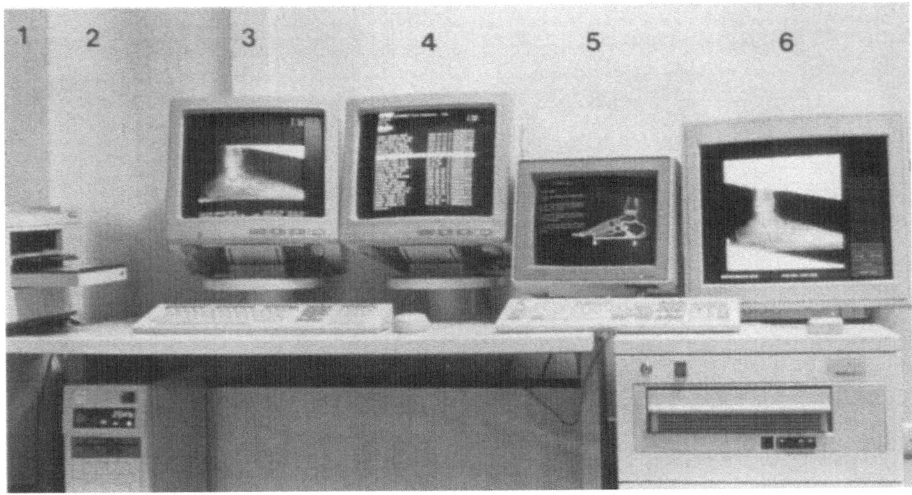

Abb. 1. DIGIMEAS-Workstation (Gesamtansicht). *1* Videoprinter; *2* IBM-kompatibler Personalcomputer; *3, 4* Auswertebildschirme des interaktiven Arbeitsplatzes der Speicherfolienanlage (Digiscan, Siemens AG, Erlangen, Röntgen-Systeme); *5* Instruktionsmonitor des Expertensystems; *6* Auswertemonitor des Expertensystems

Mittelgruppe befinden sich die Pädiatrie und Neurologie. Für die HNO-Heilkunde und Mund-Kiefer-Gesichtschirurgie ist jeweils lediglich ein Meßverfahren von besonderer Bedeutung. Die 46 Programmpunkte ließen sich zwanglos auf die fünf großen topographisch-anatomischen Regionen des menschlichen Skeletts verteilen.

Zur technischen Realisierung des Programms: Die an den interaktiven Arbeitsplatz einer Speicherfolienanlage der Fa. Siemens angeschlossene Workstation besteht aus einem IBM-kompatiblen Personal-Computer mit Netzwerk und zwei Graphikkarten, einem VGA-Monitor, einem High Definition-Farbmonitor und einem Videoprinter (Abb. 1).

Der praktische Ablauf einer Messung wird am Beispiel der Bestimmung der knöchernen Interorbitaldistanz (Abb. 2a–h) demonstriert.

Der Benutzer erhält zusätzlich zum digitalen Originalröntgenbild aus dem Videoprinter ein Farbdokument seiner Messung, in dem der aktuelle Wert und der Normbereich des ermittelten Parameters festgehalten sind. Wenn mehrere Meß- und Normwerte anfallen wie bei der Ermittlung des Sagittaldurchmessers der HWS zwischen C1 und C7, werden am Schluß sämtliche Werte ausgedruckt.

Die Basis des Programms bilden die klassischen Winkel- und Streckenmessungen an den großen Gelenken (z.B. der CCD-Winkel des Femur) sowie im Bereich der Hände (z.B. Achsen der Handwurzelknochen) und Füße (z.B. Hallux valgus-Winkel). Wegen ihrer geringen Aussagekraft nicht berücksichtigt wurde die Vermessung der Breite bzw. Tiefe der radiologischen Gelenkspalte. Dazu treten in mehreren Regionen semiquantitative Verfahren wie die Vermessung der Protrusio acetabuli mit Hilfe der KOHLERschen Linie oder die Morphometrie der Epiphyseolysis capitis femoris. Außerdem wurden Verfahren aufgenommen, die über die Morphometrie hinaus Aussagen zur Funktion gestatten wir die Bestimmung des Bewe-

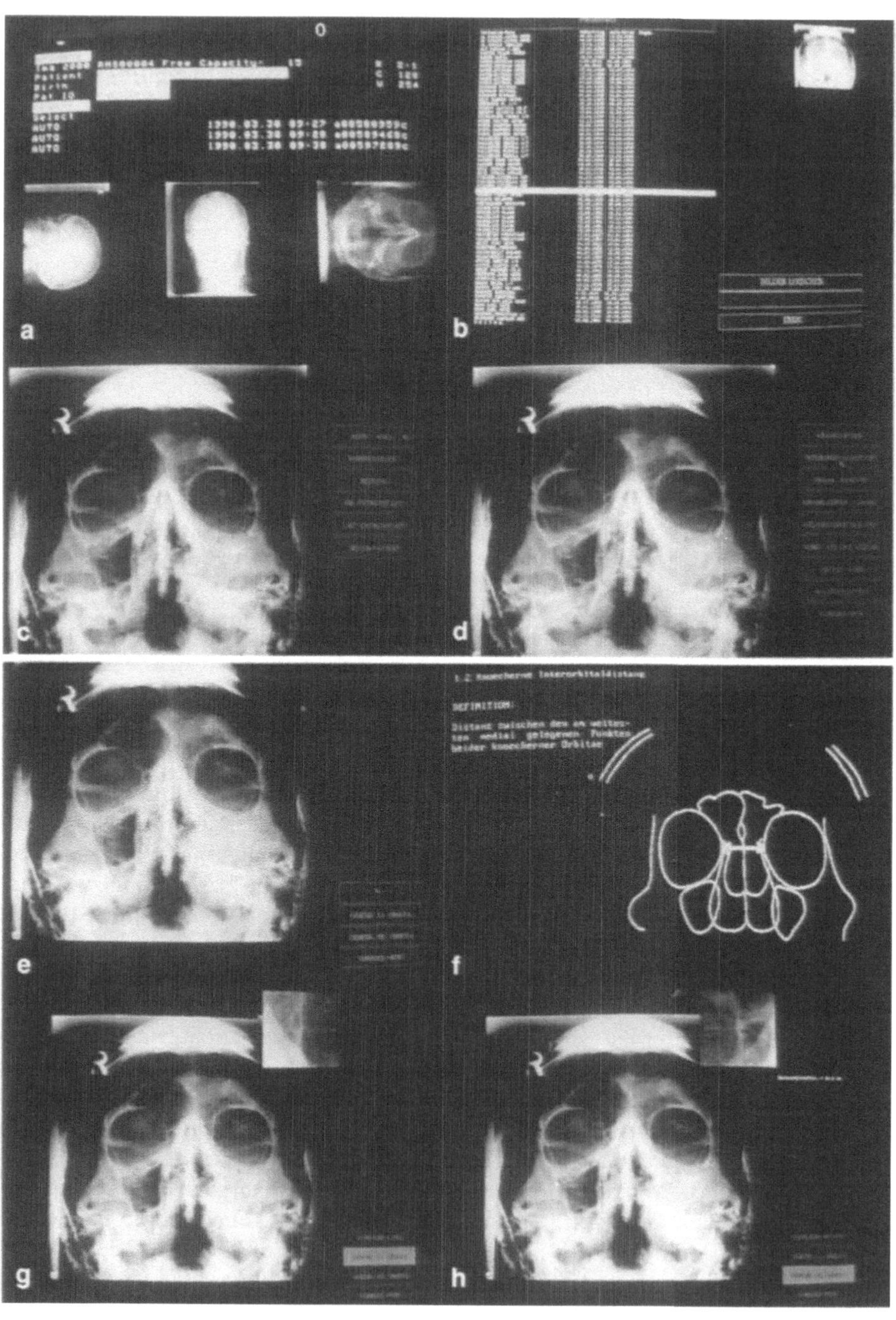

Abb. 2a–h

Abb. 2a–h. Praktische Durchführung einer morphometrischen Analyse mit Hilfe des Expertensystems DIGIMEAS, demonstriert am Beispiel der Bestimmung der knöchernen Interorbitaldistanz.
a Auswahl und Optimierung des Radiogramms am Bildschirm des interaktiven Arbeitsplatzes; **b** Transfer des Bildes in die Patientenliste; **c** Blättern im Pull down-Menü I: Auswahl der Regionen; **d** Blättern im Pull down-Menü II: Auswahl des regionalen Meßverfahrens; **e** Aufruf des Programmpunkts: Knöcherne Interorbitaldistanz; **f** Auswerteskizze am Instruktionsbildschirm; **g** Markierung des 1. Meßpunkts, fakultativ mit Lupenvergrößerung; **h** Markierung des 2. Meßpunkts und Meßwertanzeige

gungsumfanges im Handgelenk. Die Kinderradiologie ist mit einer Reihe spezieller Verfahren vertreten, z.B. der Bestimmung der Länge der Metakarpalia und Phalangen als Beitrag zur Differentialdiagnose seltener kongenitaler und endokrinologischer Erkrankungen sowie der Bestimmung des Skelettalters an der Hand. Dabei handelt es sich zwar nicht um ein morphometrisches Verfahren im engeren Sinne, sondern um eine auf Piktogrammen basierende Vergleichsmethode. Die Frage nach dem Skelettalter wird jedoch in der Praxis so häufig gestellt, daß das Verfahren in das Expertensystem aufgenommen wurde.

Das jedem einzelnen Programmpunkt zugeordnete Expertenwissen wurde in einheitlicher Weise formalisiert. Es ist in einem begleitenden Textbuch vollständig enthalten und besteht aus jeweils acht Elementen:

- Der exakten und unmißverständlichen Definition des Meßparameters und der zu seiner Ermittlung erforderlichen Referenzpunkte
- Der Bezeichnung des klinischen Einsatzbereichs
- Der technischen Anleitung zur Herstellung des digitalen Radiogramms in Text und Graphik
- Der ausführlichen Meßanleitung in Text und Bild
- Der Nennung der Normalwerte bzw. des Normalbereichs, wobei die Referenzwerte – sofern erforderlich – nach Alter und Geschlecht aufgeschlüsselt sind
- Hinweisen zu Aussage und Aussagekraft der Messungen
- Dem ausführlichen wissenschaftlichen Kommentar und
- Dem Literaturverzeichnis.

Auf dem Auswertebildschirm erscheinen die Definition, die Meßanleitung, der Normalwert bzw. Normalbereich, die Interpretationshilfe und der aktuelle Meßwert.

Die experimentelle Testung und klinische Erprobung des Expertensystems lassen folgende Schlüsse zu:

- DIGIMEAS stellt die radiologische Skelett-Morphometrie auf eine einheitliche formale und apparative Basis. Dadurch werden die radiologischen Messungen auf Speicherfolienbildern vereinfacht, beschleunigt und standardisiert.
- Das System vermittelt Expertenwissen zur Skelett-Morphometrie in verständlicher Form und wird so gleichsam zum Ersatz für die Literatur zum selben Thema. Gleichzeitig eignet es sich als Instrument für die Ausbildung des diagnostischen Radiologen in der Vermessung des Skeletts.

- DIGIMEAS verbessert die Nutzung des Informationsgehalts von Röntgenbildern der Knochen und Gelenke und steigert so die Zuverlässigkeit von Entscheidungen, die auf der metrischen Auswertung von Radiogrammen beruhen.
- Es darf erwartet werden, daß das Expertensystem die Skelett-Morphometrie grundsätzlich fördert, indem es weniger bekannte Verfahren publik macht, die Auswertung größerer Bildserien erleichtert und zur Überprüfung der bisher gültigen Normwerte anregt.
- Die digitalen Messungen können spätestens nach Überwindung der Einarbeitungsphase mit einer Genauigkeit und Reproduzierbarkeit durchgeführt werden, die jener der konventionellen Morphometrie vergleichbar sind.
- Die Speicherfolientechnik eröffnet die Möglichkeit, die Bilder in der für die Vermessung optimalen Weisse nachzubearbeiten und so die Ausspielung exakt an die morphometrische Fragestellung anzupassen. Dadurch können auch primär mangelhaft belichtete Bilder mit Hilfe von DIGIMEAS metrisch befriedigend ausgewertet werden.
- Die Speicherfolientechnik eröffnet zudem realistische Möglichkeiten für eine teilweise beträchtliche Dosisreduktion. Damit bietet sich DIGIMEAS in besonderer Weise für metrische Verlaufskontrollen von Skelettanomalien im Kindes- und Jugendalter an.
- Schließlich besteht jederzeit die Möglichkeit, das gegenwärtige Programmangebot um neue Parameter zu ergänzen bzw. es um Spezialprogramme z.B. für die Handchirurgie oder Teilbereich der Kinderheilkunde zu erweitern.

Literatur

Puppe F (1988) Einführung in Expertensysteme. Springer, Berlin Heidelberg New York

Die Entwicklung des Expertensystems DIGIMEAS ist Resultat einer mehrjährigen Zusammenarbeit zwischen dem Institut für Röntgendiagnostik der Technischen Universität München, Klinikum rechts der Isar, und der Siemens AG, Erlangen, Medizintechnik, Bereich Röntgen-Systems.

Texturanalyse diagnostischer MR-Bilder:
Eine neue Methode der Knochenmarkdiagnostik

S. Heiland[1], G. Brix[1], I. Zuna[1], K. Jarosch[1], A. D. Ho[2], M. V. Knopp[1]
und W. J. Lorenz[1]

[1] Forschungsschwerpunkt Radiologische Diagnostik und Therapie, Deutsches Krebsforschungszentrum, Postfach 101949, D-69121 Heidelberg
[2] Medizinische Klinik und Poliklinik (V), D-69121 Heidelberg

Einleitung

Die T1-gewichtete Spin-Echo (SE) Technik stellt für die in vivo Diagnose von Knochenmarkerkrankungen ein sehr sensitives Verfahren dar. Da zudem große Teile des Markraumes dargestellt werden, können auch fleckförmige Infiltrationen zur Darstellung gelangen, die der konventionellen Knochenmarkbiopsie möglicherweise verborgen bleiben. Die Spezifität der T1-gewichteten Bildgebung ist dagegen gering. Daher wurden in einigen Arbeitsgruppen Methoden der quantitativen MRT (z.B. die spektrale Fett-Wasser-Trennung bzw. die biexponentielle Analyse von 1H-Spin-Spin-Relaxationsprozessen) angewandt, um eine Knochenmarkcharakterisierung zu ermöglichen. Der Nachteil dieser Verfahren ist jedoch, daß sie zusätzlich Meßzeit und eine zeitaufwendige Nachverarbeitung der Bilddaten erfordern. Ziel dieser Studie war es zu untersuchen, welche Möglichkeiten die statistische Texturanalyse bietet, Knochenmark mit Hilfe konventioneller diagnostischer MR-Bilder zu charakterisieren.

Methoden

Patienten: In dieser Studie wurden 59 gesunde Probanden (18–71 Jahre), 14 Leukämie-Patienten (HCL bzw. CML; 40–68 Jahre) und 22 Patienten mit Morbus Hodgkin (22–54 Jahre) untersucht. Bei sämtlichen Patienten war der Knochenmarkbefall histologisch gesichert.

Untersuchungen: Die Untersuchungen wurden an einem 1.5 T MR-Tomographen (MAGNETOM 63/84 SP; Siemens, Erlangen) mit der Ganzkörperspule durchgeführt. Von allen Patienten/Probanden wurden coronare T1-gew. SE-Bilder (TR = 600 ms, TE = 15 ms, FOV = 500 mm, TH = 5 mm, NEX = 4) der Markräume des Beckens akquiriert.

Nachverarbeitung und statistische Analyse: In allen Bildern wurde interaktiv das Knochenmark der Lendenwirbelkörper LWK2–LWK5 als Region of Interest (ROI) definiert und jede ROI auf den Mittleren Grauwert des subkutanen Fettgewebes normiert. Für jede der ROIs wurden 180 Texturparameter [2] berechnet, die die Helligkeit, die Mikrotextur und die Makrotextur beschreiben. Mit Hilfe einer Korre-

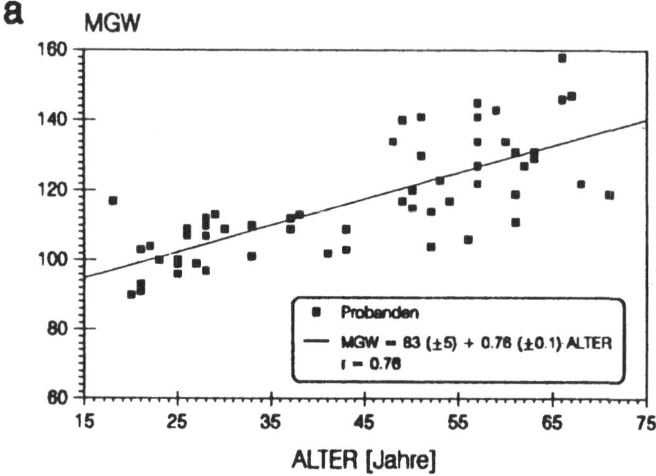

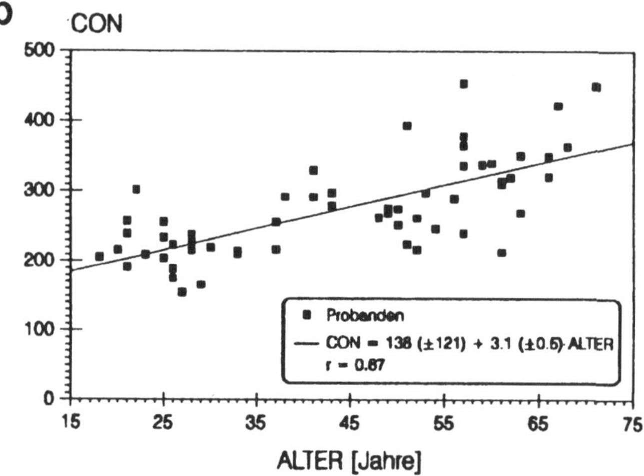

Abb. 1a, b. Altersabhängigkeit des Mittleren Grauwerts (**a**) und des Kontrasts (**b**). Die Parameter wurden aus den T1-gewichteten Bildern der Probanden berechnet

lationsanalyse und eines zwei-Klassen-Diskriminierungstests wurde der Satz von Parametern extrahiert, der die beste Trennung zwischen Probanden und den beiden Patientenkollektiven liefert. Schließlich wurde ein Klassifikationstest durchgeführt, um die Verläßlichkeit der Diskriminierung mit Hilfe der ermittelten Parameter zu bestimmen.

Visuelle Begutachtung: Zusätzlich zu der statistischen Analyse wurden alle T1-gewichteten Bilder von zwei erfahrenen Ärzten visuell begutachtet und klassifiziert (Abb. 1).

Tabelle 1. Ergebnisse des Klassifikationstests für die Diskriminierung von Probanden, Morbus Hodgkin- und Leukämiepatienten

| | Diskriminierung von | | |
	Probanden M. Hodgkin-Patienten	Probanden Leukämie-Patienten	M. Hodgkin-Patienten Leukämie-Patienten
Spezifität	100%	97%	77%
Sensitivität	95%	79%	86%
Genauigkeit	99%	93%	80%

Ergebnisse

Statistische Analyse: Die statistischen Tests ergaben, daß der Mittlere Grauwert (MGW) und der Cooccurence-Parameter Kontrast (CON) die deutlichste Trennung zwischen den Probanden und den beiden Patientenkollektiven ermöglichen. Beide Parameter zeigen jedoch – trotz starker Streuungen, insbesondere bei älteren Probanden – eine deutliche Altersabhängigkeit (Abb. 1). Dagegen wurde in beiden Patientenkollektiven nur eine geringe Korrelation von MGW/CON und dem Alter beobachtet (Regressionskoeffizient r < 0,35). Um dieser Beobachtung Rechnung zu tragen, haben wir zur Diskriminierung das Alter als zusätzlichen, dritten Parameter gewählt.

Die Ergebnisse des Klassifikationstests für die Diskriminierung der drei Kollektive mithilfe der Parameter MGW/CON/ALTER sind in Tabelle 1 zu sehen.

Aus den zugehörigen 3-D Scatter-Plots (Abb. 2) wird ersichtlich, daß das Kollektiv der Leukämiepatienten einen höheren Kontrast und niedrigeren Mittleren Grauwert aufweist als das der Probanden, wohingegen die Morbus-Hodgkin-Patienten – im Vergleich mit den Probanden – einerseits bei niedrigerem Mittleren Grauwert sowie andererseits bei höherem Mittleren Grauwert und gleichzeitig höherem Kontrast zu finden sind. Abbildung 3 zeigt, daß die Leukämiepatienten sich von den Morbus-Hodgkin-Patienten vor allem durch ihren hohen Kontrast abheben.

Visuelle Auswertung: Die visuelle Begutachtung ergab bei der Diskriminierung der Probanden von den beiden Patientenkollektiven 22%/13% (Arzt #1/Arzt #2) Fehlklassifikationen. Erwartungsgemäß war bei der Differenzierung der beiden Pathologien die Spezifität recht gering: Nur 14%/55% der Morbus-Hodgkin-Patienten sowie 29%/71% der Leukämiepatienten wurden korrekt klassifiziert.

Diskussion

Probanden: Die Altersabhängigkeit der beiden Texturparameter kann auf die beiden folgenden physiologischen Veränderungen zurückgeführt werden: (1) Der leichte Anstieg des Mittleren Grauwerts mit dem Alter ist durch den Anstieg des relativen Fettgehalts bedingt ($T1_{Fett}$ < $T1_{Wasser}$) [1, 3]. (2) Die starke Altersabhängigkeit des Kontrasts kann auf die mit dem Alter zunehmenden Fetteinschlüsse – insbesondere in der Nähe der Endplatten – zurückgeführt werden [4, 5].

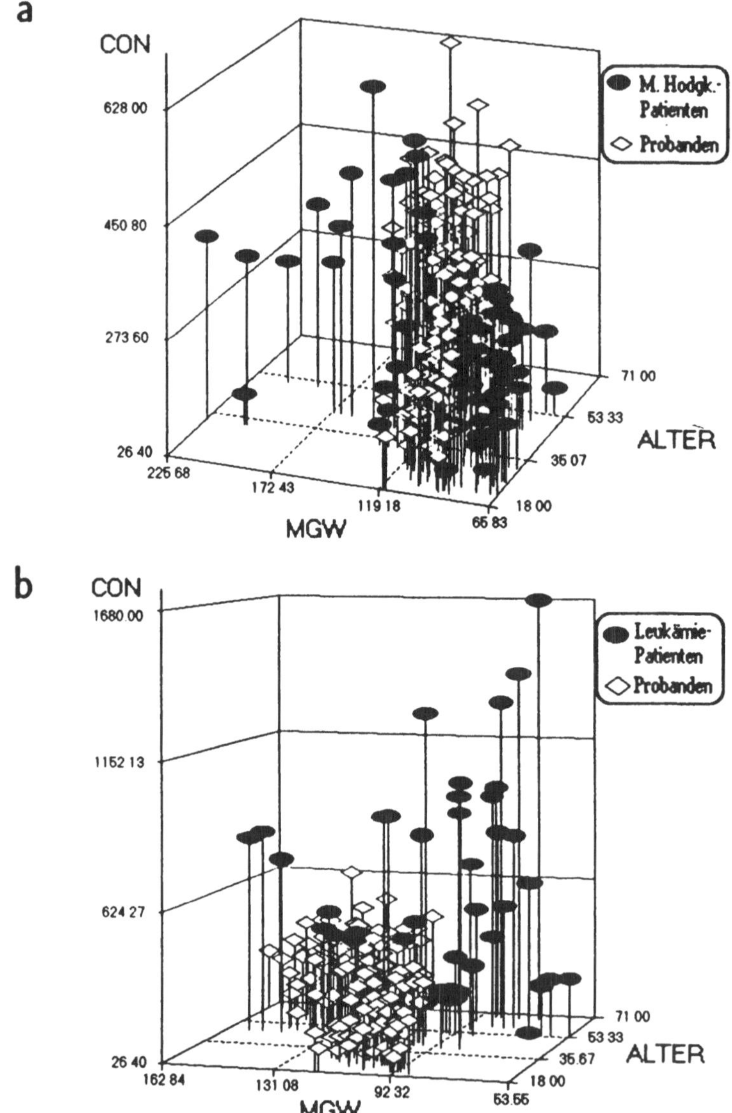

Abb. 2a, b. 3-D-Scatter-Plots für die Diskriminierung zwischen Probanden und Morbus-Hodgkin-Patienten **(a)** bzw. Leukämie-Patienten **(b)**

Patienten: Innerhalb der Patientenkollektive werden die beschriebenen physiologischen Veränderungen durch pathologische Effekte überdeckt. Der geringere Mittlere Grauwert kann durch diffuse oder fleckförmige tumoröse Infiltrationen erklärt werden ($T1_{Fett} < T1_{Tumor}$), welche das normale Knochenmark verdrängen. Diese Infiltrationen sind ebenfalls als Verursacher des höheren Kontrasts im Fall der Leukämie-Patienten anzusehen.

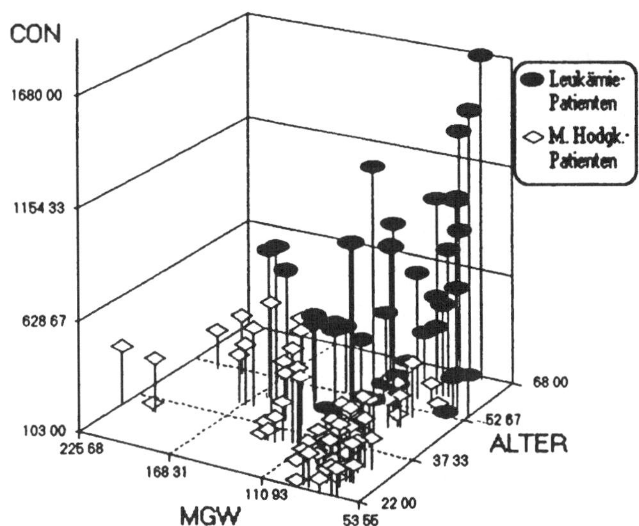

Abb. 3. 3-D-Scatter-Plot für die Diskriminierung zwischen Leukämie- und Morbus-Hodgkin-Patienten

Schlußfolgerungen

Die signifikante Trennung zwischen Probanden und den beiden Patientenkollektiven bestätigt die Verläßlichkeit der statistischen Texturanalyse bei der Unterscheidung von tumorösen Infiltrationen und normalem Knochenmark. Da das beschriebene Verfahren weder zusätzliche Messungen noch eine aufwendige Nachverarbeitung der Bilddaten erfordert, kann es auch in der klinischen Anwendung Bedeutung gewinnen, insbesondere bei der Beurteilung von Patienten, die durch die konventionellen Methoden als Grenzfälle klassifiziert werden, somit bei der Therapieverlaufskontrolle systemischer Knochenmarkerkrankungen.

Diese Arbeit wurde durch die Deutsche Krebshilfe gefördert (M49/89/Ho1).

Literatur

1. Glückel F et al. (1990) Comput Assist Tomogr 14:633–642
2. Haralick RM (1979) Proc IEEE 67:786–804
3. Dooms GC et al. (1985) Radiology 155:429–432
4. De Roos A et al. (1987) AJR 149:531–534
5. Frühwald F et al. (1988) Fortschr Rontgenstr 148:75–78

Kombinierte Darstellung von Röntgenbildern und Szintigrammen in der Skelettdiagnostik

K.-H. Englmeier[1], T. Hilbertz[2], U. Fink[2] und C. M. Kirsch[2]

[1] GSF – Forschungszentrum für Umwelt und Gesundheit, Institut für Medizinische Informatik und Systemforschung, Ingolstädter Landstr. 1, D-91465 Ergersheim
[2] Radiologische Klinik, Klinikum Großhadern, Ludwig-Maximilian-Universität, Marchioninistr. 15, D-81377 München

Einleitung

Die Entwicklung bildgebender Verfahren in der Medizin wurde in den letzten 20 Jahren wesentlich durch den Einsatz von Computertechnologien bestimmt [3, 4]. Denn mit der Einführung von Funktionsanalysen in der Nuklearmedizin und der Anwendung von Bildrekonstruktionsalgorithmen in der Röntgencomputer- (CT) und Kernspintomographie (KST) war der Einsatz von Rechnern unumgänglich. Hinzu kommen Digitale Radiographie und Subtraktionsangiographie als filmlose Alternativen zu Standardtechniken. Die digitale Archivierung der Bilder kann heute zentral erfolgen, wenn die bildgebenden Systeme geeignet miteinander vernetzt sind. Die eben genannten bildgebenden Verfahren beinhalten unterschiedliche Informationen, die sich ergänzen, aber auch Konflikte beinhalten können. Die Kombination unterschiedlicher Bildmodalitäten kann zusätzliche Informationen bereitstellen und

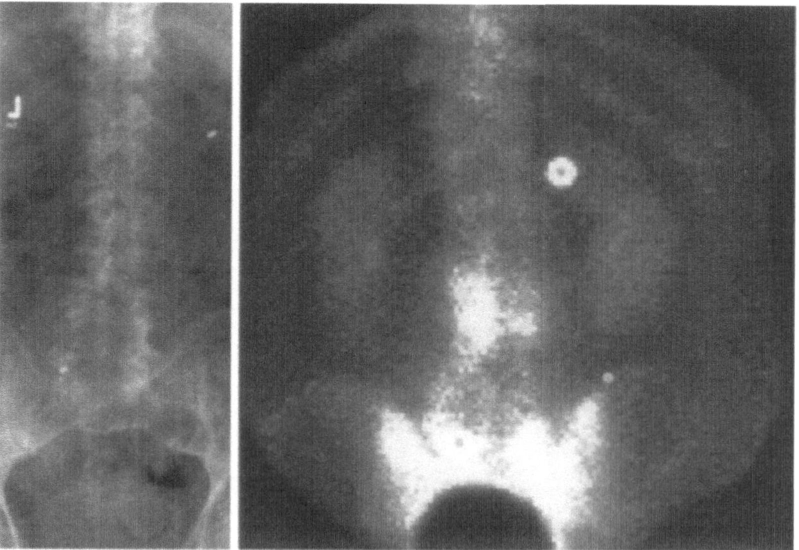

Abb. 1. Simultane Darstellung von Digitaler Radiographie und Knochenszintigraphie zur interaktiven Lokalisation von Markerpositionen

die diagnostische Sicherheit erhöhen, wenn etwa die Abbildung der anatomischen Verhältnisse mit Funktionsstudien kombiniert werden.

Während über die Fusion komplexer und dreidimensionaler Bilddaten und die dabei existierenden geometrischen Probleme, z.B. die Kombination von CT und PET, oder CT und KST, mehrfach berichtet wird (z.B. [1, 2]), untersuchten wir, mit welchen Methoden aus dem Bereich der Bildsynthese, multimodale Bildinformationen am besten dargestellt werden können. Überlagert wurden digital angefertigte Röntgenbilder des Skelettsystems und Knochenszintigramme (Abb. 1).

Methode

Zielsetzung

Während das Röntgenbild eine hohe Spezifität in der Beurteilung knöcherner Läsionen aufgrund der exakten morphologischen Darstellung aufweist, bietet das Knochenszintigramm Informationen über den funktionellen Zustand eines Skelettabschnittes und dadurch eine hohe Sensitivität im Nachweis pathologischer Veränderungen. Ziel dieser Studie war es, beide Verfahren in einer geeigneten Weise zu kombinieren und zu visualisieren.

Aufnahmetechnik

Die Röntgenaufnahmen wurden primär digital angefertigt (Digitale Radiographie). Die Knochenszintigramme wurden unter standardisierten Bedingungen aufgenommen. Zur deckungsgleichen Abbildung von Szintigramm und Röntgenbild werden externe Marker angebracht, die durch den Gehalt von Blei im Röntgenbild, sowie durch die Füllung mit Technetium 99 m im Szintigramm sichtbar sind. Zur Fusion der beiden Bildquellen muß vorausgesetzt werden, daß die Patientenpositionierung bei den verschiedenen bildgebenden Verfahren gleich ist.

Visualierungstechnik

Die Fusion multimodaler Bildinformationen ist ein seit längerem angewandtes Verfahren zur Zuordnung von Funktion und Anatomie aus den oben angeführten Bildquellen. Die Problematik der multimodalen Visualisierung besteht darin, daß unterschiedliche Bildinformationen am gleichen Ort dargestellt werden sollen, das visuelle Wahrnehmungssystem des Menschen dazu aber keine Erfahrung hat. Es waren daher Präsentationsverfahren zu entwickeln, die es erlauben, unterschiedliche Informationen am gleichen Ort darzustellen. Ein erfolgreiches Verfahren zur Bildüberlagerung läßt sich aus der Erfahrung ableiten, daß das menschliche Sehsystem in der Lage ist, zwischen unterschiedlichen Grauwerten einerseits und variierenden Farben andererseits zu unterscheiden.

Die Zuordnung der Bilder, welche – bedingt durch die jeweilige Erzeugungstechnik –eine unterschiedliche örtliche Auflösung besitzen, geschieht über extern angebrachte Marker. Vorausgesetzt wird, daß die Patientenpositionierung bei jedem bildgebenden System gleich ist. Nach Bilderfassung und Display am Monitor werden bei jedem Bild die Markerpositionen interaktiv bestimmt. Sie dienen zur Lösung des Gleichungssystems:

$$x' = A \, x$$

mit x' = Markerkoordinaten im DR-Bild
   x = Markerkoordinaten im Szintigramm
   A = Koordinatentransformationsmatrix

Die Koordinatentransformationsmatrix A beinhaltet als Unbekannte den isotropen Skalierungsfaktor, den Rotationsfaktor, sowie die Translation entlang der x- und y-Achse [1]. Nach Lösung des Gleichungssystem mit der Methode der kleinsten Quadrate, kann dann die Überlagerung der Bilder erfolgen. Dazu wird zunächst der Hintergrund im Szintigramm unterdrückt, so daß nur noch die Regionen mit relativ hohem Uptake dargestellt werden. Daraus resultiert jedoch eine Verdeckung der interessierenden Bildbereiche im Röntgenbild durch das Szintigramm (Abb. 2). Um tatsächlich die Inhalte beider Bilder kombiniert zu visualisieren, wurde daher folgende Methode entwickelt: das zu überlagernde Szintigramm wird als transparente Fläche interpretiert und mit Hilfe der folgenden Formel mit dem Röntgenbild kombiniert.

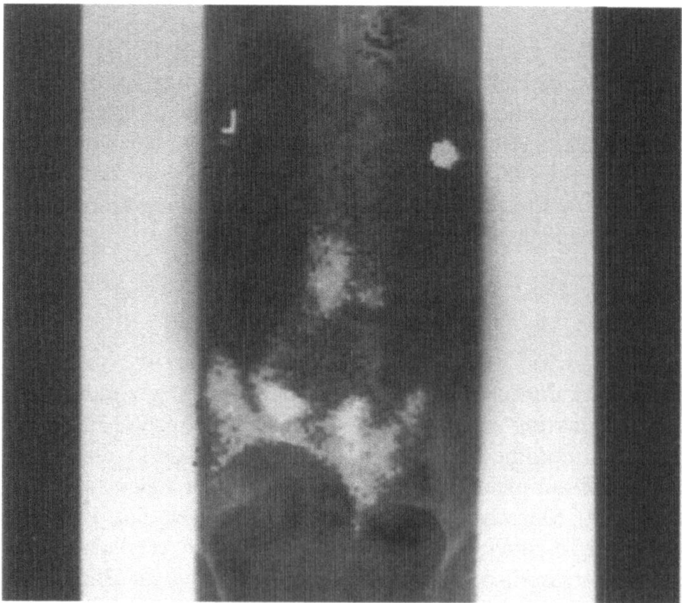

Abb. 2. Superposition von Dig. Radiographie und Szintigraphie nach Koordinatentransformation

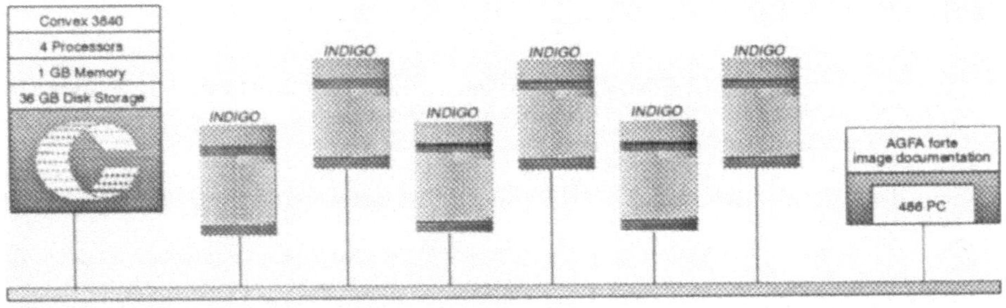

Abb. 3. Verteiltes Bildanalyse und Visualisierungssystem

$$P = tS + (1 - t)R$$

mit P = Farbe des zu berechnenden Pixels
    S = Farbanteil im Szintigramm (RGB-Farbsystem)
    R = Grauwert des Röntgenbildes
    t = Transmissionsfaktor, der je nach Technetiumanreicherung variiert.

Das Verfahren ermöglicht die Visualisierung von zwei überlagerten Bildmodalitäten
ohne Informationsverlust. Es hebt die Bildbereiche im Digitalen Röntgenbild hervor,
wo sich durch eine pathologische Veränderung im Knochen eine Aktivitätsanreicherung im Szintigramm befindet.

Ergebnisse und Diskussion

Die vorgestellte Fusion von zwei Bildmodalitäten ist in eine größere Hard- und Soft-
wareumgebung zur Bilddarstellung und Analyse integriert (Abb. 3). Die Bedienung
des Systems ist sehr einfach. Bestimmungen der Genauigkeit der Überlagerungen
zeigten zufriedenstellende Resultate im Bereich des Achsenskeletts und des Bek-
kens. Bei der Überlagerung von Schädel-, Extremitäten und Rippenthoraxaufnah-
men ist eine exakte identische Positionierung erforderlich.

Die simultane Darstellung von Röntgenbild und Knochenszintigramm nebeneinander ermöglicht dem erfahrenen Untersucher bereits in über 95% der Fälle eine
sichere Diagnosestellung. In einzelnen Fällen kann das vorgestellte Überlagerungs-
verfahren aber zur Erhöhung der diagnostischen Sicherheit beitragen. Es ist insbesondere ein sinnvolles Mittel, um dem zuweisenden Kliniker den Befund überzeu-
gend zu demonstrieren und scheint geeignet, neue Konzepte in der Lehre anzuwenden.

Literatur

1. Hawkes DJ, Robinson L, Crossman JE, Sayman HB, Mistry R, Maisey MN, Spencer JD (1991) Registration and display of the combined bone scan and radiograph in the diagnosis and managment of wrist injuries. Eur J Nucl Med 18:752–756
2. Pelizzari CA, Chen GTY, Spelbring DR, Weichselbaum RR, Chen CT (1989) Accurate threedimensional registration of CT, PET, and/or MR images of the brain. J Comput Assist Tomogr 13:20–26
3. Tan AC, Richards SR, Linney AD (1991) The MGI workstation: An interactive system for 3-D medical graphics applications. In: Lemke HU, Rhodes ML, Jaffe CC, Felix R (eds) Computer Assisted Radiology '91. Springer Verlag, Berlin, pp 705–710
4. Robb RA (1991) Visualization and Analysis of Biomedical Images using ANALYZE. In: Lemke HU, Rhodes ML, Jaffe CC, Felix R (ed) Computer Assisted Radiology '91. Springer Verlag, Berlin, pp 705–710

Digitale Filmradiographie zur integralen Bildbearbeitung und Telekommunikation in der Diagnostik von Knochenerkrankungen

C. H. Buitrago-Téllez[1], C. P. Adler[2], F. J. Ferstl[1] und M. Langer[1]

[1] Abteilung Röntgendiagnostik, Radiologische Universitätsklinik (Prof. Dr. M. Langer),
Hugstetter Straße 55, D-79106 Freiburg
[2] Referenzzentrum für Knochenkrankheiten am Pathologischen Institut
(Prof. Dr. E. Schaefer), Universität Freiburg, Albertstraße 19, D-79104 Freiburg

Einleitung

Die verlustfreie Übermittlung von Röntgenaufnahmen (konventionell, CT, MR, Szintigraphie) bei unklaren klinischen Fällen an einem Referenzzentrum für Knochenkrankheiten erlaubt einen sicheren und schnelleren Konsens über Diagnose und Therapie unter Hinzuziehung von verschiedenen Fachdisziplinen. An der Radiologischen Universitätsklinik Freiburg wird seit über einem Jahr zusammen mit dem Pathologischen Institut ein System zur digitalen Filmradiographie eingesetzt, das die konventionell erzeugten Röntgenfilme digitalisiert und anschließend über das Telefonnetz (ISDN) überträgt.

Die vorliegende Darstellung dokumentiert die bisherigen Erfahrungen für die Analyse von Knochenerkrankungen sowohl in der Bildkommunikation als auch in der Anwendung der Bildbearbeitungsalgorithmen.

Material und Methode

Systemkomponenten

Das eingesetzte System (Diagnostix DDD, GmbH, Freiburg) ist modular aufgebaut. Die einzelnen Komponenten sind über das Telefonnetz oder eine portable Bildplatte (44 MBYTE) verbunden. An der Basisstation erfolgt die Filmdigitalisierung, die Archivierung und die Bildverarbeitung. Die Umwandlung der Bilddetails in digitale Signale geschieht mit einer sogenannte Chargecoupled device (CCD-scanner). Die Matrixgröße beträgt entweder 2048 x 2048 Pixel oder 4096 x 4096, entsprechend einer maximalen Ortsauflösung von 2,5 bzw. 5,0 Lp/mm. Die Speichertiefe des Scanners liegt bei 10 bit (1024 Graustufen) und die maximale Bildgröße 43 x 43 cm.

Die Bildauswertung erfolgt am Monitor (1024x768 pixel; 8 bit Speichertiefe), wobei die maximale Ortsauflösung ausschnittsweise dargestellt werden kann. Für die Archivierung wird eine optische Platte verwendet, die 1 G BYTE an Daten aufnehmen kann und eine mittlere Zugriffszeit von 80 ms aufweist.

Mit der Telebildstation können Bildinformationen extern zum Ortstarif (ISDN-Norm) oder intern weitergeleitet werden. Die entsprechende ISDN-Karte mit SO-Schnittstelle erlaubt eine Datenübertragungsrate von 2x64 K Bit/s. Die Bildbearbeitung wird entweder an der Basis oder an der speziellen Befundungseinheit durchgeführt mit der optionellen Möglichkeit der Spracheingabe.

Bildbearbeitungsfunktionen

Grundsätzlich stehen Methoden zur Kontrastoptimierung (Fenstertechnik; Histogrammausgleich; lineare, sigmoidale, logarithmische oder inverse Dichtekurven), zur Filterung mit unscharfer Maske (Hochpaß, Tiefpaß, Strukturfilter, Mittelwert) und zur quantitativen Bildauswertung zur Verfügung.

Ergebnisse

Interne/externe Bildkommunikation

Die im Referenzzentrum für Knochenkrankheiten in der Pathologie stehende Basis- und Telebildstationen sind über das ISDN-Netz klinikintern mit den Basisstationen der Abteilungen Röntgendiagnostik, Orthopädie und Unfallchirurgie angeschlossen. Bei der Vorbereitung der multidisziplinären Konferenzen hat sich die Verwendung der Bildkassette zur Demonstration der verschiedenen klinischen Fälle bewährt.

Dagegen liegt der Schwerpunkt der externen Bildkommunikation mit den teilnehmenden Kliniken und Praxen in der ISDN-Übertragung. Eine simultane Darstellung der zu besprechenden Aufnahmen mit gleichzeitiger akustischer Kommunikation wird z.Z. erprobt. Die zu begutachtenden Bilder der verschiedenen Modalitäten werden über das ISDN-Netz übertragen und stehen direkt zur digitalen Nachbearbeitung bereit.

Die CT-, Angio- oder MR-Aufnahmen, die sekundär digitalisiert wurden, zeigten beim Einsatz der 2048er Matrix keine nachweisbare Einschränkung der diagnostischen Bildqualität. Einzelne Abschnitte können mit der 4096er Matrix eingescant werden, jedoch ohne diagnostischen Zugewinn. Besondere Kasuistiken, die als Hardcopy dem Referenzzentrum vorliegen, wurden für medizinische Lehre und Forschung gespeichert.

Bei über 500 digitalisierten analogen Röntgenaufnahmen wurde die Nachbearbeitung vorwiegend bei Fehlbelichtungen, insbesondere bei Unterbelichtungen eingesetzt.

Diskussion

Der Begriff der digitalen Filmradiographie (DFR) wurde von Cook et al. 1989 [1] eingeführt, um alle Verfahren einzubeziehen, die einen konventionell erzeugten Röntgenfilm digitalisieren. Der eingesetzte CCD-Zeilensensor bietet gegenüber den Videoscannern eine höhere Ortsauflösung, die für die Skelettdiagnostik unentbehrlich ist. Die Komplexität einer Knochenläsion bedarf einer sehr subtilen und systematischen Analyse, um Aussagen zur Dignität und Artdiagnose herausarbeiten zu können. Eine verbesserte Kommunikation von Experten zur Diagnose und Therapie wird durch diese ISDN-Technologie ermöglicht [2].

Die Einführung der Glasfasertechnik, der Digitalisierung von Bild- und Tondaten sowie der breitbandigen Netzwerke (ISDN-B) stellen weitere Fortschritte auf diesem Gebiet der Telekommunikation die bereits im radiologischen Bereich erprobt werden [3].

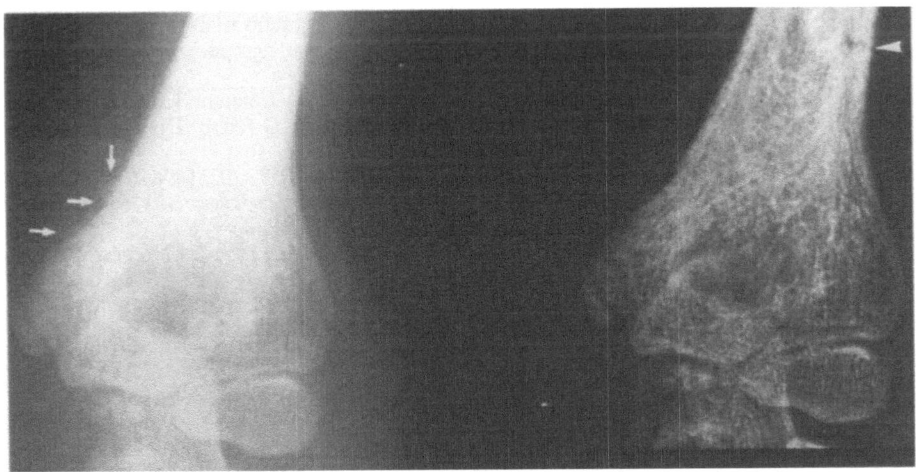

Abb. 1. Ewing-Sarkom. Digitalisierte Aufnahmen mit Bildmatrix 4096 x 4096 pixel; *links:* Betonung der Weichteile mit Darstellung von divergenten Spiculae *(Pfeile), rechts:* Filterung mit unscharfer Maske mit Darstellung einer Destruktion der Kompakta *(Pfeilkopf).* Lokalisation: Distaler Humerus

Trotz der relativ niedrigen Datenübertragungsrate des normalen ISDN-Netzes, bietet sich hier eine leicht zugängliche Möglichkeit für den Anschluß von Praxen und mittleren Krankenhäusern an die digitale Bildkommunikation. Hinzu kommt die Entwicklung von Expertensysteme auf der Basis der digitalisierten Bilddaten, die zur Diagnoseunterstützung bei fokalen Knochenläsionen eingesetzt werden können [4]. Es liegen erste Ansätze zur Digitalisierung der analogen Röntgenbilder bei Knochenläsionen (Matrix von 2048x1024 pixel) in Kombination mit neuronalen Netzen und einer Segmentierung der Röntgenmerkmale vor [5].

Schlußfolgerungen und Ausblick

1. Die externe Bildkommunikation mit Übermittlung der relevanten Bilddaten wird durch den ISDN-Anschluß ohne zusätzliche komplexe Netzwerke realisiert.
2. Fehlbelichtete, v.a. unterbelichtete, Skelettaufnahmen können nach der Digitalisierung zur Diagnostik herangezogen werden.
3. Die gezielte digitale Bildbearbeitung ermöglicht eine Betonung der medizinisch relevanten Merkmale, die zur Diagnoseunterstützung herangezogen werden können. Spezifische Bildbearbeitungsalgorithmen werden z.Z. erprobt (Abb. 1).

Literatur

1. Cook LT, Giger ML, Wetzel LH, Murphey MD, Batnitzky S (1989) Digitized film radiography. Invest Radiol 24:910–916

2. Lemke HU (1989) Möglichkeiten der Breitband-ISDN-Kommunikation für die Radiologie. In: Riemann HE, Kollath I, Rienhoff O (Hrsg) Digitale Radiographie. Schnetztor-Verlag, Konstanz, S 215–224
3. Langer M, Astinet F, Langer R, Felix R (1991) Radiologische Kommunikation am Beispiel des Berkom-Projektes. In: Riemann HE, Kollath I, Rienhoff O (Hrsg) Digitale Radiographie. Schnetztor-Verlag, Konstanz, S 142–149
4. Bohndorf K, Tolxdorff T, Pelikan E, Zarrinam D, Günther RW (1992) Neue Ansätze zur Computerassistierten Diagnose von fokalen Knochenläsionen. Radiologe 32:416–422
5. Pelikan E, Egmont-Petersen M, Vogelsang F, Tolxdorff T, Bohndorf K (1993) Segmentierung von Röntgenbildern durch implizite Texturklassifikation mittels neuronaler Netze – Ansätze zur Optimierung durch Contribution Analysis und Quality Metrics. In: Arnolds B, van Lenger RH, Müller H, Plesser T, Tolxdorff T (Hrsg) Proceedings Workshop Visualisierung in der Medizin. Medizin-Technische Transferstelle, Freiburg S 21–22

CT-kontrollierte Punktionen des Achsenskeletts –
Technik und Ergebnisse

G. Reuther

Fachbereich Bildgebende Diagnostik, Deutsche Klinik für Diagnostik, Aukammallee 33,
D-65191 Wiesbaden

Einleitung

Läsionen des Achsenskeletts stellen wegen der hohen Inzidenz von Systemerkrankungen nur selten eine primäre Op-Indikation dar. Perkutane Biopsien können daher in vielen Fällen zur definitiven Diagnose herangezogen werden. Obwohl die
erste Skelettpunktion unter CT-Kontrolle bereits 1976 erfolgte [1], liegen bisher nur
wenige Publikationen zum Thema vor [4–7] und im deutschen Sprachraum findet
sich nur eine systematische Arbeit mit der CT als Lokalisationsverfahren. In einer
retrospektiven Analyse wird die Wertigkeit dieser Technik am Achsenskelett für
eine definitive Diagnosefindung dargestellt.

Material und Methode

Auf der Basis von 75 konsekutiven Biopsien des Achsenskeletts im Zeitraum von
1/1989 bis 12/1992 wurden Indikationen, Zugangswege, Ergebnisse und Komplikationen ausgewertet. Alle Punktionen erfolgten unter Verwendung eines selbst entwik-
kelten, oberflächenadaptierten Zielgerätes (H. C. Ulrich, Ulm/Donau) manuell mit
modifizierten Jamshidi-Kanülen der Größe 13G, sowie Schneidbiopsiekanülen des
Kalibers 14G an 4 verschiedenen CT-Scannern. Das Alter der Patienten lag zwischen 6 und 79 Jahren (Median 54 Jahre). Alle Punktionen erfolgten ambulant
unter Lokalanästhesie mit zusätzlicher Analgetikainfusion (25–50 mg Pethidin oder
Piritramid 0,2 mg/kg KG). Kontraindikationen stellten eine gestörte Blutgerinnung
mit einem Quickwert <60% und einer Thrombozytenzahl <100 000 dar. Das gewonnene Material wurde jeweils zytologisch und histologisch (Formalinfixierung und/
oder nativ) aufgearbeitet. Als Goldstandard diente die Operation (n = 17) oder der
Verlauf (n = 58).

Ergebnisse

Von 75 Punktionen betrafen 13 die HWS, 19 die BWS, 29 die LWS und 14 den Bek-
kenring. Die Diagnoseverteilung ist in Abb. 1 wiedergegeben und zeigt ein Überwiegen benigner Entitäten (46:29). Bei 71/75 Läsionen (94,7%) konnte bei der 1. Passage intraläsional Material gewonnen werden. Eine zusätzliche 2. Passage in 62 Fäl-

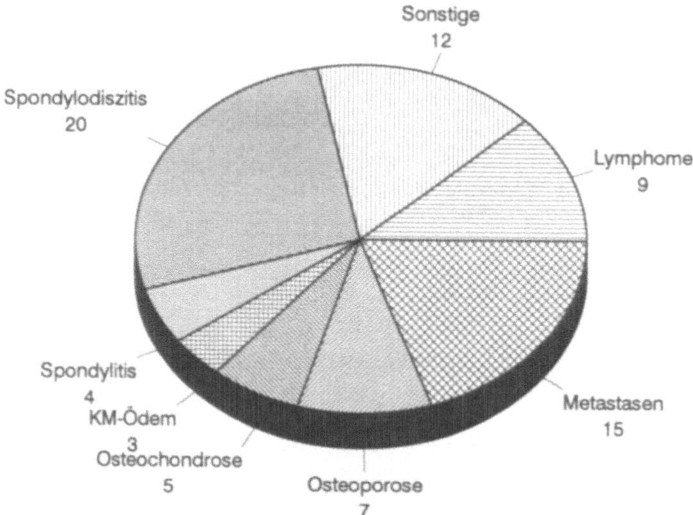

Abb. 1. Diagnoseverteilung der biopsierten Läsionen: bei Überwiegen benigner Erkrankungen im Verhältnis 68:32 war in 17/75 ein chirurgischer Eingriff für Diagnose und/oder Therapie indiziert; Krankheitsbilder (n = 75)

Tabelle 1. Diagnostische Treffsicherheit CT-kontrollierter Biopsien des Achsenskeletts im Vergleich

	Anzahl	Treffsicherheit	Komplikationen
Adapon (1981)	22	81,8%	Keine
Gatenby (1984)	12	100%	Keine
Mick (1984)	6	100%	Keine
Frager (1987)	38	100%	Keine
Kattapuram (1987)	7	86%	Keine
Hauenstein (1988)	37?	97,3%?	Keine
Schratter (1990)	21	95%	Keine
eigene (1983)	75	85,3%	Keine

len erbrachte in allen Fällen Gewebe des Herdbefundes. Das Material wurde in 68 Fällen als konklusiv erachtet, wovon allerdings in 4 Fällen (3 Lymphome, 1 Metastase) die Diagnose revidiert werden mußte. Die Treffsicherheit lag damit bei 64/75 = 85,3% (Tabelle 1).

Als Zugangsweg erwiesen sich zervikal in allen Fällen die laterale Route dorsal der jugularen Gefäß/Nerven-Straße und thorakal die dorsolaterale Route über das Kostotransversalgelenk als geeignet. Lumbal erfolgte die Biopsie in 26/29 Fällen von dorsolateral ventral des Querfortsatzes (Abb. 2) und dreimal transpedikulär. Am Beckenring wurde bis auf einen Fall der kurze extraossäre Weg senkrecht zur Kortikalisoberfläche gewählt. Eine Gefäß-, Myelon- oder irreversible Nervenverletzung trat in keinem Fall auf. In 2 Fällen kam es zu subkutanen Infektionen an der Ein-

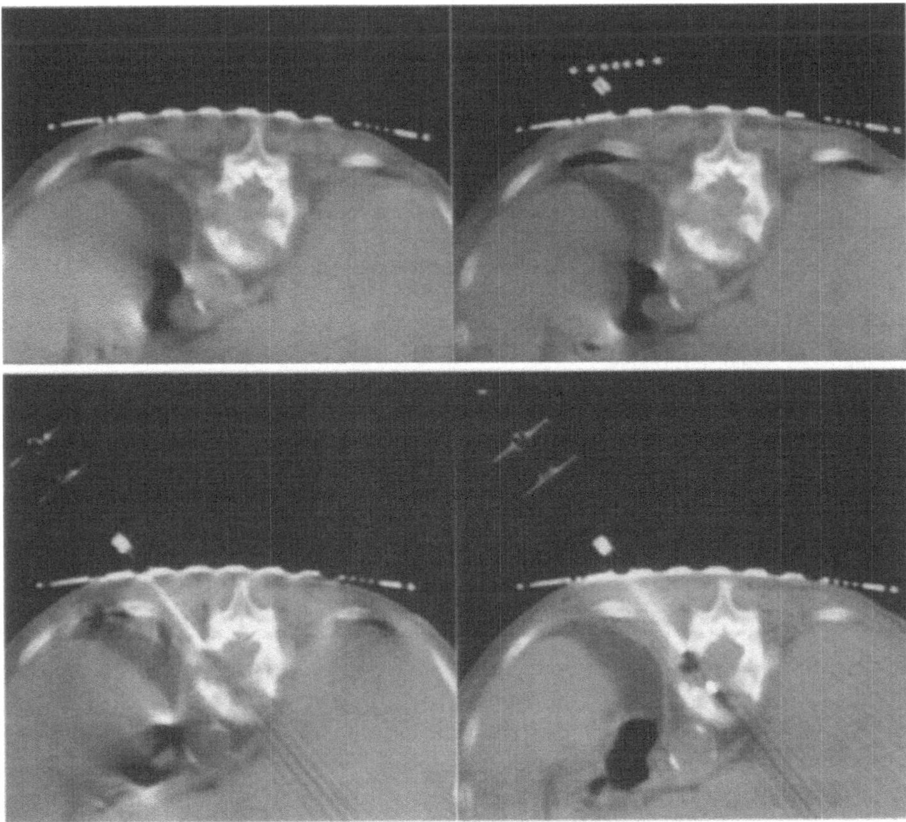

Abb. 2. Abfolge der Biopsie einer metastatischen Infiltration in einem unteren BWK über einen dorsolateralen Zugang: Festlegung der Einstichstelle (links oben), Festlegung der Angulation (rechts oben), Lagekontrolle nach Kortikaliskontakt (links unten) und Dokumentation der intraläsionalen Materialentnahme (rechts unten)

stichstelle und in 18 Fällen bestanden am Ende des Eingriffs passagere (<2 h) periphere Nervenausfälle.

Diskussion

Die perkutane Biopsie unter CT-Kontrolle stellt bei adäquater Durchführung das Verfahren der Wahl zur histologischen Verifikation von Läsionen des Achsenskeletts dar, wenn diese nicht eine primäre Op-Indikation darstellen oder die Notwendigkeit zur umgehenden Dekompression besteht. Die präzise Antizipation eines transversalen Zugangsweges erlaubt in allen Abschnitten des Achsenskeletts eine Materialentnahme ohne schwerwiegende Komplikationen, wie sie unter Durchleuchtungskontrolle thorakal und zervikal berichtet wurden [7]. Die diagnostische Treffsicherheit ist in erster Linie von der Qualität der pathologischen Aufarbeitung abhängig. Metastasen bei unbekanntem Primärtumor und eine definitive Lymphomtypisierung erwiesen sich als häufigste Klassifikationsfehler.

Literatur

1. Haaga JR, Alfidi RJ (1976) Precise biopsy localization by computed tomography. Radiology 118:603–607
2. Schratter M (1990) CT-gezielte, perkutane Biopsie in der Orthopädie. Indikationen – Planung – Technik – eigene Erfahrungen unter besonderer Berücksichtigung des Achsenskeletts. Radiologe 30:201–213
3. Reuther G (1991) A device for CT-guided needle punctures: Technical note. Gardiovasc Intervent Radiol 14:191–194
4. Adapon BD, Legada BD, Lima EVA, Silao JV, Dalmacia-Cruz A (1981) CT-guided closed biopsy of the spine. J Comput Assist Tomogr 5:73–78
5. Gatenby RA, Mulhern jr CB, Moldofsky PJ (1984) Computed tomography guided thin needle biopsy of small lytic bone lesions. Skeletal Radiol 11:289
6. Kattapuram SV, Rosenthal DI (1987) Percutaneous biopsy of the cervical spine using CT guidance. Amer J Roentgenol 149:539–541
7. Murphy WA, Destouet JM, Gilula LA (1981) Percutaneous skeletal biopsy 1981: a procedure for radiologists – results, review and recommendations. Radiology 139:545–549

Perkutane Biopsie der Brustwirbelsäule unter CT-Führung: transkostaler-transpedikulärer Zugang

H. J. Jäger, K. Mathias, C. T. Kadalie und G. Hoffmann

Institut für Strahlendiagnostik, Städtische Kliniken Dortmund
(Direktor: Prof. Dr. K. Mathias), Beurhausstr. 40, D-44137 Dortmund

Einleitung

Für die Behandlung entzündlicher und tumoröser Prozesse der Wirbelsäule ist eine mikrobiologische und histologische Diagnose erforderlich, die durch eine gezielte Gewebsentnahme ermöglicht wird.

Dafür stehen zur Verfügung:

- offene Biopsie
- perkutane Biopsie unter Durchleuchtungskontrolle
- perkutane Biopsie unter CT-Führung

Die offene Biopsie ist für den Patienten belastend, liefert viel Gewebe, aber bei kleineren pathologischen Prozessen nicht immer aus dem Herd. Negative Ergebnisse in bis zu 20% [1].

Die perkutane Biopsie unter Durchleuchtungskontrolle setzt eine ausreichende Abgrenzbarkeit des pathologisch vveränderten Gewebes gegenüber der Umgebung voraus [2]. Voraussetzung dafür ist eine Verringerung der Knochenmasse um mehr als 30%.

Die perkutane Biopsie unter CT-Kontrolle erlaubt es, auch kleine Krankheitsherde mit geringer Dichteänderung gegenüber der Umgebung zu erreichen [3].

Ziel ist die komplikationslose Gewinnung von einer ausreichenden Menge von Knochengewebe zur histologischen, zytologischen und mikrobiologischen Untersuchung.

Material und Methode

Material

Von 1990 bis 1992 wurden bei 14 Männern und 5 Frauen mit einem Durchschnittsalter von 62 Jahren (39–72) 19 perkutane Biopsien unter CT-Führung vorgenommen.

Methode

Zur Biopsie wurden Schneidbiopsiekanülen (OSTY-CUT® nach Hauenstein, Firma Angiomed, Karlsruhe, FRG) mit einem Außendurchmesser von 2 mm eingesetzt [4].

Biopsieablauf:

- Patient in Bauchlage
- Diagnostische CT-Schnitte zur Bestimmung von Knochenläsion, Punktionstiefe und Punktionswinkel (Abb. 1)
- Festlegung des Punktionskanals zwischen Querfortsatz und Rippenhals durch das Rippenköpfchen bzw. Kostotransversalgelenk und den Pedikel (Abb. 2 und 3)
- Einzeichnung der Biopsieebene mit Hilfe des Lichtvisiers auf der Haut
- Lokalanästhesie der Punktionsstrecke bis zum Periost oder die Gelenkkapsel.
- Vorführen der Biopsiekanüle und Kontrolle der Nadellage mittels Computertomographie (Abb. 4a–d)
- Penetration der Rippe und des Pedikels mit dem Trokar und Vorschrauben der Kanüle nach Entnahme des Trokars bis zur Läsion im Wirbelkörper (Abb. 5)
- Erzeugung eines Vakuums mit einer arretierbaren Spritze und Entfernung des Bohrzylinders mit einem kleinen Ruck
- Gewebsszylinder in 10% gepufferte Formalinlösung (Abb. 6)
- Nach der Biopsie 2 Stunden Bettruhe und anschließend eine Thoraxaufnahme in Exspiration zum Ausschluß eines Pneumothorax

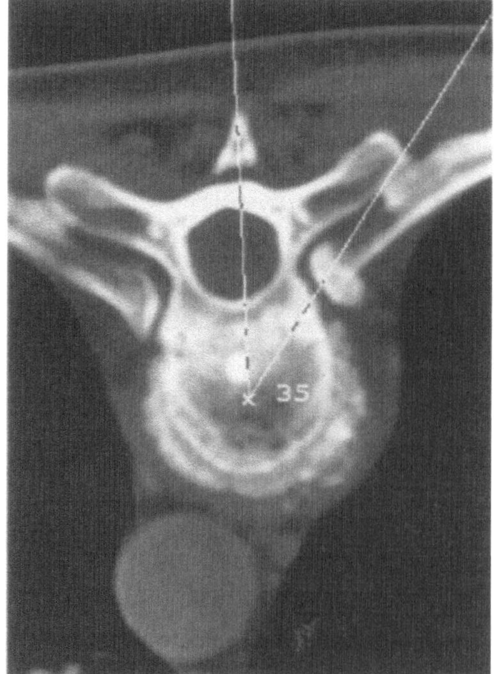

Abb. 1. Bestimmung des Punktionswinkel (BWK 8 mit einem Punktionswinkel von 35 Grad)

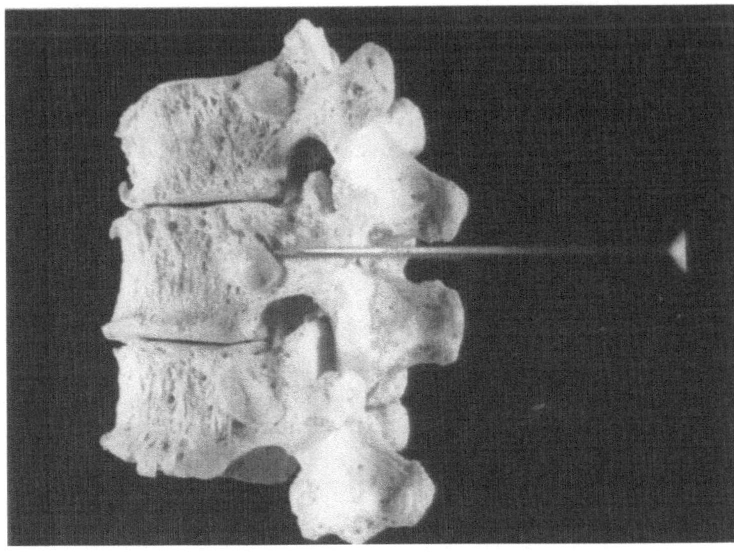

Abb. 2. Axiale Ansicht eines Knochenpräparats (zur Verdeutlichung ohne Rippen)

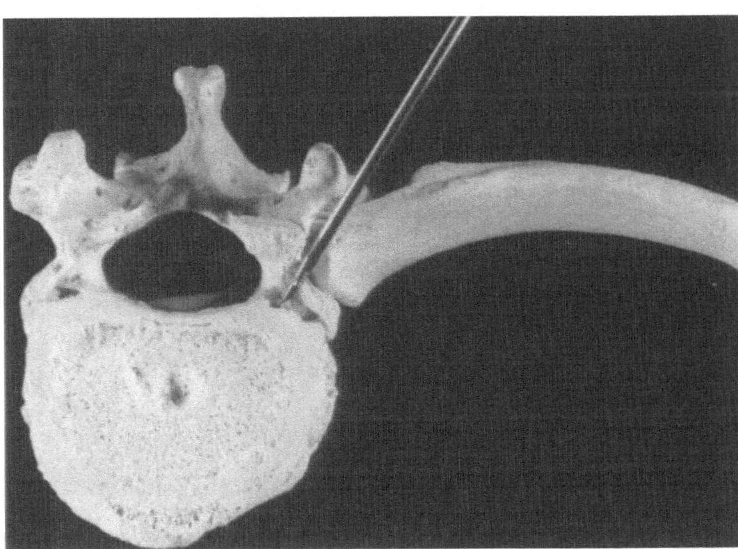

Abb. 3. Laterale Ansicht eines Knochenpräparats (zur Verdeutlichung Punktionsnadel auf der Rippe)

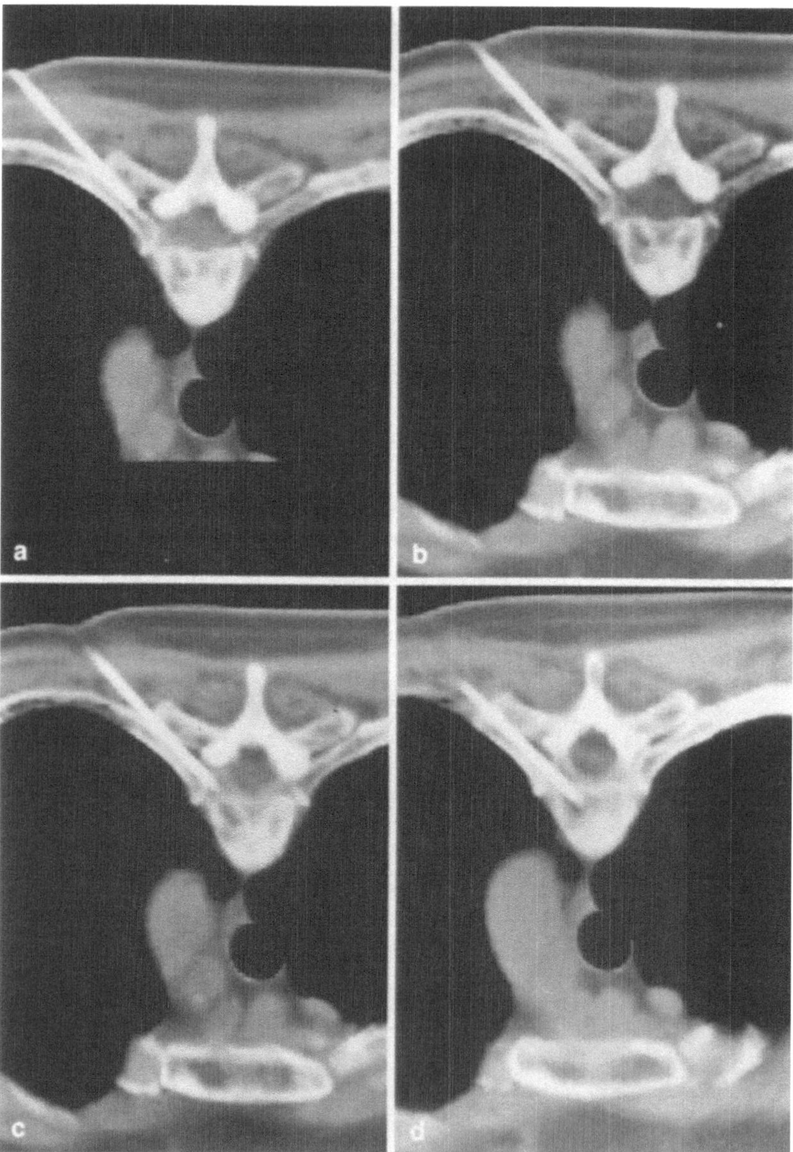

Abb. 4a–d. Biopsieablauf unter CT-Kontrolle (BWK 5). Spitze der Punktionsnadel
a zwischen Querforsatz und Rippenhals, **b** im Rippenköpfchen, **c** im Pedikel, **d** im Wirbelkörper

Abb. 5. Spitze der Punktionsnadel innerhalb
der Knochenläsion

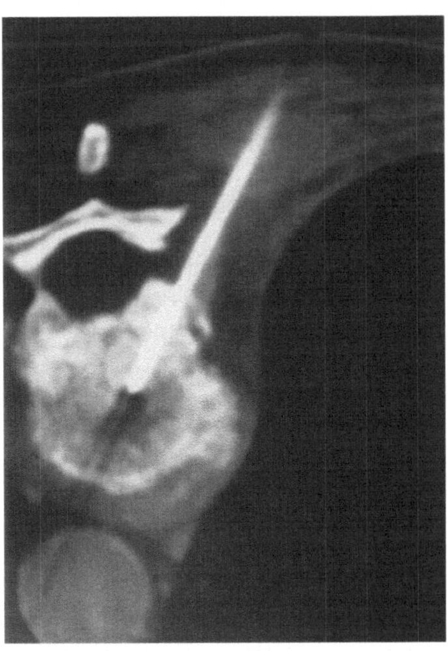

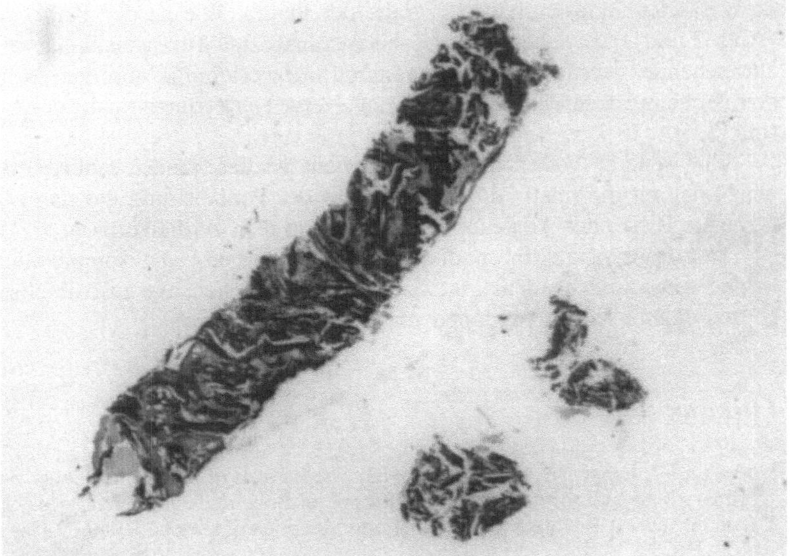

Abb. 6. Histologisches Schnittbild eines Knochenbiopsiezylinders

Ergebnisse

Bei allen Patienten konnte ein Bohrzylinder von 1,8 mm Durchmesser und 4 bis 12
mm Länge gewonnen werden. Anhand des Materials konnte bei 17 von 19 Patienten
eine Diagnose gestellt werden. In 2 Fällen konnte sich der Pathologe nicht festlegen.

Es fanden sich:

- Metastasen   9
- Non-Hodgkin Lymphom   1
- Plasmozytom   1
- Tuberkulose   1
- Bakterielle Spondylodiscitis   5

Es traten keine Komplikationen auf. Auch gaben die Patienten keine Beschwerden nach der Biopsie an, die als Folge der Punktionsverletzung von Rippenköpfchen oder Kostotransversalgelenk zu werten wären.

Diskussion

Biopsien der thorakalen Wirbelkörper werden als im allgemeinen als schwierig betrachtet. Dies ist bedingt einmal durch die Nähe zur Pleura und Lunge und der damit verbundenen Gefahr des Pneumothorax. Ein weiteres Problem beim interkostalen Zugang ist die relative Enge der Interkostalräume und die Nähe der Nervenwurzeln und der Interkostalarterien mit der Gefahr von Blutungen und Nervenläsionen.

Der hier vorgestellte transkostale-transpedikuläre Zugang vermeidet entlang des gesamten Biopsietraktes die Nähe der Pleura. Wie an den Knochenpräperaten (Abb. 2 und 3) zu sehen ist, wird beim transkostalen-transpedikulären Zugang ein ausreichender Abstand zu den Foraminia intervertebralia und den darin austretenden Nervenwurzeln eingehalten, so daß Nervenverletzungen nahezu ausgeschlossen sind [5, 6].

Ein weiterer Vorteil unseres Vorgehens ist das nahezu senkrechte Auftreffen der Nadel auf die relativ dünne Kortikalis des Pedikels und das damit verbundene geringere Risiko des Abgleitens der Nadel von dem Wirbelkörpern.

Der transkostale-transpedikuläre Zugang erlaubt die komplikationslose Entnahme von ausreichendem Material zur histologischen und mikrobiologischen Diagnose unklarer Knochenläsionen von Brustwirbelkörpern.

Literatur

1. Mankin HJ, Lange TA, Spanier SS (1982) The hazards of biopsy in patients with malignant primary bone and soft tissue tumour. Journal of Bone and Joint Surgery 64A:1121–1127
2. Lalli AF (1970) Roentgen-guided aspiration biopsies of skeletal lesions. J Can Assoc Radiol 21:71–73
3. Adapon BD, Legada BD, Lim EVA, Silao JV, Dalmacio-Cruz A (1981) CT-guided closed biopsy of the spine. J Comput Assist Tomogr 5:73–78
4. Hauenstein KH, Wimmer B, Beck A, Adler CP (1988) Knochenbiopsie unklarer Knochenläsionen mit einer neuen 1,4 mm messenden Biopsiekanüle. Radiologe 28:251–256
5. Renfrew DL, Whitten CG, Wiese JA, El-Khoury GY, Harris KG (1991) Ct-guided percutaneous transpedicular biopsy of the spine. Radiology 180:574–576
6. Brugieres P, Gaston A, Heran F, Voisin MC, Marsault C (1990) Technical Note. Percutaneous biopsies of the thoracic spine under CT guidance: Transcostovertebral approach. J Comput Assist Tomogr 14:446–448

Validität der Magnetresonanztomographie (MRT) nach Biopsie

H. Müller-Miny[1], W. Konermann[3], A. Hillmann[3], P. Wuisman[3] und G. Bongartz[2]

[1] Radiologische Klinik der Rheinische Friedrich-Wilhelms-Universität Bonn
(Direktor: Prof. Dr. M. Reiser), Sigmund-Freud-Straße 25, D-52127 Bonn
[2] Institut für Klinische Radiologie, WWU Münster (Direktor: Prof. Dr. P. E. Peters),
Albert-Schweitzer-Str. 33, D-48149 Münster
[3] Klinik u. Poliklinik für Allgemeine Orthopädie, WWU Münster
(Direktor: Prof. Dr. W. Winkelmann), Albert-Schweitzer-Str. 33, D-48149 Münster

Einleitung

Als Folge von Biopsien in Knochen- und Weichteiltumoren kommt es häufig zu
kleineren Blutungen oder zu einem reaktiven Weichteilödem. Diese aus der klinischen Praxis bekannte Tatsache kann zu Veränderungen in der Bildgebung mit der
Magnetresonanztomographie (MRT) führen, so daß der Tumor in seiner Größe
nicht korrekt bestimmt und möglicherweise inadäquat therapiert wird. Ziel unserer
Untersuchung war es deshalb, die Auswirkungen der sonographisch gesteuerten und
der offen durchgeführten Biopsie auf die MR Bildgebung aufzuzeigen.

Methode

In einer prospektiven Studie wurden 14 Patienten vor und nach einer Biopsie mit
der MRT untersucht. Alle Patienten besaßen einen Weichteiltumor oder eine ausgedehnte Weichteilkomponente eines primären oder sekundären Knochentumors
(Tabelle 1). Bei 7 Patienten wurde eine sonographisch gesteuerte Punktion durchgeführt, 7 erhielten eine offene Biopsie. Die sonographisch gesteuerte Punktion wurde
nach lokaler Anästhesie mit einer 14 Gage Crown-Core-Cut Biopsie Nadel durchgeführt. Es erfolgten hierbei 2 bis 4 Biopsien je Tumor, bis auf Grund des markrosko-
pischen Eindrucks der gewonnene Gewebszylinder repräsentativ war. Die offenen
Biopsien wurden in allgemeiner Narkose im Rahmen einer Operation entnommen.

Alle Patienten besaßen vor der Biopsie bereits eine vollständige MRT mit einer
T1-gewichteten Sequenz vor und nach Gabe von i.v. Kontrastmittel (Gd-DTPA) und
einer T2-gewichteten Sequenz. Handelte es sich dabei um eine auswärtige Untersu-

Tabelle 1. Tumorlokalisation

	Sono PE	OP PE
Humerus	1	2
Skapula		1
Femur	4	2
Becken/Os sakrum	1	2
Tibia	1	

Tabelle 2. Diagnosen

maligner Weichteiltumor	4
benigner Weichteiltumor	2
primärer maligner Knochentumor	1
primärer benigner Knochentumor	4
ossäre Metastase	3

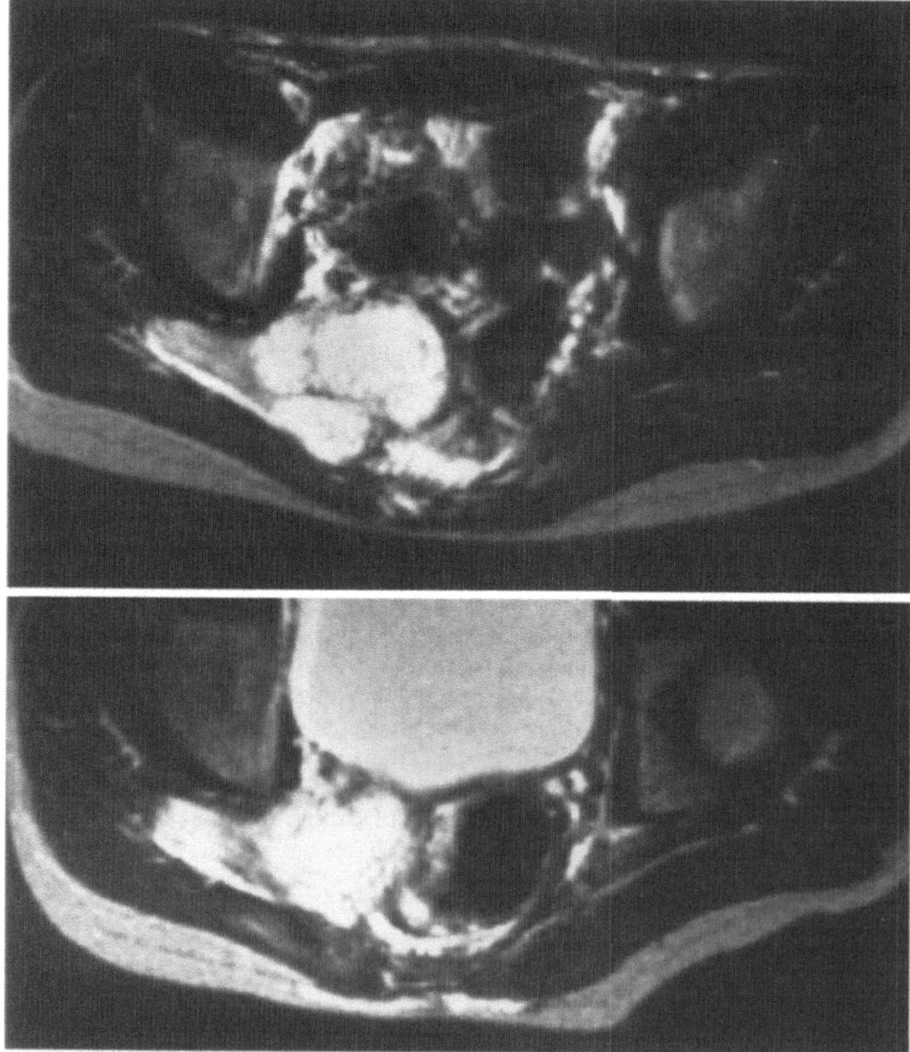

Abb. 1. Metastase eines Mamma-Karzinoms in der rechten Skapula, nach PE SI Anhebung im M. infraspinatus

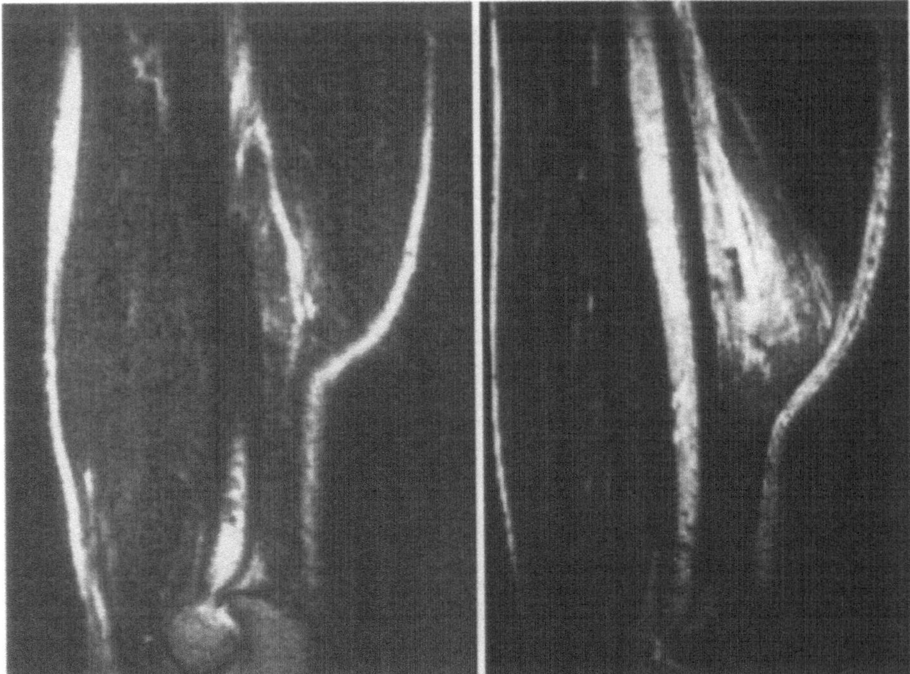

Abb. 2. Myositis Ossifikans am Humerus, vor PE SI Anhebung nur im M. brachialis, nach PE auch im M. triceps brachii

chung, so wurde erneut die T2-gewichtete Sequenz mit einem 1,5 T Kernspintomographen (Magnetom) bei 12 Patienten in axialer, bei 2 Patienten in sagittaler Schnittebene vor der Biopsie durchgeführt. Die Parameter waren TR = 2000 und TE = 80 einer Spinechosequenz. Bei allen Patienten erfolgte innerhalb von 2–4 Tagen nach der Biopsie eine weitere MRT mit einer T2-gewichteten Sequenz und identischen Bild- und Spulenparametern.

Ergebnisse

Von den 14 Patienten wiesen 7 ein postbioptisch aufgetretenes Ödem bzw. eine Einblutung auf. Sie zeigte sich als Signalintensitätsanhebung. Bei 6 Patienten war die vermehrte Flüssigkeitseinlagerung nach einer offenen Biopsie (n = 7) und bei 1 Patienten nach einer sonographisch gesteuerten Biopsie (n = 7) außerhalb des Tumors nachweisbar. Bei diesem einen Patienten handelte es sich um eine benigne Zyste in der mittleren Unterschenkelmuskulatur. Der einzige Tumor ohne eine Signalanhebung in den Weichteilen nach einer offenen Biopsie befand sich im proximalen Humerus.

Die Signalintensitätserhöhung lag in allen Fällen unmittelbar dem Weichteiltumor an und besaß eine mit dem Tumor identische Signalintensität. Sie befand sich

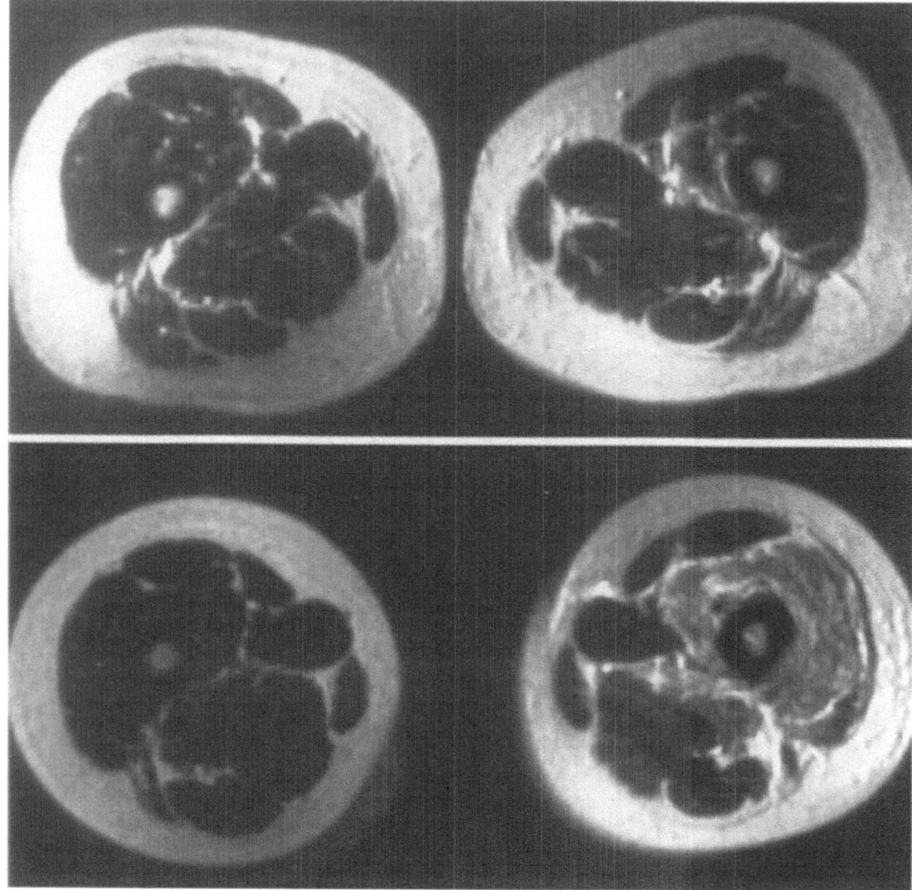

Abb. 3. Metastase eines Schilddrüsen-Karzinoms im Femur, nach PE SI Anhebung im M. vastus lateralis und medialis

innerhalb des Muskelgewebes und hatte nicht die Morphologie einer abgeschlossenen Flüssigkeitsansammlung, sondern regelmäßig einen infiltrativen Charakter. Eine Veränderung der Signalintensität bis zur Kutis konnte bei keinem Patienten beobachtet werden. Auf Grund des bioptisch gewonnen Gewebematerials war in allen Fällen eine Histologie möglich (Tabelle 2).

Diskussion

Die histologische Diagnose ist die elementare Voraussetzung für eine adäquate Therapie von Knochen- und Weichteiltumoren. Den zweitwichtigsten Faktor für die Wahl der möglichst optimalen Therapie stellt die Beurteilung der Tumorausdehnung dar. So erwartet der Operateur zur Planung seines Eingriffs Aufschluß über den Befall einzelner Muskelgruppen, ossärer Strukturen wie auch über die mögliche

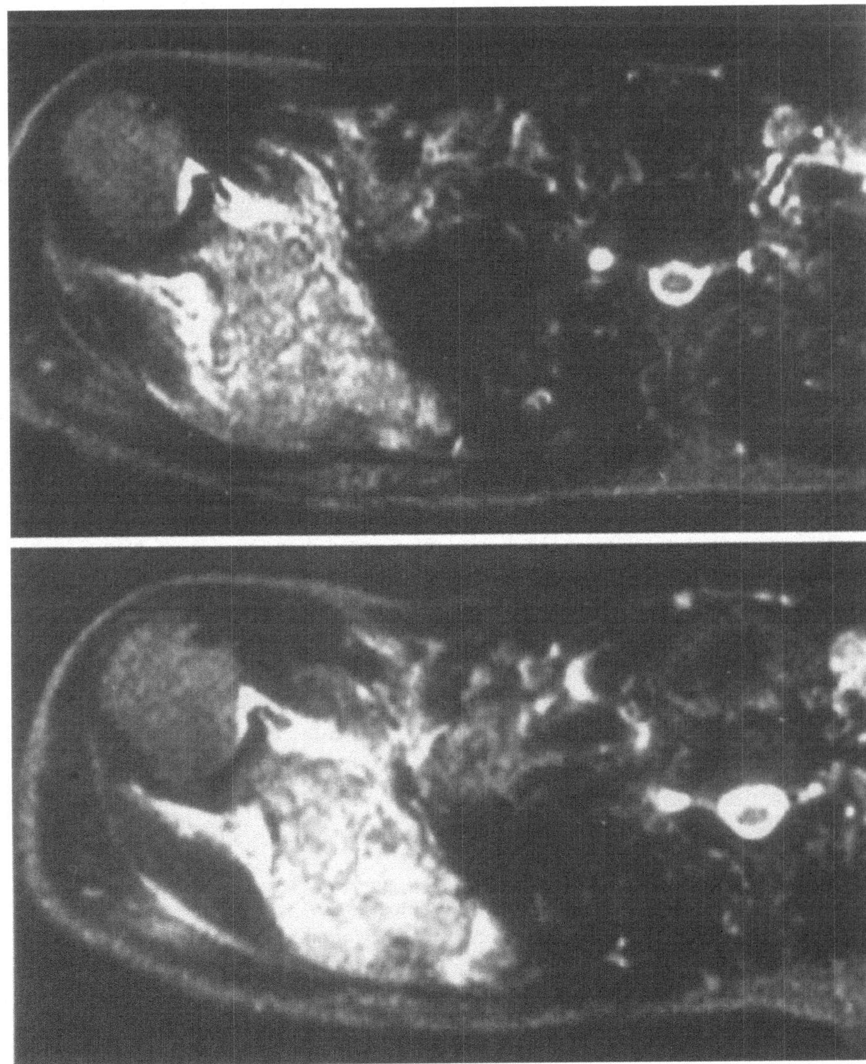

Abb. 4. Aneurysmatische Knochenzyste im Os sakrum, vor PE nur SI Anhebung im M. piriformis, nach PE auch im M. gluteus maximus

Alteration von Gefäßen. Andererseits kann ein sehr weit ausgedehnter Tumor bereits präoperativ als inoperabel angesehen und hierdurch ein anderes Therapiekonzept notwendig werden.

Die MRT basiert physikalisch auf der Verteilung von Wasserstoffatomen im abzubildenden Gewebe. Durch eine Probebiopsie kann es zu kleineren Einblutungen oder auch zu einem Ödem im umgebenden Gewebe kommen. Beides führt zu einer Erhöhung der Konzentration an Wasserstoffatomen, die die Signalintensität der MRT anheben. Auch die Weichteiltumoren kommen in der Regel in den T2-gewichteten Sequenzen signalreich zur Darstellung.

Im Hinblick auf eine forcierte Therapie kann es somit zu Interessenkonflikten kommen, die sogar einen Therapieaufschub verursachen. So ist es beispielsweise möglich, daß die Bildgebung nach einer erfolgten Probebiopsie noch nicht ausreichend ist und der Operateur zur Darstellung der exakten Tumorgrenzen eine MRT benötigt. Diese waren in fast allen Fällen nach einer operativ durchgeführten Biopsie in der frühen postoperativen Phase nicht mehr exakt bestimmbar. Als einzige Ausnahme von der sonst regelmäßig zu findenden postoperativen Signalintensitätsanhebung im Weichteilgewebe fanden wir eine Biopsie am proximalen Humerus. Sie war möglicherweise durch die in dieser Region nur gering ausgeprägte Muskelschicht bedingt (Abb. 1–4).

Schlußfolgerung

Dies läßt die Folgerung zu, daß in der Regel eine bis zu viermalige sonographisch gesteuerte Biopsie mit einer 16 G Nadel die Bildgebung mit der MRT nicht verfälscht, wohingegen nach einer offenen Biopsie innerhalb von vier Tagen die korrekten Tumorgrenzen nicht mehr bestimmt werden können. Auch wenn es nicht in allen Fällen möglich ist, eine sonographisch gesteuerte Punktion durchzuführen, so erscheint hiermit eine spätere MR Bildgebung noch möglich.

Zu einer abschließenden Beurteilung ist eine größere Patientenzahl, wie auch eine Verlaufsuntersuchung einzelner Patienten notwendig, um zu klären, ab welchem Zeitpunkt das Ödem oder die Blutung resorbiert ist, und ab wann die Bildgebung nach einer Biopsie nicht mehr alterieren wird.

Literatur

1. Oldendorf W, Odendorf W jr (1991) MRI Primer. Raven Press, New York
2. Gazelle GS, Haaga JR, Rowland DY (1992) Effect of needle gauge, level of anticoagulation and target organ on bleeding associated with aspiration biopsy. Radiology 183:509–513
3. Günther RW, Thelen M (1988) Interventionelle Radiologie. Thieme, Stuttgart New York

Erfahrungen mit der transiliakalen Beckenkammbiopsie nach Delling im Vergleich zur Knochenbiopsie nach Burkhardt

A. Zipf[1], C. Wüster[1], M. Hahn[2], R. Ziegler[1] und G. Delling[2]

[1] Abteilung Innere Medizin I, Endokrinologie und Stoffwechsel, Universität Heidelberg, Luisenstr. 5, Gebäude 8, D-69115 Heidelberg
[2] Abteilung Osteopathologie, Institut für Pathologie, Universität Hamburg, Martinistr. 52, D-20251 Hamburg

Einleitung

Die Beurteilung von Knochenstoffwechselvorgängen am menschlichen Knochen stützt sich primär auf klinische, laborchemische, radiologische, nuklearmedizinische und kernspintomographische Untersuchungsergebnisse. Dennoch treten immer wieder differentialdiagnostische Fragestellungen auf, die eine direkte Begutachtung des Knochengewebes erfordern. Vorrangig ist dabei die Abgrenzung primär ossärer Stoffwechselstörungen von sekundären, myelogenen Krankheitsbildern. So kann bei klinischer Verdachtsdiagnose einer Osteoporose eine Osteomalazie, ein nichtsekretorisches Plasmozytom, ein malignes Lymphom, eine Mastozytose oder Sarkoidose sowie eine diffuse ossäre Metastasierung oft nur bioptisch ausgeschlossen werden. Auch bei Osteomyelosklerose oder Morbus Hodgkin mit Knochenbefall ist eine Diagnose nur feingeweblich zu stellen.

In anderen Fällen führen differentialtherapeutische Überlegungen zur Durchführung einer Knochengewebsentnahme. Insbesondere bei der Therapiekontrolle einer Osteoporose, einer systemischen Chemotherapie bei hämatologischen Grunderkrankungen und bei Therapieresistenz einer Knochenstoffwechselstörung ist der Kliniker auf die direkte Beurteilung bioptisch gewonnenen Knochengewebes angewiesen.

Die Indikation zur Beckenkammbiopsie ist stets streng zu stellen, da es sich um einen invasiven Eingriff handelt, der mit dem potentiellen Risiko einer Wundinfektion, Osteomyelitis, Gefäß- oder Nervenschädigung behaftet ist. Um so mehr ist darauf zu achten, daß der Eingriff in für den Patienten möglichst schonender Weise erfolgt.

Bis vor kurzem wurde bei osteologischer Fragestellung in Deutschland nahezu ausschließlich die sagittale Knochengewebsentnahme aus dem vorderen Beckenkamm mittels elektrischer Knochenhohlfräse angewandt, wie sie 1966 von Burkhardt beschrieben wurde (Burkhardt, 1966). Gegenüber der Entnahmetechnik mit manuellen Hohlnadeln können dabei großkalibrige Biopsate gewonnen werden, die eine bessere Befundung der Spongiosastruktur erlauben. International wird seit längerem die transiliakale Probenentnahme mit einer Hohlnadel nach Bordier (Bordier et al., 1964) bevorzugt. Seit Dezember 1992 findet in unserer Abteilung ein von Delling und Hahn neuentwickelte transiliakale Beckenkammbiopsiegerät Anwendung. Wir berichten hier über erste Erfahrungen im Vergleich zur Burkhardt-Biopsie.

Patienten und Methode

Verglichen werden 35 konsekutive Knochenbiopsate nach Burkhardt-Methode aus dem Untersuchungszeitraum vom Frühjahr bis Dezember 1992 mit 16 transiliakalen Biopsien nach Delling seit Dezember 1992. Die Gewebsentnahme erfolgte durch den gleichen Untersucher. Beurteilt werden ausschließlich Biopsien von Patienten mit Osteopenie, definiert als Abnahme der Knochendichte an L2–L4 auf weniger als zwei Standardabweichungen unterhalb der mittleren Altersnorm, oder manifester Osteoporose.

Die Beckenkammbiopsie nach Burkhardt ist an anderer Stelle bereits ausführlich in ihrer technischen Durchführung geschildert worden (Ziegler und Delling, 1976). Zusammenfassung wird dabei nach Lokalanästhesie an der Spina iliaca anterior superior, sowie lateral und medial des vorderen Beckenkamms mittels einer Motorhohlfräse ein Knochenzylinder freigebohrt, der im zweiten Schritt mit einer Fanghülse zu bergen ist.

Die von Delling und Mitarbeitern entwickelte Hadema-Biopsiefräse 2000 (Vertrieb durch Medinorm AG, Quierschid) stellt einen Akku-Handbohrer mit regelbarem Drehmoment dar. Dieser wird in eine sterilisierbare Hülse eingeführt, an deren Spitze sich eine Halterung für den Fräsvorsatz befindet. Dieser Bohrvorsatz verfügt über einen speziellen Schliff, der gewährleistet, daß der transiliacal gebohrte Zylinder in der Hohlfräse verbleibt und direkt geborgen werden kann. Die Gewebsentnahme erfolgt am liegenden Patienten in transversaler Ebene etwa 2 cm unterhalb der Spina iliaca anterior superior nach vorheriger Lokalanästhesie. Da das kontralaterale Periost nicht gezielt anästhesiert werden kann, empfiehlt sich die Anwendung einer Kurznarkose mit Midazolam (Dormicum®) oder einem vergleichbaren kurzwirksamen Benzodiazepin. Die detailierte Vorgehensweise wird im folgenden stichpunktartig beschrieben:

1. Palpation der Spina iliaca ant. sup.
2. Infiltration der Haut, der Subcutis und des Periosts mit 15 ml Lokalanästhetikum, Mepivacain 2%ig (z.B. Scandicain®).
3. Schaffung eines venösen Zugangs.
4. Hautdesinfektion und sterile Abdeckung.
5. Vorbereitung des Biopsiebestecks (Bohrhülse mit Akku laden, Bohrer aufschrauben, Pinzetten, Nadelhalter, Schere, Skalpell, Nahtmaterial und Tupfer bereitlegen).
6. Kurznarkose mit 2,5–5 mg Midazolam i.v. Eine Ampulle Flumazenil zu 0,5 mg (Anexate 0,5) und Notfallkoffer bereitstellen sowie Intubationsbereitschaft für den Fall einer Atemdepression durch Midazolam gewährleisten.
7. Stichinzision von 1 cm Länge circa 2 cm unterhalb der Spina iliaca ant. sup., stumpfe Präparation bis zum Periost, Ansetzen der Bohrfräse unter vorsichtiger Drehung ins Periost. Bohrung in transversaler Richtung mit konstanter Drehzahl bis zur Durchbohrung der kontralateralen Corticalis.
8. Zurückziehen des Handbohrers, in dessen Hohlfräse das Biopsat enthalten ist. Das Gewebe wird mit einem Stößel aus dem Bohraufsatz geschoben.
9. Fixierung des Biopsats entsprechend der Vorgabe des weiterverarbeitenden Pathologen entsprechend der Fragestellung.

10. Hautnaht. Lokale Kompression mit Sandsack. Puls- und Kreislaufkontrolle für 4–6 Stunden im 30-Minuten-Abstand.
11. Fadenentfernung nach 1 Woche.

Ergebnisse

Die Ergebnisse des Vergleiches zwischen der sagittalen Beckenkammbiopsie nach Burkhardt und der transiliakalen Methode nach Delling sind in Tabelle 1 vergleichend dargestellt:

Tabelle 1. Vergleich der Beckenkammbiopsie nach Burkhardt und Delling

	Burkhardt n = 35	Delling n = 16
Läsion des N. cutaneus fem. lat.	3 (9%)	0
Interventionsbedürftige Blutung	1 (3%)	0
Hämatom	11 (31%)	2 (12,5%)
Wundinfektionen	0	0
Probleme beim Bergen des Biopsats	8 (23%)	0
Corticalisnahe Entnahme	15 (43%)	0
– Biopsat nicht voll verwertbar	12 (34%)	
– Biopsat voll beurteilbar	3 (9%)	
Biopsat makroskopisch frakturiert	8 (23%)	0
Mikrofrakturen der Spongiosa	4 (11%)	0
Corticalis doppelt erfaßt	0	16 (100%)
Größe des Biopsats	14 x 3 x 3 = 126 mm^3	17 x 5 x 5 = 425 mm^3

Diskussion

Wir beobachteten bei der Beckenkammbiopsie nach Burkhardt drei periphere Hautnervenläsionen im Bereich des Nervus cutaneus femoris lateralis mit entsprechender klinischer Symptomatik. Vergleichbare Schädigungen traten bei der Delling-Methode nicht auf, was auf den lateralen Zugang bei der transiliakalen Bohrung zurückzuführen sein dürfte.

Wenngleich bei therapiebedürftigen Blutungen kein relevanter Unterschied zwischen beiden Methoden bei insgesamt geringer Inzidenz nachzuweisen war, kommt in der Häufigkeit der Hämatombildung nach sagittaler Biopsie eine höhere Traumatisierung zum Ausdruck.

Wundinfektionen traten erfreulicherweise dank konsequent sterilem Vorgehen in keiner der beiden Gruppen auf, wobei die Entnahme jeweils am Krankenbett erfolgte.

Bei acht von 35 Biopsien nach Burkhardt gelang es nicht, ein zur Histologie ausreichendes Stück des primär gebohrten Zylinder mit der Faßhülse zu extrahieren, so daß eine erneute Bohrung erforderlich wurde. Aus diesem Umstand mag sich auch die höhere Komplikationsrate der Burkhardt-Biopsie erklären. Es trat jedoch nur eine der beobachteten Nervenschädigungen und nur der kleinere Teil der

Hämatome bei diesen acht Patienten auf. Mit der Delling'schen Methode gelang die Bergung des Knochenstückchens zu 100% direkt.

Auch bei der Beurteilbarkeit der Biopsie zeigten sich für die von Burkhardt beschriebene Technik deutliche Einschränkungen: In 15 von 35 Fällen (42%) ergab die histologische Aufarbeitung eine corticalisnahe Entnahme, die in 12 Fällen keine Beurteilung der Spongiosastrukturen im Sinne einer quantitativen Histomorphometrie gestattete. Eine bereits makroskopische Frakturierung der Biopsate ergab sich bei 8 Patienten (22%). Bei der Befundung zeigten sich bei weiteren 4 Proben spongiöse Mikrofrakturen (11%), die so weitreichend waren, daß über trabekuläre Vernetzungen keine verläßlichen Aussagen mehr getroffen werden konnten.

Vergleichbare Probleme traten bei der transilikalen Biopsie nicht auf. Das Ziel der Gewinnung eines regulären Beckenkammquerschnitts mit Erhalt zweier Compaktaschichten wurde bei allen 16 Patienten erreicht. Bei einer durchschnittlichen Länge von 17 mm und einem Probenvolumen von 425 mm^3 (vs. 14 mm und 126 mm^3 bei Burkhardt-Biopsie) waren sämtliche Biopsate für eine quantitative Histomorphometrie geeignet.

Zusammenfassung

Aufgrund unserer Ergebnisse erscheint die Beckenkammbiopsie nach Delling gegenüber der Burkhardt-Methode aufgrund des anatomischen Zugangs weniger traumatisch. Durch das vereinfachte Bergen des Biopsats ohne Instrumentenwechsel sichert sie eine artefaktfreie Auswertung. Sie ist überlegen in der Gewinnung von Gewebe für eine quantitative Histomorphometrie.

Literatur

Bordier P, Martrajt H, Miravet L (1964) Messure histologique de loa masse et la resorption de travées osteuses. Pathol Biol 12:38–44
Burkhardt R (1966) Technische Verbesserungen und Anwendungen der Histo-Biopsie von Knochenmark und Knochen. Klin Wschr 44:326–334
Burkhardt R (1988) Morphologische Diagnostik bei generalisierten Osteopathien. Beckenkammbiopsie. Deutsches Ärzteblatt 85:1914–1927
Ziegler R, Delling G (1976) Die Knochenbiopsie in der Inneren Medizin – Technik und Bedeutung. Innere Medizin 3:389–395

Histomorphometrie, Mineralgehalt und mechanische Stabilität spongiösen Knochens

R. Plönissen, W. S. Rau, H. Stracke, K. Rauber, T. Bauer und B. Hinrichs

Röntgenabteilung Innere Medizin (Leiter: Prof. Dr. W. S. Rau), Medizinische Klinik III (Leiter: Prof. Dr. K. Federlin) und Pathologisches Institut (Leiter: Prof. Dr. A. Schulz), Klinikum der Universität Gießen, Klinikstr. 36, D-35392 Gießen

Einleitung

Bei durchleuchtungsgezielten Biopsien aus Wirbelkörpern und anderen Knochen fiel die unterschiedliche Festigkeit der gewonnenen Stanzen auf: Die mit Hilfe einer Jamshidi-Nadel entnommenen Knochenzylinder konnten hart, biegsam oder brüchig sein.

Wir haben uns die Aufgabe gestellt, die mechanische Festigkeit der mittels Stanzbiopsie entnommenen Knochenzylinder nicht nur palpatorisch, sondern durch eine exakte Meßanordnung auch quantitativ zu bestimmen.

Als morphometrische Parameter für Schweregrad und Therapiekontrolle der Osteopenie dienen z.Z. die Bestimmungen des Mineralgehaltes des Knochens mit radiologischen Verfahren und die Erhebung der pro Beobachtungszeitraum eingetretenen Frakturen (Boukhris and Becker, 1973; Melton et al., 1988).

Eine unmittelbare Messung der mechanischen Stabilität wurde bisher nur an Sektionspräparaten durchgeführt, und zwar an ganzen Wirbelkörpern (Hanson et al., 1980), an Bohrzylindern (Mosekilde et al., 1985) und an Spongiosawürfeln (Oyster and Smith, 1988). Messungen der mechanischen Stabilität des Knochens von Lebenden sind nicht bekannt.

Um die Zuverlässigkeit eines mechanischen Stabilitätstests für Knochenstanzen zu prüfen, wurden zunächst Versuche an 73 Sektionspräparaten vorgenommen, über die in dieser Arbeit berichtet werden soll.

Material und Methodik

Die Untersuchungen wurden an 73 Sektionspräparaten der Lendenwirbelsäule durchgeführt. Die Präparate umfaßten mindestens drei Lendenwirbel, die Bogenportion wurde abgetrennt. Zusätzlich wurden bei der Autopsie aus dem dorsalen Beckenkamm mindestens zwei Stanzzylinder von mehr als 3 cm Länge mit Hilfe einer Jamshidi-Nadel entnommen.

Die Präparate wurden mit den folgenden Methoden untersucht:

1. Konventionelle Übersichtsaufnahme der Wirbel
2. Hochauflösende Computertomographie (HRCT)

3. Quantitative Computertomographie (QCT)
4. Entnahme mehrerer 2 mm dicker Stanzzylinder aus dem 3. und dem 5. Lendenwirbelkörper mittels Jamshidi-Nadel
5. Röntgenaufnahmen der Knochenzylinder
6. Kompression jeweils des 4. Lendenwirbelkörpers mit kontinuierlicher Registrierung der Deformierung [mm] und der dabei auftretenden Kraft [kN]
7. Kompression von 20 mm langen Abschnitten der Stanzzylinder aus Wirbelsäule und Beckenkamm mit kontinuierlicher Registrierung der Deformierung [mm] und der dabei auftretenden Kraft [N]
8. Histomorphometrie der Stanzzylinder aus Wirbelkörper und Beckenkamm mit Beurteilung der Knochenmasse und der Umbauaktivität

Zur Kompression der intakten Wirbelkörper diente ein in der Industrie gebräuchliches Materialprüfgerät mit digitaler Registrierung der gewonnenen Meßwerte für die in Abhängigkeit vom Kompressionsweg auftretende Kraft, mit der Möglichkeit, bis zu 50 Meßwertpaare pro Sekunde zu erfassen.

Für die Stabilitätsprüfung der Stanzzylinder wurde ein spezielles kleineres Kompressionsgerät konstruiert, das mit entsprechend empfindlicheren Meßfühlern für Kraft und Weg ausgestattet wurde und dessen Meßwerte in identischer Weise gewonnen und verarbeitet werden konnten wie bei dem industriell gebräuchlichen Materialprüfgerät.

Ergebnisse

Bei den 73 Kompressionsversuchen ganzer Wirbel und bei den über 200 Kompressionsversuchen von Knochenstanzzylindern fiel ein gegenüber den Literaturangaben abweichendes Verhalten auf:

In der uns zugänglichen Literatur wird normalerweise von einem idealisierten Kurvenverlauf ausgegangen, wenn bei der Kompression eines Wirbelkörpers die dabei meßbare Kraft registriert wird. Es wird unterstellt, daß sich der untersuchte Knochen wie ein homogenes Werkstück verhält, das zunächst eine elastische und reversible, dann eine irreversible Verformung zeigt und bei Überschreitung eines Grenzwertes zerstört wird. Dieser im Idealfall eingipfelige Kurvenverlauf bis zum Fraktureintritt konnte in unseren Experimenten nur wenige Male bei weitgehend gesunden Knochen beobachtet werden. In den meisten Fällen (möglicherweise bedingt durch das uns vorliegende Sektionsmaterial meist älterer Patienten) traten im Verlauf der Kompression mehrere Kraftgipfel auf. Es war uns daher in den meisten Fällen nicht möglich, den in der Literatur üblicherweise benutzten Wert der „ultimate compressive strength" mit einiger Zuverlässigkeit zu ermitteln. In vielen Fällen wäre es willkürlich gewesen, einen der bei der Kompression auftretenden Kraftgipfel herauszugreifen und ihn als repräsentativ für den betreffenden Wirbelkörper zu betrachten.

In Abweichung von der bisher vorliegenden Literatur haben wir es daher als sinnvoll angesehen, nicht einen einzelnen, oft nur undeutlich ausgeprägten Maximalwert zu berücksichtigen, sondern sämtliche Meßwerte zu verwerten, die registriert werden, wenn ein Wirbelkörper um einen definierten Betrag komprimiert wird. Um vergleichbare Kollektive zu erreichen, berücksichtigten wir bei allen Wirbelkörpern diejenigen Meßwerte, die bei einer Kompression um 6 mm registriert werden konnten. Die Fläche unter diesen Kurven aus ca. 300 Einzelwerten wurde berechnet und ergab die bei der Kompression verrichtete Arbeit (= Kraft x Weg).

Unsere weiteren Untersuchungen und die Korrelation mit den radiologischen Meßergebnissen zeigten, daß die *Arbeit* bei Kompression eines Wirbelkörpers um 6 mm ein zuverlässigeres Maß für die Stabilität ist als der ziemlich zufällige Wert der bei der Kompression maximal auftretenden *Kraft*.

Auf die Korrelationen mit dem Mineralsalzgehalt der Wirbelkörperspongiosa, mit dem histomorphometrisch bestimmten trabekulären Volumen und mit einer eventuell bestehenden Osteopenie unterschiedlicher Ursache wird an anderer Stelle eingegangen (Plönissen et al., 1993).

Diskussion

Als Maß der mechanischen Stabilität von Wirbelkörpern oder spongiösen Knochens wird üblicherweise die maximal gemessene Kraft während des Kompressionsvorganges herangezogen. Nicht alle Wirbelkörper zeigen jedoch das ideale Verhalten, wie es bei der technischen Stabilitätsprüfung homogener Materialien erwartet wird:

Bei den meisten der von uns untersuchten Sektionspräparate konnte nicht ein einzelnes großes Kraftmaximum gemessen werden, sondern es bildeten sich mehrere kleinere Gipfel zeitlich hintereinander über eine längere Kompressionsstrecke aus. Offensichtlich erfolgt bei diesen Wirbeln der Zusammenbruch in einzelnen, zeitlich hintereinander gestaffelten Etappen. Würde bei diesen Wirbeln nur der Maximalwert eines einzelnen Kraftgipfels berücksichtigt werden, hätte dies eine Unterschätzung der Stabilität zur Folge. Um diesen Fehler zu vermeiden, schlagen wir vor, als Maß für die Stabilität von Wirbelkörpern die bei der Kompression verrichtete Arbeit (= Kraft x Weg) zu gebrauchen, die erforderlich ist, um einen Wirbelkörper um 6 mm zu komprimieren.

Bei unseren Experimenten war in charakteristischen Fällen für die Kompression von Wirbelkörpern um 6 mm eine Arbeit zwischen 13 und 53 Nm erforderlich. Für die Kompression von Stanzzylindern (2 mm Durchmesser und 2 mm Länge) um 0,8 mm war eine Arbeit von 0,04 bis 0,26 Nm erforderlich, wobei die Stabilität der Beckenstanzen regelmäßig geringfügig höher war als die der Lendenwirbelkörperstanzen.

Bei den 2 mm dicken Stanzzylindern war ein eindeutiges Kraftmaximum nur bei gesunder Spongiosa junger Personen zu beobachten. Stanzzylinder aus den Knochen älterer Personen oder Stanzzylinder, bei denen die Spongiosa eine Osteopenie – gleichgültig welcher Ursache – aufwies, zeigten kein eindeutiges Kraftmaximum. Bei diesen Spongiosaproben mit verminderter Knochenstabilität war es daher dringend notwendig, statt eines Kraftmaximums den Meßwert für die bei der Kompression verrichtete Arbeit heranzuziehen.

Schlußfolgerung

1. Für die experimentelle Prüfung der Kompressionsfestigkeit von ganzen Wirbelkörpern oder von Spongiosazylindern eignet sich die Messung der bei der Kompression verrichteten Arbeit besser als die Messung des bei der Kompression auftretenden Kraftmaximums.
2. Stanzzylinder von 2 mm Durchmesser aus dem Wirbelkörper oder aus dem Beckenkamm können mit Hilfe einer geeigneten Apparatur ebenfalls für Belastungsuntersuchungen herangezogen werden und zeigen ein dem ganzen Wirbelkörper proportionales Verhalten.
3. Mit der Stabilitätsprüfung von Stanzzylindern aus dem Knochen könnte sich eine Möglichkeit eröffnen, die Stabilität und damit das Frakturrisiko der Spongiosa auch beim lebenden Patienten unmittelbar mechanisch zu bestimmen.

Literatur

Boukhris R, Becker KL (1973) The inter-relationship between vertebral fractures and osteoporosis. Clinical Orthopedics 90:209–216

Hansson T, Roos B, Nachemson A (1980) The bone mineral content and ultimate compressive strength of lumbar vertebrae. Spine 5:46–55

Melton LJ III, Chao EYS, Lane J (1988) Biomechanical aspects of fractures. In: Osteoporosis: etiology, diagnosis, and management; edited by Riggs BL and Melton LJ III. Raven Press, New York

Mosekilde L, Viidik A, Mosekilde L (1985) Correlation between the compressive strength of iliac and vertebral trabecular bone in normal individuals. Bone 6:291–295

Oyster N, Smith FW (1988) A postmortem correlation of four techniques of assessment of osteoporosis with force of bone compression. Calcif Tissue Int 43:77–82

Rau WS, Rauber K, Plönissen R, Nägele-Wöhrle B, Stracke H, Schulz A (1992) Mechanische Stabilität, Mineralgehalt und Histomorphometrie des spongiösen Knochens bei Patienten mit verschiedenen Arten von Osteopenie. Zentralbl Radiologie 146:134

Rasterelektronenmikroskopische Befunde anormaler Knochenstrukturen

J. Walpert, K. J. Münzenberg, G. Flajs und J. Kühr

Orthopädische Universitätsklinik Bonn, Sigmund-Freud-Str. 25, D-53127 Bonn

Obwohl es prinzipiell denkbar ist, mit dem Rasterelektronenmikroskop auch gewisse dynamische Veränderungen des Knochens nachzuweisen, hat sich das Rasterelektronenmikroskop für derartige Untersuchungen bislang noch nicht etabliert. Besonders gut geeignet aber ist es zum Nachweis krankhafter Knochenstrukturen und pathologischer architektonischer Veränderungen.

Wir haben vier Krankheitsbilder mit diesem Mikroskop untersucht: den M. Paget, die hypophosphatämische Rachitis, das parossale Sarkom und die Inaktivitätsatrophie der Metaphysen-/Diaphysenregion ohne und mit Einwirkung von Magnesium.

Was die Untersuchungen beim M. Paget so interessant macht, ist nicht nur die Tatsache, daß die Trabekel zum Teil ausgeprägt unregelmäßig, mit stark aufgelockerter Anordnung und ohne erkennbares Ordnungsprinzip zur Darstellung kommen (s. Abb. 1). Spiralig-mäanderförmig oder puzzleartig verlaufende Gewebszüge

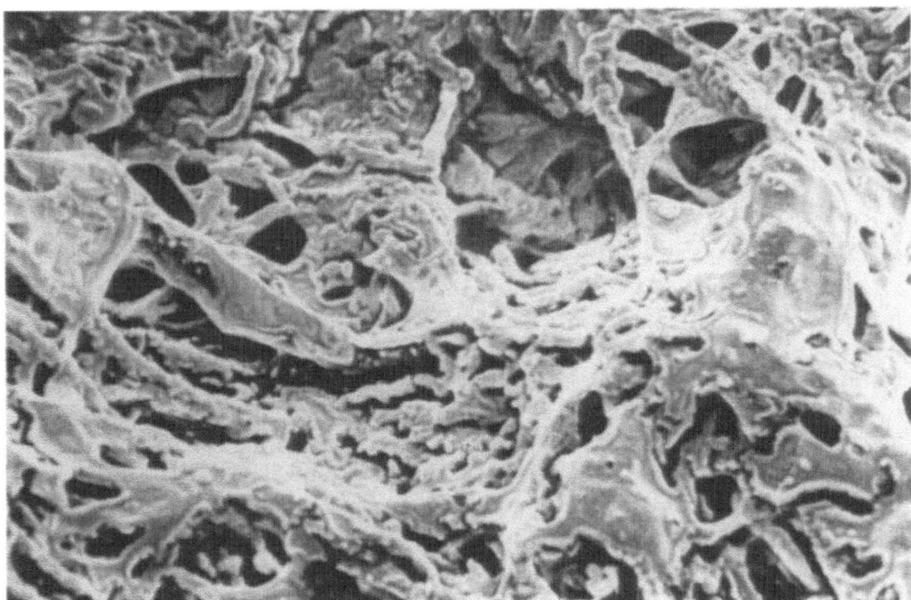

Abb. 1. Paget-Knochen. Ausgeprägte Auflockerung der Knochengewebsformation ohne nachweisbare Vorzugsrichtung der Knochenfasern

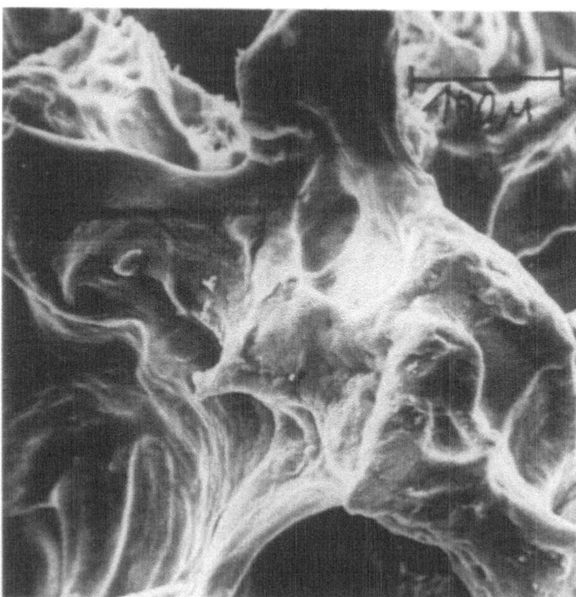

Abb. 2. Paget-Knochen. Untereinander in Verbindung stehende Knochenhöhlen mit glattwandigen Oberflächenstrukturen angrenzender Knochenareale

geben dem ganzen ein Bild, das von spitzen Zacken und unvollständigen Wirbeln beherrscht zu sein scheint. Die Strukturen erscheinen wie vom Zufall geformt und ein ordnendes Bauprinzip ist meist nicht erkennbar. Anders als im normalen Knochen fehlt jede Vorzugsrichtung der Knochenfasern. Die Faserbündel brechen oft zapfenförmig und konisch zulaufend unvermittelt ab, das Zufällige des Baumusters wie es sich in geringeren Vergrößerungen darstellt, setzt sich bis in höhere Vergrößerungen hinein fort (s. Abb. 2 u. 3). Eine Unterscheidung zwischen Spongiosa und Kompakta ist auch im Rasterelektronenmikroskop nicht mehr sicher zu treffen. Interessant ist, daß die glattwandigen Knochenhöhlenbildungen, die Wandungen von gefäßhaltigem Gewebe entsprechen, um mehr als das Zehnfache größer als in normaler Knochenkompakta sind und daß sie untereinander tunnelähnlich kommunizieren können. Sie dürften den von älteren Pathologen vermuteten, aber nie bewiesen arteriovenösen Anastomosen entsprechen [3]. Recht typisch auch sind bei höheren Vergrößerungen die zutagetretenden glatten Oberflächen der sich darstellenden Gewebsformationen. Eine faserige oder granuläre Aufrauhung der Knochenbündel wie in normaler Kompakta fehlt fast vollständig.

Eine ähnlich glatte Oberflächendarstellung findet sich bei der hypophosphatämischen Rachitis. Die Oberfläche erscheint hier überzogen von einer zarten Schicht, die organischem Material entsprechen könnte; Kristallbildungen lassen sich nicht sicher darstellen (s. Abb. 4) [4]. Die Präparation scheint diese oberflächliche Schicht einer Schrumpfung unterzogen zu haben. In der Nähe von Lakunen stellen sich kugelförmige Konglomerate dar (s. Abb. 5). Diese rasterelektronenmikroskopischen Bilder spiegeln eindrucksvoll die mangelhafte Mineralisation des Gewebes wider [5]. Unberührt bleibt die Architektonik im Ganzen: Die Fibrillenstrichrichtung verläuft auch im osteomalazischen Knochen parallel (s. Abb. 6). Das entspricht den Rönt-

Abb. 3. Paget-Knochen. Unruhige Trabekularstruktur mit unvermitteltem Abbruch der Knochenbälkchen

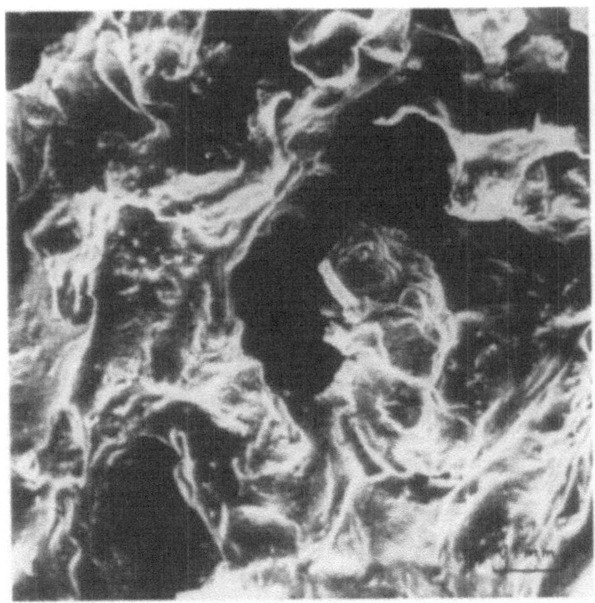

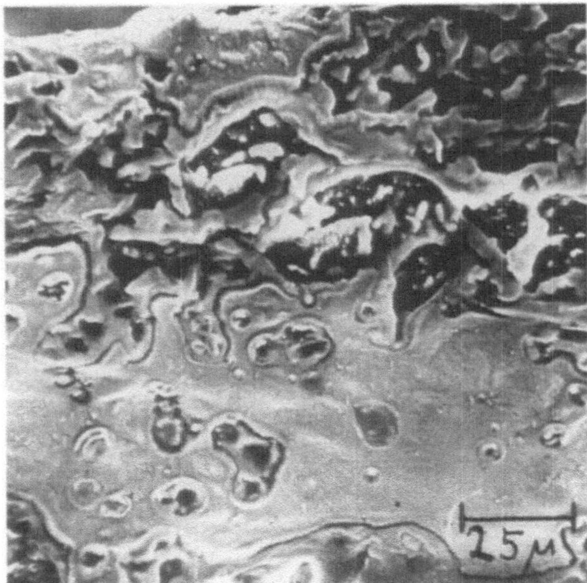

Abb. 4. Hypophosphatämische Rachitis. Die Knochenoberfläche erscheint wie von einer dünnen Schicht überzogen, stellenweise wellenförmige Darstellung als Zeichen einer Schrumpfung

gensummationsaufnahmen, die eine eher strähnige Strukturzeichnung des erkrankten Knochen zeigen.

Ganz anders stellt sich das Oberflächenmuster beim parossalen Osteosarkom dar: Vergleicht man das krankhafte Gewebe im Rasterelektronenmikroskop mit gesundem Knochengewebe, dann findet man ein viel engmaschiger, dichter und gröber geflochtenes Bild als selbst in der dichten Knochenkompakta (s. Abb. 7 u.

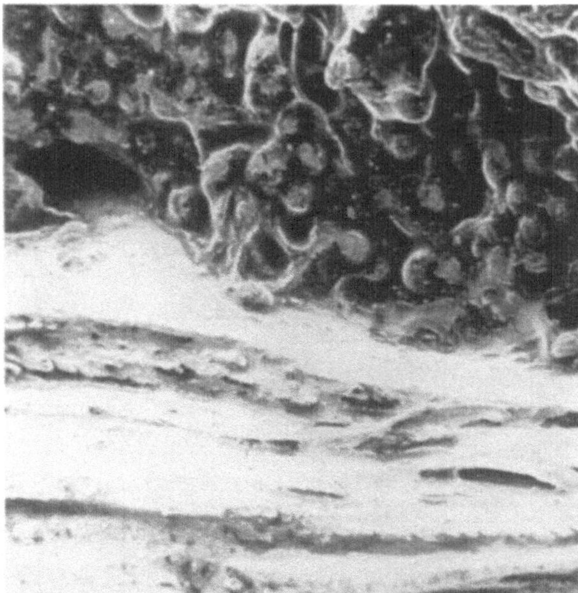

Abb. 5. Hypophosphatämische Rachitis. Teilweise die Knochenoberfläche kugelförmig überragende Konglomerate

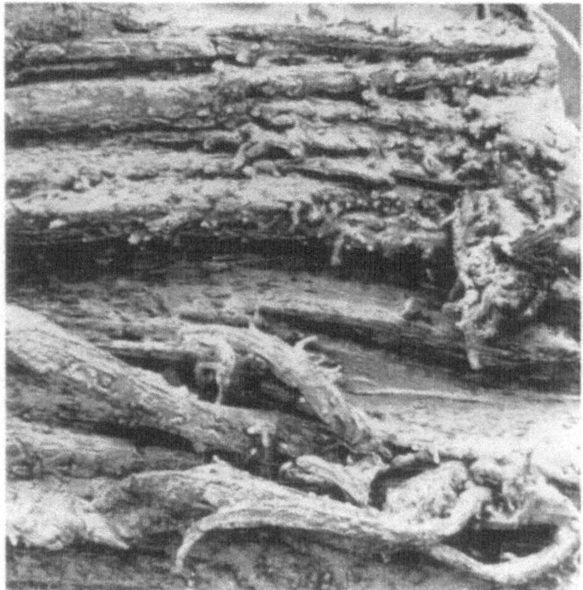

Abb. 6. Hypophosphatämische Rachitis. Faserholzstruktur der Knochenbälkchen

8). Die dichten und strähnigen Gewebszüge scheinen geradezu infiltrativ zu wachsen. Resorptionsflächen als Ausdruck eines lokalisierten Knochenabbaus scheinen beim parossalen Sarkom nahezu vollständig zu fehlen. Die kollagenen Faserbündel an den freien Oberflächen stellen sich glatter dar als in solchen Anteilen, in denen sich ein Knochenumbau vollzieht.

Abb. 7. Parossales Sarkom.
Kompaktes Knochengewebe
mit z.T. parallel angeordneten Faserzügen

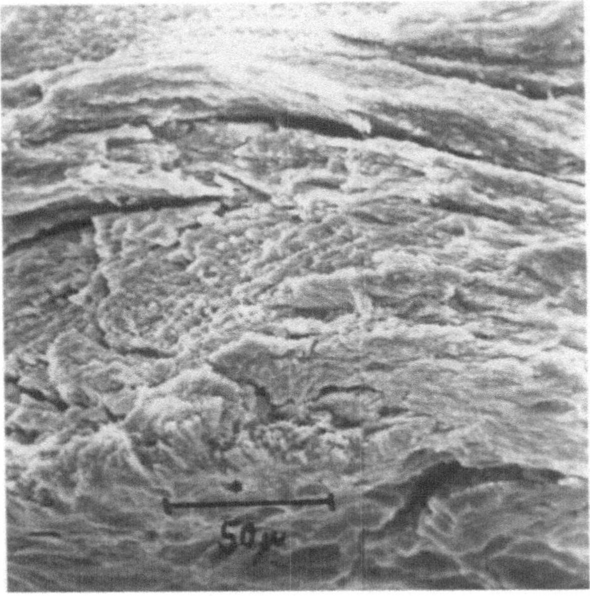

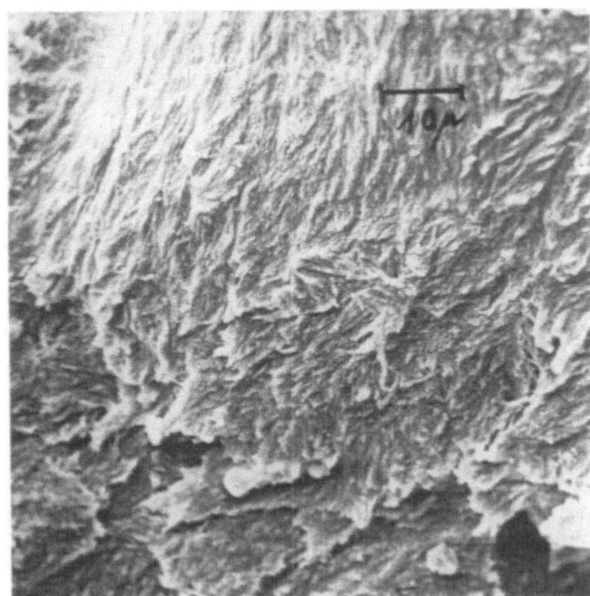

Abb. 8. Parossales Sarkom.
Scheinbar infiltrativ wach-
sendes Knochengewebe

Die Besonderheit im Gewebe des parossalen Sarkoms repräsentiert sich hier
weniger in den kleineren Arealen als dadurch, daß offenbar eine invasive Knochenmasse einer anderen überlagert zu sein scheint. Das verleiht dem Bild eine gewisse
Irregularität im Ganzen, trotz einer bestimmten Regelmäßigkeit und Orientierung
der Fasersubstanz über kleinere Bezirke hinweg. Wohl scheinen fingerartige glatt
und scharf begrenzte Vorsprünge in das insgesamt wenig strukturierte Gewebe ein-

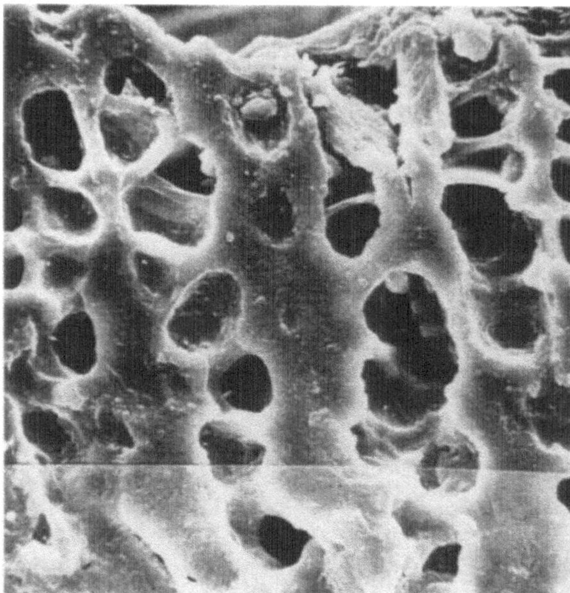

Abb. 9. Normale Spongiosa unter Ruhigstellung

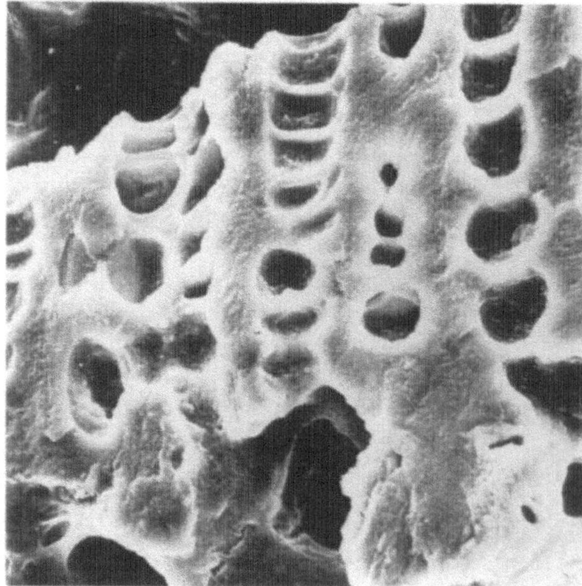

Abb. 10. Normale Spongiosa

zuwachsen, im allgemeinen aber erscheinen die krankhaften Knochenanteile in ihrem Gesamtmuster weniger bunt und stärker geordnet als in normalen Knochengewebe [4].

Besonders eindrucksvoll sind die Strukturveränderungen in der Kaninchenmetaphyse nach Ruhigstellung und unter dem Einfluß von hochdosierten Magnesiumgaben. Die Anordnung und die Dichte der Spongiosabälkchen in der Metaphysenre-

Abb. 11. Spongiosastruktur
nach Magnesiumzufuhr

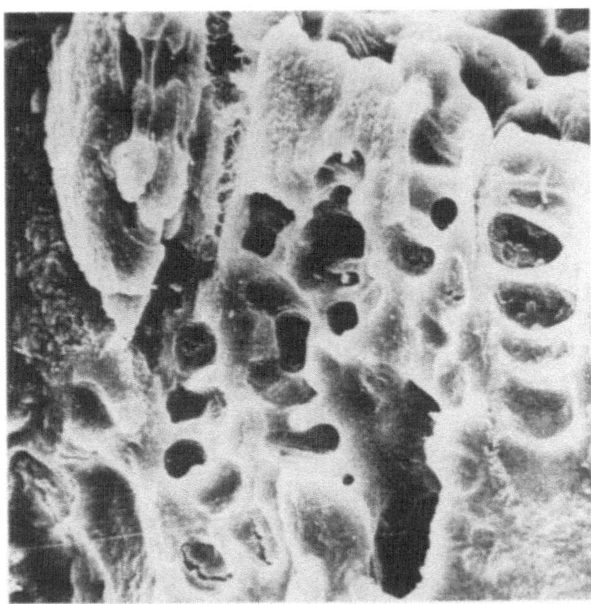

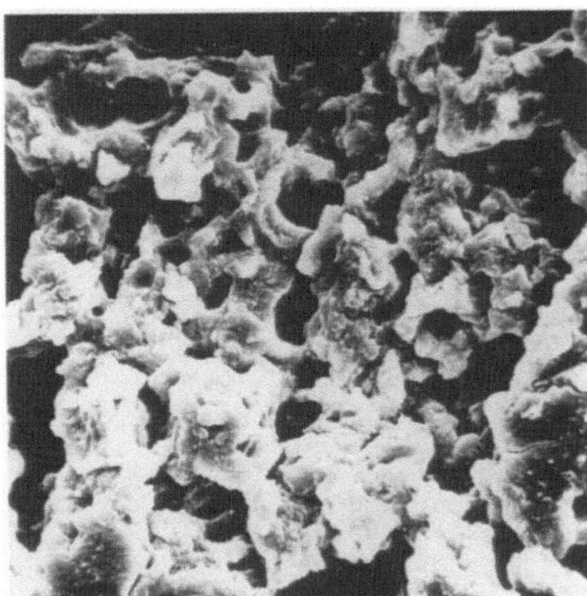

Abb. 12. Spongiosastruktur
nach Ruhigstellung und
unter Magnesiumzufuhr

gion wird unter der Rughigstellung (s. Abb. 9) im Vergleich zu normalen Knochen
(s. Abb. 10) unregelmäßiger und zunehmend aufgelockerter. Zeigt sich nach Magnesiumzufuhr das Bild im Bereich der normalen Metaphyse bereits noch ungeordneter
(s. Abb. 11), so findet sich unter Magnesiumzufuhr und Ruhigstellung eine weitgehende Auflösung der Trabekularstruktur. Die Knochenbälkchen sind deutlich regellos angeordnet, Trabekelabbrüche wechseln mit bimssteinartigen Aspekten (s. Abb.

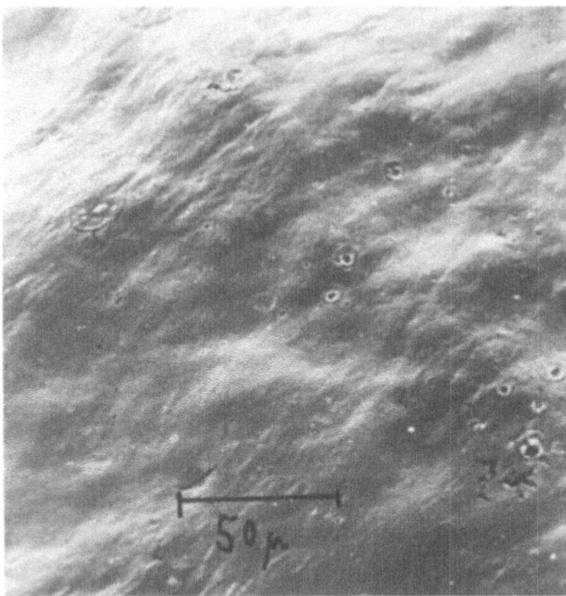

Abb. 13. Korrosionsbedingte Veränderungen an der Knochenoberfläche nach mehrmonatigem Kontakt mit einer Metallplatte

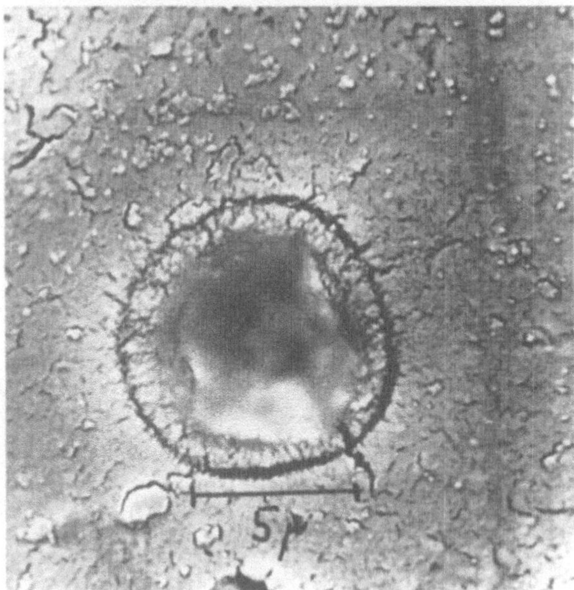

Abb. 14. Ausschnittsvergrößerung zu Abb. 13; Abklatsch von Punktkorrosionen

12). Hier ist die primäre Spongiosa nicht mehr bälkchenförmig strukturiert, sondern nur noch mosaik- und puzzleartig geformt. Das für die normale Metaphyse typische kontinuierliche Raumgitter mit regelmäßigen Verstrebungen ist verschwunden [2].

Interessant sind auch Oberflächen, die längere Zeit in Kontakt mit einer Metallplatte nach Osteosynthese standen. Diese Oberflächen sind erwartungsgemäß verhältnismäßig glatt und wenig aufgerauht (s. Abb. 13). Leider läßt sich nicht entscheiden, ob es sich bei diesen glatten Oberflächen um bindegewebige Anteile handelt oder um Knochenoberflächen. Die völlig andere Struktur dieser Areale macht es wahrscheinlich, daß auch hier Bindegewebe zur Darstellung kommt. Dafür sprechen vor allem die kreisförmigen Herdbildungen, die regellos über die Oberfläche verteilt sind. Charakteristisch für diese Gebilde ist der in einem Wall eingeschlossene Bezirk, der einem großen Krater ähnelt. Zu diesen Kratern treten landkartenförmige Umgrenzungen, die ebenfalls umgeben werden von einem Wallgraben. Dieser umgrenzte Bezirk zeigt im Innern eine feinkörnige Aufrauhung der Oberfläche und ist teilweise von regellosen Furchen durchzogen (s. Abb. 14). Bei diesen kreisförmigen Herdbildungen handelt es sich mit großer Wahrscheinlichkeit um einen Abklatsch von Punktkorrosionen auf der lebenden Knochenoberfläche.

Zusammengefaßt läßt sich sagen, daß man mit dem Rasterelektronenmikroskop dreidimensionale Strukturen des Knochens vorzüglich darstellen kann, und es sogar für bestimmte Erkrankungen typische Muster der Architektonik gibt. Das gilt besonders für den M. Paget und das parossale Sarkom, während sich Hypomineralisation besonders gut in der unterschiedlich starken Schrumpfungstendenz des wenig mineralisierten Oberflächengewebes widerspiegeln.

Literatur

1. Boyde A, Hobdell MH (1969) Scanning Electron Microscopy of Primary Membrane Bone. Z Zellforsch 99:98–108
2. Kühr J (1986) Tierexperimentelle Untersuchungen zur Beeinflußbarkeit der Immobilisationsosteoporose durch Magnesium. Mag-Bull 8:50–74
3. Münzenberg KJ, Flajs G, Roggatz J (1971) Rasterelektronenmikroskopische Untersuchungen krankhafter Knochenstrukturen, insbesondere bei Ostitis deformans Paget. Z Orthop 109:760–768
4. Münzenberg KJ, Flajs G, Gebhardt M (1979) Rasterelektronenmikroskopische und röntgenographische Untersuchungen von an hypophosphatämischer Rachitis erkrankten Knochen. Biomineralisation 10:62–65
5. Steendijk R, Boyde R (1973) Scanning Electron Microscopic Observations on Bone from Patients with Hypophosphataemic (Vitamin D Resistant) Rickets. Calc Tiss Res 11:242–250

Vergleichende In-vitro-Untersuchung des Kolonisationsverhaltens von Osteoblasten auf Knochenersatzmaterialien

B. Thornton[1], G. Schobel[2], W. Millesi[2] und G. Mailath[1]

[1] Abteilung für Zahnärztliche Chirurgie (Leiter: Univ. Prof. Dr. G. Watzek)
Universitätsklinik für Zahn-, Mund- und Kieferheilkunde, Währingerstr. 25a, A-1090 Wien
[2] Klinik für Kiefer- und Gesichtschirurgie der Universität Wien
(Vorstand: Univ. Prof. Dr. Dr. R. Ewers), AKH, Währinger Gürtel 18–20, A-1090 Wien

Einleitung

In der Zahnärztlichen- und in der Kiefer- und Gesichtschirurgie stehen zur Rekonstruktion von Knochendefekten eine Vielzahl von biologischen und synthetischen Materialien zur Verfügung. Die Möglichkeit autologen Knochen zu verwenden, ist durch das mangelnde Angebot bzw. durch die aufwendigen Gewinnungsverfahren beschränkt.

Aus diesen Gründen sind in den letzten Jahren Knochenersatzmaterialien biologischen und synthetischen Ursprungs zunehmend zur Anwendung gelangt [5, 10].

Seit der ersten, zu diesem Thema erfolgten Publikation durch Levitt et al. 1969, sind eine Vielzahl von In-vivo- [4, 9] und In-vitro-Untersuchungen [2, 3, 7] durchgeführt worden, um die Reaktion zwischen Knochengewebe und Knochenersatzmaterialien zu untersuchen.

Die vorliegende In-vitro-Studie versucht die Frage zu beantworten, ob die unterschiedlichen Eigenschaften von Knochenersatzmaterialien, die Morphologie, die Kolonisationsfähigkeit von Osteoblasten und die Ausbildung der Interface beeinflussen.

Material und Methode

In dieser Studie wurden zwei Kulturmethoden [1] verwendet: 1.) die Calvaria-Methode und 2.) die Envelope-Methode.

ad 1.) Calvarien neonataler New Zealand White Rabbits (1–3 Tage) wurden steril entfernt und zweimal in PBS/FCS gewaschen und in RF 10 mit HEPES gelagert. Unter dem Präparationsmikroskop wurden die Scheitelbeine herausgeschnitten, die Suturen entfernt und das endo- und exokranielle Periost abgezogen. Auf die Knochenstücke wurden einzelne Partikel von Hydroxylapatit unterschiedlicher Qualität aufgebracht (Algipore, Friedrichsfeld AG; Interpore 200, Hess Medizintechnik GmbH)

ad 2.) Aufgrund der geringen Dichte der zu testenden Materialien wurde das endokranielle Periost mobilisiert und die Testmaterialien zwischen Periost und Calvaria geschoben. Diese Materialien waren Demineralized Ground Cortical Bone (5809

Ward Ct., Virginia Beach) und Human Freeze-Dried Crushed Cortical Bone (Tissue Bank, Univ. of Miami). Diese Knochen/Biomaterial-Einheiten wurden in zwei Medienzusammensetzungen kultiviert. Das von den Autoren als Kontrollmedium bezeichnete, bestand aus Fitton-Jackson modifiziertem Biggers Medium (Dipro) unter Zusatz von 10% fetalem Rinderserum, 20 µl/ml 200 mM Glutamin, 10 µl/ml Penicillin (5000 I.E./ml)/Streptomycin (5000 µg/ml), Hepes (25 µl/ml einer 1 mM Lösung) und Ascorbinsäure (50 µg/ml). Das zweite, sogenannte vollsupplementierte Medium setzte sich prinzipiell aus den selben Bestandteilen zusammen und wurde durch den Zusatz von Na-β-Glycerophosphat (10 mM) ergänzt. Die Knochen/Biomaterial Einheiten wurden in 12 Loch Multiwell Gewebekulturplatten (Falcon R) in 3 ml der oben beschriebenen Medien drei Wochen bei 37 °C unter 10% CO_2- Spannung kultiviert. Die Nährmedien wurden jeden zweiten Tag gewechselt. Die Knochenersatzmaterialien wurden in Abhängigkeit von der spezifischen Oberfläche, dem Partikeldurchmesser, der Porengröße und dem Ca/Phosphat-Verhältnis untersucht.

Nach einer dreiwöchigen Kultivationsperiode wurden die Präparate zweimal in 0,1 M Cacodylatpuffer (ph 7,2–7,4) gewaschen und 24 Stunden bei 4 °C in 2,5% cacodylatgepufferten Glutaraldehyd fixiert und der Transmissions- (TEM), Rasterelektronen- (REM) und Lichtmikroskopie (LM) zugeführt.

Die Präparate die für die REM vorgesehen waren, wurden in aufsteigender Alkoholreihe dehydriert, kritisch punktgetrocknet (Polaron), goldbeschichtet (Hummer Jr Technics) und mit einem Jeol JSM-35CF Scanning Rasterelektronenmikroskop untersucht. Die Präparate, die zur Transmissionselektronenmikroskopie vorgesehen waren, wurden in Epon/Propox eingebettet und mit 10% EDTA/Trispuffer entkalkt. Davon wurden 1 µ Semidünnschnitte mit Glasmessern angefertigt und mit Toluidinblau gefärbt. Einzelne Areale wurden mit Diamantmessern ultradünn (0,05–0,2 µ) geschnitten und mit 2% Uranylacetat in 50% Alkohol gefärbt und mit einem Zeiss EM 902 Transmissionselektronenmikroskop untersucht. Für die Färbungen nach Goldner und Krutsay wurden die Präparate in Methylmethacrylat eingebettet, 5 µ Hartschnitte angefertigt und mit einem Polyvar-Mikroskop (Reichert) untersucht.

Ergebnisse

1. Kontrollmedium

Nach einer Kultivationsperiode von 21 Tagen konnten in der REM auf der Calvariaoberfläche und den Biomaterialpartikeln elongierte, fischzugartig angeordnete fibroblastenartige Zellen dargestellt werden. In den mit Interpore 200 und Human Freeze-Dried Crushed Cortical Bone geführten Kulturen wurde ein Abrunden der Zellen und Ablösen von der Materialoberfläche dargestellt (s. Abb. 1). In den mit Toluidinblau gefärbten Semidünnschnitten konnte die Calvariaoberfläche und die neu gebildete Zellschichte dargestellt werden. Die Biomaterialpartikel waren komplett umwachsen. Es konnte das Einwachsen der Zellen in die Poren der Materialien dargestellt werden. In den Hartschnitten fand die im REM dargestellte Fibroblastenmorphologie ihren Ausdruck in der Ausbildung eines fibrösen Gewebes aus

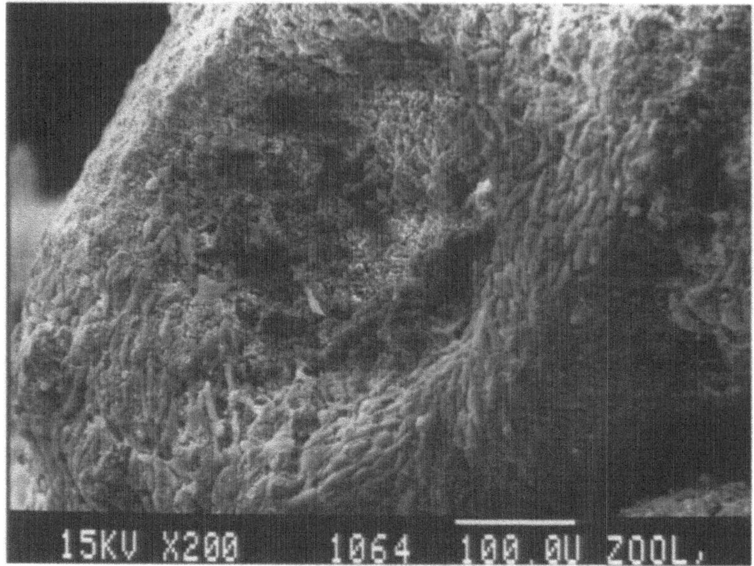

Abb. 1. Calvaria-Methode mit Interpore 200 ohne Zusatz von Na-β-GP nach 21 Tagen. REM in 120facher Vergrößerung

kollagenen Fasern. Kollagene Fasern wurden in reichem Maße gebildet, aber keine mineralisierte extrazelluläre Matrix.

2. Vollsupplementiertes Medium

In der REM konnten auf der Calvariaoberfläche und den HA-Partikeln polygonale Osteoblasten in pflastersteinartiger Anordnung und vereinzelt fibroblastenartige Zellen dargestellt werden. Ausgehend von den Zellfortsätzen der Osteoblasten konnten mineralisierte Aggregationen zur Darstellung gelangen. In dieser Mediumzusammensetzung war bei keinem Biomaterial ein Abrunden der Zellen und Ablösen von der Materialoberfläche nachweisbar (s. Abb. 2). Einzelne in der TEM untersuchte Areale zeigten Osteoblasten mit Zellfortsätzen. In unmittelbarer Nachbarschaft der Fortsätze konnten mineralisierte Aggregationen nachgewiesen werden. In den mit Toluidinblau gefärbten Semidünnschnitten konnte in allen Präparaten, bis auf Demineralised Ground Cortical Bone eine stark angefärbte, basophile Grenzlinie zwischen Material und Gewebe dargestellt werden (s. Abb. 3). In den Hartschnitten konnte mineralisierte Matrix und das Einwachsen der Zellen in das Innere der Partikel dargestellt werden (s. Abb. 4).

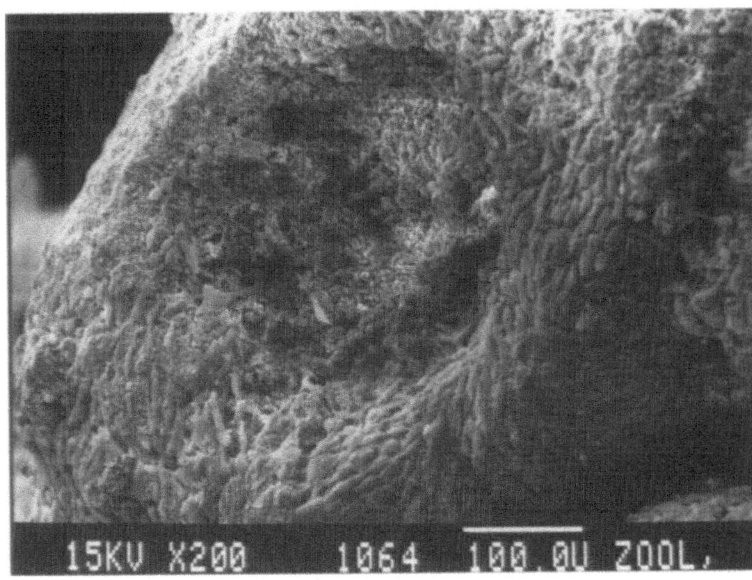

Abb. 2. Calvaria-Methode mit Algipore mit Zusatz von Na-β-GP nach 21 Tagen. REM in 200facher Vergrößerung

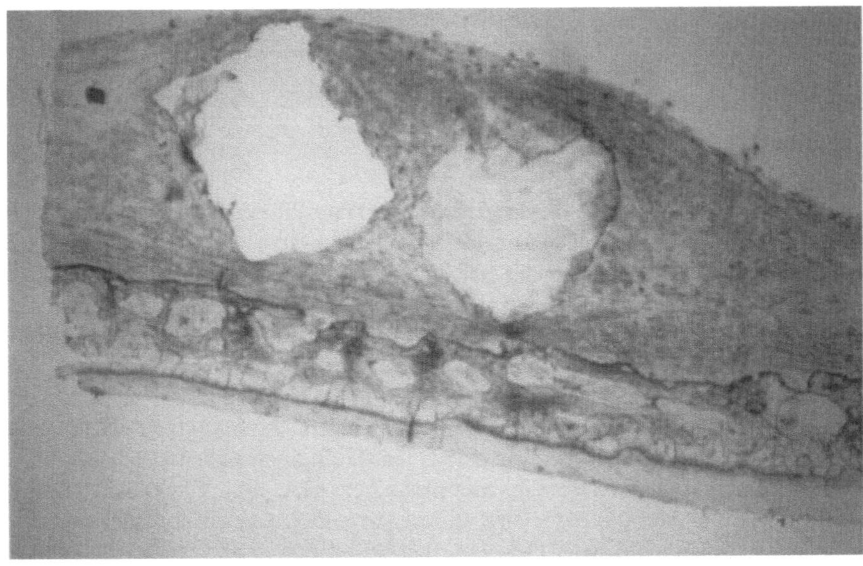

Abb. 3. Calvaria-Methode mit Human Freeze-Dried Crushed Cortical Bone mit Zusatz von Na-β-GP Semidünnschnitt in Toluidinblaufärbung in 100facher Vergrößerung

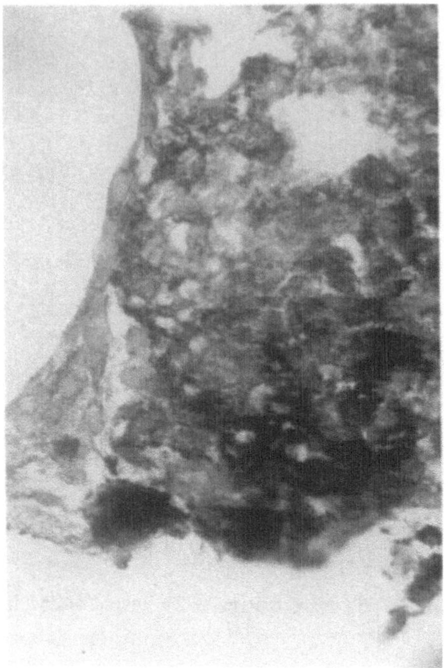

Abb. 4. Calvaria-Methode mit Algipore mit Zusatz von Na-β-GP Hartschnitt in Krutsayfärbung in 400facher Vergrößerung

Diskussion

Die Resultate zeigen, daß durch Zugabe von Na-β-Glycerophosphat zum Kulturmedium die Bildung mineralisierter, extrazellulärer Matrix ermöglicht wird. Na-β-Glycerophosphat wird durch das Koenzym Alkalische Phosphatase in anorganisches Phosphat umgewandelt und ist notwendig um Mineralisation in vitro zu erzielen [11]. Das Vorhandensein von fibroblastenartige Zellen in den mit Na-β-Glycerophosphat geführten Kulturen bestätigt die Ergebnisse von Le Geros 1991, der ebenfalls um Hydroxylapatit eine verstärkte Proliferation von Fibroblasten in vitro beobachten konnte. Davies beschreibt 1991 die unterschiedliche Struktur der Interface zwischen Knochengewebe und verschiedenen Fremdmaterialien. Die Bildung einer amorphen, afibrillären Bondingzone zwischen HA und Knochengewebe ist als erstes Sekretionsprodukt der sich differenzierenden osteogenen Zellen zu werten [3]. Die gefundenen in vitro Resultate bestätigen die von Kasperk 1988 publizierten Resultate, daß auch in Poren mit einem geringeren Durchmesser als 100 μ das Einwachsen von Osteoblasten möglich ist [6]. Die von den Autoren verwendete in vitro Methode erscheint, aufgrund der Vielzahl der erzielten Ergebnisse und der einfachen Möglichkeit Änderungen der Kulturbedingungen zu erzielen, geeignet, Einzelheiten über die Reaktion zwischen Knochenzellen und Biomaterial zu untersuchen.

Literatur

1. Davies JE, Hurst RP, Spooner NT (1986) Surface emission and biological probes for inorganic interfaces. In: Crawford N and Taylor DEM (Hrsg) Interaction of Cells with Natural and Foreign Surfaces. Plenum Press, London, S 95
2. Davies JE, Matsuda T (1988) Extracellular matrix reproduction by osteoblasts on bioactive substrata in vitro. Scanning Microscopy 2:1445
3. Davies JE, Nagai N, Takeshita N, Smith DC (1991) Deposition of Cement like Matrix on Implant Materials. In: Davies JE (Hrsg) The Bone-Biomaterial Interface. University of Toronto Press, Toronto, S 285–294
4. Gross UM, Müller-Mai C, Voigt C (1991) Comparative morphology of the Bone Interface with Glass Ceramics, Hydroxyapatite and Natural Coral. In: Davies JE (Hrsg) The Bone-Biomaterial Interface. University of Toronto Press, Toronto, S 308–320
5. Jarcho M (1992) Retrospective analysis of hydroxyapatite development for oral implant application. Dent Clin North Am 36:19–26
6. Kasperk C, Ewers R, Simons B, Kasperk R (1988) Knochenersatzmaterialien aus Algen. Dtsch Zahnärztl Z 43:116–119
7. Le Geros RZ, Orly I, Gregoire M, Daculsi G (1991) Substrate Surface Dissolution and Interfacial Biological Mineralisation. In: Davies JE (Hrsg) The Bone-Biomaterial Interface. University of Toronto Press, Toronto, S 308–320
8. Levitt SR, Crayton PH, Monroe EA, Condrate RA (1969) Forming method for apatite prosthesis. J Biomed Mater Res 3:683
9. Neo M, Kotani S, Fujita Y, Nakamura T, Yamamuro T, Bando Y, Ohtsuki C, Kokubo T (1992) Differences in ceramic-bone interface between surface active ceramics and resorbable ceramics: a study by scanning and transmission electron microscopy. J Biomed Mater Res 26:255–67
10. Spitzer WJ (1991) Hydroxylapatitkeramik zur Augmentation und Defektfüllung. Dtsch Zahnärztl Z 46:436–42
11. Tenenbaum HC (1981) Role of organic phosphate in mineralisation of bone in vitro. J Dent Res 60 Sonderband C:1586

Effekte dynamischer Stimulierung auf humane Osteoblasten- und Fibroblastenkulturen

C. Neidlinger-Wilke, O. Holbein, E. Grood, M. Mörike und L. Claes

Abteilung Unfallchirurgische Forschung und Biomechanik, Universität Ulm, Helmholzstr. 14, D-89081 Ulm

Einleitung

Mechanische Faktoren beeinflussen nicht nur die Entwicklung, Differenzierung und das Remodeling des gesunden Knochens [1, 2, 3, 4], sondern sind auch für die Frakturheilung von großer Bedeutung. Interfragmentäre Bewegungen im Frakturspalt können je nach Ausmaß die Kallusbildung induzieren und den Heilungsprozeß beschleunigen oder aber zur Knochenresorption oder Pseudarthrose führen [5, 6, 7, 8]. Es ist daher anzunehmen, daß unterschiedliche mechanische Einflüsse verschiedene zellulären Reaktionen bewirken, die letztendlich für Erfolg oder Mißerfolg der Heilung entscheidend sind. Um die zellulären Ursachen mechanischer Effekte bei der Frakturheilung zu untersuchen, wurde ein Zellstimmulationsgerät entwickelt, das es erlaubt, isolierte Zellen durch zyklische Dehnungen zu stimulieren. Wichtige Fragen, die mit diesem System untersucht werden sollen, sind die Auswirkungen verschieden großer Dehnungen auf die Zellaktivität von Osteoblasten und Fibroblasten. Es soll gezeigt werden, welchen Einfluß zyklische Dehnungen auf die Proliferation, alkalische Phosphataseaktivität, Lactatdehydrogenaseaktivität, Kollagenbiosynthese und Orientierung der Zellen haben. Die Reaktionen der Osteoblastenkulturen sollen mit Fibroblastenkulturen derselben Spender verglichen werden.

Material und Methoden

Die Stimulationsversuche wurden mit Hilfe eines speziell entwickelten Gerätes zur zyklischen Dehnung von Zellkulturen durchgeführt. Ein Ausschnitt des Zellstimulators ist in Abb. 1 schematisch dargestellt. Die Zellstimulierung erfolgte in rechteckigen elastischen Silikonschalen, die vor der Aussaat von Zellen mit serumhaltigem Medium konditioniert wurden. Die so vorbehandelten Schalen zeichneten sich durch eine gute Zytokompatibilität aus. Das Gerät ermöglichte die simultane Dehnung von sechs Kulturschalen, wobei die Dehnungsamplitude über exzentrische Scheiben an der rotierenden Antriebsachse und die Frequenz der Dehnungszyklen über die Motorgeschwindigkeit variiert werden konnte.

Osteoblastenkulturen, die aus Knochenproben von 15 Spendern isoliert wurden, sowie Fibroblastenkulturen aus Hautbiopsien derselben Spender, wurden für die Stimulationsversuche in den Silikonschalen angezüchtet und im subkonfluenten Stadium stimuliert. Die Stimulationszyklen erfolgten an drei aufeinanderfolgenden

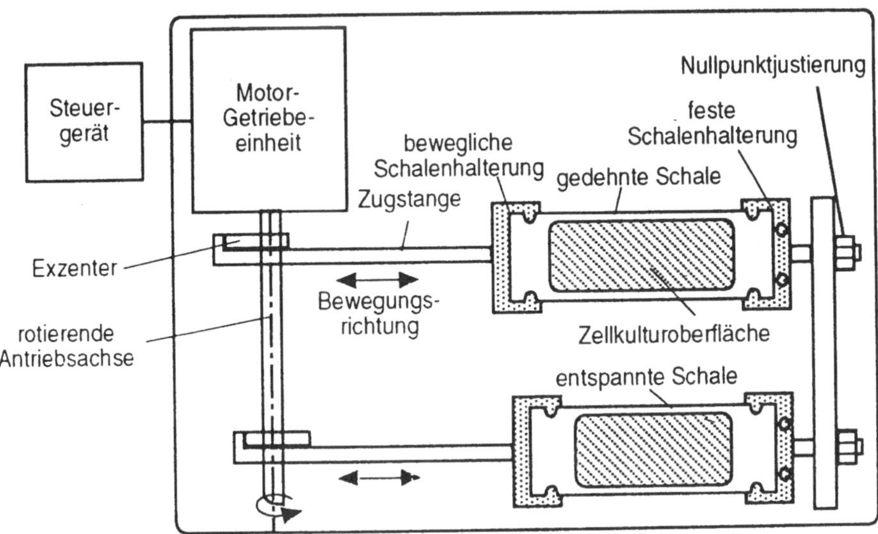

Abb. 1. Schematische Darstellung des Zellstimulationsgerätes. Die Teilansicht zeigt zwei von sechs Schalenstationen zur zyklischen Dehnung der Zellkulturen

Tagen und dauerten jeweils 15 Minuten. Die Effekte von vier verschiedenen Dehnungsamplituden (1%, 2,4%, 5,3%, 8,8%; Stimulationsfrequenz: 1 Hz) auf die Proliferation, Viabilität und Laktatdehydrogenaseaktivität humaner Osteoblastenkulturen wurde bestimmt. Die individuellen Unterschiede der Zellreaktionen auf bestimmte Stimulationsbedingungen wurden an Osteoblastenkulturen von 15 Spendern untersucht, die unter identischen Bedingungen stimuliert wurden (1% Dehnung; 1 Hz Frequenz). Die Effekte auf die Zellproliferation, die Kollagenbiosynthese und die alkalische Phosphataseaktivität dieser Zellstämme wurden gemessen. Die Stimulationseffekte auf die Osteoblastenkulturen wurden mit den Befunden von Fibroblastenkulturen derselben Spender verglichen. Der Einfluß unterschiedlich großer zyklischer Dehnungen (1%, 4%, 8%, 12%) auf die Zellorientierung wurde durch Stimulationszyklen von 24 stündiger Dauer im Vergleich zu nicht stimultierten Kontrollen untersucht. Die Zellen wurden dazu nach der Stimulierung auf den Schalen fixiert und nach der Giemsa-Methode gefärbt. Die Hauptorientierungsrichtung der Zellen wurde bestimmt und mit Hilfe eines automatischen Bildanalyseverfahrens ausgewertet.

Ergebnisse

Unterschiedlich große Dehnungen hatten verschiedene Effekte auf die Zellproliferation der Osteoblastenkulturen. Die mitogene Aktivität der Zellen wurde bei 1% Dehnung signifikant erhöht ($p < 0,05$; Kruskal-Wallis-Test). Dehnungen von 2,4% und größer bewirkten dagegen keine signifikante Stimulierung der Zellproliferation oder führten zu einer Erniedrigung der Proliferationsrate im Vergleich zu den nicht stimulierten Kontrollen. Die Viabilität der Zellen sowie die Laktatdehydrogenaseaktivität wurden jedoch durch die zyklische Dehnungen nicht beeinflußt. Die 15 Osteoblastenkulturen, die alle unter identischen Bedingungen (1% Dehnung, 1 Hz Frequenz) stimuliert wurden, zeigten eine signifikante Erhöhung ihrer Proliferationsrate im Vergleich zu den Kontrollkulturen (p < 0,05; Wilcoxon-Test). Die Ergebnisse zeigten jedoch erhebliche interindividuelle Schwankungen. Auch in den Fibroblastenkulturen wurde die Proliferation durch zyklische Dehnung stimuliert, die Unterschiede zwischen Stimulationsansätzen und Kontrollen waren jedoch in den Osteoblastenkulturen deutlicher. Die alkalische Phosphataseaktivität und das Muster der neu synthetisierten Kollagene von stimulierten Zellkulturen und nicht stimulierten Kontrollen zeige keinen signifikanten Unterschied. Eine Orientierung der Zellen konnte erst bei größeren Dehnungen (>4%) beobachtet werden. Die Häufigkeitsverteilung der Zellen mit Orientierungswinkeln zwischen 0 und 90 Grad zeigte eine zufällige Anordnung der Zellen in den Kontrollen und bei kleinen Dehnungen (1%). Bei Dehnungen von 4 Prozent bis 12 Prozent erfolgte mit zunehmender Dehnungsamplitude eine Verschiebung der Zellorientierung in Richtung auf 90 Grad, wobei dieser Effekt in den Fibroblasten deutlicher zum Ausdruck kam als in den Osteoblastenkulturen.

Diskussion

Das Zellstimulationsgerät bietet die Möglichkeit, die zellulären Reaktionen auf genau definierte zyklische Dehnungen zu untersuchen. Im Vergleich zu bisher beschriebenen Modellen [9, 10, 11] liegen die Vorteile in der einfachen Handhabung der Schalen und in der gleichmäßigen Dehnungsverteilung auf der Schalenoberfläche. Durch verschiedene Stimulationsversuche konnte gezeigt werden, daß es möglich ist die zellulären Reaktionen auf genau definierte Dehnungen zu untersuchen. Die Stimulierung der Zellproliferation hing dabei von der Dehnungsamplitude ab, wobei 1% Dehnung eine signifikante Erhöhung der Proliferationsrate bewirkte. Die geringeren Effekte bei größeren Dehnungen könnten auf eine Hemmung der mitogenen Aktivität der Zellen zurückzuführen werden, wobei jedoch eine Zellschädigung durch Viabilitätstests und die Bestimmung der LDH-Aktivität ausgeschlossen werden konnte. Die alkalische Phosphataseaktivität sowie das Muster der neusynthetisierten Kollagentypen, wurden durch die Stimulationszyklen nicht signifikant beeinflußt. In Zellkulturen, die auf die mechanische Stimulierung mit einer starken Erhöhung der Proliferationsrate reagierten, waren diese zellulären Syntheseleistungen teilweise geringer als in den nicht stimulierten Kontrollen. Die Proliferationsstimulierung war in den Osteoblastenkulturen deutlicher als in den Fibroblastenkulturen, was auf gewebespezifische Unterschiede der Zellreaktionen auf mechanische Einflüsse hindeuten könnte. Einen weiteren Hinweis dafür ergaben die Befunde zur Zellorientierung. In Übereinstimmung mit den Befunden anderer Autoren konnte in Fibroblasten- und Osteoblastenkulturen bei zunehmend größeren Dehnungen eine Umorientierung der Zellen senkrecht zur Dehnungsrichtung beobachtet werden. Diese Befunde stimmen mit Literaturangaben über die Reaktionen anderer Zelltypen auf zyklische Dehnungen überein [12]. Die Fibroblasten reagierten dabei in stärkerem Maße auf die Dehnungseinflüsse als die Osteoblasten.

Literatur

1. Carter DR, Orr TE, Fyhrie DP, Schurman DJ (1987) Influences of mechanical stress on prenatal and postnatal skeletal development. Clin Orth Rel Res 219:237–250
2. Lanyon LE, Rubin CT (1984) Static versus dynamic loads as an influence on bone remodelling. J Biomechanics 17B(12):897–905
3. Rubin CT, Lanyon LE (1985) Regulation of bone mass by mechanical loading: the effect of peak strain magnitude. Calcif Tissue Int 37:441–447
4. O'Connor JA, Lanyon LE, MacFie H (1982) The influence of strain rate on adaptive bone remodelling. J Biomechanics 15, No 10:767–781
5. Perren SM, Cordey J (1980) The concept of interfragmentary strain. In: Uhthoff HK (ed) Current Concepts of Internal Fixation of Fractures, Springer-Verlag, Berlin Heidelberg New York, pp 63–77
6. Stürmer KM (1988) Histologie und Biomechanik der Frakturheilung unter den Bedingungen des Fixateur externe. Hefte zur Unfallheilkunde 200:233–242
7. Claes L, Wilke HJ, Augat P, Suger G, Fleischmann W (1992) The influence of fracture gap size on bone healing. VIII Meeting of the European Society of Biomechanics, Rome – Italy – 135. June 21–24
8. Goodship AE, Kenwright J (1985) The influence of induced micromovement upon the healing of experimental tibial fractures. J Bone Joint Surg (Br) 67-B(4):650–655
9. Banes AJ, Gilbert JW, Taylor D, Monbureau O (1985) A new vacuum operated stress-providing instrument that applies static or variable duration cyclic tension or compression to cells in vitro. J Cell Sci 75:35–42
10. Brighton CT, Strafford B, Gross SB, Leatherwood DF, Williams JL, Pollack SR (1991) The proliferative and synthetic responce of isolated calvarial bone cells of rats to cyclic biaxial mechanical strain. J Bone and Joint Surg 73-A(3):320–331
11. Buckley MJ, Banes AJ, Levin LG, Sumpio BE, Sato M, Jordan R, Gilbert J, Link GW, Trans Son Tay R (1988) Osteoblasts increase their rate of division and align in response to cyclic mechanical tension in vitro. Bone and Mineral 4:225–236
12. Dartsch PC, Betz E (1990) Cellular and cytoskeletal response of vascular cells to mechanical stimulation. In: Plank H, Dauner M, Renardy M (eds) Medical Textiles for Implantation, Springer Verlag, Berlin Heidelberg, pp 193–218

Positive Effekte von Lachscalcitonin auf die In-vitro-Biomineralisation

E. Keck[1], G. Werner[1], C. Nauer[2] und R. Fischer[3]

[1] Forschungslabor für Osteologie und Rheumatologie Wiesbaden, Paulinenstr. 4, D-65189 Wiesbaden
[2] Rhone-Poulenc Rorer Köln, [3] BKA Wiesbaden

Einleitung

Osteogenese und Biomineralisation sind komplexe Prozesse, bei denen Veränderungen vieler Elektrolyte und Spurenelemente eine Rolle spielen. Bisher konnten weder Elektrolyte noch Spurenelemente quantitativ bei dem Biomineralisationsprozeß verfolgt werden. Aus diesem Grunde wurde ein in vitro Kultursystem mit gefaltetem Periost von 17 Tage alten Küken (Nijweide, 1975) mit quantitativen Nachweismethoden für Elektrolyte und Spurenelemente wie der Totalreflexion-Röntgenfluoreszenzanalyse (TXRA) kombiniert, um die entsprechenden Elemente quantitativ messen zu können. Allgemein können mit dieser Methode 60 Elemente mit den Atomzahlen zwischen 15 und 40 und 57 und 92 anhand ihrer K- und L-Linien bestimmt werden.

Bekannt ist in der Literatur, daß höhere Konzentrationen von Magnesium die Mineralisation in vivo und in vitro hemmen (Prasad, 1978). Welche Rolle Zink in der Biomineralisation spielt, ist bisher unbekannt. Es wird häufig berichtet, daß Zink einen stimulatorischen Effekt auf die Knochenformation hat, während eine Verzögerung des Knochenwachstums bei Zinkmangel beschrieben wurde (Prasad, 1978). Allerdings können auch höhere Zinkkonzentrationen die Mineralisation hemmen. Ein Zusammenhang zwischen Zink und den knochenabbauenden Enzymen wie b-Glucoronidase und saurer Phosphatase wurde beobachtet (Quint et al., 1987). Die Rolle von Mangan in der Biomineralisation ist bisher ebenfalls nicht geklärt.

Da Lachscalcitonin einen positiven Einfluß auf den Knochen in vivo hat, wurde der Effekt von Lachscalcitonin in dem vorliegenden Biomineralisationsmodell auf die Elemente Calcium, Phosphor, Mangan, Zink und Kalium untersucht.

Material und Methodik

Die Methodik wurde früher beschrieben (A. Niemann et al., 1990). Lachscalcitonin wurde in den Konzentrationen 6 pg/ml, 60 pg/ml, 206 pg/ml, 600 pg/ml und 6000 pg/ml in das Inkubationsmedium gegeben und die Elemente Calcium, Phosphor, Mangan, Zink und Kalium jeweils am 2., 4., 6. und 8. Inkubationstag mit Hilfe einer TXRA-Messung bestimmt.

Ergebnisse

In Abb. 1 werden jeweils die Mittelwerte von 3–6 Inkubationen zeit- und dosisabhängig dargestellt. Auf die Darstellung der Standardabweichungen wurde verzichtet. Die Signifikanzen sind berechnet jeweils auf den 2. Inkubationstag mit Hilfe des Student-t-Testes für ungepaarte Stichproben.

Lachscalcitonin führt in Konzentrationen von 6 pg/ml bis 6000 pg/ml zeit- und dosisabhängig zu einer Erhöhung des Calcium-, Phosphor-, Mangan- und Zinkgehaltes in der Biomineralisationsphase, während es keinen Einfluß auf das Kalium hat.

Diskussion

Lachscalcitonin wird bei der Behandlung von Knochenerkrankungen in vivo eingesetzt. Behandelt werden Erkrankungen mit hohem Knochenumsatz wie der Morbus Paget, die Hyperkalzämie bei primärem Hyperparathyreoidismus oder neoplastischen Erkrankungen und high turn-over-Phasen einer Osteoporose. Daneben wird Calcitonin auch längerfristig eingesetzt bei Osteoporose mit niedrigem Knochenumsatz und zur Schmerztherapie. Calcitoninrezeptoren sind sowohl auf Osteoklasten als auch auf Osteoblasten beschrieben worden. Ob Calcitonin auch auf die Biomineralisation selbst einen positiven Einfluß hat ist bisher nicht bekannt. In der vorliegenden Arbeit wird daher dosis- und zeitabhängig der Einfluß von Lachscalcitonin auf die Biomineralisation in vitro beschrieben. Es finden sich sowohl ein signifikanter dosis- als auch zeitabhängiger positiver Effekt auf das Calcium, den Phosphor, das Mangan und das Zink, während das Kalium nicht beeinflußt wird. Während der positive Effekt auf das Calcium und den Phosphor nicht überraschen, konnte der positive Effekt auf das Mangan und das Zink nicht erwartet werden. Die Rollen von Mangan und Zink bei der Biomineralisation sind bisher nicht geklärt. Während das Zink eher mit Enzymen, die auf der knochenabbauenden Seite eingreifen, korreliert wird, bleibt die Rolle vom Mangan bisher unbekannt. Hier werden zukünftig weitere Untersuchungen erforderlich sein.

Zusammenfassung

In einem in vitro Kultursystem mit gefalteten Periost von 17 Tagen alten Küken wurden Calcium, Phosphor, Mangan, Zink und Kalium mit Hilfe einer Totalreflexion-Röntgenfluoreszenz-Methode unter dem Einfluß von verschiedenen Lachscalcitoninkonzentrationen zeitabhängig bestimmt. Lachscalcitonin führt dosis- (von 6 pg/ml bis 6000 pg/ml) und zeitabhängig (Inkubationsdauer 4, 6 und 8 Tage) zu einer signifikanten Zunahme von Calcium, Phosphor, Mangan und Zink in der Mineralisationszone, während das Kalium nicht beeinflußt wird.

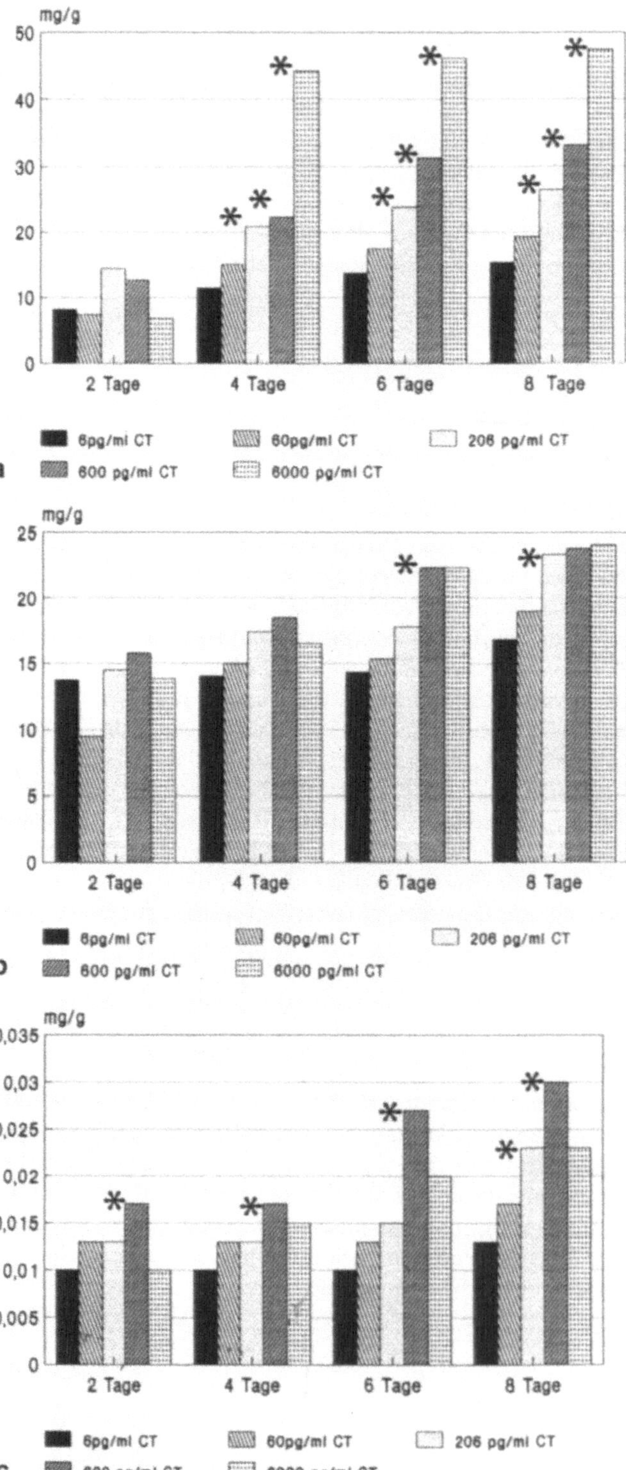

mg/g
50
40
30
20
10
0
2 Tage
4 Tage
6 Tage
8 Tage
6pg/ml CT
60pg/ml CT
206 pg/ml CT
600 pg/ml CT
6000 pg/ml CT
a
mg/g
25
20
15
10
5
0
2 Tage
4 Tage
6 Tage
8 Tage
6pg/ml CT
60pg/ml CT
206 pg/ml CT
600 pg/ml CT
6000 pg/ml CT
b
mg/g
0,035
0,03
0,025
0,02
0,015
0,01
0,005
0
2 Tage
4 Tage
6 Tage
8 Tage
6pg/ml CT
60pg/ml CT
206 pg/ml CT
600 pg/ml CT
6000 pg/ml CT
c

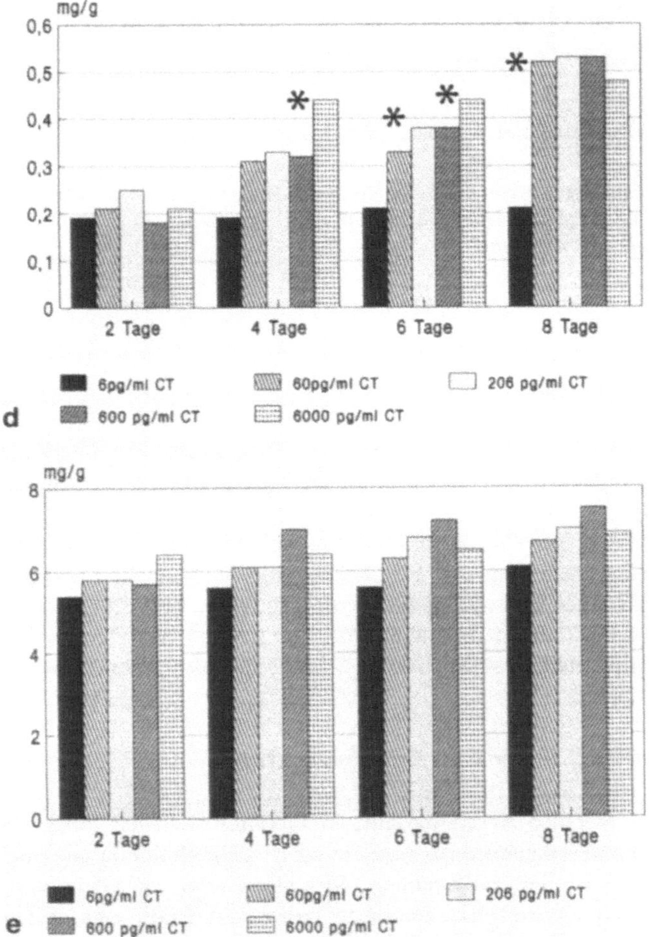

Abb. 1a–e. Dosis- und zeitabhängiger Einfluß von Lachscalcitonin auf die Elemente Calcium **(a)**, Phosphor **(b)**, Mangan **(c)**, Zink **(d)** und Kalium **(e)** in der Biomineralisationszone. Mittelwerte von 3 bis 6 Inkubationen. * = p < 0,05. Student-t-Test für ungepaarte Stichproben

Literatur

1. Niemann A, Bohlen A v, Klockenkämper R, Keck E (1990) Quantification of Biomineralization: An in vitro Tissue Culture System and Microanalysis of Calcium, Phosphorus and Trace Elements by Total-Reflection X-Ray Fluorescence. Biochem Biophys Res Commun 170:1216–1222
2. Nijweide, PJ (1975) Embryonic chicken periosteum in tissue culture: Osteoid formation and calcium up-take. Proc Kon Ned Akad Wet C78:410–417
3. Prasad, AS (1978) Trace elements and iron in human metabolism. John Wiley & Sons, Chichester New York Brisbane Toronto, pp 159–180, 251–328
4. Quint P, Althoff J, Harmeyer I, Richter K-D, Höhling HJ (1987) In: Kuhlencordt F, Dietsch P, Keck E, Kruse H-P (eds) Generalized Bone Diseases. Springer, Berlin Heidelberg, pp 181–189

Zur Quantifizierung der Prostaglandin-E$_2$-Synthese im osteitischen Knochen

B. Stratmann, C. Josten, M. Jokob, T. Griga und G. Muhr

Berufsgenossenschaftliche Kliniken „Bergmannsheil" Bochum
Chirurgische Universitätsklinik und Poliklinik, (Dir.: Prof. Dr. G. Muhr), Gilsingstr. 14,
D-44789 Bochum

Einleitung

Die Prostaglandine gehören zur Gruppe der Lipidmediatoren, die biologisch aktive Metabolite der Arachidonsäure sind. Zu diesen Arachidonsäure-Derivaten gehören neben den Prostaglandinen die Thromboxane, die Leukotriene und die Lipoxine. Diese Substanzen sind humoralen Effektorsystemen zuzuordnen, deren Aufgaben in der Steuerung und Regulierung von Teilbereichen der Entzündungsreaktion liegen. Um die Bedeutung des Prostaglandin-E$_2$ (PGE$_2$) im Stoffwechsel des entzündeten Knochens einzuordnen, wird der Einfluß des PGE$_2$ auf den allgemeinen Entzündungsablauf sowie auf den Stoffwechsel des gesunden Knochens vorangestellt.

PGE$_2$ in der Entzündungsreaktion

Unter den Arachidonsäure-Metaboliten stellt das PGE$_2$ einen relativ stabilen Metaboliten dar, der insbesondere durch seine Stabilität am Entzündungsort gekennzeichnet ist. Die biologischen Wirkungen sind vor allem Vasodilatation, Ödembildung und Hyperalgesie. Daneben besitzt das PGE$_2$ eine thermoregulatorische Wirkung und stellt das letzte Glied in der Pyrogenkette dar, einer Kaskade, die in der Regel durch exogenes Pyrogen ausgelöst wird. Über endogenes Pyrogen, Interleukin-1, Tumor-Nekrose-Faktor, alpha- und beta-Interferon wird die PGE$_2$-Freisetzung abschließend bewirkt. Erkenntnisse über die Entzündungsmediatoren sind nicht zuletzt das Ergebnis von pharmakologischen Untersuchungen zum Wirkmechanismus antiphlogistischer Medikamente. So wird durch die Hemmung des Schlüsselenzyms der Prostagladin- und Thromboxan-Synthese, also durch Hemmung der Zyklooxygenase, eine entzündungshemmende antiphlogistische Wirkung erzielt.

Das PGE$_2$ wirkt auf den Entzündungsverlauf sowohl fördernd als auch hemmend. In der Frühphase der Entzündung wirkt es proinflammatorisch durch Vasodilatation und Ödembildung. In der Spätphase der Entzündung kommt die anti-inflammatorische Wirkung des Prostaglandins zum Tragen. Diese ist gekennzeichnet durch eine Verminderung des Leukozytenmetabolismus, im einzelnen durch eine Verminderung der lysosomalen Enzyme sowie durch eine Verminderung des Interleukin-1 und des Tumornekrosefaktor-alpha.

Durch diese widersprüchlichen Wirkweisen ist das PGE$_2$ als Mediator im Netzwerk von Rückkopplungseffekten zu verstehen. In diesem Regelkreis zeigen die lymphokinaktivierten Makrophagen eine vermehrte PGE$_2$-Freisetzung, die ihrerseits die Lymphozyten in ihrer Funktion hemmt. Als eine Funktion der Lymphozyten ist die Lymphokinfreisetzung zu werten, diese wiederum stimuliert die Makrophagen in ihrer Tätigkeit.

PGE$_2$ im Knochenstoffwechsel

Während die Funktion des PGE$_2$ und der Prostaglandine im allgemeinen im entzündlichen Geschehen geklärt erscheint, ist die Wirkung im Knochenstoffwechsel wegen ihrer widersprüchlichen Aspekte noch nicht geklärt. Es existieren zahlreiche experimentelle Arbeiten, in denen der Einfluß des systemisch applizierten PGE$_2$ auf den Knochenstoffwechsel untersucht wurde. Das systemisch applizierte PGE$_2$ wirkt knochenbildend [1] während PGE$_2$ in vitro oder lokal appliziert eine Knochenresorption verursacht [2]. Von Mori und Mitarbeitern [5] wurde in einer Publikation aus dem Jahre 1990 diese Situation sehr treffend umschrieben: „PGE$_2$ aktivates bone-modeling and remodeling and shifts bone-balance in favor of formation." Gegenstand unserer Untersuchung ist das PGE$_2$ und seine Bedeutung bei der Osteitis. Bereits in vorausgegangenen Untersuchungen konnten wir einen erhöhten PGE$_2$-Gehalt im Serum von Patienten mit chronischer Osteitis nachweisen [4]. Wir stellten uns nun die Frage: Stammt das systemisch nachgewiesene PGE$_2$ aus dem osteitischen Knochen und in welcher Menge wird es dort synthetisiert?

Material und Methode

Wir bestimmten die PGE$_2$-Synthese in 49 Knochenproben. 26mal wurde gesunde Spongiosa in und 23 Fällen osteitische Knochenproben untersucht. Es wurde nach 2 und nach 4 Stunden Inkubation in Phosphatpuffer [3] eine Bestimmung des PGE$_2$-Gehaltes im Überstand durchgeführt und auf Gramm Knochengewebe bezogen. Die Bestimmungen erfolgten als Doppelansatz durch einen im Handel erhältlichen Enzym-Immuno-Assay mit magnetischer Separation. PGE$_2$ der Probe konkurriert mit einer definierten Menge von peroxidasekonjugiertem PGE$_2$ um die Bindung an einem Kaninchen Antikörper. Mit einem an Magnetpartikel gekoppelten Ziegenantikörper, der gegen Kaninchenimmunglobulin gerichtet ist, wird dann der PGE$_2$-Antikörperkomplex aus dem Überstand entfernt. Eine Indikatorreaktion mit dem verbliebenen peroxidase-konjugierten Antikörper führt dann zur Farbentwicklung. Mit zunehmender PGE$_2$-Konzentration in der Probe nimmt die zu messende Farbentwicklung ab. Die für bestimmte PGE$_2$-Konzentrationen zu messende Extinktion folgt einer Exponentialfunktion und läßt bei halblogarithmischer Auftragung eine Gerade entstehen. Abschließend erfolgte die Ermittlung der PGE$_2$-Konzentrationen an jeweils neu erstellten Eichgeraden.

Ergebnisse

Nach 2stündiger Inkubation wurde pro Gramm gesunden Knochengewebes eine Konzentration von 32,8 (±9,6) pg PGE$_2$ und für osteitisches Knochengewebe eine

PGE$_2$-Konzentration von 72,4 ($\pm$9,1) pg/g Knochengewebe bestimmt. Dieser Unterschied nahm nach weiterer Inkubation zu. Der PGE$_2$-Gehalt nach 4 Stunden betrug für das gesunde Knochengewebe 73,1 ($\pm$35,5) und für den osteitischen Knochen 259,7 ($\pm$115,7) pg PGE$_2$/g Knochengewebe. Die graphische Auftragung dieser Werte läßt einen Anstieg des PGE$_2$ mit zunehmendem zeitlichen Verlauf erkennen, dieser ist jedoch bei den osteitischen Proben um das 2–3fache erhöht. Diese Unterschiede sind im Students-t-Test hoch signifikant. Auf eine Inkubationszeit über 4 Stunden wurde verzichtet um eine Vergleichbarkeit mit anderen Untersuchungen zu erhalten. Ferner sind Inkubationen über 4 Stunden ohne Nährstoffzusatz zum Puffer mit Unsicherheit in der Interpretation behaftet.

Diskussion

Nicht alleine die lokale bakterielle entzündliche Reaktion führt zu einer Erhöhung der PGE$_2$-Syntheserate, sondern auch die entzündlich-reparative Reaktion im Knochengewebe. Dies konnte durch Tsai und Lin [6] in einer Untersuchung über den Eicosanoid-Stoffwechsel der reparativen Zone bei der avaskulären Nekrose nachgewiesen werden. Auch bei der Osteitis haben wir es mit verschiedenen entzündlichen Veränderungen zu tun: zum einen die stets begleitenden entzündlichen Reaktionen der umgebenden Weichteile, zum anderen die verschiedenen Knochenzonen in denen avaskuläre, Resorptions- und Knochenneubildungszonen einander ablösen. Die Eicosanoide und insbesondere das PGE$_2$ fördert die lokale Ödembildung. Da im Knochen eine räumliche Ausdehnung nur begrenzt möglich ist, entsteht ein intraossärer Druckanstieg, der wiederum eine Störung der Durchblutung mit folgender Gewebsnekrose verursacht. Aufgrund dieses Pathomechanismus besitzt der PGE$_2$-Stoffwechsel im Knochen eine erhebliche Bedeutung. Das lokale Ausmaß der PGE$_2$-Synthese besitzt wahrscheinlich eine Relation zur Knochendestruktion und Sequestrierung in der Osteitis. Es erscheint uns daher für den prognostischen Verlauf der Osteitis von Bedeutung zu sein, ferner sind am aufgezeigten Modell therapeutische Ansätze überprüfbar.

Schlußfolgerung

Das bei der chronischen Osteitis systemisch erhöht nachgewiesene PGE$_2$ besitzt als eine wesentliche Quelle das osteitische Knochengewebe. Die PGE$_2$-Syntheserate ist im osteitischen Knochen auf das 2–3fache erhöht.

Literatur

1. Akamine T, Jee WS, Ke HZ, Li XY, Lin BY (1992) PGE2 prevents bone loss and adds extra bone to immobilized distal femoral metaphysis in female rats. Bone 13:11–22
2. Akatsu T, Takahashi N, Udagawa N, Imamura K, Yamaguchi A, Sato K, Nagata N, Suda T (1991) Pole of prostaglandins in interleikin-1-induced bone resorption in mice in vitro. J Bone Miner Res 6:183–189

3. Floman Y, Okon E, Zor U (1977) The role of prostaglandins in experimental arthritis in the rat. Clin Orthop 125:214
4. Josten C, Griga T, Muhr G (1991) Immunstimulation mit Ibuprofen bei der chronischen Osteitis. Unfallchirurg 94:191–193
5. Mori S, Jee WS, Li XJ, Chan S, Kimmel DB (1990) Effects of PGE2 on Production of new cancellous bone in the axial skeleton of ovariectomized rats. Bone 11:103–113
6. Tsai CL, Lin TK (1992) Evidence for eicosanoids within the reperative front in avascular nekrosis of human femoral head. Clin Orthop 281:305–312

Cytochromoxidase und Rhodaneseaktivität im Knochen- und Knorpelgewebe bei experimenteller Osteonekrose und Arthrose

M. Bély

Landesinstitut für Rheumatologie, 114. Pf. 54, H-1525 Budapest

Einleitung

Eine Vermehrung der Knochenmasse kann theoretisch durch vermehrte Knochenbildung und/oder durch verminderten Knochenabbau vorkommen.

Die gesteigerte Knochenbildung kann durch die Zunahme der Zahl, der Aktivität oder der aktiven Lebensdauer der Osteoblasten verursacht werden.

Der verminderte Knochenabbau kann die Folge der Verminderung der Zahl, der Aktivität oder der aktiven Lebensdauer der Osteoklasten sein.

Die Enzymaktivität der Knochen- und Knorpelzellen ändert sich im Zusammenhang mit der Differenzierung des Knochen- und Knorpelgewebes, bzw. mit dem fortschreitenden Lebensalter. Die Enzymaktivität vermindert sich unter pathologischen Umständen (z.B. bei aseptischer Knochennekrose oder Osteoarthrose) im Vergleich mit den normalen Strukturen.

Der Zweck unserer Untersuchungen war, die relative Enzymaktivität verschiedener Zellen im Knochen- und Knorpelgewebe bzw. die Veränderungen bei aseptischer Knochennekrose und Knorpel-Degeneration zu verfolgen.

Die Rhodanese (Thiosulfat:Cyanid-Sulfurtransferase) und die Cytochromoxidase haben wir gewählt, um die relative Enzymaktivität der gleichzeitig existierenden Zellen zu demonstrieren [1, 2].

Material und Methode

Die Experimente wurden an 16, zwei Monate alten, wachsenden Chinchilla-Häsinnen (Gewicht: 1000–1250 g) und an 16, sieben Monate alten, ausgewachsenen Chinchilla-Häsinnen (Gewicht: 3500–3750 g) vorgenommen. Nach der operativen Freilegung des linken Hüftgelenks haben wir die den Schenkelkopf versorgenden Arterien elektrokoaguliert. 1–6 Tage, 1–4 Wochen, 1–6 Monate nach der Operation wurden die Kaninchen mit Äthernarkosse getötet [1]. Die Cytochromoxidase und Rhodanese-Aktivität im Knochen- und Knorpelgewebe wurden mit dem intakten Knochen und Gelenkknorpel gleichaltrigen Kaninchen gegenübergestellt [3, 4].

Die entfernten Schenkelköpfe wurden bei 4 °C und pH 7,4 mit 0,1 %iger Natrium-EDTA Lösung dekalziniert und Gefrierschnitte angefertigt. Nach 5–10 min Lufttrocknung wurde an den Schnitten die Rhodanese-Reaktion nach Tanka [5, 6] und die Cytochromoxidase-Reaktion nach Burstone [7] durchgeführt. Abschließend

wurden die Präparate 10 min mit 4%iger Formaldehydlösung fixiert, mit Wasser ge-
spült und mit Gummi arabicum und Deckglas abgedeckt.

Ergebnisse

1. Die Aktivität der Enzyme Rhodanese und Cytochromoxidase änderte sich bei
   den untersuchten Geweben parallel.
2. Die Enzymaktivität der Knorpelzellen (im Gelenkknorpel) bzw. der Osteozyten
   nahm mit zunehmender Differenzierung des Knorpelgewebes und Knochengewebes bzw. mit fortschreitendem Lebensalter der Tiere ab.
3. Während der Degeneration des Knorpel- und Knochengewebes sank die Enzymaktivität bis unter die Nachweisbarkeit ab. Je höher die Enzymaktivität unter normalen Verhältnissen war, desto stärker wurde sie in ischämisch geschädigten Gewebe herabgesetzt [8].
4. Die Reihenfolge der relativen Enzymaktivität verschiedener Strukturen:
   a. die höchste Enzymaktivität weisen die Zellen des Epiphysenknorpels auf. Dabei war die Aktivität in den ruhenden Zellen geringer als in der proliferierenden Zone. Während der Degeneration der Knorpelzellen sank die Enzymaktivität bis unter die Nachweisbarkeit ab [9].
   b. Gelenkknorpel: Die Enzymaktivität nahm von der Oberfläche bis zur Grenze des mittleren und unteren Drittels ab, im unteren Drittel ist die Aktivität
   wieder hoch.
   c. Faserknorpel
   d. neugebildetes Knochengewebe
   e. Bindegewebe
   f. junges präexistierendes lamelliertes Knochengewebe
   g. altes präexistierendes lamelliertes Knochengewebe

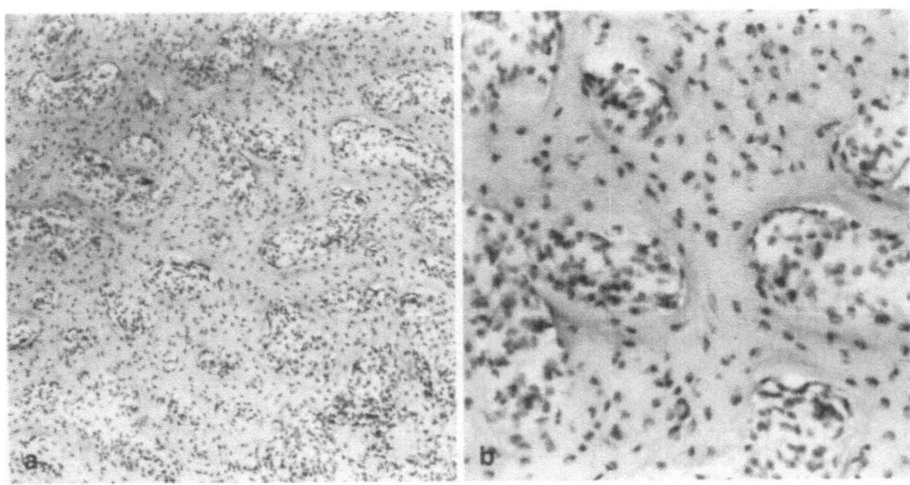

Abb. A 1a, b. Neugebildete Faserknochen, HE, **a** x50, **b** x125

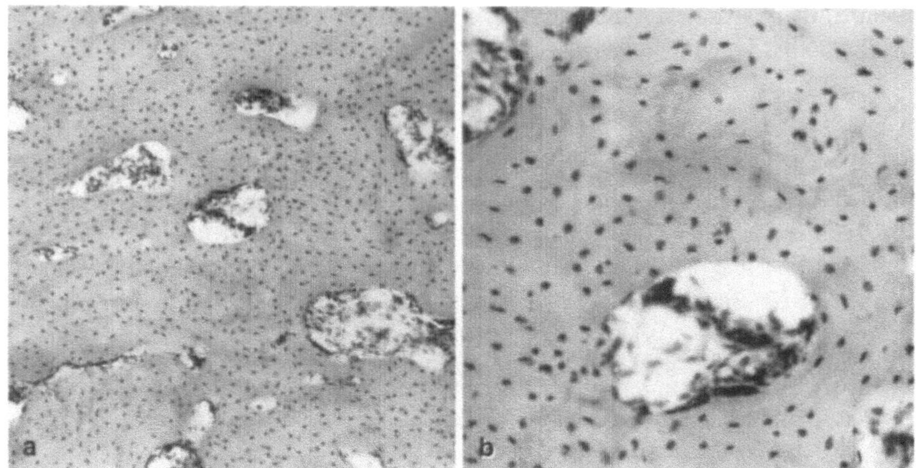

Abb. A 2a, b. Präexistierendes Knochengewebe eines 3 Monate alten Tieres, HE: **a** x50, **b** x125

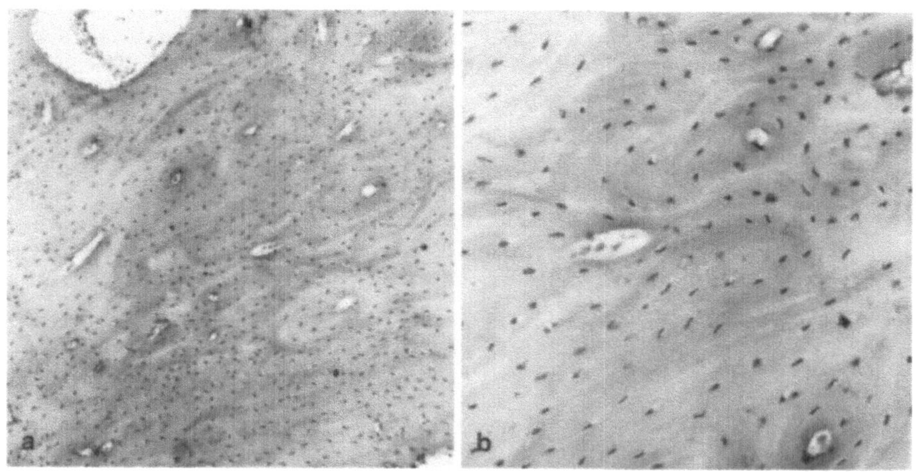

Abb. A 3a, b. Präexistierendes Knochengewebe eines 13 Monate alten Tieres, HE: **a** x50, **b** x125

5. Die Reihenfolge der relativen Enzymaktivität verschiedener Zellen:
   a. Knorpelzellen
   b. Osteoklasten
   c. Osteoblasten
   d. Osteocyten.
6. Unabhängig vom Alter der Tiere wiesen aktive Osteoklasten und Osteoblasten eine höhere Enzymaktivität auf, als die inaktive Osteoklasten und Osteoblasten [10].

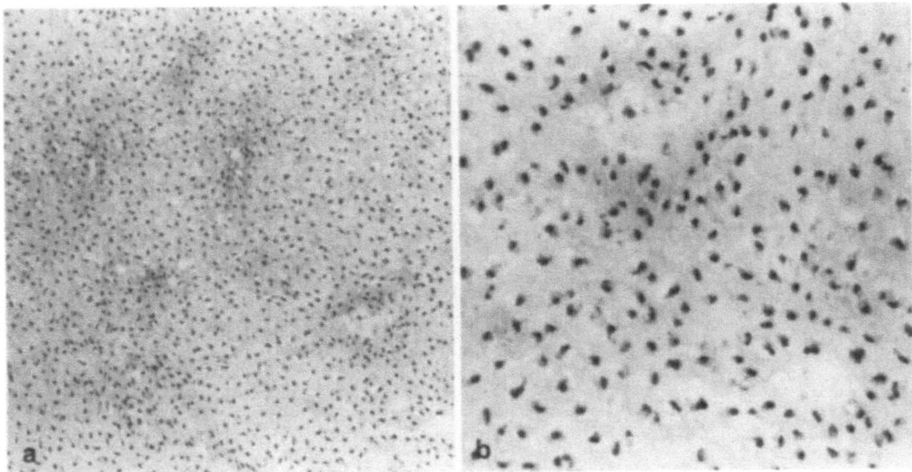

Abb. A 4a, b. Neugebildetes Knorpelgewebe, einwöchige Ischämie, HE: **a** x50, **b** x125

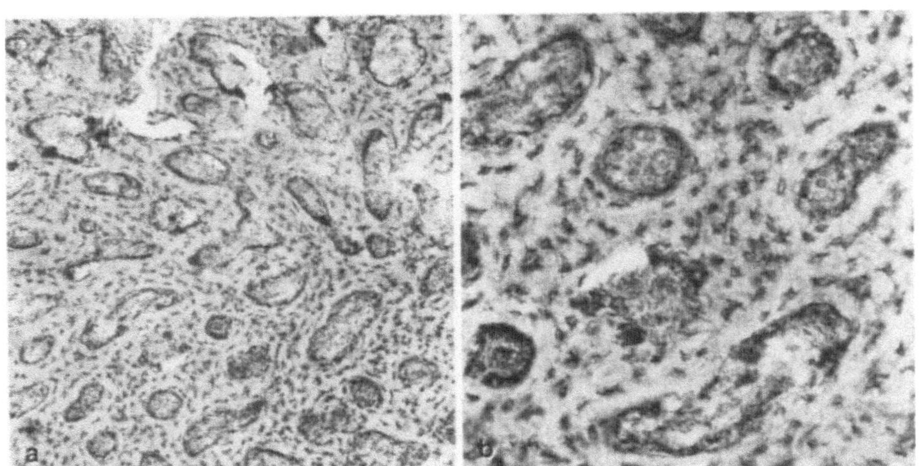

Abb. B 1a, b. Neugebildete Faserknochen, Cytochromoxidase-Reaktion: **a** x50, **b** x125

7. Es können unterschiedliche Enzymaktivitätsstärke zwischen den inaktiven und aktiven Zellformen (Osteoklasten bzw. Osteoblasten) vorkommen.

8. Es gab keinen Unterschied in der Enzymaktivität der aktiven Zellen (Osteoklasten bzw. Osteoblasten) von den jungen bzw. älteren Tieren.

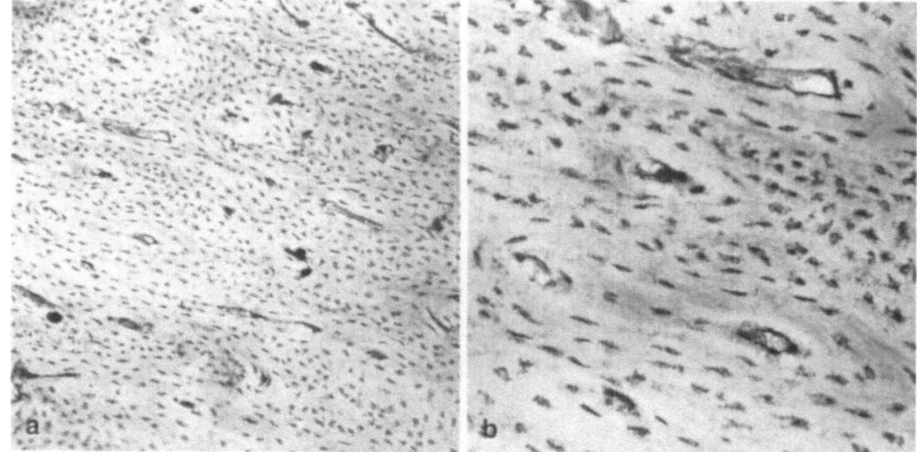

Abb. B 2a, b. Präexistierendes Knochengewebe eines 3 Monate alten Tieres, Rhodanese-Reaktion. **a** x50, **b** x125

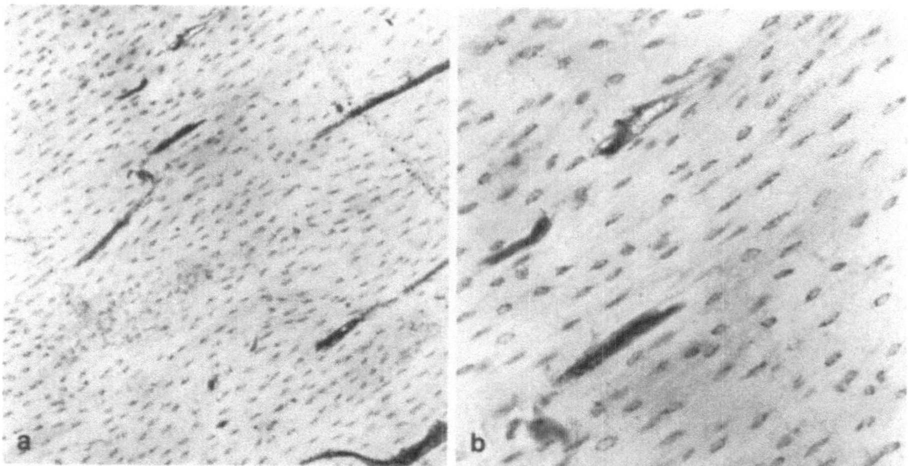

Abb. B 3a, b. Präexistierendes Knochengewebe eines 13 Monate alten Tieres, Rhodanese-Reaktion. **a** x50, **b** x125

Diskussion

Die Rhodanese (Thiosulfat:Cyanid-Sulfurtransferase) spielt im Schwefel-Stoffwechsel sowie bei der Synthese schwefelhaltiger Aminosäuren eine Rolle. Eine wichtige Funktion des Enzyms besteht in der Entgiftung und Regulierung der terminalen Oxidation [11].

Rhodanese katalysiert die Bildung von SCN– aus endogenem CH–. Die Verminderung der Menge an endogenem CN– führt zur Aktivitätserhöhung der Cyto-

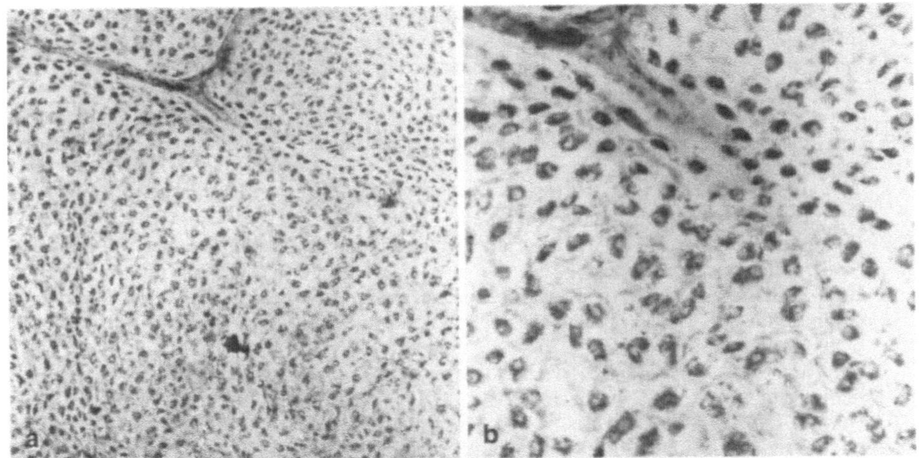

Abb. B 4a, b. Neugebildetes Knorpelgewebe, einwöchige Ischämie, Rhodanese histochemische Reaktion. Die Enzymaktivität der Zellen sinkt weit von den Gefäßen ab. **a** x50, **b** x125

chromoxidase. Das führt zur Steigerung der terminalen Oxidation und damit zu einem erhöhten oxidativen Stoffwechsel [5]. Deshalb veränderte sich die Aktivität von Rhodanese und Cytochromoxidase in den untersuchten Strukturen parallel [10].

Der Stoffwechsel der Zellen wird sich bei Hypoxie (aseptische Knochennekrose) bzw. bei degenerativen Prozessen (Osteoarthrose) in jedem Fall vermindern. Die Verminderung des Stoffwechsels bei niedriger Enzymaktivität kann bereits das Absterben der Zellen verursachen, während die gleiche Stoffwechselverminderung bei Zellen mit höherer Enzymaktivität nur die Verminderung der Funktion verursacht [10]. Es tritt aber viel ausgesprochen auf.

Es ist wichtig die aktuelle Enzymaktivität der Osteoklasten und Osteoblasten zu wissen um die komplexen Umbauprozesse des Knorpel- und Knochengewebes zu beurteilen. Die Aktivität der Osteoklasten bzw. der Osteoblasten scheint unabhängig vom Alter der Tiere zu sein. Im Umbau des Knorpel- und Knochengewebes sind also nicht die Aktivität, sondern die Zahl der aktiven Zellen entscheidend zu sein. Bei einer verminderten Zellzahl der aktiven Osteoklasten und/oder Osteoblasten, müssen wir mit einem verlangsamten Umbau rechnen. Das kommt bei älteren Patienten öfters vor (aber nicht unbedingt und nicht immer). Die aktive Lebensdauer der Zellen ist in diesem komplexen Prozess noch ein wichtiger Faktor, was man nicht verneinen kann.

Literatur

1. Bély M, Tanka D (1982) Demonstration of rhodanese enzyme activity in bone tissue. Acto morph Acad Sci Hung 30:49–55
2. Bély M, Tanka D (1982) Cytochromoxydase activity in bone tissue. Acta morph Acad Sci Hung 30:261–269
3. Bély M (1981) Aseptic bone necrosis. Acta Morph Acad Sci Hung 29:59–74

4. Bély M (1991) Die histologische Differentialdiagnose der aseptischen Knochennekrose. In: Ittel TH, Sieberth H-G, Matthiass HH (Hrsg) Aktuelle Aspekte der Osteologie. Springer, Berlin Heidelberg New York London Paris Tokyo Hong Kong Barcelona Budapest, S 375–382

5. Tanka D (1982) Thiosulfat: Cyanid-Sulfur-transferase. In: Weuffen W (Hrsg) Medizinische und biologische Bedeutung der Thiocyanate (Rhodanide). VEB Verlag Volk und Gesundheit, Berlin, S 80–88

6. Tanka D, Gátai K (1983) Histochemical detection of thiosuphate sulphurtransferase (Rhodanese) activity. Histochemistry 77:285–288

7. Burstone MS (1982) Enzyme Histochemistry and its application in the study of neoplasm. Academic Press, New York

8. Bély M, Tanka D (1984) Die histochemische Untersuchung der Rhodanese- und Cytochromoxydase-Aktivität im Knorpel und Knochengewebe. Wiss Z Ernst-Moritz-Arndt-Univ Greifswald Med Reihe 33:20

9. Bély M, Tanka D (1986) Rhodanese and cytochrome oxydase activity in cartilage and bone. Acta Univ Carol Med 32:305–310

10. Bély M, Tanka D (1987) Aktivität von Thiosulfat: Cyanid-Sulfur-transferase (Rhodanese) und Cytochromoxidase im gesunden und ischämisch geschädigten Knochen- und Knorpelgewebe. Wiss Z Ernst-Moritz-Arndt-Univ Greifswald Med Reihe 36:44–45

11. Schneider JW, Westley J (1969) Metabolic interrelations of sulphur in proteins, thiosulphat and cystine. J Biol Chem 244:5735–5744

Zum Stellenwert von Osteocalcin in der Beurteilung des Knochenmetabolismus bei RA-Spätform und Polymyalgia rheumatica

W. Marhoffer[1], H. Stracke[2], K. L. Schmidt[3], K. Federlin[2] und E. Keck[1]

[1] Rheumaklinik Wiesbaden II, Leibnizstr. 23, D-65191 Wiesbaden
[2] Med. Klinik III u. Poliklinik der Univ. Gießen, Rodthohl 6, D-35392 Gießen
[3] Klinik für Rheumatologie, Physikalische Medizin u. Balneologie Bad Nauheim der Univ. Gießen, Ludwigstr. 37–39, D-61231 Bad Nauheim

Einleitung

Neuere Untersuchungen sprechen bei aktiver rheumatoider Arthritis (RA) für einen gesteigerten Knochenmetabolismus [1–3], der sich frühzeitig z.B. auch radiologisch in einer gelenknahen Osteoporose, aber auch szintigraphisch in einer vermehrten Radionuklidbelegung gelenkferner Bezirke zeigen läßt [4]. Osteocalcin (OC) ist ein von Osteoblasten gebildetes nichtkollagenes Matrixprotein und wird bei Erkrankungen mit gesteigertem Knochenumsatz im Serum erhöht gefunden [5, 6]. Ziel dieser Studie war die Untersuchung des diagnostischen Stellenwerts von OC in der Bewertung des Knochenmetabolismus bei RA-Spätform und Polymyalgia rheumatica (PMR) sowie Auswirkungen von System-/humoraler Entzündungsaktivität und Therapieeinflüsse auf den Knochenstoffwechsel.

Material und Methode

Bei n = 20 Patienten mit gesicherter RA gem. ARA-Kriterien, Erstmanifestation im Alter >65 J. und n = 18 Pat. mit PMR mit jeweils ausgeprägter humoraler Entzündungsaktivität (BSG >50 mm/h) wurde OC neben der alkalischen Serumphosphatase (AP) als Screening-Test für Knochen- und Lebererkrankungen sowie deren Isoenzyme (Knochen-, Leberfraktion) elektrophoretisch und weiteren Parametern des Knochenmetabolismus bestimmt. Als Kontrolle dienten randomisierte nach Geschlecht und Alter vergleichbare gesunde Probanden. An Medikation waren Nichtsteroidale Antirheumatika (NSAID), Langzeittherapeutika (DMD) und Kortikoide unter sog. „Cushingschwelle" (<10 mg Prednisolonäquivalent) zugelassen. Pharmaka, von denen eine Interaktion mit dem Knochenstoffwechsel bekannt ist, waren sowohl bei den Patienten als auch den Probanden ausgeschlossen.

Osteocalcinassay: OC wurde radioimmunologisch (RIA-Kit, Incstar Inc., Stillwater, MA, USA) gemessen. Die Testempfindlichkeit lag bei 0,2 ng/ml mit einem Intraassayvariationskoeffizienten von 3,5% und einer Nachweisgrenze von 0,7–25 ng/ml.
  Die Gesamtaktivität der alkalischen Phosphatase wurde mittels der kinetischen Testmethode über den spezifischen Extinktionskoeffizienten des 4-Nitrophenolats bestimmt. Die AP-Isoenzymbestimmung erfolgte mit der Isopalmethode (Beck-

mann Instruments, München). Hierbei wurden die Glykoproteine der AP aufgrund ihrer unterschiedlichen Ladungen auf Agarosegel getrennt.

Statistik: Mittelwerte ±SD wurden jeweils bestimmt und statistische Signifikanz mit Student's t-Test für unverbundene Stichproben ermittelt. Wir führten in Zusammenarbeit mit dem Institut für Medizinische Informatik der Univ. Gießen Kovarianzanalysen durch. Als Signifikanzniveau wurde $p < 0,05$ vereinbart.

Ergebnisse

Die Serum-OC-Spiegel unterschieden sich bei RA-Spätform (6,6 ± 1,5 ng/ml) signifikant von denen bei PMR (4,2 ± 1,4 ng/ml) und gesunden Probanden ($p < 0,03$). Erhöhte Werte fanden sich für AP (178 ± 43 U/l) sowie der AP-Iso-Knochenfraktion bei RA-Spätform, der Unterschied war jedoch nicht statistisch signifikant. OC korrelierte signifikant positiv mit der BSG ($r = 0,65$, $p < 0,01$) sowie der AP ($r = 0,48$, $p = 0,04$) bei der RA-Spätform, dagegen nicht bei PMR. Therapeutische Intervention führte bei RA-Spätform zu einem signifikanten Rückgang der BSG sowie von OC, der AP-Verlauf unterschied sich nicht signifikant.

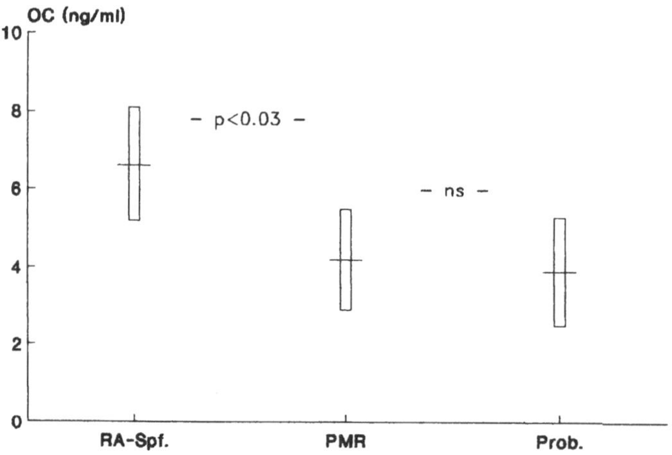

Abb. 1. Serum-Osteocalcin bei RA-Spätform, Polymyalgia rheumatica u. Probanden

Diskussion

Bei RA-Spätform mit hoher Entzündungsaktivität fanden sich deutlich erhöhte S-OC-Spiegel, die für einen erhöhten Knochenmetabolismus sprechen, während sich bei der PMR keine signifikanten Auswirkungen von System-/Entzündungsaktivität auf den Knochenumsatz objektivieren ließen. Weiter konnte gezeigt werden, daß OC bei RA Änderungen im Knochenmetabolismus sensitiver reflektiert als AP und deren Iso-Knochenfraktion und zur humoralen Entzündungsaktivität korreliert.

Unsere Ergebnisse unterstützen frühere Untersuchungen, die Störungen im Knochenmetabolismus bei RA diskutierten [1–4, 7]. Sie unterstreichen ferner die Bedeutung von Osteocalcin als sensitiver im Serum bestimmbarer Parameter zur Beurteilung des Knochenumsatzes und lassen OC gegenwärtig besonders zur Verlaufsbeurteilung des Knochenstoffwechsels bei RA geeignet erscheinen.

Literatur

1. Gevers G, Devos P, DeRoo M, Dequeker J (1986) Increased levels of osteocalcin (serum bone gla-protein) in rheumatoid arthritis. Br J Rheumatol 25:260–262
2. Magaro M, Altomonte L, Mirone L, Zoli A, Corvino G (1989) Bone GLA proteine (BGP) levels and bone turnover in rheumatoid arthritis. Br J Rheumatol 28:207–211
3. Marhoffer W, Schatz H, Stracke H, Ullmann J, Schmidt KL, Federlin K (1991) Serum osteocalcin levels in rheumatoid arthritis: A marker for accelerated bone turnover in late onset rheumatoid arthritis. J Rheumatol 18:1158–1162
4. Helfgott S, Rosenthall L, Esdaile J, Tannenbaum H (1982) Generalized skeletal response to 99 m Technetium methylene diphosphonate in rheumatoid arthritis. J Rheumatol 9:939–941
5. Price PA, Parthemore JG, Deftos LJ (1980) New immunological marker for bone metabolism. J Clin Invest 66:878–883
6. Stracke H, Schatz Ch, Pralle H, Ullmann J, Schatz H (1985) Osteocalcin ein Marker bei Erkrankungen mit erhöhtem Knochenumsatz. Dtsch med Wschr 110:1442–1446
7. Weisman MH, Orth RW, Catherwood BD, Manolagas SC (1986) Measures of bone loss in rheumatoid arthritis. Arch Int Med 146:701–704

Bestimmung der tartratresistenten sauren Phosphatase im Serum zur Diagnose von Knochenerkrankungen

J. Semler[1] und A. Jaeger[2]

[1] Immanuel Krankenhaus, Rheumaklinik, Königstr. 63, D-14109 Berlin
[2] Institut für Molekularbiologie und Biochemie der Freien Universität Berlin, Arnimallee 22, D-14195 Berlin

Abgesehen von der histochemischen Untersuchung von Knochenpunktionsmaterial, ist die Aussagekraft der zur Zeit verwendeten diagnostischen Methoden über das *aktuelle* Geschehen am Knochen eingeschränkt. Alle bildgebenden Verfahren lassen nur eine Rückschau zu, gegebenenfalls durch Vergleich mit früheren Aufnahmen. Klinisch-chemische Untersuchungen haben häufig wenig mit dem eigentlichen Geschehen am Knochen zu tun. So erfaßt man mit der Messung des Serumcalciums einen Wert, der (auch im Krankheitsfall) fast immer im Normbereich liegt, da er sehr genau einreguliert wird. Auch die Bestimmung der Serumkonzentrationen der beteiligten Hormone sagt mehr über die Funktion endokriner Drüsen aus, als über den Knochenumbau. Neuere Versuche zur Erfassung von Abbauprodukten des Kollagens und Prokollagens [1, 2] erweisen sich als aufwendig, wenig empfindlich und nur bedingt spezifisch. Über die Bestimmung des Osteocalcins wird hier noch eine Bemerkung zu machen sein. Es bleiben, als Marker für die Osteoblastentätigkeit, die alkalische Phosphatase im Serum und (weniger empfindlich) die Bestimmung des Hydroxyprolins im Harn als Maß für die Knochenresorption. Der Vorschlag, die tartratresistente saure Phosphatase (TRAP) als für den Osteoclasten (OC) typisches Enzym im Serum zu bestimmen [3], könnte einen Fortschritt in der Diagnose und Verlaufskontrolle von Erkrankungen des Knochens darstellen.

Bei Versuchen zur Aktivierung von OC in vitro haben wir festgestellt [4], daß aktivierte OC große Mengen TRAP an das Medium abgeben, nicht stimulierte Zellen sezernieren praktisch keine TRAP. Wir haben daher zunächst an einem Tiermodell überprüft, ob unter Bedingungen, bei denen vermehrt Knochen resorbiert wird, TRAP im Serum nachzuweisen ist und haben danach die Aktivität des Enzyms im Serum von Patienten mit Knochenerkrankungen gemessen.

Methoden

OC wurden nach der Methode von Zambonin Zallone [5], modifiziert nach Lambrecht [6], aus den Röhrenknochen von Legehennen isoliert, die 10 Tage lang mit einer calciumarmen Vitamin D-Mangeldiät ernährt wurden und in DMEM, das 10% fetales Kälberserum, 7,5% Bicarbonat und Streptomycin/Penicillin enthielt, bei 37°C und 7% CO_2 4 Tage (mit Mediumwechsel) inkubiert. Danach wurden die Zellen mit frischem Medium, das die angegebenen Konzentrationen an Prostaglandin E_2 und 2 mmol/l Theophyllin enthielt, versetzt. Am Ende der Versuchsdauer wurden die Zellen von der Kulturschale abgeschabt, in einem Aliquot gezählt, zentrifugiert und die TRAP-Aktivität im Überstand gemessen.

Zur Bestimmung der TRAP wurden 150 μl Serum, bzw. konditioniertes Medium, und 50 μl 0,4 mol/l Natriumtartrat zu 1 ml 50 mmol/l Citratpuffer, pH 4,8, der 5,5 mmol/l p-Nitrophenylphosphat enthielt, gegeben und 30 min bei 25 °C inkubiert. Die Reaktion wurde durch Zugabe von 2 ml 0,1 mol/l NaOH gestoppt und die Extinktion bei 405 nm gegen einen Reagenzienleerwert gemessen. Zur Korrektur stärker gefärbter oder leicht hämolytischer Seren wurde immer die Extinktion eines Ansatzes ohne p-Nitrophenylphosphat davon abgezogen. Osteocalcin wurde mit einem Radioimmunoassay (OSCAtest, Fa. Henning, Berlin) bestimmt.

Ergebnisse

Aktivierte OC geben dosis- und zeitabhängig TRAP an das Kulturmedium ab. Nicht stimulierte Zellen (Kontrollwerte) benötigen 48 Stunden um die gleiche Menge TRAP zu sezernieren, die stimulierte OC in 30 Minuten abgeben (Abb. 1).

Hühner, die kein Calcium mit der Nahrung aufnehmen können, müssen ca. 2 g Calcium pro Eierschale aus dem Skelett mobilisieren. Nach einigen Tagen stellten sie deshalb die Produktion von Eiern ein. Wie Abb. 2 zeigt, folgt die TRAP-Konzentration im Serum exakt diesem Geschehen. Sie steigt zunächst auf den fünffachen Wert an und geht mit dem Ende des Eierlegens wieder etwas zurück.

Abbildung 3 gibt die Ergebnisse der TRAP-Bestimmung im Serum von Patienten mit Erkrankungen des Knochens wieder. Die Referenzwerte stammen von einer Gruppe von Medizinstudenten. Deren Mittelwert ist mit 1,7 U/l der gleiche wie der von Patienten, bei denen keine Knochenerkrankung festgestellt wurde. Diese Patientengruppe scheint aber homogener zu sein, da deren Werte erheblich weniger

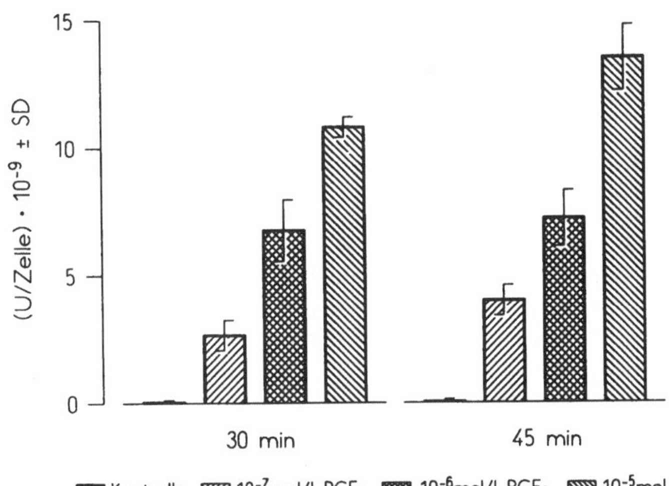

Abb. 1. Zeit- und dosisabhängige Freisetzung von tartratresistenter saurer Phosphatase nach Aktivierung von Osteoclasten in Kultur mit Prostaglandin E_2

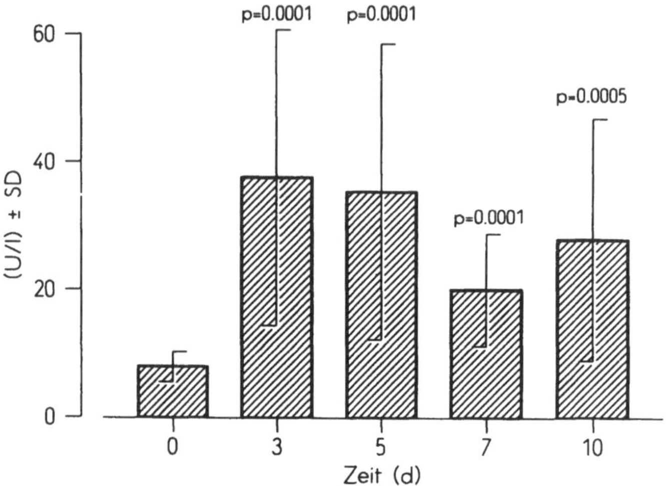

Abb. 2. Serumkonzentration von tatratresistenter saurer Phosphatase bei Hühnern unter Calcium- und Vitamin D-Mangel

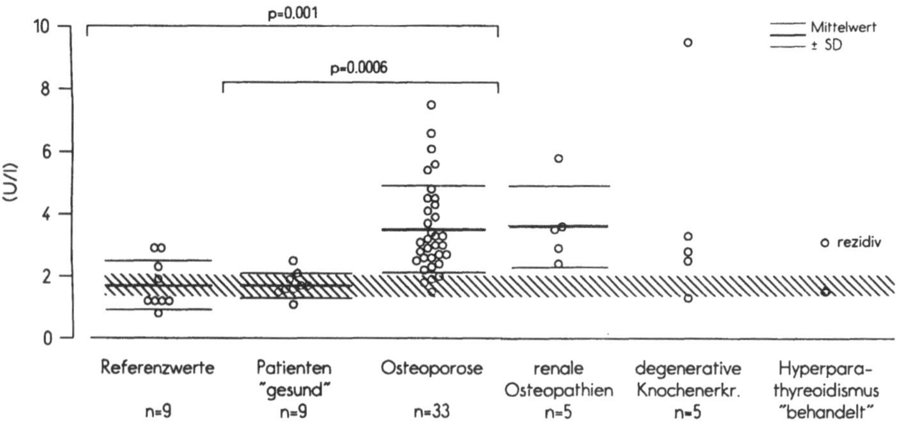

Abb. 3. Bestimmung der tartratresistenten sauren Phosphatase im Serum von Patienten mit Knochenerkrankungen

streuen. Bemerkenswert ist auch, daß sich der Altersunterschied zwischen Studenten, 22 a, und Patienten 65 a (40–90), nicht bemerkbar macht. Die Gruppe der Patienten mit Osteoporose zeigt hochsignifikant höhere TRAP-Konzentrationen im Serum. Unter diesen Patienten finden sich auch bereits behandelte, was die Einzelwerte erklärt, die innerhalb der Streubreite der Referenzwerte liegen. Alle TRAP-Konzentrationen der Patienten mit renaler Osteopathie sind eindeutig gegenüber den Referenzwerten erhöht. Die Werte der unter degenerativen Knochenerkrankungen aufgeführten Patienten liegen, mit einer Ausnahme, über den Referenzwerten. Wegen der geringen Anzahl wird auf eine statistische Auswertung verzichtet. Interessant sind zwei Beispiele von operierten Patienten nach Hyperparathyreoidismus.

In einem Fall trat ein Rezidiv auf, das sich an Hand der TRAP-Werte deutlich abzeichnet.

In einigen Seren wurde die TRAP nach 4 Wochen langer Aufbewahrung bei $-20\,°C$ erneut gemessen, wobei sich kein Unterschied ergab.
Die Konzentration des Osteocalcins im Serum wurde bei den Referenzwerten (n = 9) zu 5,3 ± 1,5 ng/ml, bei den gesunden Patienten (n = 4) zu 5,0 ± 2,8 ng/ml und bei den Osteoporosepatienten (n = 28) zu 5,2 ± 2,7 bestimmt und läßt damit keinerlei Aussage zu.

Diskussion

Das Sezernieren von TRAP ist eine physiologische Leistung der OC, die abhängig vom Grad ihrer Aktivierung ist, wobei ruhende OC praktisch keine TRAP abgeben. Die Konzentration im Serum ist deshalb ein direktes Maß für die Aktivität der OC und läßt damit eindeutige Rückschlüsse auf Erkrankungen zu, die mit einer vermehrten Knochenresorption einhergehen. Dies wird hier an einigen Beispielen gezeigt. Der Nachweis des Enzyms im Serum ist mit einer einfachen, schnellen und preiswerten photometrischen Methode möglich, die automatisierbar sein sollte. Bedingt durch die Korrektur für die Eigenfarbe des Serums, die wir immer durchgeführt haben, liegen unsere Werte etwas niedriger, streuen aber auch weniger, als bisher veröffentlichte. Der Vergleich mit der Bestimmung des Osteocalcins zeigt deutlich die Überlegenheit der beschriebenen Methode.

Die Bestimmung der TRAP im Serum kann einen Beitrag zur Diagnose von Knochenerkrankungen leisten und Aussagen über deren Schweregrad zulassen. Ihre große Bedeutung wird aber in der direkten Kontrolle von Therapiemaßnahmen, bzw. des Krankheitsverlaufs, liegen, da die Reaktion der OC sofort erfaßt werden kann. Hierzu sind Untersuchungen im Gange.

Literatur

1. Fern ED, McCloskey EV, Eyres KS, Vasikaran S, Riteli J, Kanis JA (1992) Measurement of carboxy-terminal, pyridinolone-cross-linked telopeptide (1-CTP) in disorders of bone turnover. Bone Mineral 17 (suppl 1):S21
2. Eyres KS, McCloskey EV, Fern ED, O'Rourke N, Vasikaran S, Risteli J, Risteli I, Kanis JA (1992) Serum type 1 collagen carboxyterminal crosslinked telopeptide (S-1CTP) in Paget's disease of bone and the effect of treatment with bisphosphonates. Bone Mineral 17 (suppl 1):S29
3. Torres R, de la Piedra C, Rapado A (1991) Clinical Usefulness of Serum Tartrate-Resistant Acid Phosphatase in Paget's Disease of Bone: Correlation with other Biochemical Markers of Bone Remodelling. Calcif Tissue Int 49:14–16
4. Jaeger A, Dietsch P (1991) Activation of carbonic anhydrase and increased tartrate-resistant acid phosphatase in clutured chicken osteoclasts after prostaglandin E2 application. Calcif Tissue Int 48 (suppl):A35
5. Zambonin Zallone A, Teti A, Primavera MV (1982) Isolated Osteoclasts in Primary Culture: First Observations on Structure and Survival in Culture Media. Anat Embryol 165:403–415
6. Lambrecht JT, Ewers R, Wollensen C (1985) Osteoclasts isolated in primary cell culture – a model to study conditional changes in vitro. Prog Clin Biol Res 187:45–55

III. Medikamentöse Einflüsse auf das Skelett

Medikamentöse Einflüsse
auf das Skelett aus internistischer Sicht

H.-P. Kruse

Medizinische Universitätsklinik und Poliklinik, Martinistraße 52, D-20246 Hamburg

Das Thema beinhaltet eine Reihe verschiedener Aspekte, die zu bedenken sind:

1. Medikamente, die üblicherweise zur Behandlung von Skeletterkrankungen eingesetzt werden, z.B. Fluoride, Calcitonin oder Bisphosphonate. Außerdem sind Medikamente zu berücksichtigen, die in erster Linie durch ihre Nebenwirkungen am Skelettsystem bekannt sind, beispielsweise Glukocorticoide.
2. Systemische oder lokale Einflüsse auf das Skelett müssen unterschieden werden, z.B. lokale Veränderungen wie aseptische Knochennekrosen unter einer systemischen Glukocorticoidbehandlung oder eine lokale Antibiotika-Therapie bei Osteomyelitis. Darüber hinaus ist zwischen Kurzzeiteffekten und Effekten unter einer Langzeittherapie zu unterscheiden.
3. Unterschiedliche Skelettveränderungen sind zu erwarten, je nach dem ob das Skelett in der Fetalzeit, im Wachstumsalter oder im Erwachsenenalter getroffen wird. In der Fetalzeit können Dysostosen entstehen, hier sei erinnert an die Einnahme von Contergan von Frauen während der Gravidität. Im Wachstumsalter kann das Modelling der Knochen beeinfluß werden, während im Erwachsenenalter überwiegend das Remodelling betroffen ist.
4. Wirkmechanismen und Angriffspunkte der verschiedenen Medikamente können sehr unterschiedlich sein.

Aus internistischer Sicht kann das Thema eingegrenzt werden auf systemische Effekte auf das Knochengewebe im Erwachsenenalter. Die folgenden Ausführungen werden nach Wirkmechanismen und Angriffspunkten gegliedert. Diese lassen sich in fünf Punkten zusammenfassen:

1. Kalziumphosphatstoffwechsel
2. Kalziumregulierende Hormone
3. Knochenmineralisation
4. Knochendurchblutung
5. Knochenspezifische Zellen und Lokalfaktoren des Knochenumbaus.

Kalziumphosphatstoffwechsel

Medikamente, die an der intestinalen Kalziumabsorption oder der renalen Kalziumausscheidung angreifen, können den Knochenstoffwechsel nur dann im positiven Sinne beeinflussen, wenn die Ausgangslage einer negativen Kalzium- oder Skelettbilanz entsprach. Eine negative Kalziumbilanz bedeutet zwangsläufig eine negative Knochenbilanz, so entspricht beispielsweise einer negativen Kalziumbilanz von minus 300 mg Kalzium täglich eine negative Knochenbilanz von rund 10% pro Jahr. Die intestinale Kalziumabsorption wird positiv durch Kalzium, Vitamin D oder D-Hormone beeinflußt, während negative Effekte über Laxantien, Natriumzellulosephosphat, das bei intestinal bedingter idiopathischer Hyperkalzurie eingesetzt wird, oder Glukocorticoide zustandekommen können. Die Glukocorticoide, die dosisabhängig zu einer negativen Knochenbilanz führen, stellen ein typisches Beispiel für ein Medikament mit multiplen direkten oder indirekten Angriffspunkten am Skelett dar. Neben der Darmmukosa sind die Nieren, die knochenspezifischen Zellen sowie andere Hormone wie das D-Hormon, Parathormon und ACTH zu nennen.

Die endogene fäkale Kalziumausscheidung spielt für medikamentöse Einflüsse auf das Skelett sicher eine untergeordnete Rolle, zumal die ausgeschiedenen Kalziummengen verhältnismäßig gering sind: Gallensaft ca. 30 mg Kalzium pro Liter, Pankreassaft 7 mg, Magensaft 6 mg und Darmsaft 10 mg Kalzium pro Liter.

Von größerer Bedeutung sind Einflüsse auf die renale Kalziumausscheidung und tubuläre Rückresorption. Während Glukocorticoide und das D-Hormon die renale Kalziumausscheidung fördern, wird die tubuläre Kalziumrückresorption durch Parathormon positiv beeinflußt. Unter den Medikamenten sind die Thiazide zu nennen, die gelegentlich bei Osteoporosen mit Hyperkalzurie therapeutisch eingesetzt werden. Wasnich und Mitarbeiter (1983) konnten bei Männern mit arterieller Hypertonie zeigen, daß unter einer Thiazid-Therapie höhere Knochenmineralgehaltswerte gefunden werden.

Kalziumregulierende Hormone

Als Beispiel für medikamentöse Einflüsse auf das Skelett über den Angriffspunkt an den kalziumregulierenden Hormonen sei der D-Hormonstoffwechsel dargestellt. 1968 wurde von Kruse die Osteopathie bei antiepileptischer Langzeittherapie beschrieben. Antiepileptika vom Typ des Phenytoins vermögen über eine Enzyminduktion die Produktion des 25-Hydroxycholecalciferols in der Leber zu reduzieren. Daneben werden Wirkungen des Phenytoins auch auf den Dünndarm und den Knochen direkt diskutiert. Während die Produktion des 25-Hydroxycholecalciferol kaum reguliert wird, unterliegt die 1-alpha-Hydroxylase in den Nieren zahlreichen stimulierenden und inhibierenden Faktoren. Die inhibierende Wirkung der Glukocorticoide war schon genannt worden. Stimulierend wirken dagegen die Östrogene, deren Effekt über die Produktion des 1,25-Dihydroxycholecalciferols eine Positivierung der Kalziumbilanz von rund 25 mg Kalzium täglich gegenüber einer Östrogenmangelsituation ausmacht.

Knochenmineralisation

Die Knochenmineralisation beim Erwachsenen ist weitgehend vom Einfluß des 1,25-Dihydroxycholecalciferols abhängig. Bislang sind allerdings keine Medikamente

bekannt, die die 1-alpha-Hydroxylase soweit hemmen, daß es zur Mineralisations-
störung im Sinne einer Osteomalazie kommt. Die bekannten mineralisationshem-
menden Medikamente wirken direkt am Knochen, genannt seien beispielhaft die
Etidronsäure in höherer Dosis (Wüster, 1992) oder das Aluminium bei chronischer
Niereninsuffizienz bzw. renaler Osteopathie (McCarthy und Kumar, 1990). Nach
Meßler (1991) können Kalziumantagonisten über eine Senkung der intrazellulären
Kalziumkonzentration am wachsenden Knochen zu einer Störung der enchondralen
Ossifikation führen. Osteomalazien beim Erwachsenen wurden bislang nicht be-
schrieben.

Knochendurchblutung

In den langen Röhrenknochen erfolgt die wesentliche Blutversorgung über eine Ar-
teria nutricia, die durch die Corticalis hindurchzieht, sich im Markraum verzweigt
und von dort Knochenmark und Spongiosa einerseits versorgt, und sich andererseits
durch die Havers'schen Kanäle zieht. Messungen der Knochendurchblutung in vivo
sind schwierig und beim Menschen unter der Einnahme vasoaktiver Medikamente
bislang kaum untersucht. Burkhardt (1980) beschrieb die sogenannte primär marka-
trophische Osteoporose, unter der er den gleichzeitigen und gleichmäßigen Schwund
von Knochenbälkchen und Zellmark verstand, wahrscheinlich infolge von Atrophie
der arteriellen und venösen Kapillarnetze aus bekannter oder unbekannter Ursache.
Eine derartige Form der Osteoporose wurde von ihm u.a. beschrieben im Rahmen
einer chronischen Trinitrobenzolvergiftung.

Knochenspezifische Zellen und Lokalfaktoren des Knochenumbaus

Zur Hemmung der Osteoklasten werden im therapeutischen Sinne Calcitonin,
Oestrogene und Bisphosphonate eingesetzt, Parathormon und 1,25-Dihydroxychole-
calciferol vermögen die Osteoklasten zu stimulieren. Unsere Kenntnisse über die Interaktionen der systemischen und lokalen Regulatoren des Knochenstoffwechsels
sind bislang nur bruchstückhaft (Pfeilschifter 1990, Raisz 1987). Von den zahlreichen
Lokalfaktoren, die die Proliferation, Differenzierung und Resorptionsaktivität des
reifen Osteoklasten beeinflussen, sei beispielsweise das Interleukin-1 genannt, welches offenbar synergistisch mit Parathormon wirkt. Die hemmende Wirkung der
Oestrogene auf die Osteoklasten scheint über IL 1 sowie TNF-alpha/beta vermittelt
zu werden. Eigene Untersuchungen mit dem PGE 2-Derivat Nocloprost ergaben in
vivo Anhaltspunkte für eine Steigerung des Knochenumbaus (Kruse et al. 1992).
Cyclosporin A kann in vitro die durch Lymphokine induzierte Knochenresorption
hemmen, in vivo wurde bei Ratten eine Steigerung des Knochenumbaus mit Entwicklung einer Osteopenie beschrieben (Movsowitz et al. 1988).
    Eine Osteoblastenstimulation im therapeutischen Sinn kann durch Parathor-
mon, 1,25-Dihydroxycholecalciferol, Fluoride oder Oestrogene erzeugt werden. Letztere scheinen ihre Wirkung auf den Osteoblasten u.a. über die Stimulation von IGF
I/II und TGF-beta zu entfalten (Russell et al. 1990). PGE 2 hat offenbar einen bi-
phasischen Effekt auf die Osteoblasten, niedrige Konzentrationen stimulieren Proli-

feration und Differenzierung des Osteoblasten, während höhere Konzentrationen die Kollagensynthese hemmen. Die supprimierende Wirkung der Glukocorticoide auf Proliferation und Differenzierung der Osteoblasten wird über PGE 2 vermittelt (Raisz 1987).

Bei noch bruchstückhaften Kenntnissen des Zusammenwirkens der verschiedenen Lokalfaktoren des Knochenumbaus und ihrer Steuerung durch systemische Faktoren oder Medikamente, fehlen bislang gezielte therapeutische Ansätze von Skeletterkrankungen über diese Wege.

Literatur

Burkhardt R (1980) Myelogene Osteopathien. In: Kuhlencordt F, Bartelheimer H (Hrsg) Klinische Osteologie, T. 1 B, Handbuch der Inneren Medizin, 6. Aufl., Springer, Berlin Heidelberg, New York, S 1057–1188

Kruse R (1968) Osteopathien bei antiepileptischer Langzeittherapie. Mschr Kinderheilk 116:378–381

Kruse H-P, Richter E, Woggan J (1992) Einfluß des Prostaglandin E2-Analogons Nocloprost auf den Knochenstoffwechsel in vivo. Osteologie 1 (Suppl 1):44

McCarthy JT, Kumar R (1990) Renal osteodystrophy. Endocrinol Metab Clin North Amer 19:65–93

Meßler HH (1991) Beeinflussung der Wachstumsfuge und des Knochens durch Kalziumantagonisten. Thieme, Stuttgart New York

Movsowitz C, Epstein S, Fallon M, Ismail F, Thomas S (1988) Cyclosporin-A in vivo produces severe osteopenia in the rat: effect of dose and duration of administration. Endocrinology 123:2571–2577

Pfeilschifter J (1990) Der Knochenstoffwechsel und seine Aktivitätsparameter. Internist 31:727–736

Raisz LG (1987) Interactions among local and systemic regulators of bone metabolism. In: Christiansen C, Johansen JS, Riis BJ (Hrsg) Osteoporosis 1987. Osteopress ApS, Kopenhagen, S 751–755

Russell RGG, Rahman S, Al-Humidan AK, Qi D, Guilland-Camming DF, Seid JM; Graveley RM, Bentley H, Oyajobe B, Gowen M, Pioli G, Skjodt H, Hughes DE (1990) The immune system and bone in osteoporosis. In: Christiansen C, Overgaard K (Hrsg) Osteoporosis 1990. Osteopress ApS, Kopenhagen, S 1523–1528

Wasnich RD, Benfante RJ, Yano K, Heilbrun L, Vogel JM (1983) Thiazide effect on the mineral content of bone. N Engl J Med 309:344–347

Wüster C (1992) Bisphosphonate – der pharmakologische Hintergrund. In: Possinger K (Hrsg) Bisphosphonate: Zukunft der Therapie und Prävention maligner Osteolysen. Zuckschwerdt, München Bern, S 1–17

Medikamentöse Einflüsse auf das Skelett aus pathologischer Sicht

C. P. Adler und H. E. Schaefer

Pathologisches Institut, Universität Freiburg, Albertstraße 19, D-79104 Freiburg i.Br.

Das Skelett unterliegt physiologisch einem ständigen Umbau, der der Strukturerhaltung und der Regulation des Kalziumstoffwechsels dient. Dieser Knochenumbau zeigt sich histomorphologisch durch eine Aktivierung von Osteoblasten für einen Knochenanbau und von Osteoklasten für einen Knochenabbau. Er wird physiologisch durch eine Reihe von Signalsubstanzen gesteuert. Medikamente und andere therapeutische Maßnahmen wirken sich auf die Struturen des Skeletts aus, was wir histologisch an einer Knochenresorption (Resorptionslakunen mit Osteoklasten) oder an einem Knochenanbau (Anbaufronten mit Osteoblasten) erkennen. Bei Mineralisationsstörungen beobachten wir verbreiterte Osteoidsäume (Osteoidose). Bei der Diagnostik müssen die radiologischen Strukturveränderungen (Röntgenbild, CT, Szintigraphie, NRI) mit berücksichtigt werden. Bei systemischen Skeletterkrankungen wird eine Beckenkammbiopsie für die histologische Untersuchung benutzt; bei lokalisierten Läsionen ist eine gezielte Biopsie erforderlich.

Zahllose Medikamente werden gegen viele extraskeletale Krankheiten eingesetzt und haben eine Nebenwirkung auf das Skelett. Andere Medikamente sollen bei primären Knochenkrankheiten einen gezielten Knochenumbau hervorrufen. Darüber hinaus verursachen manche therapeutische Maßnahmen ohne Einsatz von Medikamenten schwere lokale Knochenläsionen.

Nebenwirkungen von Medikamenten auf das Skelett

Corticosteroide sind die weitaus häufigsten Medikamente, die zu einer Osteoporose führen [13]. Sie reduzieren die intestinale Kalziumabsorption und die tubuläre Reabsorption und führen zu einer negativen Kalziumbilanz mit parathyreoidaler Reaktion [5]. Infolge der Hemmung der Osteoblasten und konsekutiv des Knochenumbaues entwickelt sich eine eigenartige Stammskelettosteoporose mit röntgenologisch sog. „marginaler Kondensation" in den Wirbelkörpern (Abb. 1a) [1, 3]. Histologisch zeigt sich eine Osteoporose mit vermehrten osteoklastären Resorptionslakunen (Abb. 1b) [27]. Bei 20% der Patienten entwickelt sich eine pathologische Knochenfraktur (untere BWS/LWS, Rippen, distaler Radius, proximaler Femur) [5, 13]. Dabei entwickelt sich ein eigenartiger knorriger Frakturkallus, der auf eine Corticoidosteoporose hinweist [1]. Darüber hinaus entstehen nach längerer Corticoidtherapie (4–18 Monate nach Therapiebeginn) häufig *anämische Knocheninfarkte*, die oft symmetrisch in mehreren Knochen auftreten [3, 44, 46]. Auf diesem Boden

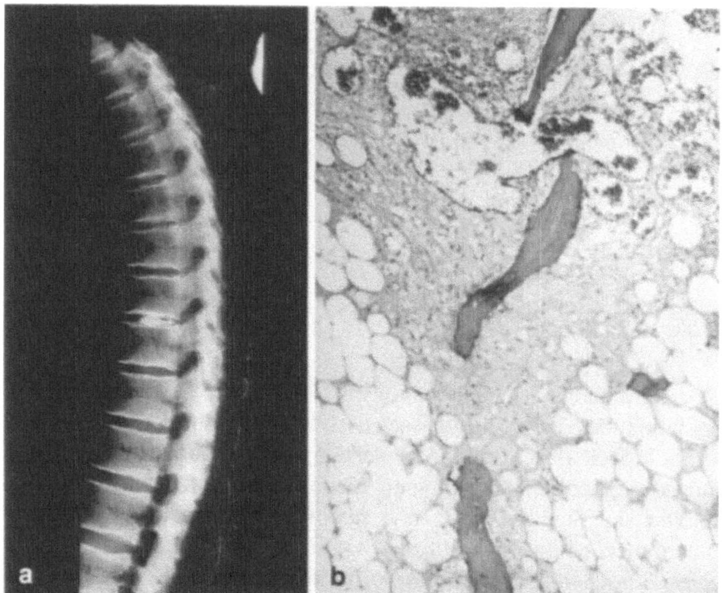

Abb. 1. a *Corticoid-Osteoporose* der Wirbelsäule mit typischer „marginaler Kondensation" in den Wirbelkörpern. **b** Corticoid-Osteoporose mit anämischem Knocheninfarkt. (HE, 40x)

kann sekundär ein maligner Knochentumor (meist ein malignes fibröses Histiozytom) entstehen.

Cytostatica führen bei längerer Anwendung zu einer generalisierten Osteoporose [38] und zu Knochennekrosen [37, 49]. Partielle oder komplette Spongiosanekrosen finden sich in Beckenkammbiopsien häufig nach cytostatisch behandelten akuten Leukämien und Lymphom. Typisch ist eine manschettenförmige Knochenneubildung in einer späteren Reparaturphase. Hierbei kann es zu Knochenfrakturen kommen. Im Vordergrund steht jedoch eine Depression und Zerstörung des Knochenmarkes [45]. – Interleukin-1 und andere Cytokinine erwirken eine Destruktion von Knochen und Knorpel [36].

Eine längere Gabe von *Laxantien* führt zu einer Vitamin-D-Malabsorption und damit zu einer Osteomalazie [13]. Derartige Medikamente können langfristig auf den Magen-Darm-Trakt (Cholestyramin, Senna, Phenolphthalein) [16, 23] oder auf die Leber einwirken. Letzteres gilt auch für verschiedene *Antiepileptica* und *Tranquilizer* (Diphenylhydantoin, Phenobarbiturate), die intrahepatisch eine Aktivierung der mikrosomale Oxidase bewirken mit konsekutiver Beschleunigung des Abbaues von 25-Hydroxyvitamin-D und dessen rascher renaler Ausscheidung [21, 30]. Im Röntgenbild sehen wir eine diffuse, irreguläre Osteosklerose mit grob-fleckigen Osteolysen (Abb. 2a). Histologisch diagnostizieren wir eine Osteomalazie mit Osteosklerose (Abb. 2b), wobei die Ursache nicht ersichtlich ist.

Eine Osteopathie durch *aluminium-haltige Phosphatbinder* ist ein Problem bei Dialyse-Patienten. Hierbei kommt es durch Einlagerungen vom Aluminiumphosphat in den Knochen zu einer Beeinträchtigung der physiologischen Calciumhydroxylapa-

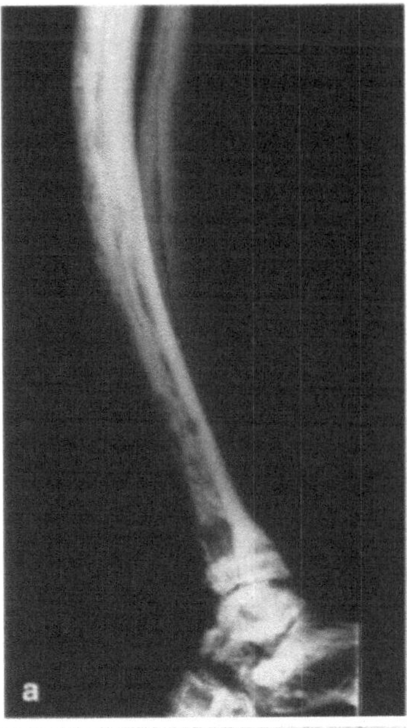

Abb. 2. a Osteopathie unter dem Einfluß von *Antiepileptica* mit Deformierung der Tibia, irregulärer Osteosklersoe und grobfleckigen Osteolysen im Röntgenbild. **b** Osteopathie mit histologisch erkennbarer Osteomalazie und Osteosklerose. (HE, 64x)

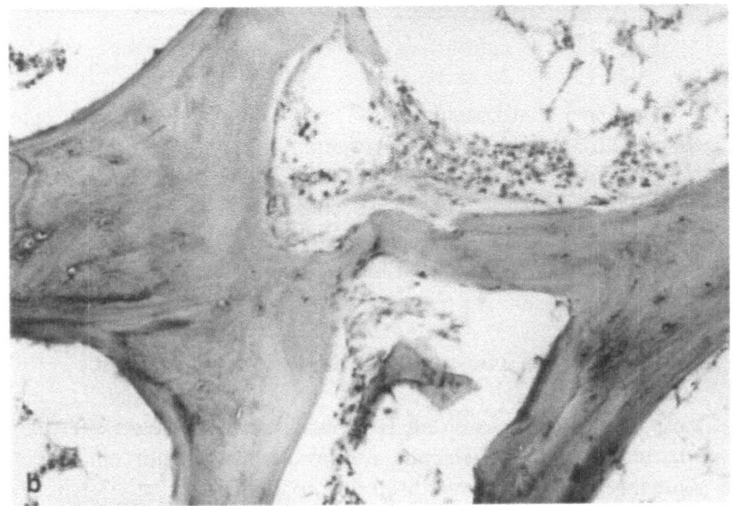

titbildung und Verhinderung des Knochenanbaues und somit zu einer Osteomalazie [2, 32, 43].

Tetrazyklin wird vielfach als Antibiotikum eingesetzt. Im Skelett wird es als Calciumsalz in Osteoid eingebaut und dient dadurch als Markierung von Anbau- und Mineralisierungsfronten [7]. Durch seine Antikollagenaseaktivität beeinflußt Tetrazyklin die Metallbindungskapazität und hemmt die Knochenresorption [17, 18]. Es kommt insbesonders bei Kindern zu einer Osteomalazie und einer Tetrazyklinodontopathie.

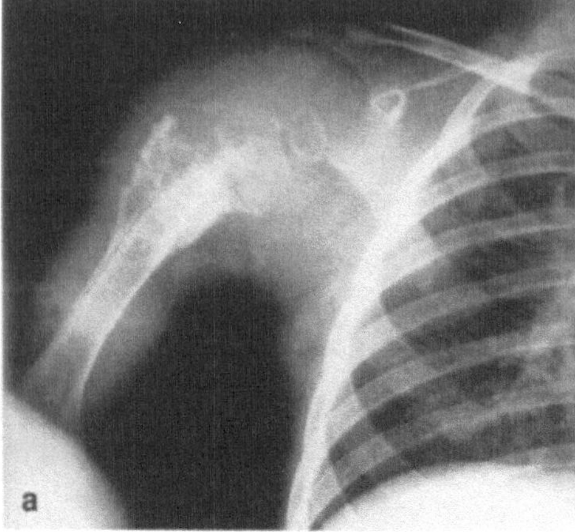
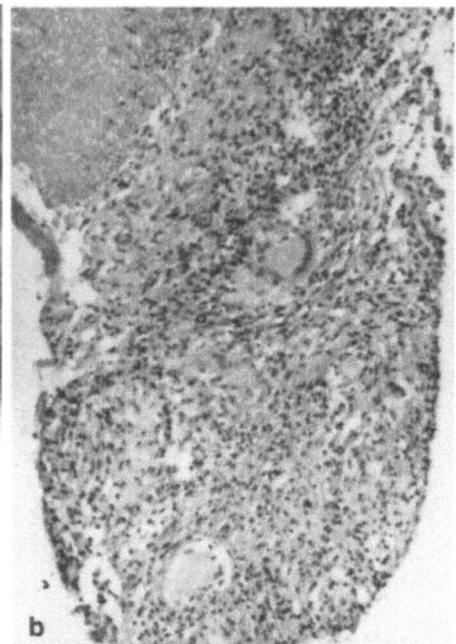

Abb. 3. a Zerstörung des rechten proximalen Humerus bei einem 1 Jahr alten Kind nach *BCG-Impfung.* **b** Entzündliches Granulationsgewebe mit Nekrosen und epitheloidzelliger Reaktion einschließlich Langhans'schen Riesenzellen nach BCG-Impfung. (HE, 64x)

Bei einer Antikoagulantien-Therapie mit *Heparin* kann eine Hämarthrose entstehen [22, 33]. Bei täglicher Anwendung von mehr als 200 mg entwickelt sich eine schwere Osteoporose mit Wirbelfrakturen [20, 34, 40].

Nach Impfungen wurden verschiedentlich eine Arthritis oder Osteomyelitis beobachtet. Insbesondere nach einer *BCG-Impfung* kann es lokal zu einer Zerstörung der Knochen- und Gelenkstrukturen kommen (Abb. 3).

Medikamentöse Therapie von Skeletterkrankungen

Viele Medikamente werden bei verschiedenen Skeletterkrankungen gezielt eingesetzt und haben ihre Wirkung auf das Skelett. So führt ungemein häufig ein Oestrogenmangel zu einem verstärkten Knochenumbau mit Verlust von Knochenmasse und damit zur postmenopausischen Osteoporose mit pathologischen Knochenfrakturen [31]. Durch preventive Applikation von *Oestrogen* kann eine solche Entwicklung verhindert werden.

Manchmal werden auch *Fluoride* gegen die Osteoporose eingesetzt. Sie führen bei 60–70% der Osteoporose-Patienten zu einer Zunahme der Knochenmasse um 8% pro Jahr [29]. Es kommt dabei aber auch durch Stimulierung der Osteoblasten zu einer spongiösen Osteosklerose und Schädigung der Kortikalis (sog. Fluorose) und konsekutiv zu Knochenfrakturen [26]. Sowohl radiologisch als auch histologisch beobachten wir eine massive Osteosklerose, wobei histologisch breite, nicht-mineralisierte Osteoidsäume auffallen [19, 28], die ohne Kenntnis der therapeutischen Anamnese als primäre malazische Osteopathie fehlgedeutet werden können.

Bei der *Ostitis deformans Paget* handelt es sich um eine recht häufige Skeletterkrankung im höheren Alter, bei der ein heftiger und unkontrollierter Knochenumbau mit osteoklastärer Knochenresorption und osteoblastärem Knochenanbau stattfindet. Hierbei kann der Knochenumbau durch *Calcitonin* gehemmt werden, das die Aktivität der Osteoklasten und besonders deren lokomotorische Fähigkeit unterdrückt [35, 50]. Eine ähnliche Wirkung haben *Bisphosphonate,* die die Knochenresorption unterbinden [14, 15, 24]. Knochenbiopsien können den Erfolg dieser Therapie kontrollieren.

Auch bei Hypervitaminosen entwickelt sich eine Hyperostose und Osteosklerose. So führt eine exzessive Aufnahme von Vitamin A zu einer massiven periostalen Knochenbildung der kurzen und langen Röhrenknochen, die sowohl radiologisch wie auch histologisch ersichtlich ist [13]. Eine *Hypervitaminose D* erzeugt bei Kindern infolge einer vermehrten Verkalkung des Wachstumsknorpels eine schmale, bandförmige Sklerosezone entlang der Epiphysen der langen Röhrenknochen. Dabei entwickelt sich eine Osteoporose des übrigen Knochens mit periostaler Knochenneubildung [13]. Bei Erwachsenen kommt es zu einer massiven Osteoporose und extraossären Kalkablagerungen [11] mit riesenzelliger Fremdkörperreaktion im histologischen Bild [10].

Beim *Osteosarkom werden he*ute im Rahmen der COSS-Studie Cytostatica eingesetzt, wobei das Ausmaß der Nekrosen im Tumor ein Maß für das Ansprechen der angewandten Cytostatica hinsichtlich der weiteren postoperativen Chemotherapie ist.

Therapeutische Maßnahmen ohne Medikamente

Eine Implantation von Metallen in den Knochen führt häufig zu erheblichen Knochenreaktionen. So kann die *Nagelung* einer Schenkelhalsfraktur zu einer Hüftkopfnekrose führen. Bei einer metallischen Hüftprothese kommt es sehr häufig nach einiger Zeit zu einer Prothesenlockerung (Abb. 4a). Ursache hierfür ist die *Metallose,* bei der es durch Diffusion von Metallionen in die Umgebung zu einer mächtigen histiozytären Entzündung kommt (Abb. 4b) [41]. Auch der *Abrieb* von Prothesenmaterial kann eine solche histiozytäre Reaktion und damit eine Lockerung der Prothese hervorrufen. Schließlich entwickelt sich im Bereich von implantierten Hüftprothesen in manchen Fällen eine *heterotope Knochenbildung* in den umgebenden Weichteilen, was in einer erheblichen Bewegungseinschränkung resultiert [8, 48].

Eine *Strahlentherapie* führt langfristig im Skelett zu einer Osteoporose [25] und konsekutiv zu Knochenfrakturen [6]. Wichtigste Komplikation ist jedoch die *Radioosteonekrose,* die bereits nach einigen Monaten oder auch erst 5–10 Jahre später erscheinen kann [12]. Hierbei finden sich als Ursachen histologische Schädigungen des Bindegewebes, der Osteozyten und vor allem der Gefäße [9]. In den Kieferknochen kommt es dabei gewöhnlich zu einer *Strahlenosteomyelitis.* Schwerwiegendste Komplikation ist nach einer Bestrahlung die Entstehung eines *Strahlenosteosarkoms* (seltener Fibrosarkom, Chondrosarkom) [4]. Ein solches Malignom kann sich bei 0,03% der Patienten 3–30 Jahre nach der Bestrahlung entwickeln [39].

Die Gabe von *Thorotrast* als radiologisches Kontrastmittel hat bekanntlich langfristig zur Entwicklung von malignen Tumoren in verschiedenen Organen ge-

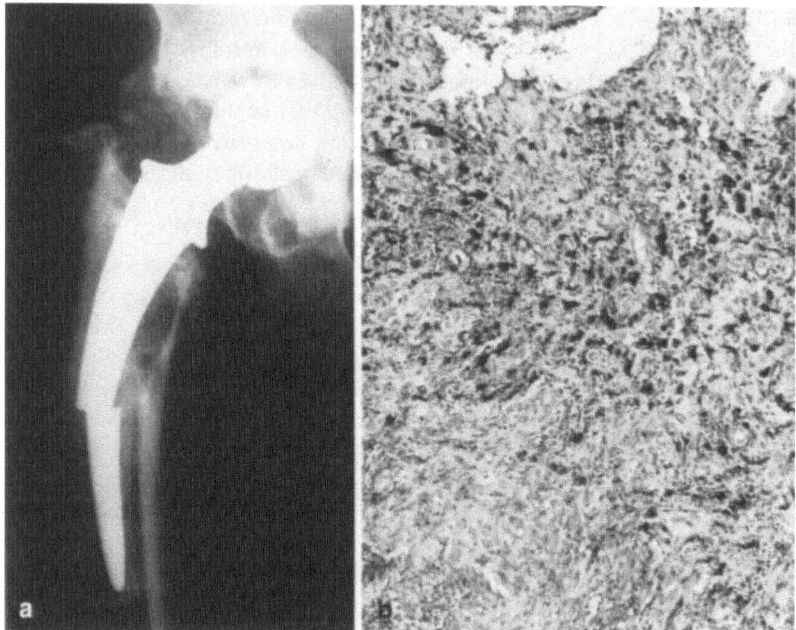

Abb. 4. a *Totalendoprothese* des rechten Hüftgelenkes mit röntgenologischen Zeichen einer Prothesenlockerung. **b** *Metallose* im Bereich einer Hüftendoprothese mit starker histiozytärer Reaktion und massiven Eisenablagerungen. (Eisen, 40x)

führt. Im Skelett entstanden vorwiegend Osteosarkome [42]. In histologischen Schnitten ist Thorotrast in Form von hellen chromophoben Granula in Makrophagen mit umgebender narbiger Fibrosereaktion nachweisbar; in Autoradiogrammen kann ihre Strahlenaktivität dargestellt werden. Der Knochen reagiert mit einer Osteosklerose [47].

Es gibt ungezählte Medikamente, die als Nebenwirkung oder Therapeutikum von Knochenkrankheiten strukturell auf das Skelett einwirken. Hinzu kommen therapeutische Maßnahmen ohne Einsatz von Medikamenten. Viele derartiger Einflüsse sind noch nicht bekannt und müssen aufgeklärt werden. Diese Erkenntnis erfordert weitere Untersuchungen.

Literatur

1. Adler CP (1983) Knochenkrankheiten. Diagnostik makroskopischer, histologischer und radiologischer Strukturveränderungen des Skeletts. Thieme, Stuttgart New York
2. Adler CP (1986) The role of bone biopsy in metabolic bone disease. In: Current Concepts of Bone Fragility. Springer, Berlin Heidelberg New York, S 111–122
3. Adler CP, Krause W, Gebert G (1992) Knochen & Gelenke. In: Thomas C (Hrsg) Grundlagen der klinischen Medizin. Schattauer, Stuttgart New York
4. Arlen M, Higinbotham NW, Huvos AG (1971) Radiation-induced sarcoma of bone. Cancer 28:1087

5. Audran M, Basle MF (1991) Cortisone-induced osteoporosis: from physiopathology to treatment. Rev Med Interne 12:458–459
6. Bickel WH, Childs DS, Porretta CM (1961) Post-irradiation fractures of the neck. Emphasis on the results of treatment. JAMA 175:204
7. Bradbeer JN, Zanelli JM, Lindsay PC, Pearson J, Reeve J (1992) Relationship between the location of osteoblastic alkaline phosphatase activity and bone formation in human iliac crest bone. J Bone Miner Res 7:905–912
8. Bremen-Kühne v R (1992) Periartikuläre Ossifikationen nach totalendoprothetischem Hüftgelenksersatz und ihre Therapie. Inauguraldis, Freiburg
9. Catto M (1976) Pathology of aseptic necrosis. In: Davidson JK (Hrsg) Aseptic Necrosis of Bone. Excerpta Medica, Amsterdam, S 3
10. Chaplin H jr, Clark LD, Ropes MW (1951) Vitamin D intoxication. Am J Med Sci 221:369
11. Christensen WR, Liebman C, Sosman MC (1951) Skeletal and periarticular manifestations of hypervitaminosis D. Am J Roentgenol 65:27
12. Dalen N, Edsmyr F (1974) Bone mineral content of the femoral neck after irradiation. Acta Radiol Ther 13:97
13. Fechner RE (1982) Bone and Joints. In: Riddell RH (Hrsg) Pathology of Drug-Induced and Toxic Diseases. Churchill Livingstone, New York Edinburgh London Melbourne, S 71–85
14. Fitton A, McTavish D (1991) A review of its pharmacological properties and therapeutic efficacy in resorptive bone disease. Drugs 41:289–318
15. Fleisch H (1991) Bisphosphonates. Pharmacology and use in the treatment of tumour-induced hypercalcaemic and metastatic bone disease. Drugs 42:919–944
16. Frame B, Guiang HL, Frost HM (1971) Osteomalacia induced by laxative (phenolphthalein) ingestion. Arch Int Med 128:794
17. Golub LM, Ramamurthy NS, McNamara TF, Greenwald RA, Rifkin BR (1991) Tetracyclines inhibit connective tissue breakdown: new therapeutic implications for an old family of drugs. Crit Rev Oral Biol Med 2:297–321
18. Greenwald RA, Moak SA, Ramamurthy NS, Golub LM (1992) Tetracyclines suppress matrix metalloproteinase activity in adjuvant arthritis and in combination with flurbiprofen, ameliorate bone damage. J Rheumatol 19:927–938
19. Grennan DM, Palmer DG, Malthus RS (1978) Iatrogenic fluorosis. Aust New Z J Med 8:528
20. Griffith CG, Nichols G jr, Asher JD (1965) Heparin osteoporosis. JAMA 193:91
21. Hahn TJ (1975) Anticonvulsant osteomalacia. Arch Intern Med 135:997
22. Hasselbacher P, Schlimmer BM, Weinberger A (1978) Hemarthrosis with sodium warfarin and heparin. Arth Rheum 21:740
23. Heaton KW, Lever JV, Barnard D (1972) Osteomalacia associated with cholestyramine therapy for postileectomy diarrhea. Gastroenterology 62:642
24. Hoskin DJ (1990) Advances in the management of Paget's disease of bone. Drugs 40:829–840
25. Howland WJ, Loeffler RK, Starchman DE (1975) Postirradiation and atrophic changes of bone and related complications. Radiology 117:677
26. Inkovaara JA (1991) Is fluoride treatment justified today? Calcif Tissue Int 49 Suppl: 68–69
27. Jowsey J, Riggs BL (1970) Bone formation in hypercortisonism. Acta Endocrinol 63:21
28. Jowsey J, Riggs BL, Kelly PJ (1972) Effect of combined therapy with sodium fluoride, vitamin D and calcium in osteoporosis. Am J Med 53:43
29. Kuntz D (1992) Treatment of common osteoporosis with fluoride: current trends. Rev Rhum Mal Osteoartic 59:39–45
30. Lifshitz F, Maclaren N (1973) Vitamin D dependent ricketts in institutionalized mentally retarded children on long term anticonvulsant therapy. I. A survey of 288 patients. J Pediatr 83:612
31. Lindsay R (1992) The effect of sex steroids on the skeleton in premenopausal women. Am J Obstet Gynecol 166:1993–1996

32. Main J, Ward MK (1992) Lesson on the week: Potentiation of aluminium absorption by effervescent analgesic tablets in haemodialysis patient. BMJ 304:1686
33. McLaughlin GE, McCarty DJ jr, Segal BL (1966) Hemarthrosis complicating anticoagulant therapy. Report of three cases. JAMA 196:1020
34. Miller WE, DeWolfe VG (1966) Osteoporosis resulting from heparin therapy. Cleve Clin Q 33:31
35. Mimura K (1985) Treatment of Paget's disease of bone. Nippon Seikeigeka Gakkai Zasshi 59:751–761
36. Miossec P (1991) Interleukin-1 and other proinflammatory cytokines. Pediatrie 46:135–139
37. Obrist R, Hartmann D, Obrecht JP (1978) Osteonecrosis after chemotherapy. Lancet 1:1316
38. Ragab AH, Frech RS, Vietti TJ (1970) Osteoporotic fractures secondary to methotrexate therapy of acute leukemia in remission. Cancer 25:580
39. Sabanas AO, Dahlin DC, Childs DS jr (1956) Postradiation sarcomas of bone. Cancer 9:528
40. Sackler JP, Liu L (1973) Heparin-induced osteoporosis. Br J Radiol 46:548
41. Schuster J (1975) Die Metallose. In: Maurer G (Hrsg) Praktische Chirurgie 90. Enke, Stuttgart
42. Sindelar WF, Costa J, Ketcham AS (1978) Osteosarcoma associated with Thorotrast administration. Report of two cases and literature review. Cancer 42:2604
43. Stea S, Savarino L, Toni A, Sudanese A, Giunti A, Pizzoferrato A (1992) Microradiographic and histochemical evaluation of mineralization inhibition at the bone-adlumina interface. Biomaterials 13:664–667
44. Stern PJ, Watts HG (1979) Osteonecrosis after renal transplantation in children. J Bone Joint Surg 61-A:851
45. Stolfi RL, Martin DS (1991) Enhancement of anticancer agent activity by selective inhibition of rapidly proliferating tissues of the host. Pharmacol Ther 49:43–54
46. Susan LP, Braun WE, Banowsky LH (1978) A vascular necrosis following renal transplantation. Experience with 449 allografts with and without high-dose steroid therapy. Urology 11:225
47. Teplick JG, Head GL, Kricum ME (1978) Ghost infantile vertebrae and hemi-pelves within adult skeleton from Thorotrast administration in childhood. Radiology 129:657
48. Thomas BJ (1992) Heterotopic bone formation after total hip arthroplasty. Orthop Clin North Am 23:347–358
49. Timothy AR, Tucker AK, Malpas JS (1978) Osteonecrosis after intensive chemotherapy for Hodgkin's disease. Lancet 1:154
50. Wenz W, Basler L (1985) Significance of X-ray diagnosis in the control of calcitonin therapy of Paget's disease: case report. Radiologe 25:594–596

Arzneimittelbedingte Nebenwirkungen am kindlichen Skelett bei zytostatischer Therapie

D. Färber und S. Müller-Weihrich

Kinderklinik, Technische Universität München, Kölner Platz 1, D-80804 München

Die Fortschritte der Chemotherapie der letzten 20 Jahre haben die Langzeitprognose maligner Erkrankungen, inbesonders der akuten lymphatischen Leukämie, im Kindesalter erheblich verbessert. Die Behandlungsschemata der pädiatrischen Onkologie sind jedoch erheblich aggressiver geworden; die hochwirksamen Medikamente haben häufig Nebenwirkungen, die aber in Anbetracht der Grundkrankheit in Kauf genommen werden müssen. Da nur selten einzelne Wirkstoffe eingesetzt werden, meistens jedoch eine Polychemotherapie betrieben wird, ist die Differenzierung, welches Medikament für die nachweisbaren Komplikationen in Frage kommt, häufig schwierig. Von manchen Zytostatika sind typische Nebenwirkungen beschrieben; ihre Kenntnis ist wichtig, um in differentialdiagnostischer Hinsicht diese radiologisch nachweisbaren Veränderungen von denen durch die Grundkrankheit selbst bedingten abgrenzen zu können.

Die Liste der Zytostatika, die röntgenologisch faßbare Veränderungen hervorrufen können, ist groß. Es sei hier an die Methotrexat- oder Bleomycin induzierte fibrosierende Alveolitis oder an die Cardiotoxizität des Adriamycin erinnert. Sie sind zwar im Röntgenbild der Thoraxorgane nachweisbar, sollen aber hier ebenso wenig weiter abgehandelt werden wie andere therapieassoziierte Befunde, die Folge der Immunsuppression sind (z.B. interstitielle Pneumonie).

In der Chemotherapie maligner Erkrankungen im Kindesalter sind es vor allem die Kortikosteroide, mit oder ohne Kombination mit anderen Zytostatika, das Methotrexat und neuerdings das Ifosfamid, die eine direkte Einwirkung auf das Skelettsystem haben können.

Kortikosteroide

Aseptische Knochennekrosen, vorwiegend des Hüftkopfes, als Folge einer langdauernden und hochdosierten Steroidtherapie sind seit langem bekannt und gut dokumentiert. Es hat sich jedoch häufig keine Korrelation zwischen der Entwicklung der aseptischen Knochennekrose und der täglichen Steroideinzeldosis, der Gesamtdosis, der Verordnungsdauer und des Kortikoidderivates ergeben (Grub [1]). Es besteht jedoch der Eindruck, daß kurzfristig hochdosierte Steroidgaben eher eine aseptische Knochennekrose begünstigen, als langfristig niederdosierte. Als pathogenetische Faktoren werden Gefäßobstruktionen durch Fettembolie, Veränderungen der Arteriolen und intraossären Kapillaren sowie Mikrotraumata und Osteoporose diskutiert. Die röntgenologischen Veränderungen der steroidinduzierten Osteopathie des Hüftkopfes ähneln denen des Morb. Perthes.

Sie sind jedoch bei Kindern unter 10 Jahren im Gegensatz zu letzterem selten. Albala et al. [2] konnten aseptische Hüftkopfnekrosen bei Morb. Hodgkin bei Kindern nach kombinierter Steroid-Zytostatikachemotherapie beobachten. Ähnliche Befunde wurden nach erfolgreicher Therapie der akuten lymphatischen Leukämie mitgeteilt (Benz-Bohm [3], Blauensteiner [4], Kaufmann und Lampert [5]). Diese Osteonekrosen betreffen nicht nur das Hüftgelenk, sondern nahezu alle anderen großen Gelenke, häufig sogar in symmetrischer Verteilung. Erfahrungen im eigenen Krankengut sowie mehrere Mitteilungen in der Literatur belegen, daß auch gleichzeitig mehrere Gelenke betroffen sein können. Schulz und Kaufmann haben 1981 eine symmetrische Osteonekrose des distalen Femur 6 Jahre nach der ersten Manifestation einer akuten lymphatischen Leukämie vorgestellt [6], Prindull et al. 1982 [7] 6 Patienten mit symmetrischen Osteonekrosen, bei denen vorwiegend die großen Gelenke der unteren Extremitäten betroffen waren. Eine Studie von Bömelburg et al. (1989) [8] beschreibt 6 von 551 Kindern mit akuter Leukämie, die Osteonekrosen entwickelt haben; unsere eigenen Erfahrungen stützen sich auf 8 Patienten (Abb. 1).

Die Ursache dieser Osteonekrosen ist nicht ganz leicht zu klären; Schulz diskutiert einen zytotoxischen Kombinationsschaden von Glukokortikoiden mit Methotrexat, der über einen Glycinmangel in den Osteoplasten zu einer Störung der Kollagensynthese führen soll.

Nahezu alle Beobachtungen ergeben, daß die Beschwerden Monate bis Jahre nach der Remission der Grundkrankheit auftreten und ein Knochenrezidiv als Ursa-

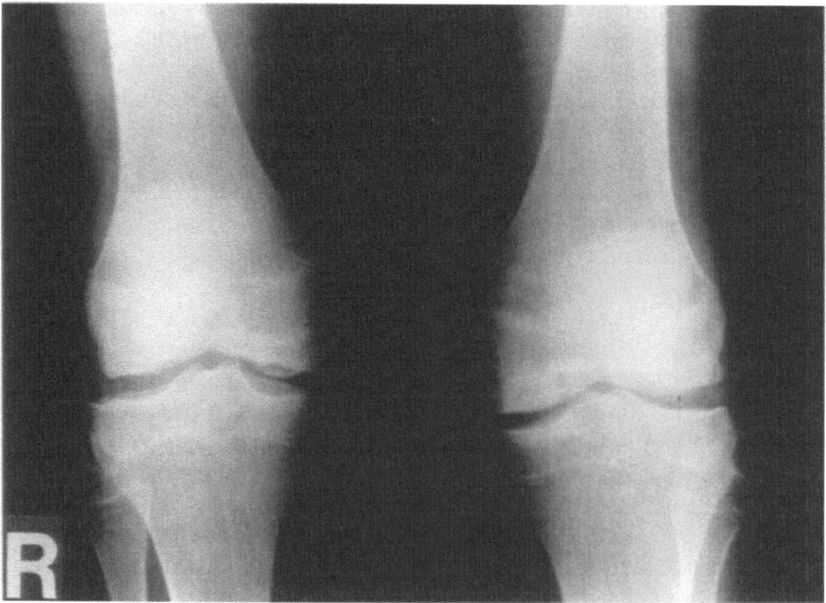

Abb. 1. 17 J., männl. Z.n. ALL. Symmetrische Osteonekrose des distalen Femurs bds. im Bereich des medialen Condylus re. und des lateralen Condylus li

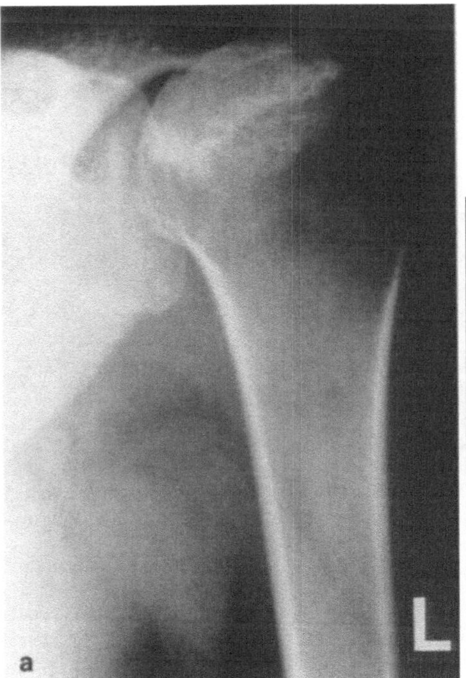

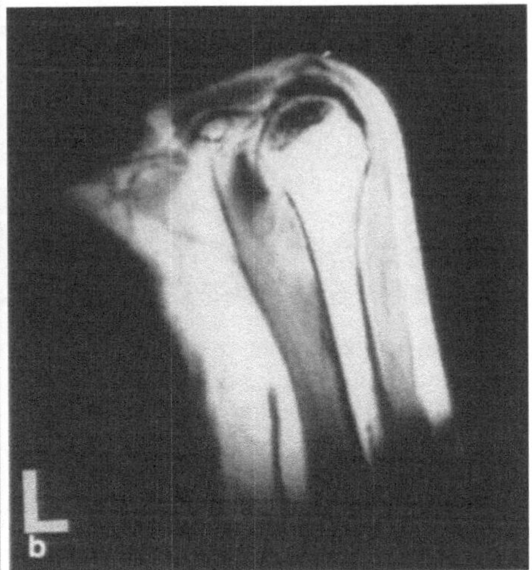

Abb. 2a, b. 16 J., weibl. Z.n. ALL. Schmerzen im Bereich bd. Schultergelenke. **a** proximaler Humeruskopf: keine Osteolyse zu erkennen. **b** KST 3 Monate später: ausgedehnte Zone verminderter Signalintensität: Osteonekrose des li. Humeruskopfes

che dafür ausgeschlossen werden kann. Häufig werden Schmerzen an den Gelenken angegeben, bevor entsprechende Veränderungen im Röntgennativbild zu erkennen sind (Abb. 2a, b). Rupp et al. [9] haben 1985 schon früh auf die besondere Stellung der Kernspintomographie bei der Früherkennung der Osteonekrosen hingewiesen, die derzeit das diagnostische Mittel der ersten Wahl darstellt.

Methotrexat

Methotrexat wird vor allem in Kombination bei einer großen Anzahl von malignen Erkrankungen im Kindesalter eingesetzt, insbesonders bei der Therapie der Leukämie und des osteogenen Sarkoms. Unter den Zytostatika ist seine besondere Wirkung auf das Skelettsystem bekannt. Insgesamt ist jedoch die Methotrexatosteopathie selten und betrifft vorwiegend Patienten, die in hohen Dosen und/oder über lange Zeit damit behandelt wurden. Die typischen Symptome sind Knochenschmerzen, Gelenkschwellungen, gelegentlich pathologische Frakturen. Das erste Symptom ist eine unspezifische Osteopenie.

Es kommt zu einer bandförmigen Demineralisation in der Metaphyse mit einer Verbreiterung und Verdichtung der präparatorischen Verkalkungszone. Die Veränderungen sind den leukämischen Knocheninfiltraten ähnlich, die typischerweise an dieser Stelle gesehen werden und somit kann sich die Differentialdiagnose zu leukämischen Rezidiven erheben (Athanasiou et al. [10]). Wie Stanisavlje und Babcock [11] haben wir eine erheblich verzögerte Frakturheilung bis zur Pseudarthrose bei

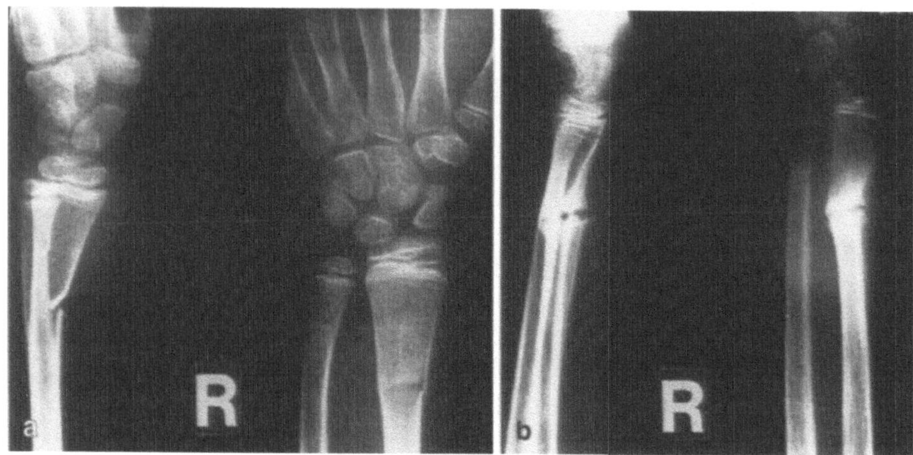

Abb. 3a, b. 9 J., männl. Z.n. ALL. **a** Wulstfraktur des distalen Radius. **b** Kontrolle nach 5 Monaten: Pseudarthrose der Radiusfraktur. Erhebliche Verzögerung der Knochenheilung unter Langzeit-Therapie mit Methotrexat

einem Patienten mit Low-Dose-Langzeitbehandlung mit Methotrexat im Rahmen einer ALL beobachtet (Abb. 3a, b). Die Ursachen der Osteopathie sind nicht bekannt, das Methotrexat scheint die Osteogenese zu hemmen. Schwartz und Leonidas [12] nehmen an, daß Methotrexat die Dehydrofolat-Reduktase blockiert, die Folsäure zu Tetrahydrofolat umwandelt. Diese wird für die Purinsynthese und die Bildung von DNA benötigt und somit die Eiweißsynthese im Knochen gestört. Im Rahmen der Therapie oder auch Prophylaxe der Meningosis leukaemica wird intrathekal Methotrexat in Kombination mit einer Schädelbestrahlung eingesetzt. Zahlreiche Veröffentlichungen weisen auf intracerebrale Verkalkungen hin, denen eine besondere Anordnung und Lokalisation gemeinsam ist. Es handelt sich um gewundene, parallel verlaufende Verkalkungen, die sich vorwiegend symmetrisch parieto-occipital lokalisieren lassen und den Befunden ähneln, die gewöhnlich bei dem Sturge-Weber-Syndrom beoachtet werden (Garwicz [13], Borns [14], Jürgenssen [15] u.a.).

Ifosfamid

Ifosfamid, ein Derivat des Cyclophosphamid, wird mit zunehmender Häufigkeit in der Behandlung von soliden Tumoren bei Kindern eingesetzt. Unter anderen Nebenwirkungen weist es eine Nephrotoxizität mit glomerulärer, aber auch tubulärer Schädigung auf. Im Laufe der Therapie kann es bei Kindern und Jugendlichen zu Glukosurie, Aminoazidurie, Hypophosphatämie und Azidose kommen, also zu Symptomen des Fanconi-Syndroms. Am Skelett zeigen sich im weiteren Verlauf Veränderungen im Sinne einer hypophosphatämischen Rachitis und Osteopenie. Patienten, die im Rahmen der Zytostase zuvor mit Cisplatin vorbehandelt worden sind, haben ein signifikant höheres Risiko, da es ebenfalls nephrotoxisch wirkt. Die Angaben in der Literatur, in wie weit diese Nebenwirkung reversibel ist, gehen auseinander [16, 17]. Bei den von uns beobachteten Fällen waren die klinischen und radiologischen Veränderungen rückläufig (Kasuistik und Literaturübersicht siehe Beitrag von G. Spreng et al.: Skelettveränderungen als Nebenwirkung der Zytostatika Ifosfamid und Cisplatin).

Wenn auch ein Teil der radiologischen Befunde am Skelett nicht als pathognomonisch für eine bestimmte Zytostatikanebenwirkung angesehen werden kann, ist doch deren Kenntnis wichtig, um bei bekannter Anamnese in differentialdiagnostischer Hinsicht die therapiebedingten Veränderungen von denen durch die Grundkrankheit hervorgerufenen unterscheiden zu können; dadurch sind manche diagnostische Irrwege vermeidbar.

Literatur

1. Grub R, Heni N, Baumeister L (1978) Aseptische Hüftkopfnekrosen bei Lymphogranulomatose und chronisch-myeloischer Leukämie unter Steroid- und Cytostatica-Therapie. Radiologe 18:401–407
2. Albala MM, Steinfeld A, Khilnani MT (1980) Osteonecrosis in patients with Hodgkin disease following combination chemotherapy. Med Ped Oncol 8:165–170
3. Benz-Bohm G (1982) Leukämie im Kindesalter: Krankheits- und therapiebedingte Veränderungen im Röntgenbild. Fortschr Röntgenstr 137:394–397
4. Blauensteiner W et al. (1987) Zum Problem der aseptischen Knochennekrosen bei Leukämiepatienten im Kindes- und Jugendalter. Pädiat Pädol 22:251–258
5. Kaufmann U, Lampert F (1977) Hüftkopfnekrose bei Langzeitremission der akuten lymphoblastischen Leukämie. Klin Pädiat 189:37–40
6. Schulz S, Henze G, Kaufmann HJ (1982) Symmetrische aseptische Knochennekrose sechs Jahre nach Erstmanifestation einer ALL. Wissenschaftl Information 8:235–238
7. Prindull G et al. (1982) Aseptic osteonecrosis in children treated for acute lymphoblastic leukemia and aplastic anemia. Eur J Pediatr 139:48–51
8. Bömelburg T, von Lengerke HJ, Ritter J (1989) Aseptic osteonecrosis in the treatment of childhood acute leukemias. Eur J Pediatr 149:20–23
9. Rupp N et al. (1985) Diagnostik der Knochennekrose durch magnetische Resonanztomographie. Fortschr Röntgenstr 142:131–137
10. Athanasiou A, Leonidas JC, Munzenrider JE (1985) Complications of the treatment of childhood cancer. In: Kassner EG (Hrsg) Iatrogenic disorders of the fetus, infant and child. Springer, New York Berlin Heidelberg, S 346–348
11. Stanisavlje S, Babcock AL (1977) Fractures in children treated with methotrexate for leukemia. Clin Orthop 125:139–143
12. Schwartz AM, Leonidas JC (1984) Methotrexate osteopathy. Skeletal Radiol 11:13–16
13. Garwicz S, Mortensson W (1976) Intracranial calcification mimicking the Sturge-Weber-Syndrome. Pediat Radiol 5:5–9
14. Borns PF, Rancier LF (1974) Cerebral calcification in childhood leukemia mimicking Sturge-Weber Syndrome. Pediatrics 122:52–55
15. Jürgenssen OA (1979) Methotrexatbedingte intracerebrale Verkalkung bei Leukämie. Pädiat Pädol 14:111–116
16. Van Gool S et al. (1992) Reversible hypophosphatemic rickets following ifosfamide treatment. Med Ped Oncol 20:254–257
17. Burk CD et al. (1990) Ifosfamide-induced renal tubular dysfunction and rickets in children with Wilms tumor. J Pediatr 117:331–335

Skelettveränderungen als Nebenwirkung der Zytostatika Ifosfamid und Cisplatin

G. Spreng, S. Müller-Weihrich, D. Färber und B. F. Pontz

Kinderklinik und Poliklinik, Technische Universität München, Kölner Platz 1,
D-80804 München

Einleitung

Ifosfamid, ein Zytostatikum aus der Gruppe der Oxazaphosphorine, welche zu den Alkylantien zählen, ist weit verbreitet in der Behandlung solider Tumoren im Kindesalter [1, 2, 3, 4, 5]. Neben anderen häufigeren Nebenwirkungen wie Myelosuppression, Erbrechen oder hämorrhagischer Cystitis kann es unter Therapie mit Ifosfamid auch zu Nephrotoxizität kommen. Es wurden vor allem tubuläre, in einigen Fällen auch sekundäre glomeruläre Nierenschäden beobachtet. Die Schädigung der tubulären Zellen fällt im allgemeinen 3–9 Monate nach Ende der Chemotherapie durch Glucosurie, Hyperaminoacidurie und Phosphaturie sowie einigen anderen fakultativen Rückresorptionsstörungen auf [1]. Vor allem durch den Phosphatverlust über die Niere, die Metabolisationsstörung des Vit D3 und die eventuelle metabolische Azidose kann es im Rahmen des Fanconi-Syndroms zur Entstehung einer Rachitis kommen [1, 3]. Ein signifikant erhöhtes Risiko, solch eine Problematik zu entwickeln, haben vor allem Patienten, welche zusätzlich Cisplatin, ein ebenfalls nephrotoxisches Zytostatikum, erhalten [6]. Aber auch das junge Alter der Kinder, eine hohe kommulative Ifosfamid-Dosis, eine ungenügende Diurese und eine nicht ausreichende Gabe von Mesna, erhöhen das Risiko. Mesna ist in der Lage die toxischen Ifosfamidabbauprodukte zu neutralisieren. Dazu 2 Beispiele aus unserem eigenen Patientengut.

Falldarstellung

Im ersten Fall handelt es sich um ein Kleinkind, das im Alter von 16 Monaten mit einem Neuroblastom Stadium I der rechten Nebenniere bei uns vorgestellt wurde. Entsprechend der Neuroblastomstudie wurde der Tumor lediglich operiert. Fünf Monate postoperativ kam es jedoch zu einem abdominellen Tumorrezidiv Stadium IV mit KM-Befall. Eine 10monatige Chemotherapie entsprechend dem Studienprotokoll wurde eingeleitet, welche unter anderem Ifosfamid in einer Dosierung von 30 g/m^2 KO und Cisplatin in einer Dosierung von 0,3 g/m^2 KO enthielt. Begleitend erhielt das Kind Mesna, um die toxischen Ifosfamidabbauprodukte zu neutralisieren. Dadurch wurde eine Vollremission erreicht. Nach weiteren 10 Monaten fiel das Kind auf durch eine Polydipsie und Polyurie, Muskelschwäche, eine plötzliche Wachstumsverzögerung, die Entwicklung von Genua valga, leicht aufgetriebene Gelenke,

Abb. 1. Linke Hand des ersten Patienten: Generalisierte Entkalkung, Verschmälerung der Corticalis sowie ausgeprägte Epiphysenbecherung und verbreiterte und unregelmäßig begrenzte Epiphysenlinien

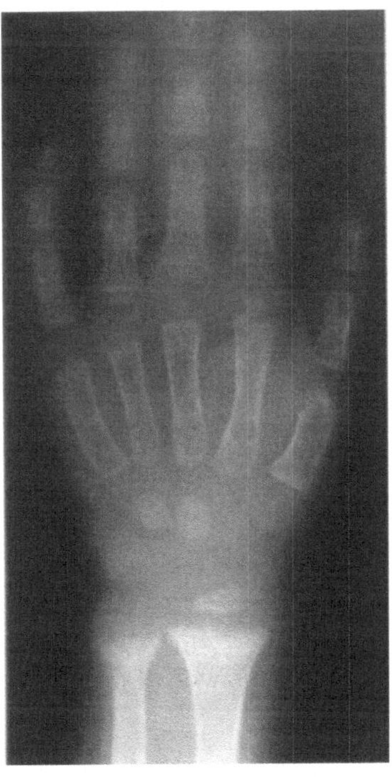

und einen rachitischen Rosenkranz. Laborchemisch zeigte sich eine komplexe Funktionsstörung des proximalen Nierentubulus mit Resorptionsdefekten für Aminosäuren, Glucose und Phosphat. Aber auch Eiweiß, Carnitin, der Ca/Crea Quotient i.U., sowie die Phosphatausscheidung i.U. waren erhöht. In der Eiweißdifferenzierung fand sich sowohl eine Erhöhung der NAG als auch das A1-Microglobulins, des Albumins und der gamma-Globuline. Dies spricht für eine fortgeschrittene tubulointerstitielle Schädigung der Niere mit bereits sekundärer glomerulärer Beteiligung. Das Kind hatte also ein zytostatikainduziertes Fanconi-Syndrom mit hypophosphatämischer Rachitis entwickelt. Im Röntgenbild der linken Hand (Abb. 1) sowie in der Beckenübersichtsaufnahme (Abb. 2) waren deutliche rachitische Veränderungen zu erkennen. Angesichts dieser Veränderungen wurde eine Therapie mit Rocaltrol 2 x 0,5 micg/d, und Reducto special, einem Phosphatpräparat eingeleitet. Zusätzlich wurde Carnitin 2 x 1 g/d substituiert. Darunter war, bereits nach 2 Monaten die Entkalkung der linken Hand deutlich rückläufig. Weitere 6 Monate später waren keine rachitischen Zeichen mehr nachweisbar. Über die Reversibilität der renalen Veränderungen wird in der Literatur kontrovers diskutiert [1, 3]. Bei unserem Patienten waren die Rückresorptionsdefekte im Laufe einiger Monate weitgehend rückläufig (Tabelle 1). Eiweiß und Glucose sowie der Ca/Crea-Quotient i.U. normalisierten sich im Laufe einiger Monate weitgehend, ebenso Carnitin, die Aminosäure i.U. und die Alkalische Phosphatase i.S. Eine weitere Beobachtung des Patienten war nicht möglich, da das Kind nach weiteren 2 Monaten an einem Tumorrezidiv im hinteren Mediastinum verstarb.

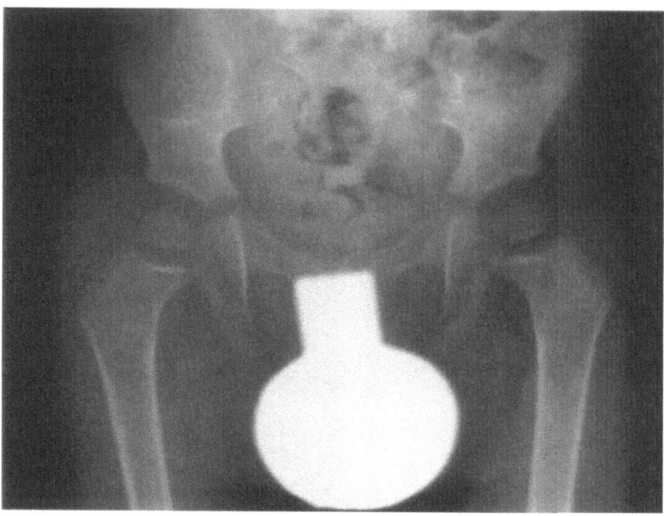

Abb. 2. Beckenübersichtsaufnahme des ersten Patienten: Auch hier eine deutliche Minerali-sationsstörung zu erkennen. Die Becherung und Sklerosierung der Pfannendächer läßt auf rachitische Veränderungen in Rückbildung schließen

Tabelle 1. Verlauf der Laborparameter bei Patient 1

| | Monate nach Ende der Chemotherapie | | | | | | | |
	9	10	11	12	14	16	18	20
25 (OH) Vit D i.S.		36,0						
PTH i.S. (pmol/l)		86,0						
P i.S. (mg/dl)	2,47	1,8	3,31	1,7		4,5	2,57	5,47
AP i.S. (U/l)	833	554	614	817		374	242	316
Ca i.S. (mmol/l)		2,32	2,53	2,50		2,61	2,47	2,64
Ca/Crea i.U.		0,62	1,18	0,78	0,92	0,03	0,44	0,32
Eiweiß i.U. (g/l)	0,66	1,05		0,3	1,47	0,17	0,47	0,2
Glc i.U. (g/)	19,4	20,7		9,9	20	6,8	4,2	4,9
AS i.U.	↑↑↑	↑↑				↔		

Im zweiten Fall handelt es sich um eine Patientin, die im Alter von 3,5 Jahren mit einem ausgedehnten RMS des Abdomens vorgestellt wurde. Sie wurde operiert und chemotherapiert, wobei sie bisher genau 50 g/m2 KO Ifosfamid erhalten hatte. Cisplatin ist in diesem Schema nicht enthalten. Bei dieser Patientin fiel kürzlich erstmals eine Proteinurie auf. Daraufhin durchgeführte Untersuchungen ergaben eine Hyperaminoacidurie, einen Phosphatverlust über die Niere sowie einen erhöh-ten Ca/Crea Quotienten. Das Röntgenbild der Hand zeigte bereits eine deutliche Entkalkung des Skelettsystems. Wir werden in diesem Fall auf weitere Ifosfamidga-ben verzichten, und das Kind ebenfalls mit Rocaltrol und Phosphat behandeln.

Zusammenfassung

Unter Therapie mit Ifosfamid, besonders in Kombination mit Cisplatin, sollte während und einige Monate nach der Therapie eine engmaschige Kontrolle von Laborparametern durchgeführt werden. Dazu eignet sich am besten die Bestimmung von Serumelektrolyten, AP i.S. und Glucose im Urin vor jedem Therapiezyklus. Ebenso sollte der Ca/Crea Quotient, sowie die renale Phosphatrückresorption in regelmäßigen Abständen berechnet werden. Beim Auftreten pathologischer Werte ist eine Röntgenaufnahme der Hand indiziert, um eine mögliche beginnende Rachitis auszuschließen. Falls Zeichen eines Fanconi-Syndroms, bereits mit oder noch ohne Rachitis, auftreten, so sollte eine sofortige Substitutionstherapie mit Phosphat und Calcitriol erfolgen [2, 3, 5]. Die alleinige Gabe von Phosphat ist nicht sinnvoll, da es in diesem Fall zu Hypocalciämie und sekundärem Hyperparathyreoidismus kommen kann. Nur durch dieses Vorgehen kann eine ausgeprägte Skelettmitbeteiligung in Form einer Rachitis verhindert werden.

Literatur

1. Pratt CB, Meyer WH, Jenkins JJ et al. (1991) Ifosfamide, Fanconi's Syndrome, and Rickets. J Clin Oncol 9:1495–1499
2. Burk CD, Restaino I, Kaplan BS et al. (1990) Ifosfamide-induced renal tubular dysfunktion and rickets in children with Wilms tumor. J Pediatr 117:331–335
3. Gool SV, Brock P, Wijndaele G et al. (1992) Reversible Hypophosphatemic Rickets Following Ifosfamide Treatment. Med Pediatr Oncol 20:254–257
4. Skinner R, Pearson ADJ, Price L et al. (1989) Hypophosphatemic rickets after treatment in children. Br Med J 298:1560–1561
5. Moncrief M, Foot A (1989) Fanconi syndrom after ifosfamid. Cancer Chemother Pharmacol 23:121–122
6. Mayo JE, Miser JS, Krailo D et al. (1989) The toxicity of ifosfamid, etoposide and mesna is exacerbated by prior exposure to cisplatin (abstract). Proc Soc Pediatr Res 5:154A

Pulsatile Gabe von Cacitriol in Kombination mit Clodronat. Eine neue Therapieform des Hyperparathyreoidismus nach Nierentransplantation

T. H. Ittel, H. Schmitt, C. Mrowka, T. M. Suiter und H. G. Sieberth

Medizinische Klinik II, Rheinisch-Westfälische Technische Hochschule, Pauwelsstr. 30, D-52074 Aachen

Einleitung

Nach erfolgreicher allogener Nierentransplantation kommt es häufig zu einer Persistenz des vorbestehenden sekundären renalen Hyperparathyreoidismus. Bei guter Transplantatfunktion wird zwar im allgemeinen ein allmählicher Rückgang der erhöhten Nebenschilddrüsenaktivität beobachtet, eine passagere Hypercalcämie wird jedoch bei bis zu 66% der nierentransplantierten Patienten beobachtet [1–6]. Bei 3–10% der Nierentransplantierten werden persistierend hypercalcämische Verläufe beobachtet, die Ursache weiterer Komplikationen sein können. Einzige therapeutische Option bei einem solchen Verlauf war bisher die operative Parathyreoidektomie. In einem Studienprotokoll sollte geprüft werden, inwieweit eine Rückbildung der Nebenschilddrüsenhyperplasie durch eine pulsatile orale Cacitriol-Gabe in Kombination mit dem Bisphosphonat Clodronat zu erreichen ist. Nachfolgend werden kasuistisch Behandlungsergebnisse des ersten nach diesem experimentellen Protokoll behandelten Patienten wiedergegeben.

Kasuistik

Der Patient litt seit dem 27. Lebensjahr an einer bioptisch gesicherten mesangioproliferativen Glomerulonephritis. Im 41. Lebensjahr kam es zum Eintritt einer dialysepflichtigen Niereninsuffizienz. Noch im gleichen Jahr gelang es, dem Patienten ein allogenes Leichennierentransplantat mit HLA-Kompatibilität in den A, B und DR-Allelen zu transplantieren. Der postoperative Verlauf war zunächst unauffällig, es kam zu einer Primärfunktion, die endokrine Kreatinin-Clearance stieg bis auf Werte von 100 ml/min an. In der Folge kam es jedoch nicht zu einer Rückbildung des vorbestehenden Hyperparathyreoidismus, sondern zu einem progressiven Anstieg des Serumcalciums bis in den hypercalcämischen Bereich (Tabelle 1). Das intakte Parathormon (PTH) war deutlich erhöht, zudem bestand eine ausgeprägte Erhöhung des Osteocalcins und der alk. Phosphatase als Ausdruck der begleitenden Osteitis fibrosa. Sonographisch und magnetresonanztomographisch ließen sich vergrößerte Epithelkörperchen nicht mit Sicherheit nachweisen. Das Behandlungsprotokoll sah zunächst die Gabe von 800 mg/d Clodronat vor. Hierunter kam es nach 2wöchiger Therapie zu einem Abfall des Serumcalciums auf 2,31 mmol/l und zu einem Rückgang der Hypercalciurie auf 5,50 mmol/d. Nachfolgend wurde eine intermittierende

Tabelle 1. Laboranalysen in Serum und Urin vor Beginn der Therapie mit Clodronat und Calcitriol (Normwerte)

Calcium	2,81 mmol/l	(2,15–2,75)
Phosphat	1,11 mmol/l	(0,81–1,55)
Kreatinin	117 µmol/l	(49–97)
Clearance	100 ml/min	(90–180)
PTH intakt	129 ng/l	(11–54)
Osteocalcin	46,0 µg/l	(5,0–15,0)
Alk. Phosphatase	546 U/l	(<180)
Calcium (24-h-Urin)	10,6 mmol/d	(1,3–10)

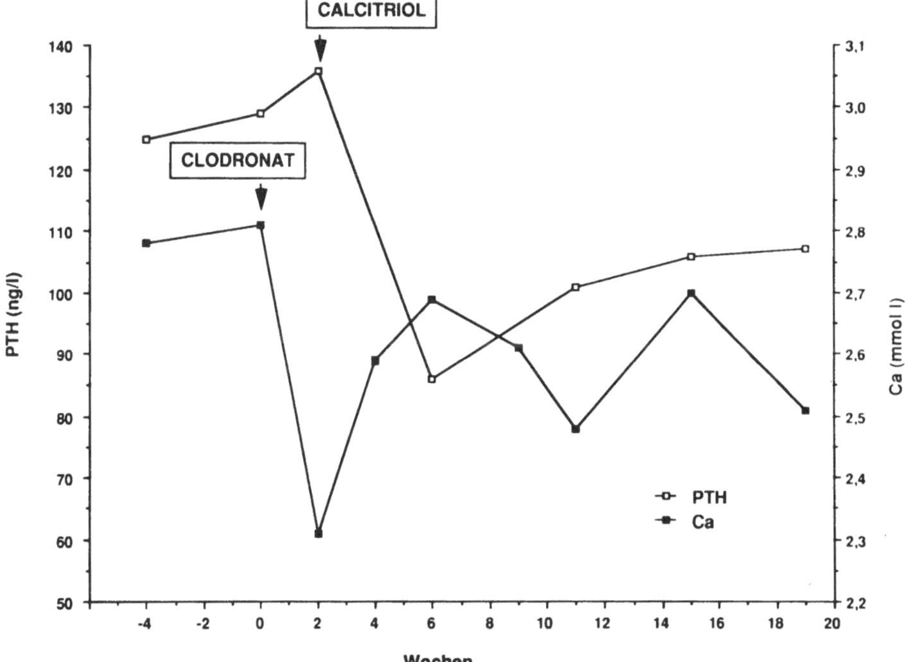

Abb. 1. Verlauf der Serumkonzentration von Parathormon (intakt) [*PTH*] und Calcium *(Ca)* unter Therapie mit Clodronat und Calcitriol

Behandlung mit 3 µg Calcitriol mit 7täglichem Applikationsintervall eingeleitet. Die Calcitriol-Therapie führte zu einem Wiederanstieg des Serumcalciums, welches jedoch normwertig blieb (Abb. 1). Gleichzeitig kam es zu einem Abfall des intakten PTH um 40% bereits nach 4wöchiger Behandlungsdauer. In der Folge war jedoch kein weiterer Rückgang des PTH im Serum in einem Behandlungszeitraum von insgesamt 16 Wochen zu verzeichnen. Anders verhielt sich der zeitliche Verlauf von Osteocalcin und alk. Phosphatase im Serum (Abb. 2). Hier kam es mit Beginn der

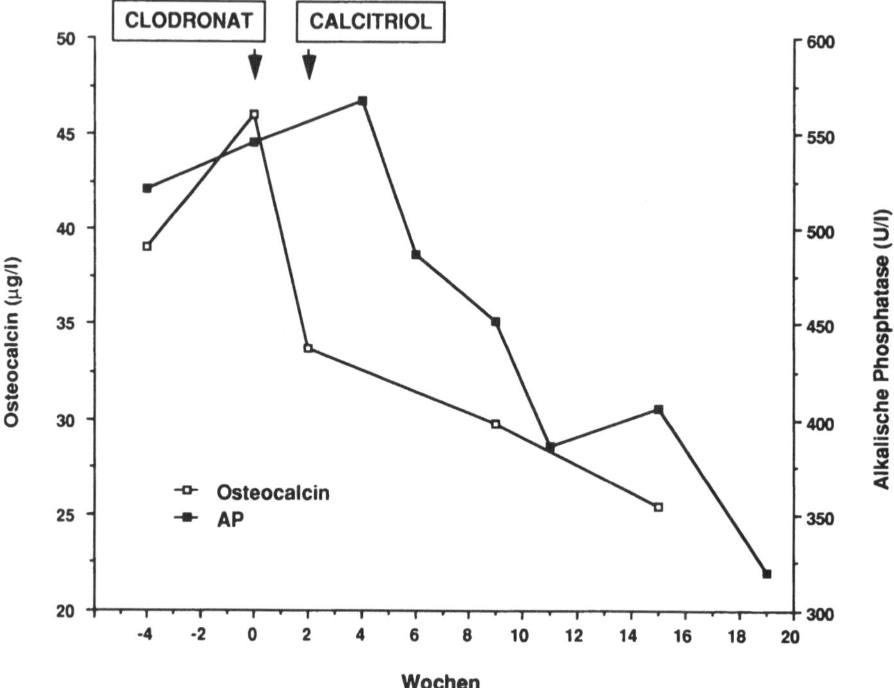

Abb. 2. Verlauf der Serumkonzentration von Osteocalcin und alkalischer Phosphatase *(AP)* unter Therapie mit Clodronat und Calcitriol

Calcitrioltherapie zu einem progressiven Abfall beider Parameter um fast 50% der Ausgangswerte. Die von dem Patienten initial geklagten diffusen Knochenschmerzen sistierten unter der Behandlung vollständig.

Diskussion

Nach erfolgreicher Nierentransplantation bestehen bei etwa 50% der Patienten 1–4 Jahre später weiterhin erhöhte PTH-Serumkonzentrationen [1–6]. Selbst bei Patienten mit normwertigem PTH zeigen die Nebenschilddrüsen bei einer Calciuminfusion eine verminderte Calciumempfindlichkeit im Vergleich zu Normalpersonen [7]. Das vorliegende Behandlungsprotokoll sollte klären, inweiweit trotz einer Hypercalcämie eine pulsatile orale Calcitriol-Gabe zur Behandlung des persistierenden sekundären Hyperparathyreoidismus nach Nierentransplantation geeignet ist. Um eine Verstärkung der Hypercalciurie und Hypercalcämie unter dieser Behandlungsform zu vermeiden, wurde die Gabe von Calcitriol mit einer vorgeschalteten und gleichzeitig weitergeführten Therapie mit dem Bisphosphonat Clodronat kombiniert [8]. Da Clodronat dosisabhängig nephrotoxische unerwünschte Effekte haben kann [9], wurden für das Behandlungsprotokoll zunächst nur Patienten mit einer guten Transplantatfunktion ausgewählt. Calcitriol beeinflußt die Parathormonsynthese auf der

Ebene der Transkription der Prä-Pro-PTH mRNA, die PTH-Sekretion durch Modulation der Calciumempfindlichkeit der Nebenschilddrüsen und die Anzahl der PTH-sezernierenden Zellen durch Kontrolle der Proliferation der Parathyreoidea [10, 11]. Hohe Serumkonzentrationen des Vitamin D-Metaboliten sind dabei besonders wirksam, können jedoch durch eine Steigerung der intestinalen Calciumresorption die Hypercalcämie verstärken. Daher sollte eine intermittierende Gabe, entweder parenteral oder hochdosiert oral, ein besonders günstiges Wirkungsprofil haben und Erfahrungen mit dieser Therapieform bei Patienten mit dialysepflichtiger Niereninsuffizienz scheinen dies zu bestätigen [12, 13]. Die hier mitgeteilten kasuistischen Behandlungsergebnisse lassen erkennen, daß die Gabe von Calcitriol zu einer Regression des Hyperparathyreoidismus führt, daß jedoch eine Normalisierung der PTH-Konzentration im Serum nicht eintrat. Es ist anzunehmen, daß die rasche Reduktion der PTH-Konzentration im Serum dem Effekt von Calcitriol auf die Synthese und Sekretion des PTH zuzuordnen ist. Dagegen ist es wahrscheinlich, daß die Involution großer hyperplastischer Parathyreoideae durch Calcitriol-induzierte Apoptose einen größeren Zeitraum in Anspruch nehmen wird [14]. Trotz der nur partiellen Remission des Hyperparathyreoidismus unter dieser Therapieform kam es mit Fortführung der kombinierten Behandlung zu einem progressiven Abfall von Osteocalcin und alk. Phosphatase als Ausdruck einer Normalisierung der metabolischen Osteopathie.

Zusammengefaßt zeigen die Daten dieser Pilotstudie, daß die kombinierte Therapie mit Clodronat und pulsatil zugeführtem Calcitriol zu einer Teilremission des Hyperparathyreoidismus führt und daß die begleitende Osteopathie eine deutliche Tendenz zur Normalisierung zeigt. Einzelheiten der optimalen Therapiedauer, der Dosissteigerung von Clodronat und Calcitriol und auch des Applikationsintervalls von Calcitriol müssen durch weitere Untersuchungen geklärt werden. Es ist ferner noch nicht gesichert, ob die Reduktion der PTH-Sekretion ein bleibendes Therapieergebnis darstellt oder nach Beendigung der Behandlung ein Rezidiv erfolgen kann. Da die Involution größerer hyperplastischer Parathyreoideae Jahre in Anspruch nehmen kann, ist es möglich, daß diese Therapieform über entsprechende Zeiträume fortgesetzt werden muß.

Literatur

1. Parfitt AM, Kleerekoper M, Cruz C (1986) Reduced phosphate reabsorption unrelated to parathyroid hormone after renal transplantation: Implications for the pathogenesis of hyperparathyroidism in chronic renal failure. Miner Electrolyte Metab 12:356–362
2. Riancho JA, de Francisco ALM, del Arco C, Amado JA, Cotorruelo JG, Arias M, Gonzalez-Macias J (1988) Serum levels of 1,25-dihydroxyvitamin D after renal transplantation. Miner Electrolyte Metab 14:332–337
3. Vezzoli G, Elli A, Palazzi P, Bertoni T, Scabini M, Quarto di Palo F, Bianchi G (1986) High plasma ionized calcium with normal PTH and total calcium levels in normal funktion kidney transplant recipients. Nephron 42:290–294
4. Schmidt H, Stracke H, Schatz H, Scheuermann EH, Fassbinder W, Schoeppe W (1989) Osteocalcin serum levels in patients following renal transplantation. Klin Wochenschr 67:297–303
5. Pietschmann P, Vychytil A, Woloszczuk W, Kovarik J (1991) Bone metabolism in patients with functioning grafts: Increased serum levels of osteocalcin and parathyroid hormone despite normalization of kidney function. Nephron 59:533–536

6. Briner VA, Landmann J, Brunner FP, Thiel G (1993) Cyclosporin A-induced transient rise in plasma alkaline phosphatase in kidney transplant patients. Transpl Int 6:99–107

7. Mitlak BH, Alpert M, Lo C, Delmonico F, Neer RM (1991) Parathyroid function in normocalcemic renal transplant recipients: Evaluation by calcium infusion. J Clin Endocrinol Metab 72:350–355

8. Hamdy NAT, Gray RES, McCloskey E, Galloway J, Rattenbury JM, Brown CB, Kanis JA (1987) Clodronate in the medical management of hyperparathyroidism. Bone 8 (Suppl 1):S69–S77

9. Fleisch H (1987) Bisphosphonates – history and experimental basis. Bone 8 (Suppl 1): S23–S28

10. Silver S, Naveh-Many T, Mayer H, Schmelzer HJ, Popovtzer MM (1986) Regulation by vitamin D metabolites of parathyroid hormone gene transcription in vivo in the rat. J Clin Invest 78:1296–1301

11. Szabo A, Merke J, Beier E, Mall G, Ritz E (1989) 1,25(OH)$_2$ vitamin D$_3$ inhibits parathyroid cell proliferation in experimental uremia. Kidney Int 35:1049–1056

12. Tsukamoto Y, Nomura M, Takahashi Y, Takagi Y, Yoshida A, Nagaoka T, Togashi K, Kikawada R, Marumo F (1991) The 'oral 1,25-dihydroxyvitamin D$_3$ pulse therapy' in hemodialysis patients with severe secondary hyperparathyroidism. Nephron 57:23–28

13. Muramoto H, Haruki K, Yoshimura A, Mimo N, Oda K, Tofuku Y (1991) Treatment of refractory hyperparathyroidism in patients on hemodialysis by intermittent oral administration of 1,25(OH)$_2$ vitamin D$_3$. Nephron 58:288–294

14. Parfitt AM (1982) Hypercalcemic hyperparathyroidism following renal transplantation: Differential diagnosis, management, and implications for cell population control in the parathyroid gland. Miner Electrolyte Metab 8:92–112

Einfluß der Therapie auf das radiologische Bild der Vitamin-D-resistenten Rachitis (VDRR)

D. Lazovic[1], M. Berndt[1] und E. Schirg[2]

[1] Orthopädische Klinik der Medizinischen Hochschule Hannover
(Leiter: Prof. Dr. med. C. J. Wirth), Konstanty-Gutschow-Straße, D-30625 Hannover
[2] Leiter der pädiatrischen Radiologie, Medizinische Hochschule Hannover,
Konstanty-Gutchow-Straße, D-30625 Hannover

Einleitung

Rachitiszeichen, Looser-Umbauzonen, eine Zunahme der Knochendichte im Erwachsenenalter sowie heterotope Ossifikationen an und in Gelenkkapseln, Bändern und Sehnen sind die radiologisch sichtbaren Strukturveränderungen bei der Vitamin-D-resistenten Rachitis (VDRR) [3, 5]. Diese Form der Rachitis, bei der die Patienten trotz Vitamin-D-Gabe rachitische Symptome aufwiesen, wurde 1937 erstmals von Albright [1] beschrieben und seit 1964 nach West [8] mit einer kombinierten Gabe von Vitamin-D und Phosphat therapiert.

Im Rahmen einer Studie zur Therapieevaluierung bei der familiären hypophosphatämischen VDRR stellte sich die Frage nach radiologischen Auffälligkeiten und Veränderungen des Skelettsystems zum Diagnosezeitpunkt und nach der Therapie.

Methodik

Von 23 jetzt erwachsenen Patienten wurden alle verfügbaren 1327 Röntgenbilder gesammelt und wiederholt durchgesehen. Durch die Beschränkung auf eine Person wurden interindividuelle Unterschiede der Beurteilung ausgeschlossen. Auf eine Neuerhebung wurde aus Strahlenschutzgründen verzichtet.

In den Röntgenbildern der Hände, Kniegelenke, Wirbelsäule und des Beckens wurden die Kriterien floride Rachitiszeichen im Kindesalter, Osteomalaziezeichen

Tabelle 1. Beurteilung der Knochendichte

Beurteilung	Knochenstruktur	Dichtewert
Osteopenie	vergröberte Spongiosa, dünne Kortikalis vermehrte Strahlentransparenz	1
leichte Osteopenie	regelrechte Spongiosa, vermehrte Stralentransparenz	2
Normalbefund	regelrechte Spongiosa und Kortikalis	3
leichte Osteosklerose	regelrechte Spongiosa, vermehrte Strahlendichte	4
Osteosklerose	verdichtete Spongiosa, dicke Kortikalis vermehrte Strahlendichte	5

Tabelle 2. Einteilung nach Therapiegruppen

---

1.   Therapiebeginn vor dem 10. Lebensjahr 20.000 IE Vitamin-D, 80 mg/kg/d Phosphat
2.   Therapiebeginn ab dem 10. Lebensjahr 20.000 IE Vitamin-D, 40 mg/kd/d Phosphat
3.   keine Therapie

---

im Erwachsenenalter, Looser-Umbauzonen, heterotope Ossifikationen sowie Knochendichte beurteilt. Zur Unterscheidung zwischen Osteopenie, Normalbefund und Osteosklerose wurde zur besseren Vergleichbarkeit in einer semiquantitativen Einteilung zwischen 5 Dichtegraden unterschieden.

Zur Auswertung der Knochendichte wurden nur Röntgenbilder der Hände herangezogen, da Qualität und Quantität der Aufnahmen anderer Lokalisationen zu sehr variieren und damit nicht mehr vergleichbar waren. Die Werte im Kindesalter vor Therapiebeginn und im Erwachsenenalter zum Untersuchungszeitpunkt wurden verglichen. Zur Bewertung des Therapieeinflusses einer Kombinationstherapie mit Vitamin D und Phosphat auf die Knochendichte wurden die Patienten in drei Gruppen geteilt.

Ergebnisse

Vor Therapiebeginn im Kindesalter fanden sich in 75% (8/12 Patienten) floride Rachitiszeichen als Zeichen der renalen Osteomalazie, wogegen bei 4 Patienten keine eindeutigen röntgenologischen Hinweise für eine floride Rachitis auftraten. Von den anderen 11 Patienten lagen zum Zeitpunkt vor Therapiebeginn keine verwertbaren Röntgenbilder vor. Im Erwachsenenalter fanden sich 12 Looser-Umbauzonen als Zeichen der renalen Osteomalazie bei 8 verschiedenen Patienten. Sie setzen sich aus 1 Patienten der Gruppe 1 (n = 1), 4 Patienten der Gruppe 2 (n = 7) und 3 Patienten der Gruppe 3 (n = 6) zusammen. Bei den restlichen 15 Patienten wurden keine Looser-Umbauzonen dokumentiert. Bis auf eine Patientin mit 5 und eine weitere mit 2 Umbauzonen zeigten die anderen keine Häufung. In 4 Fällen wurden als Folge der Looser-Umbauzonen Frakturen festgestellt.

Heterotope Ossifikationen fanden sich bei 4 Patienten. 2mal traten sie in Form von extraossären Verknöcherungen („extra ossicles") auf, 1mal in Form von postoperativen Hämatomverkalkungen und 4mal als Verkalkungen der Bänder, Gelenkkapseln und Sehnen. Der vom Ausmaß am stärksten betroffene Patient K.B. wies multiple massive articuläre und extraarticuläre Ossifikationen auf. An Händen, Ellenbogen und Schultern lagen bei ihm kleine Corpora libera und bis zu 4,5 cm große extraarticuläre Verkalkungen vor. Bei 2 Patientinnen (H.G., M.B.) wurden Kalkeinlagerungen in das Lig. apicis dentis, bei der zweiten zusätzlich in die Ligg. alaria und das Lig. transversum atlantis, dokumentiert. M.B. zeigt außerdem Verkalkungen der Kreuzbandansätze und an der Calcaneusapophyse, dem Ansatz der Achillessehne.

Die Therapie mit Vitamin D und Phosphat hatte Einfluß auf die Knochendichte im Erwachsenenalter.

In Gruppe 1 (n = 9 von 10 Patienten) lag der Knochendichtewert mit 4,6 deutlich im osteosklerotischen Bereich. In Gruppe 2 (n = 3 von 7 Patienten) war der Wert mit 3,0 unauffällig. In Gruppe 3 (n = 5 von 6 Patienten) zeigte sich mit einem Wert von 3,4 eine leichte Tendenz zur Osteosklerose.

Aber auch das Alter hatte Einfluß. Röntgenbilder der Hände im Kindesalter fanden sich bei 14/23 Patienten. Bei der Bewertung wiesen sie eine durchschnittliche Knochendichte von 2,8 auf. Dies entspricht einem Normalbefund. Lediglich F.K. zeigte im Kindesalter eine Osteosklerose der Hände, wahrscheinlich aufgrund der hochdosierten Kombinationstherapie aus Vitamin D und Phosphat, die bereits im 1. Lebensjahr begonnen wurde. Im Gegensatz dazu zeigte keine der Handaufnahmen im Erwachsenenalter, die von 17/23 Patienten vorhanden sind, eine Osteopenie. Der durchschnittliche Dichtegrad beträgt bei diesem Kollektiv 3,9, liegt also im osteosklerotischen Bereich. Somit liegt die beobachtete Knochendichte im Erwachsenenalter über der des Kindesalters.

Diskussion

Die Skelettveränderungen bei der VDRR unterscheiden sich je nach Patientenalter [5] als floride Rachitiszeichen im Kindesalter oder als Looser-Umbauzonen im Erwachsenenalter. Diese waren auf den Röntgenbildern unserer Patientengruppe nur unregelmäßig zu finden. Selbst unter Berücksichtigung einer unvollständigen radiologischen Dokumentation sprechen diese Befunde dafür, daß die hypophosphatämische Vitamin-D-resistente Rachitis auch ohne die typischen radiologischen rachitischen Befunde auftreten kann. Dieser Befund bestätigt die Beobachtung von Econs [2], daß es Patienten mit VDRR ohne rachitische Zeichen gibt. Das radiologische Erscheinungsbild der VDRR ist also nicht homogen. Die osteomalazischen Erscheinungen überwogen aber bei den nicht therapierten Patienten.

Ortsfremde Verkalkungen gehören beim Erwachsenen häufig zum Bild der VDRR [4]. Für ihr Auftreten werden bis zu 19 unterschiedliche Lokalisationen genannt [3, 6, 7]. Die Verkalkungen werden für Bewegungseinschränkungen und Einengungen des Spinalkanals verantwortlich gemacht. In unserem Patientenkollektiv gibt es nur wenig radiologische Hinweise auf ortsfremde Verkalkungen. „Extra ossicles" konnten lediglich bei dem massiv betroffenen Patient K.B. generalisiert nachgewiesen werden. Verkalkungen der Bänder, Gelenkkapseln und Sehnen konnten nur bei 4 Patienten beschrieben werden. Bei 2 dieser Patienten war die Therapie erst im Erwachsenenalter erfolgt. Diese nur geringe Anzahl von Ossifikationen – Polisson [6] und Hardy [3] hatten bei über 60% ihrer Patienten ortsfremde Verkalkungen festgestellt – hat möglicherweise ihre Ursache in der geringen Anzahl der vorliegenden Röntgenbilder im Erwachsenenalter.

Die Beurteilung der Knochendichte am Handskelett zeigte eine gesteigerte Dichte mit zunehmendem Alter. Die Röntgenbilder aus der Kindheit zeigten überwiegend osteopenische Befunde. Die Aufnahmen der nun Erwachsenen sind im Gegensatz zur Mangelrachitis zum großen Teil osteosklerotisch. Unsere Befunde bestätigen jedoch die Beobachtungen von Moll [4], daß bei der VDRR einerseits neben Osteoporosezonen auch osteosklerotische Verdichtungsbänder gefunden werden und andererseits, daß der Kalkgehalt der diaphysären Knochenstrukturelemente nicht vermindert ist, sondern stellenweise sogar erhöht. Auch Steinbach [7] attestierte einem Teil der Patienten mit VDRR im Gegensatz zu Patienten mit Vitamin-D-Mangel-Rachitis eine erhöhte Knochendichte. Er nimmt an, daß die Dichtezunahme des Knochens ein Ergebnis des Überangebotes von Knochenmatrix sei, die aber ungenügend verkalkt ist.

Durch Vergleich der verschieden therapierten Gruppen wird es unwahrscheinlich, daß die Zunahme der Knochendichte in erster Linie altersabhängig und als Teil der Erkrankung anzusehen sei. Die Gegenüberstellung der unterschiedlich therapierten Gruppen weist darauf hin, daß die Zunahme der Knochendichte im Röntgenbild bei erwachsenen Patienten mit VDRR auf einen frühen Therapiebeginn mit Vitamin D und Phosphat zurückzuführen ist. Sie scheint auch das Auftreten der Looser-Umbauzonen im Erwachsenenalter zu verringern.

Literatur

1. Albright F, Butler A, Bloomberg E (1937) Rickets resistant to vitamin D therapy. Am J Dis Child 54:529–547
2. Econs MJ, Feussner JR, Samsa GP, Effman EL, Vogler JB, Martinez S, Friedman NE, Quarles LD, Drezner MK (1991) X-linked hypophosphatemic rickets without "rickets". Skeletal Radiol 20:109–114
3. Hardy DC, Murphy WA, Siegel BA, Reid IR, Whyte MP (1989) X-linked hypophosphatemia in adults: prevalence of skeletal radiographic and scintigraphic features. Radiology 171:403–414
4. Moll H, Schmidt F (1958) Radiologische Grundzüge der atypischen Rachitisformen. Z Kinderheilk 80:469–483
5. Pitt MJ (1991) Rickets and osteomalacia are still around. Radiol Clin North Am 29(1):97–118
6. Polisson PR, Martinez S, Khoury M, Harrell RM, Lyles KW, Friedman N, Harrelson JM, Reisner E, Drezner MK (1985) Calcification of entheses associated with x-linked hypophosphatemic osteomalacia. N Engl J Med 313(1):1–6
7. Steinbach HL, Noetzli M (1964) Roentgen appearance of the skeleton in osteomalacia and rickets. Am J Roentgen 91:955–972
8. West CD, Blanton JC, Silvermann FN, Holland NH (1964) Use of phosphate salts as an adjunct to vitamin D in treatment of hypophosphatemic vitamin D refractory rickets. J Pediatr 64:469–477

Einfluß der medikamentösen Therapie auf die Operationshäufigkeit bei familiärer hypophosphatämischer Vitamin-D-resistenter Rachitis (VDRR)

D. Lazovic[1], M. Berndt[1] und H. Tscherne[2]

[1] Orthopädische Klinik, Medizinische Hochschule Hannover
(Leiter: Prof. Dr. med. C. J. Wirth), Konstanty-Gutschow-Straße, D-30625 Hannover
[2] Leiter der unfallchirurgischen Klinik, Medizinische Hochschule Hannover,
Konstanty-Gutschow-Straße, D-30625 Hannover

Einleitung

Die Behandlung der familiären hypophosphatämischen Vitamin-D-resistenten Rachitis mit einer kombinierten Gabe von Vitamin D und Phosphat wurde in jüngster Zeit [9] in Frage gestellt. In bisherigen Studien [2] wurde als Bewertungsmaßstab einer erfolgreichen Therapie in erster Linie die Endgröße des Patienten gewählt. Damit bezog sich der Therapieerfolg jedoch nur auf das offensichtlichste Symptom – den Minderwuchs. Unbeantwortet blieb die Frage nach der Verringerung von Deformitäten, die häufig zu Beschwerden und Arthrosen führen. Dadurch werden aber operative Korrekturen notwendig. Ziel der Untersuchung war es, den Einfluß auf die Operationshäufigkeit bei der VDRR als Kriterium für eine erfolgreiche Therapie zu überprüfen.

Methodik

Im Rahmen einer Studie zur Therapieevaluierung bei VDRR wurde in einer interdisziplinären Studie die mit 23 Patienten bisher größte Gruppe von Erwachsenen mit VDRR orthopädisch untersucht. Während die Gesamtachsen der Arme und Beine quantitativ dokumentiert wurden, wurden Achsabweichungen des Oberarms, Unterarms, Femurs und der Tibia rein qualitativ beschrieben.

Durch gezielte Anamneseerhebung und Durchsicht aller verfügbarer Patientenakten und Arztbriefe wurden die Anzahl, Art, Lokalisation und Komplikationen korrigierender Eingriffe und anderer ursächlich mit der VDRR zusammenhängender Operationen ermittelt. Beurteilt wurde die Operationshäufigkeit in 3 Gruppen:

I.   Therapiebeginn vor dem 10. Lebensjahr (20 000 IE Vitamin-D, 80 mg/kg/d Phosphat)

II.   Therapiebeginn ab dem 10. Lebensjahr (20 000 IE Vitamin-D, 40 mg/kg/d Phosphat)

III. keine Therapie

Ergebnisse

Bei 13 der 23 Patienten wurden insgesamt 101 Operationen durchgeführt, die sich aus 69 korrigierende Operationen, 21 Metallentfernungen und 11 weiteren Eingriffen zusammensetzen. Korrigierende Operationen der Beinachsen (n = 69) erfolgten im Durchschnitt 5,3 mal pro Patient in der Gruppe der operierten Personen (n = 13). Die Mehrzahl der korrigierenden Operationen waren Korrekturosteotomien in einer oder in mehreren Etagen. In neun Fällen (13%) wurden aber auch vor 30–40 Jahren Osteoklasen bzw. Bohrosteoklasen durchgeführt.

Bevorzugt wurden Operationen an der Stelle der größten Verbiegung am Femurschaft, am Femur supracondylär und am Tibiaschaft durchgeführt. In jüngerer Zeit treten die Mehretagenkorrekturosteotomien in den Vordergrund. Die 10 Mehretagenkorrekturosteotomien wurden siebenmal als Zweietagen- und jeweils einmal als eine Drei-, Vier- und Fünfetagenkorrekturosteotomie ausgeführt.

In dieser Gruppe wird von vier verschiedenen aufgetretenen Komplikationen berichtet: 1. Abrutschen der Osteotomieflächen mit daraus resultierender stärkerer post- als praeoperativer Deformität (n = 2), 2. Schraubenbruch (n = 1), 3. Kompartiment-Syndrom mit Schädigung des N. Peronaeus (n = 1) und 4. Hyposensibilität über Narben (n = 1). Weiterhin werden mehrere Refrakturen an alten Osteotomie- und Frakturstellen beschrieben. Diese können infolge eines Zusammentreffens einer postoperativen Immobilisationsosteoporose mit der Grunderkrankung VDRR entstanden sein.

11 weitere Operationen erfolgten im Zusammenhang mit der Grunderkrankung VDRR:

5x unblutige Korrektur nach Fraktur
2x unblutige Korrektur postoperativ nach Verschiebung einer Osteotomiestelle
1x Entfernung des Innenmeniskus bei Osteochondrosis dissecans
1x Raffung der Seitenbänder am Knie
1x Fascienspaltung nach Kompartimentsyndrom
1x ventrale Zwischenwirbelausräumung und Cloward-OP C3/C4 nach Bandscheibenvorfall

Der Vergleich der mit Vitamin D und Phosphat therapierten Patienten mit den Patienten, die diese Therapie nicht hatten, zeigte Unterschiede. Die Patienten der Gruppe III (n = 6) sind mit durchschnittlich 4 Korrekturosteotomien (0 bis 9 KO) häufiger operiert worden als die mit Vitamin D und Phosphat therapierten Patienten (n = 17), welche im Durchschnitt 2,6 Korrekturosteotomien (0 bis 15) hatten. Vergleicht man die Gruppen I und II miteinander, so wurde die Gruppe I (n = 10) mit frühzeitigem Therapiebeginn im Durchschnitt 2mal operiert (0 bis 15 Korrekturosteotomien), während die Gruppe II 3,4mal operiert wurde (0 bis 5 Korrekturosteotomien).

Die Beinachsen verliefen in der Frontalebene in 13 Fällen varisch und in 30 Fällen valgisch. In der Sagittalebene zeigten 3 Patienten ein Genu recurvatum und K.B. eine Antekurvation beider Beine. Seitenunterschiede traten häufiger und stärker als an den Armen auf. Die Ursachen dafür scheinen aber nicht nur operationsbedingt zu sein, da auch z.B. der bisher nicht operierte B.S. größere Seitendifferenzen an den Beinen aufweist. Die Verbiegungen am Unterschenkel werden häufiger und in einer größeren Vielfalt als am Oberschenkel beschrieben. Die Achsenfehlstellungen treten vielfach kombiniert auf.

Diskussion

Das äußere Erscheinungsbild der an unserer Studie teilnehmenden Patienten ist von verschiedenen Faktoren abhängig. Der derzeitige Ist-Zustand der erwachsenen Patienten ist ein Resultat aus der Grunderkrankung, dem individuellen Genotypus, dem Alter sowie der medikamentösen und operativen Behandlung. Er entspricht also nicht der absolut natürlichen Krankheitsentwicklung. Achsenabweichungen und Deformitäten sind bei der VDRR vielfältig [11] und in unterschiedlichem Maße bei den Patienten ausgeprägt. Einige Patienten zeigen sogar nur als einziges Zeichen der VDRR eine Hypophosphatämie und weder Minderwuchs noch Verbiegungen der Beine [12].

Im klinischen Befund fanden sich in unserem Untersuchungsgut sowohl an den Armen als auch an den Beinen multiple Achsenabweichungen. Für die größere Anzahl und Variabilität der Verbiegungen an Ober- und Unterschenkel im Vergleich zu Ober- und Unterarm scheinen die stärkere mechanische Belastung, sicherlich aber auch die vielfachen Operationen verantwortlich zu sein.
Die Verbiegungen der Beinachse waren in Anzahl und Ausprägung stärker valgisch als varisch. Diese Beobachtung steht im Widerspruch zu der Aussage anderer autoren über Beinverbiegungen, daß die VDRR in der Regel zu einem Genu varum, also O-Beinen, und einer Coxa vara führt [1, 4]. Es wäre möglich, daß die häufige Valgusstellung der Beine eine Operationsfolge ist. Dagegen spricht jedoch, daß auch bei der Mehrzahl der Nicht-Operierten in unserem Patientenkollektiv die Valgusstellung vorherrscht.
Rachitische Beinachsendeformitäten prädisponieren für einen frühen Beginn von degenerativen Athrosen im Erwachsenenalter. Deshalb sollte man operativ die Beine begradigen [8]. Nicht zu vernachlässigen sind jedoch die aufgetretenen Komplikationen wie Narbenschmerzen, Rezidive und neurologische Ausfälle, die ebenso wie die erschwerte perioperative medikamentöse Einstellung einer zu voreiligen Indikationsstellung zur Achsenkorrektur entgegenstehen. Eine etwaige spontane Aufrichtung sollte abgewartet werden, von der nach Vitamin-D-Gabe, nach Vitamin-D2-Gabe und nach „medical treatment" bei einigen Patienten berichtet wird [3].

Korrekturosteotomien vor Abschluß der Pubertät führen häufig zu Rezidiven [2, 3, 4, 11]. Dagegen sind Tapia [10] und Maxwell [5] der Meinung, daß nicht das Alter des Patienten sondern die Stoffwechsellage der entscheidende Faktor für eine erfolgreiche Korrektur wäre. Er hält eine Vitamin-D-Therapie postoperativ für sinnvoll, um die Begradigung zu stabilisieren. Rubinovitch [10] macht in erster Linie eine perioperativ schlecht eingestellte Stoffwechsellage für Rezidive an den Beinen achsenkorrigierter Kinder verantwortlich. Dabei gilt es zu beachten, daß während der postoperativen Ruhigstellung die Vitamin-D-Therapie reduziert oder temporär eingestellt wird, um einem hyperkalzämie-Syndrom vorzubeugen [7].

Weder ein später Operationszeitpunkt noch eine medikamentös gut eingestellte Stoffwechsellage für sich allein, sondern wahrscheinlich nur beides zusammen können das Bestehen einer Korrektur bewirken [4, 5, 7]. Die optimistische Ansicht Endlers [1], daß dann das operative Risiko gering und die Resultate operativer Korrekturen in der Regel gut und dauerhaft seien, läßt sich durch die Ergebnisse dieser Arbeit nicht vollständig teilen, denn trotz ständiger postoperativer Überwachung wurden z.B. beim Patienten B.H. mehrfach Korrekturen von Rezidiven und neuen Verbiegungen durchgeführt. Im Bewußtsein der Möglichkeit auftretender Rezidive und Operationskomplikationen sollte bei der VDRR die Indikationsstellung für korrigierende Operationen von Deformitäten heutzutage nur interdisziplinär erfolgen.

Die frühzeitige Therapie der hypophosphatämischen Vitamin-D-resistenten Rachitis mit einer Kombination aus Vitamin D und Phosphat scheint die Anzahl der Korrekturosteotomien und somit das Ausmaß der Beindeformitäten zu verringern. Allerdings ist die Operationshäufigkeit als einziges Kriterium des Ausmaßes der Beinachsenverbiegungen kritisch zu hinterfragen. Da eine Therapie mit Phosphat und Vitamin D nur bei einer gestellten Diagnose erfolgte, könnte die Indikation zur Operation durch die Erfahrungen mit Rezidiven nach Korrekturosteotomie im Kindesalter bei VDRR zurückhaltender als in bis dahin nicht diagnostizierten Fällen gestellt worden sein.

Literatur

1. Endler F (1977) Die chronische hypophosphatämische Osteopathie (Rachitis). Orthopädische Übersicht. Acta Med Austriaca 4(4–9):161–168
2. Evans GA, Arulanantham K, Gage JR (1980) Primary hypophosphatemic rickets. Effect of oral phosphate and vitamin D on growth and surgical treatment. J Bone Joint Surg 62-A(7):1130–1138
3. Ferris B, Walker C, Jackson A (1991) The orthopaedic management of hypophosphataemic rickets. J Pediatr Orthop 11(3):367–374
4. Greene WB, Kahler SG (1985) Surgical aspects of limb deformity in hypophosphatemic rickets. South Med J 78(10):1185–1189
5. Maxwell CM (1972) Orthopaedic aspects of vitamin D-resistant rickets. J Bone Joint Surg 54-B:202
6. Rubinovitch M, Said SE, Gloriex FH, Cruess RL, Rogala E (1988) Principles and results of corrective lower limb osteotomies for patients with vitamin D-resistant hypophosphatemic rickets. Clin Orthop 237:264–270
7. Schwägerl W (1983) Zur orthopädischen Problematik der Vitamin D-resistenten Rachitis (Phosphat-Diabetes). Fortschr Med 101(27–28):1287–1292
8. Sheridan RM, Chiroff RT, Fiedman EM (1976) Operative and non-operative treatment of rachitic lower extremity deformaties. A long term study with forty-six year average follow-up. Clin Orthop 116:66–69
9. Stickler GB, Morgenstern BZ (1989) Hypophosphatemic rickets: final height and clinical symptoms in adults. Lancet 2(8668):902–905
10. Tapia J, Stearns G, Ponseti IV (1964) Vitamin-D resistant rickets. J Bone Joint Surg 46-A:935–958
11. Wagner H (1974) Orthopädische Korrektureingriffe beim Phosphatdiabetes. Orthopäde 3:91–99
12. Williams FT, Winters RW (1972) Familial (hereditary) vitamin D resistant rickets with hypophosphatemia. In: Stanbury JB, Wyngarden JB, Fredrickson DS, Goldstein JL, Brown MS (eds) The Metabolic Basis of Inherited Disease. McGraw-Hill, New York, pp 1465–1485

Einfluß von Bisphosphonaten auf die Knochendichte

C.-C. Glüer, M. Jergas, S. Grampp, K. Engelke, S. T Harris und K. Genant

Osteoporosis Research Group, Department of Radiology, Box 0628, University of California, San Francisco, CA 94143, USA

Einführung

Bisphosphonate, früher auch als Diphosphonate bezeichnet, sind synthetisierte Analoge von Pyrophosphaten, welche anstelle der Phosphat-Sauerstoff-Phosphat- eine Phosphat-Kohlenstoff-Phosphat-Brücke aufweisen [1]. Bisphosphonate reichern sich im Knochen an – bei Langzeitbehandlung zu einer bisphosphonathaltigen Zone von etwa 50 μm [2] – und blockieren die Osteoklastenaktivität weitgehend. Der Mechanismus dieser Wirkung ist noch weitgehend unerforscht und mag auch für verschiedene Bisphosphonate unterschiedlich sein [2]. Zwei unterschiedliche Mechanismen der Resorptionsunterdrückung sind postuliert worden [3]:

- Bei Reduzierung der Aktivierungshäufigkeit mineralisieren die Osteoblasten die bereits vorhandenen Resorptionslakunen, so daß sich über eine Periode von vielleicht einem halben bis zu einem Jahr das Resorptionsdefizit auf einen neuen niedrigeren Wert einstellt. Entsprechend wäre klinisch zu erwarten, daß die anfängliche Zunahme des Knochenmineralgehalts (KMG) zunehmend geringer ausfällt und allmählich in ein Plateau übergeht. Dieses Plateaumuster ist bei den meisten bisherigen Studien beobachtet worden – im übrigen, wie zu erwarten, auch bei den übrigen als Resorptionsblocker wirkenden Osteoporosemedikamenten, wie Östrogenen, Kalzitonin etc. [3].
- Zum zweiten könnte der Wirkungsmechanismus auf einer Veränderung des Knochenumbaugleichgewichtes beruhen: würde die Resorptionstiefe vermindert ohne daß die Knochenanbauschichtdicke abnähme, so könnte eine langanhaltende Zunahme des KMG erreicht werden. Ob Bisphosphonate dies leisten können ist ungewiß, wenn auch vereinzelt bereits langanhaltende Mineralgehaltszunahmen in Wirbelkörpern berichtet wurden [4].

Bisphosphonate werden entsprechend Synthetisierungszeitraum und Wirksamkeit Generationen zugeordnet. Zu den bisher therapeutisch eingesetzten Bisphosphonaten der ersten Generation gehört Etidronat, zur zweiten Clodronat und Pamidronat und zur dritten Alendronat, Residronat und Tiludronat. Alle Bisphosphonate wirken primär als Resorptionssuppressor, mit lediglich geringem Einfluß auf die Knochenneubildungsaktivität. Bisphosphonate der zweiten und dritten Generation unterscheiden sich von denen der ersten Generation auch durch bessere Verträglichkeit und größerer therapeutischer Breite. Insbesondere zeigen sie geringere Probleme hinsichtlich Mineralisierungsstörungen (Osteomalazie). Hierdurch entfällt die Notwendigkeit einer zyklischen Medikation, wie sie bei Bisphosphonaten der ersten Generation angeraten erschien. Darüber hinaus sind vereinzelt folgende Nebenwirkungen bekannt geworden [5, 6]: Gastrointestinale Störungen (Übelkeit, Diarrhöen), sowie bei Amino-Bisphosphonaten kurzfristige Akutreaktionen in den ersten Behandlungstagen mit leichtem, vorübergehenden Anstieg der Körpertemperatur und Lymphopenie. Diese Effekte treten jedoch relativ selten auf, nicht signifikant häufiger als in den Plazebogruppen.

Methodik und Ergebnisse exemplarischer Studien

Frakturinzidenz unter Behandlung mit Etidronat

Die meiste Erfahrung in der Medikation mit Bisphosphonaten ist bisher mit Etidronat gesammelt worden. Wesentliche klinische Ergebnisse wurden in zwei Studien publiziert [7, 8]. Die Multizentrumsstudie von Watts et al. (US amerikanische Studie) ist mit einer Patientenzahl von 423, aufgeteilt auf zwei Etidronatbehandlungs- und zwei Kontrollgruppen (für die Mehrzahl der Analysen wurden die beiden Behandlungs-, respektive Kontrollgruppen jeweils zusammengefaßt) statistisch wesentlich aussagekräftiger als die kleinere dänische Studie von Storm et al. mit 66 Patienten (von denen zudem nur 38 auf Frakturinzidenz am Ende der Studie untersucht werden konnten), aufgeteilt auf eine Behandlungs- und eine Kontrollgruppe. Im Design unterschieden sich die Studien nur unwesentlich: Dosierung 400 mg Etidronat/Tag bzw. 400 mg Etidronat/Tag plus 500 mg Kalzium/Tag über 2 Wochen, abwechselnd mit 11 bzw. 13 Wochen mit 500 mg Kalzium/Tag (US bzw. dänische Studie). Die Phosphatmedikation in Untergruppen der Probanden der amerikanischen Studie erwies sich als nicht wirksam und wird infolgedessen in diesem Zusammenhang hier nicht diskutiert. Unterschiede in der Zusammensetzung des Patientenkollektivs hinsichtlich eines höheren Durchschnittsalters (etwa 65 Jahre im Vergleich zu 68 Jahren) und vor allem eines niedrigeren Knochenmineralgehaltes (ca. 25 g gegenüber ca. 35 g spinalen Knochenmineralgehalts [2]) führten in der dänischen Studie zu einer deutlich höheren Frakturinzidenzrate: in den Kontrollgruppen betrug sie 35–54 Frakturen pro 100 Patientenjahren je nach Zeitabschnitt der dänischen Studie bzw. 6,3 pro 100 Patientenjahren für die amerikanische Studie. Dies und die um ein Jahr längere Studiendauer ermöglichte statistisch signifikante Aussagen über Frakturinzidenzunterschiede auch in der kleineren dänischen Studie.

Die Ergebnisse der ersten zwei Jahre der amerikanischen Doppelblindstudie zeigten einen KMG Gewinn von 4–5% in den Behandlungsgruppen, der signifikant höher als die etwa 1,5% in den Kontrollgruppen ausfiel. Der KMG verschiedener Regionen des proximalen Femurs war i. allg. in den Behandlungsgruppen nicht signifikant verschieden von den Kontrollgruppen. Die Frakturinzidenzrate der Behandlungsgruppen war mit 2,95 pro 100 Patientenjahren nur halb so groß wie in den Kontrollgruppen. In der Untergruppe von Patienten mit besonders niedrigem KMG (Z-score $\leq$2,67) war die Frakturinzidenz sogar auf ein Drittel reduziert (4,23 gegenüber 13,27 pro 100 Patientenjahren). Diese Ergebnisse waren im Einklang mit den Daten der dänischen Studie. Hier wurde ein spinaler KMG-Gewinn von

5,3 ± 1,65% (Mittelwert ±1 Standardabweichung) gegenüber –2,7 ± 2,3% in der Kontrollgruppe beobachtet. Die Frakturrate über die gesamte Studiendauer war in der Behandlungsgruppe knapp halb so groß wie in der Kontrollgruppe (18 anstelle 42 Frakturen pro 100 Patientenjahren), jedoch war dieser Unterschied lediglich in den letzten zwei Dritteln der Studiendauer statistisch signifikant. Histomorphometrische Untersuchungen zeigten sowohl eine Reduzierung der Aktivierungshäufigkeit ($p < 0,01$) als auch eine verringerte Resorptionstiefe ($p < 0,05$) nach etwa einjähriger Studiendauer. Auch nach drei Jahren konnten keine Anzeichen für lokale Osteomalazie gefunden werden [9].

Der Gewinn an Knochenmineraldichte blieb in der amerikanischen Studie auch im dritten Studienjahr erhalten [10]. Die Frakturinzidenz der Kontrollgruppe lag in diesem dritten Jahr jedoch unter der der Behandlungsgruppe. Die Zusammenfassung aller Frakturen über die gesamten ersten drei Studienjahre zeigte nur für die Hochrisikogruppe noch einen signifikanten Rückgang der Frakturinzidenz unter Etidronatbehandlung. Ein Teil der Studienteilnehmer, sowohl aus der ehemaligen Behandlungs-, als auch der Kontrollgruppe, führt die Behandlung nach wie vor fort, jetzt jedoch als „open label"-Studie ohne Kontrollgruppe. Im vierten Jahr zeigte sich ein besonders starker Rückgang der Frakturinzidenzrate für ehemalige Kontrollgruppenprobanden: sowohl für sie, als auch für die verbliebenen Behandlungsgruppenprobanden lag die Frakturinzidenzrate auf dem niedrigen Niveau der behandelten Patienten in den ersten beiden Studienjahren.

Auch in der dänischen Studie zeigte die Untergruppe der Studienteilnehmer, die eine Etidronatbehandlung entweder fortsetzten oder aber aufnahmen (ehem. Kontrollgruppe), über zwei weitere Jahre Gewinne von jeweils 6,9% und 5,3% im spinalen KMG. Die Frakturrate der ehemaligen Kontrollgruppe reduzierte sich auf ein Viertel ($p < 0,01$), während die der Patienten unter fortgesetzter Behandlung unverändert blieb [11].

Die Ergebnisse beider Studien zeigen, daß Etidronat über vier bzw. fünf Jahre einen positiven Einfluß auf den KMG hat, welcher mit einem signifikanten Rückgang in der Frakturrate verknüpft ist. Osteomalazien wurden bei zyklischer Gabe nicht beobachtet, und auch sonstige Nebenwirkungen waren nicht signifikant. Kritik ist jedoch bei beiden Studien angebracht: Sie betrifft in erster Linie die geringe statistische Aussagekraft der sehr kleinen dänischen Studie, zum anderen den relativ geringen Rückgang der Frakturinzidenz in der amerikanischen Studie, welcher nur für die Hochrisikogruppe nennenswerte Größenordnungen erreichte (siehe auch [2, 12]). Wenn auch die Ergebnisse der beiden zitierten Studien insgesamt durchaus positiv zu werten sind, muß gehofft werden, daß mit Bisphosphonaten neuerer Generationen noch bessere Ergebnisse erzielt werden können.

Alendronat Dosierungs- und Verträglichkeitsstudie

Als Vorläufer für gegenwärtig in der Durchführung begriffene Frakturinzidenzstudien mit Bisphosphonaten der dritten Generation wurde an zwei Zentren (University of California, San Francisco und University of Washington, Seattle) eine Alendronat Dosierungs-Doppelblindstudie durchgeführt [13]. Die Verwendung von Alendronat ist vielversprechend, da es einerseits wirksamer als Bisphosphonate der ersten Generation ist und bisher keine Mineralisierungsdefizite als Nebenwirkung beobachtet wurden. 65 Frauen im Alter von 40 bis 60 Jahren, zwischen 0,5 und 3 Jahren postmenopausal und mit einem guten Allgemeinzustand wurden für die Studie rekrutiert. Keine der Frauen hatte im davorliegenden Jahr Östrogene genommen, noch jemals andere Medikamente, die den Mineralstoffwechsel beeinflußt haben könnten. Die Studienteilnehmerinnen wurden in eine Plazebo- und drei Behandlungsgruppen (mit 5, 20 bzw. 40 mg täglicher oraler Alendronatgabe) randomisiert. Einer sechswöchigen Behandlungsphase folgte eine 7½ monatige Phase ohne Medikation. Nach Ablauf dieser Zeit zeigten die vier Gruppen signifikante Veränderungen der Laborwerte und der Knochenmineraldichte. Sowohl Pyridinolin als auch Kalzimwerte im Urin zeigten eine dosisabhängige Reduzierung der Mineralresorption am Ende der Behandlungsphase an. 12 Wochen nach Ende der Behandlung waren die Werte der Alendronatprobanden so weit zurückgegangen, daß kein signifikanter Unterschied zur Plazebogruppe verblieb. Der Rückgang der Mineralresorption ging mit Anzeichen in den Laborparametern einher, die auf einen Rückgang der Neumineralisierung deuteten. Sowohl alkalische Serumphosphatase als auch Osteokalzin zeigten am Ende der Behandlungsphase einen dosisabhängigen Rückgang, der für Osteokalzin im Gegensatz zu alkalischer Serumphosphatase auch bis zum Ende der 9monatigen Studie noch anhielt.

Die solchermaßen vermutete Änderung der Knochenumbaurate bewirkte eine signifikante Zunahme des Knochenmineralgehaltes der Wirbelkörper (LWK1–LWK4) über den neunmonatigen Zeitraum der Studie. Die KMG-Daten wurden mit Zwei-Energien-Röntgenabsorptiometrie (DXA, Hologic QDR-1000) gewonnen (Abb. 1).

Die prozentualen Änderungen des Serumkalziums und des Osteokalzins waren signifikant mit dem nach 9 Monaten beobachteten Mineralisierungsgewinn korreliert. PTH-Werte waren während der Behandlungsphase um 29–89% erhöht; Vitamin D3 Werte zeigten keine einheitlichen Trends. Nebenwirkungen in den Behandlungsgruppen wurden nicht häufiger als in der Kontrollgruppe beobachtet.

Dosis	Prozent KMG Änderung
Plazebo	-1,96±0,62
5mg/Tag	-0,97±0,55
20mg/Tag	0,56±0,75
40mg/Tag	1,31±0,67

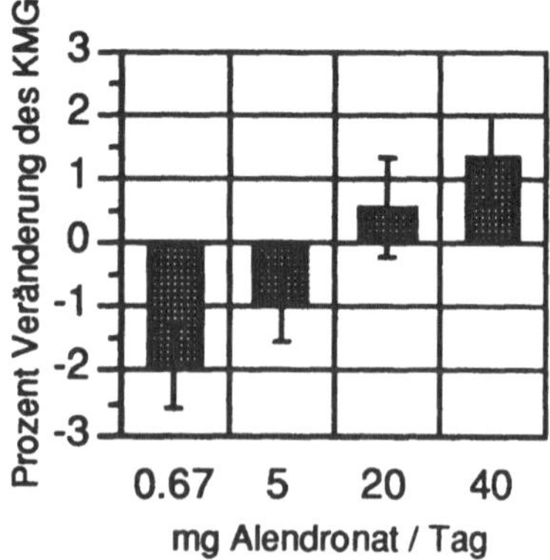

Abb. 1. Prozentuale Veränderung (gegenüber Ausgangswerten) des Knochenmineralgehaltes 30 Wochen nach Ende der sechswöchigen Behandlung mit Alendronat (Median ± Standardfehler des Medians)

Zusammenfassend läßt sich sagen, daß die Laborparameter die typischen Merkmale einer resorbierungsunterdrückenden Behandlung aufwiesen. Die Medikation erwies sich als gut verträglich und die KMG-Werte wiesen, wie auch die meisten Laborparameter, ein typisches dosierungsabhängiges Verhalten auf. Der beobachtete KMG-Gewinn ist höchstwahrscheinlich auf ein Füllen bereits geschaffener Resorptionslakunen zurückzuführen; ob überdies auch das Mineralisierungsgleichgewicht positiv beeinflußt wurde, läßt sich nicht mit Sicherheit sagen. In diesem Sinne kann die Kurzzeitbehandlung mit Alendronat als erfolgversprechend für einen kurzfristigen Mineralgehaltsgewinn eingestuft werden. Ob Dauertherapie einen fortdauernden Zugewinn brächte, bzw. ob das Medikament auch über einen längeren Zeitraum verträglich wäre, konnte mit diesem Studiendesign nicht geklärt werden.

Diskussion

Wenn auch die Bisphosphonate neben Kalzitonin die gegenwärtig erfolgversprechendste neue Medikation zur Prävention oder Therapie der Osteoporose darstellt, so sind zur Zeit noch viele grundlegende Fragen ungeklärt. Dies beginnt mit einem detailierten Verständnis der Wirkungsmechanismen [2, 12]. Die Nebenwirkungen hinsichtlich Mineralisierungsgleichgewicht und Verträglichkeit scheinen zwar für die neueren Bisphosphonate recht unproblematisch; jedoch das mangelnde Verständnis der Wirkungsmechanismen, verbunden mit der langen Verweildauer der Bisphosphonate im Körper, macht endgültige Aussagen zum gegenwärtigen Zeitpunkt unmöglich. Einmal eingelagert, ist die biologische Halbwertszeit der Bisphosphonate in Jahren zu messen, ohne daß bisher genauer bekannt wäre, welchen Langzeiteinfluß dies auf den Knochenumbau hat. Insbesondere bei kontinuierlicher Gabe könnte es bei nachhaltiger Blockierung zu mangelhafter Ausheilung von Mikrofrakturen kommen, was langfristig zu einer Erhöhung des Frakturrisikos führen könnte.

Diese Problematik hat insbesondere in den Vereinigten Staaten zu der Forderung der FDA geführt, daß klinische Studien einen positiven Einfluß der Bisphosphonatmedikation auf die Frakturinzidenz nachweisen müssen. Überdies muß dieser Effekt langfristig nachweisbar sein. Infolgedessen werden zur Zeit weltweit mehrere Multizentrumsstudien zur Prävention und/oder Therapie der Osteoporose mit Bisphosphonaten der dritten Generation durchgeführt. Die Ergebnisse dieser Studien werden Aufschluß darüber geben, ob der derzeit bestehende verhaltene Optimismus hinsichtlich des Therapiekonzeptes Bisphosphonate gerechtfertigt ist.

Literatur

1. Fleisch H (1987) Bisphosphonates – history and experimental basis. Bone 8 (Suppl 1):S23–28
2. Parfitt AM (1991) Use of Bisphosphonates in the prevention of bone loss and fractures. Am J Med 91 (Suppl 5B):42S–46S
3. Parfitt AM (1990) The three organizational levels of bone remodelling – implications for the interpretation of biochemical markers and the mechanisms of bone loss. In: Christiansen C, Overgaard K (Hrsg) Konferenzband Third International Symposium on Osteoporosis. Copenhagen, Danmark, S 429–454

4. Papapoulos SE, Bijvoet OLM, Valema R, Landman JO, Papapoulou V, Pauwels EKJ, Hamdy NAT, Vermeij P (1990) New bisphosphonates in the treatment of osteoporosis. In: Christiansen C, Overgaard K (Hrsg) Konferenzband Third International Symposium on Osteoporosis. Copenhagen, Danmark, S 1294–1300
5. Willvonseder R, Resch H (1990) Perspektiven der Therapie mit Diphosphonaten bei nicht malignen Erkrankungen. Z Gerontol 23:39–42
6. Watts NB (1992) Bisphosphonate therapy for postmenopausal osteoporosis. Southern Med J 85 (Suppl 2):31–33
7. Watts NB, Haris ST, Genant HK et al. (1990) Intermittent cyclical etidronate treatment of postmenopausal osteoporosis. New Engl J Med 323:73–79
8. Storm T, Thamsborg G, Steiniche T, Genant HK, Sorenson OH (1990) Effect of intermittent cyclical etidronate therapy on bone mass and fracture rate in women with postmenopausal osteoporosis. New Engl J Med 322:1265–1271
9. Storm T, Steiniche T, Thamsborg G, Melsen F (1993) Changes in bone histomorphometry after long-term treatment with intermittent, cyclic etidronate for postmenopausal osteoporosis. J Bone Miner Res 8:199–208
10. Chesnut CH, Genant HK, Harris ST, Jackson RD, Licata AA, Miller PD, Ross PD, Wasnich RD, Watts NB (1992) Etidronate cyclical therapy for treatment of postmenopausal osteoporosis: 4 year experience. J Bone Miner Res 7 (Suppl 1):S143
11. Storm T, Thamsborg G, Sorensen HA, Kollerup G, Genant HK, Sorensen OH (1992) Long-term treatment with intermittent cyclical etidronate: effect on bone mass and fracture rate. J Bone Miner Res 7 (Suppl 1):S117
12. Papapoulos SE, Landman JO, Bijvoet OLM, Löwik CGWM, Valkema R, Pauwels EKJ, Vermeij P (1992) The use of bisphosphonates in the treatment of osteoporosis. Bone 13:S41–S49
13. Harris ST, Gertz BJ, Genant HK, Eyre DR, Survill TT, Ventura JN, DeBrock J, Ricerca E, Chesnut CH (1993) The effect of short-term treatment with alendronate upon vertebral density and biochemical markers of bone remodeling on early postmenopausal women. J Clin Endocrin Metab, accepted for publication

Zunahme der Spongiosadichte bei postmenopausaler Osteoporose durch Östrogen-Gestagen-Substitution

M. Dören[1], G. Reuther[2] und H. P. G. Schneider[1]

[1] Universitäts-Frauenklinik Münster, [2] Institut für Klinische Radiologie,
Westfälische Wilhelms-Universität Münster, Albert-Schweitzer-Str. 33, D-48149 Münster

Einleitung

Die Östrogen-Gestagen-Substitution in der Postmenopause hat sich zur Prävention der Osteoporose bewährt, ihr Stellenwert bei der Behandlung der manifesten postmenopausalen Osteoporose ist noch nicht abschätzbar. Das Ziel jeder Behandlung ist auf die Verminderung des weiteren Frakturrisikos gerichtet.

Unsere Untersuchung stellt einen ersten Ansatz dar, die Wertigkeit einer Osteoporosetherapie in Form einer Östrogen-Gestagen-Behandlung zu überprüfen.

Material und Methode

In einer offenen Pilotstudie wurden 15 ältere postmenopausale Frauen (Tabelle 1) im Alter von 61 ± 5 Jahren mit mindestens einer pathologischen Wirbelkörperfraktur einer Behandlung mit einer kontinuierlichen kombinierten Therapie mit 2 mg Östradiol + 1 mg Östriol + 1 mg Norethisteronazetat/Tag über zwei Jahre zugeführt (Kliogest, NOVO Nordisk, Mainz). Hauptzielkriterium ist die Spongiosadichtebestimmung der Lendenwirbelkörper 2–4 (quantitative Computertomographie, 120 kV, Philips Tomoscan 350 A, in vivo Präzision 2,7%), die vor Behandlungsbeginn und in jährlichen Abständen durchgeführt wurde. Nebenprüfgrößen sind Kalzium und alkalische Phosphatase im Serum, Kalzium und Hydroxyprolin im Urin sowie Östradiol- und FSH-Konzentrationen. Die Unterschiede nach einem und zwei Jahren zum jeweiligen Ausgangswert wurden mittels t-Test für verbundene Stichproben analysiert, Signifikanzniveau p < 0,05.

Tabelle 1

Alter	61 ± 5 Jahre
Postmenopausales Alter	15 ± 7 Jahre
Größe	162 ± 6 cm
Gewicht	62 ± 5 kg

Compliance

11 Patientinnen wurden über zwei Jahre beobachtet; zwei beendeten wegen Masto-
dynie und Gewichtszunahme vorzeitig die Behandlung, zwei weitere Patientinnen
wurden wegen fehlender Osteodensitometrie nach einem oder zwei Jahren nicht in
die Auswertung einbezogen.

Ergebnisse

Der außergewöhnliche, nicht erwartete Zuwachs der Spongiosadichte nach einem
und zwei Behandlungsjahren (Tabelle 2, p < 0,001) wurde durch eine erwartete signifikante Absenkung der Serum-Konzentrationen von Kalzium und alkalischer
Phosphatase (Tabelle 3) sowie der renalen Kalzium- und Hydroxyprolin-Ausschei-
dung (Tabelle 4) begleitet. Die induzierten Östradiol- und die supprimierten
FSH-Spiegel liegen im Bereich einer frühen Follikelphase (Tabelle 5). Während des
Beobachtungszeitraums traten keine neuen Frakturen auf.

Tabelle 2

Ausgangsspongiosadichte	45 ± 13 mg K_2HPO_4/ccm
nach 1 Jahr	61 ± 18 mg K_2HPO_4/ccm
nach 2 Jahren	64 ± 19 mg K_2HPO_4/ccm

Tabelle 3. Knochenstoffwechsel I

	Kalzium i. S.	Alkal. Phosphatase i. S.
Ausgangswert	$2,31 \pm 0,08$ mmol/l	119 ± 39 U/l
nach 1 Jahr	$2,29 \pm 0,1$ mmol/l	88 ± 23 U/l
nach 2 Jahren	$2,27 \pm 0,09$ mmol/l	94 ± 36 U/l

Tabelle 4. Knochenstoffwechsel II

	Kalzium/Kreatinin i. U.	Hydroxyprolin/Kreatinin i. U. [mmol/mmol]
Ausgangswert	$0,38 \pm 0,23$	$0,039 \pm 0,05$
nach 1 Jahr	$0,39 \pm 0,26$	$0,01 \pm 0,004$
nach 2 Jahren	$0,36 \pm 0,25$	$0,01 \pm 0,006$

Tabelle 5

	Östradiol pmol/l	FSH U/l
Ausgangswert	46 ± 11	75 ± 48
nach 1 Jahr	198 ± 112	19 ± 25
nach 2 Jahren	210 ± 125	22 ± 25

Diskussion

Unsere Ergebnisse stehen im Einklang mit Untersuchungen von Christiansen und Riis [1], die postmenopausale Frauen mit der gleichen Östrogen-Gestagen-Kombination sowie zusätzlich 500 mg Kalzium täglich behandelten. Auch konjugierte Östrogene [2] sowie Östradiol perkutan [3] induzieren Anstiege der Spongiosadichte. Somit sollte in der Differentialtherapie der postmenopausalen Osteoporose die Östrogen-Gestagen-Behandlung in den Vordergrund gestellt werden.

Literatur

1. Christiansen C, Riis BJ (1990) 17-β-estradiol and norethisterone: a unique treatment for established osteoporosis in elderly women. J Clin Endo Met 71:836–841
2. Lindsay R, Tohme JF (1991) Estrogen treatment of patients with established postmenopausal osteoporosis. Obstet Gynecol 76:290–295
3. Lufkin EG, Wahner HW, O'Fallon WM, Hodgson SF, Kotowicz MA, Lane AW, Judd HL, Caplan RH, Riggs BL (1992) Treatment of postmenopausal osteoporosis with transdermal estrogen. Ann Int Med 117:1–9

Objektivierung der osteoinduktiven Wirkung des collageninduzierenden Faktors (F XIII) mittels Kallotasis

R. G. K. Schlenzka[1], K. Neumann[2] und C. Pistor[1]

[1] Klinik für Unfallchirurgie, [2] Medizinisches Zentrum für Pathologie, Philipps-Universität Marburg, Baldinger-Straße, D-35011 Marburg

Der Wunsch die Osteoinduktion exogen, z.B. pharmakologisch oder mechanisch, zu steuern, um eine Fraktur- bzw. Osteotomieheilung zu fördern oder, falls unerwünscht gezielt zu hemmen, ist ein wichtiges Anliegen chirurgischen und orthopädischer Forschung (Küntscher 1962). Eine Förderung der Osteoinduktion veranlaßten Benfer und Struck durch die Gabe des fibrinstabilisierenden Faktors XIII. Sie wiesen 1977 eine Steigerung der Matrixsynthese durch tierexperimentelle Arbeit erstmals nach, konnten aber keinen statistischen Nachweis führen, deswegen fand das Präparat unter dieser Indikation bisher keinen Eingang in die Therapie. Entsprechend den Untersuchungen von Bruhn aus dem Jahre 1983 halten wir die Bezeichnung des Faktors XIII als fibrinstabilisierenden Faktor für irreführend und meinen, daß die Bezeichnung Collagen Induzierende Faktor (CIF = Faktor XIII) der wahren Bedeutung des Faktors weit besser gerecht wird.

Eine standardisierte Beurteilung exogener Einflüsse auf die Osteoinduktion bietet die Kallotasis, die eine präzise statistische, übersichtliche und zeitkontrollierte Vergleichsuntersuchung der induzierten knöchernen Regeneratzone zuläßt (Schlenzka et al. 1991). Der Vorteil dieser Technik gründet darin, daß die Osteoinduktion nicht mit 0,7 μm/d im Mikrometerbereich, wie beim Haver'schen Umbau erfolgt (Ivey 1981). Bei der kontinuierlichen Distraktion von 1 mm/d wird eine um den Faktor 10^3 gesteigerte Osteoinduktion erzielt, die ihren Ausgang von autokrin stimulierten Deckzellen nimmt (Urist 1987). Angeregt zu Osteoprogenitorzellen reihen sich unter der kontinuierlichen Distraktion die Entwicklungsstufen der Osteogenese, Osteoprogenitorzellen, Osteochondroblasten und schließlich nach der Aufschließung die Osteoblasten auf. Dieser Zyklus, der bei Kaninchen eine Dauer von mindestens 14 Tagen hat, erstreckt sich entsprechend der Distraktionsgeschwindigkeit über mindestens 10–14 mm. Mikroskopisch läßt sich die Zellreifung entsprechend gut verfolgen und beobachten.

Die Zellen, die in der ersten Phase noch ungeordnet, bipolar proliferieren, richten sich spätestens mit dem Erreichen der knorpligen Proliferationsphase parallel zum einwirkenden Distraktionsvektor aus. Die synthetisierten, zu intercolumnären Septen kondensierten Kollagenfasern vernetzen und richten nach der Aufschließung auch das Lamellensystem aus. Hierin unterscheidet sich die Regeneratzone der Kallotasis grundlegend von der eines sekundär heilenden Knochenbruches. Bei der sekundären Frakturheilung legen sich die neugebildeten Osteoblasten der freien Corticalisfläche an, so daß sich neugebildte Knochenbälkchen senkrecht zum präexistenten Lamellensystem ausrichten, wie Rahn dies 1971 erstmals nachwies. Dies wurde von Shapiro 1988 ausführlich experimentell überprüft und bestätigt. Die parallele Aufreihung der Entwicklungsstufen der Praeosteoblasten ermöglichte uns ein standardisiertes Modell zur Ermittlung endogener Einflüsse auf die Osteoinduktion zu schaffen. Ziel unserer Untersuchungen war es, die strukturellen Parameter der Substitution mit dem Collagen Induzierenden Faktor anhand der durchgeführten Diaphysenverlängerung zu quantifizieren.

Material und Methodik

Für unser Experiment verwendeten wir insgesamt 16 männliche Kaninchen, die für eine starke Callusbildung und hohe Knochenumbauaktivität bekannt sind, so daß bei der Kallotasis mit einer kräftigen osteoinduktiven Reaktion zu rechnen war. Die Tiere wurden im Tierstall der Universitätsklinik gehalten. Anlage des Fixateur externe ebenso wie die zentrale Kortikotomie wurden in Vollnarkose vorgenommen. Zur Ausbildung eines stabilen interfragmentären Frakturhämatoms wurde eine Konsolidierungsphase von 7 Tagen abgewartet, in der Koagulations-, Entzündungs- und Proliferationsphase sich entwickelten. Mit Ausbildung eines stabilen Kollagenfasernetzes zwischen den Fragmenten wurde am 7. Tag mit der Distraktion von 2 x 0,35 mm/d = 0,3% der Gesamtlänge des Femurs (11 cm) begonnen. Um jeglichen Einfluß auf die Osteoinduktion über die Fibrinolyse bzw. Kollagenvernetzung auszuschließen, erhielten die Tiere erst am 13./14. Tag 80 IE CIF/kg KG, weitere gleiche CIF-Gaben am 16./17. Tag und 19./20. Tag. Am 21. Tag wurden die Tiere durch intrathorakale Applikation von 1 ml T 61 eingeschläfert. Die Femora wurden einschließlich des Distraktionsapparates sofort explantiert, um die Regeneratzone für die histologische und histomorphologische Aufarbeitung und Begutachtung optimal zu schützen.

Die Regeneratzone wurde mit einem Maßstab- bzw. Mikrometerokkular ausgemessen. Der Verlängerungsspalt ließ sich optisch durchlamellieren, indem 10, 15 oder 20 Meßlinien, die eben die untersuchte Zone abdeckten, über die Distraktionszone gelegt werden. Zur histomorphometrischen Auswertung wurden die Praeosteoblasten individuell mit dem Okular gezählt. Nach einzelnen Zelltypen wurde zunächst nicht differenziert, da die Abgrenzung der Osteoprogenitorzellen gegen die lichtmikroskopisch übereinstimmenden Fibroblasten ohne entsprechende Markierung (^{3}H-Glycin, ^{3}H-Thymidin) nicht möglich ist.

Ergebnisse

Die Regeneratzone wies eine symmetrisch-spiegelbildliche Schichtung, gebildet von unterschiedlichen Zelldifferenzierungsstufen der Osteogenese auf. Diese Gliederung der Regeneratzone erinnert stark an das interstitielle Wachstum einer Wachstumsfuge. Die spiegelbildliche Schichtung ergibt sich durch die bipolare Proliferation der zentralen Osteoprogenitorzellen, während eine normale Wachstumszone polar strukturiert ist. Die zentralen Osteoprogenitorzellen verhalten sich analog dem von Schenk 1977 beschriebenen Teilungsmuster für die sekundäre Frakturheilung. Biochemisch bzw. histologisch imponieren folgende Phasen bzw. Schichten:

- Osteoinduktion durch Freisetzung der autokrinen Startercytokine BDGF und BMP
- Entzündungsphase mit Ausbildung der zentralen Stammzellzone
- Proliferationszone (Säulen-Blasenknorpel)
- Aufschließungszone
- Zone der primären Spongiosa
- Zone des Haver'schen Umbau

Lichtmikroskopisch imponiert über die gesamte Regenerationszone eine wesentliche Steigerung der Zellzahl/mm^2 im Vergleich zur Kontrollgruppe in allen Zonen. Ausgezählt wurden die Zellen der nicht ossifizierten Zonen des Zentrums. Vergleicht man die Zahlenwerte der ausgezählten Praeosteoblasten in dem definierten Gebiet, so ergibt sich für die CIF- Gruppe eine substantielle Steigerung. Wir registrierten eine deutlich vermehrte Proliferationstendenz der Osteoprogenitorzellen in der Faktor-XIII-Gruppe: Der Mittelwert X_F der F-XIII-Gruppe beträgt 2328/mm^2. Der Mittelwert X_K der Kontrollgruppe beträgt 1951/mm^2, damit liegt absolut eine Steigerung um 18,3% vor. Statistisch ist die Tendenz der Zellproliferation durch die CIF-Gabe signifikant, die Regressionsanalyse ergab eine Testgröße t = 7,34 (Pistor 1992).

Die synthetisierte Matrix der Regeneratzone, die eine Länge von 7 mm und eine mittlere Querschnittsfläche von 3 cm^2, wies in der Zone der primären Spongiosa/des Haver'schen Umbaus eine mittlere Matrixbedeckung X_F von 21,81% in der CIF-Gruppe und Mittelwert X_K von 15,35% in der Kontrollgruppe auf, d.h. es ergab sich eine Steigerung der Matrixsynthese um 42%. Die Werte ergeben eine hochsignifikante Differenz! Die CIF-Gruppe zeigte eine erheblich stärkere Mineralisation als die Kontrollgruppe. Durch den Student-t-Test für unverbundene Stichproben kann dieses Ergebnis verifiziert werden.

Diskussion

Unsere Arbeitsgruppe entwickelte auf der Basis der Kallotasis ein Tiermodell zur Überprüfung exogener Einflüsse auf die knöcherne Heilung. Es bildet sich interfragmentär eine Regeneratzone aus, die empfindlich auf exogene Reize reagiert und aufgrund ihres Zell- und Faserreichtums sich gut statistisch vergleichend beurteilen läßt. Der komplizierte Aufbau des Regenerates, das eine Aufreihung der Stammzellen der Osteogenese zeigt, ist für externe Affektionen wie mechanische oder chemische Reize empfindlich.

Folgende Wirkmechanismen des Collagen Induzierenden Faktors, der zusammen mit Fibrinogen durch Thrombin aktiviert wird, auf die Fibroblasten sind bekannt:

1. Vernetzung des Fibrin durch kovalente Vernetzung der Fibrinmonomere zu Fibrinsträngen.
2. Fixierung der Osteoprogenitorzellen an den Fibrinsträngen durch Bildung von Isopeptidbindungen zu Fibronectin, einem Membranprotein der Osteoprogenitorzellen (Heimburger 1986).

3. Vernetzung des α_2-Antiplasmin mit der α-Kette des Fibrins, so daß das Fibrin vor der Fibrinolyse durch Plasmin geschützt ist (Aoki et al. 1977).
4. Mitogene Wirkung auf die Fibroblasten durch cyclo-Guanosinmonophosphat (cGMP) das entscheidende Signal zur Fibroblastenproliferation, das auch Endothelzellen und glatte Muskelzellen zur Proliferation veranlaßt (Bruhn 1983).

Aufgrund der entwicklungsgeschichtlich und funktionell engen Verwandtschaft zu den Osteoprogenitorzellen, gehen wir davon aus, daß der osteoinduktiven Wirkung des Collagen induzierenden Faktors der gleiche Wirkungsmechanismus zugrunde liegt.

Für unsere Untersuchungsreihe legten wir besonderen Wert festzustellen, ob tatsächlich die unter Punkt 4 postulierte Wirkung des Collagen Induzierenden Faktor auf die Osteoprogenitorzellen nachzuweisen ist. Deswegen wurde die erste CIF-Gabe erst am 12. Tag nach der Operation gegeben. Zwölf Tage postoperativ war das Frakturhämatom bereits sicher organisiert, das Fibrinnetz zu diesem Zeitraum vollständig resorbiert. Wie die lichtmikroskopische Morphologie gezeigt hat, sprossen fibroblastenähnliche Osteoprogenitorzellen in den Frakturspalt ein, um Bindegewebskallus quasi als Substrat für die Distraktion zu liefern. Die fast 20%ige Zunahme der Praeosteoblasten kann nur auf die direkte mitogene Wirkung auf die Präosteoblasten zurückgeführt werden, da zum Zeitpunkt der CIF-Applikation das Fibrinnetz bereits resorbiert war. Die gesteigerte Matrixsekretion und Mineralisation um über 40% können sich dementsprechend entweder durch eine beschleunigte Differenzierung des Bindegewebes oder durch eine erhöhte Aktivität der Osteoblasten erklären lassen. Sie erklärt die bereits von Benfer beschriebene positive Auswirkung auf die Knochenheilung. Diese Wirkung addiert sich also zu den bereits bekannten, der antifibrinolytischen und fibrinstabilisierenden Wirkung, die ihrerseits ebenfalls eine Kollagensynthese induzieren.

Wie Bruhn experimentell die postiv mitogene Wirkung des Collagen Induzierenden Faktor auf die Fibroblasten nachwies, konnten wir durch die vorgelegte Arbeit eine eindeutig induzierende Wirkung des CIF auf die Präosteoblasten nachweisen. Damit hat der Faktor nicht nur eine beschleunigende Wirkung auf die Wundheilung, sondern auch auf die Frakturheilung. Der Verfügbarkeit des Collagen Induzierenden Faktors kommt damit eine wesentliche limitierende Funktion bei Wund- und knöchernen Heilung zu, wie wir dies experimentell am Beispiel von Distraktionsosteosynthesen ergänzt durch klinische Beispiele beweisen konnten.

Therapeutisch ergeben sich durch die Nutzung der osteoinduktiven und mitogenen Wirkung des CIF wesentliche Vorteile. Die Substitution des offensichtlich in einem Fraktur- bzw. Osteotomiebereich nur limitiert zur Verfügung stehenden Faktors schafft

– Eine deutliche Reduktion der Behandlungszeit und damit der Komplikationsrate
– Eine erhöhte therapeutische Sicherheit
– Eine bessere Planbarkeit der Kallotasis

Literatur: auf Anforderung beim Verfasser.

Serum Osteocalcin bei Patienten mit chronischer Polyarthritis vor und nach Basistherapie mit Gold oder Methotrexat

H. Franck[1], T. H. Ittel[2], O. Tasch[3], G. Herborn[3] und R. Rau[3]

[1] Klinik Mayenbad, Badstr. 14, D-88339 Bad Waldsee
[2] Medizinische Klinik II, RWTH, Pauwelsstr. 30, D-52074 Aachen
[3] Evang. Krankenhaus, Rosenstr. 2, D-40882 Ratingen

Einleitung

Der Knochenstoffwechsel bei Patienten mit chronischer Polyarthritis (CP) wird durch zahlreiche Faktoren beeinflußt. Die Pathogenese wird kontrovers diskutiert [1, 2].

Als sehr sensibler und spezifischer Parameter des Knochenstoffwechsels gilt Osteocalcin, das vornehmlich auch die Knochenneubildung widerspiegelt [3].

Ziel dieser Studie war die Frage, ob die Änderung der Entzündungsaktivität, (der Funktionskapazität), des anatomischen Stadiums und der Beginn einer randomisierten Basistherapie mit MTX oder Gold einen Einfluß auf den Knochenstoffwechsel, insbesondere die Knochenneuformation, bei Patienten mit chronischer Polyarthritis haben.

Methoden

81 Patienten (55 Frauen und 26 Männer) mit einer nach den ARA-Kriterien gesicherten chronischen Polyarthritis nahmen an der Studie teil. Als Kontrolle dienten alters- und geschlechtsentsprechende gesunde Individuen. Blutbild und routinemäßige Laboruntersuchungen wurden vor Beginn der Basistherapie durchgeführt. 48 Patienten wurden in eine prospektive randomisierte Doppelblindstudie mit Methotrexat und Gold eingebracht.

Neben den gängigen Parametern des Knochenstoffwechsels wurde Osteocalcin mittels eines kommerziellen Radioimmunoassays (Incstar-Corporation, Minnesota, USA) bestimmt. Die Intraassayvariation war unter 8% und die Interassayvariation unter 12%.

Ergebnisse

Während des Untersuchungszeitraumes zeigten 19 von 81 Patienten eine Verschlechterung des anatomischen Stadiums von II nach III, ohne eine signifikante Veränderung von Osteocalcin oder der alkalischen Phosphatase aufzuzeigen.

Vergleicht man Osteocalcinwerte von Patienten vor und nach Einstellung der Basistherapie ohne Glucocorticoidbehandlung, so zeigt sich kein signifikanter Unterschied bei den Osteocalcinwerten (siehe Abb. 1, A).

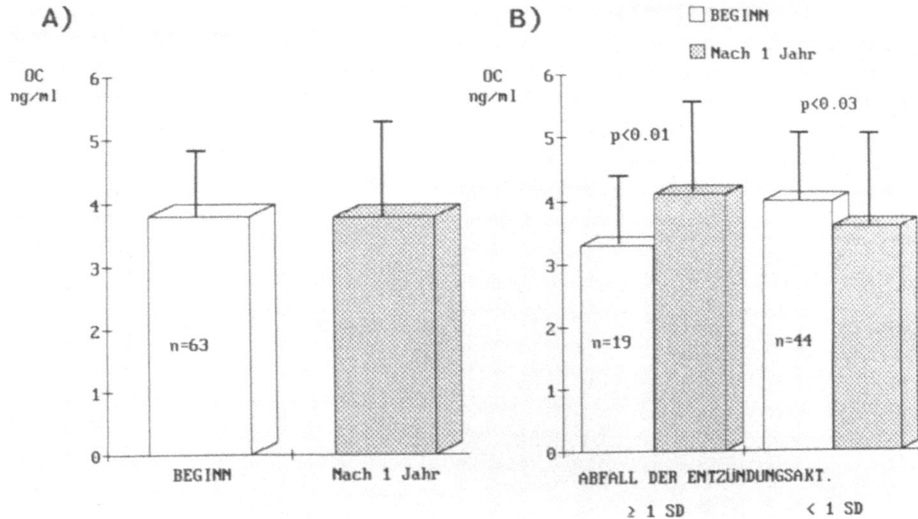

Abb. 1A, B. Die Wirkung einer einjährigen Therapie mit DMARD auf Osteocalcinspiegel in Patienten mit chronischer Polyarthritis. **A** Alle gepoolten Patienten ohne Glucocorticoidbehandlung. **B** Patienten vor und nach Behandlung mit DMARD mit und ohne einem signifikanten Abfall der Entzündungsaktivität (z1 Standardabweichung, ESR, CRP)

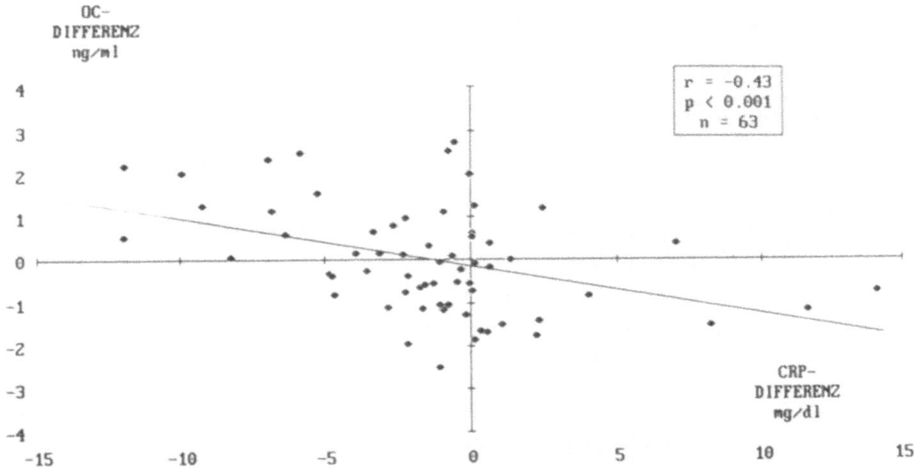

Abb. 2. Beziehung zwischen Osteocalcin- und CRP-Unterschieden bei Patienten unter DMARD-Therapie

Erst die Untersuchungen der Patienten entsprechend ihrer Entzündungsaktivität zeigten einen signifikanten Anstieg von Osteocalcin sowohl unter Methotrexat- als auch Goldtherapie, wenn die Entzündungsaktivität stärker als eine Standardabweichung abfiel (Abb. 1, B). Entsprechend fand sich eine negative Korrelation zwischen den Osteocalcin- und CRP-Unterschieden (Abb. 2). Betrachtet man die Entzündungsparameter CRP und BSG getrennt, so zeigt sich bei 15 Patienten nach

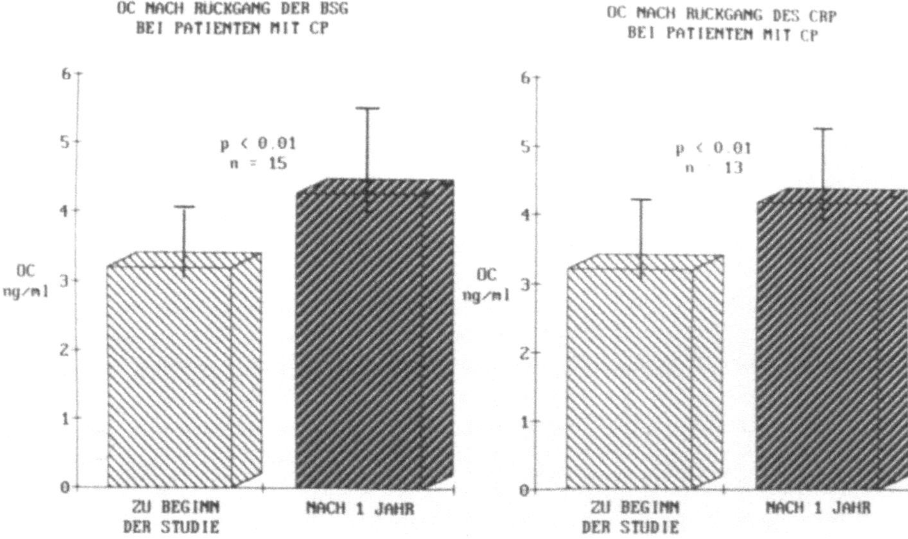

Abb. 3. Osteocalcin nach Rückgang der BSG und des CRPs bei Patienten mit chronischer Polyarthritis

Rückgang der BSG um eine Standardabweichung (1 SD), ein signifikanter Anstieg von Osteocalcin, bei 13 Patienten nach Rückgang der CRP-Entzündungsaktivität um 1 SD ebenfalls ein signifikanter Anstieg der Osteocalcinspiegel (Abb. 3). Die alkalische Phosphatase zeigte keine Abhängigkeit ihrer Werte von der Entzündungsaktivität in signifikantem Ausmaß. Auch bei solchen Patienten, die unter Glucocorticoidtherapie zu Beginn der Studie standen, und deren Medikation abgesetzt wurde, fand sich ein signifikanter Anstieg von Osteocalcin (3,20 ± 1,12 4,04 ± 2,02 ng/ml, p < 0,05, n = 8), wohingegen sich die alkalische Phosphatase nicht wesentlich änderte (AP 129 ± 45 111 ± 77 U/l, n = 8).

Diskussion

Global betrachtet fanden sich keine signifikanten Unterschiede bei Osteocalcin während des Untersuchungsverlaufs vor und nach der Basistherapie, wenn man nicht Patienten entsprechend ihrer Entzündungsaktivität oder des Funktionsstadiums betrachtet. Dies unterstreicht die Wichtigkeit des Entzündungsprozesses auf die Knochenneuformation, welche auch durch die negative Korrelation zwischen CRP- und ESR-Differenzen und den entsprechenden Osteocalcinunterschieden reflektiert wird. Vergleichbare Ergebnisse werden von Ekenstam et al. [4] berichtet, der einen Anstieg von Osteocalcin nach Beginn einer Basistherapie mit Chloroquin oder D-Penicillinamin und einen parallelen Abfall der Entzündungsaktivität zeigen konnte. Man kann daraus schlußfolgern, daß die Basistherapeutika nicht direkt die Osteocalcinsynthese und die Knochenneuformation stimulieren, sondern daß der Effekt über andere Parameter vermittelt wird. Einen wichtigen Beitrag leistet dazu die

Entzündungsaktivität. Diese korrelliert eng mit Interleukin 1 [5], welches bekanntlich die Knochenresorption stimuliert und die Knochenneubildung (Osteocalcinsynthese) supprimiert [5, 6, 7]. Ein Anstieg von Osteocalcin nach Absetzen der Glucocorticoidtherapie war zu erwarten, da Glucocorticoide die Knochenneuformation supprimieren [6, 8].

Unsere Daten zeigen, daß Osteocalcin ein sensitiver Parameter des Knochenstoffwechsels bei Patienten mit chronischer Polyarthritis ist, der durch die Verbesserung der Entzündungsaktivität unter Therapie mit DMARD und nach Wegfall der Glucocorticoidtherapie ansteigt.

Literatur

1. Sambrook PN, Shawe D, Hesp R, Zanelli JM et al. (1990) Rapid periarticular bone loss in rheumatoid arthritis. Arthr Rheum 33:615–622
2. Als OS, Christiansen C, Hellesen C (1984) Prevalence of decreased bone mass in rheumatoid arthritis. Relation to anti-inflammatory treatment. Clin Rheumatol 3:201–208
3. Triffitt JT (1987) The special proteins of bone tissue. Clin Science 72:399–408
4. Ekenstam EA, Ljunghall S, Hallgren R (1986) Serum osteocalcin in rheumatoid arthritis and other inflammatory arthritides: relation between inflammatory activity and the effect of glucocorticoids and remission inducing drugs. Ann Rheum Dis 45:484–490
5. Eastgate JA, Wood NC, di Giovine FS et al. (1988) Correlation of plasma interleukin 1 levels with disease activity in rheumatoid arthritis. Lancet II:706–709
6. Gowen M, Wood DD, Ihrie E, McGuire M, Russell RGG (1983) An interleukin 1-like faktor stimulates bone resorption in vitro. Nature 306:378–380
7. Beresford JN, Gallagher JA, Poser JW, Russell RGG (1984) Production of Osteocalcin by Human Bone Cells in Vitro. Effects of 1.25(OH)2D3, Parathyroid Hormone and Glucocorticoids. Metab Bone Dis Rel Res 5:229–234
8. Weisman MH, Orth RV, Catherwood BD, Manalagas SC, Deftos LJ (1986) Measures of Bone Loss in Rheumatoid Arthritis. Arch Intern Med 146:701–704

Glukokortikoide hemmen die Proliferation und Kollagensynthese menschlicher Knochenzellen und stimulieren die alkalische Phosphataseaktivität

C. Kasperk, U. Schneider, F. Niethard, U. Sommer, K. Wangerin, H. Gropp und R. Ziegler

Medizinische und Orthopädische Universitätskliniken, Universität Heidelberg, Bergheimerstr. 58, D-69115 Heidelberg

Einleitung

Glukokortikoide sind ein unverzichtbarer Bestandteil der Therapie vieler chronischer immunologischer Erkrankungen, die sich bei stark zunehmender Inzidenz häufig durch eine frühe Manifestation bereits zwischen dem 30. und 50. Lebensjahr auszeichnen. Beispiele sind die Polyarthritis, das Asthma bronchiale sowie allergische und dermatologische Erkrankungen. Eine wachsende Bedeutung erlangt die Glukokortikoidtherapie in der Transplantationschirurgie zur Verhinderung von Organabstoßungs- und „graft-versus-host"-Reaktionen.

Eine belastende Nebenwirkung der Glukokortikoid-Therapie ist der Glukokortikoid-induzierte Knochenschwund. Dieses bei Glukokortikoid-behandelten Patienten häufige Krankheitsbild führt durch Wirbelkörper- und Oberschenkelhalsfrakturen zur invalidisierenden Immobilisation und damit einhergehend zu weiterem Verlust an Knochenmasse.

In verschiedenen Knochenzellmodellen und mit unterschiedlichen Glukokortikoid-Derivaten sind sowohl anabole als auch katabole Glukokortikoideffekte auf den Knochenzellstoffwechsel in vitro beschrieben worden [1, 2]. Dies weist auf einen komplexen Glukokortikoid-Wirkmechanismus hin, der – in Abhängigkeit von dem getestetem Glukokortikoid-Derivat, den Zellkulturbedingungen und von dem verwendeten Zellsystem – den Knochenzellstoffwechsel anabol oder katabol beeinflussen kann.

Wir untersuchten die Abhängigkeit der Glukokortikoid-Wirkungen von dem verwendeten Glukokortikoidderivat in vitro an osteoblastischen Zellen. In einem humanen osteoblastischen Zellmodell wurden die Glukokortikoideffekte auf Parameter der menschlichen Knochenzellproliferation und -differenzierung bestimmt. Dabei beobachteten wir (a) quantitative Unterschiede in der Wirkung verschiedener Glukokortikoide auf Parameter des humanen Knochenzellstoffwechsels und (b) qualitative Unterschiede auf die Knochenzellprolifertion in Abhängigkeit von der Einwirkungszeit des Glukokortikoids.

Material und Methode

Humane Knochenzellpopulationen wurden aus Beckenkammbiopsaten gesunder, adulter Spender nach der Explantattechnik isoliert und hinsichtlich der Expression osteoblastischer Differenzierungsmarker charakterisiert (Tabelle 1).

Tabelle 1. Charakterisierung einer osteoblastischen Zellpopulation

Generationszeit	Std.	45 ± 2
Basal DNA-Synthese	CPM	6636 ± 450
ALP-Expression	U/mg Protein	$0{,}55 \pm 0{,}01$
Prozent ALP$^+$-Zellen	basal	$38 \pm 4{,}6$
	1,25 VitD3-behandelt	68 ± 7
Osteocalcin-Sekretion	µg/g Protein	$15{,}2 \pm 2{,}5$

68% der Zellen reagieren alkalische Phosphatase positiv (ALP$^+$) nach 1,25-Vitamin-D-Behandlung und histochemischer Anfärbung. Die untersuchte Population sezerniert 15,2 µg/g Zellprotein des Osteoblasten-spezifischen Osteocalcins.

Die Experimente wurden mit Zellpopulationen in der 2. bis 4. Passage in serum-und phenolrot-freiem Medium (DMEM) durchgeführt. Es wurden die Glukokortikoide Dexamethason, Prednisolon, Methylprednisolon und Deflazacort hinsichtlich ihrer Wirkung auf den menschlichen Knochenzellstoffwechsel untersucht.

Effekte auf die Knochenzellproliferation wurden durch Messung der [H3]Thymidin-Inkorporation (H3Tdr) und Bestimmung der Generationszeit (GZ) der Zellpopulation in Anwesenheit des Glukokortikoids quantifiziert.

Glukokortikoid-Effekte auf Marker der osteoblastischen Differenzierung wurden gemessen (a) durch spektrophotometrische Bestimmung der alkalischen Phosphatase-Aktivität (ALP) in Zellextrakten und (b) durch radioimmunometrische Bestimmung der Sekretion von Osteocalcin (OC) und Typ-I Procollagen Peptid (PCP) in das Kulturmedium. Die gemessenen ALP-, OC- und PCP-Werte werden jeweils angegeben pro mg Zellprotein.

Ergebnisse

Glukokortikoid-Effekte auf die Knochenzellproliferation

Zunächst untersuchten wir den Effekt unterschiedlich langer Glukokortikoid-Expositionszeiten auf die DNA-Synthese. Eine 1 bis 6stündige Glukokortikoid-Behandlung stimuliert die DNA-Synthese dosisabhängig signifikant. Eine 24- und 48stündige kontinuierliche Glukokortikoidexposition hat dagegen eine signifikante, dosisabhängig hemmende Wirkung auf die [H3]Thymidin-Inkorporation (Tabelle 2).

Die vier untersuchten Glukokortikoide zeigen nur geringfügige quantitative Unterschiede in der hemmenden Wirkung auf die DNA-Synthese der Knochenzellen nach 48stündiger Glukokortikoid-Exposition (Tabelle 3).

Um den Einfluß einer langfristigen Glukokortikoid-Exposition auf die Knochenzellproliferation zu untersuchen, wurde die Zellpopulations-Generationszeit nach 120stündiger Behandlung mit den vier Glukokortikoiden bestimmt. Wie aus Tabelle 3 ersichtlich, wird infolge einer Behandlung mit Methylprednisolon die längste und bei einer Behandlung mit Deflazacort die kürzeste Generationszeit (= GZ) beobachtet.

Tabelle 2. Wirkung unterschiedlicher Dexamethason-Inkubationszeiten auf die [H³]Thymidin-Inkorporation menschlicher Knochenzellpopulationen

	Inkubationszeit			
	1 Std.	6 Std.	24 Std.	48 Std.
Dexamethason				
100 fM	117 ± 1	116 ± 2	83 ± 2	72 ± 3
10 pM	129 ± 3	120 ± 3	71 ± 2	67 ± 7
1 nM	137 ± 1	125 ± 1	59 ± 1	69 ± 1
100 nM	113 ± 1	96 ± 5[+]	59 ± 1	69 ± 1

Die Daten zeigen die Ergebnisse in Prozent der Kontrolle ± SE (n = 6; alle Daten p < 0,01 wenn nicht markiert als + = n.s.). Kurze Inkubationszeiten mit einem Glukokortikoid von 1 bis 6 Stunden stimulieren die DNA-Synthese signifikant, während längere Glukokortikoid-Einwirkungszeiten die Knochenzell-DNA-Synthese signifikant hemmen.

Tabelle 3. Effekte von Dexamethason (Dexa), Prednisolon (Pred), Methylprednisolon (MPred) und Deflazacort (Defla) auf die [H³]Thymidin-Inkorporation ([H³]Tdr), spezifische alkalische Phosphatase-Aktivität (ALP) in Triton-Zellextrakten, Typ-I Prokollagen Peptid Sekretion (PCP) und die Osteocalcin-Sekretion (OC) ins Kulturmedium

	Dexa	Pred	MPred	Defla
[H3] Tdr				
10 pM	53 ± 7*	57 ± 10*	59 ± 10*	80 ± 8[+]
100 pM	32 ± 4**	55 ± 8**	40 ± 9**	87 ± 15[+]
GZ				
10 pM	60 ± 5	66 ± 10	75 ± 7	56 ± 12
100 pM	68 ± 8	72 ± 8	90 ± 12	60 ± 5
ALP				
10 pM	111 ± 3*	99 ± 4[+]	116 ± 4**	105 ± 2**
100 pM	125 ± 4**	98 ± 2[+]	125 ± 4**	114 ± 4[+]
10 nM	121 ± 7**	115 ± 2*	138 ± 4**	118 ± 2**
PCP				
10 pM	66 ± 2***	81 ± 2**	39 ± 2***	75 ± 4**
100 pM	43 ± 1***	74 ± 2**	35 ± 1***	76 ± 5**
10 nM	26 ± 2***	66 ± 4**	29 ± 2***	71 ± 2**
OC				
10 pM	88 ± 2**	91 ± 6**	87 ± 2**	74 ± 1**
100 pM	77 ± 1**	79 ± 2**	79 ± 2**	85 ± 2**
10 nM	69 ± 2**	68 ± 1**	73 ± 1**	78 ± 1**

Die Daten wurden bestimmt als CPM (für [H³]Tdr), U/mg Zellprotein (für ALP), ng/mg Zellprotein (für PCP und OC), Stunden (für Generationszeit = GZ) und sind in dieser Tabelle (mit Ausnahme von GZ) in Prozent der Kontrolle ± SE angegeben (n = 6 für [H³]Tdr und ALP; n = 12 für PCP und OC); + n.s., * p < 0,05, ** p < 0,01, *** p < 0,001).

Glukokortikoid-Effekte auf Parameter der osteoblastischen Differenzierung

Alle vier getesteten Glukokortikoide stimulieren die spezifische alkalische Phosphatase-Aktivität in Zellextrakten. Dexamethason und Methylprednisolon haben den stärksten stimulierenden Einfluß auf die ALP-Aktivität (Tabelle 3).

Die Sekretion von PCP und OC wird durch die Behandlung mit den vier untersuchten Glukokortikoiden dosis-abhängig gehemmt. Den stärksten hemmenden Einfluß auf die Kollagensynthese haben Dexamethason und Methylprednisolon. Wir beobachteten keinen signifikanten Unterschied in der inhibierenden Wirkung von Dexamethason, Prednisolon, Methylprednisolon und Deflazacort auf die Osteocalcinsekretion (Tabelle 3).

Diskussion

In dieser Untersuchung wurde die Wirkung synthetischer Glukokortikoide auf den humanen Knochenzellstoffwechsel in vitro untersucht. Zunächst charakterisierten wir den Glukokortikoid-Effekt auf einen Parameter der Knochenzellproliferation, die DNA-Synthese. Die Wirkung der Glukokortikoide auf die DNA-Synthese unterscheidet sich qualitativ in Abhängigkeit von der Glukokortikoid-Expositionszeit. Eine kurze Exposition stimuliert die DNA-Synthese; eine lange Glukokortikoid-Exposition hemmt die DNA-Synthese menschlicher Knochenzellen. Der stimulierende Effekt wurde nach ein bis sechs Stunden der Glukokortikoid-Behandlung beobachtet. Der klassische Steroid-Wirkmechanismus unter Einschaltung von Steroid-Rezeptor-Bindung – intranukleärer Rezeptor-Translokation – Transkriptionsinduktion – Translation – beansprucht ca. 12 Stunden [3]. Dieses Ergebnis ist daher vereinbar mit einem prätranskriptionalen Wirkmechanismus der Glukokortikoide. Erst kürzlich ist ein solcher prätranskriptionaler Mechanismus für den hemmenden Effekt der Glukokortikoide auf die Kollagensynthese wahrscheinlich gemacht worden [4].

Neben der Abhängigkeit des Glukokortikoideffektes auf die DNA-Synthese von der Expositionszeit fanden wir quantitative Unterschiede zwischen den vier untersuchten synthetischen Glukokortikoid-Derivaten hinsichtlich ihrer Wirkung auf Parameter für die Knochenzellproliferation und -differenzierung. Methylprednisolon und Dexamethason haben eine starke Wirkung auf die Stimulation der alkalischen Phosphatase-Aktivität und die Hemmung der Kollagen- und DNA-Synthese. Prednisolon und Deflazacort haben eine schwache Wirkung auf die Stimulation der ALP-Aktivität und die Hemmung der Kollagen- und DNA-Synthese. Auf der Grundlage dieser Wirkunterschiede verschiedener Glukokortikoid-Derivate und von einem Glukokortikoid-Rezeptor-vermittelten Wirkmechanismus ausgehend [5], postulieren wir Konformationsunterschiede des Glukokortikoid-Rezeptor-Komplexes in Abhängigkeit vom jeweiligen Steroid-Liganden. Solche Konformationsunterschiede könnten sich z.B. auf (a) Protein-Protein-Interaktionen zwischen aktiviertem Rezeptor und cytoplasmatischen Proteinen, (b) auf die Affinität des aktivierten Rezeptors zum GRE an der DNA und/oder (c) auf die Interaktion des an das GRE gebundenen Rezeptors mit anderen Transkriptionsfaktoren und damit auf die Transkriptionsinduktion auswirken.

Literatur

1. Bellows CG, Heersche JNM, Aubin JE (1990) Determination of the capacity for proliferation and differentiation of osteoprogenitor cells in the presence and absence of dexamethasone. Development Biology 140:132–138
2. Canalis E (1983) Effect of glucocorticoids on type I collagen synthesis, alkaline phosphatase activity, and deoxyribonucleic acid content in cultured rat calvariae. Endocrinology 112:931–939
3. Beato M (1991) Transcriptional control by nuclear receptors. FASEB J 5:2044–2051
4. Jonat C, Rahmsdorf H, Herrlich P (1990) Antitumor promotion and antiinflammation. Cell 62:1189–1204
5. Srivastava D, Thompson EB (1990) Two glucocorticoid bindings sites on the human glucocorticoid receptor. Endocrinol 127:1770–1778

Zum Einfluß von Catechin auf die Kollagenfibrillen des Osteoids bei Osteogenesis imperfecta

H. Stöß[1], P. Freisinger[2], B. Pontz[2] und U. Vetter[3]

[1] Pathologisches Institut, Universität Erlangen-Nürnberg, Krankenhausstr. 8–10,
D-91054 Erlangen
[2] Universitäts-Kinderklinik, TU München, Kölner Platz 1, D-80804 München
[3] Abteilung für Allgemeine Pädiatrie I, Zentrum für Kinderheilkunde, Universität Frankfurt,
Theodor-Stern-Kai 7, D-60596 Frankfurt

Die Osteogenesis imperfecta (OI) ist die häufigste angeborene Bindegewebserkrankung. Leitsymptom ist eine abnorme Knochenbrüchigkeit. Klinisch wird die Osteogenesis imperfecta in vier Subtypen eingeteilt [5]. Pathomorphologisch ist sie anhand von elektronenmirkoskopischen Untersuchungen eindeutig von anderen osteopenischen Skeletterkrankungen abgrenzbar [6]. Eine medikamentöse Therapie (Lit. s. 6) ist bei dieser angeborenen Bindegewebskrankheit schwierig und problematisch. Die unterschiedlichsten Therapieversuche wie z.B. mit Vitamin C, Vitamin D, Magnesium, Natriumchlorid, Anabolika, Sexualhormone, Calcitonin oder Ossein Mineralkomplex ergaben keine befriedigenden Ergebnisse. Cetta et al. [1] berichteten erstmals über eine günstige Beeinflussung der OI durch Catechin. In eigenen Untersuchungen wurde dieser Effekt bestätigt [7].

Material und Methode

Im Rahmen größerer Untersuchungsserien zu OI wurden 21 Patienten (3x OI Typ I, 10x OI Typ III, 4x OI Typ IV und 4x unbekannter OI Typ) mit Catechin behandelt. Zur Kontrolle des Catechineffektes wurden vor Beginn und nach 4- bis 6monatiger Therapie in Absprache mit den Eltern Beckenkammbiopsien licht- und elektronenmikroskopisch untersucht. Die Kollagenfibrillen des Osteoids wurden bei standardisierter 50 000facher Vergrößerung morphometrisch ausgewertet.

Ergebnisse

Bei 12 der mit Catechin behandelten Patienten fand sich klinisch ein positiver Therapieeffekt (1x OI Typ I, 9x OI Typ III, 2x OI Typ IV). Der beste Therapieeffekt war bei den Patienten mit OI Typ III zu erzielen (Tabelle 1). Elektronenmikroskopisch zeigten die Kollagenfibrillen des Osteoids eine variable Zunahme des Fibrillendurchmessers (Abb. 1). Diese betrug bei der OI Typ III im Mittel über 40 A (Abb. 2). Die Zunahme des Fibrillendurchmessers schwankte aber ganz erheblich und betrug im Extremfall bis zu 124 A. Bei den übrigen Patienten ergab sich teils ein gleichbleibender, teils ein verringerter Fibrillendurchmesser.

Tabelle 1. Catechineffekt bei Osteogenesis imperfecta

OI-Typ	Fall	Effekt	Geschlecht	Alter
I	K. M.	–	w	9 J.
I	L. N.	–	w	15 J.
I	SCH. M.	+	w	3 J.
III	K. N.	+	w	3 J.
III	W. D.	+	w	10 J.
III	A. E.	+	m	3 J.
III	SCH. A.	+	m	?
III	K. M.	+	w	5½ J.
III	U. A.	+	m	?
III	D. R.	+	m	3 MT.
III	K. W.	+	m	?
III	SCH. S.	–	w	5 J.
III	T. D.	+	m	?
IV	SP. E.	+	w	15 J.
IV	B. T.	–	m	13 J.
IV	H. M.	–	m	1½ J.
IV	D. M.	+	m	?
UT	B. A.	–	w	?
UT	B. M.	–	m	4½ J.
UT	M. M.	–	w	4 J.
UT	B. N.	–	w	½ J.

(+) – Catechin – Therapieeffekt

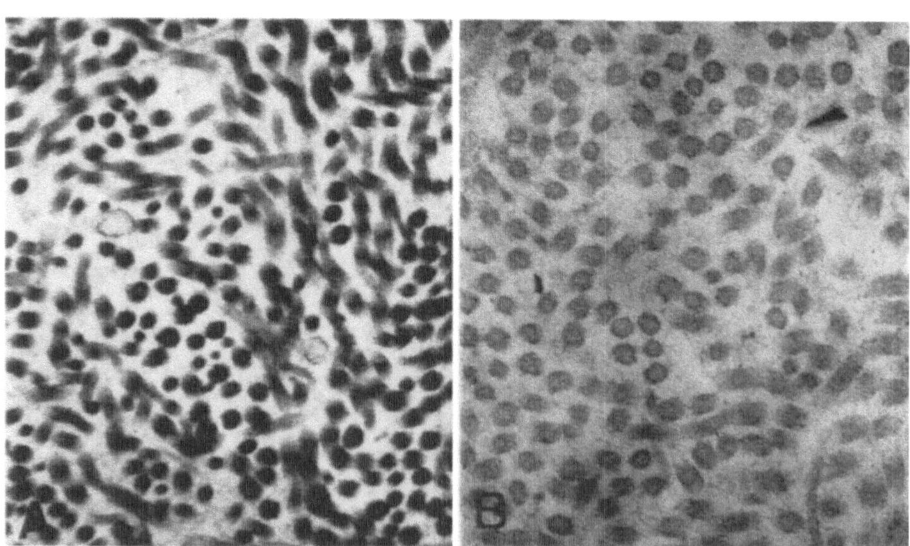

Abb. 1A, B. Kollagenfibrillendurchmesser vor **(A)** und unter **(B)** Therapie (EM, Ogv 50000x)

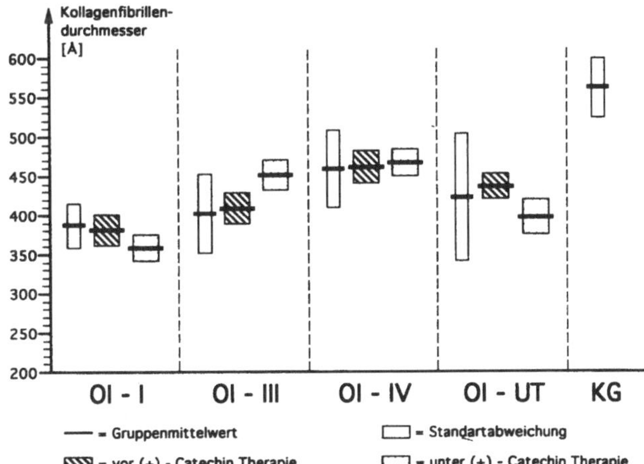

Abb. 2. Vergleich der Kollagenfibrillendurchmesserveränderungen unter Catechin bei den untersuchten OI Typen

Diskussion

Catechin gehört pharmakologisch zu den Flavonoiden. Sie sollen untoxisch und nicht mutagen sein. Pontz et al. [3, 4] zeigten, daß Catechin in Kultur zwar die Kollagensynthese hemmt, es aber zu einer stärkeren Quervernetzung, einer Ausbildung unlöslicher Molekülaggregate, einer Erhöhung der Schrumpfungstemperatur und einer Resistenzsteigerung gegen Humankollagenase kommt. Die elektronenmikroskopisch bei der OI Typ III nachweisbare Zunahme des Fibrillendurchmessers ist ganz offensichtlich auf diese Effekte zurückzuführen. Gegenüber allen Therapieansätzen zeigt die Catechintherapie bei OI die besten Ergebnisse wie die morphologischen und morphometrischen Untersuchungen zeigten. Über ähnliche Ergebnisse mit aber sehr kleinen Fallzahlen berichten auch Cetta et al. [1] und Jones et al. [2].

Literatur

1. Cetta G, Lenzi L, Rizzotti M, Ruggeri A, Valli M, Boni M (1977) Osteogenesis imperfekta: Morphological, histochemical and biochemical aspects. Modifications induced by (+)-Catechin. Connective Tissue Res 5:51
2. Jones CJP, Cummings C, Ball J, Beighton P (1984) A clinical and ultrastructural study of osteogenesis imperfecta after flavonoid (catergen) therapy. South African Med J 66:907
3. Pontz BF, Krieg T, Müller PK (1982) (+)-Cyanidanol-3 changes functional properties of collagen. Biochem Pharmacol 31:3581
4. Pontz BF, Stöß H, Karbowski A, Vetter U, Spranger J (1986) Biochemische Grundlagen und klinische Ergebnisse bei der medikamentösen Behandlung der Osteogenesis imperfekta. In: Dietsch P, Keck E, Kruse H-P, Kuhlencordt F (Hrsg) Aktuelle Ergebnisse der Osteologie. De Gruyter, Berlin, p 244
5. Sillence DO, Senn A, Danks DM (1979) Genetic heterogeneity in osteogenesis imperfecta. J Med Genetics 16:101
6. Stöß H (1990) Pathologische Anatomie der Osteogenesis imperfecta. Fischer, Stuttgart
7. Stöß H, Pesch H-J, Spranger J (1979) Therapie der Osteogenesis imperfecta mit (+)-Catechin. DMW 50:1774

Physikochemische und pharmakologische Eigenschaften der Mellitsäure

U. von Deimling[1], K. J. Münzenberg[1], K. Karzel[2] und M. Gebhardt[3]

[1] Orthopädische Universitätsklinik, Sigmund-Freud-Str. 25, D-53127 Bonn
[2] Institut für Pharmakologie und Toxikologie, Universität Bonn, Reuterstr. 2b, D-53115 Bonn
[3] Mineralogisch-Petrologisches Institut, Universität Bonn, Poppelsdorfer Schloß, D-53115 Bonn

Bei der Mellitsäure handelt es sich um eine Hexacarbonsäure, also um eine Substanz, deren Benzolring an jedem C-Atom eine Carboxylgruppe trägt. 1973 wird zum ersten Mal über ihren biologischen Einsatz als Hemmstoff der Zahnsteinbildung berichtet [2]. Francis und Slough [1] sowie Leach [3] beobachteten 1977, daß Mellitsäure auch die Calcium-Phosphatbildung hemmt, und erklärten diese Wirkung damit, daß sich auf den Kristallen eine wasserunlösliche Schicht aus Tricalcium-Mellitat bildet.

Auf der Suche nach Substanzen, welche die Knochenmineralbildung wirksam hemmen, haben wir die Mellitsäure mit folgenden Fragestellungen untersucht:

1. Hemmt die Mellitsäure die Mineralbildung auf präparierten Rattenschwanzsehnen?
2. Gelingt es in vivo eine dystrophische Verkalkung zu bremsen?
3. Welchen Einfluß hat die Mellitsäure auf bestimmte Parameter des Vermehrungsstoffwechsels von Ehrlich-Ascites-Tumorzellen und in vitro gezüchteten fetalen Mäusetibiae.

Unter dem Einfluß einer 0,34% Mellitsäurelösung wurde die Apatitbildung auf den präparierten kollagenen Fasern von Ratenschwanzsehnen nachhaltig gebremst [6]. Die gebildeten Apatitkristalle waren erheblich kleiner und weniger flächenreich. Der Hauptanteil der abgeschiedenen Kristalle war aber kein Calcium-Phosphat, sondern Tricalcium-Mellitat. Das bedeutet, daß die Mellitsäure einen beträchtlichen Anteil der Calciumionen an sich gerissen haben muß und damit den Calcium-Phosphat-Mineralen einen ihrer Bausteine vorenthielt.

Einen analogen Befund ergaben unsere in vivo Versuche von durch Bleichlorid dystrophisch gemachten Gewebebezirken beim Kaninchen [5]. Unter Zugabe einer 0,34% Mellitsäurelösung war es dennoch nicht möglich, den kalzergischen Reiz des Bleichlorides ganz zu unterdrücken. Zwar ließ sich Apatit in den untersuchten Gewebeproben so gut wie nicht mehr nachweisen, wohl aber fanden sich in den röntgendiffraktometrischen Untersuchungen nach Temperung deutliche Mengen von Whitlockit, also von $Ca_3(PO_4)_2$. Dieses kann nur aus sauren Calcium-Phosphaten wie Brushit oder Oktocalciumphosphat entstanden sein. Daraus müssen wir schließen, daß die Mellitsäure die Bildung von Apatit dadurch hemmt, daß sie ein saures Milieu erzeugt, in welchem der alkalische Apatit nicht entstehen kann. Tricalcium-Mellitat fand sich in den dystrophisch veränderten Gewebeproben nicht.

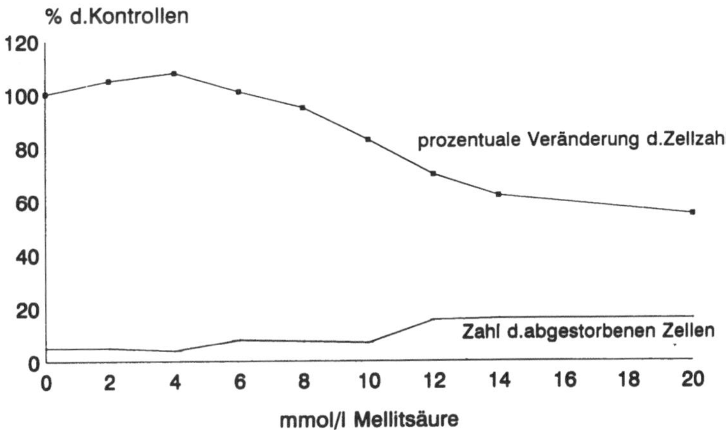

Abb. 1. Wirkung der Mellitsäure in der Zellkultur. Veränderung der Zellzahl in bezug auf Kontrollkulturen (= 100%). Veränderung der Zahl der abgestorbenen Zellen

Zur Untersuchung auf potentiell zelltoxische Effekte dienten Suspensionskulturen einer permanent in vitro wachsenden Linie von Ehrlich-Ascites-Tumorzellen. Bis zu einer Konzentration von 6 mmol/l war insbesondere kein cytostatischer oder cytocider Effekt nachzuweisen [4]. Zwischen 8 und 20 mmol/l aber fiel die Zellzahl konzentrationsabhängig bis auf das Niveau der Einsaatdichte (Abb. 1). Dieser Effekt beruht nur zum Teil auf cytocider Wirkung. Im Bereich von 1–5 mmol/l konnte auch keine Veränderung des zellulären DNA-Gehaltes nachgewiesen werden. Unter der Einwirkung von 7–20 mmol/l aber wurde der DNA-Gehalt der Zellen erheblich reduziert, bei 20 mmol/l sogar so stark, daß keine einwandfreie Messung der Werte mehr möglich war. Ganz ähnlich verhielt sich der zelluläre Proteingehalt.

Interessant war das Verhalten fetaler Mäusetibiaexplanate in der Gewebekultur bei sechstägiger Inkubation [4]. Die untersuchten Meßgrößen des mesenchymalen Stoffwechsels zeigten mit Ausnahme der DNA während dieser Zeit einen unterschiedlich ausgeprägten, in allen Fällen aber statistisch signifikanten Anstieg (Abb. 2). Insbesondere Hydroxyprolin ließ einen starken Zuwachs erkennen, was auf eine besonders intensive Kollagensynthee schließen läßt. Andererseits deutete der gegenüber den Ausgangswerten verminderte DNA-Gehalt der Kulturen auf eine Minderung der Gesamtzellzahl hin, was die Folge der Ossifizierungsvorgänge mit der Reduktion von Knorpelgewebe und der Ausbildung einer Markhöhle sein dürfte.

Erst unter höchsten Konzentrationen von 15 mmol/l waren in der Kultur die Hydroxyprolinwerte reduziert. Dieser Hemmeffekt der Mellitsäure auf die Zellvermehrungsparameter dürfte Ausdruck einer unspezifischen toxischen Wirkung oberhalb 10 mmol/l sein.

Ganz analog verhielt sich der Glykosamin-Glykan-Gehalt der Explanate: Er stieg unter dem Einfluß der Mellitsäure bis zu einer maximalen Konzentration von 10 mmol/l deutlich an.

Andererseits aber wurde der Calciumeinbau in die Explanate durch Mellitsäure konzentrationsabhängig gehemmt. Dieser Effekt ist bereits bei einer Konzentration

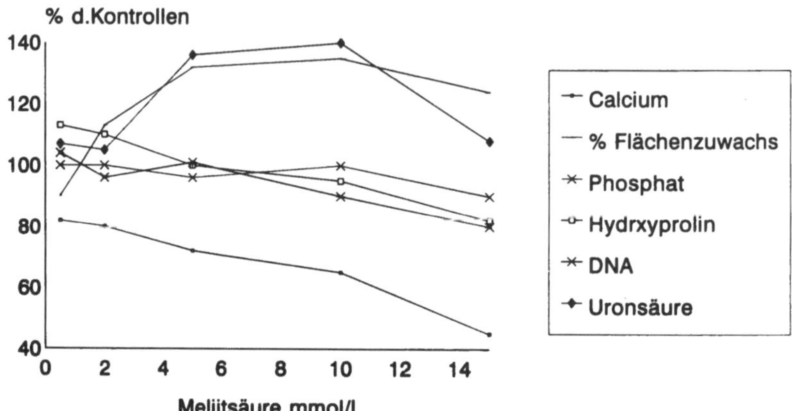

100 % = Kontrollkulturen
murine Tibiaanlagen
Inkubationszeit 6 d

Abb. 2. Einfluß der Mellitsäure auf mesenchymale Stoffwechselparameter

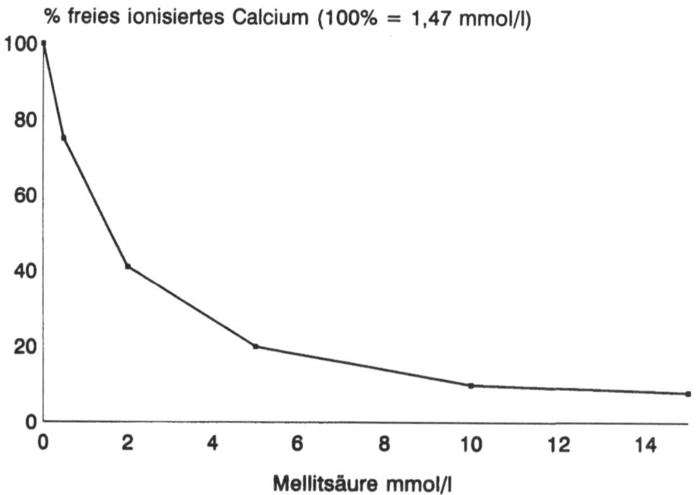

Abb. 3. Einfluß der Mellitsäure auf d. ionisierte Calcium im Nährmedium

von 0,5 mmol/l nachweisbar und wird ab 2 mmol/l hoch signifikant. Unter Konzentrationen von 15 mmol/l kam es nicht nur zur Störung des Calciumeinbaus in das Gewebe, sondern sogar zu Calciumverlusten aus den Explanaten.

Obwohl es in Abhängigkeit von der Mellitsäurekonzentration zu einem Abfall des ionisierten Calciums im Nährmedium kommt (Abb. 3), ist es unwahrscheinlich, daß die Effekte der Mellitsäure auf die DNA-, RNA- und Kollagensynthese in der Gewebekultur allein auf ihrer Calciumfängereigenschaft beruhen. Insbesondere dürfte für die gesteigerte Zellvermehrung im Konzentrationsbereich bis 5 mmol/l ein reduziertes Calciumangebot nicht verantwortlich sein. Die entsprechenden Versuche mit einem in seinem Calciumgehalt modifizierten Medium gaben keinerlei Hinweise auf einen derartigen Mechanismus. So bleibt im großen und ganzen der Mechanismus des Effektes der Mellitsäure auf die mesenchymalen Stoffwechselparameter in der Gewebekultur noch offen.

Da sich die Toxizität der Mellitsäure mit einer LD 50 von 2,57 g pro kg Körpergewicht als sehr gering erwies, haben wir nach einem Selbstversuch die Mellitsäure auch zur Hemmung der Kalzifikation des operativ traumatisierten Gewebes bei 3 Patienten, die an einer Myositis ossificans progressiva litten eingesetzt. Postoperativ durchspülten wir das Gebiet über eine Drainage für 3 Wochen. Da allerdings zur Beeinflussung des Mineralwachstums auch noch andere Maßnahmen eingesetzt wurden, können wir über die Wirksamkeit der Mellitsäure zur Prophylaxe pathologischer Kalzifikationen bislang nur spekulieren.

Literatur

1. Francis MD, Slough L, Briner WW, Oertel RP (1977) An in vitro and in vivo invstigation of Mellitate and Etheane-1-hydroxy-1,1-diphosphonate in Calcium-Phosphat-systems. Calc Tiss Res 23:53–60
2. Leach SA (1975) Dental plaques inhibiting agents which prevent deposition of calcium hydroxyapatite from saliva. Patentschrift 1973 (Number DT 2411-383, subm. 10.3.1973); zit. n. Chem-Abstr 82:35036m
3. Leach SA (1978) An investigation of the effects of Mellitic Acid on Hydroxyapatite. J Biol Bucc 6(1):55–63
4. Karzel K, Münzenberg KJ, Krisinger J (?) Über den Einfluß von Benzolcarbonsäuren, insbesondere Mellitsäure, auf biologische in vitro-Systeme
5. Kuczewski H (1985) Die Wirkung der Mellitsäure auf Verkalkungsreaktionen im lebenden Gewebe. Inaugural-Dissertation, Bonn
6. Zantke C (1984) Die Wirkung der Mellitsäure auf die Kalzifikation von kollagenem Rattenschwanzsehnengewebe in vitro. Inaugural-Dissertation, Bonn

Die Makro- und Mikrostruktur des Knochens bei Fluorose

F. H. W. Heuck

Radiologisches Institut, Zentrum Radiologie, Katharinenhospital der Stadt Stuttgart.
Privat: Hermann-Kurz-Straße 5, D-70192 Stuttgart

Nach den ersten Berichten über die Pathomorphologie der „Knochenfluorose" als
Folge einer Fluor-Intoxikation durch Möller und Gudjonsson (1932 [1]) sowie
Roholm (1937/39 [2, 3]) sind weitere Mitteilungen über Skelettbefunde aus verschiedenen Regionen Europas erschienen [4]. Eine eingehende Beschreibung des röntgenmorphologischen Bildes der pathologischen Knochenstruktur bei Fluorose ver-
danken wir Fritz (1964 [5]) sowie Franke u. Mitarb. (1968/72 [6, 7, 8]), die über
Beobachtungen bei Kryolith-Arbeitern berichtet haben. Eine zusammenfassende
Übersicht der toxischen Osteopathien haben Diethelm und Fritz (1983 [9]) zusam-
mengestellt.

Entwicklung der Makrostruktur

Es sind verschiedene Stadien der Knochenfluorose herausgearbeitet worden. Die
ersten morphologischen Zeichen werden als Dichtezunahme des Knochens beschrieben. Diese *„Fluorose I"* findet sich bevorzugt am Beckenskelett und an der Wirbelsäule und ist durch eine Vergrößerung der Bälkchenstruktur und eine Zunahme der
Knochendichte charakterisiert (Abb. 1) [10, 11, 12].

Die zunächst allgemein vergröberte Knochenstruktur im Sinne der sogenannten „hypertrophen Atrophie" läßt sich in späteren Stadien schwer abgrenzen und es
entwickelt sich eine mehr milchig-trübe Verdichtung in den spongiösen Knochenre-
gionen [13, 14]. Nicht nur der Wirbelkörper und das Beckenskelett, auch die Wirbel-
bögen, die Querfortsätze und die Dornfortsätze, später die Rippen, lassen Strukturverdichtungen erkennen. Die peripheren Knochen des Gliedmaßenskelettes können
zunächst noch unauffällig sein.

Die mittelschwere Form der *„Fluorose II"* ist durch eine weitere Dichtezunahme bei verwaschener Spongiosastruktur charakterisiert. Am Kreuzbein, Beckenskelett und der Wirbelsäule sind nur wenige Strukturelemente noch abgrenzbar.
Der proximale Femur zeigt eine Dichtezunahme durch Knochenapposition im
Markraumbereich bei *gleichzeitiger Strukturauflockerung* sowie diskrete *periostale
Appositionen,* die sich nach distalwärts bis zum Unterschenkel fortsetzen können
[15, 16, 17].

Im Stadium der *„Fluorose III"* sind Lendenwirbelsäule und Beckenspongiosa
so ausgeprägt verdichtet, daß einzelne Strukturelemente nicht mehr abgegrenzt werden können. Hinzu kommen *metaplastische Verknöcherungen* und *Verkalkungen* von

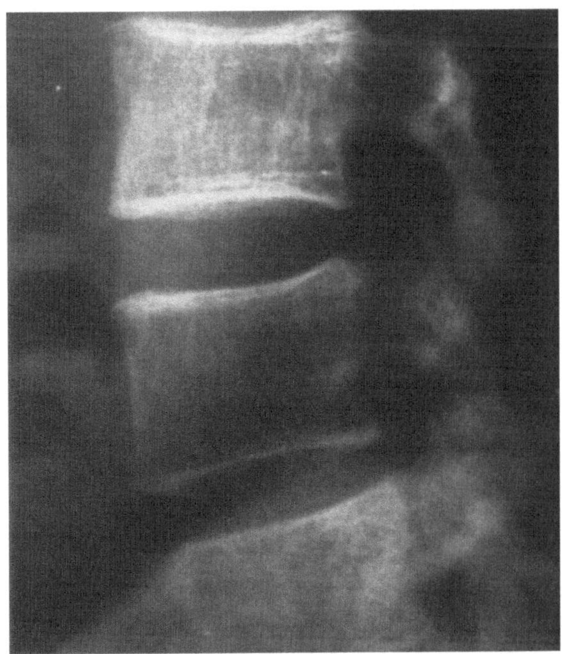

Abb. 1. Strukturverdichtungen der Wirbelspongiosa und der Kortikalis von Deck- und Grundplatten durch Knochenapposition nach Fluorexposition bei einem 51jährigen Mann (Fluorose I–II)

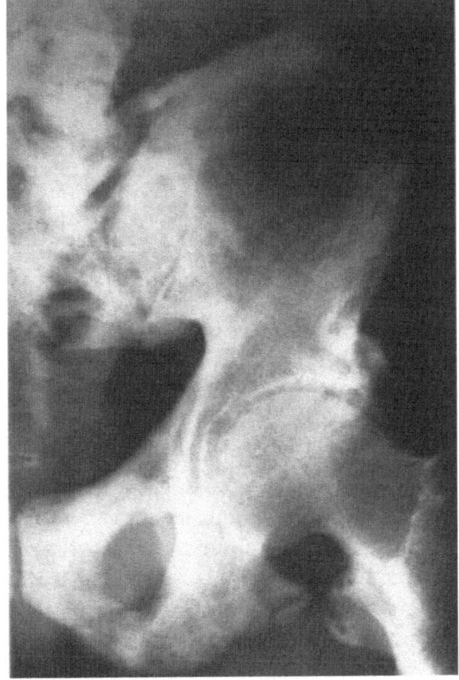

Abb. 2. Ausgeprägte Spongiosklerose und metaplastische Verknöcherungen an den Ansatzstellen von Sehnen, Muskeln und Kapselbandapparat im Bereich der Knochen des Hüftgelenkes bei einem 56jährigen Mann (Fluorose III)

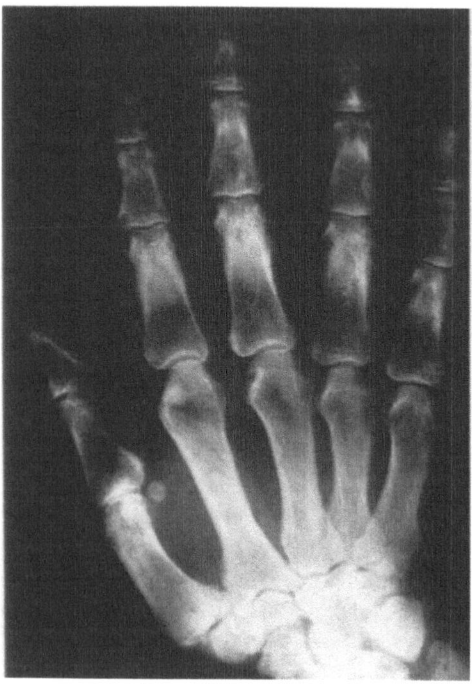

Abb. 3. Die Spongiosastruktur der Knochen des Handskelettes erfährt nach Fluorexposition über mehrere Jahre eine Verdichtung. Diskrete Verknöcherungen an den Kapselansatzregionen der Fingergelenke (gleicher Patient wie Abb. 2)

Sehnen- und Muskelansätzen (Abb. 2). Eine Bewegungseinschränkung der Gelenke ist als Folgezustand beschrieben worden [9, 18].

Nach Beendigung der Fluorexposition kann eine Rückbildung der Strukturdichte der Knochen festgestellt werden [3, 8, 9]. In der letzten zusammmenfassenden Übersicht von Diethelm und Fritz (1983) wird hervorgehoben, daß diese metaplastischen Verknöcherungen des Bindegewebes im Bereich der Ursprungs- oder Ansatzstellen von Bändern, Sehnen und Muskeln *keine* Rückbildung erfahren. Die einmal aufgetretene Bewegungsbehinderung in den Gelenken und damit eine Versteifung des Stützgerüstes sind bei der Fluorose nicht reversibel. Das röntgen-morphologische Bild dieser bizarren Formationen neuen Knochens läßt allerdings wieder eine Struktur erkennen. Betont sei, daß im Stadium der Knochenfluorose III auch die peripheren Knochen, wie z.B. das Handskelett, beteiligt sein können (Abb. 3).

Durch die *Behandlung der verschiedenen Formen der Osteoporose* mit Fluorpräparaten sind in letzter Zeit Strukturveränderungen, vor allem an der Wirbelsäule, beobachtet worden, die nicht immer leicht eingeordnet werden konnten [19, 20, 21, 22, 23, 24, 25, 26, 27, 28, 29]. Dies ist insbesondere dann nicht möglich, wenn eine zuvor durchgeführte Fluortherapie anamnestisch unbekannt geblieben ist [30]. Die Spongiosastruktur der Wirbel weist Verdichtungen auf, die in den deck- und grundplattennahen Abschnitten entwickelt sein können (Abb. 1). Ferner sind Appositionen an den Wirbelkanten festzustellen. Diese *metaplastischen Verknöcherungen* können so stark ausgeprägt sein, daß sie den Wirbelkanal einengen und dann neurologische Störungen auftreten können. Durch Zerrüttung der Bandscheiben ist das

Abb. 4a, b. Generalisierte, dorsal tumorähnliche Periostappositionen an der Femurdiaphyse bei gleichzeitiger Strukturauflockerung von Kompakta und Spongiosa bei einer 26jährigen Frau nach stärkerer Fluorexposition. **a** Femur-Präparat. **b** Röntgenbild des Präparates (Sammlung Prof. Dr. med. Erwin Uehlinger, Zürich, s. auch [31])

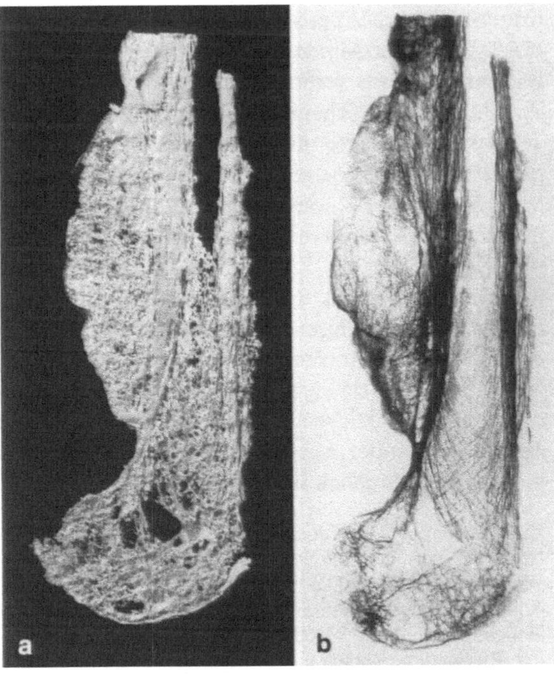

gesamte röntgen-morphologische Bild der Fluorose der Wirbelsäule sehr deutlich ausgeprägt [9, 15, 16, 18]. Als Folge einer Fluormedikation sind eigenartige Appositionen an den Röhrenknochen beobachtet worden, die an „Pseudotumoren" erinnern [31] (Abb. 4a, b). Über ähnliche Veränderungen haben Franke u. Mitarb. (1975/78) in Zusammenstellungen zur endemischen Fluorose und Industrie-Fluorose berichtet [32, 33]. Im Gegensatz zur Apposition neuen Knochengewebes nach Fluormedikation ist eine *Verminderung der Belastbarkeit* der Knochen beobachtet worden [34, 35, 36, 37, 38]. Es sind pathologische Frakturen oder Umbauzonen im peripheren Skelett zu finden [36, 38, 39]. In anderen Studien konnte eine Zunahme der Wirbelfrakturen nicht gefunden werden [40, 41]. In den nachfolgenden Ausführungen zur Mikrostruktur des Knochens werden Befunde erläutert, die eine veränderte statische Belastbarkeit des neu angebauten oder umgebauten Knochens verständlich machen können.

Die Mikrostruktur der Tela ossea

Die Resultate histologischer Untersuchungen der Tela ossea lassen im Vordergrund aller Befunde eine generell gestörte Transformation erkennen [42, 43, 44]. Unter den bisher vorliegenden Ergebnissen mikro-morphologischer Studien nach Fluortherapie sind die von Schenk u. Mitarb. (1970 [45, 46]) erhobenen Befunde an 48 Knochenbiopsien bei 16 osteoporotischen Patienten besonders beachtenswert. Nach etwa 80 Wochen dauernder Behandlung war eine Zunahme der Dichte des spongiösen

Knochens durch Appositionen an der Oberfläche der Trabeculae festzustellen. Eine Verzögerung der Mineralisation des Osteoids ließ sich durch Zugabe von Vitamin D gelegentlich etwas verbessern [44]. Kuhlencordt und Mitarb. (1970 [47]) fanden eine Zunahme der Knochenneubildung bei atypischer Mineralisation der neu angebauten Tela ossea mit einer auffallend großen Zahl von Osteozyten, in deren Umgebung periosteozytäre Mineralisationsstörungen auffielen. Die mikroradiographischen Untersuchungen der Knochenfluorose durch Thiébaud und Mitarb. (1970 [48]) ergaben gleichartige Strukturveränderungen, die als „Mottled bone" beschrieben worden sind [44, 49, 50, 51, 52, 53, 54]. Es ist also nach Fluormedikation *kein normaler Knochen* entstanden. Die Osteozyten sollen im angebauten neuen Faserknochen dichter zusammenliegen, doch kann dieser Eindruck durch die periosteozytären Mineralisationsdefekte entstehen. Im alten Knochen findet sich dieser Befund nicht. Im eigenen Arbeitskreis konnte Freitag Knochenmaterial von etwa 5jährigen Rindern durch vergleichende histologisch-mikroradiographische Untersuchungen analysieren. Die Rinder wurden in einem Weidegebiet nahe einer Flußsäurefabrik exponiert. Der Fluorgehalt in der Knochenasche war deutlich erhöht [55, 56].

Die entnommenen Knochenproben sind nach Alkoholfixierung und Fuchsinstückfärbung (nach Schenk) in Methylmetacrylat eingebettet und zu Dünnschliffen von etwa 50 μ weiter verarbeitet worden. Die Kontaktmikroradiogramme wurden mit dem Philips CMR 5 bei 4,5–5 kV Anodenspannung und 2 mA angefertigt (Combée und Recourt, 1957/58 [57], Heuck, 1960/69 [58, 59, 60, 61]). Zum Vergleich wurden Knochenproben gleichaltriger gesunder Rinder untersucht, um die typischen histo-morphologischen Veränderungen in der Tela ossea nach Fluorintoxikation abgrenzen zu können. Ferner sind 48 Knochenproben aus Wirbel, Clavicula, Schädel und Rippen von Kranken nach Fluorintoxikation histologisch-mikroradiographisch untersucht worden.

Die erhobenen Befunde lassen sich wie folgt zusammenfassen: die Tela ossea des *Rinderknochens* weist nach länger dauernder Fluorintoxiktion – im Vergleich mit gesundem Knochengewebe – ausgeprägte Abweichungen der Mikrostruktur und Veränderungen in der Konzentration und Verteilung der Knochenminerale auf [55, 56]. Es finden sich weite Havers'sche Kanäle in Osteonen, die meist unregelmäßig gestaltet und verteilt sind. Eine größere Zahl fällt durch niedrige Mineralkonzentration der Tela ossea auf (sog. „low-density-Osteone"). Am Innensaum der Osteone (zum Havers'schen Kanal hin gelegen) finden sich häufig breite osteoide Säume (Abb. 5a) [45, 56] mit niedriger, unregelmäßiger Mineralisation (Osteoidose). Die Demarkationslinie des Osteoid zum voll mineralisierten Abschnitt des Osteons fällt durch größere Unterschiede in der Mineralkonzentration auf [45, 52, 53, 54]. Nicht selten finden sich eigenartige radiäre Strukturen im Osteoid, die an streifige Mineralisationsdefekte erinnern, wie sie auch bei der Osteomalazie vorkommen. Untersuchungen des Knochens mit dem Rasterelektronenmikroskop ergaben Veränderungen der Kollagenfibrillen der Matrix bei der Knochenbildung und Mineralisation, die darauf schließen lassen, daß der Knochen als *Organ* beteiligt ist. (Franke u. Mitarb., 1976 [62, 63]).

Die Verteilung der Osteozyten weicht vom Normalbild etwas ab. Die Osteozytenhöhlen sind unregelmäßig begrenzt und periosteozytär sind Mineralisationsdefekte zu finden (Abb. 5b) [44, 45, 56]. Innerhalb der Osteone neben den Osteozytenzellfortsätzen sind Mineralisationsdefekte in Richtung zum Havers'schen Kanal sichtbar. In umschriebenen Arealen läßt sich ein Ineinanderfließen der Mineralisa-

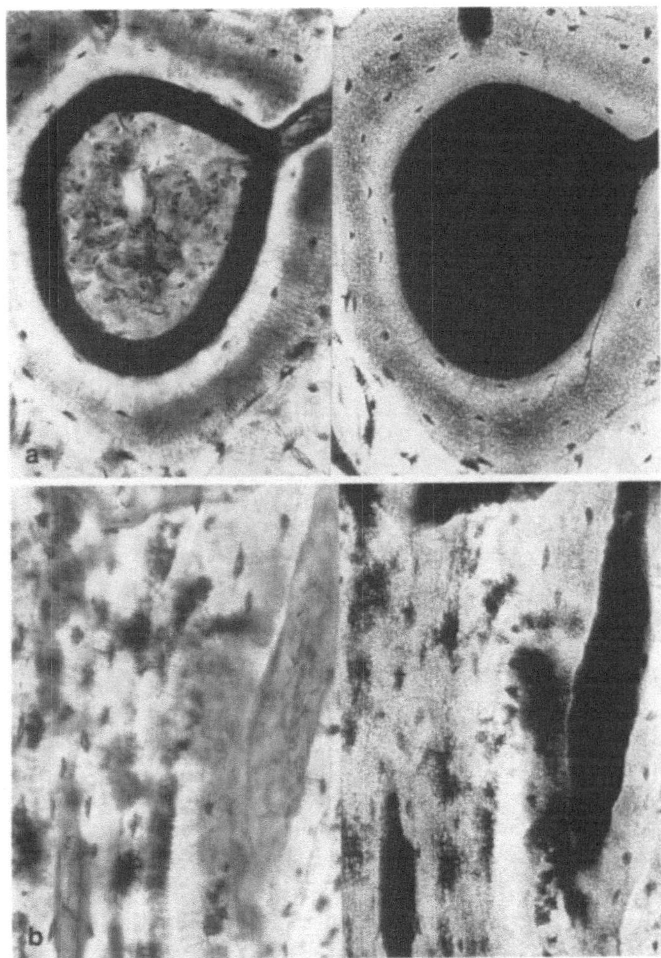

Abb. 5a, b. Histologisch-mikroradiographischer Vergleich von Knochendünnschliffen (50 U) aus einer Rippe bei Rinder-Fluorose. **a** In vielen Osteonen findet sich ein weiter Havers'scher Kanal mit relativ breitem Osteoidsaum, der sich im Mikroradiogramm *(rechtes Bild)* nicht darstellt. Die angrenzende Zone der Tela ossea weist einen Streifen von hoher Mineralisation auf, der in einen Bezirk geringerer Mineralisation übergeht. Einige Osteozytenlakunen sind vergrößert. **b** Die periosteozytären Mineralisationsdefekte der Tela ossea sind nur im Mikroradiogramm *(rechtes Bild)* deutlich erkennbar

tionsdefekte erkennen. Hierdurch entsteht der Eindruck, daß nach Erweiterung der Osteozytenlakunen das Zusammentreten von Knochenzellen erleichtert wird. Schließlich ist ein Konfluieren der Osteozytenlakunen zu beobachten und diese Lakunen können an das Gefäßsystem Anschluß finden. Es drängt sich der Gedanke auf, daß über diesen Mechanismus ein „Aufbruch" der Tela ossea eintreten kann, mit dem ein Umbau eingeleitet wird [56, 72]. Johnson (1965 [11]) hatte bereits als wesentlichen Mechanismus bei der formalen Genese der Osteofluorose die Intensi-

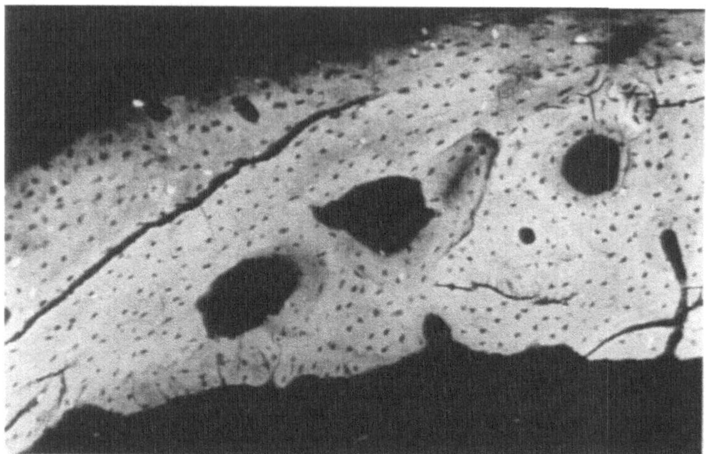

Abb. 6. Das Mikroradiogramm des Rippenknochens eines 62jährigen Mannes nach jahrelanger Fluorexposition weist neben großen Osteozytenlakunen, Resorptionslakunen und einigen weiten Havers'schen Kanälen auch Mikrofrakturen auf

vierung des inneren Umbaues der Tela ossea betont, die schließlich auch zur Osteoporose mit Verminderung der mechanischen Belastbarkeit führen kann.

Am *Fluorknochen des Menschen* sind ähnliche Mineralisationsdefekte und Umbaustörungen der Tela ossea zu finden (Abb. 6) [21, 23, 24]. Dem Fluor wird eine intensive osteoplastische Wirkung zuerkannt, bei der ein irregulär aufgebauter Faserknochen mit eigenartiger, unregelmäßiger Mineralisation gefunden wird. In allen Knochenproben waren periosteozytäre Mineralisationsdefekte und „begrabene Osteoidsäume" nachweisbar [44, 45, 47, 48, 49]. Zum Pathomechanismus der Knochenfluorose hat Posner (1963/87 [64, 65]) betont, daß nach Aufnahme von Fluor die OH-Gruppe im Knochenapatit substituiert wird und dadurch die Löslichkeit des Fluorapatit verringert ist. Als Folge der schlechten Löslichkeit des Fluoropatit gegenüber dem Hydroxylapatit kann eine *negative* Kalziumbilanz auftreten. Die größeren Fluorapatitkristalle sind relativ resistent gegenüber den Einflüssen durch Resorptionsvorgänge, so daß Störungen im Umbau verständlich werden.

Als Folge einer Fluorintoxikation wurde eine vermehrte Parathormonausschüttung beobachtet, so daß auch über diesen Mechanismus strukturelle Veränderungen und Mineralisationsdefekte der Tela ossea verständlich werden [66, 67, 68]. Eine Nebenschilddrüsenhyperplasie wurde als Kompensationsmechanismus einer Hyperkalzämie infolge der schweren Löslichkeit des Fluorapatits des fluorbehandelten Knochens gedeutet [12, 46, 50, 69, 70]. Durch Gabe von Vitamin D können Mineralisationsdefekte beeinflußt werden.

Schlußbetrachtung

Die Befunde der Makrostruktur und Mikrostruktur bei Knochenfluorose lassen sich mit andersartigen, sehr ähnlichen Befunden vergleichen. In erster Linie wird an die

Röntgenmorphologie beim primären und sekundären Hyperparathyreoidismus gedacht. Die histologisch-mikroradiographischen Befunde sind bei diesen hormonellen Störungen der Knochentransformation, verglichen mit den Befunden bei Knochenfluorose, ähnlich, so daß Parallelen aufgezeigt werden könnten [71, 72]. Nicht nur die periosteozytären Mineralisationsdefekte der Tela ossea, sondern auch die mangelhafte Mineralisation der Osteoidsäume, ferner die „begrabenen Osteoidsäume" und Befunde, die als „Mottled bone" bezeichnet worden sind, können in der Gegenüberstellung sehr ähnliche Veränderungen aufweisen. Die gestörte Umbaudynamik der Tela ossea hat eine ungeordnete Makrostruktur und Architektur des Knochens zur Folge, die nicht selten zu einer Spongiosklerose führt. Beim sekundären Hyperparathyreoidismus ist das „Rugger-Jersey-Phänomen" der Wirbelspongiosa bekannt. Ferner sind Sklerosen der Beckenspongiosa, der Metaphysen und zum Teil auch der Epiphysen der langen Röhrenknochen sowie umschriebene Spongiosklerosen selbst an den kleinen Knochen des Hand- und Fußskelettes festzustellen [72]. Im histologisch-mikroradiographischen Bild sind Parallelen auch zu den pathogenetisch noch unklaren Spongiosklerosen der Marmorknochenkrankheit, der Hyperostosis generalisata und des Morbus Paget zu finden.

Es ist sicher aufschlußreich, einmal nach *Gemeinsamkeiten* von Ursachen dieser Störungen des Knochenumbaues zu suchen. Die zentrale Bedeutung des Parathormons für eine echte Neubildung von Knochengewebe verspricht im Zusammenhang mit Bemühungen um eine sinnvolle Osteoporosetherapie noch weitere Fortschritte zu ermöglichen.

Literatur

1. Möller PF, Gudjonsson SV (1932) Massive fluorosis of bones and ligaments. Acta Radiol 13:269–294
2. Roholm K (1937) Fluoride intoxication: A clinical hygienic study. Lewis HK, London
3. Roholm K (1939) Fluorvergiftung. Eine Übersicht über die Rolle des Fluor in Pathologie und Physiologie. Erg Inn Med Kinderheilk 57:821–915
4. Minder W (1964) Fluor als Bestandteil der anorganischen Knochensubstanz. In: Gordonoff T (Hrsg) Toxikologie des Fluors. Schwabe u Co AG, Basel
5. Fritz H (1964) Besonderheiten des Verlaufs der Knochenfluorose. Radiologia diagnostica 5:393–403
6. Franke J (1968) Chronische Knochenfluorose. Beitr Orthop Traum 15:680–684
7. Franke J, Auermann E (1972) Die Bedeutung der Beckenkammpunktion mit histologischer und mikroanalytischer Untersuchung des gewonnenen Knochenmaterials bei der Diagnostik der Fluorose. Int Arch Arbeitsmed 29:85–94
8. Franke J (1973) Die Knochenfluorose. In: Jesserer H, „ Die Fluortherapie der Osteoporose", Therapiewoche 23, Heft 43/73, S 7–10
9. Diethelm L, Fritz H (1983) Toxische Osteopathien. In: Diethelm L, Heuck F (Hrsg) Osteopathien. Röntgendiagnostik der Skeletterkrankungen Bd. V/5, Handbuch der Med. Radiologie. Springer-Verlag, Berlin Heidelberg New York, S 649–815
10. Bélanger LF, Visek WJ, Lotz WE, Comar CL (1957) The effects of fluoride feeding on the organic matrix of bones and teeth of pigs as observed by autoradiography after in vitro uptake of Ca45 and S35. J Biophysical and Biochemical Cytology 3:559–566
11. Johnson LC (1965) Histogenesis and mechanisms in the development of osteofluorosis. In: Hodge HC, Smith AF (eds) Fluorine Chemistry. Academic Press, New York London
12. Rich C, Feist E (1970) The action of fluoride on bone. In: Vischer ThL (ed) Fluoride in medicine. H. Huber Publ., Bern Stuttgart Vienna, S 70–87

13. Uehlinger E (1973) Allgemeine Pathologie der Osteoporose und ihrer reparativen Möglichkeiten. In: Jesserer H „Die Fluortherapie der Osteoporose", Therapiewoche 23, Heft 43/73, S 4–6
14. Reutter FW, Siebenmann R, Pajarola M (1970) Fluoride in Osteoporosis. In: Vischer ThL (ed) Fluoride in medicine, H. Huber Publ., Bern Stuttgart Vienna, S 143–152
15. Ellegast HH (1973) Das Röntgenbild der Knochenfluorose. In: Jesserer H „Die Fluortherapie der Osteoporose" Therapiewoche 23, Heft 43/73, S 11–12
16. Vischer TL, Bernheim C, Guerdjikoff C, Wettstein P, Lagier R (1970) Industrial Fluorosis. In: Vischer ThL (ed) Fluoride in medicine. H. Huber Publ., Bern Stuttgart Vienna, S 96–105
17. Kragstrup J, Richards A, Fejerskov O (1989) Effects of fluoride on cortical bone remodeling in the growing domestic pig. Bone 10:421–424
18. Rao B, Taraknath V, Sista V (1992) Ossification of the posterior longitudinal ligament and fluorosis. J Bone Joint Surg (Br) 74:469–470
19. Weatherell JA (1966) Fluoride and the Skeletal and Dental Tissues. In: Smith FA (ed) Pharmacology of Fluorides. Handbuch d Exper Pharmakologie XX/1, Springer-Verlag, Berlin Heidelberg New York, S 141–172
20. Bernstein DS, Cohen P (1967) Use of sodium fluoride in the treatment of osteoporosis. J clin Endocrin 27:197
21. Kuhlencordt F, Kruse H-P, Lozano-Tonkin C, Eckermeier L (1969) Therapie der Osteoporose mit Natriumfluorid. Dtsch Med Wschr 94:1730–1734
22. Pajarola M (1969) Die Knochenveränderungen bei Natriumfluoridbehandlung rarefizierender Skeleterkrankungen (Therapeutische Knochenfluorose). Inang-Diss Zürich
23. Jowsey J, Riggs BL, Kelly PJ (1975) Long-term experience with fluoride and fluoride combination treatment of osteoporosis. In: Kuhlencordt F, Kruse H-P (eds) Calcium Metabolism, Bone and Metabolic Bone Diseases. Springer-Verlag, Berlin Heidelberg New York, pp 151–154
24. Olah AJ, Reuter FW, Schenk RK (1975) Histological bone changes after long-term treatment with sodium fluoride. In: Kuhlencordt F, Kruse H-P (eds) Calcium Metabolism, Bone and Metabolic Bone Diseases. Springer-Verlag, Berlin Heidelberg New York, pp 146–150
25. Dambacher MA, Haas HG (1976) Grundlagen der Osteoporosebehandlung mit Fluorid. Dtsch Med Wschr 101:502–503
26. Runge H, Franke J, Geryk B, Hein G, Fengler F, Paul H, Bismarck M, Schmidt CW (1979) Bone mineral analysis in persons with long-time fluoride exposure. Fluoride 12:18–27
27. Abendroth K (1989) Histologisch-histomorphometrische Verlaufsbeobachtungen bei der Fluortherapie der Osteoporose. In: Willert HG, Heuck FHW (Hrsg) Neuere Ergebnisse in der Osteologie. Springer-Verlag, Berlin Heidelberg New York, S 381–386
28. Delmas P, Dupuis J, Duboeuf F, Chapuy M, Meunier P (1990) Treatment of vertebral osteoporosis with disodium monofluorophosphate: Comparison with sodium fluoride. J Bone Min Res 5 (Suppl 1):143–147
29. Ziegler R (1991) Fluor-Therapie der Osteoporose. Ther Umschau 48:84–90
30. Herchenbach T, Wittenborg A, Nicksch E, Adler CP (1987) Metabolic osteopathy of uncertain origin. In: Kuhlencordt F, Dietsch P, Keck E, Kruse H-P (Hrsg) Generalized Bone Diseases. Springer-Verlag, Berlin Heidelberg New York, S 387–392
31. Soriano MY, Manchon F (1966) Radiological aspects of a new type of bone fluorosis. Periostitis deformans. Radiology 87:1089
32. Franke J, Rath F, Runge H, Fengler F, Auermann E, Lenart G (1975) Industrial Fluorosis. Fluoride 8:61–84
33. Franke J, Runge H, Fengler F (1978) Endemic and Industrial Fluorosis. In: „Fluoride and Bone"– Symposium CEMO. Ed. Medicine et Hygiéne, Genève, S 129–143
34. Franke J, Runge H, Grau P, Fengler F, Wanka C, Rempel H (1976) Physical Properties of Fluorosis Bone. Acta orthop scand 47:20–27

35. Heaney R, Baylink D, Johnston C Jr, Melton L, Meunier P, Murray T, Nagant de Deuxchaisnes C (1989) Fluoride therapy for the vertebral crush fracture syndrom. A status report. Ana Intern Med 111:678–680
36. Orcel P, de Vernejoul M, Prier A, Miravet L, Kuntz D, Kaplan G (1990) Stress fractures of the lower limbs in osteoporotic patients treated with fluoride. J Bone Miner Res 5 (Suppl 1):191–194
37. Schnitzler C, Wing J, Gear K, Robson H (1990) Bone fragility of the peripheral skeleton during fluoride therapy for osteoporosis. Clin Orthop 262:268–275
38. Franke J, Hauch S (1991) Frakturen und Umbauzonen während der NaF-Behandlung der Osteoporose. In: Werner E, Matthiass HH (Hrsg) Osteologie-interdisziplinär. Springer-Verlag, Berlin Heidelberg New York, S 516–524
39. Haettich B, Lebreton C, Prier A, Kaplan G (1991) Magnetic resonance imaging of fluorosis and stress fractures due to fluoride. Rev Rhum Mal Osteoartic 58:803–808
40. Einhorn T, Wakley G, Linkhart S, Rush E, Maloney S, Faierman E, Baylink D (1992) Incorporation of sodium fluoride into cortical bone does not impair the mechanical properties of the appendicular skeleton in rats. Calcif Tissue Int 51:127–131
41. Farley S, Wergedahl J, Farley J, Javier G, Schulz E, Talbot J, Libanati C, Lindegren L, Bock M, Goette M (1992) Spinal fractures during fluoride therapy for osteoporosis: relationship to spinal bone density. Osteoporos Int 2:213–218
42. Röckert H, Sunzel H (1960) Skeletal lesions following ingestion of fluoridated water. Experienta 16:155
43. Röckert H (1963) X-ray absorption and X-ray fluorescence microanalysis of mineralized tissue of rats which have ingested fluoride water. Acta path microbiol scand 59:32
44. Jowsey J, Schenk RK, Reutter FW (1986) Some results of the effects of fluoride on bone tissue in osteoporosis. J clin Endocr 28:869
45. Schenk RK, Merz WA, Reutter FW (1970) Fluoride in osteoporosis. Quantitative histological studies in bone structure and bone remodelling in serial biopsies of the iliac crest. In: Vischer TL (ed) Fluoride in Medicine. Huber, Bern Stuttgart Wien, S 153–168
46. Baylink DL, Wergedahl J, Stauffer M, Rich C (1970) Effects of fluoride in bone formation, mineralization, and bone resorption in the rat. In: Vischer TL (ed) Fluoride in Medicine. Huber, Bern Stuttgart Wien, S 37–69
47. Kuhlencordt F, Kruse HP, Eckermeier L, Lozano-Tonkin C (1970) The histological evaluation of bone in fluoride treated osteoporosis. In: Vischer TL (ed) Fluoride in Medicine. Huber, Bern Stuttgart Wien, S 169–177
48. Thiébaud M, Zender R, Courvoisier B, Baud CA, Jacot C (1970) The action of fluoride in diffuse bone atrophies. In: Vischer TL (ed) Fluoride in Medicine. Huber, Bern Stuttgart Wien, S 136–142
49. Baud CA, Bang S (1970) Fluoride and bone mineral substance. In: Vischer TL (ed) Fluoride in Medicine. H Huber Publ, Bern Stuttgart Vienna, S 27–36
50. Franke J (1972) Histological changes of human fluorosis, experimental fluorosis in animals and osteoporosis following sodium fluoride therapy. Fluoride 5:182–198
51. Reutter FW, Olah AD (1973) Klinische und histologisch-morphometrische Resultate der Fluorbehandlung der Osteoporose. In: Jesserer H, „Die Fluortherapie der Osteoporose". Therapiewoche 23, Heft 43/73, S 29–32
52. Duriez R, Flautre B, Duriez J (1989) A microradiographic study of iliac bone biopsies taken after treatment of postmenopausal osteoporosis with sodium fluoride. Histomorphometric correlations. Rev Rhum Mal Osteoartic 56:375–381
53. Boivin G, Chavasseiux P, Chapuy M, Baud C, Meunier P (1989) Skeletal fluorosis: histomorphometric analysis of bone changes and bone fluoride content in 29 patients. Bone 10:89–99
54. Boivin G, Chavasseiux P, Chapuy M, Baud C, Meunier P (1990) Skeletal fluorosis: histomorphometric findings. J Bone Miner Res 5 (Suppl 1):185–189
55. Freitag V, Oelschläger W, Loeffler K (1970) Fluoride content and microradiographic findings in skeletal fluorosis. Fluoride 3:164–174
56. Freitag V, Heuck F (1973) Die pathologische Knochenstruktur bei Fluorose. In: Heuck F, Dtsch. Röntgenkongreß 1972, Bcih. Fortschr. Rö.-Strahlen und Nuklearmed. G Thieme, Stuttgart 33–34

57. Combée B, Recourt A (1957–1958) Ein einfaches Gerät für Kontakt-Mikroradiographie zwischen 1,5–5 kV. Philips Techn Rundsch 19:221
58. Heuck F, Schmidt E (1960) Erfahrungen mit dem Philips-Mikroradiographen bei Untersuchungen des Knochens. Acta histochem 9:229
59. Jowsey J (1964) Variation in bone mineralisation with age and disease. In: Frost HM (ed) Bone Biodynamics. J & A Churchill, London
60. Heuck F (1969) Mikroradiographische Untersuchungen der Mineralisation des gesunden und kranken Knochengewebes. Der Radiologe 9:142–154
61. Heuck F (1970) Mikroradiographische Befunde zur Biodynamik des Knochens. Röntgenblätter 23:574–585
62. Franke J, Horn V (1976) Scanning Electron Microscopic Studies in Human Industrial Fluorosis. Fluoride 9:127–138
63. Horn V, Franke J (1976) Rasterelektronenmikroskopische Untersuchungen bei menschlicher Industriefluorose. Z Orthop 114:936–945
64. Posner AS, Eanes ED, Harper RA, Zipkin I (1963) X-ray diffraction analysis of fluoride on human bone apatite. Arch oral Biol 8:549
65. Posner A (1987) Bone mineral and the mineralization process. Bone and Mineral Research 5:65–116
66. Faccini JM, Care AD (1965) Effect of sodium fluoride on the ultrastructure of the parathyroid glands of the sheep. Nature (London) 207:1399
67. Faccini JM (1969) Fluoride induced hyperplasia of the parathyroid glands. Proc roy Soc Med 62:241
68. Faccini JM (1969) Fluoride and bone. Calcif Tiss Res 3:1
69. Teotia SP, Teotia M (1973) Secondary hyperparathyroidism in patients with endemic skeletal fluorosis. Brit med J 637
70. Hesch RD (1980) Extraglanduläre Ursachen des Hyperparathyreoidismus. Dtsch med Wschr 105:448
71. Heuck F (1973) Ergebnisse der Mikroradiographie bei Osteopathien. Radiologe 13:102–110
72. Heuck F (1976) Allgemeine Radiologie und Morphologie der Knochenkrankheiten. In: Diethelm L (Hrsg) Handbuch der Medizin. Radiologie V/1, Röntgendiagnostik der Skeletterkrankungen. Springer-Verlag, Berlin Heidelberg New York, S 1–303

Streßfrakturen im Lichte der Osteoporosetherapie mit Fluorverbindungen

W. Dihlmann

Röntgeninstitut am Allgemeinen Krankenhaus Hamburg-Barmbek, Rübenkamp 148,
D-22291 Hamburg

Die Fluoridtherapie der Osteoporose stützt sich auf verschiedene Erkenntnisse und Prämissen:

1. Die Osteoblasten müssen auf die medizierte Fluorverbindung ansprechen, d.h. vermehrt Osteoid bilden.
2. Mobilisierbares Kalzium muß im Organismus vorhanden sein oder ihm zugeführt werden, damit es vom Osteoid aufgenommen wird und auf diese Weise Knochengewebe entstehen kann.
3. Die Fluortherapie der Osteoporose ist eine kontinuierliche oder intermittierend durchzuführende Langzeitbehandlung, d.h., das verordnete Natriumfluorid muß für den Patienten gut verträglich sein (vor allem für seinen Gastrointestinaltrakt), um die Verordnungstreue (Compliance) zu gewährleisten.
4. Der verordnende Arzt muß wissen, daß die fluoridinduzierte Knochensubstanz wahrscheinlich nicht die biomechanische Qualität wie der ursprüngliche Knochen hat. Dies wird allerdings im Schrifttum einerseits kontrovers diskutiert (vergl. Farley et al. 1992). Andererseits wäre dadurch zu erklären, daß – im eigenen Krankengut – bei 6% der mindestens 12 Monate mit Fluorid behandelten Osteoporosepatienten (unabhängig von ihrer Differenzierung in Responder/Non-Responder) Streßfrakturen auftraten.

Im Lichte dieser Erfahrung sollen die nachfolgenden theoretischen, jedoch röntgenmorphologisch belegbaren Vorstellungen über Knochenstreß vorgetragen werden (Abb. 1):

Reiz/Reaktion sowie Streß/Adaptation sind biologische Dualismen. Diese Feststellung gilt auch für das Skelett.

Der Streßbegriff – Streß = Beanspruchung – wurde 1936 von H. Selye eingeführt und definiert. Reiz und Streß sind Vektoren, d.h., ihre Größe (Betrag), Richtung und Angriffsstelle sind festgelegt. Damit ein Reiz am Knochen eine Makroreaktion, z.B. Fissur, Infraktion, Fraktur, Ausriß usw., auslöst, muß er die biomechanische Toleranzschwelle des Knochengewebes überschreiten.

Der Knochenstreß ist dagegen ein ganz anderer Kraftvektor für den Knochen. Er wirkt intermittierend (rhythmisch) auf ihn ein und hat daher eine Zeitkomponente, die sich mit Beanspruchung/keine Beanspruchung beschreiben läßt. Knochenstreß liegt immer unterhalb der biomechanischen Toleranzschwelle der Knochensubstanz. Der dualistische „Partner" des Streß ist die Adaptation. Dieser Ter-

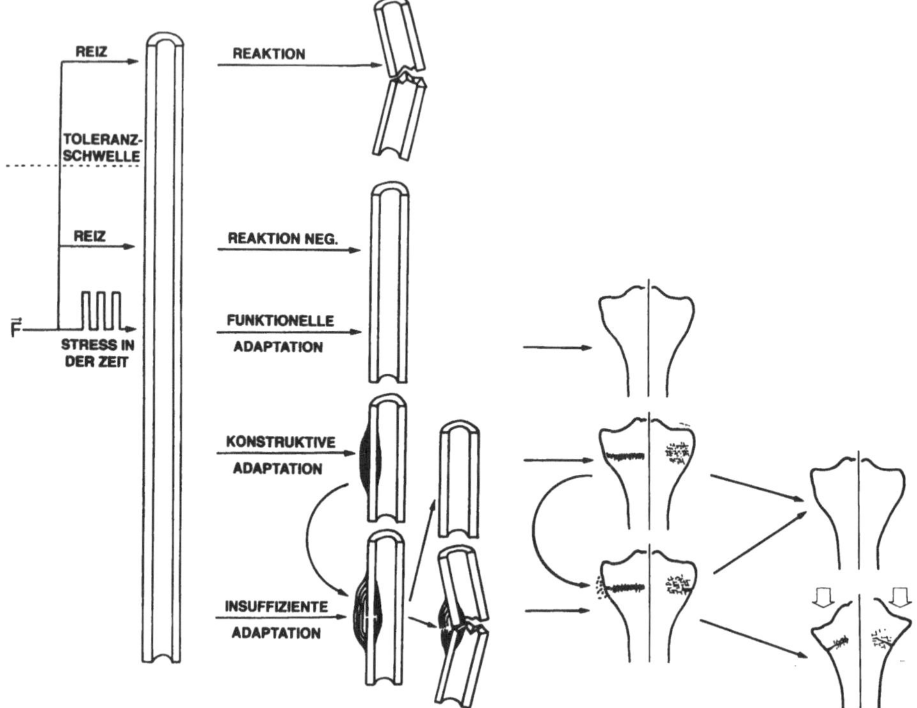

Abb. 1. Röntgenmorphologie und Dynamik der Streßphänomene am Knochen (vergl. Text)

minus meint Streßabbau. Knochen zeigt gegenüber Streß eine *funktionelle Adaptation*, wenn sich Beanspruchung (durch Streß) und Erholung (vom Streß) die Waage halten. Dann läßt sich Knochenstreß röntgenmorphologisch nicht nachweisen.

Sobald das Äquilibrium zwischen Streß und Adaptation zu ungunsten letzterer gestört ist, werden biologisch determinierte örtliche Hilfsmaßnahmen des Knochens eingesetzt, um den Streß abzubauen: *konstruktive Streßadaptation*. Am Röhrenknochenschaft geben sich dann periostale und/oder endostale Knochenneoformationen zu erkennen. In der spongiösen Knochensubstanz treten Verdichtungsbänder (eigentlich „Scheiben") oder ovale (kugelige oder eiförmige) Areale mit verdichteter Knochensubstanz auf, die an biomechanischen Spannungsspitzen, also an Prädilektionsstellen, sichtbar werden. Sie spiegeln adaptiv verdickte Trabekeln und/oder Mikrofrakturkallus wider.

Zur *insuffizienten Streßadaptation* kommt es, wenn die konstruktive Adaptation nicht ausreicht, den Streß abzubauen. Dann treten *Streßfrakturen* auf, die sich als ein Gemisch aus „Knochenplus" und „Knochenminus" offenbaren. Hinzutreten können periossär sich ausbreitende verkalkende Hämatome und inkomplette Frakturspalten.

Klinisch gibt sich der Übergang von der konstruktiven zur insuffizienten Streßadaptation bei dünnem Weichteilmantel an Schwellung und Hautrötung zu erkennen; gelegentlich tritt ein schmerzhafter sympathischer Erguß im benachbarten Gelenk auf. Im Stadium der konstruktiven und insuffizienten Streßadaptation bleiben dem betroffenen Knochen noch zwei Möglichkeiten: sofortige Streßvermeidung kann zur biologischen (röntgenologischen) Normalisierung führen. Jedoch droht jederzeit die zweite Möglichkeit, der Zusammenbruch – die traumatische Fraktur.

Zusammenfassung

Durch Einführung der Begriffe funktionelle, konstruktive und insuffiziente Adaptation an Knochenstreß wird die Dynamik eines biologischen Dualismus beleuchtet, die sich aus dem Röntgenbild ablesen läßt.

Literatur

Farley SM, Wergedal JE, Farley JR et al. (1992) Spinal fractures during fluoride therapy for osteoporosis: Relationship to spinal bone density. Osteoporosis Int 2:213–218

Die Ermüdungsfraktur als Folge einer Langzeittherapie mit Fluoriden

J. Link und S. Faul

Institut für Radiologie, Medizinische Universität zu Lübeck, Ratzeburger Allee 160, D-23562 Lübeck

Einleitung

Die Wirksamkeit von Natriumflouriden in der Osteoporosetherapie ist aufgrund der sehr ungewissen Pharmakodynamik von Fluoriden sehr umstritten. An einem Einzelfall soll auf eine seltene Nebenwirkung unter Fluoridtherapie hingewiesen werden.

Kasuistik

Bei einer 71jährigen Patientin, die seit 3 Jahren mit einem Kombinationspräparat aus Natriumfluorophosphat (120 mg/die) und Calciumsalzen zur Therapie ihrer Osteoporose behandelt wurde, war es an der rechten Tibiadiaphyse zu einem Ermüdungsbruch gekommen. Die starke. Schmerzsymptomatik hatten bei dieser Patientin zu nahezu völliger Gehunfähigheit geführt.

Klinisch bestand neben der Druckschmerzhaftigkeit im proximalen Drittel der Tibia eine ausgeprägte Kyphoskoliose mit isoliertem Klopfschmerz über dem 4. LWK. Bei der neurologischen Untersuchung fielen Pyramidenbahnzeichen am rechten Bein sowie eine Sensibilitätsstörung im N. Medianus-Ausbreitungsgebiet rechts auf. Bezüglich der Laborparameter bestand eine Erhöhung der alkalischen Phosphatase mit 270 U/l und eine Erhöhung der Laktatdehydrogenase auf 313 U/l. Die übrigen Parameter des Mineralsalzstoffwechsels lagen im Normbereich.

Die Röntgen-Übersichtsaufnahmen und die konventionelle Tomographie der rechten Tibia zeigten unterhalb der Diaphyse eine schräg verlaufende Aufhellungslinie mit einer beidseits begrenzenden Verdichtungszone.

Im CT der Tibia stellte sich der Ermüdungsbruch durch periostale, der Cortikalis anliegende Callusbildung dar und einer Sklerose der Spongiosa im Frakturbereich.

Die Röntgenaufnahmen der LWS zeigten eine linkskonvexe Skoliose mit einer Osteochondrose L4/L5. Radiologisch fielen eine Transparenzverminderung der Wirbelknochen mit Sklerosierung der Trabekel auf. Hier wurde bereits die Verdachtsdiagnose einer Fluorose gestellt, welche durch die Osteodensitometrie untermauert wurde. Verkalkungen von Bändern und Muskelansätzen oder Osteophyten wurden nicht beobachtet.

Die computertomographische Bestimmung des Mineralsalzgehaltes der Wirbelsäule mittels DE-QCT (double energy quantitative computertomography), gemittelt über LWK 1–3, ergab einen Kalziumhydroxylapatitgehalt von 263,8 mg/ml Wirbel-körperspongiosa und lag damit um 7,3 Standardabweichungen über dem altersent-sprechenden Mittelwert. Die Analyse des Knochenmineralgehaltes mittels DEXA (Dual Energy X-ray Absorptiometry) lieferte als mittleren Wert für L1–L3 eine Knochendichte von 1682 + 0,01 g/cm BMD (bone mineral density). Im Vergleich zu einer altersgemäßen Kontrollgruppe spricht dies für eine Knochendichteerhöhung um 174%. Die Messung der Knochendichte im Bereich des Femurs zeigte bei dieser Patientin Normwerte für die Region des Schenkelhalses sowie des Femurschaftes. Nur im pertrochantären Femurbereich wurde eine um 20% verminderte Knochen-dichte im Vergleich zum Standard gemessen.

Die Skelettszintigraphie zeigte „hot-spots" im Bereich des linken Mastoids, an der linken Clavicula sowie eine intensive Anreicherung im Bereich der rechten proximalen Tibia, welche den im Röntgenbild erkennbaren Frakturbereich deutlich überschreitet. Das gesamte Skelett wies in der Szintigraphie eine relativ schlechte Knochenkontrastierung auf.

Diskussion

Die Behandlung der Osteoporose mit Natriumfluoriden wurde erstmals 1961 von Rich u. Ensinck [9] eingeführt. Seither wird die Wirksamkeit der Fluoridtherapie als gesichertes Therapieprinzip bei Osteoporose sehr kontrovers diskutiert. Unbestrit-ten ist, daß Fluoride direkt die Osteoblasten stimulieren und hierdurch zu einer Ver-mehrung der Knochenmasse führen. Die vermehrte Apposition von Osteoid führt zu einer Verdichtung des Knochens durch Zunahme und Verstärkung noch vorhan-dener Trabekel. Durch die Kombination von Fluoriden mit Calcium soll eine Unter-mineralisierung des Osteoids verhindert werden können [3, 6, 14]. Bezüglich der Ne-benwirkungen der Natriumfluoridtherapie ist neben epigastrischen Beschwerden von periartikulären Schmerzen der unteren Extremitäten, insbesondere des Fuß- und Sprunggelenkbereiches, zu berichten. Es handelt sich hierbei in den meisten Fällen um intraossäre Mikrofrakturen der Spongiosa, die laut Literatur bei 35% langfristi-ger Fluoridbehandlungen vorkommen [2]. Sie stellen lokale Umbauherde ohne Frakturfolgen dar, die eine mehrwöchige Therapiepause notwendig machen [8, 11, 12]. Bei osteoartikulären Komplikationen empfiehlt sich die Durchführung eines Skelettszintigramms, wobei auf „hot-spots" zu achten ist [6]. Aufgrund diskrepanter Studienergebnisse ist derzeit umstritten, ob eine langfristige Fluoridtherapie einen positiven Einfluß auf die Frakturrate der Wirbelsäule hat bzw. wie im vorliegenden Fall, nicht vielleicht sogar zu einer Zunahme extravertebralen Frakturen führt [4, 7, 10]. Als weitere wichtige Nebenwirkung sei auf die Entwicklung einer iatrogenen Fluorose verwiesen. Bei unsachgemäßer Indikation, Dosierung und Therapiedauer kann es wegen der ungewissen Pharmakodynamik zu Skelettfluorosen kommen [1, 5, 13, 15].

Schlußfolgerung

Als mögliche Auswirkung der Langzeittherapie mit Fluoriden soll auf das vermehrte Auftreten von Spontanfrakturen am peripheren Skelettknochen hingewiesen werden. Neben der Untersuchung von Laborparametern werden regelmäßige densitometrische Messungen und jährliche Röntgenkontrollen der Wirbelsäule zur optimalen Einstellung des individuellen, therapeutischen Wirkspiegels von Natriumfluorid empfohlen.

Literatur

1. Doll G, Schaub T, Zocholl G (1992) Fluorose nach unkontrollierter Gabe von Natriumfluorophosphat. Fortschr Röntgenstr 156(1):96–97
2. Eriksen EF, Hodgson SF, Riggs BL (1988) Treatment of osteoporosis with sodium fluoride. In: Riggs BL, Melton LJ (Hrsg) Osteoporosis: Etiology, diagnosis and management. Raven Press, New York
3. Ericsson Y (1969) Skeletal uptake of simultaneously ingested fluoride and calcium in the rat. Calcif Tissue Res 3:340–347
4. Hedlund LR, Gallagher JC (1989) Increased Incidence of hip fracture in osteoporotic women treated with sodium fluoride. J bone mineral Res 4:223–225
5. Hesch RD, Rittinghaus EF (1991) Abschließende Bewertung der Osteoporosetherapie mit Fluoriden. Internist 32:708–720
6. Hesch RD, Rittinghaus EF (1989) Osteoporose. In: Endokrinologie, Lehrbuch in zwei Bänden. Urban und Schwarzenberg, München, S 1254–1269
7. Kleerekoper M, Peterson EL, Nelson DA, Philipps E, Schork MA, Tilly BC, Parfitt AM (1991) A randomized trial of sodium fluoride as a treatment of postmenopausal osteoporosis. Osteoporosis Int 1:155–161
8. Pfeilschifter J (1993) Stufenschema zur Therapie der Osteoporose. Klinikarzt 1/22:10–14
9. Rich C, Ensinck J (1961) Effect of sodium fluoride on calcium metabolism of human beings. Nature 191:184–185
10. Riggs BL, Hodgson SF, O'Fallon WM, Chao E, Wahner H, Muhs J, Cedel SL, Melton LJ (1990) Effect of fluoride treatment on the fracture rate in women with osteoporosis. N Engl J Med 322:802–809
11. Ringe JD (1985) Primäre und sekundäre Osteoporosen. Therapie mit Natriummonofluorphosphat und Calcium. MMW 127:1013–1016
12. Ringe JD (1991) Therapie der Osteoporose mit Fluoriden und Kalzitoninen. Internist 32:80–89
13. Ringe JD (1991) Osteoporose. Pathogenese, Diagnostik und Therapiemöglichkeiten. De Gruyter, Berlin New York
14. Schild HH, Heller M (1992) Osteoporose. S 45–46, Thieme, Stuttgart New York
15. Ziegler R (1990) Was ist gesichert in der Therapie der Osteoporose? Internist 31:680–688

Fluoride und Knochen – Dosisabhängige Effekte

J. Franke und S. Hauch

Klinik und Poliklinik für Orthopädie, Medizinische Hochschule Erfurt, Regierungsstr. 42a, D-99084 Erfurt

Aus unseren über 20jährigen Erfahrungen mit der NaF-Therapie der Osteoporose, mit zahlreichen Fällen von Industriefluorose und mit Tierversuchen können wir feststellen, daß für die Entwicklung und den Schweregrad einer Skelettfluorose zahlreiche Faktoren verantwortlich sind:

1. Dosis
2. Dauer des F^--Einflusses
3. Spezies
4. Individuelle Reaktion:
   – F^--Resorption im Magen-Darm-Kanal
   – Reaktionsfähigkeit der Knochenzellen auf Fluor
   – F^--Ausscheidung durch die Niere
   – unbekannte Faktoren

Auf die Bedeutung der individuellen Reaktion auf Fluor für den Ausprägungsgrad einer Fluorose (Responder, Nonresponder, Fastresponder) wiesen wir seit 1971 [1, 2, 3, 4, 5 ,6] immer wieder hin. Neben unbekannten Faktoren spielen dabei die Resorption von Fluoriden im Magen-Darm-Kanal (z.B. die Magensaftacidität), die Reaktionsfähigkeit der Knochenzellen auf Fluoride und die Fluorausscheidung durch die Niere (F^--Clearance, Urinmenge und Urin pH) eine Rolle.

Die Dosis und die Dauer des Fluoreinflusses haben besonders für den Schweregrad der Fluorose und den Ausprägungsgrad der Osteoidose (malazische Komponente) eine große Bedeutung, wie die folgenden Beispiele bezeugen sollen:

1. Iatrogene Fluorose: (Als Beispiel für hohe Dosierung über kürzere Zeit)
In den letzten 5 Jahren beobachteten wir 13 Fälle mit iatrogener Fluorose (Tabelle 1), die ohne jegliche Kontrolle durchschnittlich 6,6 (3–14) Jahre mit relativ hohen Dosis von 40–80 mg NaF/die behandelt wurden. Die Fluorwerte in der Beckenkammasche betrugen durchschnittlich 0,79%, was einer Fluorose I–II nach Roholm [7] entspricht. Die alkalische Phosphatase war mit 10,8 µkat auf über das Doppelte erhöht, der Nüchternserumfluorspiegel überschritt meist den therapeutischen Bereich von 7–12 µmol/l (Tabelle 2). Röntgenologisch fielen neben der typischen Osteosklerose mehrere Umbauzonen im Becken, am Schenkelhals und an den peripheren Knochen des Unterarmes und Unterschenkels auf, die histologisch durch eine massive Erhöhung des Osteoidvolumens auf durchschnittlich 393% bei einer durchschnittlichen Zunahme des Knochenvolumens auf 190% von altersentsprechenden

Tabelle 1. Iatrogene Fluorose

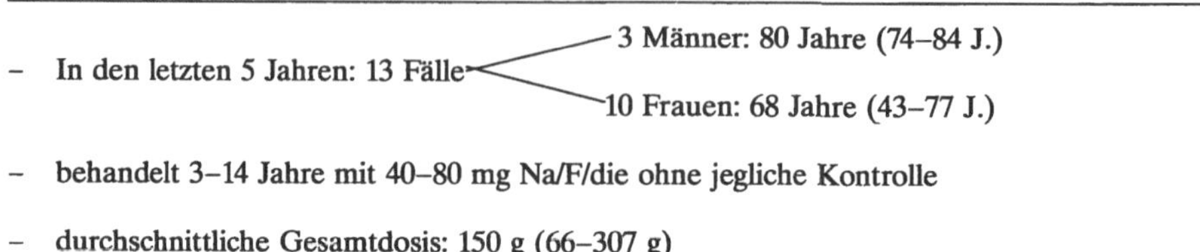

– behandelt 3–14 Jahre mit 40–80 mg Na/F/die ohne jegliche Kontrolle

– durchschnittliche Gesamtdosis: 150 g (66–307 g)

Tabelle 2. Biochemische Befunde bei iatrogener Fluorose

1. F⁻-Gehalt in der Beckenkammasche: 0,49–1,27% (durchschnittl.: 0,79%)
   normal: 0,1%
2. Nüchternfluorspiegel: 4,2–27 µmol/l (durchschnittl.: 12 µmol/l)
   therapeutischer Bereich: 7–12 µmol/l
3. Alkalische Phosphatase: 4,3–22,9 µkat (durchschnittl.: 10,8 µkat)
   Normalbereich: 2,3– 3,6 µkat

Tabelle 3. Industriefluorosefälle im Aluminiumwerk Bitterfeld von 1967–1981

Schwachzeichen	– 29
Stadium 0–I	– 18
Stadium I	– 20
Stadium I–II	– 17
Stadium II	4
Stadium II–III	– 6
Stadium III	– 2
	96

Kontrollpersonen erklärbar sind. Die Knochendichtewerte, gemessen mit einem Lunar-DPX-L-Gerät zeigten deutlich erhöhte Werte am Stammskelett, z.B. an der LWS lateral 335%, während am peripheren Skelett mit 98% an den Armen und 94% an den Beinen (Gesamtkörpermessung) diese Erhöhung nicht nachweisbar war [8, 9, 10, 11].

2. Industriefluorose: (Als Beispiel für geringere Dosierung über lange Zeit)
Von 1967–1981 beobachteten wir im Aluminiumwerk Bitterfeld 96 Patienten mit Industriefluorose der verschiedensten Röntgenstadien nach Roholm [7] und Fritz [12] (Tabelle 3).

Bei diesen Fällen fanden wir neben der Osteosklerose des Stammskeletts, besonders bei den Stadien II und III, auch eine Verknöcherung der Längsbänder sowie Verdickungen und Sklerosen des peripheren Skeletts, z.T. bis in die Zehen.

Auch Knochenmineralanalysen mittels J¹²⁵-Photonenabsorptiometrie am mittleren Radius ergaben eine deutliche Zunahme des BMC bei fluorexponierten Arbeitern zweier Aluminiumfabriken in Bitterfeld (Sachsen-Anhalt) und Žiar (Slowakei) [13]. Umbauzonen traten nicht auf. Histologisch war bei 41 Beckenkammbiopsien die Osteoidvermehrung bei deutlicher Zunahme der Knochenmasse nur gering, z.T. auch periosteocytär als mottled lacunae. Diese Befunde sind erklärbar durch die niedrigen Dosen: Die Fluorkonzentration in der Hallenluft des Al-Werkes betrug 3–6 mg HF/m^3 bei einem vorgeschriebenen MAK-Wert in der DDR von 1 mg HF/m^3. Das entspricht nach Hodge u. Smith [14] einer täglichen Fluoraufnahme von 20–30 mg F$^-$ bei einer Expositionszeit von 10–20 Jahren [15, 16, 17, 3, 18, 19].

3. NaF-Therapie der Osteoporose

Die Fluortherapie der Osteoporose ist durch die beiden 4jährigen amerikanischen randomisierten, prospektiven Doppelblindstudien von Riggs et al. [20] und Kleerekoper et al. [21] vorübergehend in Verruf geraten. Bei diesen Studien kam es nur zu einer nichtsignifikanten Abnahme der Wirbelfrakturrate, sogar zu einer Zunahme der peripheren Frakturen und zu einer Abnahme des peripheren Knochenmineralgehaltes am Radius. Die Autoren verwendeten Dosen von 75 mg NaF/die, jedoch als schnellresorbierbare Präparate, die einen Fluorspiegel bis 21,3 µmol/l hervorrufen [22].

In einer eigenen prospektiven Studie von 1969–1973 verwendeten wir bei 38 Osteoporosepatienten reines und damit schnellresorbierbares NaF-Pulver. Eine Dosis von 20–40 mg NaF (etwa die Hälfte der Dosierung von Riggs et al. [20]), nur 1 Patient vertrug 60 mg, reichte aus, um nach einer Behandlungszeit von 2–5 Jahren bei 71% der Patienten eine Reossifikation und bei 75,7% eine Beschwerdebesserung hervorzurufen [2, 23, 24, 25].

In einer 2. prospektiven Studie mit 60–80 mg NaF/d als magenssaftresistente Dragees (Koreberon) über 1–5 Jahre an 82 Osteoporosepatienten fanden wir bei 85% der Patienten eine Reossifikation und 80,5% gaben eine Besserung der Beschwerden an. Die Wirbelfrakturrate sank im 3. Behandlungsjahr auf 0, jedoch traten noch bei 8,6% der Patienten Umbauzonen auf. Der periphere BMC am Radius blieb bis zum 7. Behandlungsjahr konstant. Histologisch kam es zu einer mäßigen Osteoidvermehrung [2, 23, 26, 27, 28, 29].

In einer 3. prospektiven Studie an 102 Osteoporosepatienten wurde mit einer Dosis von 1 mg NaF/kg und die mit den magensaftresistenten Dragees Koreberon begonnen.

Ab dem 4. Behandlungsmonat wurde die Dosis auf einen Nüchternfluorspiegel von 7,5–12 mmol eingestellt oder bei Überschreiten des doppelten Normwertes der alkalischen Phosphatase reduziert. Auch hier kam es zu einem Abfall der Wirbelfrakturrate im 3. Behandlungsjahr auf 0. Durch die häufig vorgenommene Dosisreduzierung trat jedoch nur noch 1 Umbauzone (0,95%) auf [30, 31].

Diese Befunde dokumentieren die dosisabhängige Wirkung des Fluors auf den Knochen und erklären u.a. auch die durch zu hohe Dosen bedingten negativen Ergebnisse der amerikanischen Studien. Riggs et al. [32, 33] relativierten unterdessen auch ihre Ergebnisse, so sank z.B. bei Dosen unter 37,5 mg NaF/d die Wirbelfrakturrate signifikant ab. Riggs empfahl dabei eine neue Studie mit niedrigen Dosen, wie sie allerdings in Europa seit 20 Jahren üblich sind.

Literatur

1. Mattner HR, Franke J (1971) Die Therapie der Osteoporose unter besonderer Berücksichtigung unserer Erfahrungen mit der Fluoridbehandlung. Wiss Z Ernst-Moritz-Arndt-Univ Greifswald, Math-Naturwiss Reihe 20:261–265

2. Franke J, Runge H (1987) Osteoporose – Diagnose, Differentialdiagnose und Therapie. Volk und Gesundheit, Berlin

3. Franke J (1976) Wirkungen von Fluor auf das Skelettsystem unter besonderer Berücksichtigung der Industriefluorose und der Natriumfluoridbehandlung der Osteoporose. Mad Diss (B) Halle/S Martin-Luther-Universität

4. Franke J (1979) A new concept of the effect of fluorides on bone. Fluoride 12:195–208

5. Franke J (1989) Differences in skeletal response to fluoride in humans and animals: an overview. Fluoride 22:10–19

6. Franke J (1989) Fluoride and ash content of bone in various stages of human fluorosis. Fluoride 22:195–203

7. Roholm K (1937) Fluorine intoxication, a clinical hygienic study. Lewis, Copenhagen London

8. Franke J, Hauch S (1990) Unkontrollierte Fluoridgabe – medikamentöse Fluorose. Dtsch Ges für Orthopädie und Traumatologie, Mitteilungsblatt 20:61

9. Franke J, Hauch S (1992) Results of bone densitometry using DPX in patients with iatrogenic fluorosis. Abstracts XIX the Conference of the International Society for Fluoride Research 43

10. Hauch S, Franke J (1991) Iatrogene Fluorose. In: Werner E, Matthias HH (Hrsg) Osteologie interdisziplinär. Springer, Berlin Heidelberg New York London Paris Tokyo Honkong Barcelona Budapest, S 374–379

11. Hauch S, Franke J (1992) Ergebnisse der Osteodensitometrie bei medikamentöser Fluorose. Osteologie 1 (Suppl 1):28

12. Fritz H (1958) Röntgenologische und pathologisch-anatomische Betrachtungen zum Fluoroseproblem. Med Hab-Schrift, Dresden

13. Runge H, Franke J, Geryk B, Hein G, Fengler F, Paul H, Bismarck M, Schmidt CW (1979) Bone mineral analysis in persons with longtime fluoride exposure. Fluoride 12:18–27

14. Hodge HC, Smith FA (1977) Occupational Fluoride Exposure. J occupat Med 19:12–39

15. Franke J, Rath H, Fengler F, Auermann E, Lenart G (1975) Industrial fluorosis. Fluoride 8:61–83

16. Franke J, Runge H, Fengler F (1978) Endemic and industrial fluorosis. In: Courvoisier B, Donath A, Baud CA (eds) Symposium CEMO II. Fluoride and Bone. Edit Médecine et Hygiene, Genève, S 129–143

17. Franke J (1968) Chronische Knochenfluorose. Beitr Orthop u Traumatol 15:680–684

18. Franke J, Auermann E (1972) Die Bedeutung der Beckenkammpunktion mit histologischer und mikroanalytischer Untersuchung des gewonnenen Knochenmaterials bei der Diagnostik der Fluorose. Internat Arch Arbeitsmed 29:85–94

19. Franke J, Horn V (1976) Scanning electron microscopic studies in human industrial fluorosis. Fluoride 9:127–137

20. Riggs BL, Hodgson SF, Fallon MO, Chao EYS, Wahner HW, Muhs JM, Cedel SL, Melton LJ III (1990) Effect of fluoride treatment on the fracture rate in postmenopausal women with osteoporosis. N Engl J Med 322:802–809

21. Kleerekoper M, Peterson EL, Melson OA, Phillips E, Schork MA, Tillev BC, Parfitt AM (1991) A randomized trial of sodium fluoride as a treatment for postmenopausal osteoporosis. Osteoporosis Int 1:155–161

22. Meunier PJ (1990) Fluoride salts and osteoporosis. In: Christiansen C, Overgaard K (eds) Osteoporosis. Osteopress ApS, Kobenhavn, pp 1308–13333

23. Franke J, Barthold L (1983) Treatment of osteoporosis. In: Shupe JL, Peterson HB, Leone NC (eds) Fluorides. Effect on vegetation, animals and humans. Paragon Press, Salt Lake City, pp 221–232

24. Franke J (1978) Our experience in the treatment of osteoporosis with relatively low sodium-fluoride doses. In: Courvoisier B, Donath A, Baud CA (eds) Symposium CEMO II: Fluoride and bone. Editions Medicine et Hygiene, Geneve, pp 256–262
25. Franke J, Rempel H, Franke M (1974) Three years experience with the sodium fluoride therapy of osteoporosis. Acta orthop Scand 45:1–20
26. Franke J, Hauch S (1990) Fractures and stress-fractures during NaF-therapy. In: Christiansen C, Overgard K (eds) Osteoporosis. Osteopress ApS, Kobenhavn, pp 1479–1483
27. Franke J, Hauch S (1991 a) Frakturen und Umbauzonen während der NaF-Behandlung der Osteoporose. In: Werner E, Matthiaß HH (Hrsg) Osteologie interdisziplinar. Springer, Berlin Heidelberg New York Paris Tokyo Hongkong Barcelona Budapest, S 516–524
28. Franke J, Hauch S (1991 b) Zur Fluortherapie der Osteoporose. In: Abendroth K (Hrsg) Quartum colloquium osteologicum Jenense. Friedrich Schiller Universität Jena, S 28–34
29. Franke J (1988) Fluoride and osteoporosis. Ann Chir Gynaecol 77:235–245
30. Franke J (1992) Fluor und Umwelt. Osteologie 1 (Suppl 1):20
31. Lorenz R (1992) Korrelation klinischer Befunde und labordiagnostischer Parameter bezüglich des Antwortverhaltens auf die Natriumfluoridtherapie der Osteoporose. Med Diss, Medizinische Akademie Erfurt
32. Riggs B, Fallon WO, Hodgson S, Chao E, Wahner H, Muhs J, Melton L (1992) Clinical trial of fluoride in osteoporotic women: extended observation and additional analyses. Bone and Mineral 17 (Suppl 1):20

Zur Bindung des Fluors im Knochen

F. Möller[1], D. Müller[2] und K. J. Münzenberg[1]

[1] Orthopädische Universitätsklinik Bonn, Sigmund-Freud-Straße 25, D-53127 Bonn
[2] Fa. Bruker, Rheinstetten

Fluor ist eines der Elemente, die eine ganz besondere Affinität zum Knochen haben. Als sogenanntes bone-seeking element steht es mit in der vordersten Reihe. Etwa 90% des Körpergesamtfluorids sind im Skelettsystem lokalisiert und nur weniger als 10% in lebenswichtigen Organen und anderen Weichgeweben. Das Konzentrationsverhältnis beträgt etwa $1:10^4$. 100 Gramm fettfreier Knochen enthält im Durchschnitt 50 mg Fluor. Wenn wir annehmen, daß diese Menge vorzugsweise im Apatit lokalisiert sei, und daß Fluor im Apatit die OH-Positionen isomorph substituiert, dann bedeutet das, daß etwa 2,5% des Apatits als Fluorapatit vorliegen, reguläre Kristalle ohne isomorphe Substitution und Apatit als einzige kristalline Phase vorausgesetzt.

Theoretisch aber ist es auch möglich, daß das Fluor in die PO_4-Gruppe als FPO_3 im Austausch für HPO_4 eingebaut wird. Das hätte auch physiologische Konsequenzen, unter anderem die, daß dadurch der Austausch des Phosphats im Hydroxylapatit merklich reduziert würde.

Diese Überlegungen waren Anlaß für uns, mittels Kernspinresonanzspektroskopie der Frage nachzugehen, ob außer an den OH-Positionen des Apatits das Fluor auch andere Positionen im Gitter besetzen kann oder ob es gar auch im Weichteilgewebe lokalisiert wird.

Zur Beantwortung dieser Frage untersuchten wir 12 Knochenproben von Erwachsenen, die mit Fluor behandelt worden waren, im Kernspinspektrographen der Firma Bruker in Rheinstetten. Mit Hilfe der Kernspinspektroskopie ist es bekanntlich möglich, Informationen über den Bindungscharakter und die Bindungsordnung der untersuchten Substanzen zu gewinnen.

Ein Ergebnis war, daß in allen Proben das Fluor eindeutig identifiziert werden konnte.

Diente aber Teflon als Vergleichssubstanz und zur Bestimmung des Bezugspunktes, dann fand sich, abgesehen von einer Ausnahme, regelmäßig für die untersuchten Knochen ein deutlich ausgeprägter Peak (siehe Abb. 1), dessen Position einer dipolaren Wechselwirkung zwischen Fluor und Kohlenstoff entspricht, also darauf hinweist, daß Fluor und Kohlenstoff in ein und demselben Molekül vorliegen müssen.

Dieser Befund ist überraschend. Er besagt nämlich, daß ein nicht unerheblicher Teil des im Knochen eingelagerten Fluors nicht im anorganischen Kalziumphosphatmineral zu suchen ist, sondern an eine organische Substanz gebunden ist, die CF_2-Charakter trägt (siehe Abb. 2). Ein C–F Abstand von mehr als 5 Å würde

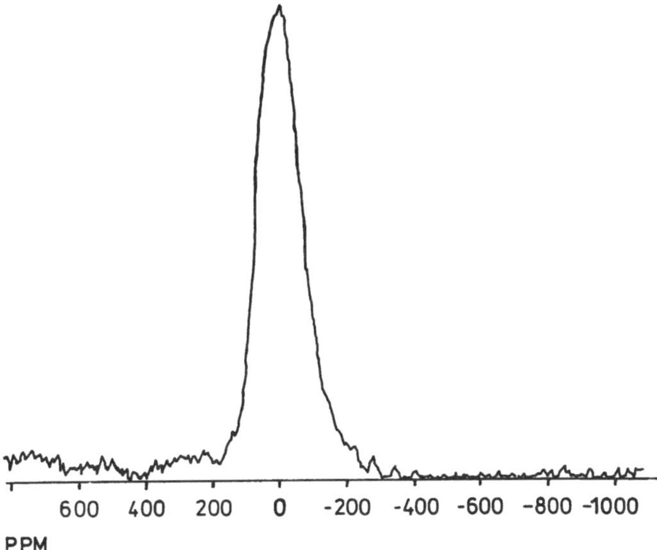

Abb. 1. MR-Diagramm des fluorierten Knochens, Referenz „Teflon"

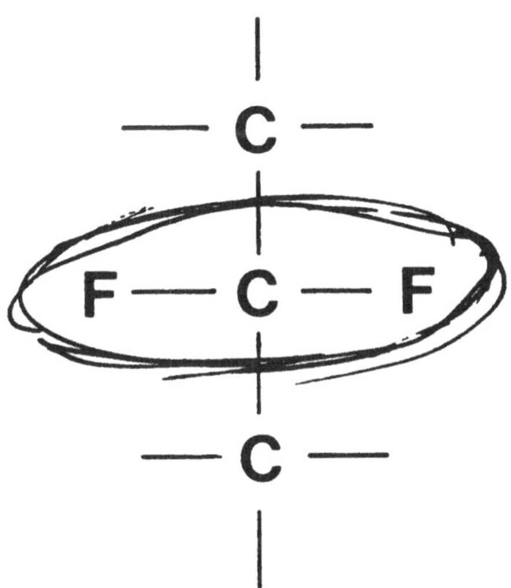

Abb. 2. Teflon-„Grundgerüst"

in dieser Verbindung einen Transfer der ^{19}F-Magnetisierung auf ^{13}C nicht ermöglichen. Nur in einer Probe ließ sich keine festkörperähnliche Verbindung nachweisen, die Kohlenstoff und Fluor in einem Abstand von weniger als 10 Å repräsentierte. Hierfür haben wir keine Erklärung.

Was ist aus diesem völlig unerwarteten Befundergebnis zu folgern?

Zunächst einmal darf man natürlich nicht schließen, daß im Knochen unbedingt durch den Einbau von Fluor in eine Kohlenstoffverbindung eine Substanz gebildet wird, die den Charakter von Polytetrafluorethylen, also von Teflon, hat. Andererseits aber ist es nicht auszuschließen, daß ein Teil der bekanntlich erhöhten chemischen Widerstandsfähigkeit des fluorierten Knochens auf dieser CF_2-Bindung enthaltenden Substanz beruht. Fluorierte Polymere zeigen diese Eigenschaften der chemischen Resistenz.

Vor allem aber: Die schon früher beobachtete erhöhte Stabilität des fluorierten Knochens muß nicht, wie wiederholt betont, auf der erhöhten Konzentration an Fluorapatit beruhen. Nur maximal 10% des Apatits im Knochen können nämlich überhaupt als Fluorapatit in Erscheinung treten. Das ist quantitativ recht wenig, um Löslichkeitsänderungen zu erklären. Und es kommt auch noch die Tatsache hinzu, daß Fluorapatit gar nicht wesentlich löslicher ist als Hydroxylapatit. Die thermodynamischen Löslichkeitsprodukte für beide Substanzen sind mit 10^{-59} $(mol \cdot l^{-1})^9$ für Hydroxylapatit und mit $10^{-59,68}$ für Fluorapatit nahezu gleich. Schließlich gibt es auch noch den Mischkristall, den Fluorhydroxylapatit, dessen Existenz im Knochen man ebenfalls vermuten darf. Außerdem: Die Löslichkeit aller dieser Substanzen erhöht sich im sauren Milieu, wie sie bei der Osteoklasie gebildet wird, sprunghaft für beide Kristallvarietäten. Selbst die etwas vergrößerten Fluorapatitkristalle dürften keinen Ausschlag geben. Sie sind immer noch so winzig, daß sie an ihren Oberflächen kaum weniger schwer aufgelöst werden dürften als die etwas kleineren des Hydroxylapatits.

Und noch eine andere Beobachtung dürfte ihre Erklärung in der CF_2-Bildung finden: Die verlängerte Zeit zwischen der Ablagerung neugebildeten Osteoids und dessen Mineralisation. Normalerweise dauert diese sogenannte mineralization lag time zwischen 8 und 12 Tagen. Unter dem Einfluß von Fluor aber verlängert sie sich bekanntlich ganz erheblich. Und nicht nur das: Der unter dem Einfluß von Fluor neu entstandene Knochen bleibt darüber hinaus auch noch längere Zeit untermineralisiert. Dieses läßt sich nicht mit einem Apatit erklären, dessen Hydroxylpositionen zum Teil durch Fluor substituiert sind. Viel einleuchtender ist die Erklärung, daß durch den Einbau Fluor ins organische Gewebe dessen Eigenschaften so verändert werden, daß das epitaktische Aufwachsen der Kalziumphosphatkristalle auf dieser organischen Unterlage empfindlich gestört wird. Es könnte nämlich sein, daß der Einbau von Fluor an solchen Stellen stattfindet, wo normalerweise die ersten Kristallkeime entstehen, und daß die Besetzung dieser Positionen durch Fluor die Kristallkeimbildung am Protein empfindlich stört. Das ist bis jetzt zwar noch reine Spekulation, die aber der weiteren Klärung bedarf.

Natürlich schließen diese unsere Untersuchungen selbstverständlich die Existenz von Fluorapatit im Knochen nicht aus. Sie konnten auch nicht bislang erklären, ob darüber hinaus auch Phosphatgruppen im Gitter isomorph durch FPO_3-Gruppen substituiert werden. Das bleibt eine Frage, die, wenn man die heutige Therapie der Osteoporose mit unterschiedlichen Fluorsubstanzen betrachtet, nicht ohne grundsätzliche Bedeutung sein dürfte.

Quantitative mikroradiographische Analysen der Hydroxylapatitverteilung in der Spongiosa von Knochenbioptaten – klinischer Aussagewert geprüft an Beispielen der Osteoporose vor und nach Fluortherapie

B. Abendroth[1], J. Eschberger[2] und K. Abendroth[1]

[1] Friedrich-Schiller-Universität Jena, Klinik Innere Medizin IV, Erlanger Allee 101,
D-07747 Jena
[2] Ludwig Boltzmann Forschungsinstitut für Osteologie, A-1200 Wien

Überalterte Spongiasastrukturen zeichnen sich nach Parfitt durch eine besonders hohe Mineraldichte aus. Der damit meist verbundene Elastizitätsverlust kann eine Ursache für die Frakturneigung bei der low turnover Osteoporose sein.

Analysen der Mineraldichte-Verteilung in Spongiosastrukturen von Beckenkammbioptaten von low turnover-Osteoporosen folgten dieser Hypothese und ergaben, daß nur ein Teil der untersuchten Osteoporosen diese Veränderungen erkennen läßt. Dabei wurde ein für die Mineralverteilungs-Analyse speziell entwickeltes quantitatives Microradiographieverfahren eingesetzt. Als zweite Zielstellung war zu prüfen, ob die Fluorbehandlung der Osteoporose an dem Mineralverteilungsmuster der Spongiosa zu Veränderungen führt, die für die z.T. sehr unterschiedlichen Therapieergebnisse eine zusätzliche Deutung erlauben.

Die vorgestellten ersten Ergebnisse bilden nur den Rahmen, der durch weitere Untersuchungen auszufüllen ist.

Material und Methoden

Patienten: 16 bisher unbehandelte Osteoporosen, 8 Osteoporosen vor und nach Natriumfluorid-Therapie, 1 schwere intestinal bedingte Osteopathie, 1 schwere renal bedingte Osteopathie, 1 Plasmozytom, 1 hochaktiver Morbus Paget des Beckens, 1 Zustand nach Nierentransplantation (vor 2,8 Jahren). Von allen Patienten erfolgten 1 bzw. 2 Beckenkammbiopsien nach der Technik von Burkhardt. Aufarbeitung der Bioptate erfolgte mit der Hartschnittechnik nach Delling, für die normale Histomorphometrie Trichromfärbung nach Ladewig bzw. Masson-Goldner, Vermessung mit dem Zählnetz nach Merz. Anfertigung eines Sägeschnittes, schleifen desselben auf 100 µm. Microradiographie des 100-µm-Schliffes mit monochromatischer Strahlung einer Kupfer-Anode, Wellenlänge 0,154 µm, Objektabstand 70 cm, Aufnahme mit Aluminiumtreppe (Stufenhöhe 20 mm) auf feinkörnigem Spezialfilm, Belichtungszeit 30 Minuten. Quantitative Vermessung des Microradiogrammes mit computergesteuertem Scanning-Mikroskop (MVP 2/Leitz). Berechnung des Maximalwertes für Hydroxylapatitgehaltes (V%) des Bioptates in Abhängigkeit von Schichtdicke und Absorptionskoeffezient. Verminderung der Dicke des 100-µm-Präparates auf 30 µm durch einen weiteren Schleifvorgang. Erneute Microradiographie jetzt unter Verwendung einer Wolfram-Anode (weiche Strahlung).

Detaillierte Vermessung dieses 30-μm-Schliffes mit gleicher Technik nun aber an 65000 Einzelmeßpunkten, Berechnung der Mineralverteilung im gesamten Spongiosabereich des Bioptates, Ergebnisdarstellung in Form eines Histo- bzw. Osteogrammes.

Ergebnisse

Die Konzentration von Hydroxylapatit im Spongiosavolumen bei 16 Osteoporosepatienten ist uneinheitlich, es lassen sich 3 Gruppen aus dem Pool differenzieren:

5 Bioptate zeigen ihr Hydroxylapatit-Konzentrations-Volumen-Maximum bei 28 bis 30% Hydroxylapatit;

7 Bioptate ergaben ein Konzentrations-Volumen-Maximum für das Hydroxylapatit bei 32% und

4 Bioptate hatten ein Hydroxylapatit-Konzentrations-Volumen-Maximum zwischen 36 und 42%.

Vergleicht man diese 3 Typen der Hydroxylapatit-Konzentrations-Volumen-Verteilung bei Osteoporosen mit der im gesunden Knochen des älteren Menschen, so zeigen 11 von 16 Osteoporosepatienten ein höheres Konzentrations-Volumen-Maximum für Hydroxylapatit. Die Normalverteilung gibt ein Maximum zwischen 26 und 30% an. Das könnte bedeuten, daß der weit größere Anteil der untersuchten Osteoporose-Patienten eine höhere maximale Mineraldichte in der Spongiosastruktur hat – ein Befund, der zur Sklerosierung bei verzögertem oder fehlendem Umbau gerechnet werden kann.

Vergleicht man diese Befunde mit den Ergebnissen einzelner, schwerer renal oder intesinal bedingter Knochenerkrankungen, so wird die der typischen Osteoporose entgegengesetzte Hydroxylapatit-Verteilung in der Spongiosa mit Konzentrations-Volumen-Maxima bei 22 bis 26% Hydroxylapatit deutlich. Aufschlußreich für die Potenz der Spongiosa ist die Hydroxylapatit-Konzentrations-Volumen-Verteilung 2,8 Jahre nach Nierentransplantation. Eindeutig ist die Tendenz in Richtung der Osteoporose auch in diesem Meßsystem erkennbar. Ein ebenfalls der Osteoporose ähnliches Verhalten in der Hydroxylapatitverteilung in der Spongiosa zeigt ein Bioptat eines Plasmozytoms (siehe Abb. 1).

Das Ergebnis der Hydroxylapatitverteilung in der Spongiosa bei einem hochaktiven M. Paget entspricht erwartungsgemäß eher dem einer schweren metabolischen Osteopathie mit einem Maximum bei 28%.

Ein weiteres Anliegen dieser Studie war es, zu zeigen, ob und wie sich die Hydroxylapatit-Konzentrations-Volumen-Maxima unter dem Einfluß einer Fluortherapie der Osteoporose verändern.

Histologische und microradiographische Bilder weisen den durch Fluor induzierten Knochen als weniger homogen und weniger dicht mineralisiert aus. Spielt dieser Fluor induzierte, neugebildete Knochen bei der Gesamtanalyse der Spongiosa eines Bioptates eine Rolle.

Um die zu erwartende Bandbreite der Veränderungen abzustecken, wurde jeweils 1 Bioptat von einer schweren, iatrogenen, durch Fluor induzierten Osteomalazie und Osteosklerose analysiert und in die bereits bekannte Kurvenschar der Osteoporosen hineinprojeziert. Die Fluor induzierte schwere Osteomalazie zeigt ein

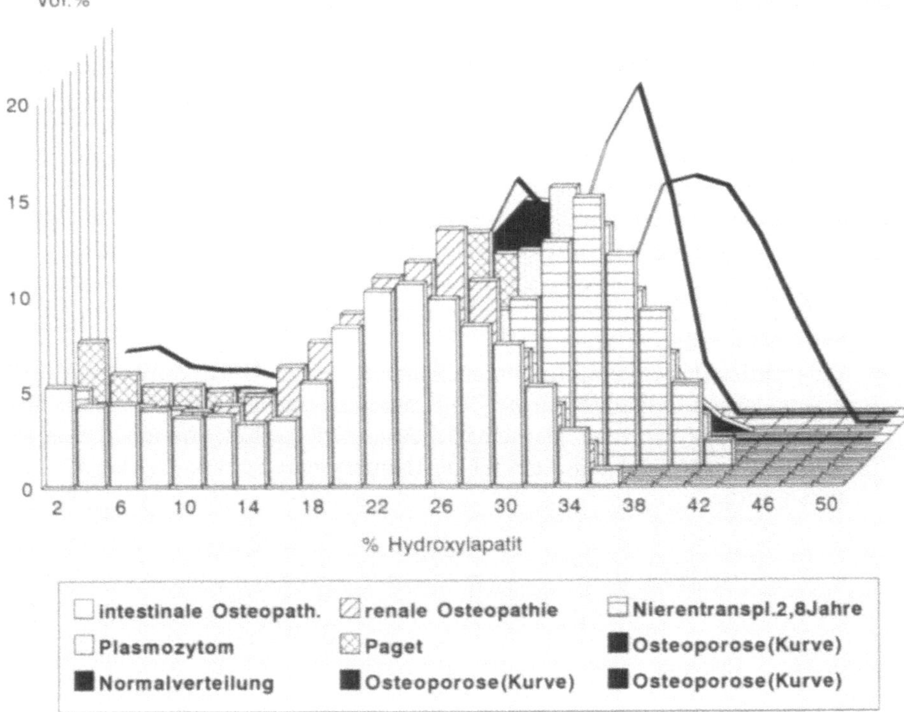

Abb. 1. Histogramme der Hydroxylapatit-Konzentrationsverteilung in der Spongiosa bei intestinal und renal bedingter Osteopathie, nach Nierentransplantation, bei Plasmozytom + M. Paget im Vergleich zu den 3 Typen bei Osteoporose

Hydroxylapatit-Konzentrations- und Volumenmaximum bei 22–26%, die Sklerose dagegen ein solches zwischen 32 und 36% Hydroxylapatit. Beide Kurven sind insgesamt deutlich flacher, größere Anteile der Knochenstruktur der Spongiosa sind offenbar in kleineren Volumina unterschiedlich dicht mineralisiert.

Die Verlaufskurven dieses Analysenverfahrens nach 1, 2 und 3 Jahren Fluortherapie der Osteoporose zeigen die große Individualität aber auch Grundprinzipien von Reaktionsmöglichkeiten des Knochens bei Osteoporose.

Nach 1 Jahr Fluorbehandlung (etwa 22 g NaF) kann bei einer Normalverteilung der Hydroxylapatit-Konzentration als Ausgangsbefund diese durch die Behandlung akzentuiert werden; bei einer in Richtung Sklerosierung hohen Hydroxylapatit-Konzentrationsverteilung (Maxima bei 40%) nach der Behandlung schon eine Normalverteilung resultieren.

Die Ergebnisse nach 2 Jahren Fluorbehandlung (etwa 42 g NaF) sind ähnlich denen nach 1 Jahr. In dieser Gruppe fehlt aber ein Patient mit extrem hoher Hydroxylapatitkonzentration.

Nach 2,5 bis 3 Jahren Fluortherapie (55–65 g NaF) wird die Hydroxylapatit-Konzentrationsumverteilung auch noch deutlich, wobei niedrige (26–28%) und hohe Konzentrationen (36–40%) eine Nivellierung in den oberen Normbereich von 32–34% erfahren.

Schlußfolgerungen

- Die Hydroxylapatitdichte-Verteilung in der Spongiosa von Osteoporose-Patienten ist nicht einheitlich. Ein Teil der Patienten zeigt eine normale Konzentrations-Volumen-Verteilung. Die größere Zahl der hier analysierten low turnover-Osteoporosen neigt aber zu einer höheren Dichtekonzentration und bestätigt so die Angaben von Parfitt.
- Vergleichsanalysen von einzelnen anderen, schweren metabolischen Osteopathien verdeutlichen das Charakteristische der Befunde bei der Osteoporose.
- Iatrogene Fluorosen können als Sklerose oder als Osteomalazie auftreten. Beide Formen, im hier angewendeten Verfahren analysiert, ergeben von der Osteoporose abweichende Befunde.
- Eine definierte, regelrechte Fluorbehandlung einer Osteoporose führt nach unseren ersten Befunden zu einer Volumendichteverteilung, die der Norm weitgehend entspricht. Eine mangelhafte bzw. stark gestörte Mineralisation des spongiösen Knochens unter einer Fluortherapie kann auf diese Weise nicht bestätigt werden.

IV. Knochendichtemessungen

Nutzen der Ganzkörpermessung zur Bestimmung des Knochenmineralgehaltes bei osteoporosegefährdeten Frauen

J. Spitz, Y. Ordu, Th. Rink und T. Bock

Praxis für Radiologie, Nuklearmedizin und Strahlentherapie (RNS),
Ludwig-Erhard-Straße 100, D-65199 Wiesbaden

Einleitung

Die Dualphotonenabsorptionsmessung ermöglicht außer der Bestimmung des Knochenmineralgehalts (KMG) und der Knochenmineraldichte (KMD) einzelner Körperteile (Wirbelsäule, Becken, Extremitäten, usw.) auch die Messung des Ganzkörper-Knochenmineralgehalts (GKMG) bzw. der Ganzkörper-Knochenmineraldichte (GKMD). Bedingt durch den hohen Zeitaufwand der frühen DPA-Technik für die GK-Messung liegen nur wenige Arbeiten zu diesem Thema vor.

In dieser Studie wurde u.a. die Abhängigkeit des Verlustes an GKMG vom Alter sowie der Zusammenhang zwischen dem GKMG und dem regionalen KMG untersucht. Ein möglicher Einfluß degenerativer Veränderungen am Skelettsystem sowie des Körpergewichtes auf die GKMG-Bestimmung war ebenfalls ein Untersuchungskriterium.

Material und Methode

Als Meßgerät wurde ein DPX-System der Fa. Lunar eingesetzt. Die zweigipflige Photonenstrahlung mit den Energiespektren von 38 und 70 keV ermöglicht die Messung des Ganzkörper-, LWS- und Schenkelhals-Knochenmineralgehalts.

Die Ganzkörpermessung erfolgt in einem rectilinearen Strahlengang, bei dem jeweils im Abstand von 1 cm der ganze Körper abgetastet wird. Bei der Ganzkörpermessung wird die Zusammensetzung des Körpers in 3 Komponenten eingeteilt: 1. GKMG (entspricht der Masse der Knochenmineralien), 2. Fett und 3. fettfreie Weichteilmasse, die zum größten Teil aus Muskeln besteht. Die Summe ergibt die Körpermasse. Bei der Auswertung der Ergebnisse wurde nur der GKMG betrachtet.

Patientenkollektiv: Es wurden 644 Frauen mit konsekutiver Messung der KMD des Ganzkörpers (GK), der Lendenwirbelsäule (LWS), des Schenkelhalses (SH) und des Ward'schen Dreiecks (WD) untersucht.

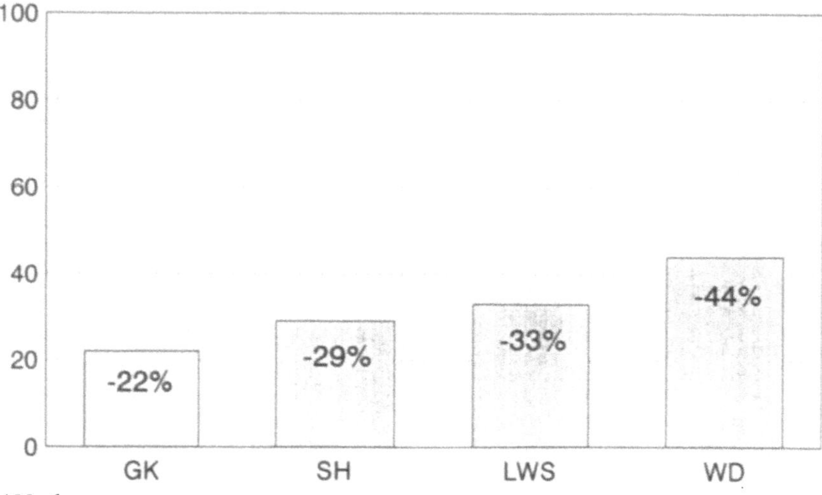

Abb. 1

Ergebnisse

Als Bezugsgröße bei der Interpretation der Ergebnisse dienen die KMD-Werte gesunder Frauen im Alter zwischen 20 und 40 Jahren (Normwerte der Fa. Lunar: 1,13 ± 0,08 g/cm^2).

Generell findet sich mit zunehmendem Alter eine stetige Abnahme des KMG, die sich sowohl im Ganzkörper als auch in den regionalen Bereichen abspielt. Ältere Personen (>70 J) weisen gegenüber jüngeren (<40 J) folgende durchschnittliche prozentuale Abnahmen des KMG auf: −22% (GK), −29% (SH), −33% (LWS) und −44% (WD) bei einem mittleren Altersunterschied von 40 Jahren. Dies entspricht einem mittleren Verlust von 0,55%, 0,725%, 0,825% bzw. 1,1% des KMG/Jahr (Abb. 1). Obwohl zwischen dem 40. und dem 55. LJ in der LWS, dem SH und insbesondere im WD bereits Verluste des KMG von bis zu 15% zu verzeichnen sind, bleibt der GKMG im gleichen Zeitraum nahezu konstant. Abbildung 2 zeigt die Abnahme des GKMG sowie des regionalen KMG in Abhängigkeit vom Alter. Es findet sich somit ein wesentlich ausgeprägterer KMG-Verlust in der Spongiosa (LWS, WD) im Vergleich zu den überwiegend aus Kortikalis bestehenden Skelettanteilen (GK, SH).

Degenerative Veränderungen (DV) bewirken eine Zunahme des KMG insbesondere der WS, aber auch des GKMG. Dennoch unterscheiden sich die Steigungen der altersabhängigen Regressionsgeraden der GKMG-Werte von Patienten mit DV (GKMG = 1,33 − 0,0054 * Alter, r = −0,52, p < 0,000001) und ohne DV (GKMG = 1,30 − 0,0042 * Alter, r = −0,38, p < 0,00001) nur geringfügig. Die Kurven verlaufen nahezu parallel, jedoch in deutlichem Abstand (ca. 8 Jahre). Die Meßwerte der Patienten mit DV lagen dabei bis zu 10% höher. Die Abnahme der Korrelation zwischen GKMG und Alter von r = −0,52 ohne DV auf r = −0,38 mit DV ist statistisch signifikant (p < 0,05).

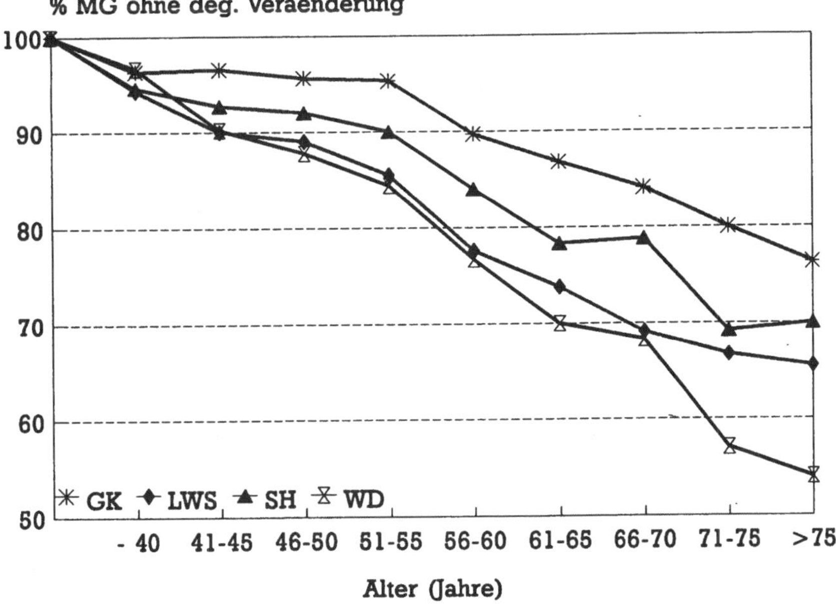

Abb. 2. Verlust des KMG zwischen dem 40. und 70. Lebensjahr

Die GKMG-Werte wurden zu der LWS und dem Ward'schen Dreieck korreliert. Die Korrelatinskoeffizienten (KK) bei Patienten ohne DV liegen höher als bei Patienten mit DV (GK-LWS: 0,83 bzw. 0,70; GK-WD: 0,82 bzw. 0,73). Die allgemein relativ hohen KK zwischen GKMG und regionalem KMG bei Personen ohne DV (p < 0,000001) sind bei Vorliegen von DV signifikant (p < 0,05, z-Transformation) erniedrigt.

Bei 182 Personen ohne Medikamentenanamnese und ohne einen die ovarielle Hormonproduktion beeinträchtigenden operativen Eingriff wurde die Korrelation des GKMG mit dem Körpergewicht (KG) berechnet. Die KK liegen dabei zwischen 0,77 (20–49 LJ.) und 0,71 (>60 LJ.). In den gewählten Altersklassen besteht bezüglich der Korrelation des KG mit GKMG kein signifikanter Unterschied. Es können sich allerdings in Einzelfällen auffällige Diskrepanzen zwischen dem KMG der WS und des Oberschenkels auch bei Personen ohne degenerative Veränderungen bei Über- oder Untergewicht ergeben. In unserem Kollektiv lag der SH-KMG bei Übergewichtigen im Mittel 32% und in einzelnen Fällen bis zu 48% oberhalb des LWS-KMG, bei Untergewichtigen durchschnittlich 18% darunter.

Diskussion

Wie das Ergebnis dieser Studie zeigt, verhält sich der GK im Hinblick auf den Mineralsalzverlust ähnlich wie der SH (Kompakta), so daß anzunehmen ist, daß der GKMG eher die kortikale Knochenmasse repräsentiert. Auch wenn Patienten mit osteoporotischen Frakturen einen erniedrigten GKMG aufweisen [1, 3], ist es ohne weiteres nicht möglich, nur vom GKMG ausgehend eine verläßliche Aussage über den axialen (WS) KMG zu treffen [3]. Die im Vergleich zur KMD regionaler Bereiche minimal negative Steigerung der GKMD-Regressionsgeraden zwischen dem 20. und 55. Lebensjahr, läßt die GKMD als frühen Indikator des Mineralsalzverlustes nicht geeignet erscheinen. Erst jenseits der 60. LJ wird ein merklich erhöhter Verlust an GKMG beobachtet.

Darüber hinaus können DV am Skelettsystem auch den Meßwert für GKMD bzw. GKMG beeinflussen und einen falsch hohen Mineralgehalt vortäuschen, wenn auch in wesentlich geringerem Umfang als es für die LWS gilt, da der GK eine größere Fläche repräsentiert, sodaß der Einfluß der DV auf die GKMG-Bestimmung geringer ausfällt und der GKMG, wenn auch langsamer im Vergleich zum Patientenkollektiv ohne DV, eine abnehmende Tendenz aufweist. Hier spielen sicherlich nicht nur degenerative WS-Umbauprozesse, sondern auch DV am gesamten Skelett (z.B. Arthrosen der Gelenke) eine Rolle.

Die auffällige Diskrepanz zwischen LWS und SH bzw. WD bei Übergewichtigen könnte dadurch zustande kommen, daß der Oberschenkel durch die Last des Körpergewichtes stark beansprucht wird und daß diese mechanische Stimulation, die den Oberschenkel offensichtlich intensiver als die WS beeinflußt, den Knochen zur Regeneration und Erhaltung der Knochenmasse anregt. Eine Untersuchung bei adipösen Personen [4] ergab, daß sie eine breitere Kortikalis (+11%) als die Kontrollgruppe hatten.

Nach dem Eintreten der Menopause (50–59 LJ) ist ein erhöhter Verlust an Mineralsalzen zu verzeichnen, wobei vor allem die regionalen Bereiche und am intensivsten die trabekulären Knochen (WS, WD) betroffen sind. Dies stimmt mit den Angaben der Literatur überein [5, 6, 7, 8]. Manche Autoren fanden dagegen keinen beschleunigten postmenopausalen WS-KMG-Verlust [9, 10]. Der größte Verlust an KMG tritt in den ersten Jahren nach der Postmenopause ein [5], wobei diese Erkenntnis auch nach den Ergebnissen unserer Studie eher für die Spongiosa (WS, WD) zutrifft, während die Kortikalis (SH, GK) erst später vermehrt an Mineralsalz verliert.

Da der Ganzkörpermineralgehalt überwiegend den kompakten Anteil der Knochenmasse repräsentiert und der frühzeitige Verlust des spongiösen Knochens somit nicht erfaßt werden kann, ist die Ganzkörpermineralometrie zur Bestimmung des Knochenmineralgehaltes bei osteoporosegefährdeten Frauen nicht geeignet. Eine weitere Beeinflussung des Meßergebnisses bewirken degenerative Veränderungen, wenn auch in geringerem Umfang als an der LWS. Zum Nachweis der Osteoporosegefährdung ist daher auch in Zukunft die Spongiosa als Meßort zu bevorzugen.

Literatur

1. Gotfredson A, Nilas JPL, Christiansen C (1989) Discriminative ability of total body bone-mineral measured by dual photon absorptiometry. Scandinavian Journal of Clinical and Laboratory Investigation 49:125–134
2. Hassager C, Christiansen C (1989) Influence of soft tissue body composition on bone mass and metabolism. Bone 10:415–419
3. Mazess RB, Peppler WW, Chesney RW, Lange TA, Lindgreen U, Smith E (1984) Total body and regional bone mineral measurement by dual photon absorptiometry in metabolic bone disease. Calcified Tissue International 36:8–13

4. Dalen N, Hallberg D, Lamke B (1975) Bone mass in obese subjects. Acta Medica Scandinavia 197:353–355
5. Gallagher JC, Goldgar D, Moy A (1987) Total bone calcium in normal women: Effect of age and postmenopausal status. Journal of Bone and Mineral Research 2:491–496
6. Pun KK, Wong FHW, Loh T (1991) Rapid postmenopausal loss of total body and regional bone mass in normal Southern Chinese females in Hong Kong. Osteoporosis International 1:87–94
7. Krolner B, Pors-Nielsen S (1982) Bone mineral content of the lumbar spine in normal and osteoporotic women. Clinical Science 62:329–336
8. Elders PJM, Netelenbos JC, Lips P, van Ginkel FC, van der Stelt PF (1988) Accelerated vertebral bone loss in relation to the menopause: a cross/sectional study on lumbar bone density in 286 women of 46 to 55 years of age. Bone and Mineral 5:11–19
9. Riggs BL, Wahner HW, Dunn WL, Mazess RB, Offord KP, Melton III LJ (1981) Differential changes in bone mineral density of the appendicular and axial skeleton with aging. Journal of Clinical Investigation 67:328–335
10. Riggs BL, Wahner HW, Melton III LJ, Richelson LS, Judd HL, Offord KP (1986) Rates of bone loss in the appendicular and axial skeleton of women. Journal of Clinical Investigation 77:1487–1491

Einfluß von Körpergröße, -gewicht, Griffstärke und Händigkeit auf die Knochendichte am distalen Radius bei perimenopausalen Frauen*

M. Wapniarz, R. Lehmann und B. Allolio

Medizinische Universitätsklinik Würzburg, Josef-Schneider-Straße 2, D-97080 Würzburg

Einleitung

Die Knochendichte wird beeinflußt durch anthropometrische, mechanische und hormonelle Faktoren [1]. Verschiedene Studien konnten einen Einfluß von Muskelmasse und -kraft und Körpergewicht auf den Knochenmineralgehalt am Unterarm und an der Wirbelsäule unabhängig vom Alter zeigen [2].

Die Griffstärkemessung ist eine einfache und schnelle Methode zur Erfassung der Muskelkraft am Unterarm [Sinaki, 1989]. Beverly et al. [3] fanden bei Frauen einen signifikanten Unterschied in der Griffstärke und Knochendichte am Unterarm zwischen dominanten und nichtdominanten Arm, darüberhinaus war die Knochendichte eng mit der Griffstärke korreliert. Bisher wurden keine Untersuchungen zum Einfluß von anthropometrischen Größen und Muskelkraft auf die spongiöse Knochendichte am distalen Radius vorgestellt.

In dieser Studie wird der Einfluß von Griffstärke und Händigkeit, sowie Körpergröße und -gewicht unter Berücksichtigung der Menopause auf die spongiöse Knochendichte am distalen Radius bei perimenopausalen Frauen untersucht.

Probanden und Methoden

Probanden

Untersucht wurden 139 gesunde Frauen im Alter von 40 bis 58 Jahren. 90 Frauen waren prämenopausal, 49 Frauen waren postmenopausal. Keine der Frauen hatte postmenopausal einen Östrogensubstitution durchgeführt.

Messungen der Knochendichte und Griffstärke

Bei allen Frauen wurden die spongiöse und Gesamt-Knochendichte (bone mineral density – BMD) (als lineare Abschwächung in 1/cm) am distalen Radius des nicht-dominanten Armes mit der peripheren quantitativen CT (XCT 900, Stratec) gemes-

---

* Mit freundlicher Unterstützung der BKK Deutsche Bank und Rhone Poulenc Rorer.

sen. Bei 73 Frauen wurde die Knochendichte an beiden Armen gemessen. Die Griffstärke (in kgf) wurde mit einem isokinetischen Dynamoneter (Takei & Company LTD.) als das Maximum aus drei Versuchen bestimmt.

Statistische Auswertung

Alle Werte wurden als Mittelwert und Standardabweichung angegeben. Der Vergleich zwischen dominanten und nichtdominanten Arm wurde mit dem t-Test für paarige Stichproben durchgeführt. Die Abhängigkeit von zwei Variablen wurde durch die lineare Regressionsanalyse untersucht.

Ergebnisse

Die Griffstärke und BMD waren am dominanten Arm signifikant höher als am nichtdominanten Arm (Tabelle 1). Wir fanden eine gute Korrelation zwischen der spongiösen BMD am dominanten und nichtdominanten Radius (L = 0,942 R + 0,020; r = 0,94; p = 0,0000; n = 73). Bei 51 Frauen (69,8%) war der Arm mit der höheren BMD auch der Arm mit der höheren Griffstärke, der Unterschied in der Knochendichte zwischen dominantem und nichtdominanten Arm war nicht abhängig von der Differenz in der Griffstärke (r = 0,08; p > 0,05; n = 73).

Tabelle 1. Knochendichte und Griffstärke am dominanten und nichtdominanten Unterarm

	dominanter	nichtdominanter Arm	r[a]
Griffstärke	26,3 + 5,5[b]	24,5 + 4,7	0,83
Spongiosa BMD	0,447 + 0,044[c]	0,442 + 0,044	0,94
Gesamt BMD	0,614 + 0,058[d]	0,606 + 0,507	0,92

Signifikanter Unterschied zum nichtdominanten Arm. [a] p = 0,000; [b] p = 0,00000; [c] p = 0,0089; [d] p = 0,0047.

Die Korrelation zwischen Alter und Griffstärke lag bei r = 0,38; p = 0,0000. Bei den 139 Frauen fanden wir keine Korrelation zwischen Griffstärke und BMD am nichtdominanten Arm (r = 0,08; p = 0,36 Spongiosa; r = 0,15; p = 0,066 Gesamt; n = 139) (Abb. 1). Auch bei getrennter Analyse der prä- und postmenopausalen Gruppen fand sich keine signifikante Abhängigkeit zwischen BMD und Griffstärke (r = 0,03; p = 0,8; n = 90 prämenopausal, r = 0,09; p = 0,52; n = 49 postmenopausal). Wir fanden keine signifikante Korrelation zwischen Körpergewicht und spongiöser BMD am distalen Radius (r = 0,136; p = 0,11; n = 139). Wir fanden keine Korrelation zwischen BMD und Körpergröße (r = −0,035; p = 0,69; n = 139).

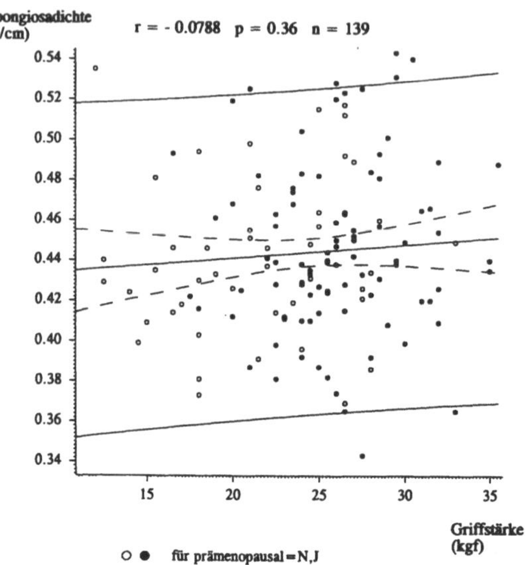

Abb. 1. Korrelation zwischen Griffstärke und Spongiosadichte am nichtdominanten Arm bei 139 Frauen: Spongiosa = 0,0006 Griffstärke + 0,4275; r = 0,0788; p = 0,36

Diskussion

Unsere Ergebnisse zeigen, daß die Händigkeit einen Einfluß auf die Knochendichte am distalen Unterarm hat. Die Knochendichte kann jedoch nicht durch die Griffstärke vorhergesagt werden.

Die Griffstärke zeigte in unserer Studie eine altersabhängige Abnahme. Diese Ergebnisse stimmen mit den Untersuchungen von Sinaki [4] überein, der allerdings eine gute Korrelation zur Knochendichte gemessen am Ansatz der Muskelgruppen in Radiusmitte. Unsere Knochendichtemessungen wurden am distalen Radius durchgeführt. Möglicherweise ist der Einfluß der Muskelkraft auf den Knochen lokal auf die Ansatzstelle begrenzt.

Die Knochendichte am distalen Radius ist nicht abhängig von Körpergröße und -gewicht oder Griffstärke. Möglicherweise sind andere Faktoren, wie z.B. die Größe des Radiusquerschnitts in der CT-Schnittebene für die Variabilität der Knochendichte verantwortlich.

Literatur

1. Bevier WC, Wiswell RA, Pyka G, Kozak KC, Newhall KM, Marcus R (1989) Relationship of body composition, muscle strength, and aerobic capacity to bone mineral density in older men and women. J Bone Min Res 4:421–432
2. Pocock N, Eisman J, Gwinn T, Sambrook P, Kelly P, Freund J, Yeates M (1989) Muscle strength, physical fitness, and weight but not age predict femoral neck bone mass. J Bone Min Res 4:441–448
3. Beverly MC, Rider TA, Evans MJ, Smith R (1989) Local bone mineral response to brief exercise that stresses the skeleton. Br Med J 299:233–235
4. Sinaki M, Wahner HW, Offord KP (1989) Relationship between grip strength and related regional bone mineral content. Arch Phys Med Rehabil 70:823–826

Knochendichtemessung mittels CT bei Dialysepatienten: Verlaufsbeobachtung und Beziehung zu Laborparametern

K. Post[1], K. Rieden[1], G. Nieberle[1], S. Haufe[1] und E. Ritz[2]

[1] Abteilung für klinische Radiologie, Strahlenklinik, Universität Heidelberg,
Im Neuenheimer Feld 400, D-69120 Heidelberg
[2] Rehabilitationszentrum für chronische Nierenkranke, Universität Heidelberg,
Bergheimerstr. 56a, D-69115 Heidelberg

Einleitung

Patienten mit chronischem Nierenversagen entwickeln eine urämische Osteopathie. Histologisch und röntgenologisch findet man eine Ostitis fibrosa, als Folge des sekundären Hyperparathyreoidismus, eine Osteomalazie auf Grund eines gestörten Vitamin D-Metabolismus. Diese sind abzugrenzen gegen die Skelettveränderungen bei beta-2m-Amyloidose.

Unter Dialyse wird sowohl über erhöhte Skelettmineraldichte, wohl infolge der PTH-bedingten Osteosklerose, als auch über einen Skelettmineralverlust berichtet [1, 2, 3]. Die Frage der Skelettmasse hat in neuerer Zeit wieder besondere Bedeutung deshalb erhalten, weil neue Verfahren zur Optimierung der Vitamin-D-Therapie (hoch dosiert, Bolus-Schemata, befristete zeitliche Gabe) erarbeitet wurden und weil niedrigere Calciumkonzentrationen im Dialysat vorgeschlagen werden. Mögliche Langzeitnebenwirkungen dieser Therapieform sind noch nicht gesichert.

Von den klinisch praktikablen Verfahren der Skelettdichtemessung ist die quantitative CT zur Erfassung der urämischen Osteopathie besonders gut geeignet, da sie eine präzise topographische Zuordnung der gemessenen Mineraldichte erlaubt [1, 4]. Durch diese Methode wird selektiv die Spongiosa, welche bei der renalen Osteopathie früh Umbauvorgänge aufweist, gemessen und werden Meßfehler, bedingt durch extraossale Kalkablagerungen, speziell Gefäßverkalkungen der Aorta abdominalis vermieden [5]. Histomorphologisch wurde eine Korrelation zwischen CT gesteuerter Dichtemessung und trabekulärem Knochenvolumen bei renaler Osteopathie nachgewiesen [1].

Es war das Ziel der vorliegenden Untersuchung (I) bei Patienten im Dauerdialyseprogramm bei Querschnittsuntersuchungen die Verteilung der Skelettmineraldichte in der Dialysepopulation zu erfassen, (II) bei einer limitierten Kohorte im Längsschnitt das Verhalten der Skelettmineraldichte zu überprüfen, (III) durch begleitende Untersuchung der Parameter des Calciumstoffwechsels zu eruieren, inwieweit sich Beziehungen zwischen Skelettmineraldichte und biochemischen Indikatoren gestörten Calciumstoffwechsels herstellen lassen, sowie (IV) einen Vergleich zwischen röntgenmorphologischen Zeichen der renalen Osteopathie und der Dichtemessung vorzunehmen.

Material und Methoden

Bei 104 Patienten führten wir 142 Knochendichtemessungen mittels Osteo CT (Pikker Expert SX 1200) in Single Photonen Technik ohne Fettkorrektur durch. Unter standardisierten Bedingungen wurde die CT-Dichte einer mittvertebralen Schicht von LWK 2–4 gemittelt. Der Kaliumhydroxyapatit (K_2HPO_4)-Gehalt des Knochens wurde durch Eichung mit Referenzlösungen bestimmt und dieser Wert in Bezug zu einem alterskorrigierten Normalkollektiv gesetzt. Die Angabe der Knochendichte erfolgte in mg/cm³ K_2HPO_4. Die Messpräzision liegt bei 1%.

Folgende Laborparameter wurden bestimmt: Calcium, Phosphat, Alkalische Phosphatase, Vitamin 25 $(OH)D_3$, Vitamin 1,25 $(OH)_2$ D_3, Aluminium (Al) und intaktes Parathormon (PTH). Die statistische Auswertung erfolgte mit Wilcoxon Test, linearer Regression und Multivarianzanalyse.

Ein radiologischer Knochenstatus (Beckenübersicht, HWS seitl., beide Hände in Mammographietechnik, sowie schmerzhafte Regionen) wurde auf das Vorhandensein röntgenologischer Zeichen einer Ostitis fibrosa, einer Osteomalazie, von Amyloidzysten oder einer destruktiven Spondylarthropathie hin untersucht.

Ergebnisse

Die Knochendichte der Dialysepatienten war im Vergleich zum Normalkollektiv leicht (nicht signifikant) vermindert (n = 135 Messungen bei 97 Patienten). Bei jungen Männern (<30 Jahre) wurde häufiger eine Dichte unterhalb der Norm (z–2 STD) gefunden (nicht signifikant).

Sieben Patienten mit prädialytischer terminaler Niereninsuffizienz wiesen normale Knochendichte und keine röntgenologischen Knochenveränderungen auf. Patienten mit hohem Serum-Al-Spiegel zeigten erhöhte Dichtewerte (6 Messungen bei 4 Patienten), die sich im Verlauf (bis zu 30 Monaten) kaum änderten.

Die männlichen Patienten mit röntgenologisch manifester Ostitis fibrosa wiesen eine verminderte Knochendichte auf (n = 3) bei Frauen bewegte sich die Dichte im Normbereich (n = 6). Patienten mit Amyloidzysten (n = 13) unterschieden sich in der Knochendichte nicht vom normalen Kollektiv.

Bei einer Patientin mit destruktiver Spondylarthropathie fand sich eine erhöhte Knochendichte. Die Serum-Al-Konzentration lag über 60 µg/l. Bei 2 männlichen Patienten mit Spondylarthropathie lagen die Knochendichtewerte im Normbereich.

Bei Patienten mit längerer Dialysedauer (im Kollektiv variierte sie von 0–250 Monaten) war die Knochenmasse geringfügig, aber nicht signifikant, vermindert.

Bei Prüfung der Frage, in welchem Abstand Wiederholungsmessungen der CT-Knochendichtemessung sinnvoll seien, definierten wir das Intervall innerhalb dessen eine Änderung um mindestens 0,5 STD im statistischen Mittel auftritt. Das Intervall beträgt 18 Monate. Wiederholungsmessungen in kürzeren Abständen sind daher in der Regel nicht sinnvoll.

Die Auswertung eines 1. Kollektives (n = 50 therapierte Dialysepatienten) zeigte eine signifikante Beziehung zwischen erhöhtem Serumphosphat und verminderter Knochendichte (p = 0,017). Die Auswertung eines größeren Patientenkollektives (n = 103) zeigte keine Beziehung mehr auf. Auch bei allen übrigen untersuchten Laborparametern ließ sich keine signifikante Beziehung zur Knochendichtemessung feststellen.

Diskussion

Insgesamt belegt die Untersuchung, daß die Knochendichtemessungen in einer repräsentativ großen Stichprobe von Dialysepatienten mit bis zu 20jährigem Dialyseverlauf im statistischen Mittel im Normbereich verbleiben. Dies bedeutet, daß die heute gewählten Verfahren der Therapie zur Kontrolle des Hyperparathyreoidismus, zur Steigerung der intestinalen Calciumabsorption und zur Gewährleistung der Calciumbilanz während der Dialyse (Dialyse-Calciumkonzentration) im Prinzip richtig gewählt sind.

Das Verfahren der CT-Mineraldichtemessung erscheint hinreichend sensitiv um bei Längsschnittuntersuchungen, z.B. im Rahmen von Interventionsstudien zur Modifikation der Therapie, bedrohliche Veränderungen der Skelettmineralbilanz zu erkennen.

In diesem Kollektiv, bei welchem schwere Verläufe der Ostitis fibrosa und vor allem schwere Aluminiumintoxikation nicht vorkommen, bestand keine Korrelation mit dem Schweregrad der röntgenologisch und laborchemisch fassbaren Ostitis fibrosa respektive Aluminiumbeladung einerseits und dem Mineralgehalt des Skeletts andererseits.

Bemerkenswert sind die Abweichungen des Skelettmineralgehalts bei sehr jungen und sehr alten Patienten. Da es sich bei den jungen Patienten häufig um Patienten handelte, die bereits vor Epiphysenschluß chronisch nierenkrank waren, läßt sich nicht entscheiden, ob es sich hier um eine Störung des Skelettaufbaus oder um Mineralverlust nach Abschluß der Skelettreifung handelte. Der Befund, daß mit zunehmendem Lebensalter auch beim Dialysepatienten der Skelettmineralgehalt abnimmt, läßt darauf schließen, daß auch in diesem Patientenkollektiv ein altersbedingter Skelettmineralverlust auftritt. Der Befund ist insofern von Interesse als eine Reihe hormonaler Faktoren, die in der Pathogenese der idiopathischen (primären) Osteoporose diskutiert werden, beim niereninsuffizienten Patienten nicht wirksam sein können [6].

Literatur

1. Torres A, Lorenzo V, Gonzales-Posada JM (1986) Comparision of histomorphometry and computerized tomography of the spine in quantitating trabecular bone in renal osteodystrophy. Nephron 44:282–287
2. Piraino B, Chen T, Cooperstein L, Segre G, Puschett J (1988) Fractures and vertebral bone mineral density in patients with renal osteodystrophy. Clin Nephrol 30:57–62
3. De Vita MV, Rasenas LL, Bansal M, Gleim GW, Zabetakis PM, Gardenswartz MH, Michaelis MF (1992) Assesment of renal osteodystrophy in hemodialysis patients. Medicine Baltimore 71:28–290
4. Funke M, Mäurer J, Grabbe E, Scheler F (1992) Vergleichende Untersuchungen mit der quantitativen CT und der DEXRA zur Knochendichtemessung bei renaler Osteopathie. Fortschr Röntgenstr 157:145–149
5. Seeman E, Wahner HW, Offord KP, Kumar R, Johnson WJ, Riggs BL (1982) Differentail effects of endocrine dysfunction on the axial and appendicular skeleton. J Clin Invest 69:1302–1309
6. Baldamus CA, Marsen TA (1992) Chronische Niereninsuffizienz. In: Hornbostel H, Kaufmann W, Siegenthaler W (Hrsg) Innere Medizin in Praxis und Klinik. Thieme, Stuttgart New York, S 5.32

Knochendichtemessung bei Nierentransplantierten mit der Dual-Photonen-Absorptiometrie (DPA)

D. Liermann, Y. Alemdag, E. H. Scheuermann, J. Kollath, W. Schoeppe und G. Hör

Klinikum der J. W.-Goethe-Universität, Theodor-Stern-Kai 7, D-60596 Frankfurt/M.

Einleitung

Trotz erfolgreicher Nierentransplantation (NTX) besteht bei den ehemaligen Dialysepatienten weiterhin eine Mineralisationsstörung des Skeletts [1, 2]. Viele Faktoren, hauptsächlich die steroidinduzierte Osteopathie [3], ein persistierender Hyperparatyhreoidismus (hPT) [4], eine veränderte Sensibilität des Skeletts gegenüber PTH [5], und niedrige 1,25-Dihydroxycholecalciferolspiegel [6], werden nach einer erfolgreichen Nierentransplantation für eine weiterbestehende Imbalanz in der Calciumhomöostase des Skeletts verantwortlich gemacht. Oft erscheint eine Differenzierung dieser Einflüsse durch mannigfaltige Überlagerungseffekte erschwert, so daß auch erfolgreiche therapeutische Ansätze zur Minderung der Mineralverluste am Skelett, nur in sehr beschränktem Maße zur Verfügung stehen. Andererseits waren zur Interpretation von Laborparametern diagnostische Interventionen wie Knochenstanzbiopsien notwendig. Die Invasivität dieser Methode schränkte ihre Anwendung jedoch erheblich ein. Ziel dieser Untersuchungen war es somit quantitative Veränderungen in der Knochenmorphologie anhand einer gut reproduzierbaren, nichtinvasiven Meßmethodik frühzeitig zu erfassen, und diese im Zusammenhang mit den entsprechenden Laborparametern einer Interpretation und eventuell für künftige therapeutische Maßnahmen zugänglich zu machen.

Material und Methode

Wir untersuchten zum Zeitpunkt der NTX, und 5, 10 und 15 Monate (+4 Wochen) nach erfolgreicher Nierentransplantation (NTX) den Knochenmineralsalzgehalt von 36 Patienten (28 männlich/8 weiblich) anhand der 153 Gadolinium-Doppel-Photonen-Absorptiometrie (OSTEOTECH 300, Medical & Scientific Enterprises Sudbarry, MA, USA). Das mittlere Alter der männlichen Patienten war 46,28 Jahre (27–62) das der weiblichen 41,75 Jahre (31–51). Die Knochenmineraldichte (BMD) wurden an den Lendenwirbelkörper 2–4 (LWK 2–4) und am linken Femurhals gemessen. Die ermittelte BMD wird als Flächendichte in g/qcm angegeben. Kompressionsfrakturen im Bereich der LWS wurden durch entsprechende Röntgenaufnahmen, vor Studienbeginn, ausgeschlossen. Um Weichteileinflüsse auf die BMD zu vermeiden, sind nur die Patienten in der Studie belassen worden, deren „mid abdomen"-Durchmesser 25 cm nicht überschritt. Gleichzeitig wurde das intakte Parathormon, (RIA Kit, CIBA CORNING Diagnostics GmbH, 6301 Fernwald Germany) Normbereich: 11–54 pg/ml, das Osteocalcin (OC) (RIA Kit, INCSTAR CORPORATION, Sorin Biomedica Düsseldorf, Germany) Normbereich: 1,8–6,6 ng/ml, das 1,25 Dihydroycholecalciferol (Calcitriol), (H3 RRA Kit, INCSTAR CORPORATION, Sorin Biomedica Düsseldorf, Germany) Normbereich: 16,4–42,4 pg/ml, das 25 Hydroxycholecalciferol (Calcidiol) (H3 RIA Kit, INCSTAR CORPORATION, Sorin Biomedica Düsseldorf, Germany) Normbereich: 9,2–38,4 ng/ml (jahreszeitlich variabel), Alkalische Phosphatase (Normbereich: 50–167 U/L) und die üblichen Nierenfunktionsparameter wie Serumcreatinin (Norm: <1,39) und Serumcalcium (Norm: 2,1–2,7 mMol/L) bestimmt (SMAC II, Technicon, Tarrytown, N.Y.)). Zur Differenzierung der bekannten Einflußfaktoren auf den BMD wurde das Gesamtkollektiv (n = 36) in Untergruppen gegliedert. In Gruppe A (n = 21) waren die Patienten die 5, 10 und 15 Monate nach der NTX mindestens 2 normale Calcitriol-Spiegel hatten, die restlichen Patienten bildeten die Gruppe B (n = 15). Eine weitere Differenzierung der beiden Gruppen erfolgte durch Ausschluß der Patienten, die im Rahmen einer Abstoßungsbehandlung hochdosiert Corticosteroide (Range: 1250–15250 mg Methylprednisolon) erhielten. So bildet die Gruppe C alle Patienten mit normalen Calcitriolwerten (n = 15) und die Gruppe D (n = 10) alle Patienten mit niedrigen Calcitriolwerten. Das immunsuppressive Grundschema des Gesamtkollektives war identisch, und betrug nach üblicher Reduzierung der Corticosteroide post NTX, 10 mg Prednison/die und Cyclosporin-A-Dosierungen zur Erzielung eines Plasmaspiegels von 200 ng/ml. Die Verabreichung von Azathioprin beschränkte sich nur auf einen kurzen post-NTX-Zeitraum. Als statistische Tests wurde der Wilcoxon-Test, der U-Test und der Spesrmann'sche-Rangsummentest benutzt. Ein p kleiner als 0,05 wurde als statistisch signifikant gewertet. Die einzelnen Ergebnisse sind, wenn nicht anders beschrieben, als Median zu verstehen.

Ergebnisse

Im Gesamtkollektiv zeigt der BMD am linken Femurhals und an den LWK 2–4 weder zum Zeitpunkt der NTX noch im weiteren Verlauf eine Geschlechts- oder altersspezifische Abhängigkeit (p = 0,05). Der PTH Spiegel war zum Zeitpunkt der NTX mit 88,5 pg/ml als auch 15 Monate danach mit 81 pg/ml deutlich erhöht.

Die Veränderung war nicht signifikant (p = 0,05). Mit steigendem PTH-Spiegel war zum Zeitpunkt der NTX als auch 15 Monate danach ein negativer Einfluß auf den BMD am Femurhals zu beobachten (p < 0,05). Obwohl der BMD an den LWK 2–4 diesen Zusammenhang nicht zeigte, waren die Veränderungen an der LWS und am Femur gleichsinnig (p < 0,001). 15 Monate post NTX war dieser Zusammenhang zwar noch vorhanden, jedoch nicht mehr signifikant.

Der BMD am Femur blieb in unserem Beobachtungszeitraum unverändert, der BMD an den LWK 2–4 nahm signifikant ab (p < 0,001). Zum Zeitpunkt der NTX zeigte der PTH-Spiegel weder zu der Dialysedauer noch zum BMD der LWK 2–4, einen signifikanten Zusammenhang. Die Involution der Epithelkörperchen, mit Rückgang des PTH post NTX, konnte in keinen Zusammenhang mit der vorangegangenen Dialysedauer (37 Monate) gebracht werden. Die Calcitriolspiegel waren zum Zeitpunkt der NTX deutlich erniedrigt (9,65 pg/ml), und erreichten erst 10 Monate nach der NTX Normalwerte (18,6 pg/ml). Die Calcidiolspiegel waren mit 335 ng/ml deutlich erhöht und blieben auch am Ende unserer Studie mit 208 ng/ml deutlich erhöht. Die Osteocalcinwerte waren bei NTX mit 15,25 ng/ml auch erhöht, und blieben bis zum Ende der Studie mit 12,15 ng/ml im wesentlichen unverändert.

Das Patientenkollektiv A und B zeigte innerhalb der Studienzeit keine Veränderung des BMD am Femur jedoch eine signifikante Abnahme des BMD an den LWK 2–4 (p < 0,001), wobei der Verlust von 9,27% in der Gruppe B, deutlich über dem der Gruppe A mit 4,8% lag. In der Gruppe B war das OC zum Zeitpunkt der NTX mit 14 ng/ml zusammen mit dem PTH (84 pg/ml) erhöht, und es zeigte sich im Verlauf keine signifikante Veränderung. Das PTH sank in der Gruppe A von 96 pg/ml auf 76 pg/ml signifikant ab (p<0,05). Die Calcitriolwerte erreichten in der Gruppe A mit 17,3 pg/ml schon 5 Monate post-NTX-Normalwerte, wobei diese in der Gruppe B auch noch 15 Monate post-NTX-pathologisch blieben (13,4 pg/ml). Das Serumcreatinin war 5 Monate post NTX in der Gruppe A bei 1,5 mg/dl und blieb unverändert. In der Gruppe B war dieser in der gleichen Zeit bei 2,1 mg/dl deutlich höher und blieb auch hier unverändert. Die Gruppe C zeigte bei pathologisch erhöht bleibenden PTH-Werten (76–94 pg/ml) und nach 5 Monaten normalisierten Calcitriolwerten, keine signifikante Abnahme des BMD am Femur und an der LWK 2–4. In der Gruppe D nahm, bei path. niedrig bleibenden Calcitriolwerten (8,1–14,0 pg/ml) und bei einem persistierendem hPT (75,5–76 pg/ml) und OC-Werten (14–14,84 ng/ml) neben, im Vergleich zur Gruppe C, signifikant schlechterem Serumcreatinin, der BMD an den LWK 2–4 signifikant ab (p < 0,001).

Die alkalische Serumphosphatase blieb bei allen Kollektiven im Normbereich.

Diskussion

Multifaktorielle Einflüsse liegen einer Mineralisationsstörung des Skeletts post NTX, zugrunde. Einerseits wird ein lange persistierender hPT und eine, nach Beseitigung der Urämie, zunehmende Sensibilität des Skeletts gegenüber PTH, für diesen Vorgang verantwortlich gemacht. Eine sich nur mäßig erholende endokrine Funktion der TX-Niere scheint eine PTH und Corticoid-induzierte Entmineralisierung des Skeletts zu unterstützen. So reichen normale Calcitriolwerte nicht aus, um Mineralisationsstörungen bei gleichzeitig bestehendem hPT, hochdosierten Corticosteroiden und einem Serumcreatinin von über 2 mg/dl am Skelett zu verhindern. Vielmehr zeigte sich, daß bei nur grenzwertig erhöhten Creatininwerten um 1,5 mg/dl, und ausbleibender Transplantatabstoßung (die in der Regel mit hochdosierten Corticosteroiden behandelt wurden), trotz eines hPT, die schnelle und ausreichende Aufnahme der endokrinen Funktion der TX-Niere, eine Entmineralisierung des Skeletts verhindern vermochte. So erscheint es schlüssig, daß ein autonomer hPT post NTX zwar nicht in Abhängigkeit zu den Calcitriolplasmaspiegeln gebracht werden kann, jedoch bei unzureichender Calcitriolsynthese, durch eine verminderte intestinale Calciumabsorption, das Skelett weiter entmineralisiert wird. Die schnelle Rekonvaleszenz der endokrinen Funktion der TX-Niere, scheint bei nur grenzwertig erhöhtem Serumcreatinin und Ausschluß von iatrogenen entmineralisierenden Faktoren, trotz bestehendem hPT, die Basis für die Vermeidung einer weiteren BMD-Abnahme zu bilden. So erscheinen therapeutische Ansätze mit synthetischen Calcitriolpräparaten, bei Ausschluß dieser Faktoren, im Zusammenhang mit einer nichtinvasiven Meßmethode des BMD, erfolgsversprechend.

Literatur

1. Aird EGA, Pierides AM (1977) Photon absorptiometry of bone after successful renal transplantation. Brit J Radiol 50:350–356
2. Julian BA, Laskow DA, Dubovsky J, Dubovsky E, Curtis JJ, Quarles D (1991) Rapid Loss of Vertebral Mineral Desity After Renal Transplantation. New Engl J Med 325:544–549
3. Canalis E (1983) Effect of glucocorticoids on type I collagen synthesis, alkaline phosphatase activity, and deoxyribonucleid acid content in cultured rat calcariae. Endocrinol 112:931
4. Cotorruelo JG, DE Francisco ALM, Canga E, Amado JA, Riancho JA, Sanz de Castro S, Zubimendi JA, Arias M, Gonzalez Macias J (1990) Sequential changes in divalent Ion metabolism after renal transplantation. Transplant Proc Vol 22, No 4 (August):1414–1415
5. Gonzalez MT, Gonzalez C, Grino JM, Castelao AM, Marinoso ML, Serrano S, Bonnin R, Carreras L, Alsina J (1990) Long-term evolution of renal osteodystrophy after Kidney transplantation: comparative study between intact PTH levels and Bone biopsy. Transplant Proc Vol 22, No 4 (August):1407–1411
6. Lucas PA, Woodhead JS, Brown RC (1988) Vitamin D3 metabolites in chronic renal failure and after renal transplantation. Nephrol Dial Transplant 3:70–76

Vergleichende Untersuchung zur Knochendichtemessung an den Lendenwirbelsäulen mittels Ultraschall qCT, DPX und Histomorphologie

A. Weber[1], A. Bosse[2] und M. Jergas[2]

[1] Institut für Radiologie und Nuklearmedizin, [2] Institut für Pathologie, Berufsgenossenschaftliche Krankenanstalten „Bergmannsheil", Universitätsklinik, Gilsingstr. 14, D-44789 Bochum

Einleitung

Sozioökonomisch hat die Osteoporose in den letzten Jahren eine immer größere Bedeutung erlangt. Auch mit der Entwicklung von wirksamen Pharmazeutika zur Behandlung des Krankheitsbildes hat sich die Frage nach einer exakten Knochendichtemessung zunehmend gestellt. Von den bildgebenden Verfahren stehen im Augenblick die quantitative Computertomographie und die zwei Energiephotonenabsorptionsmetrie (DPX oder DEXA) zur Verfügung [1]. Als weiteres Verfahren, wobei sich diese Methode noch im Experimentalstadium befindet, bietet sich die Messung der Schalleitgeschwindigkeit mit einem Ultraschallgerät an [2]. Über die Wertigkeit der einzelnen Verfahren besteht z.Zt. noch eine kontroverse Diskussion. Unter diesem Aspekt untersuchten wir vergleichend Lendenwirbelkörper eines nicht selektionierten Obduktionsgutes in den drei oben angeführten Methoden, die Ergebnisse wurden ergänzend mit dem pathomorphologischen Befund verglichen [3].

Material und Methode

Zur Verfügung standen insgesamt 30 Lendenwirbelsäulenpräparate aus dem Obduktionsgut des Pathologischen Institutes des „Bergmannsheil" Bochum. Von den 30 Lendenwirbelsäulen konnten 49 Wirbelkörper endgültig in die Untersuchung aufgenommen werden. Bei allen Wirbelkörpern wurde die qCT, DPX und die Ultraschalluntersuchung durchgeführt. Es handelt sich hierbei um die Wirbelkörper L1 bis L4. Die Wirbelpräparate waren Formalin fixiert. Es wurden zur Bestimmung bei allen Präparaten Röntgenaufnahmen in seitlicher und ap-Projektion aufgenommen. Als Geräte wurden für die qCT ein CT der Fa. Siemens mit Referenzphantom benutzt. Die DPX-Untersuchungen wurden an einem Gerät der Fa. Lunar Madison, USA, durchgeführt. Die Bestimmung der Schalleitgeschwindigkeit durch den seitlichen Wirbelkörper wurde mit einem Ultraschallgerät 1,030 der Fa. Karl Deutsch, Wuppertal, gemessen. Die histomorphologische Aufarbeitung der LWK erfolgt an Schnittpräparaten in Analogie zur Lokalisation der Untersuchungen mit den bildgebenden Verfahren. Es erfolgte eine histologische semiquantitative Auswertung an schonend entkalkten Präparaten in der EvG und Ladewig-Färbung unter besonderer Berücksichtigung des Osteopeniegrades (leicht/mittel/schwer). Für die statistische Auswertung wurde der Korrelationskoeffizient sowie die Signifikanz p bestimmt.

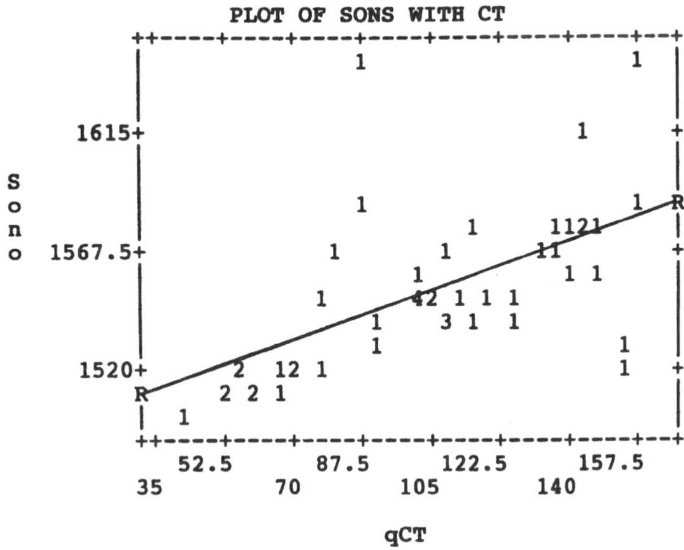

Abb. 1. Darstellung der Ergebnisse von Sonographie und CT. Der Korrelationskoeffizient beträgt 0,6144

Ergebnisse

Die Untersuchung der 49 Wirbelkörper ergaben eine Korrelation zwischen dem CT und der Sonographie (Abb. 1). Hier betrugt der Korrelationskoeffizient 0,6144 bei einer Signifikanz von $p < 0,0005$. Die durchgeführte histomorphologische Aufarbeitung ließ sich am ehesten mit den Befunden der qCT zuordnen. Insbesondere konnten mit der Computertomographie eine Unterscheidung zwischen der Kortikalis und der trabekulären Struktur vorgenommen werden. Der Vergleich von DPX und qCT betrug 0,3729 ($p = 0,008$) (Abb. 2), von DPX und Ultraschall 1,781 ($p = 0,221$) (Abb. 3).

Diskussion

Für die Sonographie als Methode zur Knochendichtemessung lagen bisher sehr vielversprechende Untersuchungen bezüglich der Akren vor. Bei den jetzt durchgeführten Untersuchungen gelang es, die Ultraschalluntersuchung auch auf ein Knochensystem zu übertragen, bei dem langjährig große Erfahrung mit anderen Knochendichtemessungsmethoden bestehen. Die gute Korrelation zwischen der qCT und der Ultraschallmethode zeigen, daß sich hier ein Verfahren etablieren kann, das sehr kostengünstig ist und keinerlei Belastungen für den Patienten aufweist. Inwieweit die Ultraschalluntersuchung für die Bestimmung der Knochendichte der Wirbelkörper in vivo möglich ist, bleibt sicherlich weiteren technischen Innovationen vorbehalten. Die Bestimmung der Knochendichte mit dem DEXA-Gerät zeigt praktisch keine Vergleichbarkeit zum CT. Dies bestätigt die in der Praxis immer wieder häufig auf-

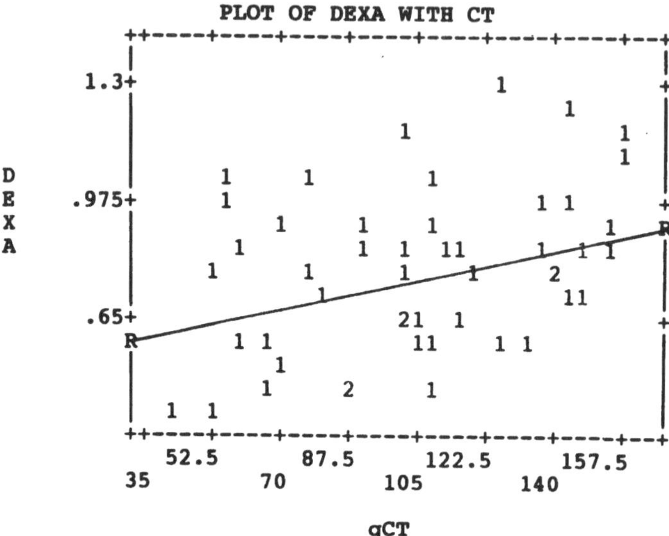

Abb. 2. Darstellung der Ergebnisse von DPX und qCT. Der Korrelationskoeffizient beträgt 0,3729

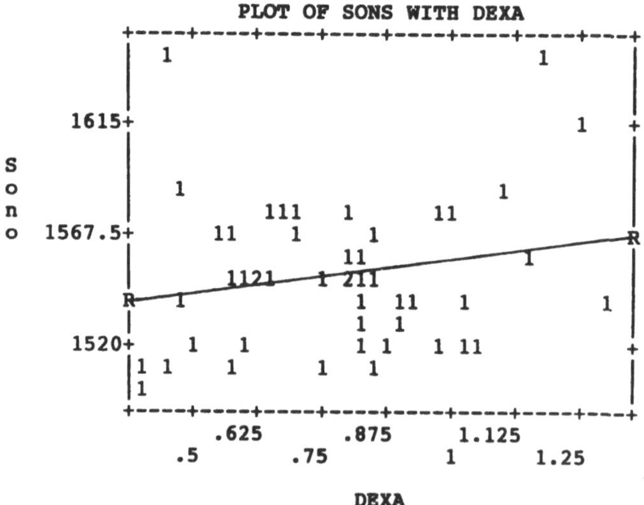

Abb. 3. Darstellung der Ergebnisse von DPX und Ultraschall. Der Korrelationskoeffizient beträgt 1,781

tretenden diskrepanten CT- und DPX-Befunde. Als Resultat der Vergleichsuntersuchungen ist festzuhalten, daß zur Verlaufsbeurteilung einer Osteoporose nie das Maßsystem gewechselt werden sollte. Am Anfang der Primärdiagnostik sollte immer neben der DPX-Messung die Computertomographie durchgeführt werden, weil dieses System in der Aussage dem histomorphologischen Befund am nähesten kommt und eine getrennte Bestimmung der Spongiosa- und Kortikalisdichte möglich ist

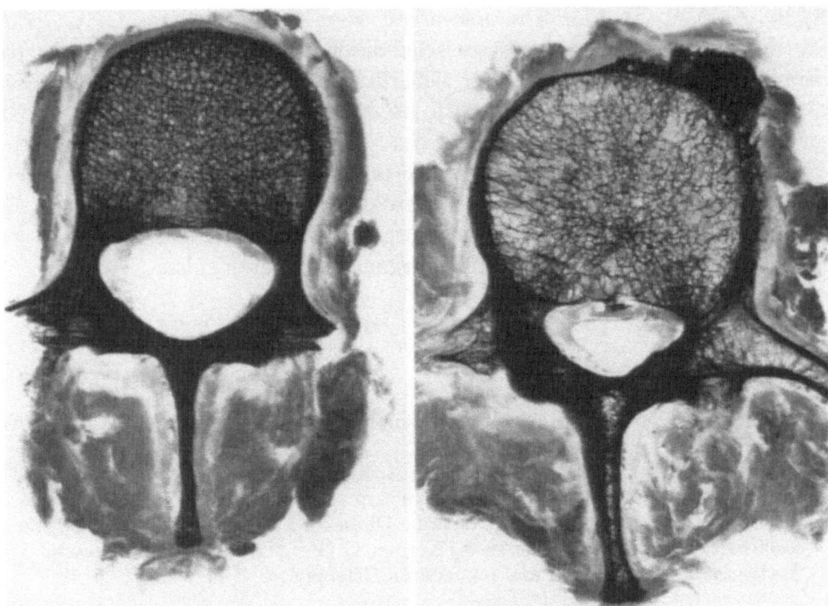

Abb. 4. Präparataufnahmen von Dünnschnitten zweier Lendenwirbelkörper. Linksseitig findet sich eine normale Spongiosa. Der rechte Wirbelkörper zeigt eine mäßiggradige osteoporotische Spongiosa

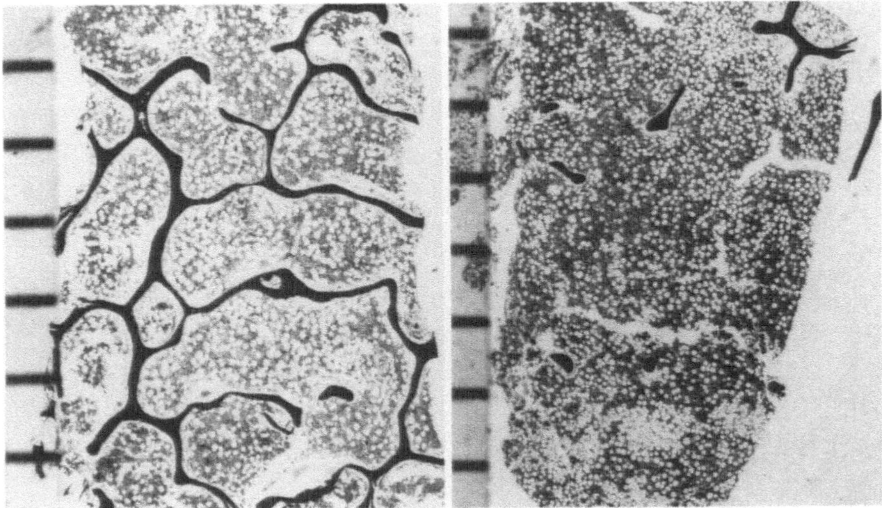

Abb. 5. Makroskopische Aufnahme der Spongiosa von den Wirbelkörpern in Abbildung 4. Links normale Spongiosa, rechts mäßiggradige osteoporotische Wirbelspongiosa

(Abb. 4, Abb. 5). Der Therapieverlauf kann dann mit dem DPX-Gerät weiter durchgeführt werden, ggfls. ist zwischendurch ein qCT zur Absicherung fraglicher Befunde vorzunehmen. Trotz der sicherlich guten bildgebenden Verfahren ist aber für die abschließende differenzierte Beurteilung der Osteoporose zusätzlich die pathomorphologische Beurteilung des Knochenstanzzylinders anzustreben [4]. Dadurch kann eine weitere Differenzierung der Ätiologie der Osteoporose erreicht und differentialdiagnostisch eine hämatologische Systemerkrankung bzw. ein diffus metastasierender Krankheitsprozeß ausgeschlossen werden. Deshalb ist stets eine parallel durchzuführende Beckenkammstanzung zu empfehlen.

Literatur

1. Hangartner TH, Overton TR (1986) Quantitative measurement of Bone. I Can Assoc Radiol 37:143
2. Greenfield MA, Craven JD, Heddleston A, Kehrer ML, Wishko D, Stern P (1981) Measurement of the velocity of ultrasound in human cortical bon in vivo. Radiology 138:701–710
3. Greenfield GB (1990) Radiology of Bone Diseases. J B Lipponcott, Philiadelphia
4. Burkhardt R, Bartl R, Demmler K, Kettner G (1981) Zwölf histo-biotopische Thesen zur Pathogenese der primären und sekundären Osteoporose. Klin Wschr 59:5–18

Relation von Kortikalis- zu Spongiosadichte bei generalisierten Osteopathien

K. J. Woggan, M. Münchow und H.-P. Kruse

Medizinische Kern- und Poliklinik, Universität Hamburg, Martinistr. 52, D-20251 Hamburg

Einleitung

In der Literatur finden sich nur wenige und teils widersprüchliche Angaben zur Verteilung der Knochendichteverluste auf Kortikalis und Spongiosa bei generalisierten Osteopathien [1–7].

Die pQCT am ultradistalen Radius bietet bei geringster Strahlenbelastung (0,1 mSv) mit einer Reproduzierbarkeit von 0,1% –0,3% die Möglichkeit der selektiven, nicht invasiven Knochendichtebestimmung von Spongiosa und Kortikalis [8].

Material und Methode

Die pQCT des ultradistalen Radius (Stratec SCT 900) wurde genutzt, um bei 283 Patienten mit ätiologisch unterschiedlichen generalisierten Osteopathien eine selektive Knochendichtebestimmung von Kortikalis und Spongiosa durchzuführen. Es wurden Patienten mit Osteopathien bei chronischem Alkoholabusus, Amenorrhoe, Hyperthyreose, Postmenopause, pHPT, Hypogonadismus, Hypoparathyreoidismus sowie mit primären Osteoporosen und Steroidosteoporosen untersucht (Tabelle 1).

Tabelle 1. Patientenkollektiv

Diagnose-gruppe	% Anteil der Pat. mit sgn. reduzierten Spongiosa-mineralwerten	n	% Frauen	% Männer	Alters-median ±1 SD	Median der frak-Wirbelk. ±1 SD
Chronischer Alkoholabusus	91,7	12	–	100	49 ± 8,4	3 ± 1,43
Amenorrhose	90,9	33	100	–	59 ± 11	1 ± 2,76
Hyperthyreose	85	20	90	10	65,5 ± 7,5	2 ± 3,25
Postmenopause	79,1	86	100	–	68,5 ± 7,7	3 ± 2,04
primäre Osteoporose	74,3	35	–	100	52 ± 10,7	3 ± 2,06
pHPT	73,1	26	76,9	23,1	56,5 ± 13	0 ± 0,53
Hypogonadismus	69,2	13	–	100	45 ± 15,3	0 ± 1,07
Steroid-Osteoporose	64,7	51	58,8	41,2	56 ± 11,4	0 ± 1,61
Hypoparathyreose	42,9	7	71,4	28,6	49 ± 7,5	0 ± 0

Den größten Anteil am Gesamtkollektiv bildeten die Postmenopausalen, die Patienten mit Steroidosteoporosen, primären Osteoporosen und amenorrhoischen Patientinnen.

Der prozentuale Anteil von Männern und Frauen schwankte in Abhängigkeit von der Diagnose. So bestand das Kollektiv z.B. bei der primären Osteoporose und bei chronischem Alkoholabusus nur aus Männern.

Der Altersmedian lag zwischen 45 und 68 Jahren und war ebenfalls von der Diagnose beeinflußt.

Durch Bestimmung von Mittelwerten, Standardabweichung und Quotientenbildung (Kortikalisdichte/Spongiosadichte konnten die absoluten Knochendichtewerte an Kortikalis und Spongiosa sowie die Relationen von Kortikalis- zu Spongiosadichteverlusten bei generalisierten Osteopathien bestimmt werden.

Ergebnisse

Der Knochendichteverlust war bei den verschiedenen Osteopathien recht unterschiedlich ausgeprägt (Tabelle 2). Beim Hypoparathyreoidismus kam es an Spongiosa *und* Kortikalis nur zu einem moderaten Dichteverlust. Ein stärkerer Knochendichteverlust trat beim Hypogonadismus, primärer Osteoporose, chronischem Alkoholabusus und bei der Steroidosteoporose auf. Erhebliche Dichteverluste an Kortikalis und Spongiosa zeigten sich beim pHPT, bei der Amenorrhoe, bei der Hyperthyreose und bei der postmenopausalen Osteoporose.

Zur Beantwortung der Frage, ob bei den untersuchten Osteopathien ein „spongiotroper" oder „kortikalotroper" Knochendichteverlust vorliegt, wurden die Quotienten aus Gesamtdichte zu Spongiosadichte und Kortikalisdichte zu Spongiosadichte errechnet (Tabelle 2).

Die Quotienten aus Gesamtdichte zu Spongiosadichte lagen zwischen 1,48 und 1,75 (Abb. 1). Sie waren damit größer als die Quotienten aus einem Referenzkollektiv [9] von gesunden Männern (n = 201) und gesunden Frauen (n = 400), die bei 1,3 bzw. 1,37 lagen und wiesen bei einem überall bestehenden, unterschiedlich ausgeprägten Kortikalisdichteverlust auf eine spongiosabetonte Abnahme der Knochen-

Tabelle 2. Knochendichte von Kortikalis und Spongiosa und Quotienten

Diagnosegruppe	Spongiosa	Gesamt	Kortikalis	Gesamt/ Spongiosa	Kortikalis/ Spongiosa
Hypopara	129 ± 19	205 ± 21	254 ± 38	1,527 ± 0,281	1,969 ± 0,508
Hypogon	112 ± 43	194 ± 51	261 ± 61	1,596 ± 0,249	2,086 ± 0,455
Prim	125 ± 34	187 ± 47	233 ± 63	1,505 ± 0,233	1,914 ± 0,422
Alk	112 ± 36	181 ± 40	231 ± 51	1,539 ± 0,316	1,976 ± 0,573
Steroid	112 ± 43	177 ± 45	217 ± 61	1,476 ± 0,297	1,873 ± 0,544
pHPT	92 ± 41	151 ± 39	201 ± 47	1,672 ± 0,425	2,218 ± 0,732
Ameno	77 ± 27	131 ± 39	180 ± 60	1,747 ± 0,641	2,342 ± 1,161
Hyper	72 ± 27	134 ± 25	178 ± 34	1,69 ± 0,391	2,255 ± 0,711
Postmeno	80 ± 30	129 ± 34	172 ± 46	1,697 ± 0,84	2,275 ± 1,611

Angaben als Median ± 1 SD in der Einheit mg/ccm

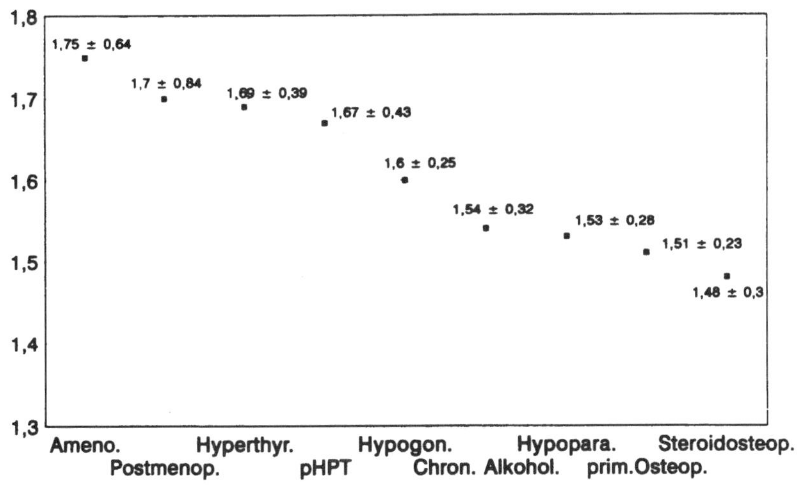

Abb. 1. Quotienten aus Gesamt- und Spongiosadichte

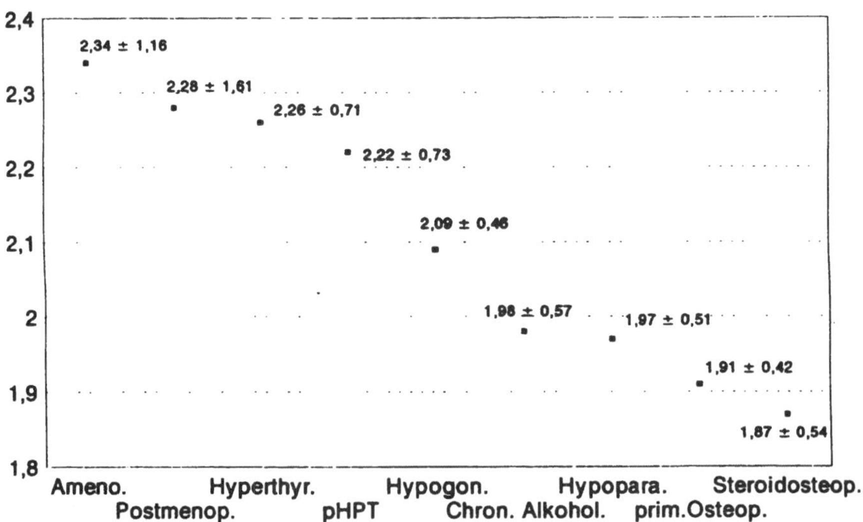

Abb. 2. Quotienten aus Kortikalis- und Spongiosadichte

dichte hin. Für die Quotienten aus Kortikalis- und Spongiosadichte ergab sich das entsprechende Bild. Die Quotienten lagen zwischen 1,87 und 2,34 (Abb. 2). Die Quotienten eines gesunden Referenzkollektives aus prä- und postmenopausalen Frauen waren mit 1,84 bzw. 1,85 kleiner als alle Quotienten der untersuchten Osteopathien.

Es lag also ein spongiosabetonter Knochendichteverlust bei allen untersuchten Osteopathien vor. Dabei ist bemerkenswert, daß Patienten mit einer Steroidosteoporose den niedrigsten Quotienten aufwiesen. Im Vergleich zu den übrigen untersuchten Osteopathien war bei der Steroidosteoporose der Spongiosaverlust im Verhältnis zum Kortikalisverlust noch am geringsten ausgeprägt.

Bei den ermittelten Quotienten aus Kortikalis- und Spongiosadichte fanden sich signifikante Differenzen (Tabelle 3) zwischen den folgenden Osteopathien: Steroidosteoporose und pHPT, Hyperthyreose, Postmenopause sowie Amenorrhoe. Außerdem zwischen primärer Osteoporose und pHPT, Hyperthyreose, Postmenopause sowie Amenorrhoe. Diese fanden sich ebenfalls zwischen Hypogonadismus und Amenorrhoe.

Anhand der Mittelwerte der Kortikalis- und Spongiosadichte, sowie durch Quotientenbildung ließen sich folgende Aussagen machen:

- Kortikalis und Spongiosa sind gemeinsam vom Dichteverlust betroffen. Dabei steht der spongiosabetonte Dichteverlust im Vordergrund.
- Bei nur leicht reduzierter Knochendichte besteht beim Hypoparathyreoidismus ein nur diskret spongiotroper Dichteverlust.
- Ein ebenfalls diskret spongiosabetonter Dichteverlust bei etwas stärker reduzierter Knochendichte tritt bei chronischem Alkoholabusus, Hypogonadismus, Steroidosteoporose und bei der primären Osteoporose auf.
- Einen erheblichen spongiotropen Dichteverlust bei stark ausgeprägten gemeinsamen Verlusten an Spongiosa und Kortikalis erleiden die Patienten mit Osteopathien bei Amenorrhoe, Hyperthyreose, HPT und in der Postmenopause.

Tabelle 3. Signifikante Differenzen zwischen den Quotienten aus Kortikalis- und Spongiosadichte der untersuchten Osteopathien

Signifikanz P	Steroid-Osteoporose	primäre Osteoporose	Hypoparathyreose	Chronisch. Alkoholabusus	Hypogonadismus	pHPT	Hyperthyreose	Postmenopause	Amenorrhoe
Steroid-Osteoporose	n. sg.	n. sg.	n. sg.	n. sg.	0,045	0,023	0,001	0,002	
primäre Osteoporose		n. sg.	n. sg.	n. sg.	0,029	0,015	0,000	0,001	
Hypoparathyreose			n. sg.	n. sg.	n. sg.	n. sg.	n. sg.	n. sg.	
Chronischer Alkoholabusus				n. sg.	n. sg.	n. sg.	n. sg.	n. sg.	
Hypogonadismus					n. sg.	n. sg.	n. sg.	0,047	
pHPT						n. sg.	n. sg.	n. sg.	
Hyperthyrose							n. sg.	n. sg.	
Postmenopause								n. sg.	
Amenorrhoe									

Diskussion

Die errechneten Quotienten aus Gesamtdichte/Spongiosadichte bzw. Kortikalisdichte/Spongiosadichte waren allesamt kleiner als die Werte eines gesunden Referenzkollektivs. Bei ebenfalls abnehmender Kortikalisdichte beweist dies einen spongiosabetonten Knochendichteverlust bei den untersuchten Osteopathien. Der absolute Knochendichteverlust und die Höhe der Quotienten waren unterschiedlich ausgeprägt und könnten einen Hinweis auf die jeweilige Osteopathie geben.

Eine plausible Erklärung für den spongiosabetonten Knochendichteverlust liefert das differente Oberflächen-/Volumenverhältnis an Kortikalis und Spongiosa. In den 70er Jahren stellten Frost und Parfitt fest, daß an der Spongiosa im Vergleich zur Kortikalis eine 5–30fach größere Oberflächen-/Volumen-Relation besteht [10]. Die entsprechend größere Umbaufläche der Spongiosa könnte diesen spongiotropen Knochendichteverlust erklären.

Zusammenfassung

Die pQCT bietet die Möglichkeit zur selektiven Knochendichtebestimmung von Kortikalis bzw. Spongiosa.

Bei 253 Patienten mit ätiologisch unterschiedlichen Osteopathien erfolgten Knochendichtemessungen an Kortikalis und Spongiosa des ultradistalen Radius.

Anhand der Mittelwerte der Kortikalis- und Spongiosadichte, sowie durch Quotientenbildung ließen sich folgende Aussagen machen:

- Kortikalis und Spongiosa sind gemeinsam vom Dichteverlust betroffen. Dabei steht der spongiosabetonte Dichteverlust im Vordergrund.
- Bei nur leicht reduzierter Knochendichte besteht beim Hypoparathyreoidismus ein nur diskret spongiotroper Dichteverlust.
- Ein ebenfalls diskret spongiosabetonter Dichteverlust bei etwas stärker reduzierter Knochendichte tritt bei chronischem Alkoholabusus, Hypogonadismus, Steroidosteoporose und bei der primären Osteoporose auf.
- Einen erheblichen spongiotropen Dichteverlust bei stark ausgeprägten gemeinsamen Verlusten an Spongiosa und Kortikalis erleiden die Patienten mit Osteopathien bei Amenorrhoe, Hyperthyreose, HPT und in der Postmenopause.

Literatur

1. Brandli DW, Golde G, Greenwald M, Silverman SL (1991) Glucocorticoid-induced osteoporosis: a cross-sectional study. Steroids 56:518–523
2. Ruegsegger P, Durand EP, Dambacher MA (1991) Differential Effects of Aging and Disease on Trabecular and Compact Bone Density of the Radius. Bone 12:99–105
3. Birkle DD, Genant HK et al. (1985) Bone Disease in Alcohol Abuse. Annals of Internal Medicine 103:42–48
4. Birkle DD (1988) Effects of Alcohol Abuse on Bone. Comprehensive Therapy 14(2):16–20
5. Greenspan SL, Heer RM et al. (1986) Osteoporosis in Men with Hyperprolactinemia Hypogonadism. Annals of Internal Medicine 104:777–782

6. Jackson JA, Kleerekoper M, Parfitt AM et al. (1987) Histomorphometry in Hypogonadal and Eugonadal Men with Spinal Osteoporosis. J Clin Endocr Metabol 65(1):53–58
7. Francis RM, Peacock M et al. (1986) Osteoporosis in Hypogonadal Men: Rate of Decreased Plasma 1.25-Dihydrocyvitamin D, Calcium Malabsorption, and Low Bone Formation. Bone 7:261–268
8. Dambacher MA, Haas HG, Ruegsegger P (1991) Pathophysiologie der Osteoporose and Knochendichtebestimmung. Internist 32:63–69
9. Schneider P, Börner W (1991) Periphere quantitative Computertomographie zur Knochenmineralmessung mit einem neuen speziellen QCT-Scanner. Fortschr Röntgenstr 154(3):292–292
10. Frost HM (1980) An Introduction to Bone Remodeling Physiology. In: Kuhlencordt F, Bartelheimer H (Hrsg) Handbuch der Inneren Medizin, Klinische Osteologie A. Springer, Berlin Heidelberg New York, S 81–101

Wertigkeit eines kortikospongiösen Dichteindexes im lumbalen und peripheren QCT

G. Seibt[1], K. Abendroth[2] und I. Marzoll[3]

[1] Jakob-Michelsen-Str. 19, D-07749 Jena
[2] Klinik für Innere Medizin, Erlanger Allee 101, D-07747 Jena
[3] Zentrum für Röntgendiagnostik, Klinik für Innere Medizin, Erlanger Allee 101, D-07747 Jena

Einleitung

Die quantitative Computertomographie (QCT) ist eine zuverlässige Methode zur Bestimmung der Mineral- bzw. Strukturdichte der Spongiosa, sowohl im Bereich der Lendenwirbelkörper als auch im distalen Radius. Beide Bestimmungen trennen Kortikalis und Spongiosa durch „Abschälung" äußerer hoher Dichtebereiche. Sie bieten also auch Meßdaten für die kortikalen Strukturen an, die klinisch in der Regel keine Verwendung finden und wenn, dann nur als Bestandteil der verminderten Gesamtdichte des untersuchten Knochens.

Zielsetzung

Um das Erfassen sowohl einer gleichmäßigen, beide Kompartimente des Knochens betreffenden Strukturreduktion, als auch das Erkennen eines differenten Knochenabbaues in Kortikalis oder Spongiosa zu ermöglichen, wurde ein Index ermittelt. Dieser ergibt sich rechnerisch aus dem Quotienten von Kortikalis- und Spongiosadichte. In der Auswertung wurde überprüft, welche klinisch-diagnostische Wertigkeit der Dichteindex im lumbalen und peripheren QCT hat.

Material und Methode

Es wurden Dichteanalysen bei 777 Menschen am Radius mit dem XCT 900 der Firma Stratec und bei 533 Menschen an der Lendenwirbelsäule mit dem Siemens-Somatom durchgeführt.

Bei der peripheren quantitativen Computertomographie (pQCT) waren 491 der Untersuchten Patienten (davon 416 weiblich und 75 männlich).

286 der Untersuchten waren Probanden einer zufällig ausgewählten Bevölkerungspopulation (evos) im Alter von 50 bis 80 Jahren, von denen 132 weiblich und 154 männlich sind.

Bei der lumbalen quantitativen Computertomographie (QCT) waren 59 Ergebnisse wegen Deckplatteneinbrüchen, starker Fischwirbelbildungen oder übermäßiger Dichteunregelmäßigkeiten für diesen Zweck nicht auswertbar, so daß 474 Fälle zur Auswertung zur Verfügung standen. Davon sind 407 weiblich und 67 männlich.

Indikation zur Durchführung einer QCT bei Patienten war Osteopenieverdacht aufgrund klinischer Symptome oder röntgenologischer Befunde. Es bestand kein Zusammenhang zwischen der vermuteten Schwere der Krankheit und der Auswahl der lumbalen oder der peripheren QCT.

An 127 Patienten wurden periphere und lumbale QCT in einem relativ engen zeitlichen Zusammenhang durchgeführt und die Ergebnisse verglichen.

Aus den Meßwerten wurde der Index aus Kortikalis- und Spongiosadichte errechnet:

$$\text{Index} = \frac{\text{Kortikalisdichte}}{\text{Spongiosadichte}}$$

Seine Abhängigkeit von Alter, Spongiosadichte und Kortikalisdichte wurde graphisch dargestellt.

Die Verteilung der in der Literatur beschriebenen charakteristischen Merkmale für Typ I-Osteoporose und Typ II-Osteoporose und die dazugehörige Größe des Index wurde anhand der untersuchten Population geprüft (Typ I = postmenopausale Osteoporose mit vorzugsweiser Spongiosadichteabnahme, besonders im Achsen-und Rumpfskelett und Typ II = senile Osteoporose mit weitgehend gleichmäßigen Knochendichteabnahmen in Kortikalis und Spongiosa).

Ergebnisse

Die Größe des Index wird hauptsächlich von der Spongiosadichte bestimmt und in geringerem Maß von der Kortikalisdichte.

Der Index aus Kortikalis- und Spongiosadichte der LWS zeigt einen Anstieg im Altersgang. Dabei kommt es demzufolge im Populationsdurchschnitt zu einer im Vergleich zur Kortikalisreduktion stärker ausgeprägten Spongiosareduktion. In Fällen mit einer starken Spongiosadichteabnahme wird das besonders deutlich.

Auch der Index aus Kortikalis- und Spongiosadichte des Radius zeigt einen Anstieg im Altersgang. Dieser Anstieg ist aber nicht so auffällig wie bei der LWS und ist nicht nachweisbar bei den Probanden.

Es kann geschlußfolgert werden, daß eine altersabhängige Dichtereduktion im Populationsdurchschnitt in der LWS bevorzugt die Spongiosa betrifft, wogegen im Radius die Kortikalis stärker mitreagiert.

Da ein Großteil der Patienten an Typ I-Osteoporose, die vorwiegend mit Spongiosareduktion der LWS einhergeht leidet, bestätigt dies die Aussagekraft des Index.

Der fehlende Anstieg bei den Probanden zeigt eine beide Knochenkompartimente betreffende Dichtereduktion im Altersverlauf als typisches Kennzeichen der Alterung des Knochens, die zur Typ II-Osteoporose führt.

Indexwerte der LWS <2,7 bei Spongiosadichten <100 mg/ccm treten gehäuft im Alter ab 50 Jahre auf und sprechen für eine beginnende Mitbeteiligung der Kortikalis an der Dichtereduktion, was für Typ II-Osteoporose typisch wäre.

Spongiosadichten <50 mg/ccm rufen in der Regel einen Index >4,0 hervor und umgekehrt. Ein hoher Index zeigt also eine starke Osteoporose an. Dabei ist die Kortikalis nicht im gleichen Maß an der Dichtereduktion beteiligt (als Merkmal für

Typ I-Osteoporose), ansonsten würde der Knochen gar keine Tragfähigkeit mehr besitzen. Indexwerte des Radius <2,7 bei Spongiosadichten <125 mg/ccm, die im Alter ab 55 Jahre vermehrt auftreten, sprechen für eine beginnende Mitbeteiligung der Kortikalis am Dichteabbau, wie es auch bei Typ II-Osteoporose vorkommt.

Spongiosadichten <100 mg/ccm rufen fast immer einen Index >4,0 hervor, was für eine bevorzugte Dichtereduktion der Spongiosa im Sinne einer Typ I-Osteoporose spricht.

Nur im Alter ab 65 Jahre treten dabei häufiger Indexwerte <4,0 auf, was für eine zunehmende synchrone Kortikalisreduktion im Sinne einer Typ II-Osteoporose spricht.

In LWS und Radius ist die Spongiosadichte bei einem Index >4,0, der gehäuft im Alter ab 50 Jahre vorkommt, in den meisten Fällen <100 mg/ccm. Die am Index erkennbare bevorzugte Spongiosareaktion spricht für eine Typ I-Osteoporose.

Bei einem Index <2,7 ist die Spongiosadichte vorzugsweise hoch. Nur in einigen Fällen im Alter >55 Jahre liegt sie dennoch unter 100 mg/ccm und muß darum mit einer starken Kortikalisreduktion einhergehen.

Bei einer Spongiosadichte >125 mg/ccm ist der Index meist <3,0 (in der LWS) und <3,5 (im Radius) (siehe Abbildungen).

Eine Verminderung der Spongiosadichte geht häufig, aber nicht regelmäßig mit Indexzunahme einher. Der Index sagt dann aus, in welchem Verhältnis die Kortikalis mitbetroffen ist:

Bei einem Index >4,0 ist zwar auch die Kortikalis etwas vermindert, aber die Reduktion der Spongiosa ist im Verhältnis dazu wesentlich stärker, wie das für eine Typ I-Osteoporose typisch ist.

Bei einem Index <2,7 und Spongiosadichteverminderung ist eine beide Kompartimente des Knochens ähnlich stark betreffende Dichtereduktion erkennbar, wie das für Typ II-Osteoporose typisch ist (siehe Abbildungen). Im Vergleich der Meßergebnisse von Patienten, die an LWS und Radius gemessen wurden, fällt auf daß im Radius die Kortikalisdichte in vielen Fällen höher ist als in der LWS. Sie zeigt eine stärkere altersabhängige Reaktion peripher.

Die Spongiosadichte ist im Radius in vielen Fällen etwas höher als in der LWS. Dort zeigt sie eine altersabhängige Abnahme.

Es ist auffällig, daß die Meßergebnisse im lumbalen und peripheren QCT zum Teil erheblich variieren. Ausgehend von der angenommenen pathologischen Grenze der Spongiosadichte bei 100 mg/ccm treten normale Radiusspongiosadichten peripher und dazugehörig pathologische Spongiosadichten in der LWS in 26% der Fälle auf, umgekehrt nur in 7% der Fälle. Dies zeigt ebenfalls die erwartungsgemäß stärkere Reaktion der LWS im Spongiosaabbau.

Der Index weicht lumbal und peripher in vielen Fällen voneinander ab. Der Radiuswert ist häufig größer als der LWS-Wert, an der LWS zeigt sich wieder die starke Altersabhängigkeit der Index.

Anscheinend weicht die Aussagekraft des Index von LWS und Radius etwas voneinander ab. Vermutlich ist die Anwendung des Index im peripheren QCT diagnostisch vorteilhafter, weil dort die Auswirkungen einer Typ II-Osteoporose mit synchroner Kortikalisreduktion mehr zum tragen kommen.

Es wurden die Differenzen von Index peripher und Index lumbal gebildet und im Altersgang dargestellt. Der Index der LWS wird im Vergleich zum Index des

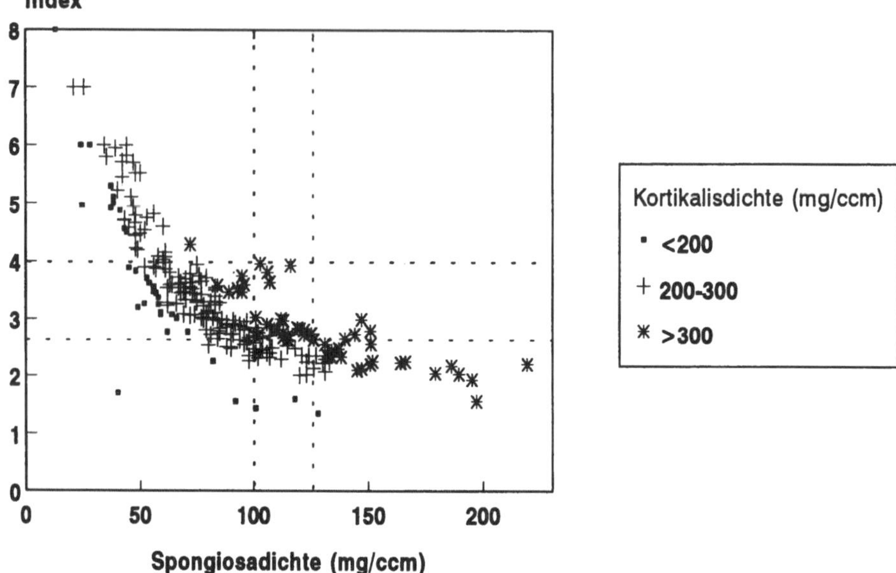

Abb. 1. Kortikalis/Spongiosa-Index im lumbalen QCT, in Abhängigkeit von der Spongiosadichte, gruppiert nach der Kortikalisdichte (240 von 474 Fällen)

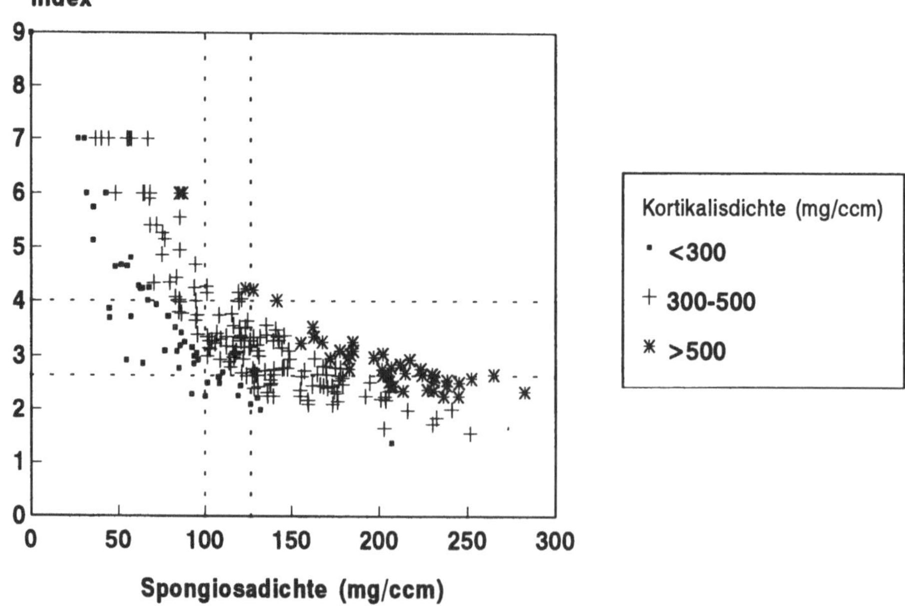

Abb. 2. Kortikalis/Spongiosa-Index im peripheren QCT, in Abhängigkeit von der Spongiosadichte, gruppiert nach der Kortikalisdichte (240 von 777 Fällen)

Radius im Alter größer. Das bringt zum Ausdruck, daß in der LWS die Spongiosa-abnahme überwiegt (dort kann die dünne Kortikalisschicht nur wenig reduziert wer-den, da sonst die Deckplatte einbricht), wogegen im Radius die Kortikalis stärker mitreagiert.

Anhand der Grafiken wurde gezeigt, daß der Index diagnostische Aussagen ermöglicht. Mit seiner Hilfe konnten über die untersuchte Population Aussagen getroffen werden, die mit allgemein bekannten altersabhängigen, krankheits- und lokalisationsspezifischen Veränderungen übereinstimmen.

Schlußfolgerungen

Der kortiko-spongiöse Index zeigt das Verhältnis der Dichten von Kortikalis und Spongiosa übersichtlich an. Veränderungen in einem Knochenkompartiment oder in Kortikalis und Spongiosa gleichermaßen werden leichter und deutlicher differenzier-bar.

Er bietet dadurch eine diagnostische Hilfe zur Unterscheidung verschiedener Arten von Osteoporose. Bei pathologischen Spongiosadichteverminderungen kann er eine entscheidende Hilfe sein:

Ist er dabei >4,0, zeigt er eine vorwiegende Spongiosareduktion im Sinne von Typ I-Osteoporose an.

Ist er dabei <2,7, gibt er Anhalt zum Verdacht auf eine beide Knochenkompar-timente betreffende Dichtereduktion im Sinne von Typ II-Osteoporose.

Der Index gibt keine eindeutige Auskunft über die Stabilität des Knochens, ob-wohl bei einem Index >4,0 in der Regel eine ausgeprägte Osteoporose vorliegt.

Die bisherigen Aussagen müssen durch Einbeziehung histologisch gesicherter Diagnosen belegt werden. Es sollten eine optimale Festlegung der diagnostisch aus-sagekräftigen Indexbereiche im lumbalen und peripheren QCT und eine genau sta-tistische Sicherung der Aussagen versucht werden.

Untersuchungen über den Einfluß verbreiterter Risikofaktoren auf den Knochenmineralgehalt

M. Eheim, C. Baumgarten und T. Schlitt

Städtische Kliniken Darmstadt, Radiologie I – Röntgen- und Nukleardiagnostik –
(Direktor: Prof. Dr. H. K. Deiniger), Grafenstr. 9, D-64283 Darmstadt

Nach Ringe [1] leiden in der BRD rund 6 Millionen Menschen an Osteoporose und den sich daraus ergebenden gesundheitlichen und sozialen Folgen. Seit Einführung nichtinvasiver Techniken zur Osteodensitometrie werden Mineralgehalt und Knochendichte zunehmend quantitativ bestimmt, deren Vergleichbarkeit und Einsatzbereich im diagnostisch-therapeutischen Procedere noch nicht als abgeschlossen betrachtet werden kann. Die Höhe des Knochenmineralgehaltes und dessen Veränderungen im Laufe des Lebens werden durch zahlreiche Faktoren beeinflußt: weibliches Geschlecht, höheres Alter und Zugehörigkeit zur weißen Rasse korrelieren mit erhöhtem Risiko, an Osteoporose zu erkranken. Daneben werden auch genetische Faktoren, die den Knochenmineralgehalt beeinflussen, beschrieben [2–5].

Abbildung 1 zeigt den Verlauf des Knochenmineralgehaltes im LWS-Bereich eines weiblichen Normalkollektivs aus Darmstadt, gemessen mittels DPA: zunächst Anstieg bis zum 30. Lebensjahr, dann allmählich Absinken bis prämenopausal, anschließend Steigerung der Verlustrate in den ersten 6 postmenopausalen Jahren.

Die Verlustrate verdreifacht sich im Vergleich zum Zeitraum zwischen 30 und 50 Jahren und erreicht einen Wert von 1,7%/a. In Abb. 2 zum Vergleich ein männliches Normalkollektiv. Dies weist eine kontinuierliche Reduktion des Mineralsalzgehaltes bis zum Senium auf. Die Verlustrate war mit 0,5%/a niedriger als die prämenopausalen Werte des weiblichen Kollektivs.

Im Hinblick auf eine Primärprävention der Osteoporose sind besonders die Determinanten des KMG interessant, auf die jeder durch Änderung seiner Lebensgewohnheiten Einfluß nehmen kann. Die Ernährungsfaktoren betreffend ist die Kalziumzufuhr für das Erreichen einer möglichst hohen Knochenmasse am Ende der Adolenszenz einerseits und einer Reduzierung des Knochensubstanzverlustes andererseits von besonderer Bedeutung: hohe Kalziumzufuhr in Kindes- und Jugendalter ist wichtig zum Aufbau einer möglichst hohen maximalen Knochenmasse [3]. Hinsichtlich der Prävention ist körperliche Aktivität ein zweiter Einflußfaktor auf den KMG. Hierzu gibt es entsprechende Untersuchungsreihen von Turner et al. und Hirota et al. [6, 7], die zum einen bei 16jährigen Mädchen eine positive Korrelation zwischen körperlicher Aktivität und Mineraldichte der Hüfte beschreiben, zum anderen eine sportlich aktive Gruppe von 19- bis 25jährigen Frauen, die einer nicht aktiven Gruppe gegenübergestellt wurde. Hier hatte eine hohe Kalziumzufuhr einen zusätzlich additiven Effekt auf den KMG. Alkohol- und Nikotinabusus gelten als Risikofaktoren für die Osteoporoseerkrankung. Es werden hier suprimierende Effekte auf die Osteoblastenfunktion angenommen [8]. In einer neueren amerikani-

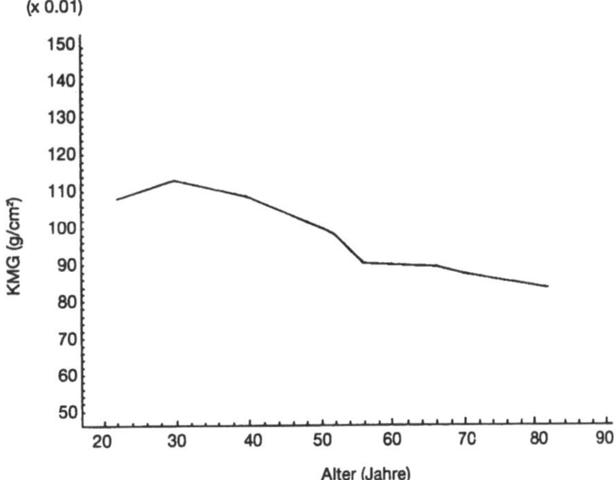

Abb. 1. Normalkollektiv Frauen – LWS

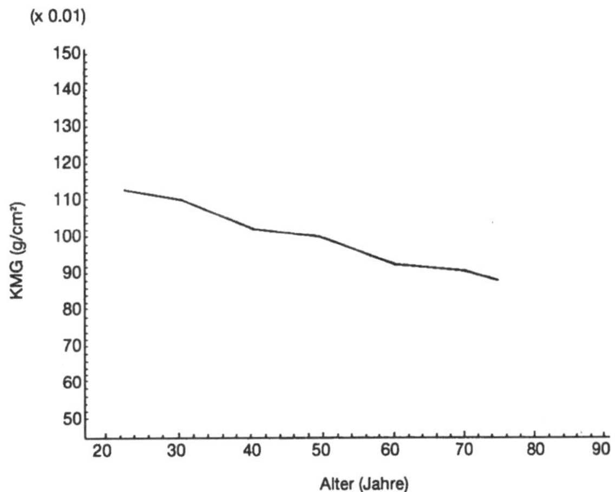

Abb. 2. Normalkollektiv Männer – LWS

schen Untersuchung an Kriegsveteranen [9] waren bei Probanden, die überdurchschnittlich sowohl Alkohol als auch Nikotin konsumiert hatten, in einem Zeitraum von 16 Jahren rund doppelt so hohe Verlustraten an KMG wie in der Vergleichsgruppe mit unter dem Durchschnitt liegendem Alkohol- und Nikotinkonsum registriert worden. Während es allgemein als gesichert gilt, daß bei chronischem Alkoholabusus aber die Gefahr der Osteoporose deutlich erhöht ist, gilt dies für das Rauchen als noch nicht gesichert. Osteoporose hat eine erhebliche sozialökonomische Bedeutung im Hinblick auf die Kosten für Versicherungsgemeinschaften und kann für den Patienten eine deutliche Beeinträchtigung der Lebensqualität zur Folge haben. Die Evaluierung von Faktoren, die den Mineralsalzgehalt des Knochens günstig oder ungünstig beeinflussen, bedeuten den ersten Schritt auf dem Weg zur effektiven Prävention. Körperliche Aktivität und ausreichende Kalziumzufuhr sind gesicherte positive Determinanten des KMG, deren Präventiveffekt jedoch erst vollständig zum Tragen kommt, wenn sie, beginnend in der frühen Kindheit, über weite Zeiträume berücksichtigt werden. Die hormonelle Substitution risikobehafteter frühpostmenopausaler Frauen können diese beiden Faktoren nicht ersetzen. Chronischer Alkoholabusus scheint über einen Hemmungseffekt der Osteoblastenfunktion den Verlust des Knochenmineralgehaltes zu verstärken. Die Bedeutung von Alkohol- und Nikotinkonsum für die Entwicklung einer Osteoporose bedarf weiterer Untersuchungen.

Literatur

1. Ringe JD (1989) Meier-Baumgartner: Altern und Alterskrankheiten. Münch med Wschr 131:228–230
2. Tylavsky FA, Bortz AD, Hancock RL, Anderson JJB (1989) Familial resemblance of radial bone mass between premenopausal mothers their collegue-age daughters. Calcif Tissue Int 45:365–272
3. Matkovic V, Fontana D, Tominac C et al. (1990) Factors that influence peak bone formation: a study of calcium balance and the heritance of bone mass in adolescent females. Am J Clin Nutr 52:878–888
4. Seeman E, Hopper JL, Bach LA et al. (1989) Reduced bone mass in daughters of women with osteoporosis. N Engl J M 320:554–558
5. Matkovic V (1992) Calcium and peak bone mass. J Int Med 231:151–160
6. Turner JG, Gilchrist NL, Ayling EM et al. (?) Factors affecting bone mineral density in high school girls
7. Hirota T, Nara M, Ohguri M et al. (1992) Effect of diet an lifestyle on bone mass of Asian young women. Am J Clin Nutr 55:1168–1173
8. de Vernejoul MC, Bielakoff J, Herve M et al. (1983) Evidence for defective osteoblastic function. A role for alcohol an tobacco consumption in osteoporosis in middle aged men. Clin Orthop 179:107–115
9. Slemenda CW, Christian JC, Reed T et al. (?) Long-term bone loss in men: effects of genetic an environmental factors.

Bewertung des dualen Photonen-Absorptiometrie-Knochenmineralmeßsystems (DEXA): Vergleich von Single- und Fan-Beam-Design

H. Franck, M. Munz und M. Scherrer

Klinik Mayenbad, Badstr. 14, D-88339 Bad Waldsee

Einleitung

Die duale Photonen-Absorptiometrie mittels Röntgentechnik (DEXA) gilt als ein gut etabliertes Verfahren zur Messung der Knochenmineraldichte/-gehalt (BMD/C) [1]. Seit kurzem stehen neben Single-Beam- (SB) auch Fan-Beam-Techniken (FB) zur Messung der Knochendichte zur Verfügung [2]. Ziel unserer Studie war die Bewertung der in-vivo- und in-vitro-Genauigkeit beider Meßtechniken und der Einfluß degenerativer Veränderungen im Bereich der Wirbelsäule auf das Meßergebnis in diesem Bereich sowie entsprechende Korrelationen mit Meßergebnissen im Bereich der Hüfte.

Ein Vergleich mit einem Dexa-System mit reinem SB-Design wurde durchgeführt.

Ergebnisse

Der Gesamt-BMD mit dem QDR-1000-Phantom betrug 1,0334 g/cm² ± 0,03 auf dem QDR-1000- (CV: 0,29%) und 1,0321 ± 0,05 g/cm² auf dem QDR-2000-Densitometer (CV: 0,49%). Der Meßbereich für die BMD lag auf dem QDR 1000 zwischen 1,026 bis 1,045 g/cm² und auf dem QDR 2000 bei 1,023 bis 1,048 g/cm². Es zeigen sich somit sehr gut übereinstimmende Ergebnisse zwischen QDR-1000- und QDR-2000-Gerät in vitro.

Die in-vivo-Präzision betrug für einen Monat 0,7% für SB und 0,89% für FB (Abb. 1).

Die Analyse von Patienten mit und ohne degenerative Veränderungen der Wirbelsäule zeigte deutlich höhere Gesamt-BMC-Werte bei Patienten mit degenerativen Wirbelsäulenerkrankungen (41,1 g) als bei Normalpersonen (38,95 g) bei Benutzung des Fan-Beam-Modus. Ähnliche Werte fanden sich auch bei Gesamt-BMD (0,8912 versus 0,8695 g/cm²). Diese Unterschiede waren deutlich geringer im Single-Beam-Modus mit Werten von Gesamt-BMC 41,86 g bei Patienten mit degenerativen Wirbelsäulenerkrankungen und 40,39 g für Normalpersonen (Gesamt-BMD 0,884 g versus 0,877 g/cm²).

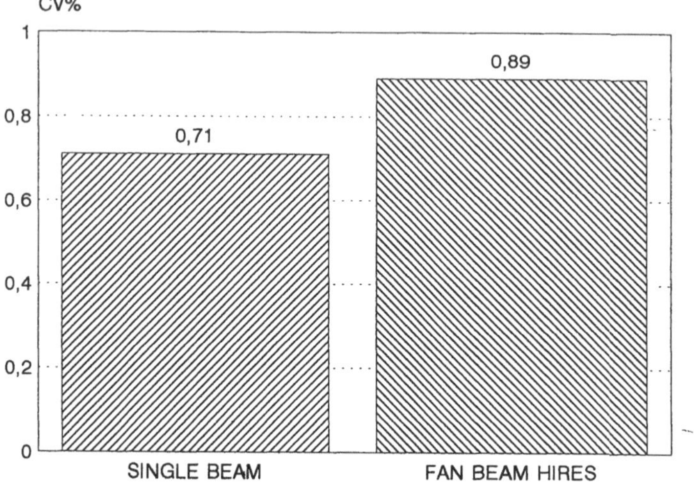

Abb. 1. In-vivo-Präzision (Variationskoeffizient in %) von Single-Beam- und Fan-Beam-Design der LWS (BMD)

Diskussion

Die Fan-Beam-Technik wurde in die Densitometrie eingeführt, da sie schneller und ökonomischer arbeiten soll. Ein Vergleich der in-vitro-Präzision von BMC und BMD zeigt gut vergleichbare Resultate für Single-Beam und Fan-Beam, wobei sämtliche Werte unter 1% liegen. Selbst bei sehr schnellen Scans liegt die Präzision im vergleichbaren Bereich. Die in-vivo-Präzision von 0,7–0,9% ist geeignet für Kontrollmessungen. Eine Reduktion der Scanzeiten trägt nicht nur zum besseren Ablauf bei Routinemessungen bei, sondern eröffnet auch die Möglichkeit zu Screening-Messungen. Wie zu erwarten war, geht der Vorteil der schnelleren Messungen nicht mit einer Verbesserung der Präzision einher.

Es erscheint wichtig, den Effekt von degenerativen WS-Veränderungen in die Betrachtung des Fan-Beam-Design mit einzubeziehen. Unterschiede zwischen Normalpersonen und solchen mit degenerativen Veränderungen sind im Fan-Beam-Design größer als im Single-Beam-Design.

Unterschiedliche BMD- und BMC-Werte bei Normalpersonen und Patienten mit degenerativen Erkrankungen sind in der Literatur bekannt, was besonders auch zur Einführung der lateralen Dual-Photonen-Absorptiometrie geführt hat [3].

Literatur

1. Mazes RB, Collick B, Trempe J, Barden II, Hanson J (1989) Performance evaluation of dual energy X-ray bone densitometer. Calcif Tissue Int 44:228–232
2. Fukunaga M, Tomomitsu T, Ono S, Otsuka N, Nagai K, Morita K, Imai H, Miyake M, Katagiri M (1992) Determination of Vertebral Bone Mineral Density with New Dual Energy X-Ray Absorptiometry Using Multiple Detectors: Fundamental Studies. Radiation Medicine 10(1):39–43
3. Uebelhart D, Duboeuf F, Meunier PJ, Delmas PD (1990) Lateral Dual-Photon Absorptiometry: A New Technique to Measure the Bone Mineral Density at the Lumbar Spine. J Bone Mineral Res 5(5):525–531

Berechnung der volumenbezogenen Knochendichte (BMD*) in der planaren Osteodensitometrie

M. Funke, J. Conrad und E. Grabbe

Abteilung Röntgendiagnostik I, Georg-August-Universität, Robert-Koch-Straße 40, D-37075 Göttingen

Einleitung

Diagnostik und Therapie der Osteoporose stützen sich in großem Maße auf die Bestimmung des Knochenmineralgehalts. Die etablierten Techniken der Knochendensitometrie umfassen gegenwärtig die Quantitative Computertomographie (QCT) und die verschiedenen Varianten der Photonenabsorptiometrie wie die Single- oder die Dual-Photonen-Absorptiometrie (SPA und DPA) sowie deren Weiterentwicklung in Form der Dual-Röntgen-Absorptiometrie (DXA). Bevorzugter Meßort all dieser Verfahren ist die Lendenwirbelsäule. Der entscheidende Unterschied zwischen der QCT und den Absorptiometrieverfahren besteht in der Art der Berechnung der Knochendichte. Beim QCT-Standardverfahren werden jeweils ca. 10 mm dicke Schichten an mehreren Wirbelkörpern angefertigt. Aufgrund der Schnittbildtechnik ist eine selektive Analyse der Wirbelspongiosa mit Bestimmung der Knochenmineraldichte pro Volumeneinheit möglich. Das Meßergebnis weist demzufolge die Einheit mg/cm^3 auf. Im Gegensatz dazu basiert die Photonenabsorptiometrie auf einer integralen Messung der Strahlenabsorption nach Durchtritt durch den Körper. In der Auswerteprozedur wird der gemessene Knochenmineralgehalt (BMC) auf die projizierte Fläche einer spezifizierten Region wie z.B. die LWS bezogen. Das Resultat wird als sog. Mineralflächendichte (BMD) mit der Einheit g/cm^2 ausgegeben.

Dieser flächenprojizierte Dichtewert repräsentiert nur mit Einschränkung den wahren Mineralgehalt des dreidimensionalen Knochens. Der Einfluß der geometrischen Gegebenheiten auf die Genauigkeit der Messung kann ganz erheblich sein, denn die Dicke des Knochens und demzufolge das Knochenvolumen wird bei der Messung nicht berücksichtigt.

Das Ziel dieser Studie ist es, einen einfachen Algorithmus vorzustellen, der die Berechnung einer volumenbezogenen Knochenmineraldichte (BMD*) ermöglicht, wobei ausschließlich die vom DXA-Gerät ermittelten Meßgrößen zugrunde gelegt werden.

Material und Methode

Herleitung des Algorithmus

Die Herleitung der Rechenvorschrift geht von der Annahme aus, die LWS entspricht in ihrer geometrischen Erscheinung einem zylindrischen Körper. Für die Berechnung des Volumens V eines Zylinders gilt:

$$V = \pi \cdot r^2 \cdot h \tag{1}$$

mit dem Radius r und der Höhe h.

Die frontal projizierte Fläche A des Zylinders berechnet sich folgendermaßen:

$$A = d \cdot h \tag{2}$$

mit der Breite d und der Höhe h.

Wegen $d = 2 \cdot r$ ergibt sich aus (1)

$$V = \pi \cdot (d/2)^2 \cdot h \tag{3}$$

und nach Umformung

$$V = p \cdot (d^2/4) \cdot h \tag{4}$$
$$= (p \cdot d^2 \cdot h^2)/(4 \cdot h).$$

Mit (2) eingesetzt erhält man

$$V = (\pi \cdot A^2)/(4 \cdot h). \tag{5}$$

Definiert man BMD* = BMC/V, dann ergibt sich also

$$BMD^* = BMC \cdot \frac{4 \cdot h}{\pi \cdot A^2}. \tag{6}$$

Experimentelle und klinische Untersuchung

Die Evaluierung dieses neu berechneten Dichtewertes BMD* wurde durch DXA-Messungen an einem knochenäquivalentem Phantommodell, das aus vier zylindrischen Körpern mit unterschiedlichem Durchmesser zusammengesetzt ist, vorgenommen.

Zur Bestimmung der klinischen Wertigkeit wurden retrospektiv die Daten von 250 Patientinnen, bei denen sowohl eine QCT als auch eine DXA vorlag, herangezogen. Es handelte sich hierbei um 200 knochengesunde Frauen im Alter von 18 bis 76 Jahren und 50 Frauen mit erniedrigter Knochendichte in der QCT im Alter von 23 bis 81 Jahren. Die QCT wurde an einem Somatom DR3 in Dual-Energy-Technik durchgeführt. Die DXA erfolgte an einem Hologic QDR-1000 System (beide Fa. Siemens, Erlangen). Für alle Patientinnen wurde BMD* aus den Standarddaten der DXA-Messung berechnet und mit den originären BMD-Werten sowie der computertomographisch ermittelten Knochenmineraldichte verglichen. Die statistische Auswertung umfaßte Regressionsanalyse und ROC-Analyse.

Ergebnisse

Die Messungen am Phantom bestätigten die Richtigkeit der theoretischen Überlegungen. Während die Mineralflächendichte der einzelnen Phantomsegmente entsprechend ihres Durchmessers differierten, war die neue Größe BMD* für alle Segmente im Rahmen der Meßtoleranz identisch (Abb. 1).

Tabelle 1 zeigt die Resultate der Auswertung der Patientendaten. Der Unterschied zwischen der Normalgruppe und den Patientinnen mit Osteopenie (OP) war jeweils signifikant.

Die Regressionsanalyse ergab eine Korrelation von BMD vs. QCT von r = 0,79 (p < 0,001) und von BMD* vs. QCT von r = 0,81 (p < 0,001). BMD* war mit BMD erwartungsgemäß hoch korreliert (r = 0,89, p < 0,001). Die ROC-Analyse (Abb. 2) wies eine erkennbare Überlegenheit von BMD* gegenüber BMD auf.

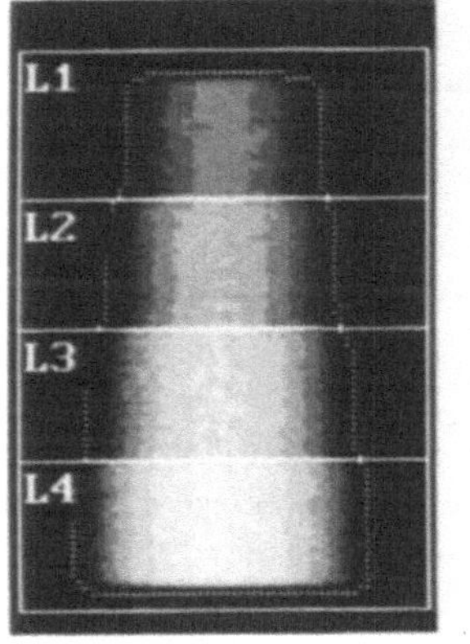

Region	Area (cm^2)	BMD (g/cm^2)	BMD* (g/cm^3)
L1	5,98	1,209	0,527
L2	6,98	1,466	0,531
L3	7,94	1,616	0,513
L4	9,04	1,741	0,520
TOTAL	29,94	1,537	0,522

Abb. 1. Phantom mit vier zylindrischen Körpern aus knochenäquivalentem Material in der DXA. Angabe von Fläche, Mineralflächendichte BMD und neu berechneter volumenbezogener Knochendichte BMD*

Tabelle 1. Ergebnisse der Auswertung von 250 Patientinnen

	QCT	BMD	BMD*
Normal:	108,1 ± 26,4	0,926 ± 0,138	0,276 ± 0,039
OP:	69,4 ± 22,7	0,761 ± 0,136	0,224 ± 0,036

Diskussion

Die planare Osteodensitometrie wie z.B. die DXA ist eine anerkannte und weit verbreitete Untersuchungstechnik zur Messung des Knochenmineralgehalts. Eine Limi-

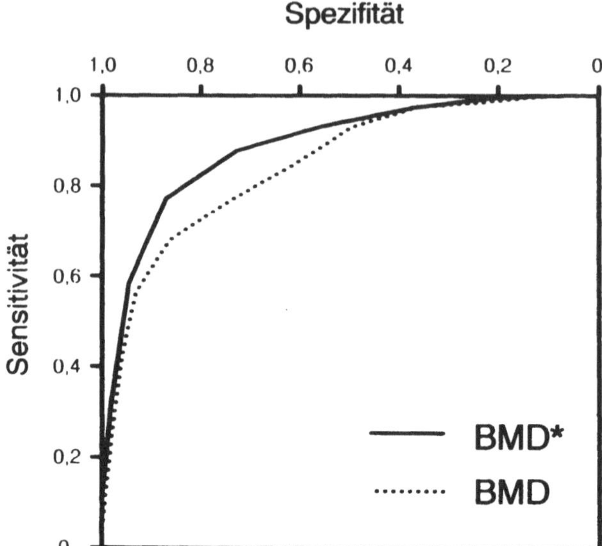

Abb. 2. ROC-Kurven von volumenbezogener Knochendichte BMD* und Mineralflächendichte BMD zur Unterscheidung von Patienten mit Osteopenie und Normalpersonen

tation des Verfahrens ist jedoch die Beschränkung auf die Bestimmung der sog. Mineralflächendichte. Verschiedene Ansätze sind bekannt, um diesem Problem zu begegnen. So wurden bei der neusten Gerätegeneration der DXA-Scanner C-Arm-Detektorsysteme entwickelt, so daß eine Messung im a.p.- und im lateralen Strahlengang durchgeführt werden kann und somit eine Kalkulation der Volumenknochendichte möglich wird [1]. Das hier vorgestellte Verfahren belegt, daß eine Abschätzung der volumenbezogenen Knochendichte auch mithilfe der DXA-Standardwerte möglich ist. Vorteile sind der geringe methodische Aufwand und die Möglichkeit, die Prozedur prinzipiell an allen DXA-Geräten anzuwenden. Unsere Resultate zeigen, daß BMD* nicht nur sehr gut mit der computertomographisch ermittelten Knochenmineraldichte korreliert, sondern im Vergleich zum DXA-Standard auch eine bessere Diskriminierung von Patienten mit Osteoporose ermöglicht. Zu vergleichbaren Ergebnissen kommt auch Carter at al. mit einem ähnlichen Algorithmus [2]. Besonders sinnvoll erscheint der Einsatz des neuen Verfahrens bei großen Querschnittsuntersuchungen sowie bei Untersuchungen am wachsenden Skelett in der Pädiatrie.

Literatur

1. Carter D, Bouxsein M, Marcus R (1992) New approaches for interpreting projected bone densitometry data. J Bone Min Res 7:137–145
2. Sabin M, Mac Laughlin S, Blake G et al. (1992) A study of the accuracy of volumetric spinal bone density measurements with the Hologic QDR-2000. Ninth Bone Densitometry Workshop, Transverse City

Knochendichte einer repräsentativen Bevölkerungsstichprobe im Vergleich zur Knochendichte bei Osteoporosepatienten*

R. Lehmann[1], M. Wapniarz[1], H. M. Kvasnicka[2], O. Randerath[3], H. D. Schneiders[4], K. Klein[5] und B. Allolio[1]

[1] Medizinische Klinik, Universität Würzburg, Josef-Schneider-Straße 2, D-97080 Würzburg
[2] Institut für Pathologie, [3] Institut für Mikrobiologie, Universitätsklinik Köln, Joseph-Stelzmann-Straße 9, D-50931 Köln
[4] Niedergelassener Radiologe, Aachen
[5] Erziehungswissenschaftliche Fakultät, Universitätsklinik Köln, Joseph-Stelzmann-Straße 9, D-50931 Köln

Einleitung

Verschiedene Untersuchungen haben ethnische und geographische Unterschiede in der Knochendichte (BMD) und in der Inzidenz osteoporotischer Frakturen gezeigt [1]. Die Erhebung von regionalen Referenzdaten zur Knochendichte erscheint daher notwendig [2]. Obwohl die Bestimmung der Knochendichte eine Abschätzung des Frakturrisikos erlaubt [3], ist häufig die Diskriminierung zwischen normal und Osteoporose unzureichend.

Wir haben in einer Querschnittsstudie 370 gesunde Männer und Frauen untersucht, um eine Datenbasis zur Knochendichte zu erstellen. Im Vergleich dazu wurden Osteoporose-Patienten untersucht.

Methoden

196 Männer und 174 Frauen (20 bis 80 J.) wurden randomisiert vom Einwohnermeldeamt Köln ausgewählt und nahmen an der Studie teil. Bei keinem der Probanden war eine Osteoporose bekannt. Zusätzlich wurden 9 Männer und 24 Frauen im Alter von 37 bis 82 J. (im Mittel Männer: 57 J., Frauen: 64 J.) mit osteoporotischen Frakturen untersucht.

Die Knochendichtemessungen wurden mit einem DXA-Gerät (QDR 1000TM, Hologic) im Bereich der Lendenwirbelsäule L2–L4 und der Hüfte (Ward's triangle) durchgeführt. Bei allen Personen wurde die Knochendichte (BMD) L2–L4 gemessen, bei 56 Frauen und 62 Männern der Bevölkerungsstichprobe zusätzlich im Bereich der Hüfte. Die Knochendichte wurde jeweils als Mittelwert und Standardabweichung pro Dekade dargestellt.

---

* Unterstützt von Rhone Poulenc Rorer.

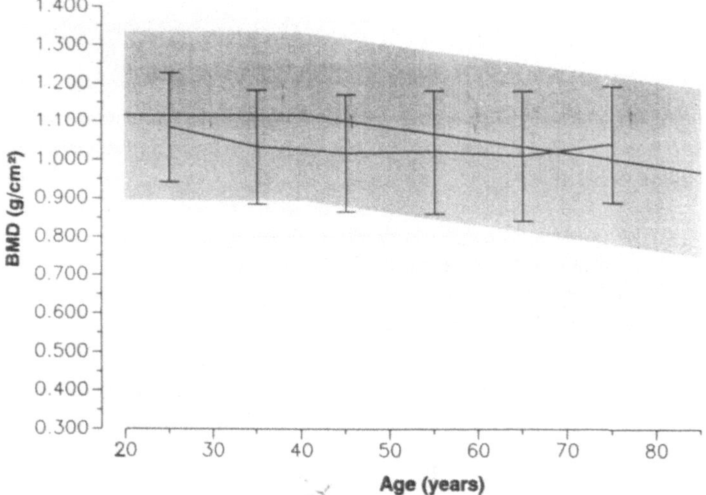

Abb. 1. Knochendichte L2–L4 bei 174 Frauen im Vergleich zum Referenzwert der Fa. Hologic

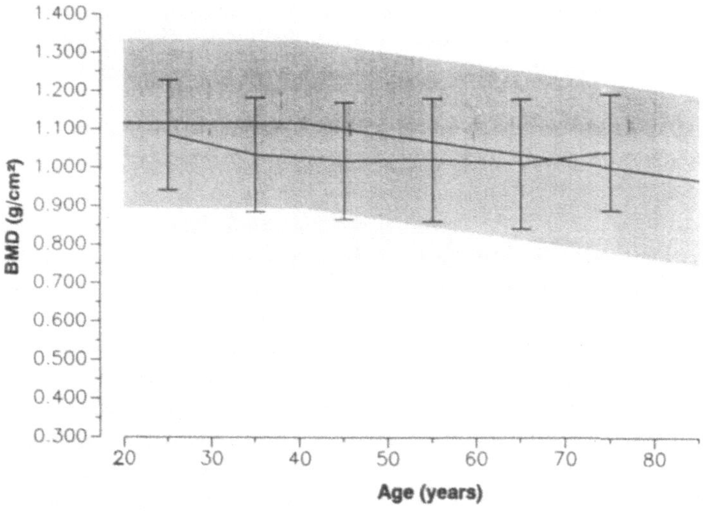

Abb. 2. Knochendichte L2–L4 bei 196 Männern im Vergleich zum Referenzwert der Fa. Hologic

Ergebnisse

Zwischen Männern und Frauen fand sich kein signifikanter Unterschied in der „peak BMD" der Wirbelsäule (1,085 ± 0,115 g/cm² für Männer vs. 1,070 ± 0,115 g/cm² für Frauen, n.s.). Bei den Frauen fand sich eine signifikante altersabhängige Abnahme der BMD an der Wirbelsäule mit r = –0,4, p < 0,001 (Abb. 1) bedingt durch die Abnahme der BMD nach dem 50. Lbj. Bei den Männern war die BMD an der Wirbelsäule nicht altersabhängig r = 0,08 (Abb. 2). Die BMD im Bereich des

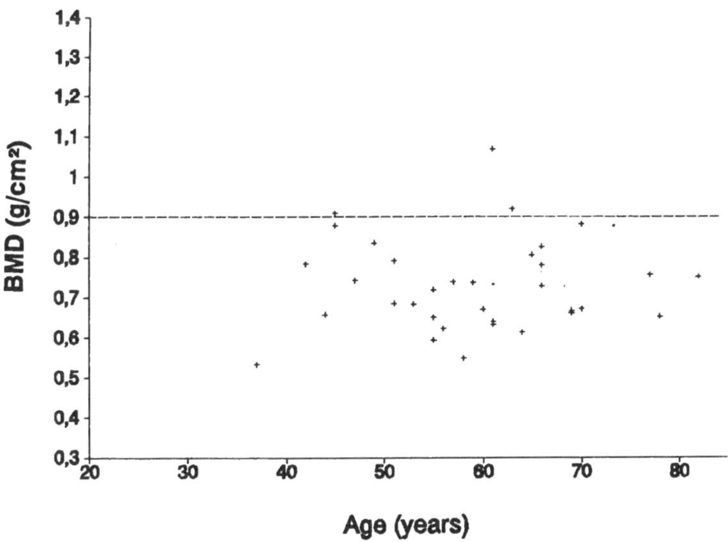

Abb. 3. Knochendichte L2–L4 bei 9 Männern und 24 Frauen mit manifester Osteoporose

ward's triangle zeigte bei Männern und Frauen eine lineare Abnahme mit dem Alter (r = –0,54 Männer, r = –0,59 Frauen, p < 0,001). Wir fanden eine signifikante Korrelation zwischen BMD der Lendenwirbelsäule und des ward's triangle (r = 0,58 Männer, r = 0,69 Frauen, p < 0,0001). Bei den Frauen fand sich eine gute Übereinstimmung der BMD an der LWS mit den amerikanischen Referenzwerten der Fa. Hologic, bei den Männern fand sich eine Abweichung von bis zu –7% vom altersentsprechenden Referenzwert.

Die BMD der Personen mit Osteoporose-Frakturen lag bei 0,731 ± 0,11 g/cm² (n = 35) und war nicht altersabhängig. Die BMD an der Wirbelsäule war bei Männern und Frauen mit Osteoporose nicht signifikant unterschiedlich (0,744 ± 0,086 g/cm² Männer vs. 0,726 ± 0,12 g/cm² Frauen, n.s.) (Abb. 3).

Diskussion

Unsere Ergebnisse zeigen, daß es keinen Unterschied in der „peak bone density" der Wirbelsäule zwischen Männern und Frauen gibt. Erst nach dem 50. Lbj. liegt die BMD an der Wirbelsäule bei den Männern höher als bei den Frauen. Dies zeigt deutlich die Bedeutung der Menopause für die Abnahme der Knochendichte und das Auftreten von Wirbelfrakturen bei Frauen [1]. Bei den Frauen fanden wir eine gute Übereinstimmung der BMD L2–L4 mit den amerikanischen Referenzwerten, bei den Männern zeigte sich hier eine deutlich niedrigere BMD an der Wirbelsäule als bei den Amerikanern.

In der Gruppe der Osteoporose-Patienten fand sich kein Unterschied in der BMD zwischen Männern und Frauen. Barquero et al. [4] veröffentlichten kürzlich ähnliche Ergebnisse. Unsere Ergebnisse zeigen, daß etwa 90% der Osteoporose-Patienten unterhalb der Grenze von 0,9 g/cm² liegen. Die „Frakturgrenze" ist für Männer und Frauen gleich und zeigt keine Altersabhängigkeit.

Literatur

1. Elliot JR, Gilchrist NL, Wells JE, et al. (1990) Effects of age and sex on bone density at the hip and spine in a normal caucasian New Zealand population. N Z Med J 103:33–36
2. Allolio B, Haberkamp M, Kvasnicka HM, et al. (1992) Referenzwerte für die Knochendichte in Deutschland (Abstract). Osteologie 1(1):4
3. Cummings SR, Black DM, Nevitt MC, Browner W, Cauley J, Ensrud K, Genant HK, Palermo L, Scott J, Vogt TM (1993) Bone density at various sites for prediction of hip fractures. Lancet 342:72–75
4. Barquero L, Baures MR, Segura JP, et al. (1992) Bone mineral density in two different socioeconomic population groups. Bone Miner 18:159–168

Mechanische Stabilität und Mineralgehalt spongiösen Knochens bei verschiedenen Arten von Osteopenie

R. Plönissen, W. S. Rau, H. Stracke, K. Rauber, T. Bauer und B. Hinrichs

Röntgenabteilung Innere Medizin (Leiter: Prof. Dr. W. S. Rau), Medizinische Klinik III (Leiter: Prof. Dr. K. Federlin) und Pathologisches Institut (Leiter: Prof. Dr. A. Schulz), Universität Gießen, Klinikstr. 36, D-35392 Gießen

Einleitung

Für die experimentelle Prüfung der Kompressionsfestigkeit von Wirbelkörpern können sowohl ganze Wirbelkörper als auch Knochenstanzen von 2 mm Durchmesser mit geeigneten Materialprüfgeräten komprimiert werden. Die während des Kompressionsvorgangs auftretende Kraft wird in Abhängigkeit vom zurückgelegten Kompressionsweg registriert (Boukhris and Becker, 1973; Hansson et al., 1980; Melton et al., 1988; Mosekilde et al., 1985; Oyster and Smith, 1988). Wie wir an anderer Stelle zeigen konnten (Plönissen et al., 1993), erweist sich die gesamte bei der Kompression verrichtete Arbeit (= Kraft x Weg) als zuverlässigerer Wert für die Stabilität und damit das Frakturrisiko (z.B. von Wirbelkörpern) als der ziemlich zufällige Wert der bei der Kompression maximal auftretenden Kraft. Gerade pathologisch veränderte Wirbelkörper mit Osteopenie sintern in mehreren Etappen, so daß kein einzelnes, hohes Kraftmaximum, sondern mehrere kleinere Maxima hintereinander auftreten. Dadurch wird die Stabilität des untersuchten Knochens möglicherweise unterschätzt.

Wir haben uns die Aufgabe gestellt, die bei der Kompression von ganzen Wirbelkörpern und von Knochenstanzen aus Wirbelkörpern und Beckenkamm verrichtete Arbeit mit anderen überlicherweise als Maß für das Frakturrisiko benutzten Parametern zu korrelieren. Dies sind vor allem der radiologisch gemessene Mineralsalzgehalt und das histomorphometrisch bestimmte trabekuläre Knochenvolumen.

Material und Methodik

Die Untersuchungen wurden an 73 Sektionspräparaten der Lendenwirbelsäule durchgeführt. Die Präparate umfaßten mindestens drei Lendenwirbel, die Bogenportion wurde abgetrennt. Zusätzlich wurden bei der Autopsie aus dem dorsalen Beckenkamm mindestens zwei Stanzzylinder von mehr als 3 cm Länge mit Hilfe einer Jamshidi-Nadel entnommen.

Die Präparate wurden mit den folgenden Methoden untersucht:

1. Konventionelle Übersichtsaufnahme der Wirbel
2. Hochauflösende Computertomographie (HRCT)
3. Quantitative Computertomographie (QCT)

4. Entnahme mehrerer 2 mm dicker Stanzzylinder aus dem 3. und dem 5. Lendenwirbelkörper mittels Jamshidi-Nadel
5. Röntgenaufnahmen der Knochenzylinder
6. Kompression jeweils des 4. Lendenwirbelkörpers mit kontinuierlicher Registrierung der Deformierung [mm] und der dabei auftretenden Kraft [kN]
7. Kompression von 20 mm langen Abschnitten der Stanzzylinder aus Wirbelsäule und Beckenkamm mit kontinuierlicher Registrierung der Deformierung [mm] und der dabei auftretenden Kraft [N]
8. Histomorphometrie der Stanzzylinder aus Wirbelkörper und Beckenkamm mit Beurteilung der Knochenmasse und der Umbauaktivität

Zur Kompression der intakten Wirbelkörper diente ein in der Industrie gebräuchliches Materialprüfgerät mit digitaler Registrierung der gewonnenen Meßwerte für die in Abhängigkeit vom Kompressionsweg auftretende Kraft, mit der Möglichkeit, bis zu 50 Meßwertpaare pro Sekunde zu erfassen.

Für die Stabilitätsprüfung der Stanzzylinder wurde ein spezielles kleineres Kompressionsgerät konstruiert, das mit entsprechend empfindlicheren Meßfühlern für Kraft und Weg ausgestattet wurde und dessen Meßwerte in identischer Weise gewonnen und verarbeitet werden konnten wie bei dem industriell gebräuchlichen Materialprüfgerät.

Ergebnisse

Von den Messungen bei 73 Präparaten der Lendenwirbelsäule sollen zunächst die Daten von drei besonders charakteristischen Fällen gegenübergestellt werden.

Tabelle 1

	Normalbefund	Osteoporose	Metastasen
Mineralgehalt (Q CT) [mg Hydroxylapatit/ml]	170 mg/ml = +0,8 SD	69,0 mg/ml = –0,7 SD	212,5 mg/ml =+4,4 SD
Arbeit bei Kompression eines Wirbelkörpers um 6 mm	52,87 Nm	13,27 Nm	13,98 Nm
Arbeit bei Kompression einer Wirbelstanze um 1 mm	0,245 Nm	0,074 Nm	0,045 Nm
Arbeit bei Kompresion einer Beckenstanze um 1 mm	0,259 Nm	0,094 Nm	

Trotz eines Mineralgehaltes von 4,4 Standardabweichungen über der altersgemäßen Norm besitzt ein metastatisch befallener Wirbelkörper eine ebenso geringe mechanische Stabilität wie ein osteoporotischer Wirbelkörper.

Die meisten der von uns untersuchten Lendenwirbelsäulenpräparate stammten von älteren Patienten und wiesen eine mehr oder weniger deutliche Osteoporose auf. Es standen nur wenige Wirbelkörper von jüngeren, gesunden Patienten zur Verfügung. Trotz dieses etwas einseitigen Untersuchungsmaterials ergaben sich brauchbare Korrelationen beim Vergleich der Kompressionsfestigkeit von Wirbelkörpern oder Knochenstanzen mit dem Mineralsalzgehalt. Auch bei der Korrelation der mechanischen Festigkeit ganzer Wirbelkörper mit den zugehörigen Stanzen aus Wirbelkörper und Beckenkamm zeigten sich befriedigende Werte.

Im einzelnen ergaben sich die folgenden Regressionskoeffizienten:

1. Maximale Kraft bei Kompression eines ganzen Wirbelkörpers versus Mineralgehalt der Spongiosa: $R = 0,53$
2. Maximale Kraft bei Kompression eines ganzen Wirbelkörpers bezogen auf die Wirbelkörperfläche versus Mineralgehalt der Spongiosa: $R = 0,55$
3. Arbeit bei Kompression eines ganzen Wirbelkörpers versus Mineralgehalt der Spongiosa: $R = 0,61$
4. Arbeit bei Kompression eines ganzen Wirbelkörpers bezogen auf die Wirbelkörperfläche versus Mineralgehalt der Spongiosa: $R = 0,68$
5. Arbeit bei Kompression einer Wirbelstanze versus Arbeit bei Kompression eines ganzen Wirbelkörpers: $R = 0,47$
6. Arbeit bei Kompression einer Beckenstanze versus Arbeit bei Kompression eines ganzen Wirbelkörpers: $R = 0,45$
7. Arbeit bei Kompression einer Beckenstanze versus Arbeit bei Kompression einer Wirbelstanze: $R = 0,52$

Die Korrelationen des histomorphometrisch bestimmten trabekulären Volumens der Spongiosa mit den Meßwerten für die mechanische Stabilität und den Meßwerten des Mineralsalzgehaltes waren für sich allein unbefriedigend. Derzeit wird das histomorphometrische Auswerteverfahren erweitert, so daß nicht nur das trabekuläre Volumen allein, sondern auch der Vernetzungsgrad der Trabekel untereinander in die Auswertung eingehen wird. Diese Untersuchungen sind noch nicht abgeschlossen. Es wird zu prüfen sein, ob bei Berücksichtigung sowohl des trabekulären Volumens als auch des Vernetzungsgrades der Spongiosabälkchen eine bessere Korrelation mit der mechanischen Stabilität festzustellen ist.

Diskussion

Als Maß für die Stabilität des Knochens, speziell der Stabilität der Wirbelkörper, dient der radiologisch gemessene Mineralsalzgehalt. Die Validierung der mit verschiedenen Methoden erhobenen Meßwerte geschieht üblicherweise durch den Vergleich mit den pro Beobachtungszeitraum eingetretenen Wirbelkörperfrakturen. Eine unmittelbare Prüfung der mechanischen Stabilität von Wirbelkörpern oder von Spongiosaproben war bisher nur an Autopsiepräparaten möglich. Auch unsere Untersuchungen beschränken sich zunächst auf die Auswertung von Sektionspräparaten der Lendenwirbelsäule.

Ziel unserer Arbeit ist es jedoch, ein Verfahren zu entwickeln, mit dem auch beim lebenden Patienten ein direkter Test für die mechanische Stabilität des Knochens möglich wird. Zu diesem Zweck haben wir Kompressionsversuche sowohl an ganzen Lendenwirbelkörpern als auch an 2 mm dicken Stanzbiopsien durchgeführt.

Je nachdem, ob normaler Knochen eines jüngeren Patienten oder aber pathologisch veränderter Knochen untersucht wurde, ergaben sich sowohl für die Kompressionsversuche der ganzen Wirbelkörper als auch für die Kompressionsversuche der Stanzbiopsien sehr charakteristische Unterschiede. Es zeigte sich, daß die Bestimmung des Mineralsalzgehaltes allein kein ausreichendes Maß für die Vorhersage des Frakturrisikos ist. Der z.B. mit Hilfe der quantitativen Computertomographie gemessene Gehalt an Calciumhydroxylapatit kann zwar bei einer „reinen" Osteoporose mit einiger Genauigkeit die Stabilitätsminderung voraussagen; liegen jedoch andere Knochenerkrankungen vor – Metastasen, Osteomalazie, Hyperparathyreoidismus, Morbus Paget – ist der Mineralsalzgehalt allein kein ausreichendes Maß für die mechanische Stabilität. Offenbar ist es erforderlich, daß in diesen Fällen pathologisch veränderter Spongiosa auch die Struktur berücksichtigt wird. Die Untersuchungen darüber, ob die Spongiosaarchitektur besser mit Hilfe der Histomorphometrie oder mit Hilfe der hochauflösenden Computertomographie (HRCT) zu erfassen ist, sind noch nicht abgeschlossen.

Wenn nicht nur charakteristische Einzelfälle berücksichtigt werden, sondern sämtliche 73 Präparate, lassen sich relativ hohe Korrelationskoeffizienten zwischen der mechanischen Festigkeit und dem Mineralsalzgehalt sowohl von ganzen Wirbelkörpern als auch von Knochensubstanzen nachweisen. Auch für den Vergleich von Stanzen mit Wirbelkörpern ergeben sich noch befriedigende Regressionskoeffizienten. Das histomorphometrisch bestimmte trabekuläre Volumen korreliert dagegen nur unbefriedigend mit den Meßwerten des Mineralsalzgehaltes und der mechanischen Stabilität. Auch dies erscheint uns ein sehr deutlicher Hinweis darauf, daß nicht die Knochenmasse oder der Kalziumgehalt allein für die Stabilität des Knochens verantwortlich sind, sondern daß bei anderen Erkrankungen als einer reinen Osteoporose die Kenntnis der Spongiosastruktur erforderlich ist, um die Knochenstabilität oder das Frakturrisiko abzuschätzen.

Literatur

Boukhris R, Becker KL (1973) The inter-relationship between vertebral fractures and osteoporosis. Clinical Orthopedics 90:209–216

Hansson T, Roos B, Nachemson A (1980) The bone mineral content and ultimate compressive strength of lumbar vertebrae. Spine 5:46–55

Melton LJ III, Chao EYS, Lane J (1988) Biomechanical aspects of fractures. In: Riggs BL, Melton LJ III (eds) Osteoporosis: etiology, diagnosis, and management. Raven Press, New York

Mosekilde L, Viidik A, Mosekilde L (1985) Correlation between the compressive strength of iliac and vertebral trabecular bone in normal individuals. Bone 6:291–295

Oyster N, Smith FW (1988) A postmortem correlation of four techniques of assessment of osteoporosis with force of bone compression. Calcif Tissue Int 43:77–82

Plönissen R, Rau WS, Stracke H, Bauer T, Brendel T, Schulz A (1993) Histomorphometrie, Mineralgehalt und mechanische Stabilität spongiösen Knochens Osteologie

Knochendichtemessung und Knochenstruktur

F. Möller, U. von Deimling und J. Walpert

Orthopädische Universitätsklinik Bonn, Sigmund-Freud-Straße, D-53127 Bonn

Eine Nachuntersuchung unseres eigenen Patientengutes (N = 82 Osteologiesprechstundepatienten) hatte im Jahre 1992 ergeben, daß ca. $^1/_3$ oben genannter Fälle eine deutliche Diskordanz zwischen dem Ergebnis der sogenannten Knochendichtemessung und der herkömmlichen Diagnostik inklusive klinischer Untersuchung aufwies. Dabei waren sowohl die nuklearmedizinische Dualphotonenabsoptionsmessung, die röntgenologische Dexamethode als auch das quantitative Computertomogramm zur Anwendung gekommen. Beim Vergleich der drei Methoden untereinander erschienen uns die Dexamethode als auch das quantitative Computertomogramm weniger fehlerhaft als die Dualphotonenabsorptionsmessung, die beiden Methoden hatten trotzdem jedoch immer noch eine deutliche Diskrepanz in der Befundauswertung zugelassen.

Als Beispiele für diese Diskrepanz konnten wir mehrere Fälle einer histologischen und radiologisch gesicherten Osteoporose zeigen, die in der Dichtemessung einen Wert an der unteren Normgrenze oder sogar einen völlig normalen Wert ergeben hatten.

Unserer Meinung nach ergibt sich ein Großteil der Meßfehler in der Dichtemessung aus der Tatsache, daß diese Werte aus einem horizontalen Schnittbild des Wirbelkörpers, also aus einer Messung in nur zwei Dimensionen entstehen. Auch ein uns vor 14 Tagen neu geliefertes quantitatives Comuptertomogramm zeigte noch einmal sehr deutlich, daß z.B. bei einer Lendenwirbelkörper-I- oder Lendenwirbelkörper-II-Messung lediglich ein horizontaler Schnitt in ventrodorsaler Richtung durch den Wirbelkörper gelegt wird und sich der Computer dann die sogenannte region of interest flächig darstellt, aus der dann in der Gesamtsumme die Knochendichte in diesem Bereich errechnet wird.

Wenn man sich nun im Modell vorstellt, wie ein dreidimensionaler Körper einmal, gegebenenfalls auch zweimal horizontal geschnitten wird (siehe Abb. 1) und dann über das Flächenintegral die Dichte des im Wirbelkörper gefundenen anorganischen Knochenminerals errechnet wird, so ist es unumgänglich, daß mit den derzeitigen diagnostischen Verfahren nur eine unzureichende Berücksichtigung der Knochenstruktur gewährleistet ist. Für die Errechnung der im gemessenen Bereich gefundenen Knochenmineralmasse spielt demnach die Anordnung der anorganischen knöchernen Substanzen zueinander überhaupt keine Rolle, völlig unabhängig davon, ob die DPA-, Dexa- oder QCT-Methode angewendet wird.

Würde man eine definierte Anzahl von kleinen Knochenbälkchen (siehe Abb. 2) in einen horizontalen Schnitt hineinprojezieren, so würde im wesentlichen ein

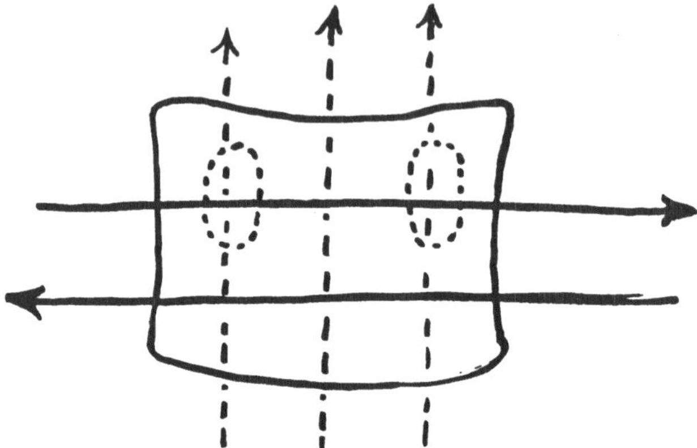

Abb. 1. Meßebenen zur Bestimmung der Knochendichte

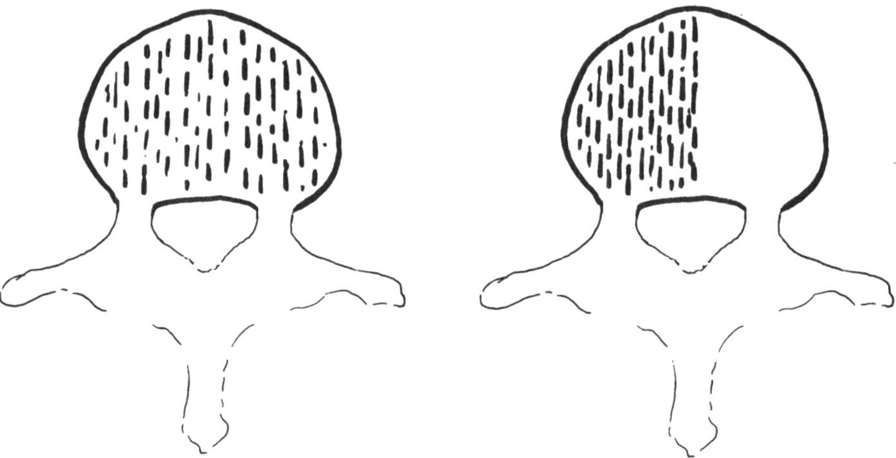

Abb. 2. Unterschiedliche Anordnung iden-   **Abb. 3**
tischer Mengen von „Knochenbälkchen"

identischer Wert bei dieser Art der Mineralmessung gefunden, wenn dieselbe Menge an Knochenbälkchen z.B. nur in einer Wirbelkörperhälfte links oder rechts (siehe Abb. 3), vorne oder hinten oder völlig unstrukturiert auf der Fläche angeordnet wäre, da letztendlich immer nur die Gesamtsumme über die Fläche entscheidend ist.

Wenn man sich nun vorstellt, daß durch einen Kompressionsbruch in bestimmten Regionen eines Wirbelkörpers sicherlich eine relative Verdichtung der anorganischen Knochenmasse entsteht und gerade zufälligerweise durch diese Region der Horizontalschnitt gelegt wird, so berechnet das Gerät selbstverständlich in diesem Moment richtig eine höhere Summe an Knochenmasse und zeigt uns einen normalen Wert in der Dichtemessung. Daß es sich dabei um völlig unzureichenden verplumpten Knochen ohne irgendwelche mechanische Wertigkeit handelt, läßt sich selbstverständlich aus dieser Messung nicht ablesen.

Es ist jedoch hinlänglich bekannt, daß die Elastizität und damit Belastbarkeit des Knochens nicht nur von der Knochenmasse, sondern auch wesentlich von seiner Struktur und seiner Architektur bestimmt werden.

Nur so können wir uns erklären, daß eben in einer großen Anzahl von Fällen nachgewiesener Osteoporosen mit typischen Veränderungen der Wirbelkörper alle drei Methoden der Dichtemessung unzulängliche Ergebnisse lieferten bzw. den Empfänger des Resultates auf eine falsche Fährte führten.

Wir sind daher der Meinung, daß die sich derzeit auf dem Markt befindenden Methoden der Knochendichtemessung nur dort angewandt werden können, wo die zu messenden knöchernen Strukturen ihre äußerliche Form erhalten haben, um oben genannten Fehler ausschalten zu können. Des weiteren ist zu fordern, daß die Methode der Dichtemessung selbst von der Industrie soweit überarbeitet wird, daß die Anordnung und Architektur der einzelnen Knochenbälkchen zueinander inner-halb eines Knochens ebenso mit berücksichtigt werden muß. Das scheint zur Zeit bei der neuen Technik mittels quantitativer Computertomographie zu geschehen.

Solange jedoch dieses Problem nicht in großem mehr oder weniger flächendek-kendem Maße gelöst ist, bleibt weiterhin ein sehr kritischer Abstand zur Befund-interpretation der Knochendichtemessung zu fordern, um nicht einem Patienten mit manifester Osteoporose eine deutliche Befundbesserung bei Wirbelkörpereinbruch zu bescheinigen, da die Knochenmasse angeblich zugenommen hätte. Ebenso ist nur die Teilminderung der Knochenmasse bei ansonsten noch völlig erhaltener Wir-belkörperform nicht zwangsläufig gleichbedeutend mit gefährlich verminderter Be-lastbarkeit des Knochens, solange die Architektur größtenteils erhalten ist.

Körperliche Aktivität und Schmerz
bei Osteoporosepatientinnen im Alltag

J. Kugler, H. Seelbach, R. Bianga und G. M. Krüskemper

Abteilung für Medizinische Psychologie (Leiterin: Frau Prof. Dr. G. M. Krüskemper), Ruhr-Universität Bochum (MA-O-145), Universitätsstr. 150, D-44801 Bochum

Einleitung

In der Prävention und Rehabilitation der Osteoporose wird körperlicher Aktivität ein großer Stellenwert beigemessen (z.B. [1, 2, 3]). Eine Steigerung der körperlichen Aktivität gehört zu den wenigen Therapiemaßnahmen, die der Patient eigenverantwortlich durchführen kann, was für die Krankheitsverarbeitung wichtig ist ([4, 5]).

Ein Problem bei der Gestaltung von entsprechenden Programmen oder Empfehlungen stellt jedoch die Erfassung der körperlichen Aktivitäten im Alltag der Patienten dar. Üblicherweise wird körperliche Aktivität mittels Anamnese durch den Arzt (vgl. standardisierter Interviewleitfaden zur Osteoporose (OSIRIS); [6]) oder mittels Selbsteinschätzung des Patienten (vgl. Arthritis Impact Measurement Scales (deutsche Version); [7]) erhoben. Beide Methoden können jedoch durch unterschiedliche Beurteilungsmaßstäbe und eingeschränkte Selbstbeobachtungsfähigkeit der Patienten in ihrer Validität eingeschränkt sein. Durch Miniaturisierung und Computerisierung entsprechender Meßsysteme (z.B. Actometer, Fa. Zak) ist es möglich, Bewegungsregistrierungen an den Extremitäten über mehrere Stunden oder Tage auch unter Alltagsbedingungen durchzuführen.

In dieser Pilotstudie gingen wir den Fragen nach:

-   ob sich tageszeitliche Schwankungen in der körperlichen Aktivität und im Schmerzerleben von Osteoporosepatientinnen nachweisen lassen;
-   ob starke vs. schwache Schmerzausprägung einen Einfluß auf die körperliche Aktivität von Osteoporosepatientinnen hat.

Methoden

In einer Pilotstudie nahmen 16 Patientinnen mit Osteoporose Typ I (Alter 50 bis 70 Jahre; Mitglieder einer Selbsthilfegruppe) teil. Für jede Patientin wurden die Bewegungen des dominanten Arms mit dem Actometer (Fa. Zak) aufgezeichnet. Das Aktometer zählt die Anzahl der Extremitätenbewegung je Zeiteinheit (eingestellt auf 2 Minuten). Es kann wie eine Armbanduhr getragen werden (Größe 30 x 51 x 17 mm; Gewicht 85 g). Bewegungen werden aufgezeichnet von einem Piezo-Beschleunigungsaufnehmer (Empfindlichkeit 0,1 g) und gespeichert (bis zu 240 Registrierungen alle 2 Minuten).

Jede Patientin trug das Actometer 3 Tage lang während der Wachperiode. Insgesamt wurde die Bewegungshäufigkeit für 683 Tagesstunden registriert. Zusätzlich wurden die Patientinnen gebeten, Tagebücher zu führen, in denen sie u.a. für jede Tagesstunde die Schmerzstärke einschätzten (Ratingskala 1–10).

Ergebnisse

Es zeigte sich ein erwartungsgemäßer Tagesverlauf der Bewegungshäufigkeit bei Mittelung über 16 Patientinnen (Abb. 1): Die Zahl der Bewegungen pro Stunde nimmt über den Vormittag kontinuierlich zu, erreicht gegen 12 Uhr das Maximum und fällt wellenförmig bis zur Nacht ab. Demgegenüber fanden sich keine tageszeitlichen Schwankungen des Schmerzerlebens (Abb. 2).

Weiterhin fand sich ein signifikanter Zusammenhang zwischen Schmerzstärke und Bewegungshäufigkeit (Tabelle 1). Die Anzahl der Bewegungen des dominanten Arms ist zu Zeiten hoher Schmerzstärke (Schmerzrating >5) signifikant höher als bei niedriger Schmerzstärke (Schmerzrating <= 5).

Diskussion

Die Ergebnisse zeigen, daß Bewegungsregistrierung im Alltag bei Osteoporosepatientinnen über mehrere Tage durchgeführt werden kann. Der gefundene erwartungs-

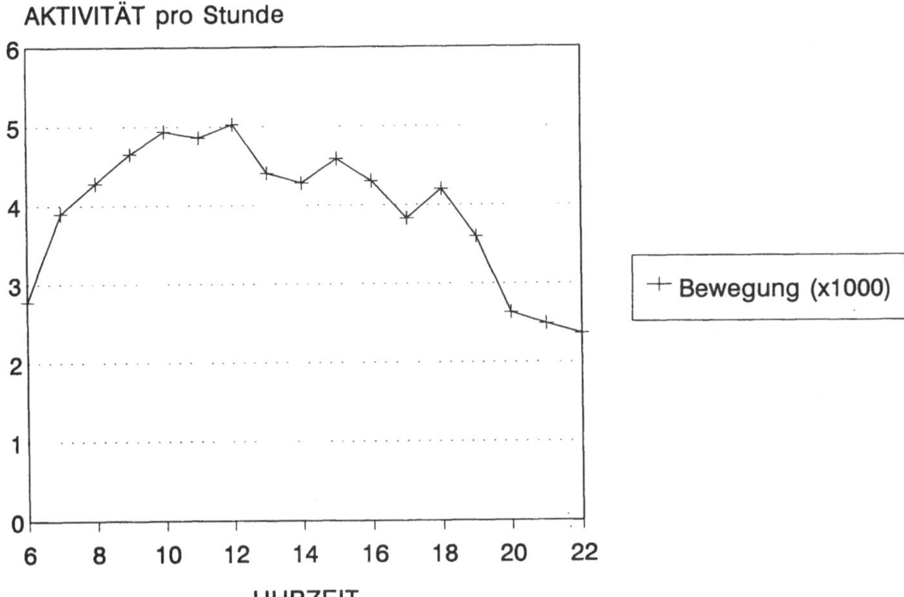

Abb. 1. Häufigkeit der registrierten Bewegungen (Aktivität x 1000) des dominanten Arms im Tagesverlauf

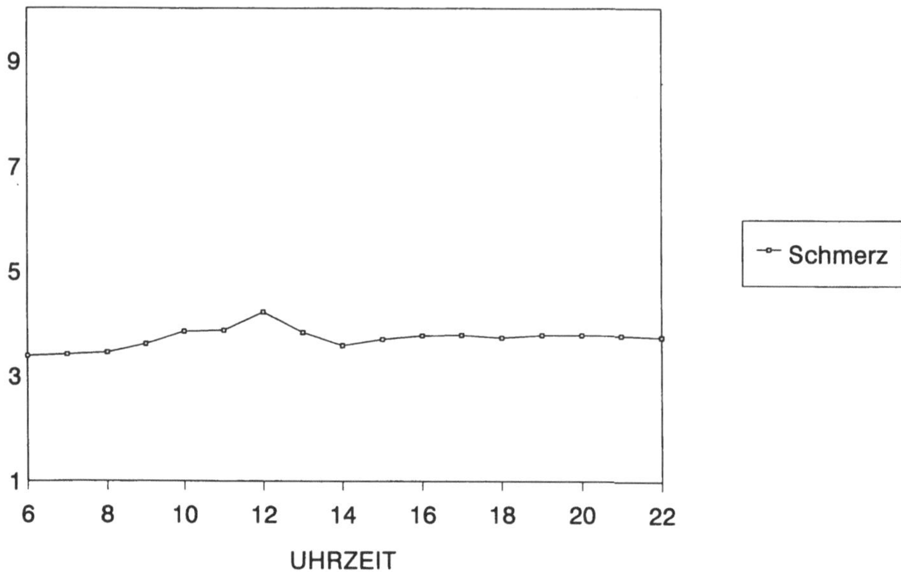

Abb. 2. Einschätzung der Schmerzintensität im Tagesverlauf

Tabelle 1. Häufigkeit der registrierten Bewegungen (pro h) des dominanten Arms bei starker (>5 auf der Ratingskala) und bei schwacher (<= 5 auf der Ratingskala) Schmerzintensität. Aufgetragen sind jeweils Mittelwert und Standardfehler (Unterschiedstestung mittels t-Test: $p < ,001$)

		Aktivität (h)
Schmerzintensität	stark	4761,72 65,78
	schwach	3963,43 129,64

gemäße tageszeitliche Verlauf der Bewegungshäufigkeit im Sinne eines „Mittagssattels" [8] kann als Indiz für die Validität der Registrierungen gewertet werden. Wie erwartet zeigte sich für das Schmerzerleben keine typische tageszeitliche Variabilität.

Hohe Schmerzintensität ist eher mit einer Aktivitätssteigerung bei Osteoporosepatientinnen verbunden. Dies steht im Gegensatz zu Befunden der Schmerzpsychologie anderer Erkrankungen, wie rheumatoider Arthritis (Übersicht: [9]), bei denen häufig über das Auftreten von Bewegungsverminderungen („Schonen") unter Schmerz berichtet wird.

Zusammenfassend kann gesagt werden, daß Bewegungsregistrierung im Alltag das Methodeninventar zur Erfassung von körperlicher Aktivität bei Patienten mit Osteoporose erweitert.

Literatur

1. Minne HW (1990) Osteoporosen: Knochenschwund und Knochenbruch vermeidbar? Prävention 13:59–68
2. Scott JC (1990) Osteoporosis and hip fractures. Rheumatic Disease Clinics of North America 16:717–740
3. Minne HW (1991) Behandlung der Osteoporose: Mein Fazit der heißen Diskussionen. Therapiewoche Schweiz 7:463–468
4. Seelbach H, Kugler J, Krüskemper GM (1992) Krankheitsverarbeitung bei Patientinnen mit einer primären Osteoporose Typ I. In: Ittel TH, Sieberth H-G, Matthiaß HH (eds) Aktuelle Aspekte der Osteologie. Springer, Berlin
5. Cronenberg A (1993) Selbsthilfegruppen im krankengymnastischen Behandlungskonzept der Spondylitis und der Postmenopause-Osteoporose. In: Seelbach H, Kugler J, Neumann W (eds) Rheuma – Schmerz – Psyche. Huber, Bern
6. Seelbach H, Degner FL, Krüskemper GM (1991) Die Osteoporose Typ I. Ein Beitrag zur Varianzabschätzung der Risikofaktoren im Hinblick auf die Knochendichte. In: Werner E, Matthiaß HH (eds): Osteologie – interdisziplinär. Springer, Berlin
7. Jäckel W, Cziske R, Schochat TH, Jacobi E (1985) Messung der körperlichen Beeinträchtigung und der psychosozialen Konsequenzen (patient outcome) bei rheumatoider Athritis. Akt Rheumatol 10:43–53
8. Aschoff J (1990) Biologische Rhythmen. In: Pöppel E, Bullinger M (eds) Medizinische Psychologie. VCH Verlagsgesellschaft, Weinheim
9. Flor H (1991) Psychobiologie des Schmerzes. Huber, Bern

Ultraschalltransmissionsgeschwindigkeit der Patella bei prä- und postmenopausalen Frauen: Ein Gerätevergleich

M. A. Feykens[1], M. Göhring[1], B. Allolio[2], K. Klein[3] und U. Deuß[1]

[1] Klinik II und Poliklinik für Innere Medizin, Universität Köln, Joseph-Stelzmann-Str. 9, D-50931 Köln
[2] Medizinische Universitätsklinik, Universität Würzburg, Joseph-Schneider-Straße 2, D-97080 Würzburg
[3] Forschungsstelle für Gesundheitserziehung, Universität Köln, Gronewaldstr. 2, D-50931 Köln

Einleitung

Ultraschallverfahren werden zunehmend zur Beurteilung der mechanischen Kompetenz des Knochens eingesetzt. Die Ultraschalltransmissionsgeschwindigkeit wird beim Durchdringen des Knochens von dessen Dichte und Struktureigenschaften beeinflußt [1–8].

Die Ultraschallwellen stellen mechanische Schwingungen dar, bei denen sich Expansions- und Kompressionsbereiche abwechselnd im Raum, in Abhängigkeit von der Materie auf die sie treffen, fortsetzen. Die Ultraschallgeschwindigkeit gilt als Maßstab für verschiedene Materialstärken.

Schallgeschwindigkeit (m/s)

Luft	333
Wasser	1480
Muskel	1570
trabekulärer Knochen	1650–2300
Plexiglas	2760
corticaler Knochen	3000–3600
Kupfer	4700
Stahl	5920

Ziel unserer Untersuchung war es, die Vergleichbarkeit von Messungen an der Patella in vivo mit zwei verschiedenen Ultraschallgeräten zu eruieren.

Material und Methoden

Wir haben die Ultraschalltransmissionsgeschwindigkeit als UTV (ultrasonic transmission velocity) und als AVU (apparent velocity of ultrasound) an der Patella bei 122 gesunden prä- und postmenopausalen Frauen im Alter von 40–60 Jahren mit zwei verschiedenen Geräten in Mehrfachmessungen bestimmt und die Werte (AVU vs. UTV) miteinander verglichen (Signet TM, Osteotechnology, USA: Bestimmung der AVU; Osteoson K IV, Minhorst, FRG: Bestimmung der UTV).

Ultraschallmessung

Beide Geräte besitzen Ultraschallsonden in Form eines handgehaltenen Greifzirkels, bei dem auf der einen Seite ein Sendekopf und auf der Gegenseite ein Empfangskopf installiert ist. Signet 2,25 MHz Transducer produzieren am trabekulären Knochen akustische Wellen mit Frequenzen von 100–300 kHz, Osteoson 1 MHz Transducer Frequenzen von 100–600 kHz.

Es wird die Ultraschalltransmission gemessen, d.h. die Geschwindigkeit, mit der ein Ultraschallimpuls vom Sender ausgehend, den Knochen durchströmend am Empfänger registriert wird. Das oszillographische Empfangsecho wird auf dem jeweiligen Monitor dargestellt. Erscheint ein Kurvenverlauf, der für den trabekulären Knochen charakteristisch ist, kann die Geschwindigkeit (v) aus der Durchgangszeit (t) durch den Knochen und dem Abstand (d) der beiden Meßköpfe ermittelt werden: v = d/t.

Das Osteoson-Gerät ermittelt diesen Wert automatisch als direkte Ultraschalltransmissionsgeschwindigkeit UTV. Wohingegen das Signet-Gerät die Geschwindigkeit der Transmission durch einen geräteeigenen Algorithmus als AVU modifiziert. Die AVU liegt i.d.R. niedriger als die UTV.

Die Prüfung auf Untersucherunabhängigkeit und Wiederholbarkeit der Messungen erfolgte durch Bestimmung der UTV/AVU bei 6 Probanden durch 2 Untersucher an zwei aufeinanderfolgenden Tagen und Berechnung der Variationskoeffizienten. Bei beiden Fragestellungen ergaben sich für beide Geräte jeweils Variationskoeffizienten von unter 2%.

Ergebnisse

Von den 122 untersuchten Frauen waren 58 prämenopausal (Alter x ± s: 45,21 ± 4,50 Jahre) und 64 postmenopausal (Alter x ± s: 52,45 ± 4,78 Jahre).

Die postmenopausalen Frauen zeigten bei den beiden eingesetzten Geräten signifikant niedrigere Ultraschalltransmissionsgeschwindigkeiten als die prämenopausalen Frauen (AVU: 1940,72 ± 77,28 m/s vs. 1979,60 ± 70,50 m/s, p ≤ 0,005; UTV: 2110,91 ± 112,06 m/s vs. 2159,17 ± 102,95 m/s, p ≤ 0,01).

Trotz der bei den beiden verschiedenen Geräten nachgewiesenen Unterschiede hinsichtlich der Transmissionsgeschwindigkeit, fanden wir sowohl bei den prä- als auch bei den postmenopausalen Frauen eine hohe Korrelation zwischen AVU und UTV (prämenopausal: r = 72, p ≤ 0,01; postmenopausal: r = 0,83, p ≤ 0,01; gesamt: r = 0,80, p ≤ 0,01).

Die Variationskoeffizienten waren für die mit beiden Geräten jeweils durchgeführten Mehrfachmessungen vergleichbar (Vk.: x ± s; Signet: 1,15 ± 0,50; Osteoson: 0,78 ± 0,34).

Die Differenz zwischen AVU und UTV betrug im Mittel (x ± s) 174,66 ± 67,75 m/s (prämenopausal 179,57 ± 71,12 m/s, postmenopausal 170,22 ± 64,71 m/s).

Diskussion

In den letzten Jahren sind einige Studien zur Beurteilung der mechanischen Kompetenz des Knochens durch Ultraschallverfahren veröffentlicht worden: Rubin et al.

beobachteten eine Abnahme der Ultraschallgeschwindigkeit an Schafcalcanei nach Immobilisation [7]. Wright et al. zeigten, daß die UTV ein geeigneter Parameter zur Bestimmung von Knochenstärke und Knochenmineralisation bei Neugeborenen ist [9]. Laut Turner et al. korreliert sowohl die AVU als auch die UTV gut mit der Kompressionsfestigkeit des Knochens in vitro [8]. Mehrere Studien zeigten aber eine nur moderate Korrelation zwischen Ultraschalltransmissionsgeschwindigkeit und BMD (bone mineral density) bzw. BMC (bone mineral content) [2–6, 10]. Dies wird als Hinweis darauf gewertet, daß die Ultraschallgeschwindigkeit weniger von der Knochenquantität, sondern mehr von qualitativen Faktoren, wie Mikroarchitektur und Elastizität beeinflußt wird [2, 5, 8, 10]. Heaney et al. zeigten, daß nicht nur durch Bestimmung des Knochenmineralgehaltes von LWK 2–4 mittels DPA als auch durch Bestimmung der AVU an der Patella eine Diskriminierung zwischen Personen mit/ohne osteoporoseassoziiertem Frakturereignis möglich ist. In Übereinstimmung mit unseren Ergebnissen berichteten Heaney et al. ferner über eine Abnahme der AVU nach der Menopause [5].

Die signifikant niedrigeren Transmissionsgeschwindigkeiten bei postmenopausalen Frauen im Vergleich zu prämenopausalen Frauen können Hinweis auf eine mit der nachlassenden Ovarialfunktion in Zusammenhang stehenden Abnahme der Knochendichte sein.

Unsere Untersuchungen zeigen, daß die Bestimmung der Ultraschalltransmission an der Patella auch bei nicht baugleichen Geräten zu vergleichbaren Ergebnissen führt, obwohl die absoluten Geschwindigkeiten von AVU und UTV nicht direkt gegenübergestellt werden können.

Literatur

1. Ashman RB, Corin JD, Turner CH (1987) Elastic properties of cancellous bone measurement by an ultrasound technique. J Biomechanics 20(10):979–986
2. Avioli LV, Brandenburger GH, Chesnut C, Gallagher JC, Heaney RP, Lappe J, Recker RR (1988) Ultrasound transmission velocity in screening for bone fragility. J Bone Min Res 3:215–219
3. Evans JA, Tavakoli MB (1990) Ultrasonic attenuation and velocity in bone. Phys Med Biol 35:1387–1396
4. Greenfield MA, Craven JD, Huddleston A, Kehrer ML, Wishko D, Steen R (1981) Measurement of the velocity of ultrasound in human cortical bone in vivo. Radiology 138:701–710
5. Heaney RP, Avioli LV, Chesnut C, Lappe J, Recker RR, Brandenburger GH (1989) Osteoporotic bone fragility. Detection by ultrasound transmission velocity. J Am Med Assoc 261:2986–2990
6. Rossman P, Zagzebski J, Mesina C, Sorenson J, Mazess R (1989) Comparison of speed of sound and ultrasound attenuation in the os calcis to bone density of the radius, femur and lumbar spine. Clin Physiol Meas 4:353–360
7. Rubin CT, Pratt GW, Porter AL, Lanyon LE, Poss R (1988) Ultrasonic measurement of immobilization induced osteopenia: An experimental study in sheep. Calcif Tissue Int 42:309–312
8. Turner CH, Eich M (1991) Ultrasonic velocity as a predictor of strength in bovine cancellous bone. Calcif Tissue Int 49:116–119
9. Wright LL, Glade MJ, Gopal J (1987) The use of transmission ultrasonics to assess bone status in the human newborn. Pediatr Res 22:541–545
10. Zagzebski JA, Rossman PJ, Mesina C, Mazess RB, Madsen EL (1991) Ultrasound transmission measurements through the o calcis. Calcif Tissue Int 49:107–111

Seitenvergleich der Ultraschalltransmissionsgeschwindigkeit an der Patella bei prä-und postmenopausalen Frauen

M. Göhring[1], M. A. Feykens[1], K. Klein[2] und U. Deuß[1]

[1] Klinik II und Poliklinik für Innere Medizin, Universität Köln, Joseph-Stelzmann-Straße 9, D-50931 Köln
[2] Forschungsstelle für Gesundheitserziehung, Universität Köln, Gronewaldstr. 2, D-50931 Köln

Einleitung

Ultraschallmeßmethoden werden in der letzten Zeit zunehmend zur Frühdiagnostik der Osteoporose herangezogen, um eine Vorselektion von Risikogruppen zu ermöglichen [2, 4]. Dabei ist die Bestimmung der Ultraschalltransmissionsgeschwindigkeit an der Patella eine Methode, die ohne Strahlenbelastung auskommt, kostengünstig ist und v.a. schnell und ohne größeren apparativen Aufwand als herkömmliche osteodensitometrische Verfahren durchzuführen ist. Aufgrund ihres prominenten trabekulären Anteils und dem vergleichbaren strukturellen Aufbau ähnlich der Wirbelkörper [2, 4, 5], gehört die Patella zu den bevorzugten Meßorten beim Einsatz von Ultraschallverfahren. Bei aber bestehenden Vorerkrankungen im Kniegelenksbereich, wie z.B. Traumata, Gonarthrose, habituellen Patellaluxationen, vaskulären oder neurogenen Erkrankungen, ist es nicht immer möglich, eine bestimmte Meßseite zu bevorzugen, um ein gültiges Meßergebnis zu erhalten, da Lokalfaktoren hinsichtlich der Ergebnisinterpretation eine nicht zu vernachlässigende Rolle spielen können. In der vorliegenden Untersuchung war es unser Ziel festzustellen, ob ein Unterschied der Meßergebnisse hinsichtlich der linken oder rechten Patella besteht, oder ob die Messung auf nur einer Seite ausreichend ist.

Material und Methoden

Im Rahmen eines übergeordneten Osteoporose Screening Projektes wurden mit einer mobilen Meßeinheit 272 prä- und postmenopausale Frauen im Alter von 40–60 Jahren in unsere Untersuchung einbezogen. Jede Probandin wurde um ihr schriftliches Einverständnis gebeten und erhielt einen Fragebogen, der bestimmte, für osteoporotische Veränderungen relevante Parameter erfaßte (anthropometrische Daten, Eigen-, Medikamenten- und gynäkologische Anamnese). Von der statistischen Auswertung ausgeschlossen wurden Probandinnen mit insulinpflichtigem Diabetes mellitus, Osteoporose, Akromegalie, Cushing Syndrom, Herzinsuffizienz, eingeschränkter Nierenfunktion und Corticosteroid-Therapie.

Die Ultraschalltransmissionsgeschwindigkeit (AVU) wurde im Vergleich in Form von Mehrfachmessungen – bestehend aus 4 Einzelmessungen – an der rechten und linken Patella seitengetrennt mit einem Ultraschallgerät der Firma Osteotechnology, Inc. (Signet TM) gemessen. Die Apparatur besteht aus einer Steuerein-

heit mit Bildschirm und Drucker sowie einer Ultraschallsonde in Formeines Greifzirkels. Auf der einen Seite des Greifzirkels befindet sich ein Ultraschallsendekopf
und auf der anderen Seite ein Empfangskopf. Der Greifzirkel wird an beiden Seiten
der Patella angelegt und die Messung durchgeführt. Die Transmissionsgeschwindigkeit des gesendeten Niederfrequenzstoßes von 100–300 kHz am trabekulären Knochen wird aus der Durchgangzeit durch den Knochen sowie dem Abstand zwischen
den beiden Köpfen ermittelt. Als Kontaktmedium zwischen Haut und Ultraschallsonden wurde Ultraschallgel verwendet. Der Variationskoeffizient für Wiederholungsmessungen an zwei aufeinanderfolgenden Tagen betrug bei 6 Probanden
1,45%. Der Variationskoeffizient bei Messungen durch zwei Untersucher lag bei
1,3%.

Ergebnisse

Das durchschnittliche Lebensalter ($\pm$ SD) der prämenopausalen Frauen lag bei
46,75 $\pm$ 4,40 Jahren, das der postmenopausalen bei 52,83 $\pm$ 4,19 Jahren. Bei den
postmenopausalen Frauen zeigten sich sowohl rechts wie auch links signifikant niedrigere Transmissionsgeschwindigkeiten als bei den prämenopausalen Frauen (1913,79
$\pm$ 79,26 m/s vs. 1950,12 $\pm$ 71,78 m/s; $p < 0,0001$ rechts und 1906,55 $\pm$ 70,42 m/s vs.
1938,60 $\pm$ 73,91 m/s; $p < 0,0001$ links) (Abb. 1). Bei den prä- und postmenopausalen
Frauen zeigte sich eine hohe Korrelation hinsichtlich der beiden seitengetrennten
Meßorte (prämenopausal rechts/links: $r = 0,78$; p 0,001 und postmenopausal rechts/
links: $r = 0,76$; $p < 0,001$). Der VK für die Mehrfachmessungen an der rechten Patella beträgt im Mittel 1,09% und an der linken Patella 1,08%.

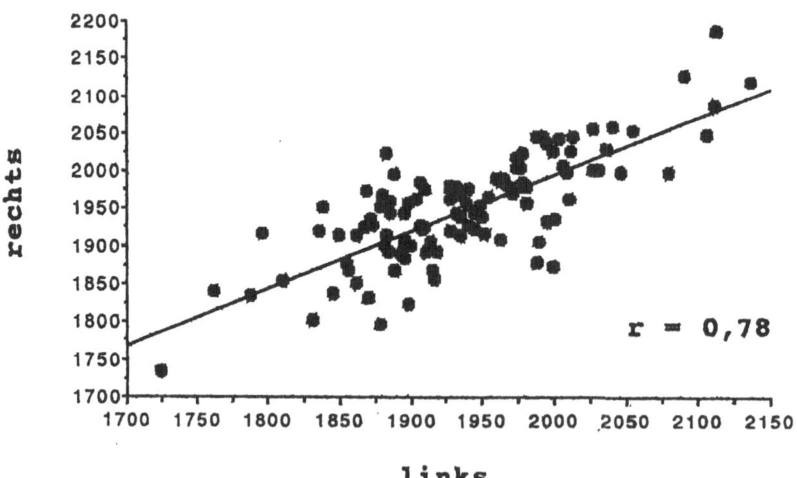

Abb. 1. Seitenvergleich prämenopausal rechts/links

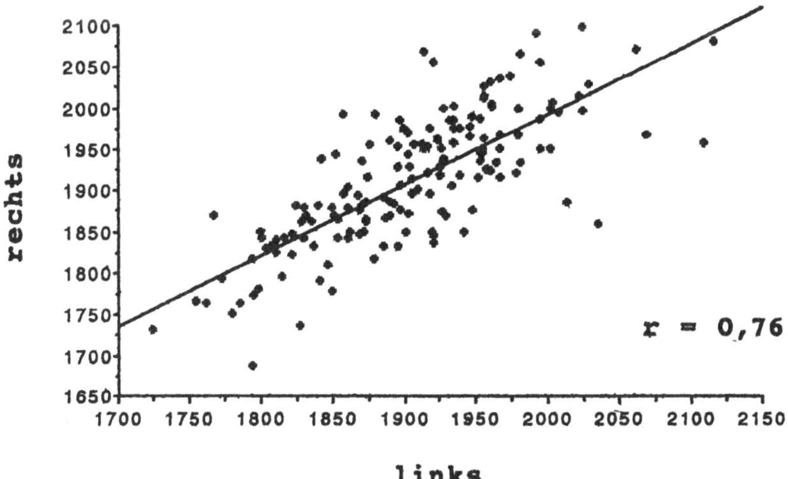

Abb. 2. Seitenvergleich postmenopausal rechts/links

Diskussion

In Untersuchungen von Heaney et al. konnte gezeigt werden, daß sich die an der Kniescheibe gemessene Ultraschallgeschwindigkeit bei Versuchspersonen mit osteoporoseassoziierten Frakturen genauso deutlich von Gesunden unterscheidet, wie die Messung der Knochenmasse an der Wirbelsäule durch Doppelphotonenabsorptiometrie (DPA) [4]. Daher halten Heaney et al. die Bestimmung der AVU an der Patella für eine geeignete Methode des Osteoporose-Screenings [4]. Verschiedene Arbeitsgruppen beschäftigen sich mit der Frage, in wieweit Ultraschallmeßmethoden Aussagen zur Knochenquantität oder Knochenqualität erlauben [1–6]. Bei unseren vergleichenden Messungen an der rechten und linken Patella lagen die prämenopausalen Probandinnen hinsichtlich der gemessenen Ultraschalltransmissionsgeschwindigkeit signifikant höher als die Postmenopausalen. Avioli berichtete über eine altersabhängige Abnahme der AVU von 34 m/s pro Dekade jenseits des 35. Lebensjahres [2]. Obwohl nicht signifikant, liegt die rechtsseitig gemessene Transmissionsgeschwindigkeit höher. Eine mögliche Ursache für die geringfügigen Seitendifferenzen könnte in einer unterschiedlich starken Belastung der Patella durch die höhere Muskelmasse am führenden Bein liegen. Die hohe Korrelation (prämenopausal rechts/links: r = 0,78; und postmenopausal rechts/links: r = 0,76) spricht für eine gute Übereinstimmung hinsichtlich der beiden seitengetrennten Meßorte.

Schlußfolgerungen

Aufgrund unserer Untersuchung kommen wir zu dem Ergebnis, daß eine einseitige Bestimmung der Ultraschallgeschwindigkeit ausreichend ist und somit die Bevorzugung der linken oder rechten Patella, z.B. bei Vorliegen von Lokalfaktoren, für das Ergebnis der Screening-Untersuchung nicht ausschlaggebend ist.

Literatur

1. Ashman RB, Corin JD, Turner CH (1987) Elastic properties of cancellous bone measurement by an ultrasound technique. J Biomechanics 20(10):979–986
2. Avioli LV, Brandenburger GH, Chesnut C, Gallagher JC, Heaney RP, Lappe J, Recker RR (1988) Ultrasound transmission velocity in screening for bone fragility. J Bone Min Res 3:215–219
3. Evans JA, Tavakoli MB (1990) Ultrasonic attenuation and velocity in bone. Phys Med Biol 35:1387–1396
4. Heaney RP, Avioli LV, Chesnut C, Lappe J, Recker RR, Brandenburger GH (1989) Osteoporotic bone fragility. Detection by ultrasound transmission velocity. J Am Med Assoc 261:2986–2990
5. Raux P, Townsend PR, Miegel R, Rose RM, Radin EL (1975) Trabecular architecture of the human patella. J Biomech 8:1–7
6. Rossman P, Zagzebski J, Mesina C, Sorenson J, Mazess R (1989) Comparison of speed of sound and ultrasound attenuation in the os calcis to bone density of the radius, femur and lumbar spine. Clin Physiol Meas 4:353–360

Breitband-Ultraschall-Abschwächung (BUA) am Kalkaneus in der Diagnostik der Osteoporose: Klinische Wertigkeit im Vergleich mit der planaren Osteodensitometrie (DXA)

M. Funke, T. Fey und E. Grabbe

Abteilung Röntgendiagnostik I, Georg-August-Universität, Robert-Koch-Straße 40, D-37075 Göttingen

Einleitung

Neben den radiologischen Verfahren zur Bestimmung des Knochenmineralgehalts steht mit der Ultraschallmessung eine weitere nicht-invasive Methode für die Diagnostik der Osteoporose zur Verfügung. Die fehlende Strahlenexposition und die Möglichkeit, nicht nur quantitative, sondern auch qualitative Aussagen über den Knochen machen zu können, werden als Vorteile dieser relativ neuen Technik angesehen. Zwei unterschiedliche methodische Ansätze befinden sich derzeit in der klinischen Erprobung. Die Charakterisierung des Knochens wird entweder durch Messung der Geschwindigkeit des Ultraschalls („Speed of Sound" oder SOS-Prinzip) oder durch Messung der Abschwächung des Ultraschalls (Breitband-Ultraschall-Abschwächung oder BUA-Prinzip) vorgenommen. In der vorliegenden Untersuchung soll ausschließlich von der BUA die Rede sein. Die Mechanismen, die zur Abschwächung des Ultraschalls im Knochen führen, sind Absorption und Streuung. Während Absorption vorwiegend durch das Knochenmineral verursacht wird, findet Streuung am trabekulären Maschenwerk des Knochens statt. Im Frequenzbereich von 0,2 bis 0,6 MHz weist die Schallabschwächung näherungsweise ein lineares Verhalten auf und kann folglich als einfache Funktion der Frequenz aufgefaßt werden. Die Steigung des Funktionsgraphen ergibt definitionsgemäß den sog. BUA-Wert mit der Einheit dB/MHz. Um den Stellenwert der Methode in der Diagnostik der Osteoporose zu ermitteln, wurde sie in einer vergleichenden Untersuchung der planaren Osteodensitometrie in Form der Dual-Energie-Röntgenabsorptiometrie (DXA) gegenübergestellt.

Material und Methoden

In der Studie wurden die Daten von 234 Patienten, die uns aus verschiedenen Indikationen zur Bestimmung der Knochendichte zugewiesen wurden, ausgewertet. Es handelte sich dabei um 167 Frauen im Alter von 19 bis 81 Jahren und um 67 Männer im Alter von 11 bis 80 Jahren. Bei 76 Patienten lag eine Osteoporose vor. 158 Patienten ohne entsprechende klinische Hinweise und ohne Zeichen einer Minderung der Knochendichte dienten als Kontrollgruppe. Bei allen Patienten wurde eine DXA-Messung (Hologic QDR-1000, Fa. Siemens, Erlangen) an der LWS und am proximalen Femur rechts durchgeführt. Bei 50 Patienten wurde darüber hinaus eine

DXA-Messung am Fersenbein durchgeführt. Die BUA-Messung (UBA 575, Fa. Walker Sonix, Worcester) erfolgte standardisiert am Kalkaneus rechts. Die Reproduzierbarkeitsfehler der BUA wurden durch 5malige Wiederholungsmessungen an 20 Probanden ermittelt. Die Korrelation zwischen den verschiedenen Meßverfahren wurde mittels linearer Regressionsanalyse überprüft. Um die diagnostische Aussagekraft der BUA hinsichtlich einer Osteopenie des Achsenskelettes zu ermitteln, wurden Sensitivität und Spezifität über den gesamten Wertebereich berechnet. Mit ROC-Kurven wurde geprüft, in welchem Maß eine Unterscheidung zwischen einer normalen und einer erkrankten Population möglich ist.

Ergebnisse

Der Kurzzeit-Reproduzierbarkeitsfehler der BUA, ausgedrückt als mittlerer Variationskoeffizient der Wiederholungsmessungen, betrug 4,17%. Die Korrelation zwischen BUA und DXA der verschiedenen Meßorte betrug r = 0,46 (LWS), r = 0,51 (Schenkelhals) und r = 0,83 (Kalkaneus) mit einem Signifikanzniveau von jeweils p < 0,001. Erwartungsgemäß zeigte sich eine negative Korrelation zwischen BUA und Alter von r = 0,25 mit einer Steigung der Regressionsgeraden von –0,24. Das spiegelt eine Abnahme der BUA-Werte von etwa 10% zwischen 30- und 60jährigen wider. Die Gegenüberstellung der BUA-Werte der osteopenischen Patienten und der Kontrollgruppe wies mit 62,8 ± 14,4 dB/MHz gegenüber 74,6 ± 14,1 dB/MHz eine signifikante Diskriminierung (p < 0,05) auf (Abb. 1). Die Sensitivität und korrespondierende Spezifität der BUA über den gesamten gemessenen Wertebereich ist auf Abb. 2 dargestellt. Bei einem BUA-Wert von 68 dB/MHz lagen diese Parameter bei 75%, bei einem definierten BUA-Wert von 60 dB/MHz als Schwelle betrug die Sensitivität 50% bei einer Spezifität von 90%. Abbildung 3 zeigt die ROC-Kurven von BUA und DXA der LWS. Aus dem Kurvenverlauf wird deutlich, daß die BUA nicht die diagnostische Leistungsfähigkeit erreicht wie die DXA.

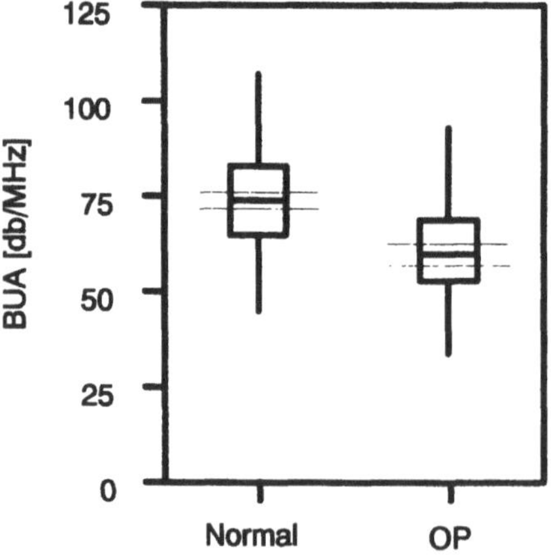

Abb. 1. Gegenüberstellung der BUA-Werte der Normalgruppe und der Patienten mit Osteoporose im Box-Plot

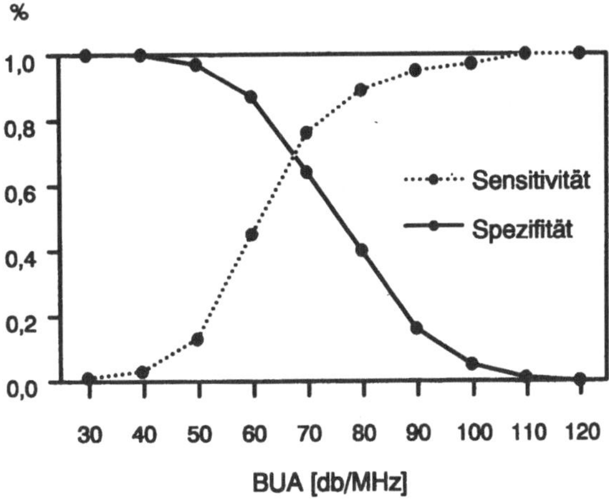

Abb. 2. Sensitivität und Spezifität der BUA zur Diagnostik der Osteoporose

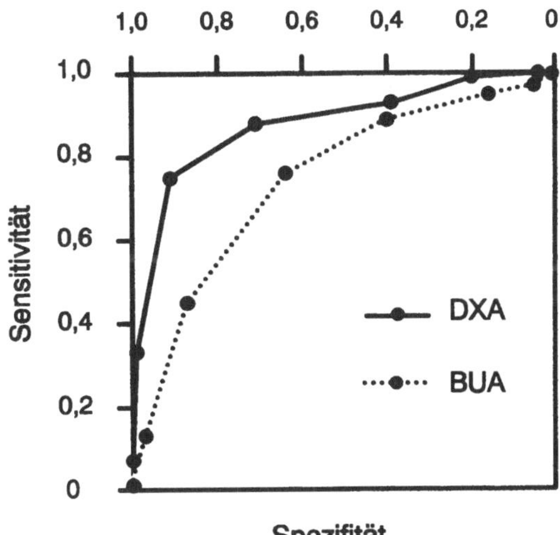

Abb. 3. ROC-Kurven von BUA und DXA der LWS

Diskussion

In der Diagnostik der Osteoporose hat die Bestimmung der Knochendichte ihren festen Stellenwert. Neue Verfahren wie die BUA müssen sich an den etablierten Techniken der Osteodensitometrie messen lassen. Im Vergleich mit der DXA zeigte sich in unserer Untersuchung nur eine moderate Korrelation zwischen BUA und axialer bzw. femoraler Knochendichte. Nur im direkten Vergleich mit der DXA des Kalkaneus fiel der Korrelationskoeffizient höher aus. Es liegen eine Reihe vergleichender Studien vor, die Korrelationen von r = 0,3 bis r = 0,8 beschreiben [1, 2]. Die relativ schwache Korrelation beruht u.a. darauf, daß mit der BUA auch andere Eigenschaften des Knochens als die Knochendichte evaluiert werden. In welchem Ausmaß aber Anzahl, Dicke und Orientierung der Knochentrabekel den BUA-

Wert beeinflussen, ist noch nicht befriedigend geklärt. Die vorliegende Studie bestätigt eine signifikante Minderung der BUA-Werte bei Patienten mit Osteoporose im Vergleich zur Kontrollgruppe [3]. Es stellt sich also die Frage, wo das Verfahren sinnvoll eingesetzt werden kann. Die Reproduzierbarkeit der BUA liegt gemäß der Literatur bei 3–5%, in dieser Untersuchung bei 4% [4]. Für Verlaufsstudien sollte dieser Parameter möglichst niedrig sein, so daß sich ein ausschließlicher Einsatz im Rahmen der Therapiekontrolle nicht anbietet. Die einfache Durchführung einer BUA-Messung sowie die fehlende Strahlenexposition lassen die Methode in der Vorsorge geeignet erscheinen [5]. Hierfür ist jedoch die diagnostische Sensitivität noch verbesserungsbedürftig. Auch auf diesem Sektor stellt also die BUA derzeit keinen Ersatz der herkömmlichen Verfahren zur Knochendichtemessung dar. Die BUA bleibt aber eine interessante Methode im Bereich der klinischen Forschung. Wo der zukünftige Stellenwert (Screening-Instrument, additives diagnostisches Verfahren) angesiedelt ist, ist durch weitere Studien zu klären.

Literatur

1. Glüer CC, Vahlensieck M, Faulkner KG et al. (1992) Site matched calcaneal measurement of broadband ultrasound attenution and single X-ray absorptiometry: Do they measure different skeletal properties? J Bone Miner Res 7:1071–1079
2. Vahlensieck M, Glüer CC, Genant HK (1992) Breitband-Ultraschall-Abschwächung (BUA): Korrelation zu etablierten Meßverfahren in der Osteoporosediagnostik. Zentralblatt Radiologie 146:45–46
3. Baran DT, Kelly AM, Karellas A et al. (1988) Ultrasound attenuation of the os calcis in women with osteoporosis and hip fractures. Calcif Tissue Int 43:138–142
4. Salamone L, Zantos D, Makrauer F et al. (1992) Short and long-term precision of broadband ultrasound attenuation measurements of the os calcis. J Bone Miner Res 7 (Suppl 1)
5. Baran DT, McCarthy Ck, Leahey D et al. (1991) Broadband ultrasound attenuation of the calcaneus predicts lumbar and femoral neck density in caucasian women: a preliminary study. Osteoporosis Int 1:110–113

Knochenstrukturanalyse mit eindimensionaler Fouriertransformation*

K. Wolschendorf[1], H. Martens[1], W. Niedermayer[2], J. L. Grashuis[3]
und W. T. Trouerbach[3]

[1] Institut für Angewandte Physik, Universität Kiel, Olshausenstr. 40, D-24098 Kiel
[2] Klinik für Nephrologie, Universität Kiel, Schittenhelmstr. 12, D-24105 Kiel
[3] Department of Experimental Radiology, Erasmus University, NL-3000 DR Rotterdam

Einführung

Neben dem üblicherweise beobachteten Verlust an Mineralmasse verursachen Osteoporose und ähnlich geartete Erkrankungen des Skelettsystems auch beträchtliche Veränderungen der Knochenstruktur. Diese manifestieren sich zum einen in einer Ausdünnung der Trabekel und zum anderen in einer Veränderung ihrer Orientierung. Dadurch wird die biomechanische Belastbarkeit des Knochens verringert und das Frakturrisiko erhöht.

Diese Veränderungen treten sowohl im Stammskelett als auch in den peripheren Skelettregionen in Erscheinung. Insbesondere im Röntgenbild des Handskeletts lassen sich diese degenerativen Veränderungen gut beobachten. Zwei markante Beispiele hierzu sind in Abb. 1 dargestellt; dabei handelt es sich um die Phalangen-Röntgenaufnahmen von einer Normalperson (a) und von einem Langzeit-Dialysepatienten (b). Deutlich ist zu erkennen, daß die Aufnahme des Patienten mit chronischer Niereninsuffizienz nicht nur eine schwach mineralisierte Kortikalis, sondern auch eine ausgedünntere und weniger orientierte Trabekelstruktur aufweist.

Für die Bestimmung des Knochenmineralgehaltes sind nun in den letzten Jahren verschiedene Standardverfahren entwickelt worden, wobei die Photonen- und Röntgenabsorptionsmethoden wie SPA, DPA, SXA und DXA sowie computertomographische Verfahren wie SEQCT und DEQCT zu den gebräuchlichsten zählen. Die quantitative Erfassung von Knochenstrukturveränderungen hingegen erweist sich zur Zeit noch als relativ problematisch; Standardverfahren hierzu sind gegenwärtig noch nicht vorhanden.

Eine Möglichkeit der Klassifizierung der Struktur des spongiösen Knochens besteht nun darin, die Beschreibung der Muster nicht im Ortsbereich, sondern im Ortsfrequenzbereich vorzunehmen. Ansätze hierzu waren seinerzeit schon von Heuck et al. [1] mit fourieroptischen Modellen gemacht worden; doch erst nach Aufkommen der digitalen Bildverarbeitung konnten Wolschendorf et al. [2] zeigen, daß sich mit Hilfe der zweidimensionalen Fouriertransformation Strukturveränderungen quantitativ nachweisen lassen.

* Mit Unterstützung der Deutschen Forschungsgemeinschaft, Ni-238/2-2.

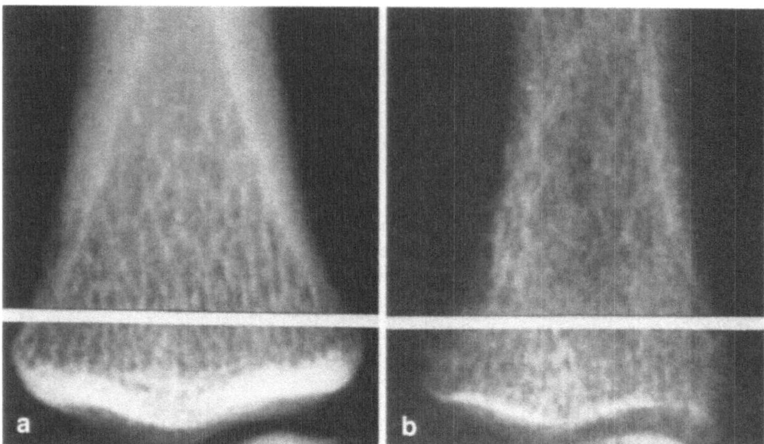

Abb. 1a, b. Röntgenaufnahmen von Phalangenknochen von einer Normalperson (a) und einem Langzeit-Dialysepatienten (b). Die Abtastlinie des Photometers ist weiß eingezeichnet

Material und Methode

Aus den Ergebnissen der in [2] beschriebenen Untersuchungen wurde ersichtlich, daß sich ein wesentlicher Teil der Ortsfrequenzinformation schon aus der eindimensionalen Fouriertransformation gewinnen läßt. Wegen der bevorzugten Orientierung der Trabekel in Richtung der Achse des Phalangenknochens liefert eine in senkrechter Richtung hierzu vorgenommene photometrische Abtastung (weiße Linie in Abb. 1) ein Signal, das charakteristische Ortsfrequenzen wiedergibt. Versuche dieser Art waren zu einem früheren Zeitpunkt schon von Nagel [3] unternommen worden; das Verfahren erwies sich jedoch noch als relativ empfindlich gegenüber Verdrehung der Scan-Richtung. Auch Trouerbach et al. [4] führten 1987 ähnliche Fourieranalysen durch, konnten jedoch noch keine charakteristischen Frequenzbereiche feststellen.

Die vorliegenden Untersuchungen wurden an einem Kollektiv von 28 Dialysepatienten und 11 Normalpersonen vorgenommen. Die Altersverteilung lag im Bereich zwischen 17 und 74 Jahren, bei annähernder Gleichverteilung von männlichen und weiblichen Patienten. Von ihnen wurden im Klinikum der Universität Kiel und der Erasmus-Universität Rotterdam Handskelett-Röntgenaufnahmen bei 45 KV auf einem 3M XUD-Film mit einer Trimax T2 Verstärkerfolie angefertigt, wobei jeweils ein Reinaluminium-Referenzsystem mit abgebildet wurde.

Die so erstellten Röntgenaufnahmen wurden anschließend mit einem programmierbaren, schrittmotorgetriebenen Präzisionsphotometer abgetastet. Dabei wurden jeweils 20 nebeneinander liegende Scans im epiphysennahen, trabekulären Bereich aufgenommen. Nachfolgend wurde das Photometersignal in einem Lock-In-Verstärker rauscharm verstärkt, AD-gewandelt und in einem Zentralrechner abgespeichert. Nach entsprechender Vorfilterung und Fensterung [5] wurden dann mit der FFT die dazugehörigen Ortsfrequenzspektren berechnet.

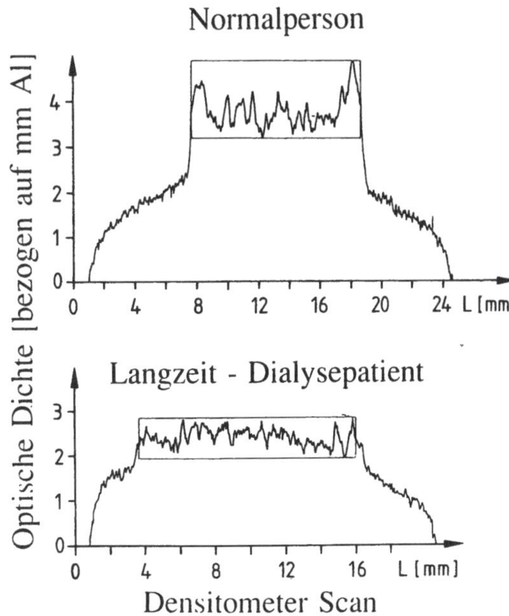

Abb. 2. Verlauf der optischen Dichte (Densitometer-Scan) bei einer Normalperson und einem Langzeit-Dialysepatienten. Der für die Fourieranalyse benutzte Signalanteil ist eingerahmt

Ergebnisse und Diskussion

Bei der Auswertung der Röntgenbilder wurden gleichzeitig die Referenzsysteme mit abgetastet und die Werte der Schwärzung bzw. optischen Dichte in Aluminium-Werte umgerechnet. Hierdurch ließen sich Fehler, die durch Schwankungen der Bestrahlungsbedingungen oder des Entwicklersystems verursacht werden, kompensieren. Die beobachteten Densitometer-Scans, d.h. der Verlauf der optischen Dichte entlang des Abstastweges senkrecht zur Phalangenachse, weisen im Prinzip alle den typischen Verlauf eines Diaphysen-Knochens auf.

In Abb. 2 sind nun als repräsentative Fälle wieder die Densitometer-Scans einer Normalperson und eines Langzeit-Dialysepatienten wiedergegeben. Die ansteigenden Schultern auf der linken und rechten Seite stammen von der umgebenden Weichteilschicht. Daran schließen sich die von der Kortikalis gegebenen Maxima an, und im Innenbereich befindet sich der durch die Trabekelstruktur bedingte, nahezu oszillierende Anteil. Man erkennt deutlich, daß bei den Dialysepatienten kaum noch Kortikalisanteile auszumachen sind und daß hier offensichtlich weniger niederfrequente Schwankungen auftreten.

Von diesem Teil des Densitometersignals, der in der Abb. 2 durch Einrahmung hervorgehoben ist, wurde nun mit Hilfe der FFT eine Fourieranalyse durchgeführt, wobei der durch die Kortikalis bedingte, sehr niederfrequente Signalanteil durch einen steilflankigen Tiefpaß herausgefiltert wurde. Dabei wurde für jedes der 20 Densitometersignale das dazugehörige Ortsfrequenzspektrum berechnet und durch Mittelwertbildung über alle 20 Kurven ein Gesamtspektrum erzeugt.

Das hier für die beiden betrachteten Fälle erhaltene Ergebnis ist in Abb. 3 dargestellt. Im höherfrequenten Teil, etwa ab 2,5 LP/mm zeigen beide Spektren zwar

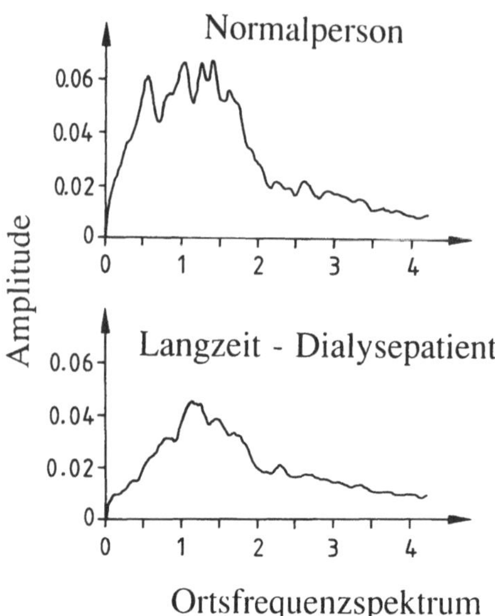

Abb. 3. Mit der FFT berechnete Ortsfrequenzspektren bei einer Normalperson und einem Langzeit-Dialysepatienten

einen annähernd ähnlichen Verlauf. Im niederfrequenten Bereich jedoch weist das Spektrum der Normalperson sehr hohe Amplitudenanteile auf, die einen stärkeren Trabekeldurchmesser, d.h. eine kräftigere Trabekelstruktur repräsentieren.

Bei dem Dialysepatienten hingegen sind die niederfrequenten Anteile stark reduziert, was auf eine Ausdünnung der Trabekelstruktur schließen läßt. Patienten mit kürzerer Dialysedauer oder jüngerem Lebensalter zeigen Spektren, die in einem Bereich dazwischen liegen. Damit verfügt man über eine Möglichkeit, Veränderungen der Trabekelstruktur auch quantitativ zu erfassen. Zahlenmäßige Angaben hierzu lassen sich gewinnen, wenn man beispielsweise den Flächeninhalt unter der Spektralkurve als Strukturindex nimmt.

Literatur

1. Heuck FWH, Bloss WH, Saackel RL, Reinhard ER (1980) Strukturanalyse des Knochens aus Röntgenbildern. Biomed Techn 25:35–42
2. Wolschendorf K, Vanselow K, Niedermayer W, Albrecht J (1991) Quantisierung von Knochenstrukturauflockerungen mit der digitalen Röntgenbildverarbeitung. In: Werner E, Matthiaß HH (Hrsg) Osteologie interdisziplinär. Springer, Berlin Heidelberg New York, S. 62–66
3. Nagel M (1974) Measurements of the Changes of the Bone Mineral Content by Evaluation of the Changes of Spongy Structure. Proc of the Symposium on Bone Mineral Determinations, Stockholm/Studsvik, S 27–36
4. Trouerbach WT, Grashuis JL, Zwamborn AW, Clermonts ECGM, Schouten JA (1987) Microdensitometric analysis of bone structure in X-Ray images. Skeletal Radiol 16:190–195
5. Azizi AS (1981) Meßtechnische Anwendung der schnellen Fourier-Transformation (FFT). ntz 34:152–158

Selbstwirksamkeitserwartungen als Prädiktor der Knochendichte

H. Seelbach[1], J. Kugler[1], A. Birkeland[2] und G. M. Krüskemper[1]

[1] Abteilung für Medizinische Psychologie Ruhr – Universität – Bochum, Universitätsstr. 150, D-44780 Bonn
[2] St. Camillus Fachklinik, Kirchstraße 12, D-47178 Duisburg

Einleitung

Bandura's Selbstwirksamkeitstheorie [1] gewinnt einen zunehmenden Einfluß im Bereich theoretischer Konstruktionen zur Kranheitsverarbeitung. Taylor [4] faßt die aus ihrer Sicht wichtigsten Bestimmungsgrößen für Gesundheitsverhalten wie folgt zusammen: Menschen verhalten sich dann gesundheitsbewußt, wenn (a) eine Gesundheitsbedrohung schwerwiegend erscheint, wenn (b) die subjektive Verletzbarkeit oder die Auftretenswahrscheinlichkeit für eine Erkrankung hoch ist, wenn (c) jemand glaubt, persönlich eine protektive Handlung zur Verfügung zu haben und wenn (d) diese Handlung als eine wirksame Maßnahme zur Abwehr der Gefahr eingeschätzt wird. Wichtig hierbei für die Krankheitsverarbeitung und die tertiäre Prävention sind die Kompetenzerwartungen (c) und die Konsequenzerwartungen (d), d.h., daß jemand glaubt etwas gegen die Erkrankung tun zu können und daß dieses Tun zum Erfolg führt. Diese Selbstwirksamkeitserwartungen sind natürlich von Individuum zu Individuum und von Krankheit zu Krankheit unterschiedlich ausgeprägt, je nach der sozialen Lerngeschichte der betroffenen Person. Da Bandura's Ansatz aus seiner „sozialen Lerntheorie" stammt, sollten Selbstwirksamkeitserwartungen lernbar sein. Es ist zu erwarten, daß Personen mit höheren Selbstwirksamkeitserwartungen hinsichtlich der tertiären Prävention effektiver sind als andere, insbesondere wenn sie als Mitglied einer Selbsthilfegruppe besser informiert sind. Eine weitere bedeutsame Variable in diesem Zusammenhang ist sicher die Kontrollierbarkeit der Erkrankung. Bestimmte Erkrankungen wie z.B. Malignome, rheumatoide Arthritis, KHK u.a. sind für den Patienten in ihrem Verlauf schlecht kontrollierbar im Gegensatz zu Erkrankungen wie Diabetes mellitus und die primäre Osteoporose Typ I. Insofern sollte man eine hohe Korrelation zwischen Selbstwirksamkeitserwartungen und Kontrollierbarkeit erwarten. Uns interessierte der Zusammenhang zwischen Selbstwirksamkeitserwartungen und Verlauf der Knochendichte über die Zeit.

Methodisches Vorgehen

Unter dem oben erwähnten Gesichtspunkt überprüften wir die Hypothese, daß (1) Mitglieder einer Osteoporose-SHG über die Zeit höhere Selbstwirksamkeitserwartungen erlernen als Nichtmitglieder und daß (2) die Selbstwirksamkeitserwartungen einen höheren prädiktiven Wert für die Knochendichte haben als klassische modifizierbare Risikofaktoren der Osteoporose, wie z.B. Kinderlosigkeit, schlanker Habitus, calciumarme Ernährung, Zigarettenrauchen etc. Wir untersuchten 132 Patientinnen mit einer primären Osteoporose Typ I, deren Diagnose in der Abteilung für Endokrinologie und Rheumatologie der Universität Düsseldorf gesichert worden war. 66 Patientinnen waren Mitglieder einer Osteoporose-SHG mit einem Durchschnittsalter von 61,1 Jahren (SD: 5,7 Jahre). Diesen Patientinnen wurden 66 Nichtmitglieder parallelisiert mit einem Durchschnittsalter von 59,8 Jahren (SD: 5,9 Jahre).

In einem „repeated-measurement-design" wurden die Selbstwirksamkeitserwartungen und die Knochendichte (BMD) erhoben. Die Meßwiederholungen erfolgten in halbjährlichen Abständen. Wir operationalisierten die Selbstwirksamkeitserwartungen mit dem Fragebogen „WIRKALL" von Jerusalem & Schwarzer [2] und die Knochendichte (BMD) mit LUNAR DPX. Die gewonnenen Daten analysierten wir mit einer ANOVA für wiederholte Messungen. Alle statistischen Prozeduren wurden mit SPSS durchgeführt, wobei wir eine Irrtumswahrscheinlichkeit von 0,05 konzidierten.

Ergebnisse

Tabelle 1 zeigt die Mittelwerte und Standardabweichungen hinsichtlich der Selbstwirksamkeitserwartungen über die Zeit für Mitglieder und Nichtmitglieder einer Osteoporose-SHG.

Patientinnen, die Mitglied einer Osteoporose-SHG sind, zeigen über die Zeit einen signifikanten Anstieg der Selbstwirksamkeitserwartungen, und es besteht ein überzufälliger Unterschied hinsichtlich dieser Variablen zwischen Mitgliedern und Nichtmitgliedern zu allen Meßzeitpunkten. Die Signifikanztests ergaben folgende Werte: WILKS' LAMBDA 0,07956 (p < 0,0001) und PILLAI's TRACE 0,92043 (p < 0,0001). Ebenso erhöht sich über die Zeit bei den Mitgliedern einer Osteoporose-SHG die Knochendichte (BMD) signifikant, während das bei den Nichtmitgliedern nicht der Fall ist.

In einer Voruntersuchung zur „European Vertebral Osteoporosis Study" (EVOS) hatten wir mit Hilfe des Fragebogens „OSIRIS" [3] 1989 Risikofaktoren der Osteoporose bei 64 Patientinnen mit einer primären Osteoporose Typ I erhoben. Die folgende Tabelle 2 zeigt die Korrelationskoeffizienten der klassischen modifizierbaren Risikofaktoren mit der Knochendichte (BMD).

Tabelle 1. Mittelwerte und Standardabweichungen der Selbstwirksamkeitserwartungen über die Zeit für Mitglieder und Nichtmitglieder einer Osteoporose-Selbsthilfegruppe

WIRK	I	II	III
SHG	42,5	46,2	49,6
	5,2	4,6	4,3
NON	36,2	38,1	37,9
	5,6	5,8	5,4

Tabelle 2. Korrelationskoeffizienten der klassischen modifizierbaren Risikofaktoren der Osteoporose und der Selbstwirksamkeitserwartungen mit der Knochendichte (BMD)

Risikofaktor	BMD
Nulliparae	0,26
Bewegungsmangel	0,29
Niedrige Kalziumaufnahme	0,34
Schlanker Habitus	0,28
Hoher Konsum von Kaffe	−0,22
Zigaretten	−0,24
Alkohol	−0,29
Self-efficacy	0,68

Den besten prädiktiven Wert hatte der Risikofaktor „low calcium intake" mit einem Korrelationskoeffizienten von r = 0,34, was einer gemeinsamen Varianz von ca. 11% entspricht. Die Selbstwirksamkeitserwartungen hingegen korrelieren mit der Knochendichte mit einem r = 0,68, was einer gemeinsamen Varianz von ca. 46% entspricht. Sie sind also der bessere Prädiktor.

Diskussion

Hinsichtlich der Selbstwirksamkeitserwartungen konnten wir einen signifikanten Anstieg über die Zeit bei Mitgliedern einer Osteoporose-SHG wahrscheinlich machen. Bei den Nichtmitgliedern ergab sich keine überzufällige Veränderung. Interessant ist, daß sich die Selbstwirksamkeitserwartungen zwischen den beiden Gruppen schon zum ersten Meßzeitpunkt unterscheiden, was hinsichtlich der Knochendichte (BMD) nicht der Fall war. Dies ist vielleicht ein Hinweis dafür, daß unterschiedliche psychische Verhaltensbereitschaften, wie z.B. Selbstwirksamkeitserwartungen oder Kontrollüberzeugungen, einen Prädiktor für die Bereitschaft zur Selbsthilfegruppenmitarbeit darstellen.

Selbstwirksamkeitserwartungen haben mit der Knochendichte eine höhere gemeinsame Varianz als klassische modifizierbare Risikofaktoren der Osteoporose. Nun wird niemand annehmen, daß dieses psychologische Konstrukt einen Einfluß auf den Knochenstoffwechsel hat. Ein Erklärungsversuch ist, daß hohe Selbstwirksamkeitserwartungen einen Mediator für die Patienten-Compliance darstellen und dieser Effekt über die Zeit zu einer höheren Knochendichte (BMD) führt.

Auf die Bedeutung der Kontrollierbarkeit der Erkrankung hatten wir bereits hingewiesen. In einer weiteren Untersuchung von uns mit chronisch alkoholkranken Patientinnen, also einer schlecht kontrollierbaren Erkrankung, fand sich im Verlauf einer Langzeittherapie kein Anstieg der Selbstwirksamkeitserwartungen. Die Daten sind ein Beleg dafür, daß die Mitgliedschaft in einer Osteoporose-SHG einen Beitrag zur tertiären Prävention liefert, zumindest wenn die Selbsthilfegruppenarbeit so organisiert ist, daß den betroffenen Patienten adäquate Informationen über ihre Erkrankung zukommen.

Literatur

1. Bandura A (1977) Self-efficacy: Toward a Unifying Theory of Behavioral Change. Psychological Review 84:191–215
2. Jerusalem M, Scharzer R (1986) Selbstwirksamkeit. In: Schwarzer R (Hrsg) Skalen zur Befindlichkeit und Persönlichkeit. Forschungsbericht 5, Prädagogische Psychologie, Freie Universität Berlin
3. Seelbach H (1989) OSIRIS-Osteoporose Interview zu Risikofaktoren. Medizinische Psychologie, Ruhr-Universität, Bochum
4. Taylor S (1990) Health Psychology: The Finest and the Field. American Psychologist 45:40–50

V. Gelenke

Die Radiologie der diabetischen Osteoarthropathie

L. Diankov

Röntgenabteilung des Instituts für Endokrinologie, Boul. Christo Michailov 6, BG-1303 Sofia, Bulgarien

Einleitung

Deutlich gestiegene Lebenserwartung und Überlebenszeit des Diabetikers führen häufiger zur Beobachtung verschiedener Begleit- und Folgeerkrankungen. In den letzten Jahren zeigen die Spätkomplikationen des Bewegungsapparates (darunter auch die diabetische Osteoarthropathie) eine deutliche Zunahme [3, 4, 9, 13, 15]. Obwohl schon eine große Anzahl von Publikationen zur radiologischen Diagnostik dieser Veränderungen vorliegt, gibt es in vielen Fällen immer noch differential-diagnostische Schwierigkeiten [5, 7, 8, 12, 14, 16, 17]. Das hat nicht nur eine theoretische, sondern auch eine praktische Bedeutung, da diese Läsionen, die oft zur Invalidität führen, ein großes medizinisch-pflegerisches Problem nach sich ziehen und auch eine wesentliche wirtschaftliche Belastung ergeben. Die Aufgabe unserer Arbeit sehen wir darin, an einer großen Patientenzahl die diabetische Osteoarthropathie (DOAP) mit klassischen und modernen Methoden zu untersuchen sowie radiologische und andere bildgebende Ergebnisse zusammenhängend darzulegen.

Material und Methoden

Bei 66 Patienten mit einer DOAP wurden konventionelle Röntgenaufnahmen der erkrankten Knochen angefertigt. In Einzelfällen wurden auch Vergrößerungs- und Schichtaufnahmen vorgenommen sowie mikroradiographische, histologische, arteriographische, thermographische und szintigraphische Untersuchungen durchgeführt. Die Kriterien zur Differenzierung wurden aus der konventionellen Röntgendiagnostik abgeleitet, wobei auch die wichtigsten klinischen und morphologischen Symptome berücksichtigt worden sind [2, 4, 10, 11, 18].

Ergebnisse

In unserem Krankengut (1011 Fälle) haben wir eine Häufigkeit der DOAP von 6,5% gefunden, wobei überwiegend das männliche Geschlecht betroffen war. Die Relation von Männern zu Frauen liegt bei etwa 2,5:1 (p < 0,001). Das Durchschnittsalter liegt bei unseren Fällen niedriger als bei anderen Autoren und zwar bei Männern mit 48,3 Jahren und bei Frauen 48,1 Jahre. 56,0% unserer Patienten litten

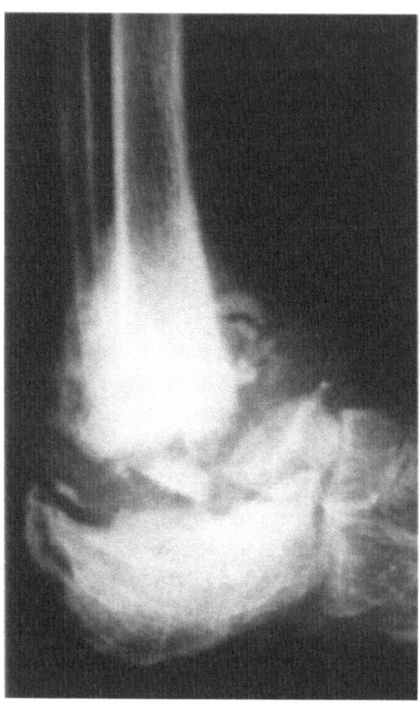

Abb. 1. Diabetische Osteoarthropathie – fortgeschrittene Charcot-Veränderungen im Bereich des oberen und unteren Sprunggelenkes

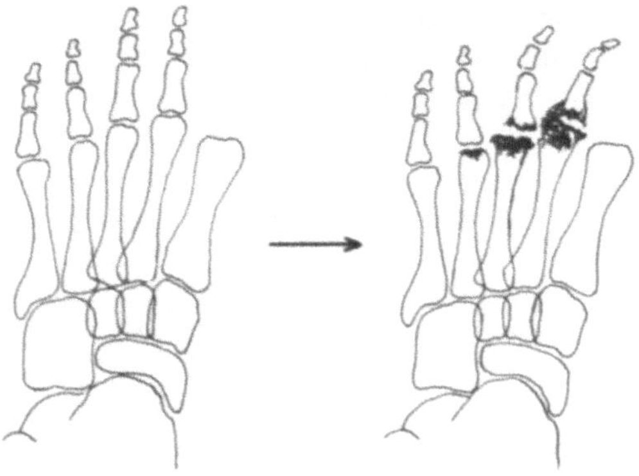

Abb. 2. Entwicklung einer diabetischen Osteoarthropathie der Metatarsophalangealgelenke der 2., 3, und 4 Zehe nach einer Amputation der Großzehe

an einem juvenilen (Typ I) und 44,0% an einem Erwachsenen-(Typ II)Diabetes. Die Dauer der Erkrankung betrug bei 83,3% der Fälle mehr als 10 Jahre. Die meisten der Patienten waren zwischen dem 15. und 25. Lebensjahr an den typischen Zeichen der Erkrankung mit einer Neigung zur labilen Stoffwechsellage in ärztliche Behandlung gekommen.

In 93,9% der Fälle wurden bei unseren Untersuchungen Veränderungen am Fuß und relativ selten (6,1%) am oberen Sprunggelenk festgestellt.

Die Tabelle 1 zeigt eine Zusammenstellung der wesentlichen Röntgensymptome, die wir beobachtet haben.

Tabelle 1. Radiologische Veränderungen bei der diabetischen Osteoarthropathie (n = 66)

Destruktionen und osteolytische Veränderungen	72,7%
Reaktive Sklerose	89,4%
Lokalisierte Aufhellungen	62,1%
Diffuse Osteoporose	53,0%
Periostreaktionen	51,5%
Zertrümmerungen	68,2%
Subluxationen und Luxationen	59,1%
Pathologische Frakturen	18,2%
Ankylosen	7,6%
Sekundäre arthrotische Veränderungen	25,8%
Parossale Verkalkungen und Ossifikationen	47,0%
Aseptische Knochennekrosen	21,2%

Selbstverständlich charakterisiert diese Zusammenstellung das röntgenologische Bild der DOAP nur teilweise, da diese Symptome immer kombiniert auftreten. Die Diagnose der DOAP wird nach unseren Beobachtungen relativ spät gestellt, nämlich bei 18,2% der Patienten im ersten Stadium, bei 56,0% im zweiten Stadium und bei 25,8% im dritten Stadium nach Forgács (1982). Für die Diagnostik schon im Beginn der Erkrankung sind folgende Zeichen von Bedeutung: sehr kleine corticale Defekte, subchondrale Strukturauflockerungen, kleine Pseudozysten, verwaschene Spongiosaverdichtungen. Manche Autoren [17] geben auch Spontanfrakturen als Frühsymptom der DOAP an. Wir beobachten pathologische Frakturen immer im zweiten Stadium, auf dem Höhepunkt der Entwicklung der Läsionen. Nach unseren Untersuchungen finden sich bei einer DOAP in 51,5% der Patienten periostale Reaktionen. Beim Diabetes Typ I beobachteten wir meist einschichtige periostale Appositionen, während beim Diabetes Typ II die Auflagerungen fast immer mehrschichtig waren [18].

Bei den Untersuchungen zur Rolle der mechanischen Faktoren in der Pathogenese der DOAP beobachteten wir mehrmals das Phänomen, das unseres Wissens noch nicht beschrieben wurde, nämlich die Entwicklung einer DOAP der Metatarsophalangealgelenke der II, III und/oder IV. Zehe nach Amputation der Großzehe. Es wurden zahlreiche Untersuchungen solcher Patienten und verschiedener Kontrollgruppen durchgeführt. Aufgrund der Verlaufsbeobachtungen und der detaillierten Analyse kann man sagen, daß die Entwicklung dieser speziellen Form mit den Störungen der Biomechanik und mit der diabetischen Neuropathie verbunden ist. Die Eliminierung des Köpfchens des Metatarsale I führt offensichtlich zu sehr deutlichen Änderungen, bzw. zu einer chronischen Überlastung und Traumatisierung der Köpfchen der Metatarsalia II, III und IV. Zur Vorsorge der DOAP bei solchen Patienten ist besonders wichtig eine richtige Behandlung des Diabetes und der diabetischen Neuropathie und eine wesentliche Entlastung der betroffenen Extremität.

Die Ergebnisse unserer (Heuck und Diankov) mikroradiographischen und histologischen Untersuchungen zeigen, daß im Bereich der nekrotischen Knochenzonen, die als Trümmerreste und bröckelige Strukturen in den Randpartien anfallen, sich zahlreiche leere Osteozytenlakunen finden, die eine hohe Mineralisation in der unmittelbaren Umgebung aufweisen. Neben großen lakunären Auflockerungen der Diaphysenkompakta kann ein diskreter Anbau mit osteoiden Säumen und Osteoblasten sowie periostalen Appositionen in den Randbezirken der Diaphysenkompakta festgestellt werden. Beim lange bestehenden jugendlichen Diabetes entsteht ein buntes Bild des Knochenumbaues, welches etwas an den Mosaikknochen beim Morbus Paget erinnert [5]. Die Analyse unserer CT-Aufnahmen deckt Befunde auf, die auf der konventionellen Übersichtsaufnahme nicht immer zu identifizieren sind [6].

Diskussion

Der rechtzeitige röntgenologische Nachweis morphologischer Veränderungen bei der DOAP ist nicht immer leicht. Bestimmte Schwierigkeiten gibt es auch bei der Differentialdiagnose dieser Veränderungen. Die Knochenläsionen sind auch auf den konventionellen Übersichtsaufnahmen zu identifizieren, doch vermag die CT eine genaue Lokalisation der pathologischen Veränderungen zu vermitteln. Die axiale Projektion stellt bestimmte knöcherne Strukturen wie die ossären Destruktionen besser dar. Durch die höhere Dichteauflösung lassen sich Nekroseherde, Frakturen und Fragmente sowie Verdichtungen und Aufhellungen am benachbarten Knochen detailliert beurteilen. Diskrete periostale Veränderungen können auch für die DOAP typisch sein und lassen sich durch die überlagungsfreie Darstellung rechtzeitig erfassen. Bei ausgedehnten Destruktionen mit Deformierungen erlaubt die CT die weitergehende Differenzierung der einzelnen Knochen und Gelenke. Eine Veränderung der Fensterlage ermöglicht die Beurteilung der Knochen und Weichteile, also eine detaillierte Analyse von periartikulären Verkalkungen und Verknöcherungen.

Unsere Untersuchungen zeigen, daß die Arteriographie, die Thermographie und die Knochenszintigraphie einen relativ niedrigen Wert in der Diagnostik der DOAP haben.

Die Erfahrungen mit der Kernspintomographie in der Diagnostik der DOAP sind noch gering. Beltran und Mitarb. [1] teilen mit, daß in solchen Fällen die KST eine gleichzeitige Beurteilung von knöchernen Veränderungen, Markraumveränderungen sowie der umgebenden Weichteile erlaubt. Areale sklerosierten Knochens und verdickte Kortikalis kommen als signallose Zonen auf T1- und T2-gewichteten Aufnahmen zur Darstellung. Das blutbildende Mark und das Fettmark zeigen ein normales Signalintensitätsmuster.

Abschließend kann festgestellt werden, daß der Beitrag verschiedener radiologischen Untersuchungsmethoden zur Darstellung der Knochenveränderungen bei der DOAP immer unter allgemein-pathologischen und klinischen Aspekten zusammen erläutert werden soll. Die standardisierten Röntgenaufnahmen haben einen hohen diagnostischen Wert für die Darstellung von Knochenstrukturen. Spezielle moderne bildgebende Verfahren können nicht die konventionelle Röntgenuntersuchung ersetzen, aber bei gezielter Anwendung bringen sie doch wertvolle Informationen und damit einen diagnostischen Gewinn.

Literatur

1. Beltran J, Campanini DS, Knight CH, McCalla M (1990) The diabetic foot: magnetic resonance imaging evaluation. Skeletal Radiol 19:37–41
2. Bosnjakovic S, Reiser U, Bach D (1981) Computertomographische und konventionelle radiologische Untersuchungen bei Knochenerkrankungen. Radiologe 21:19–25
3. Clouse ME, Gramm HF, Legg M, Flood Th (1974) Diabetic osteoarthropathy. AJR 121:22–27
4. Diankov L (Hrsg) (1990) X-ray Diagnosis of Endocrine Diseases. Medizina & Fizkultura, Sofia
5. Diankov L, Heuck F (1977) Radiologische Strukturanalyse des Knochens bei diabetischer Osteoarthropathie. V. Internationales Donau-Symposium über Diabetes mellitus, Russe, S 37
6. Diankov L, Velitschkov L, Petkov D, Nedelkov G, Pampoulov L (1983) Die Wertigkeit der CT zur Diagnostik der diabetischen Osteoarthropathie. Radiologe 23:560–566
7. Fochem K (1971) Zum Röntgenbild der Osteoarthropathia diabetica. Radiol Clin 40:281–283
8. Forgács S (1977) Stages and roentgenological pictures of diabetic osteoarthropathy. RÖFO 126:36–42
9. Forgács S (1982) Bones and joints in diabetes mellitus. Akadémiai Kiadó, Budapest, and Nijhoff, The Haag
10. Heuck F (1976) Allgemeine Radiologie und Morphologie der Knochenkrankheiten. In: Diethelm L (Hrsg) Handbuch der Mediz Radiologie, Bd V/1. Springer, Berlin Heidelberg New York
11. Heuck F (1979) Quantitative und qualitative radiologische Analyse des Knochens. In: Schinz HR (Hrsg) Lehrbuch der Röntgendiagnostik, Bd II/1 Thieme, Stuttgart New York
12. Heuck F, Schmidt E (1956) Zur Osteoporose bei Diabetes mellitus. Verh Dtsch Ges Inn Med 62:464–470
13. Kuhlencordt F (1977) Diabetes mellitus und Skelettsystem. Kassenarzt 17:886–891
14. Kuhlencordt F, Lozano-Tonkin C (1964) Osteopathien bei Diabetes mellitus. Internist 5:126–133
15. Novikov AI, Novikova VV, Raskopin AV (1978) Roentgen diagnosis of bone lesions in diabetes mellitus. Probl Endocrinol 24:6–11
16. Reinberg SA (1964) Roentgen diagnosis of diseases of bones and joints. Medicina, Moskow
17. Reinhardt K (1983) Die diabetische Osteoarthropathie. In: Diethelm L, Heuck F (Hrsg) Handbuch der Mediz Radiol BdV/5, Springer, Berlin Heidelberg New York
18. Velitschkov L, Diankov L (1971) Periostreaktionen bei diabetischen Osteoarthropathien. Radiol Diagn 12:107–112

MR-Arthrographie des Kniegelenks

J. Kramer, H. Imhof und A. Engel

MR-Institut der Medizinischen Fakultät, Abteilung für Osteologie, Universitätsklinik
für Radiodiagnostik, Allgemeines Krankenhaus Wien, Währinger Gürtel 18–20, A-1090 Wien

Zur Darstellung des Gelenksknorpel haben sich T1-gew. SE-Sequenzen sowie Gradientenechosequenzen in 3D-Mode in der Routinediagnostik bewährt. Mit diesen beiden Methoden lassen sich bei Gelenkserguß die hyalinen Knorpelbeläge meist ausreichend beurteilen. Bei unzureichender Nativ-MR-Darstellung hat sich die MR-Arthrographie als ausgezeichnetes, ergänzendes, bildgebendes Verfahren erwiesen.

Technik der MR-Arthrographie

Es werden 30–40 ml einer 2 mmol Gadolinium-DTPA-Lösung in üblicher Weise in das Kniegelenk injiziert. Während der Injektion ist besonders darauf zu achten, daß keine Luft in die Gelenkshöhle eingebracht wird, da dies zu Suszeptibilitätsartefakten führt. Um ein Abfließen des Kontrastmittels in den Rezessus suprapartellaris zumindestens teilweise zu unterbinden, empfiehlt es sich, knapp cranial der Partella eine Staubinde anzubringen. Dies gewährleistet, daß die hyalinen Knorpelbeläge von Kontrastmittel umgeben sind. Nach entsprechender Lagerung des Patienten im MR-Tomographen unter Verwendung einer Knieoberflächenspule (z.B. Knieresonator) werden T1-betonte Spinechosequenzen in sagittaler Richtung und 3-D-Gradientenechosequenzen mit einem FLIP-Winkel von 30–40° angefertigt. Mit ihrer Hilfe ist nach entsprechenden Rekonstruktionen eine Komplettdarstellung des hyalinen Knorpelüberzugs im Kniegelenk möglich.

Aufgrund von vergleichenden Studien an op. Präparaten, Nativ-MR-Untersuchungen, MR-Arthrographien sowie Atomabsorptionsspektroskopie (n = 20) zeigte sich eine weniger als 2% betragende Gd-Aufnahme in den Knorpel innerhalb von 24 Stunden. Desweiteren ergaben Vermessungen von Knorpeldicken eine signifikante Übereinstimmung zwischen MR-Arthrographie und Histologie. Damit war bestätigt, daß es möglich ist mittels MR-Arthrographie die Knorpeloberfläche exakt zu beurteilen.

Wertigkeit der MR-Arthrographie im Vergleich zur Nativ-Untersuchung und Arthroskopie

61 Kniegelenke mit Verdacht auf Chondromalazie konnten mit allen 3 Methoden untersucht werden. Es ergab sich eine Treffsicherheit der MR-Arthrographie im

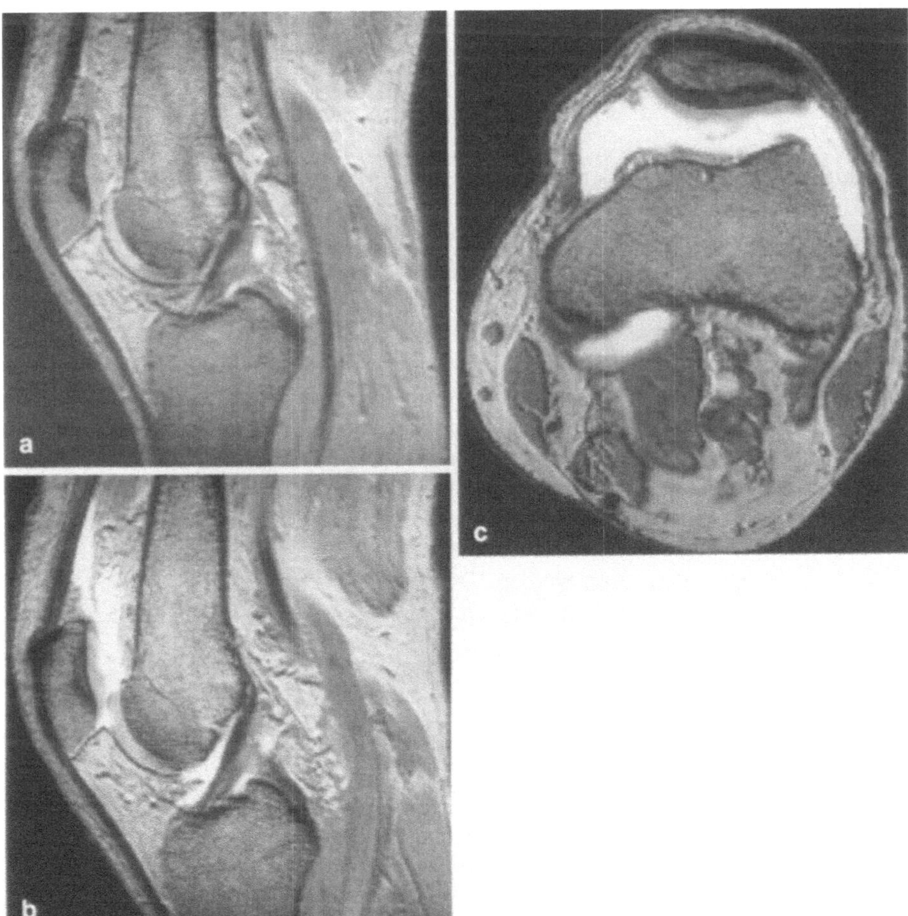

Abb. 1a–c. 32-jähriger Patient mit retropatellarem Schmerz seit Monaten. Verdachtsdiagnose Chondromalazie. **a** sagittale MRT (3-D-Gradientenecho, Flip-Winkel 40 Grad). Der hyaline Knorpel erscheint im wesentlichen intakt. Im mittleren Abschnitt des patellaren Knorpels zeigt sich eine nicht sichere Unregelmäßigkeit. **b** MR-Arthrographie (Injektion von 35 ml Gadolinium DTPA, 2 mmolar; 3-D-Gradientenecho, Flip-Winkel 35 Grad). Es zeigt sich eine deutliche unregelmäßig begrenzte konkave Defektbildung im oberen Abschnitt des patellaren Gelenksknorpels. Diagnose: Chondromalazie. **c** MR-Arthrographie (axiale Schichtung, Technik wie unter b). Deutliche Defektbildung am patellaren Gelenksknorpel mit offensichtlich losgetrennten Knorpelabschnitten. Diagnose: Chondromalazie

Vergleich zur Arthroskopie von 90% bei einer Spezifität von 100% und Sensitivität von 86%. Bei alleiniger Anwendung der nativen MR-Tomographie wären 25% der Läsionen übersehen worden (Abb. 1).

Untersuchungen an 25 Patienten mit Osteochondritis dissecans ergaben ein ähnliches Resultat. In 43% lieferte die MR-Arthrographien im Vergleich zur Nativdiagnostik verbesserte diagnostische Aussagen. MR-Arthrographien und Arthroskopien korrelierten in 98%. In fast 1/3 der Fälle erfolgte aufgrund der MR-Arthrographie ein therapeutisch signifikantes Up-grading vom Stadium II auf III (Stadieneinteilung nach Outerbridge).

Schlußfolgerung

Arthroskopien sind aufgrund der notwendigen Anästhesierung mit einer Zwischenfallsrate von 2–3% behaftet. Verschiedenste Statistiken sprechen von unnötigen Arthroskopien in 20–50% aller Fälle.

Bei Verdacht auf eine Knorpelläsion im Bereiche des Kniegelenkes erscheint es daher sinnhaft, zunächst in jedem Fall eine native MR-Untersuchung des Kniegelenkes mit T1-gew. Spinechosequenzen, sowie 3-D-Gradientenechos mit einem Flip-Winkel von 30–40 Grad (T2*-betont) durchzuführen. In allen verbleibenden, diagnostisch unklaren Fällen sollte vor einer eventuellen arthroskopischen Abklärung eine MR-Arthrographie des Kniegelenkes durchgeführt werden. Die höhere Invasivität führt – wie unsere Ergebnisse zeigen – zu einer bedeutenden diagnostischen Verbesserung. Aufgrund der MR-Arthrographie können in einem hohen Prozentsatz Arthroskopien eingespart werden. Trotzdem notwendige Arthroskopien werden zielgerichtet und diagnostisch durchgeführt.

Literatur

1. Adam G, Bohndorf K, Prescher A, Krasny R, Günther RW (1988) Der hyaline Gelenksknorpel in der MR-Tomographie des Kniegelenkes bei 1,5 T. Fortschr Röntgenstr 1, 148, 6:648–651
2. Bloem JL, Reiser MF, Vandel D (1990) Magnetic Resonance Contrast Agents in the Evaluation of the Musculoskeletal System. Magnetic Resonance Quarterly 6, 2:136–163
3. Engel A, Hajek PC, Kramer J, Hamilton G, Österreicher C, Lintner F, Clauss W (1990) Magnetic resonance knee arthrography: Enhanced contrast by gadolinium complex in the rabbit and in humans. Acta Orthop Scand Suppl 240, 61:1–57
4. Hajek PC, Gylys-Morin VM, Baker LL, Satoris DJ, Haghighi P, Resnick D (1987) The High Signal Intensity Meniscus of the Knee: Magnetic Resonance Evaluation and In Vivo Correlation. Invest Radiology 22:883–890
5. Kramer J, Stiglbauer R, Engel A, Prayer L, Imhof H (1992) MR contrast Arthrography (MRA) in Osteochondrosis dissecans. Icat 16:254–260
6. Adam G, Bohndorf K, Prescher A, Dobronitzky M, Günther RW (1989) Kernspintomographie der Knorpelstrukturen des Kniegelenkes mit 3-D-Volumen-Imaging in Verbindung mit einem schnellen Bildrechner. Röfo 150 1:44–48
7. Engel A, Kramer J, Stiglbauer R, Hajek PC, Imhof H (1993) Articular cartilage defect detectability in human knees with MR-arthrography. Europ J Rad 3:161–165
8. Kramer J, Engel A, Stiglbauer R, Prayer L, Hajek P, Imhof H (1991) MR-Arthrography of the knee. 77th Scientific Assembly and Annual meeting (scientific exhibit) RSNA 343

MRT-Diagnostik okkulter Läsionen im postoperativen Verlauf nach Rekonstruktion des vorderen Kreuzbandes

M. A. Scherer[1], H. Gerngroß[2], K. Lehner[3] und G. Blümel[1]

[1] Institut für Experimentelle Chirurgie, Technische Universität München, Klinikum rechts der Isar, Ismaninger Straße 22, D-81675 München
[2] Chirurgische Abteilung des BWK Ulm
[3] Institut für Röntgendiagnostik der TU München

Einleitung

Die Magnetresonanztomographie (MRT) ist mit einer Sensitivität von bis zu 100% die sicherste Methode, eine Kreuzbandruptur zu diagnostizieren [1, 3, 5, 9, 15, 17]. Im p.op. Verlauf, als Instrument zur Erfolgskontrolle nach Rekonstruktionen am vorderen Kreuzband [7, 8], ergeben sich etwas schlechtere Werte: Der pathophysiologisch über wahrscheinlich zwei Jahre erhöhte Wassergehalt von VKB-Rekonstruktionen und die damit einhergehende Signalintensität bewirken eine erschwerte Abgrenzbarkeit der Bandstruktur gegenüber nicht-ligamentären Narben oder Synovialgewebe [11].

Die chronische VKB-Insuffizienz und eine Instabilität trotz VKB-Rekonstruktion ziehen zeitabhängig eine zunehmende Rate von Meniskusläsionen nach sich, die prognostisch für das betroffene Kniegelenk sehr ungünstig sind. Da die Sensitivität der MRT für Meniskusläsionen im akuten Trauma mit bis zu 98% angegeben [9, 10, 12, 15] wird, liegt der Gedanke nahe, systematisch mit der MRT sekundäre Meniskusläsionen und andere okkulte Verletzungen zu suchen. Die MRT wurde u.a. von Mink [13] und Vellet [21] eingesetzt, um beim akuten Trauma „okkulte", also mit anderen Verfahren nicht diagnostizierbare Läsionen aufzudecken – bei Z. n. rekonstruktivem Kniegelenkseingriff liegen aber nach unserer Literaturkenntnis keine gezielten Untersuchungen vor.

Fragestellung

Lassen sich mit der MRT im p.op. Verlauf bei asymptomatischen Kniegelenken und bei nicht-invasiv ungeklärten Schmerzen okkulte Läsionen nachweisen?

Material und Methoden

47 MRT des vorderen Kreuzbandes von 46 Patienten konnten nach einem mittleren Beobachtungszeitraum von 16,9 ± 21,4 Monaten (Spannweite 0,1–96 Mon. p.op.) beurteilt werden. Die Kernspintomographie wurde mit supraleitenden Magneten von 0,5 und 1,5 Tesla Feldstärke an 4 verschiedenen Institutionen durchgeführt (Schichtdicke 3–5 mm, FOV 200 mm–400 mm, aquisition and display matrix 256 x

256). Nach einer T1-gewichteten SE-Sequenz (TR = 300–700 ms, TE = 20–50 ms) wurde im Verlauf des vorderen Kreuzbandes eine koronare SE-Schicht durch das Band in Protonen-/T2-Wichtung gewonnen (TR = 1200–1500 ms, TE = 50–70 und 120–200 ms). Die kernspintomographischen Befunde werden aufgrund des Signalverhaltens, des Durchmessers und des Verlaufs der Bandstruktur folgendermaßen unterteilt:

Typ I: in allen Sequenzen homogen signalarmes Band normaler Breite;
Typ II: lokaler und/oder allgemeiner Signalanstieg mit Maximum in der Protonenwichtung und/oder Abnahme des Banddurchmessers unter 5 mm –
         a) gestreckter Verlauf, b) gebogener, schlaffer Verlauf;
Typ III: in T1- und Protonenwichtung keinerlei normale, gerichtete, durchgehende Bandstruktur nachweisbar;
Typ X: aufgrund von Artefakten nicht beurteilbares Band. Zur Abschätzung der Reproduzierbarkeit hat einer der Autoren als Erstbeschreiber dieses Grading (KL) sämtliche Klassifizierungen nochmals blind beurteilt.

Hinsichtlich der Beurteilung von Läsionen des Meniskus wurde die Einteilung nach Crues JV [2] verwendet: Grad I wird als Signalerhöhung im Meniskus definiert, die unregelmäßig begrenzt ist und nicht mit dem freien Rand des Meniskus bzw. dem Gelenksbinnenraum kommuniziert. Als Grad II wird in dieser Einteilung eine in erster Linie lineare Signalanhebung bezeichnet, die nicht mit dem freien Gelenkraum kommuniziert, wohingegen das morphologische Korrelat einer Grad III-Läsion eine Signalerhöhung beliebiger Geometrie (linear, ovalär, unregelmäßig begrenzt) ist, die in den freien Gelenkraum ausläuft bzw. mit ihm kommuniziert. Ausschließlich Grad III-Läsionen werden als Meniskus-Rupturen bezeichnet [2, 3].

Die klinische Untersuchung anhand des Nachuntersuchungsprotokolls umfaßt die Stabilitätsprüfung der Kollateralbänder, der Kreuzbänder, Meniskuszeichen, Schubladen und Lachman-Test, Jerk-Test, Pivot-Shift-Test und die instrumentierte Stabilitätsmessung mit dem KT 1000 (67 und 89 N anteriore Translation, aktiver Lachmann-Test – QUAD, Compliance).

Ergebnisse

Bei drei Kniegelenken (6,5%) ist wegen ausgedehnter Artefakte keine ausreichend sichere Diagnostik möglich, diese Fälle entziehen sich einer sinnvollen MRT-Untersuchung. Eine leichte Beeinträchtigung, vor allem bei der Beurteilung des Gesamtverlaufs der VKB-Rekonstruktion, ergibt sich bei 37%: Hier tritt eine begrenzte Artefaktbildung vor allem im Bereich der Bandfixation und gelegentlich auch in den knöchernen Bohrkanälen (Bohrer-Abrieb) auf. Diese Artefakte haben aber keinen Einfluß auf die Meniskus-Diagnostik. Nur 26% (n = 12) im Gesamtkollektiv haben keine pathologischen Veränderungen.

Meniskus. Nur 65,2% der untersuchten Patienten sind frei von pathologischen Veränderungen der Meniski. 21,7% weisen longitudinale Signalerhöhungen auf, die als degenerative Veränderungen angesprochen werden müssen. Bei 7 Kniegelenken (15,2%) können Meniskus-Risse festgestellt werden (sechsmal Innenmenis-

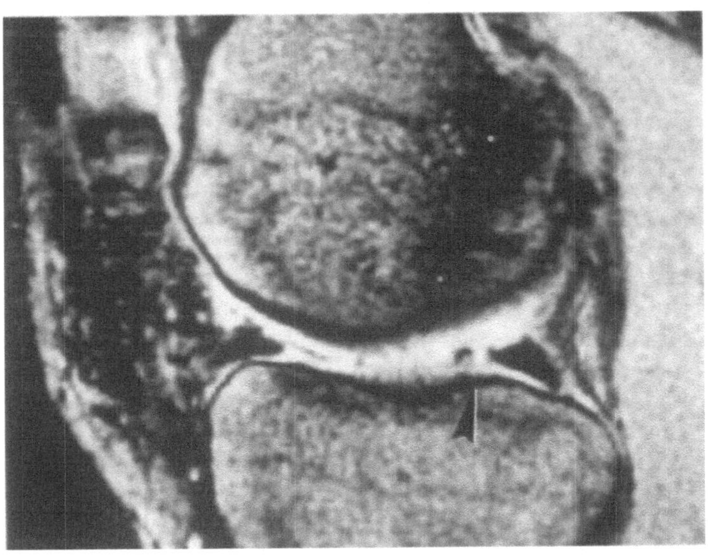

Abb. 1. Innenmeniskus-Hinterhorn-Riß. Patient GL, Z. n. VKB-Naht, 12 Monate p. op; sekundäre Meniskusläsion: Gelenksflüssigkeit im Rupturspalt *(Pfeil)*. MRT F 60°, TR 740, TE 20. Klinisch I° instabil, KT 1000 (89 N): 6 mm

kus-Hinterhorn, vgl. Abb. 1; einem Außenmeniskus-Hinterhorn). Bei den Meniskusrupturen, 0,1, 4, 5, 9, 12, 39 und 54 Monate p.op. diagnostiziert, dürfte es sich zweimal um übersehene Verletzungen handeln (0,1, 4 Mon. p.op.). Von 5 verbleibenden Patienten sind 3 erstgradig, 2 zweitgradig instabil.

Kreuzbänder. Am VKB stellen sich zwei Fehlinsertionen und eine Teilruptur nach Naht dar, die Patienten sind klinisch erstgradig instabil. In 6 Fällen findet sich eine umschriebene Signalerhöhung und/oder Ausdünnung des hinteren Kreuzbandes bei klinisch stabilen Verhältnissen (n = 2), Instabilität I° (n = 3) oder Instabilität II° (n = 1).

Verschiedenes. Sechsmal wurde bei der VKB-Rekonstruktion der isometrische Punkt verfehlt (femoral n = 4; tibial n = 2). In je einem Fall werden eine Osteochondrosis dissecans des Kondylus femoris und freie Gelenkskörper gefunden. 34,8% der Patienten haben einen Gelenkserguß, bei 7 Kniegelenken ist dieser klinisch stumm.

Dreimal stellen sich narbige Veränderungen der Ligg. collateralia und zweimal artdiagnostisch nicht eindeutig abgrenzbare, pathologische Veränderungen im periartikulären Gewebe dar.

Diskussion

Die Tatsache, daß bei 74% der Patienten im p.op. Verlauf pathologische Befunde erhoben werden können, rechtfertigt die Durchführung dieser kostenintensiven

Untersuchung unzweifelhaft. Die vielleicht wichtigste okkulte Läsion ist die übersehene oder sekundäre Meniskusverletzung. Mit welcher diagnostischen Sicherheit kann die MRT einen Meniskusschaden nachweisen? Die Angaben zur Sensitivität schwanken zwischen 67 und 100% [1–3, 5, 10, 14, 15], zur Spezifität zwischen 77 und 100% [1, 3, 5, 10, 15], zur positiven Vorhersagekraft zwischen 75 und 100% [1–6, 14] und schließlich für die negative Vorhersagekraft zwischen 79 und 98% [1–6, 14]. Daraus errechnet sich eine Gesamtgenauigkeit hinsichtlich Meniskusläsionen, die zwischen 83 und 98% liegt [5, 15]. Die Werte rangieren etwas unter den entsprechenden Zahlen für das VKB. Ursachen dafür sind die etwas geringere diagnostische Sicherheit bei der Differenzierung von II°- und III°-Läsionen (lineare Signalanhebungen mit oder ohne Verbindung zum Gelenkbinnenraum) und die geringfügig höhere Möglichkeit, Rupturen mit anatomischen Strukturen wie dem Ligamentum transversum oder den Ligamenta meniscofemoralia Wrisberg und Humphrey zu verwechseln. In der Arbeit von Fischer [3] an 1014 Patienten erweisen sich immerhin 12%–17% der II°-Läsionen arthroskopisch als rupturiert. Falsch positive Befunde entstehen bei ausgeprägter Degeneration, bei jugendlichen Patienten [16, 20] oder bei Z. n. Meniskusnaht [19].

Knapp 1,5 Jahre p.op. läßt sich nur bei einem Patienten eine knöcherne Läsion darstellen. Das relativiert die Befunde von Mink [13], Rosen [18] und Vellet [21], die im akuten Trauma bei VKB-Rupturen in bis zu 78%, bei Kollateralbandrupturen bis 82% okkulte knöcherne Läsionen finden. Augenscheinlich haben die Mehrzahl dieser in der MRT darstellbaren Veränderungen keine prognostische Relevanz.

Obwohl die MRT in der Akutdiagnostik von Kniegelenksläsionen das sensitivste aller nicht-invasiven Verfahren ist, wird die routinemäßige Anwendung vor allem durch die Faktoren „Kosten" und „Verfügbarkeit" eingeschränkt. Die hohe Auffindungsrate okkulter Läsionen sollte jedoch diese Argumente in den Hintergrund drängen: Zumindest den sekundären Meniskusläsionen kann eine herausragende prognostische Relevanz zugeschrieben werden. Nur die MRT ist in der Lage, nichtinvasiv und vor allem *rechtzeitig* diese Diagnose zu stellen, so daß daraus sinnvolle rekonstruktive (Meniskusnaht) und nicht nur *ablative* (Meniskusresektion) therapeutische Konsequenzen resultieren: „... Indeed, the ultimate role of MR imaging ... may be the determination of concomitant meniscal tears ..."[17].

Klinische Konsequenzen

1. Jedes klinisch symptomatische Kniegelenk nach VKB-Rekonstruktion sollte mit der MRT untersucht werden.
2. Die routinemäßige präoperative MRT bei VKB-Rupturen könnte die Häufigkeit übersehener Läsionen der Meniskus-Hinterhörner reduzieren.
3. Bei 50%–75% der Patienten mit VKB-Rekonstruktion finden sich okkulte Läsionen unterschiedlicher klinischer Wertigkeit.

Literatur

1. Burk DL, Kanal E, Brunberg JA, Johnstone GF, Swensen HE, Wolf GL (1986) 1.5 T Surface-Coil MRI of the Knee. AJR 147:293–300
2. Crues JV III, Mink J, Levy TL, Lotysch M, Stoller DW (1987) Meniscal Tears of the Knee: Accuracy of MR Imaging. Radiology 164:445–448
3. Fischer SP, Fox JM, Del Pizzo W, Friedman MJ, Snyder SJ, Ferkel RD (1991) Accuracy of Diagnosis from Magnetic Resonance of the Knee. A Multi-Center Analysis of One Thousand and Fourteen Patients. J Bone Joint Surg Am 73:2–10
4. Gallimore GW, Harms SE (1986) Knee Injuries: High-Resolution MR Imaging. Radiology 160:457–461
5. Glashow JL, Katz R, Schneider M, Scott WN (1989) Double-Blind Assessment of the Value of Magnetic Resonance Imaging in the Diagnosis of Anterior Cruciate and Meniscal Lesions. J Bone Joint Surg 71A:113–119
6. Hajek PC, Baker LL, Sartoris DJ, Neumann CH, Resnick D (1987) MR Arthrography: Anatomic-Pathologic Investigation. Radiology 163:141–147
7. Howell SM, Berns GS, Farley TE (1991) Unimpinged and Impinged Anterior Cruciate Ligament Grafts: MR Signal Intensify Measurements. Radiology 179:639–643
8. Howell SM, Clark JA, Blasier RD (1991) Serial magnetic Response Imaging of Hamstrig Anterior Cruciate Ligament Autografts During the First Year of Implantation. A Preliminary Study. Am J Sports Med 19:42–47
9. Jackson DW, Jennings LD, Maywood RM, Berger PE (1988) Magnetic Resonance Imaging of the Knee. Am J Sports Med 16:29–36
10. Kelly MA, Flock TJ, Kimmel JA, Kiernan HA, Singson RS, Starron RB, Feldman F (1991) MR Imaging of the Knee: Clarification of Its Role. Arthroscopy 7:78–85
11. Lehner K, Ascherl R, Scherer M, Allgayer B, Gradinger R, Rechl H (1990) MR Imaging of Anterior Cruciate Ligament (ACL) Repair: Clinical and Experimental Investigations. In: Europ Congr of NMR in Med and Biol (7th Ann Congr, May 2–5) Book of Abstracts:146
12. Li DKB, Adams ME, Mc Conkey JP (1986) Magnetic Resonance Imaging of the Ligaments and Menisci of the Knee. Radiol Clin North Am V24 N2:209–227
13. Mink JH, Deutsch AL (1989) Occult Cartilage and Bone Injuries of the Knee: Detection, Classification and Assessment with MR Imaging. Radiology 170:823–829
14. Niitsu M, Anno I, Fukubayashi T, Shimojo H, Kuno S, Akisada M (1991) Tears of cruciate ligaments and menisci: evaluation with Cine MR Imaging. Radiology 178:859–864
15. Polly DW, Callaghan JJ, Sikes RA, Mc Cabe JM, Mc Mahon K, Savory CG (1988) The Accuracy of Selective Magnetic Resonance Imaging Compared with Findings of Arthroscopy of the Knee. J Bone Joint Surg 70A:192–197
16. Quinn SF, Muus C, Sara A, Estrada J, Walling A (1988) Meniscal Tears: Pathologic Correlation with MR Imaging. Radiology 167:580
17. Reicher MA, Hartzman S, Basset LW, Mandelbaum B, Duckwiler G, Gold RH (1987) MR Imaging of the Knee. Part I. Traumatic Disorders. Radiology 162:547–551
18. Rosen MA, Jackson DW, Berger PE (1991) Occult Osseous Lesions Documented by Magnetic Resonance Imaging Associated with Anterior Cruciate Ligament Ruptures. Arthroscopy 7:45–51
19. Saragaglia D, Tourne Y, Chamseddine, Butel J (1990) Les sutures méniscales associées à la réfection du ligament croise antérieur. Revue de Chirurgie Orthopédique 76:170–176
20. Stoller DW, Martin C, Crues JV III, Kaplan L, Mink JH (1987) Mensical Tears: Pathologic Correlation with MR Imaging. Radiology 163:731–735
21. Vellet AD, Marks PH, Fowler PJ, Munro TG (1991) Occult Posttraumatic Osteochondral Lesions of the Knee: Prevalence, Classification, and Short-Term Sequelae Evaluated with MR Imaging. Radiology 178:271–276

Die hypermobile „Sakroileitis" und ihre Behandlung durch Sklerosierung

H. R. Weiss[1] und H. Thabe[2]

[1] Katharina-Schroth-Klinik, Rehabilitationszentrum mit Schwerpunkt Wirbelsäulendeformitäten, Leinenbornerweg 44, D-55566 Sobernheim
[2] Orthopädische Abteilung, Diakonie-Anstalten, Bad Kreuznach

Zusammenfassung

Die Sklerosierungsbehandlung der Iliosacralgelenke wird bei nachgewiesener Insuf-
fizienz der sacroiliacalen Bänder zunehmend durchgeführt. Die Bewertung der Be-
handlungserfolge ist jedoch unterschiedlich. Gutmann und Biedermann fanden eine
völlige bis sehr gute Besserung in 52% der Fälle, Hackett gibt für seine Patienten
eine Heilungsquote von 80–90% an; daß in Einzelfällen Rezidive auftreten können,
ist ebenfalls beschrieben. Hierfür ist nach Gutmann eine Wiederholungsbehandlung
nach 1–2 Jahren indiziert.

24 Patienten mit einer abgeschlossenen Sklerosierungsbehandlung wurden wegen ISG-Hypermobilität in einer Fragebogenaktion befragt. 16 Fragebögen wurden
uns vollständig ausgefüllt zurückgesandt. Es handelte sich um 13 Frauen, 3 Männer
mit einem Durchschnittsalter von 56,4 Jahren, schwankend zwischen 21 und 83 Jahren. Die Befragung fand durchschnittlich nach 22,8 Monaten statt (schwankend zwischen 5 und 63 Mon.). 87% der Patienten verspürten Rückenschmerzen, 50% eine
Ausstrahlung dorsal in beide Beine und 56% eine Ausstrahlung in das Gesäß.

Vor der Behandlung ergab sich folgende Verteilung auf die Ränge der Schmerzintensitätsskala: 50% bei Rang 5, 44% auf Rang 4 und 6% auf Rang 3.

Nach der Behandlung fanden wir folgende Verteilung der Patienten auf die
Ränge der Schmerzintensitätsskala: 12,5% fanden sich auf Rang 4, 18,75% auf Rang
3, 50% auf Rang 2 und 18,75% auf Rang 1.

Zu Beginn der Behandlung fand sich folgende Verteilung auf die Ränge der
Schmerzhäufigkeitsskala: 93,75% auf Rang 4 und 6,25% auf Rang 3.

Nach abgeschlossener Sklerosierungsbehandlung fanden sich 31,6% auf Rang 4,
25% auf Rang 3 und 37,5% auf Rang 2.

Über 43% der Patienten waren nach der Behandlung zunächst schmerzfrei, ehe
sich wieder Beschwerden einstellten. Bei insgesamt 50% der Befragten zeigte sich
ein gutes bis sehr gutes Endergebnis, sodaß diese Behandlung bei ansonsten konservativ nicht zu beeinflussender Schmerzsymptomatik durchaus ihre Berechtigung hat.

Einleitung

Die Sklerosierungsbehandlung der Iliosacralgelenke wird bei nachgewiesener Insuf-
fizienz der sacroiliacalen Bänder zunehmend durchgeführt. Die Bewertung der Be-
handlungserfolge ist jedoch unterschiedlich. Gutmann und Biedermann [4] fanden

eine völlige bis sehr gute Besserung in 52% der Fälle, Hackett [5] gibt für seine Patienten eine Heilungsquote von 80–90% an; daß in Einzelfällen Rezidive auftreten können, ist ebenfalls beschreiben. Hierfür ist nach Gutmann [3] eine Wiederholungsbehandlung nach 1–2 Jahren indiziert.

Wir verwenden zur Sklerosierungsbehandlung die von Barbor [1] inaugurierte Lösung, welche neben einer 25%igen Glukoselösung Glycerin puris ad 50,0, Phenol. liquefact, 2,5 Aqua dest. ad 100.0 enthält. Von dieser Lösung mischen wir 4,0 ml mit 6,0 ml 0,25%iger Carbostesin-Lösung. Um die Unverträglichkeitsrisiken zu vermeiden, führen wir zunächst 2–3 Behandlungen unter stationären Bedingungen durch, ehe wir in wöchentlichen Abständen ambulant weiterbehandeln. Nach unseren Erfahrungen sind 6–10 Behandlungen notwendig, um bei Patienten mit schwersten Schmerzbeschwerden Erfolge erzielen zu können. Nach den Untersuchungen von Hackett [5] und Zicha [7] geht man davon aus, daß diese Lösung zu einer Bindegewebsvermehrung und somit zu einer Straffung des Bandapparates führt.

Material

Wir haben alle 24 Patienten mit einer abgeschlossenen Sklerosierungsbehandlung wegen ISG-Hypermobilität in einer Fragebogenaktion befragt. 16 Fragebögen wurden uns vollständig ausgefüllt zurückgesandt. Es handelte sich um 13 Frauen, 3 Männer mit einem Durchschnittsalter von 56,4 Jahren, schwankend zwischen 21 und 83 Jahren. Die Befragung fand durchschnittlich nach 22,8 Monaten statt (schwankend zwischen 5 und 63 Mon.). 87% der Patienten verspürten Rückenschmerzen, 50% eine Ausstrahlung dorsal in beide Beine und 56% eine Ausstrahlung in das Gesäß.

Beschwerdeauslösend war nach Angaben der Patienten bei 50% mehrfaches Heben, bei einem Patienten wurde die Symptomatik direkt im Anschluß an ein Trauma evident.

Methode

Zur Schmerzmessung verwendeten wir die Adjektivskala im Sinne eines Schmerz-Thermometers mit folgender Einstufung:
0 kein Schmerz
1 geringe Schmerzen
2 mäßiger Schmerz
3 ziemlich starke Schmerzen
4 sehr starke Schmerzen
5 Schmerzen sind fast nicht auszuhalten.

Zur Messung der Schmerzhäufigkeit verwendeten wir die Skala von Collis und Ponseti [2] mit folgender Einstufung:
0 keine Schmerzen
1 seltene Schmerzen
2 gelegentlich Schmerzen
3 häufige Schmerzen
4 täglich Schmerzen

Behandlungsergebnisse

Vor der Behandlung ergab sich folgende Verteilung auf die Ränge der Schmerzintensitätsskala:

50% bei Rang 5, 44% auf Rang 4 und 6% auf Rang 3.

Nach der Behandlung fanden wir folgende Verteilung der Patienten auf die Ränge der Schmerzintensitätsskala:

12,5% fanden sich auf Rang 4, 18,75% auf Rang 3, 50% auf Rang 2 und 18,75% auf Rang 1.

Zu Beginn der Behandlung fand sich folgende Verteilung auf die Ränge der Schmerzhäufigkeitsskala:

93,75% auf Rang 4 und 6,25% auf Rang 3.

Nach abgeschlossener Sklerosierungsbehandlung fanden sich 31,6% auf Rang 4, 25% auf Rang 3 und 37,5% auf Rang 2.

Diskussion

Wie auf der initialen Verteilung der Patienten auf die Ränge der Schmerzintensitätsskala zu sehen, behandelten wir fast ausschließlich schwerste chronische Schmerzzustände mit der Sklerosierung.

Wie auch bei Gutmann und Biedermann [4], haben wir in mehr als 50% der Fälle eine gute bis sehr gute Besserung der Schmerzbeschwerden (Rang 1 und Rang 2) erzielen können. Bei diesen mittelfristigen Behandlungsergebnissen geht jedoch die unterschiedliche Dauer der Beschwerdelinderung oder gar Beschwerdefreiheit mit ein. Über 43% der Patienten gaben an, zunächst schmerzfrei gewesen zu sein, ehe sich nach einem halben Jahr wieder Schmerzen gezeigt hätten. In keinem der Fälle haben diese Schmerzen jedoch wieder das Ausmaß vor der Behandlung erreicht. Die unterschiedlichen Behandlungsergebnisse sind wohl zum Teil Folge unterschiedlicher Indikationen. Auffällig war in dem beschriebenen Kollektiv, daß alle Patienten übergewichtig waren (+15%) bis auf einen eher untergewichtigen Mann, dessen Beschwerden im Anschluß an ein Trauma aufgetreten waren.

Literatur

1. Barbor R (1966) Sklerosierende Behandlung von Ileosacral-Schmerzen. FAC-Information 1:14–15
2. Collis DK, Ponseti IV (1969) Long-term follow-up of patients with idiopathic scoliosis not treated surgically. J Bone and Joint Surg 51A:425–445
3. Gutmann G (1965) Zur Frage der konstruktionsgerechten Beanspruchung von Lendenwirbelsäule und Becken beim Menschen. Asklepios 6:1–7
4. Gutmann G, Biedermann H (1981) Sklerosierungstherapie im Bereich der Wirbelsäule. In: Junghans (Hrsg) Die Wirbelsäule in Forschung und Praxis 87:167–170
5. Hackett GS (1958) Ligament und Tendon Relaxation. Springfield, Illinois: Thomas
6. Roland M, Morris R (1983) A study of the Natural History of Back Pain. Spine 8:141–144
7. Zicha K, Hambach R, Zabel M (1978) Sklerosierende Behandlung im Tierexperiment. Prolotherapie. Man Med 16(1):9–12

Modifikation des Rippstein-Verfahrens zur Bestimmung des femoralen Antetorsionswinkels

K. Detmar[1], J. Schlick[1], E. Zeitler[1], P. Ortloff[2] und H. W. Stedtfeld[3]

[1] Institut für diagnostische und interventionelle Radiologie, [2] Institut für Pathologie,
[3] Fachabteilung für Unfallchirurgie, Klinikum Nürnberg Nord, Flurstr. 17, D-90419 Nürnberg

Einleitung

Von den zahlreichen Methoden zur Bestimmung des femoralen Antetorsionswinkels hat in der Vergangenheit, bis zur Einführung neuerer Methoden (Ultraschall, CT), das Rippsteinsche Verfahren Verbreitung gefunden. Für die Untersuchung einer großen Patienten-Gruppe mit voluminösen Metall-Implantaten (z.B. Gamma-Nadel), galt es ein konventionelles Röntgenverfahren wie das von Rippstein beschriebene für die Anwendung am Erwachsenen zu modifizieren.

Definitionen

Verwendet wurde die Definition nach Rippstein [7], v. Lanz/Wachsmuth [8], Le Damany und Debrunner [1], welche den Antetorsionswinkel als Neigung der Femurhalsebene (gebildet durch Schenkelhalsachse und Femurschaftachse, in Abb. 1. Ebene BDEG) zur dorsalen Femurcondylenebene (gebildet von der Coronarebene durch die dorsale Condylentangente bzw. Condylenachse, in Abb. 1 Ebene CDEF) definiert. In der orthograden Projektion entspricht dies dem Winkel zwischen transcondylärer Achse oder der Condylentangente und Schenkelhalsachse (Abb. 2).

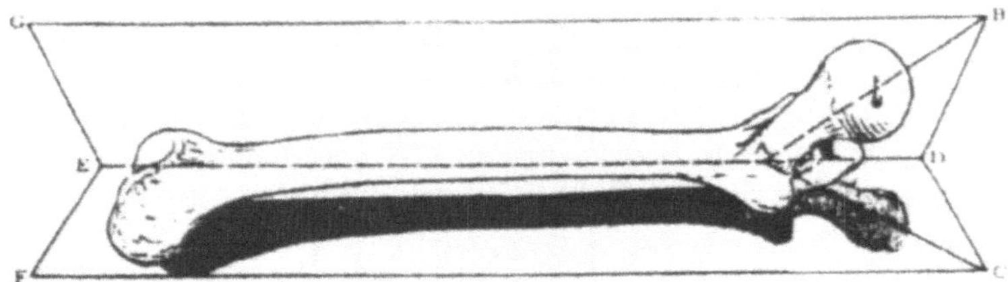

Abb. 1. AT-Definitionen nach König und Schult, 1973 [5]

Abb. 2. Definition des AT nach v. Lanz/Wachsmuth, 1932 [8]

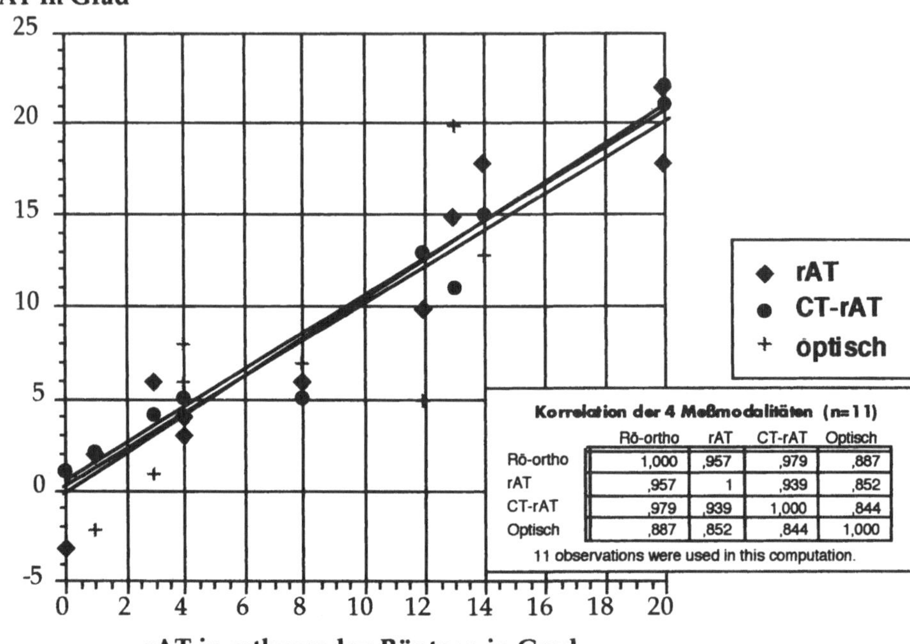

	Rö-ortho	rAT	CT-rAT	Optisch
Rö-ortho	1,000	,957	,979	,887
rAT	,957	1	,939	,852
CT-rAT	,979	,939	1,000	,844
Optisch	,887	,852	,844	1,000

11 observations were used in this computation.

Abb. 3. AT-Messung: Vergleich von 4 Methoden

Material und Methode

Wir untersuchten an 100 Patienten (90 Frauen, 10 Männer) den femoralen Antetorsionswinkel (Mittl. Alter 78,6 ± 12,1 a):

1. pCCD-Bestimmung in einer Becken ap-Aufnahme (Hartstrahltechnik, 121 kV, 8–30 mAs, 400er Folie, FFA = 120 cm, Buckytisch).
2. Seitengetrennte pAT-Winkelbestimmung auf der Rippstein-Lagerungschiene (90° Flexion, 20° Abduktion).
3. Ermittlung der projizierten pAT und pCCD-Werte am Röntgenbild.
4. Computerisierte Berechnung der rAT und rCCD-Werte anhand der nach Grunert [2] korrigierten Webber-Formel.

Antetorsionswinkel im Methodenvergleich an 11 Femurpräparaten (Mittl. Alter: 71 ± 5,45 a):

1. modifizierte Rippstein-Technik (s.o.).
2. CT-Technik (nach Mesgarzadeh [6], Jend [3]).
3. Optisch-goniometrisch: Anlegen des Winkelmessers in der axialen Ebene (nach Yoshioka [9]).
4. Orthogrades Röntgen („Goldstandard"): Mehrfachbelichtungstechnik. Diese Projektion entspricht exakt der AT-Definition von v. Lanz und Wachsmuth (Abb. 2).

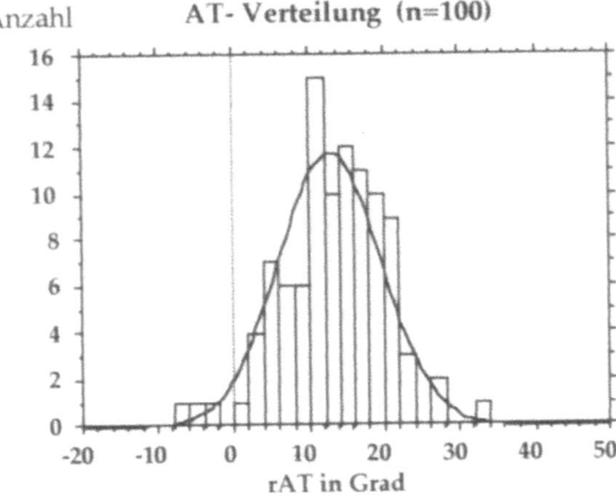

Abb. 4. rAT-Verteilung an 100 Patienten gemessen mit modifiziertem Rippstein-Verfahren

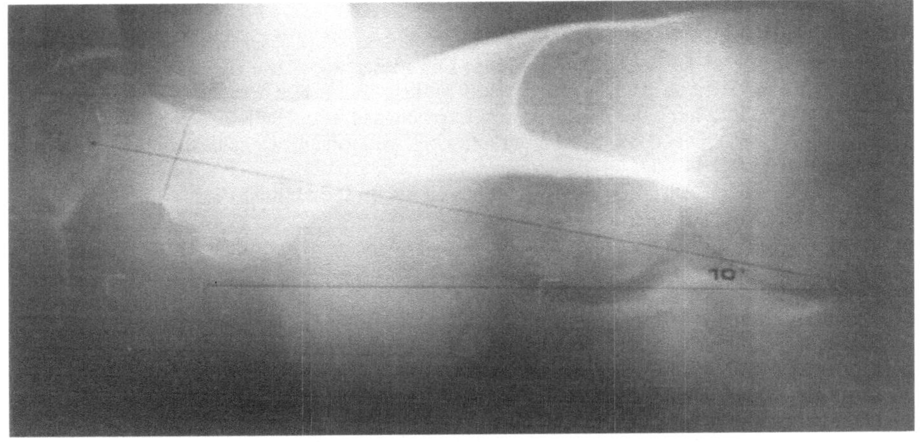

Abb. 5. Normaler linker Femur in modifizierter Rippsteintechnik

Ergebnisse

Die Methode zeigt mit ±4° eine der CT-Messung vergleichbare Abweichung von der Bestimmung im orthograden Röntgenbild. Die Korrelation zwischen CT, Rippstein und orthogonaler Aufnahme ist >0,9 (Abb. 3).

Die Modifikation der Aufnahmeparameter erlaubt beim Patienten die Abbildung von Schenkelhals und Kniegelenkspalt in einer Aufnahme (Abb. 5). Der rAT wird von Schenkelhalsachse und dorsaler Condylentangente gebildet.

Gegenüber dem Rippstein-Verfahren besteht eine verringerte Anfälligkeit für Lagerungsfehler. Die AT-Bestimmung mit der modifizierten Rippstein-Technik liefert an 100 Patienten mit der Literatur v. Lanz/Wachsmuth [8], Pick [4], Yoshioka [9], vergleichbare Werte (Abb. 4). In unserer Patientenpopulation bestand keine Korrelation zwischen rAT und Alter.

Diskussion

Das vorgestellte Verfahren ist wirtschaftlich, jedem Röntgeninstitut durchführbar und in seiner Genauigkeit der CT-Bestimmung vergleichbar. Durch die zusätzliche Abbildung der Femurcondylen werden Lagerungsfehler leichter erkannt und eine der ursprünglichen Winkeldefinition entsprechende Bezugsebene geschaffen.

Indikationen bestehen bei Erwachsenen mit Metallimplantaten im Bereich des prox. Femurs, zur Klärung von Rotationsfehlstellungen der unteren Extremität sowie bei forensischen Fragestellungen.

Verzeichnis der verwendeten Abkürzungen:

pCCD/rCCD: projizierter/reeller Caput-Collum-Diaphysen-Winkel
pAT/rAT: projizierter/reeller Antetorsionswinkel

Literatur

1. Debrunner HU (1972) Was verstehen wir unter Antetorsion? Z Orthop 110:554–555
2. Grunert S, Brückl R, Rosemeyer B (1986) Die röntgenologische Bestimmung des reellen CCD- und AT-Winkels nach Rippstein und Müller. Teil 1: Korrektur der Umrechnungstabelle und Untersuchung der Einflüsse von Lagerungsfehlern. Radiologe 26:293–304
3. Jend HH (1986) Die computertomographische Antetorsionswinkelbestimmung. Fortschr Röntgenstr 144(4):447–52
4. Pick JW, Stack JK, Anson BJ (1941) Measurements on the Human Femur. Quart Bull Northwest Univ Med Sch 15:281–90
5. König G, Schult W (1973) Der Antetorsions- und Schenkelhals-Schaftwinkel des Femur. Bücherei des Orthopäden, Band 10, Enke, Stuttgart
6. Mesgarzadeh M, Revesz G, Bonakdarpour A (1987) Femoral Neck Torsion Angle Measurement by Computed Tomography. J Comput Assist Tomogr 11(5):799–803
7. Rippstein J (1955) Zur Bestimmung der Antetorsion des Schenkelhalses mittels zweier Röntgenaufnahmen. Z Orthop 86:345–360
8. von Lanz T, Wachsmuth W (1938) Praktische Anatomie. Erster Band/Vierter Teil, Bein und Statik, Springer, Berlin
9. Yoshioka Y, Siu D, Cooke TD (1987) The Anatomy and Functional Axes of the Femur. J Bone Joint Surg 69(6):873–80

Postoperative Bestimmung des femoralen Antetorsionswinkels nach Gammanagelung

J. Schlick[1], K. Detmar[1], E. Zeitler[1], B. Jurowich[2] und H. W. Stedtfeld[2]

[1] Institut für diagnostische und interventionelle Radiologie,
[2] Fachabteilung für Unfallchirurgie, Klinikum Nürnberg Nord, Flurstr. 17, D-90419 Nürnberg

Problemstellung

Mit der Einführung gedeckter Nagelungsverfahren zur Versorgung der häufigen trochantären Femurfrakturen („Gamma"- [5], „Classic"-Nagel), entstand seitens der Chirurgen ein neuer Bedarf an radiologischen Winkelmeßverfahren am proximalen Femurende. Im Gegensatz zur anatomischen Reposition bei offenen Verfahren können bei den gedeckten Operationstechniken trotz Reposition unter Durchleuchtung Rotationsfehlstellungen verbleiben, welche das klinische Outcome entscheidend beeinträchtigen können [18].

Aus den verschiedenen Methoden zur Antetorsionswinkel-Bestimmung (Konv. Röntgen [3, 4, 8, 9, 14, 15], CT [7, 11], Ultraschall [10, 16] wählten wir eine modifizierte Rippstein-Methode von verbesserter Genauigkeit [2].

Material und Methode

100 Patienten der Unfallchirurgischen Klinik (90 Frauen, 10 Männer), mittleres Alter 78,6 ± 12,1 Jahre mit trochantären Frakturen versorgt mit Gamma-Nagel. Einteilung der Frakturtypen [12, 13] anhand des intraoperativen Befundes nach AO-Klassifikation trochantärer Frakturen (Tabelle 1).

Verwendet wurde die Definition nach Rippstein [14], v. Lanz/Wachsmuth [17], Le Damany und Debrunner [1], welche den Antetorsionswinkel als Neigung der Femurhalsebene (gebildet durch Schenkelhalsachse und Femurschaftachse) zur dorsalen Femurcondylenebene (gebildet von der Coronarebene durch die dorsale Condylentangente bzw. Condylenachse) definiert (Abb. 1, Winkel BDC).

Eine zweite, häufig verwendete Definition [9] welche den Winkel zwischen Femurschaftachse und Condylenebene verwendet (Abb. 1, Winkel BAC), kam hier nicht zur Anwendung.

Tabelle 1. Klassifikation trochantärer Frakturen nach AO [13]:

A1:	Petrochantärer 2-Fragment-Bruch
A2:	Petrochantäre Fraktur mit Zusatzfragmenten.
A3:	Intertrochantäre Frakturen
S:	Subtrochantäre oder Femurschaftfrakturen

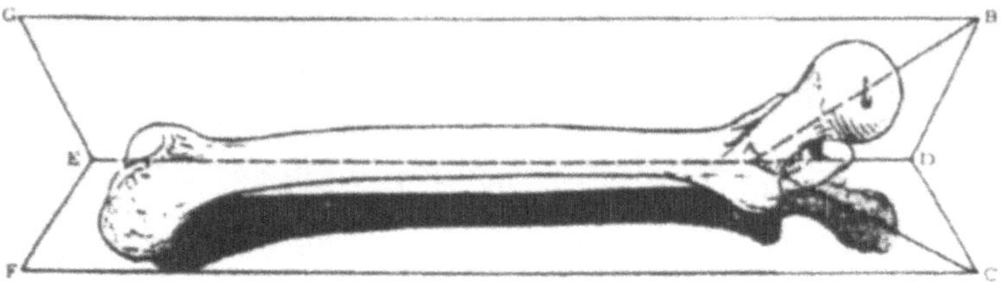

Abb. 1. AT-Definitionen (nach König und Schult, 1973 [9])

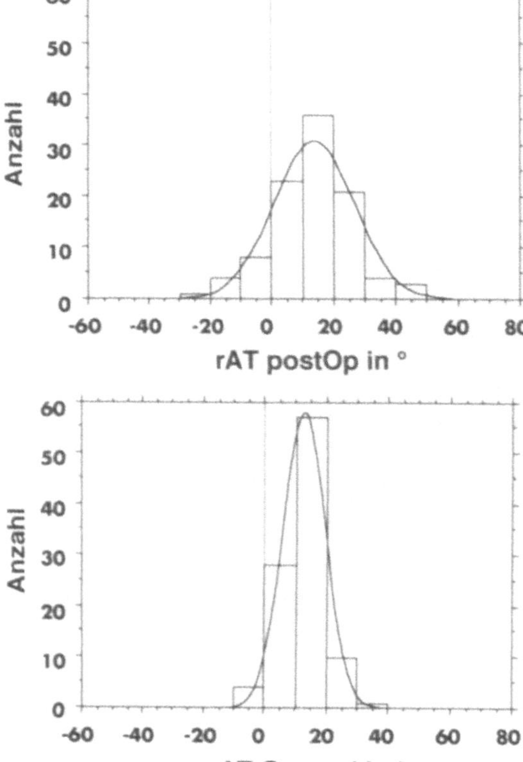

Abb. 2. Verteilung der AT-Werte, operierte mit nichtoperierter Seite

Meßverfahren: Modifizierte Rippstein-Technik

1. Becken a.p. – Aufnahme und pCCD-Messung
2. Seitengetrennte pAT-Winkelbestimmung auf der Rippstein-Lagerungsschiene (90° Flexion, 20° Abduktion) mit Abbildung von Femurkopf- und Condylus auf einer Aufnahme.
3. Untersucher, Ermittlung der projizierten pAT und pCCD-Werte am Röntgenbild durch 2 unabhängige Auswerter.
4. Computerisierte Berechnung der reellen rAT und rCCD-Werte anhand der nach Grunert [6] korrigierten Webber-Formel.

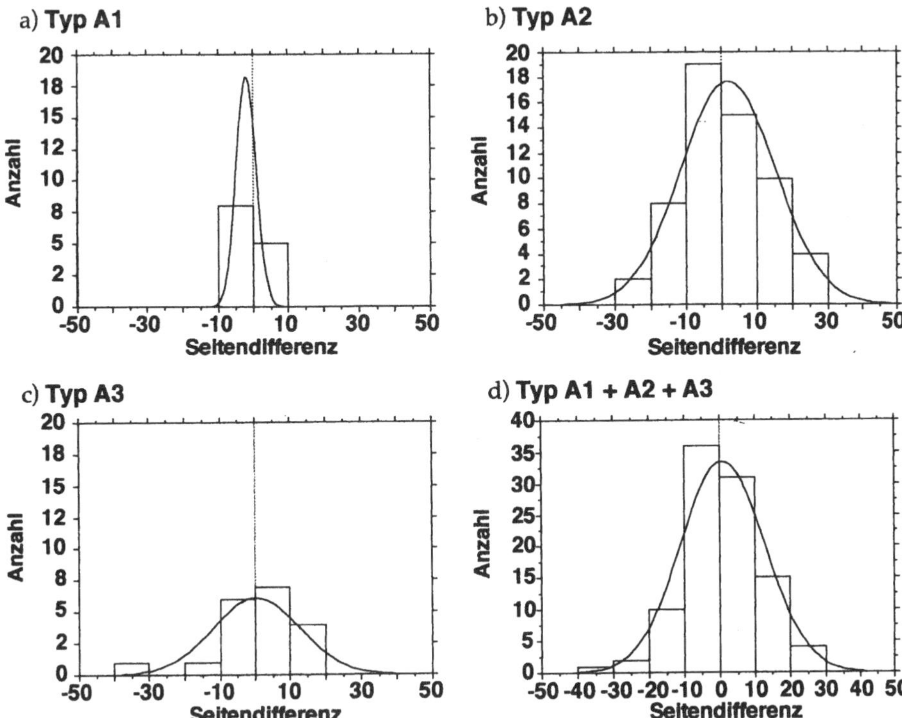

Abb. 3. Verteilung der intraindividuellen AT-Differenz nach Frakturtypen (AO-Klassifikation)

Ergebnisse

Die bestimmten AT-Werte zeigten bds. Normalverteilung (Abb. 2). Hierbei lag der postoperative Wert im Mittel bei 13,8 ± 12,9°. Für die (gesunde) Gegenseite ergab sich 12,7 ± 6,8°.

Sowohl der Seitenvergleich der mittleren (reellen) rCCD-Werte als auch der mittleren (reellen) rAT-Werte zeigte keinen signifikanten Unterschied. Es ergab sich jedoch deutlich höherer Standard-Abweichung. Die intraindividuelle Seitendifferenz lag im Mittel bei 8,9 ± 7,9°. Wir fanden bei 33% der Patienten eine Differenzbetrag größer 10°, bei 8% größer 20°. Positive Seitendifferenzen >10° (erhöhte Antetorsion auf der operierten Seite), traten mit 20° häufiger auf als negative Differenzen (erniedrigte Antetorsion) mit 13% (Abb. 3d).

59% der Frakturen wurden als A2-Typ klassifiziert, 19% als A3, 13% als A1, 5% Schaftfrakturen und 2% ließen sich nicht klassifizieren. Bei der Patientengruppe mit einfachen pertrochantären Frakturen (Typ A1) ergaben sich nur intraindividuelle Seitendifferenzen von <10° (Abb. 3a). Die Aufschlüsselung nach Frakturtypen zeigte einen signifikanten Unterschied der AT-Differenz der A1 und A2-Gruppen im unabhängigen t-Test bei einer Irrtumswahrscheinlichkeit von a < 0,1%. Desweiteren fand sich ein signifikanter Unterschied der AT-Differenzen der Patientengruppe mit A1-Frakturen gegenüber der Gesamtheit aller übrigen Frakturtypen (Abb. 3a–c).

Diskussion

Eine große Patientenanzahl mit voluminösen Metallimplantaten (der CT-Messung nicht zugänglich) konnten ökonomisch und mit hinreichender Genauigkeit untersucht werden. Nach Wolf [18] können Fehlrotationen beträchtliche Störungen des Gangbildes verursachen, in untersuchten Patientengut traten sie in nicht unerheblicher Anzahl mit Seitendiff. >20° und überwiegend bei A2- und A3-Frakturen auf. A1-Frakturen zeigen eine signifikant geringe Seitendifferenz gegenüber der Gesamtheit aller anderen Frakturen.

Die Objektivierung solcher Rotationsfehlstellung dürfte, im Zusammenhang mit der Klinik, Auswirkungen auf das operative Pro cedere zeigen. Als weitere Indikationen sind die Abklärung postoperativer Gangstörungen sowie gutachterliche Fragestellungen denkbar.

Literatur

1. Debrunner HU (1972) Was verstehen wir unter Antetorsion? Z Orthop 110:554–555
2. Detmar K (1993) Modifikation des Rippsteinverfahrens zur Bestimmung der femoralen Antetorsion, Posterbeitrag zur 8. Jahrestagung der deutschen Gesellschaft für Osteologie, Bonn, 18.–20.3.1993
3. Dunlap K, Shands JR et al. (1953) A new Method for Determination of Torsion of the Femur. J Bone Joint Surg (Am) 35A(2):4
4. Dunn DM, Notley B (1952) Anteversion of the Neck of the Femur. J Bone Joint Surg (Br) 34B(2):5
5. Grosse A, Taglang G (1989) A new Device for the Treatment of Trochanteric Fractures: The intramedullary Gamma-locking-nail. Presented at the 57th meeting of AAOS, New Orleans
6. Grunert S, Brückl R, Rosemeyer B (1986) Die röntgenologische Bestimmung des reellen CCD- und AT-Winkels nach Rippstein und Müller. Teil 1: Korrektur der Umrechnungstabelle und Untersuchung der Einflüsse von Lagerungsfehlern. Radiologe 26:293–304
7. Jend HH (1986) Die computertomographische Antetorsionswinkelbestimmung. Fortschr Röntgenstr 144(4):447–52
8. Johansson S (1934) Roentgenological Studies of the Anatomy of the proximal Femur. Acta Orthop Scand 5:358–380
9. König G, Schult W (1973) Der Antetorsions- und Schenkelhals-Schaftwinkel des Femur. Bücherei des Orthopäden, Band 10, Enke, Stuttgart
10. Lausten GS, Jöergensen F, Boesen J (1989) Measurement of Anteversion of the Femoral Neck. J Bone Joint Surg (Br) 71B:273–279
11. Mesgarzadeh M, Revesz G, Bonakdarpour A (1987) Femoral Neck Torsion Angle Measurement by Computed Tomography. J Comput Assist Tomogr 11(5):799–803
12. Müller EM, Allgöwer M, Schneider R, Willenegger H (1977) Femurfrakturen. In: Manual der Osteosynthese – AO-Technik. Springer, Berlin Heidelberg New York, 2:210ff
13. Müller ME, Nazarian S, Koch P, Schatzker J (1990) Comprehensive Classification of Fractures of Lang Bones. Springer, Berlin Heidelberg
14. Rippstein J (1955) Zur Bestimmung der Antetorsion des Schenkelhalses mittels zweier Röntgenaufnahmen. Z Orthop 86:345–360
15. Ryder CT, Crane L (1953) Measuring femoral anteversion: The problem and a method. J Bone Joint Surg (Am) 35a(4):312–328
16. Terjesen T, Anda S, Sevinngsen S (1990) Femoral Anteversion in Adolescents and Adults Measured by Ultrasound. Clin Orthop Rel Res 256:274–279
17. von Lanz T, Wachsmuth W (1938) Praktische Anatomie, Erster Band/Vierter Teil, Bein und Statik. Springer, Berlin
18. Wolf H, Schauwecker F, Tittel K (1984) Rotationsfehler nach Marknagelung des Oberschenkels. Unfallchirurgie 10:133–36

Fehlbeurteilung der Hüftgelenksonographie bei Kindern mit Osteogenesis imperfecta

B. F. Pontz, H. Hahn, D. Färber und H. Stern

Kinderklinik, Technische Universität München, Kölner Platz 1, D-80804 München

Einleitung

Die Hüftgelenksonographie ist eine routinemäßig beim Neugeborenen angewandte Methode zur Frühdiagnostik einer Hüftgelenksdysplasie bzw. -luxation. Kriterien zur Beurteilung sind u.a. von Graf und Schuler aufgestellt und mehrfach modifiziert worden [1, 2]. Erfahrungsgemäß eignet sich die Technik zur Erkennung von Reifungsverzögerungen, Subluxationen und Luxationen. Die Beurteilung der Hüftgelenke ist erschwert, wenn der Schallkopf infolge einer relativen Fehlstellung der Beine zum Rumpf nicht adäquat aufgesetzt werden kann, bzw. wenn Fehlstellungen der Oberschenkelknochen zu abnormen anatomischen Verhältnissen führen [3, 4].

Wir stellen drei Kinder mit Osteogenesis imperfecta vor, bei denen mit der Frage einer Hüftgelenksanomalie eine sonographische bzw. radiologische Untersuchung durchgeführt und zur Fehleinschätzung geführt hat.

Patient 1

Bereits vor Geburt wurde sonographisch ein Mißverhältnis zwischen Kopf- und Thoraxdurchmesser festgestellt. Postpartal fiel ein verformter, weicher Schädel und eine erhebliche Fehlstellung und Verkürzung aller Extremitäten auf (Abb. 1). Nach klinischen und radiologischen Kriterien wurde die Diagnose Osteogenesis imperfecta, Typ II B der Klassifikation nach Sillence gestellt [5].

Das Skelettscoring ergab eine Punktzahl von 2,9, damit eine ungünstige Prognose [6]. Das Kind verstarb mit sechs Monaten im Rahmen eines fieberhaftem pulmonalen Infektes an den Folgen der Kreislauf- und Lungenbelastung.

Hüftgelenksonogramm

Wegen der Fehlstellung der Beine war eine Einstellung des Schallkopfes in die nach Graf geforderte Position nicht möglich und eine sonographische Beurteilung nicht durchführbar.

Die *Röntgenaufnahme* des Beckens zeigte flache Pfannendächer mit mäßig ausgebildeten Pfannenerkern. Die Hüftkopfkerne schienen zentriert zu sein, kein Anhalt für Hüftdysplasie. Im Bereich der Femura fanden sich multiple, ältere, in Fehlstellung verheilte Frakturen.

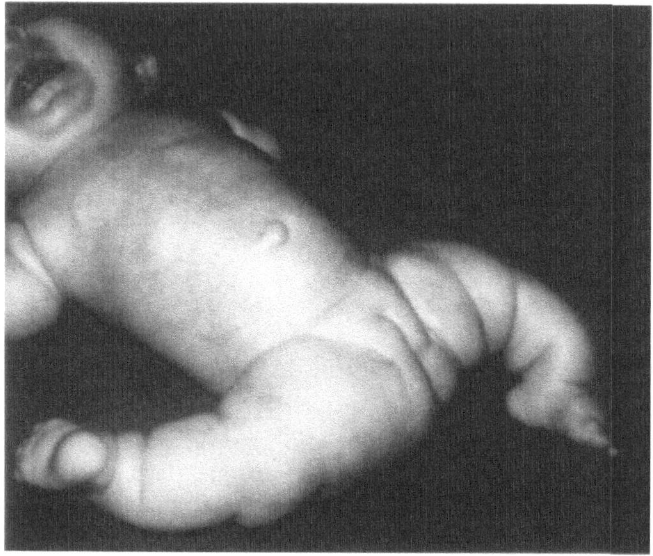

Abb. 1. Patient 1 mit Fehlstellung und Verkürzung der Extremitäten

Patient 2

Postpartal wurde eine ältere Claviculafraktur links und zwei ältere Rippenfrakturen festgestellt, zwei Tage nach Geburt eine Oberschenkelfraktur rechts. Die große Fontanelle war weit bei weichen Schädelknochen. In den folgenden Wochen kam es spontan zu weiteren fünf Frakturen der Extremitäten. Diagnostisch wurde das Kind der Form III der Klassifikation nach Sillence zugeordnet [5].

Beim *Hüftgelenksonogramm* im Alter von sechs Monaten war eine Standardeinstellung nach Graf nicht möglich. Beide Hüftköpfe stellten sich nach lateral und dorsal verschoben dar. Sonographisch bestand der Verdacht einer Hüftluxation links und Subluxation rechts.

Die daraufhin durchgeführte *Röntgenaufnahme* des Beckens zeigte eine Deformierung der proximalen Femurschäfte. Rechts erschien die Hüfte regelrecht, links lateralisiert. Die Pfannendacherker waren kaum ausgebildet; generalisierte Osteopenie.

Patient 3

Beim Vater des Kindes und bei einem Halbbruder war die Diagnose Osteogenesis imperfecta Typ IV bekannt.

Bereits während der Schwangerschaft fanden sich sonographisch in der 21. Schwangerschaftswoche eine Verkürzung der Femura, dringender Verdacht einer Osteogenesis imperfecta. Postpartal fiel ein großer Kopf mit weiten Fontanellen bei weichen Schädelknochen auf. Die Oberschenkelknochen waren verkürzt, verkrümmt und in Fehlstellung gehalten, die Tibiae säbelscheidenartig deformiert.

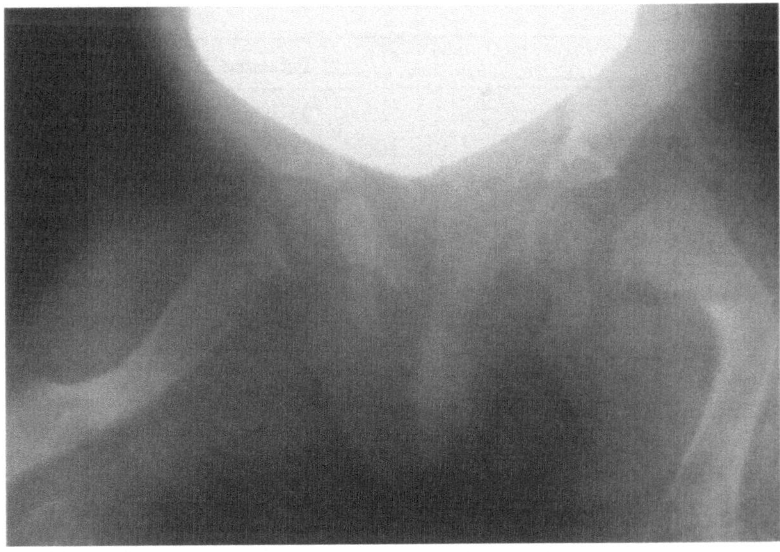

Abb. 2. Röntgenaufnahme des Beckens von Patient 3

Diagnostisch wurde das Kind wie auch der Vater und Halbbruder der Form IV der Klassifikation nach Sillence zugeordnet [5].

Hüftgelenksonogramm

Die Sonographie ergab bei nicht möglichen Standardeinstellungen rechts eine unauffällige, zentrierte Hüfte, links Verdacht auf Luxation (Typ IV n. Graf).

Mit vier Monaten zeigte sich links eine hohe Luxation, rechts erschien der Hüftkopf lateralisiert, wobei Standardebenen aus lagerungstechnischen Gründen nicht möglich waren.

Die ergänzende *Röntgenaufnahme* des Beckens zeigte eine erhebliche Deformierung der Femurschäfte mit ausgeprägter Varusstellung links und Dislokation des distalen Anteils des Oberschenkels nach lateral rechts. Rechts war der regelrecht eingestellte Hüftkopfkern angedeutet zu sehen, links war noch kein Hüftkopfkern erkennbar. Die Pfannendächer kamen beidseits flach zur Darstellung (Abb. 2).

Acht Wochen später war der rechte Hüftkopf zentriert in der Pfanne, links war der kaum zu erkennende Hüftkopf fraglich nach caudal disloziert.

Die Kernresonanztomographie bei den Patienten 2 und 3 ergab in beiden Fällen regelrechte Hüftgelenksverhältnisse.

Tabelle 1

	Patienten		
	1	2	3
Familienanamnese	–	–	+
Pränataldiagnostik	–	–	+
SSW	39	41	39
Entbindung/Geburt	Sectio/QL	spontan	Sectio/BEL
Länge (cm)	44	48	47,5
Gewicht (g)	2280	2550	3170
Kopfumfang (cm)	32	33	34,5
Typ	II B	III	IV
Verlauf	verst. mit 6 Monaten	bisher >10 Frakturen	1 Fraktur bisher, Kind steht mit nun 1;8 Jahr

Kommentar

Bei der Hüftgelenksonographie sollte eine Beurteilung nicht durchgeführt werden, wenn der Schallkopf infolge einer relativen Fehlstellung der Beine zum Rumpf nicht adäquat aufgesetzt werden kann. Bei unsicheren Fällen bietet die Kernresonanztomographie in T1-gewichteten Sequenzen eine gute Möglichkeit der Darstellung von unterschiedlichen Knorpel-/Knochenanteilen und eignet sich daher zur Beurteilung kindlicher Hüftgelenke. Vorteil der Kernresonanztomographie ist ferner die Möglichkeit der freien Schichtwahl.

Literatur

1. Graf R (1980) The diagnosis of hip dislocation by the ultrasonic compound treatment. Arch Orthop Traumat Surg 97:117
2. Graf R, Schuler P (1986) Sonographie der Säuglingshüfte. Enke, Stuttgart
3. Langer R, Kaufmann HJ (1987) Sonographie des Hüftgelenks bei Skelettdysplasien und Chromosomopathien. Fortschr Röntgenstr 174:309
4. Schumacher R, Leicher-Düber A, Pontz BF (1988) Hüftgelenksonographie bei Skelettdysplasien mit metaphysärer Beteiligung. Möglichkeit der Fehlbeurteilung. Fortschr Röntgenstr 149:349
5. Sillence DO, Senn A, Danks DM (1979) Genetic heterogeneity in osteogenesis imperfecta. J Med Genet 16:101
6. Spranger J, Cremin B, Beighton P (1982) Osteogenesis imperfecta congenita. Features and prognosis of a heterogenous condition. Pediatr Radiol 12:21

Knochen- und Gelenkveränderungen infolge Immobilisation – nachuntersucht nach mehr als 25 Jahren

A. J. Roth[1], K. J. Münzenberg[2], W. Bittscheidt[2] und J. Walpert[2]

[1] Orthopädische Universitätsklinik, Universität Jena, Rudolf-Elle-Krankenhaus Eisenberg (Direktor: Prof. Dr. med. habil. R. Venbrocks), 07607 Eisenberg/Thür.
[2] Orthopädische Universitätsklinik Bonn – Venusberg, Forschungsabteilung Osteologie (Leiter: Prof. Dr. med. habil. K. J. Münzenberg), Sigmund-Freud-Straße 25, D-52127 Bonn

Einleitung

Die Immobilisation von Gelenken verändert deren Trophik und kann somit zu irreversiblen Gelenkschäden führen. Die Pathomechanismen der Immobilisationsatrophie gelten als weitestgehend bekannt [1, 12, 13, 14, 15]. Erste Untersuchungen über die Folgen der Immobilisation am Gelenk wurden von Menzel 1871 durchgeführt [8]. Retterer (1908) fand, daß Immobilisation und Entlastung eines Gelenkes zur Abnahme der Dicke des hyalinen Knorpels führen [10]. Seitdem gab es umfangreiche Studien auch über die Entwicklung der Osteoarthrose unter den Bedingungen der Immobilisation (vgl. auch [3]), wobei es sich vorwiegend um tierexperimentelle Arbeiten handelt. Untersuchungen am Patienten über Spätschäden nach Immobilisation vor mehr als 25 Jahren sind den Autoren nicht bekannt.

Über das Ausmaß der Schäden und den Einfluß anderer Faktoren auf dieses Geschehen soll anhand von eigenen Untersuchungen an Patienten berichtet werden, bei denen vor mehr als 25 Jahren eine längere Immobilisation mehrerer Gelenke erfolgte. Der aktuelle klinische Befund und die anamnestischen Daten über Lokalisation der Verletzung, Immobilisationsdauer und -art sowie eine durchgemachte Osteomyelitis sollten Aufschluß über die Spätfolgen am Gelenk geben.

Material und Methoden

1977 wurden in Zusammenarbeit mit dem Versorgungsamt Koblenz und der Deutschen Forschungsgemeinschaft Patienten anläßlich von Begutachtungen klinisch und röntgenologisch nachuntersucht. In dieser Gruppe fanden sich 43 Patienten, welche im Alter von 17 bis 41 Jahren (mittleres Alter 28,6) zwischen 1941 und 1945 durch Munitionsgeschosse eine Verletzung der unteren Extremität mit knöcherner Beteiligung erlitten hatten. Dabei waren in je 17 Fällen der Oberschenkel bzw. der Unterschenkel, 6mal das Knie und 3mal die Fußwurzel betroffen. Patienten mit fehlenden oder unzureichenden anamnestischen Daten über die erfolgte Behandlung wurden nicht in die Gruppe aufgenommen. Das Alter der Patienten lag am Untersuchungstag zwischen 49 und 72 Jahren (im Mittel 64,2). Die Immobilisation lag in allen Fällen mehr als 25 Jahre zurück. Die Immobilisationsdauer der betroffenen Gliedmaße betrug zwischen 2 und 25 Monaten. Eine Behandlung mittels Gips wurde in 34 Fällen, 9mal in Kombination mit einer Extension und 6mal mit zwischenzeitlicher

Schienenbehandlung durchgeführt. Eine alleinige Ruhigstellung mittels Extension wurde 9mal angewendet.

Ergebnisse

Insgesamt 17 von 21 Patienten mit Z. n. Osteomyelitis wiesen eine Arthrose im distal der betroffenen Region gelegenen Gelenk auf. War eine Extension erfolgt, dann fand sich in 10 der 18 Fälle eine Arthrose im nächstgelegenen proximalen Gelenk. In weiteren 5 Fällen hatte die Extensionsbehandlung bei Osteomyelitis zur Arthrose in mehreren benachbarten Gelenken geführt. Bei 9 ausschließlich mit Gips behandelten Patienten und komplikationslosem Verlauf sahen wir 5mal Arthrosen entweder im Hüft- oder im Kniegelenk, wobei in 3 Fällen mit Coxarthrose auch die Gegenseite betroffen war. Andererseits aber wiesen 11 Patienten, selbst nach einer Extensionsbehandlung (3mal) oder Osteomyelitis (4mal), überhaupt keine Arthrose auf. Sie waren zum Zeitpunkt der Verletzung zwischen 19 und 21 Jahre alt.

Bei 31 Patienten zeigte sich eine gelenknahe Osteoporose mit vermehrter Zeichnung der vertikalen Spongiosabälckchen, wobei 12mal das Sprunggelenk und 19mal das Kniegelenk betroffen waren. Eine Arthrose 1. bis 2. Grades fand sich dabei am Sprunggelenk in vier und am Knie in 9 Fällen, 3. Grades am Kniegelenk dreimal.

Diskussion und Schlußfolgerungen

Die Ergebnisse bestätigen zum einen, daß infolge einer Immobilisation arthrotische Veränderungen auftreten können. Geht man wiederum bei gleichzeitigem Befall der Gegenseite von einer primären Arthrose aus, so hatte die Immobilisation bei 14 Patienten keine degenerative Gelenkserkrankung zur Folge. Das erstaunt, lag doch die Immobilisationsdauer bei diesen Patienten immerhin zwischen zwei und fünf Monaten. Sortiert man die Fälle von Osteomyelitis und Extension mit nachfolgender Arthrose aus, so bleiben zwei von neun Patienten, die nach einfacher Immobilisation eine Arthrose mittleren Grades entwickelten. Diese Zahl ist weit geringer als erwartet wenn man berücksichtigt, daß schon sehr frühzeitig nach dem Einsetzen der Immobilisation pathologische Veränderungen des hyalinen Knorpels auftreten. So kommt es bereits nach wenigen Tagen zu einer Abnahme des Glykosaminoglykangehaltes in der oberflächlichen Schicht des hyalinen Knorpels [6], wodurch diese weicher [5] und somit anfälliger für wiedereintretende forcierte Belastungen wird [9]. Kiviranta (1987) fand beim Hund eine beginnende schrittweise Zurückbildung pathologischer Veränderungen am Knorpel des Kniegelenkes nach Immobilisation und nachfolgender physiologischer Belastung [6]. Dies ist offenbar auch beim Menschen möglich, wie unsere Ergebnisse zeigen. Zwar handelte es sich bei diesem Krankengut um noch junge Patienten, von denen zum Zeitpunkt der Verletzung keiner älter als 40 Jahre war. Es läßt sich jedoch schlußfolgern, daß bei einfacher Immobilisation das Alter den Arthroseprozeß weniger beeinflußt. Wesentlicher für das entstehen einer Arthrose scheint hier neben dem Grad der Vorschädigung die Intensität der Belastung der Gelenke bei Mobilisation zu sein.

Immobilisation bei Osteomyelitis führte in ca. 60% aller Fälle zu einer Arthrose, wobei das nächstgelegene distale Gelenk betroffen war. Hier nehmen war eine Regulationsstörung über sympathische Nervenfasern an. Diese sympathische Störung hat eine Änderung der Vasomotorenregulation zur Folge, welche zu einer Störung sowohl der subchondralen Gefäßversorgung als auch der Durchblutung der Synovialis führt. Die normale formative Zelltätigkeit wiederum ist von einer ungestörten Trophik abhängig. Es wäre zudem eine durch die Osteomyelitis verursachte Freisetzung knorpelschädigender Stoffe infolge der Gewebshypoxie denkbar.

Auch nach der Extension kommt es im nächstgelegenen Gelenk – nun jedoch im proximalen – zu einer Arthrose. Hierbei treten schon innerhalb kürzester Zeit irreversible Schäden im Knorpel auf. Der für die Ernährung des Knorpels erforderliche und in seiner Intensität ständig wechselnde Druck wird bei Extension völlig weggenommen. Die Ernährung durch Diffusion vom Gelenkinneren und von subchondral reicht nicht aus, so daß zum einen die Chondrozyten geschädigt werden, zum anderen aber auch eine Reduktion funktionstüchtiger Chondrozyten eintritt. Lediglich bei jüngeren Patienten (bis 21 Jahre) erscheint eine Regenerierung möglich, was auch bezüglich der Osteomyelitis gilt. Für das Erreichen des „point of no return" des Knorpels scheint somit diese Altersgrenze doch eine nicht unwesentliche Rolle zu spielen. Bei einfacher Ruhigstellung kam dies nicht so zur Geltung.

Obwohl die Immobilisation schon mehr als 25 Jahre zurücklag, war immerhin bei ca. 60% aller Patienten eine gelenknahe Osteoporose nachweisbar. Diese Inaktivitätsatrophie hinterließ keine Funktionsbehinderung des betroffenen Gelenkes und führte auch nicht unweigerlich zu dessen vorzeitigen Verschleiß. Das deutet auf eine deutliche Trennung der Vorgänge im subchondralen Markraum von den Prozessen der Knorpeldegeneration hin. Erstaunlich scheint zunächst, daß der Knochen nicht immer seine ursprüngliche Struktur wieder aufgebaut hat, obwohl mehrere Jahre eine physiologische Belastung erfolgte. Die Inaktivitätsatrophie trat sowohl bei jüngeren als auch bei älteren Patienten auf. Das Frühstadium der „Roten Osteoporose" [2] müßten die meisten der Patienten mit einer Immobilisationsdauer von mehr als 8 Wochen nach der Verletzung durchschritten haben. In der Folge hätte es bei andauernder Ruhigstellung zu einer hochgradigen Osteoporose („Gelbe Osteoporose") kommen müssen, wobei die funktionell unwichtigeren Strukturen schwinden (meist sind dies die Querverbindungen der Knochenbälkchen). Bei einigen Patienten war jedoch sogar nach monatelanger Immobilisation 25 Jahre danach keine gelenknahe Osteoporose mehr nachweisbar. Eine Zuordnung zur Osteomyelitis oder zur Extensionsbehandlung war nicht möglich. Desgleichen nicht zum Alter der Probanden. Leider lagen uns auch keine Röntgenbilder aus dieser Zeit vor, die Aufschluß hätten geben können, ob damals eine Inaktivitätsatrophie bei diesen Patienten bestanden hat. Es kann somit lediglich auf den interessanten Umstand hingewiesen werden, daß diese Patienten offenbar nie das Vollbild der Inaktivitätsatrophie hatten, obwohl die Bedingungen dazu bestanden. Eine Rückbildung vom Stadium der gelben Osteoporose halten die Autoren für höchst unwahrscheinlich, es sei denn, daß die Querverbindungen zwischen den Trabekeln nur ausgedünnt, nie aber vollständig unterbrochen waren. Bekannt ist ja, daß der Ausgang der Inaktivitätsatrophie davon abhängig ist, ob es bereits zu einem Abbruch dieser Querverbindungen gekommen ist oder nur zu einer Trabekelverdünnung [7], da neuer Knochen nur auf vorhandenen Oberflächen abgelagert werden kann [4]. Die stehengebliebenen, funktionell wichtigen Trajektorien erfahren somit bei Wiedereintreten der Belastung im Stadium der weißen Atrophie durch Knochenanbau eine Verdickung, nach Roux (1895) auch „hypertrophierende Inaktivitätsatrophie" genannt. Das erklärt die strähnige Zeichnung der Spongiosa im Röntgenbild bei den Patienten, welche das Vollbild der Inaktivitätsatrophie aufwiesen. Die Wiederherstellung der ursprünglichen Struktur gilt aufgrund des Fehlens der Leitstrukturen als kaum mehr möglich. Die gefundenen röntgenologischen Veränderungen sind ein Beweis dafür, daß sich die Querverbindungen der Spongiosa auch über viele Jahre nicht wieder ausbilden.

Diese Ergebnisse sprechen für eine frühfunktionelle Behandlung verletzter oder operierter Gliedmaßen. Eine Extension sollte immer, soweit dies möglich ist, oberhalb des distal der Verletzung gelegenen Gelenkes erfolgen. So z.B. bei einer Femurfraktur in Höhe der Femurcondylen und nicht im Bereich der proximalen Tibia. Die Indikation zur Extensionsbehandlung sollte in jedem Falle streng überprüft werden. Eine schwierigere Behandlungsstrategie scheint sich aus der Erkenntnis zu ergeben, daß die Osteomyelitis bei Extensionsbehandlung ein stark erhöhtes Arthroserisiko für den Patienten darstellt. Bei der heute üblichen Anwendung des Fixateur extern ist jedoch das Risiko von dieser Seite aus als gering anzusehen.

Literatur

1. Eichler J (1970) Inaktivitätsosteoporose. Aktuelle Orthopädie, Georg Thieme Verlag, Stuttgart
2. Fontaine R (1958) Posttraumatische Osteoporose und Sudeck'sche Krankheit. Wien med Wschr 108:679
3. Helminen HJ, Jurvelin J, Kiviranta I, Paukkonen K, Saämänen A-M, Tammi M (1987) Joint loading effects on articular cartilage: A historical review. In: Helminen HJ, Kiviranta I, Saämänen A-M, Tammi M, Paukkonen K, Jurvelin J (Hrsg) Joint loading – Biology and health of articular structures. John Wright & Sons Ltd, Bristol, pp 1–46
4. Jesserer H, Kirchmayr W (1955) Die präsenile and die senile Involutionsosteoporose. Docum Rheumatol Geigy 8
5. Jurvelin J, Kiviranta I, Tammi M, Helminen HJ (1986) Softening of canine articular cartilage after immobilization of the knee joint. Clin Orthop 207:246–252
6. Kiviranta I (1987) Joint loading influences on the articular cartilage of young dogs. Department of Anatomy, University of Kuopio, S 62
7. Kühr J (1986) Tierexperimentelle Untersuchungen zur Beeinflußbarkeit der Immobilisationsosteoporose durch Magnesium. Mag-Bull
8. Menzel A (1871) Über die Erkrankung der Gelenke bei dauernder Ruhe derselben. Eine experimentelle Studie. Arch Klin Chir 12:990–1009
9. Palmoski MJ, Brandt KD (1981) Running inhibits the reversal of atrophic changes in canine knee cartilage after removel of a leg cast. Arthritis Rheuma 24:1329–1337
10. Retterer E (1908) Influence de l'inactivite sur la structure du cartilage diarthrodial. C R Soc Biol (Paris) 64:155–159
11. Roux W (1895) Gesammelte Abhandlungen über die Entwicklungsmechanik der Organismen. Bd I und II, Engelmann Verlag, Leipzig
12. Uehlinger E (1958) Diagnose und Differentialdiagnose der Osteoporose. Schweiz Med Jahrbuch, Schwabe Verlag, Basel
13. Uehlinger E (1960) Die Osteoporose als Symptom und einige andere Skeletterkrankungen. Pathologische Anatomie der Osteoporose. IX Internat Congr of Radiol 1959. Urban und Schwarzenberg, München Berlin
14. Willert HC (1966) Immobilisationsosteoporose. Langenbecks Arch klin Chir 315:258–281
15. Willert HC (1992) Immobilisationsosteoporose. Med Orth Tech 112:176–191

Die arthroskopische Abrasionsarthroplastik – klinische, morphologische und biomechanische Untersuchungen

J. Grifka[1], A. Bosse[2], U. Witzel[3] und U. Schneider-May[4]

[1] Orthopädische Universitätsklink, St. Josef-Hospital, Gudrunstr. 56, D-44791 Bochum
[2] Institut für Pathologie, Berufsgenossenschaftliche Krankenanstalten „Bergmannsheil",
Universitätsklinik, Gilsingstr. 14, D-44789 Bochum
[3] Institut für Konstruktionstechnik, Ruhr-Universität, Universitätstr. 150, D-44780 Bochum
[4] Chirurgische Klinik des Ev. Krankenhauses Lütgendortmund, Volksgartenstr. 40,
D-44388 Dortmund

Einleitung

Bei Chondromalazien II. Grades nach Outerbridge (1961) gilt die arthroskopische Knorpelglättung als das Verfahren der Wahl. Bei fortgeschrittenen Chondromalazien (III. und IV. Grades) sind die Ergebnisse jedoch unbefriedigend, so daß der Versuch eines Anschlusses an die intramedulläre Blutversorgung unternommen werden kann, um in den Arealen unzureichender Knorpelglättung ein Faserregenerat zu initiieren. Pridie (1959) beschrieb als erster einen Anschluß an die subchondrale Durchblutung mittels Bohrungen, L. Johnson gilt als Urheber der arthroskopischen Abrasionsarthroplastik (Friedman et al., 1984). Wegen der immer wieder kontrovers diskutierten Einschätzung der Abrasionsarthroplastik (Grifka, 1992) werden nachfolgend die Ergebnisse klinischer, morphologischer und biomechanischer Untersuchungen referiert.

Material und Methode

In einer retrospektiven Studie wurden 89 Patienten (39 weiblich, 50 männlich) untersucht, bei denen zwischen Oktober 1985 und Januar 1989 bei Chondromalazie III. und IV. Grad eine Abrasionsarthroplastik vorgenommen wurde. Die Altersverteilung zeigte einen deutlichen Gipfel zwischen dem 50. und 60. Lebensjahr (Durchschnittsalter: 57,4 J; MIN.: 40 J; MAX.: 81 J). Bei 53% der Patienten lag der ausgeprägte Knorpelschaden unikompartimentär vor, bei 47% in mehreren Kompartments. Operatives Vorgehen und Nachbehandlung entsprachen den Kriterien von Johnson (1986). Außerdem konnten zwei Abrasionspräparate von medialen Femurkondylen histologisch und biomechanisch untersucht werden. Die beiden Präparate stammten von Patienten (71 J, weiblich; 61 J, männlich), denen sechs Monate nach Abrasion wegen anhaltender Beschwerden bei makroskopisch akzeptablen Knorpelverhältnissen eine Endoprothese implantiert werden mußte.

Ergebnisse

Bei einer durchschnittlichen postoperativen Nachuntersuchungszeit von 37 Monaten (mind. 18 Mo postop) zeigte sich im Lysholm-Score in der Modifikation nach

Klein (1988) für alle Altersgruppen ein deutlicher Punktanstieg (von 34,6 Punkten um 26,6 Punkte auf 61,2 Punkte). Dabei fand sich für die Kategorie „Schmerz" ein überdurchschnittlicher Anstieg um 14,4 Punkte (auf 17,1 Punkte von insgesamt 35 möglichen Punkten). Auch für die Kategorien „Hinken" und „Schwellung" waren Punktgewinne um mehr als das Doppelte des Ausgangswertes festzustellen.

Für eine Chondromalazie III. Grades fand sich bei isolierter Lokalisation im medialen Kompartment sowie bei Lokalisation im medialen und lateralen Kompartment im Vergleich des prä- und postoperativen Lysholm-Scores ein signifikanter Punktanstieg (p<0,01). Für Chondromalazien IV. Grades wurden wegen der zu kleinen Fallzahl keine Signifikanz-Berechnungen durchgeführt. Eine Differenzierung nach Alter oder Geschlecht ergab keine Unterschiede im Lysholm-Score.

Von den 89 nachuntersuchten Patienten gaben 61 (68,5%) eine deutliche, subjektive Besserung nach dem arthroskopischen Eingriff an. Zählt man die 19 zwischenzeitlich mit einer Endoprothese versorgten Patienten als Therapieversager hinzu, so bleibt ein Anteil von 56,5% mit deutlicher Besserung nach Abrasionsarthroplastik.

Die histologische Untersuchung der Präparate zeigte wirbelartiges kartilaginäres Ersatzgewebe mit Gefäßeinsprossung aus dem Subchondralraum. Im Randbereich des Ersatzgewebes besteht zum angrenzenden ursprünglichen Knorpel eine relativ scharfe Abgrenzung. Entsprechend dem makroskopischen Bild ist das Ersatzgewebe bis über das Niveau der angrenzenden knorpeligen Gelenkflächen ausgebildet, wodurch eine pilzartig überragende Gewebeprofileration resultiert (Abb. 1a, b).

In der biomechanischen Untersuchung wurden beide Präparate einer definierten Druckbelastung ausgesetzt (Zylinderstab von 2 mm Durchmesser mit senkrechter Lasteinwirkung von 7,5 Newton). Die Einsinktiefe wurde an verschiedenen Stellen im Faserregenerat und Umgebungsknorpel jeweils mindestens drei Mal elektronisch über einen induktiven Wegaufnehmer gemessen und gemittelt. Dabei wies das Regenerat im Vergleich zum ursprünglichen Knorpel ein um etwa 25% geringeres Elastizitätsmodul auf (Abb. 2).

Bei der Untersuchung des Spaltlinienverlaufes nach Benninghoff (1925) zeigte sich im Bereich des Regenerates eine Veränderung des Faserverlaufes in a.p.-Richtung zum dorsalen Anteil des Kondylus, was einer Faserumkehr um etwa 90° Grad entspricht.

Diskussion

Bei dieser retrospektiven Studie fortgeschrittener Chondromalazien des Kniegelenkes zeigt sich auch durchschnittlich drei Jahre postoperativ eine erhebliche Besserung des Lysholm-Scores mit einem beachtlichen Punktanstieg aufgrund der Besserung der Schmerzsymptomatik. Der hohe Prozentsatz subjektiv zufriedener Patienten mit mehr als 50% bei Berücksichtigung der zwischenzeitlich endoprothetisch Versorgten, reiht sich in die positiven Ergebnisse von Friedmann et al. (1984), Johnson (1986) sowie Dzioba (1988) ein. Bei der differenzierten Betrachtung nach Alter und Geschlecht war kein Unterschied zu erwarten. Der weitere Verlauf ist vielmehr vom Chondromalaziegrad bestimmt. Zweifellos sind die schon von Johnson aufge-

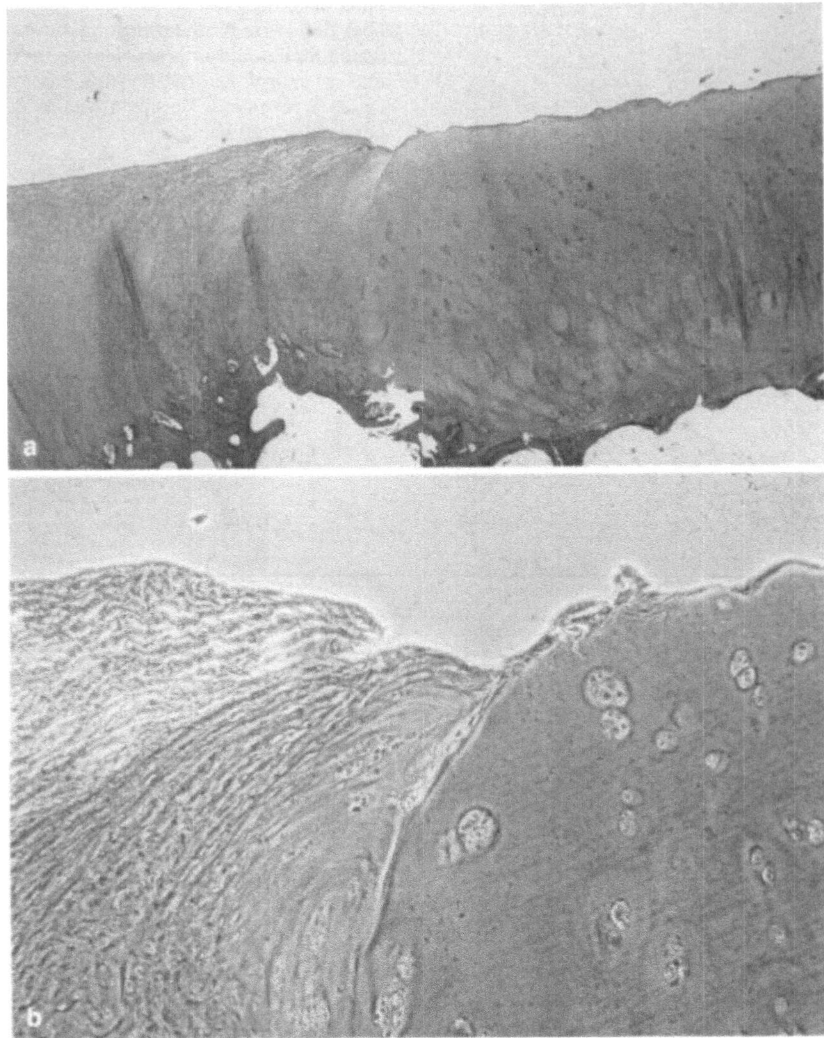

Abb. 1a, b. Kondylenresektet nach durchgeführter Abrasionsarthroplastik. In der Übersichtsdarstellung **(a)** ist links das Abrasionsareal mit ausgeprägten Proliferaten kollagener Faserzüge zu sehen mit scharfer Demarkierung zum orginären Knorpel. Bei stärkerer Vergrößerung **(b)** zeigen sich im Regenerat parallel verlaufende Faserknorpelproliferate mit kleinsten Knorpelzellproliferationen sowie im orginären Knorpel beginnende arthrotische Veränderungen mit chondroiden Pseudobrutkapseln

führten Kontraindiktionen, wie sekundäre Arthrose, auszuschließen. Auch sollte vor einer überzogenen Erwartungshaltung des Patienten gewarnt werden (Klein, 1988). Aus den statistisch signifikanten, überaus hohen Punktanstiegen bei Abrasionsbehandlung einer Chondromalazie III. Grades in den gewichtsbelasteten femurotibialen Gelenkanteilen läßt sich die Begründung der Abrasion in diesen Fällen ableiten. Angesichts der fortgeschrittenen arthrotischen Veränderungen kann aber

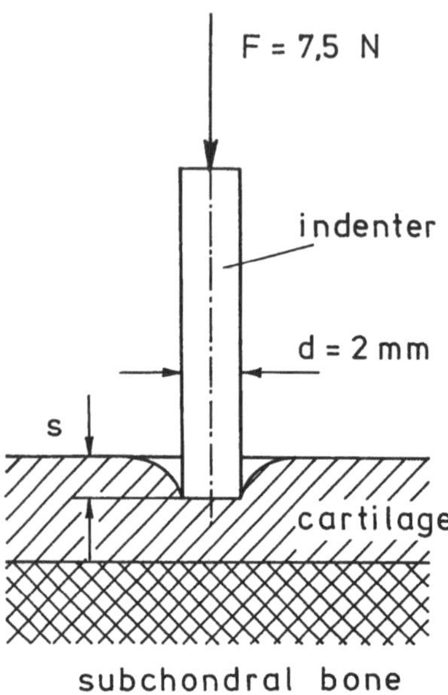

Abb. 2. In der biomechanischen Testung wird über definierte Krafteinwirkung an verschiedenen Stellen die Impressionstiefe im Regenerat und originären Knorpel geprüft, wodurch ein um ca. 25% geringeres Elastizitätsmodul des Regenerats ermittelt wurde

keine derartige Besserung und kein solcher Verlauf erwartet werden, wie bei der arthroskopischen Therapie einer Meniskusläsion. Vielmehr ist die arthroskopische Abrasionsarthroplastik als letztes arthroskopisches Verfahren vor wesentlich eingreifenderen Maßnahmen zu verstehen, also als Therapieversuch, um die endoprothetische Versorgung hinauszuzögern.

Die histologische Untersuchung bestätigt den angestrebten Anschluß an die intramedulläre Blutversorgung und die vollständige Ausbildung eines Faserregenerates mit scharfer Abgrenzung zum ursprünglichen, umgebenden Knorpel. Damit zeigt sich eine hochreichende Gewebeproliferation, obwohl es sich bei den Resektionspräparaten um Versager handelt.

Die biomechanische Untersuchung zeigt, daß die pilzartige Verdickung des Ersatzgewebes von funktioneller Bedeutung ist. Wäre das Regenerat lediglich im Niveau des Umgebungsknorpels ausgebildet, so würde die Lastübertragung im wesentlichen vom Umgebungsknorpel aufgenommen werden müssen, während die weicheren, unelastischeren Faseranteile noch komprimiert werden könnten. Für die Qualitätsbewertung des durch die Abrasion initiierten Fasergewebes muß es als nachrangig gelten, ob es im kollagenen Aufbau dem hyalinen Knorpel ähnlich ist.

Die Umkehr des Faserverlaufes, wie diese in der Spaltlinien-Analyse deutlich wird, entspricht der Ausrichtung der größten Zugfestigkeit der Oberfläche. Damit kann das Faserregenerat einer vermehrten Knorpelscherbeanspruchung in a.p.-Richtung widerstehen. So kann die Ausrichtung des Faserregenerates mit neueren biomechanischen Erkenntnissen zum Bewegungsablauf des Kniegelenkes und der Veränderung des Roll-Gleit-Mechanismus bei Gonarthrose in Deckung gebracht werden (Grifka, 1992). Demzufolge stellt die spezifische Ausbildung dieses Regenerates eine Adaptation dar, da eine andere Belastungsqualität verlangt werden muß, als diese vom ursprünglichen Knorpel gewährleistet werden kann. Nach morphologischen und biomechanischen Gesichtspunkten können diese Befunde des Faserregenerates nach Abrasionsarthroplastik bei ausgeprägter Chondromalazie als suffizienter Reparationsmechanismus bewertet werden.

Literatur

Benninghoff A (1925) Der funktionelle Bau des Hyalinknorpels. Zeitrschr f d ges Anat 26:1–54
Dzioba RS (1988) The classification and treatment of acute articular cartilage lesions. Arthroscopy 4:72–80
Friedman MJ, Berasi CC, Fox JM, Pizzo del W, Synder SJ, Ferkel RD (1984) Preliminary results with abrasion arthroplasty in the osteoarthritic knee. Clin Orthop Rel Res 182:200–205
Grifka J (1992) Arthroskopische Therapie der Gonarthrose. Klinische und experimentelle Untersuchungen zu operativen und perioperativen Fragestellungen. Habilitation, Bochum
Johnson L (1986) Arthroscopic surgery. 3rd ed. Mosby, St. Louis
Klein W (1988) Die maschinelle arthroskopische Chirurgie der Gonarthrose. Arthroskopie 1:109–115
Outerbridge RE (1961) The etiology of chondromalacia patellae. J Bone Joint Surg 43-B:752–757
Pridie KH (1959) A method of resurfacing osteoarthritic knee joints. J Bone Joint Surg 41-GB:618–619

Subtraktionsdensitometrische Untersuchungen an den Gelenken der Fußwurzel

G. Mall, J. Mockenhaupt und J. Koebke

Institut II für Anatomie, Universität Köln, Josef-Stelzmann-Straße 9, D-50931 Köln

Einleitung

Über den Talus werden Kräfte vom Unterschenkel auf den Fuß übertragen. Dabei kommt den folgenden Gelenken eine besondere Bedeutung zu: 1. der Articulatio subtalaris für die Kraftübertragung in die Ferse, 2. der Articulatio talonavicularis für die Kraftübertragung in den medialen Bereich des Mittel- und Vorfußes und 3. der Articulatio calcaneocuboidea für die Kraftübertragung in den lateralen Bereich des Mittel- und Vorfußes.

Die Vielzahl ansetzender Muskeln und die Komplexität des Kapsel-Bandapparates erschweren eine Analyse des Kraftverlaufs durch die einzelnen Gelenke. Zudem sind die einzelnen Teilkräfte innerhalb der artikulierenden Knochen größeren Richtungsänderungen unterworfen. Teilkräfte lassen sich jedoch unmittelbar jenseits des Gelenkspaltes als Normalen ohne Tangentialkomponenten angeben. In dieser Hinsicht kommt dem subchondralen Knochen unterhalb des Gelenkspaltes in der Beanspruchungsanalyse eine führende Rolle zu.

Material und Methode

An den mazerierten Calcanei, Tali und Ossa navicularia von sechs Füßen werden jeweils die Gelenkflächen von posteriorem Talocalcanear-, Talonavicular- und Calcaneocuboidgelenk etwa 1 cm unterhalb der Gelenkoberfläche abgesetzt. Die Gelenkfläche des Taluskopfes wird zum Ausgleich der Krümmung geteilt. Die einzelnen Gelenkflächen werden fixiert und axial geröngt. Danach wird der subchondrale kompakte Knochen mit einer Fräse entfernt. Die gefrästen Gelenkflächen werden unter gleichen Bedingungen nochmals axial geröngt. Bei allen Aufnahmen wird eine Al-Treppe als Referenz mitgeführt.

Die einzelnen Röntgenaufnahmen werden mit Hilfe einer Meßkamera gescannt und digitalisiert. Mittels eines bildanalytischen Verfahrens (Dr. Mockenhaupt, Köln) werden die digitalisierten Aufnahmen über die Al-Referenz in Äquidensitenbilder verrechnet, in denen Zonen gleicher Dichte festgelegt sind. Über ein spezielles Transformationsverfahren werden die verrechneten Aufnahmen der ungefrästen und gefrästen Objekte exakt übereinander gelegt und dann voneinander subtrahiert. In den entstandenen Bildern ist damit die Dichte der subchondralen Kompakta dargestellt. Den einzelnen Dichtebereichen sind verschiedene Grauraster zugeordnet. Das hellste Grauraster entspricht einer Al-Dicke von 0,5 mm, die weiteren Raster jeweils einer von 1 mm, 2 mm und 3 mm, Schwarz entspricht einer Al-Dicke von 4 mm.

Ergebnisse

Articulatio talocalcanea posterior (Abb. 1)
Die höchsten Knochendichtewerte der posterioren Calcaneusgelenkfläche finden sich im zentralen Bereich. Die subchondrale Knochendichte der posterioren Talusgelenkfläche ist absolut geringer als die der artikulierenden Calcaneusgelenkfläche. Lediglich im anterolateralen Bereich zeigen sich höhere Knochendichten.

Articulatio calcaneocuboidea (Abb. 2)
Im Bereich der Cuboidgelenkfläche finden sich die höchsten subchondralen Knochendichtewerte in den zentralen und dorsalen Abschnitten, wobei die deutliche Minderung der Dichte in den plantaren Abschnitten hervorzuheben ist. Die subchondrale Kompaktadichte der artikulierenden Calcaneusgelenkfläche ist absolut geringer als diejenige der Cuboidgelenkfläche.

Articulatio talonavicularis (Abb. 3)
Im Bereich der Navicularegelenkfläche sind die höchsten Knochendichten der subchondralen Kompakta in einem zentralen und dorsalen Bereich zu beobachten. An

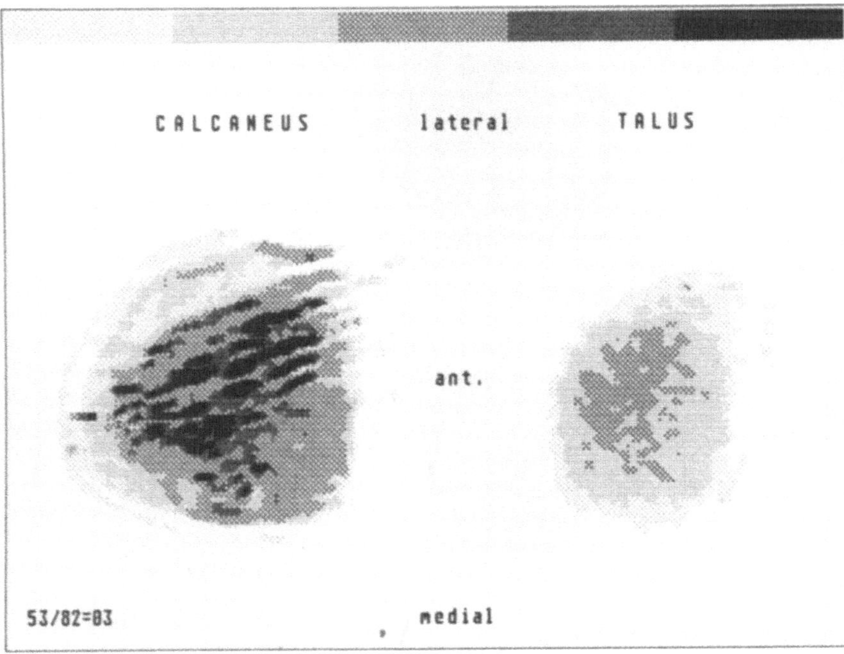

Abb. 1. Subtraktionsdensitometrische Darstellung der subchondralen Knochendichte der Articulatio subtalaris

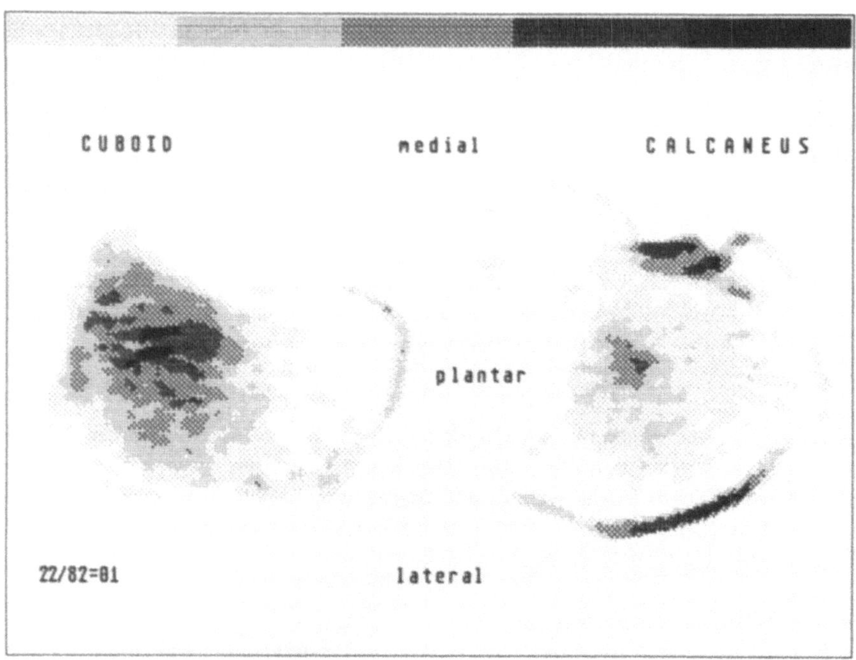

Abb. 2. Subtraktionsdensitometrische Darstellung der subchondralen Knochendichte der Articulatio calcaneocuboidea

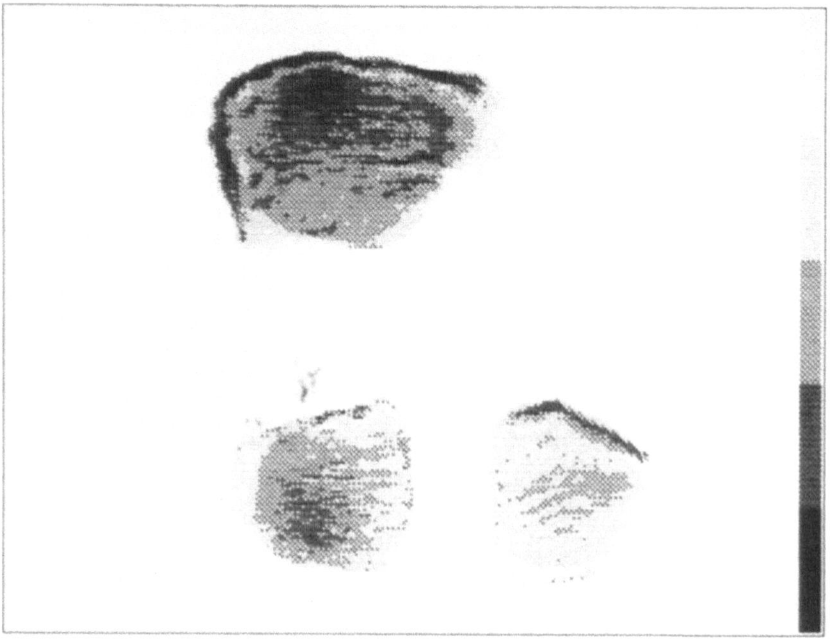

Abb. 3. Subtraktionsdensitometrische Darstellung der subchondralen Knochendichte der Articulatio talonavicularis, oben: Os naviculare, unten: Talus, rechts: medial, links: lateral, Mitte: plantar

der Gelenkfläche des artikulierenden Taluskopfes werden höchste Dichtewerte im lateralen Anteil erreicht.

Diskussion

Die subtraktionsdensitometrische Untersuchung der subchondralen Kompaktalamelle von Gelenken ermöglicht eine Beanspruchungsanalyse anhand des morphologischen Erscheinungsbildes. Gerade im Hinblick auf Gelenke mit komplizierter Kapsel-Band-Struktur und einer Vielzahl die Bewegung beeinflussender Muskeln – wie etwa im Falle des unteren Sprunggelenkes und der queren Fußwurzelgelenke – erlangt die subtraktionsdensitometrische Bestimmung der subchondralen Kompaktadichte eine besondere Bedeutung.

Knochengewebe reagiert auf eine vermehrte bzw. verminderte Beanspruchung zunächst mit einer vermehrten bzw. verminderten Einlagerung von Kalksalzen [2]. Der Kalksalzgehalt korreliert also mit der Höhe der Beanspruchung. Röntgenstrahlen werden entsprechend dem unterschiedlichen Kalksalzgehalt des Knochengewebes verschieden stark absorbiert, so daß aus den Röntgenaufnahmen und aus den berechneten Äquidensitendarstellungen auf die Beanspruchung des jeweiligen Knochens geschlossen werden kann.

Lediglich in der Neutral-Null-Stellung sind die Gelenkoberflächen der Fußwurzelgelenke kongruent [1]. Bei Bewegungen kommt es zu vielfältigen Verschiebungen der einzelnen Knochen zueinander. Beispielhaft sei hier auf die Inversions-und Eversionsbewegungen als Kombinationsbewegungen aller anderen möglichen Bewegungskomponenten eingegangen.

In der Articulatio talocalcanea posterior kommt es zu einer Medial- und Lateralverlagerung des Calcaneus gegenüber dem Talus sowie zu einer anterioren Verschiebung [1]. Insgesamt finden diese Verschiebungen ihren Ausdruck in der recht zentralen Dichteverteilung in der Calcaneusgelenkfläche, wobei die eher exzentrisch-anterolaterale Dichteverteilung in der Talusgelenkfläche als Ergebnis der Verkantung und anterioren Verschiebung des Calcaneus aufzufassen ist.

In der Articulatio talonavicularis finden Medial- und vor allem Plantarverlagerungen des Os naviculare gegenüber dem Talus [1] statt. In der Articulatio calcaneocuboidea vollzieht das Os cuboideum gegenüber dem Calcaneus ähnliche Medial- und besonders Plantarverlagerungen wie das Os naviculare [1]. Als Ausdruck vor allem der deutlichen Plantarverschiebungen sind die dorsozentralen Dichtemaxima in den beiden Gelenkflächen zu werten. Durch die Pronationsbewegung des Fußes beim Laufen kommt es im Talonaviculargelenk zudem zu einer Medialverlagerung des Taluskopfes, was zu der erhöhten subchondralen Kompaktadichte im lateralen Bereich der Talusgelenkfläche beiträgt.

Literatur

1. Kapandji IA (1985) Funktionelle Anatomie der Gelenke. Bd 3, Enke, Stuttgart
2. Kummer B (1985) Mechanische Beanspruchung und biologisches Verhalten des Knochens. In: Benninghoff A (Hrsg) Makroskopische und mikroskopische Anatomie des Menschen, Bd 1. Urban & Schwarzenberg, München Wien Baltimore

Die Osteoarthrose am Kniegelenk des Menschen –
Histomorphometrische Befunde am Knorpel
und subchondralen Knochen

A. J. Roth[1], F. Angermüller[1], R. Venbrocks[1], K. Abendroth[2] und U. Neumann[1]

[1] Orthopädische Universitätsklinik, Universität Jena, „Rudolph-Elle-Krankenhaus" Eisenberg, Klosterlausnitzer Straße 1, D-07607 Eisenberg/Thüringen
[2] Klinik für Innere Medizin, Universität Jena, Erlanger Allee 123, D-07747 Jena

Einleitung

Die frühe Osteoarthrose ist durch eine Schädigung der Knorpelmatrix und einen gesteigerten Chondrocytenstoffwechsel gekennzeichnet [9]. Die Wechselwirkungen dieser Vorgänge mit Veränderungen des subchondralen Knochens sind jedoch unklar [1]. Da wir in unseren eigenen Untersuchungen im Tierexperiment Hinweise auf Aspekte einer subchondralen Genese der Osteoarthrose gefunden haben [6], sollte nun überprüft werden, ob und inwiefern diese Resultate auf den Menschen zutreffend sind. Von besonderem Interesse war dabei, ob beim Menschen Veränderungen nachweisbar sind, welche Rückschlüsse auf den primären Schädigungsort zulassen. Dabei sollte auch untersucht werden, ob typische Veränderungen des subchondralen Knochens auftreten, und inwieweit diese von der primären Schädigung beeinflußt werden.

Material und Methodik

Es wurden bei 13 Frauen im Alter zwischen 33 und 73 Jahren (mittleres Alter 61,5) intraoperativ Knochen-Knorpel-Proben aus der mittleren Region des lateralen und des medialen Tibiaplateaus vom Kniegelenk gewonnen. In allen Fällen erfolgte die Implantation einer Totalendoprothese aufgrund einer fortgeschrittenen Gonarthrose (10mal Varus, 3mal Valgus) mit erheblicher Funktionsbeschränkung. D.h., die Entnahme der Proben war operationstechnisch erforderlich. Grunderkrankung waren: 10mal primäre Gonarthrose, eine Rheumatoidarthritis, eine psoriatische Monarthritis und eine Chondrodysplasie. Lediglich 3 Patientinnen hatten Normalgewicht, alle anderen ein Übergewicht zwischen 11 und 25 kg (im Mittel 15,3 kg). Die Präparate wurden unentkalkt mittels Hartschnittechnik aufgearbeitet (Schnittdicke 4 µm) und mit einer Trichromfärbung nach Ladewig differenziert. Die histomorphometrischen Untersuchungen des subchondralen Knochens führten wir mit dem Zählnetz nach Merz durch. Die qualitative Beurteilung beinhaltete:

- die Charakterisierung der Beschaffenheit des hyalinen Knorpels (intakte Oberfläche, beginnender bis völliger Abschliff),
- der Tidemark (intakt, verwaschen, Vervielfachungen) und

– der Übergangszone zwischen hyalinem Knorpel und subchondralem Markraum (intakter Kalkknorpel, direkte Kontaktzonen zwischen basalem hyalinem Knorpel und Markraum (sog. gaps), aufgefüllte gaps).

Ergebnisse

In Tabelle 1 sind die wichtigsten osteologischen Parameter aufgeführt. Eine starke subchondrale Sklerosierung fand sich bei allen Patienten im Bereich der überbelasteten Regionen. Hier war auch ein starker Abrieb der Knorpeloberflächen zu sehen. Der spongiöse subchondrale Knochen wies mäßig bis stark gesteigerte Anbauvorgänge auf. Die Trabekel waren deutlich verdickt. Eine geringe Anbausteigerung fand sich auch in den direkt daran grenzenden Arealen. Die Spongiosabälckchen aber waren hier in Richtung der Hauptbelastungszone ausgerichtet und standen somit fast horizontal zur Knorpeloberfläche. Eine völlige Eburnisierung in den belasteten Regionen fanden wir bei sechs Patienten. Im Gegensatz dazu überwog in den unbelasteten Gelenkanteilen eine ausgeprägte subchondrale Osteoporose mit dünnen Trabekeln. Die Ausrichtung der Trabekel war dort senkrecht zur Knorpeloberfläche, die Querverbindungen waren größtenteils unterbrochen.

Am Knorpel konnten wir zwei unterschiedliche Typen der Degeneration beobachten: den Verkalkungstyp (7 Patienten) und den Mazerationstyp (6 Patienten). Beim Verkalkungstyp war in den histologischen Schnitten eine deutliche Blaufärbung des Knorpels zu erkennen. Die völlige Verkalkung imponierte in drei Fällen makroskopisch als Knorpelglatze. Beim Mazerationstyp war der Knorpel im histologischen Präparat durch eine gräuliche Anfärbbarkeit und vertikale Einrisse gekennzeichnet. Die Schädigungen der Knorpeloberfläche waren hier vergleichsweise stärker als beim Verkalkungstyp. In beiden Gruppen fanden sich subchondral in den belasteten als auch in den unbelasteten Regionen keine wesentlichen Unterschiede in der Reaktionsweise der Spongiosa.

Die Tidemark war in unterschiedlichster Form geschädigt. Eine Korrelation zum Schädigungsgrad der Knorpeloberfläche konnte nicht nachgewiesen werden. Beim Verkalkungstyp waren typische Vervielfachungen und Auflösungen zu sehen, die mit einer Schädigung der Knorpeloberfläche einhergingen. An anderen Stellen jedoch war die Tidemark trotz starker Verkalkungen des Knorpels nur gering oder sogar überhaupt nicht geschädigt.

Tabelle 1. Knochenparameter belastete/unbelastete Region

	BV/TV*	OS/BS**	IS/BS**	Tb.Th*
MW	70,82 / 38,10	47,74 / 5,69	50,62 / 93,46	83,05 / 43,17
s	43,70 / 26,93	39,72 / 5,97	27,45 / 5,98	50,65 / 23,61
Min.	12,40 / 14,00	8,60 / 0,00	3,70 / 76,60	23,90 / 20,10
Max.	131,00 / 98,20	96,30 / 23,40	91,40 / 100,00	174,00 / 103,00

BV/TV = subchondrales Knochenvolumen, [mm³/cm³], OS/BS = Gesamtanbau, [%], IS/BS = inaktive Oberfläche, [%], Tb.Th. = Trabekeldurchmesser, [mm], * p < 0,05, ** p < 0,01; MW = Mittelwert, s = Streuung, Min. = Minimum, Max. = Maximum

Direkte Kontaktzonen zwischen hyalinem Knorpel und subchondralem Raum fanden wir bei allen Patienten in unterschiedlicher Anzahl. 93% dieser Gebilde waren mit einer zellreichen Substanz angefüllt, welche in ihren färberischen Eigenschaften teilweise dem Osteoid, z.T. aber auch dem hyalinen Knorpel glich.

Diskussion und Schlußfolgerungen

Im Prozeß der Osteoarthrose des Kniegelenkes kommt es zu einer Steigerung des subchondralen Umbaus und einer Sklerosierung in der überlasteten Region. Die unbelasteten Gelenkanteile weisen entsprechend der geringeren Beanspruchung eine subchondrale Osteoporose auf. Diese Veränderungen fanden sich bei beiden Schädigungstypen des Knorpels. D.h., der primäre Schädigungsort im Gelenk (Synovialis, Knorpel, subchondraler Knochen) spielt für die Reaktion des subchondralen spongiösen Knochen im fortgeschrittenen Stadium offenbar keine wesentliche Rolle.

Die zwei unterschiedlichen Schädigungstypen des hyalinen Knorpels werten wir als Hinweis auf verschiedene Ausgangspunkte der Osteoarthrose. Die völlige Verkalkung des Knorpels kann als „falsche Knorpelglatze", der vollständige Abrieb des Knorpels (Eburnisierung) als „echte Knorpelglatze" bezeichnet werden.

Das Auftreten intakter Tidemarkabschnitte beim Verkalkungstyp unterhalb völlig verkalkter Knorpelanteile spricht dafür, daß die Prozesse der Verkalkung des Knorpels hier nicht an eine gesteigerte Stoffwechselleistung im Bereich der Tidemark gebunden sind. Es wäre jedoch auch möglich, dies als Hinweis auf eine andere primäre Schädigung des Knorpels als beim Mazerationstyp zu werten. Dafür spricht auch der geringere Schädigungsgrad der Oberfläche des hyalinen Knorpels beim „Verkalkungstyp" im Vergleich zum „Mazerationstyp". Die analogen Bilder der Reaktionen des subchondralen Markraumes in beiden Gruppen unterstützen die Annahme einer im fortgeschrittenen Stadium vom primären Schädigungsort der Osteoarthrose unabhängigen Reaktion des subchondralen Knochens.

Bekannt ist, daß es im Prozeß der Knorpeldegeneration zur Steigerung des Chondrocytenstoffwechsels kommt [9]. Ein Kompensationsmechanismus, um die Ernährung der basalen Anteile des hyalinen Knorpels zu ermöglichen, könnte die Ausbildung direkter Kontaktzonen dieser Region mit dem subchondralen Markraum, sog. „gaps" sein [6]. Die Häufigkeit dieser gaps geht mit dem Auftreten erhöhter subchondraler Umbauprozesse und einer Zunahme des subchondralen Knochenvolumens einher [6]. Bei anhaltender Stoffwechselsteigerung werden jedoch, möglicherweise durch den Kontakt zum hyalinen Knorpel verursacht, diese gaps mit einer der Grundsubstanz des Knorpels ähnlichen Substanz aufgefüllt. D.h., die vorher bestandenen Kanälchen „verstopfen" zunehmend. Dies wiederum stört die Ernährung des basalen hyalinen Knorpels und begünstigt somit den Arthroseprozeß.

Die Ergebnisse lassen natürlich keinen eindeutigen Schluß auf den primären Ausgangspunkt der Erkrankung der Gelenke zu. In der Literatur werden verschiedene primäre Schädigungsorte im Arthroseprozeß angegeben: der Knorpel [4, 5], die Synovialis [3] und der subchondrale Knochen [7, 8]. Auch für unser Patientengut können unterschiedliche Ursachen und primäre Schädigungsorte für angenommen werden. Zumindest scheinen die zwei verschiedenen Schädigungstypen des Knorpels bei primärer Osteoarthrose, als auch die sekundären Gonarthrosen infolge Chondrodysplasie, Psoriasis und Rheumatoidarthritis diesen Schluß zu bestätigen. Es zeigt sich, daß zwischen der primären Reaktion und dem ausgeprägten Bild einer Osteoarthrose Stadien liegen, die wir in unseren Untersuchungen nicht erfaßt haben. Im fortgeschrittenen Stadium aber reagiert der Knochen unabhängig von der primären Schädigung. Auch die Ausbildung direkter Kontaktzonen des hyalinen Knorpels mit dem subchondralen Markraum [6] scheint dabei bereits vom primären Schädigungsort unabhängig zu sein. D.h., alle Patienten weisen im fortgeschrittenen Stadium identische Reaktionen auf. Es kommt zu einer subchondralen Sklerose in der Hauptbelasungszone mit völligem Knorpelabschliff und zu einer Osteoporose in den unbelasteten Regionen. Das bestätigt uns in der Ansicht, die Osteoarthrose sei eine Organschädigung, welche primär sowohl im subchondralen Knochen, als auch im Knorpel oder in der Synovialis entstehen kann [2].

Literatur

1. Brandt KD, Mankin HJ, Shuman LE (1986) Workshop on the idiopathogenesis of osteoarthritis. J Rheumatol 13:1126–1160.
2. Bullough PG (1981) The pathology of osteoarthritis. In: Sternberg SS (ed) Diagnostic surgical pathology. Raven Press, New York, S 39–63
3. Glynn LE (1977) Primary lesion in osteoarthrosis. Lancet I:574–575
4. Lee R, Rooney PJ, Sturrock RD, Kennedy AC, Dick WC (1974) The etiology and pathogenesis of osteoarthrosis: a review. Semin Arthritis Rheum 3:189–218
5. Howell DS, Sapolsky AI, Pita JC, Woessner JF (1976) The pathogenesis of osteoarthritis. Semin Arthritis Rheum 5:365–383
6. Oettmeier R, Arokoski J, Roth AJ, Helminen HJ, Tammi M, Abendroth K (1992) Quantitative study of articular and subchondral bone remodelling in the knee joint of dogs after strenuous running training. J Bone Miner Res 7:419–423
7. Radin EL (1973) The physiology and degeneration of joints. Semin Arthritis Rheum 2:245–257
8. Radin EL (1976) Aetiology of osteoarthrosis. Clin Rheum Dis 2:509–522
9. von der Mark K, Glückert K (1990) Biochemische und molekularbiologische Aspekte zur Früherfassung humaner Arthrosen. Orthopäde 19:2–15

Dicke von subchondraler Mineralisierungszone und Gelenkknorpel an der menschlichen Patella

S. Milz, F. Eckstein und R. Putz

Anatomische Anstalt, Universität München, Pettenkoferstr. 11, D-80336 München

Einleitung

Voraussetzung für eine exakte Berechnung der beim Gelenkkontakt auftretenden Druckbeanspruchung in Knorpel und Knochen [1] ist die Kenntnis der geometrisch-morphologischen Verhältnisse von Gelenkknorpel und subchondraler Mineralisierungszone. Wir untersuchten daher zunächst die Dicke der subchondralen Mineralisierungszone und des darüberliegenden Gelenkknorpels der menschlichen Patella, da diese schon unter physiologischen Bedingungen einer sehr hohen Beanspruchung unterworfen wird.

Untersuchte Parameter

1. Regionale Verteilung der Dicke der subchondralen Mineralisierungszone.
2. Regionale Verteilung der Dicke des Gelenkknorpels.
3. Korrelation zwischen Dicke der subchondralen Mineralisierungszone und Dicke des Gelenkknorpels.
4. Architektur der subchondralen und subartikulären Spongiosa der Patella.

Material

9 Patellae formalinfixiert, makroskopisch ohne Knorpelschädigung (Alter 54–91 Jahre, $\bar{x} = 76$ Jahre).

Methode

1. Einbettung der Präparate in Methylmethacrylat.
2. Anfertigung transversaler Schnitte mit einer Dicke von 500 µm. Der Abstand der Schnitte voneinander beträgt 3400 µm.
    In einem Fall Anfertigung von 100 µm dicken Schnitten für die histologische Untersuchung. Färbung dieser Schnitte (nicht von Methylmethacrylat befreit) nach Lazcko-Levai [2].

3. Untersuchung der Schnitte mit einer Stereolupe (Leitz), die mit einem Vidas-Bildanalysesystem (Kontron IPS 10) gekoppelt ist.
4. Messung der Dicke von subchondraler Mineralisierungszone und Gelenkknorpel an 8 definierten Punkten eines jeden Schnittes (nur 500-µm dicke Schnitte) mit Hilfe des Vidas-Bildanalysesystems.
5. Nach Speicherung der einzelnen Meßwerte in einer Datenbank, Rekonstruktion der flächenhaften Verteilung beider Parameter (Gnuplot-Software).
6. Bestimmung der Korrelation beider Parameter an 56 Meßpunkten jeder Patella.

Ergebnisse

Die Dicke der subchondralen Mineralisierungszone beträgt zwischen 100 und 1000 µm, im Zentrum der lateralen Facette gelegentlich sogar über 2000 µm. Von diesen Maxima nimmt die Dicke zunächst stark und im weiteren Verlauf langsamer zum Rand ab. Nebenmaxima, das heißt inselförmige Dickenanstiege, sind im Bereich des medialen Sekundärfirstes zu beobachten (Abb. 1).

Die Dicke des Gelenkknorpels ist mit bis zu 5 mm im Zentrum der lateralen Facette und am Hauptfirst am größten und wird von dort in konzentrischem Abfall zu den Randbereichen hin dünner. An den Rändern werden minimale Knorpeldickenwerte von 120 bis 200 µm erreicht (Abb. 2).

Knorpeldicke und Dicke der subchondralen Mineralisierungszone korrelieren bei einem durchschnittlichen Korrelationskoeffizienten von 0,6 nur schwach positiv (n = 8).

Die subchondrale Spongiosa der menschlichen Patella zeigt in Abhängigkeit von der Dicke der subchondralen Mineralisierungszone eine typische Anordnung.

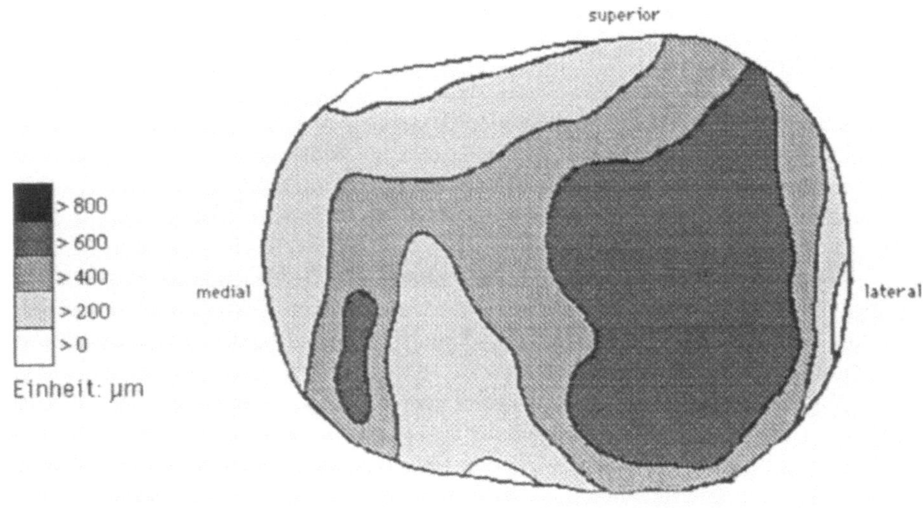

Abb. 1. Dickenverteilung der subchondralen Mineralisierungszone (Summation n = 8)

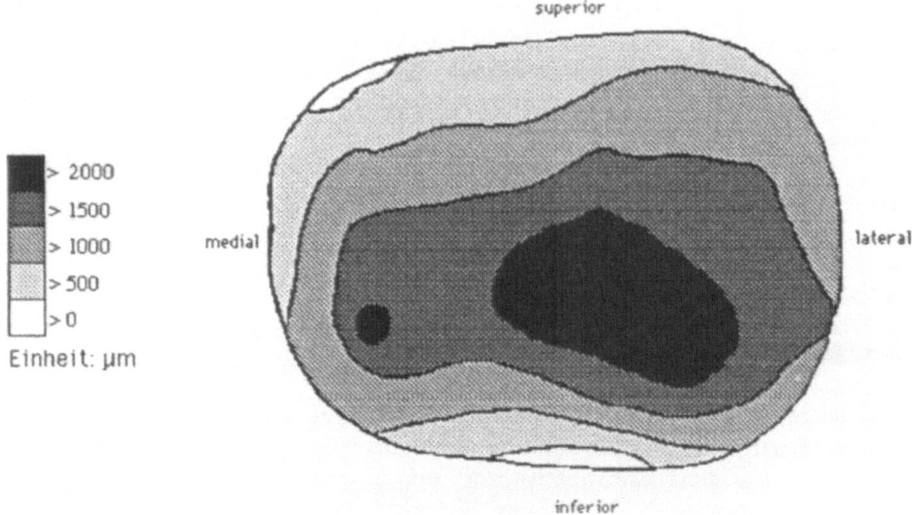

Abb. 2. Dickenverteilung des Knorpels (Summation n = 8)

Im Normalfall ruht die subchondrale Mineralisierungszone auf einem System von vorwiegend senkrecht dazu angeordneten Trabekeln, welche zur ventralen Kortikalis der Patella ziehen.

Unter Bereichen mit besonders dicker subchondraler Mineralisierungszone beginnt die Ausbildung eines Verbundsystems aus vorzugsweise horizontal und vertikal zur Gelenkoberfläche angeordneten Trabekeln. Auch von der Unterseite dieses Systems ziehen langgestreckte Trabekelzüge zur ventralen, sehr kräftig ausgeprägten Kortikalis.

Diskussion

Ausgehend von den Vorstellungen zur funktionellen Anpassung der Gewebe im Sinne einer kausalen Histogenese [3], lassen sich die Maxima beider Verteilungen im Bereich der lateralen Facette durch deren häufige Kontaktflächenbeteiligung [4] bei hohem Anpreßdruck [5], als Anpassung an die mechanische Beanspruchung erklären.

Die schwache Korrelation beider Parameter und Verschiebungen beider Verteilungen gegeneinander sprechen dafür, daß – wie auch bei subchondraler Röntgendichte und Gelenkknorpeldicke [6] – unterschiedliche Faktoren die quantitative Anordnung dieser Gewebe regulieren.

Für die subchondrale Mineralisierungszone, die auch unter anderen Gelenkflächen eine typische Dickenverteilung aufweist [7], werden vorwiegend statische, über einen längeren Zeitraum wirkende Beanspruchungen als formativer Reiz für die Entstehung der individuellen Dickenverteilung angesehen. Im Gegensatz dazu interpretieren wir die Dickenverteilung des Patellarknorpels, die in der Regel eine Verschiebung der Maximalwerte gegenüber der Verteilung der subchondralen Mineralisierungszone aufweist, als Indiz für die besondere Wirksamkeit intermittierender Beanspruchungen, welche als positiver Wachstumsreiz auf den Gelenkknorpel wirken.

Der über die Gelenkflächen übertragene Druck wird von der subchondralen Mineralisierungszone auf die darunterliegende Spongiosa weitergeleitet. Inwieweit es dabei zusätzlich zu einer Unterstützung der subchondrale Platte durch Drucksteigerungen im Markraum der Spongiosa kommt, kann im Rahmen dieser Untersuchung nur vermutet werden.

Versucht man jedoch, allein anhand der typischen Morphologie der Spongiosa, dieser eine Funktion zuzuordnen, so ergibt sich folgende Modellvorstellung zur Kraftübertragung. Druckkräfte, die durch die Artikulation der Gelenkflächen von Patella und distalem Femurende entstehen, werden über Knorpel, subchondrale Mineralisierungszone, subchondrale und subartikuläre Spongiosa bis auf die ventrale Kortikalis der Patella übertragen. Diese ist nicht zuletzt wegen ihrer Funktion als Hypomochlion des Sehnenansatzes des M. quadriceps femoris sehr kräftig ausgeprägt.

Unter Bereichen der subchondralen Mineralisierungszone, die besonders dick sind, was als Ausdruck einer hohen Druckbeanspruchung gewertet wird, zeigt die Spongiosa eine typische Anordnung von in etwa vertikal und horizontal zur subchondralen Platte verlaufenden Trabekeln, wie sie sich in ähnlicher Form auch unter den Gelenkflächen des Tibiaplateaus findet [7].

Zusammenfassung

Die unterschiedlichen Verteilungsmuster von Knorpeldicke und Dicke der subchondralen Mineralisierungszone werden als Ausdruck für eine unterschiedliche Reaktion beider Gewebe auf statische und dynamische Beanspruchung gewertet.

Die unterschiedliche Reaktionsfähigkeit dieser Gewebe wird auch durch die unerwartet niedrige Korrelation zwischen Knorpeldicke und Dicke der subchondralen Mineralisierungszone erkennbar.

Die Spongiosaanordnung zeigt, daß der Kraftfluß über die Spongiosa und nicht über die von Kortikalis gebildeten Ränder der Patella erfolgen muß.

Literatur

1. Athesian G, Soslowsky L, Mow V (1991) Quantitation of articular surface topography and cartilage thickness in knee joints using stereophotogrammetry. J Biomechanics 24:761–776
2. Laczko J, Levai G (1975) A simple differential staining method for semi-thin sections of ossifying cartilage and bone tissues embedded in epoxy resin. Mikroskopie 31:1–4
3. Pauwels F (1965) Gesammelte Abhandlungen zur funktionellen Anatomie des Bewegungsapparates. Springer, Berlin Heidelberg New York
4. Hehne H (1983) Das Patellofemoralgelenk. Enke, Stuttgart
5. Maquet P (1976) Biomechanics of the knee. Springer, Berlin Heidelberg New York
6. Eckstein F, Müller-Gerbl M, Putz R (1992) Distribution of subchondral bone density and cartilage thickness in the human patella. J Anat 180:425–433
7. Milz S (1992) Funktionelle Morphologie von subchondraler Mineralisierungszone und subartikulärer Spongiosa des Tibiaplateaus. Osteologie 1 (Suppl 1):51–52

Die Bedeutung funktioneller Inkongruenz für Kontaktflächenmuster und die Verteilung subchondraler Mineralisierung im Humeroulnargelenk

F. Eckstein[1], F. Löhe[1], M. Steinlechner[2], M. Müller-Gerbl[1] und R. Putz[1]

[1] Anatomische Anstalt, Universität München, Pettenkoferstr. 11, D-80336 München
[2] Institut für Anatomie, Universität Innsbruck, Müllerstr. 59, A-6010 Innsbruck

Einleitung

Neuere CT-osteoabsorptiometrische Befunde an einigen größeren menschlichen Gelenken [1] weisen darauf hin, daß vor allem bei jüngeren Individuen der Gelenkdruck im wesentlichen über zwei periphere Flächenanteile und in geringerem Maße im Zentrum der Gelenkfläche übertragen wird. Dies gilt im besonderen auch für den humeroulnaren Anteil des Ellenbogengelenks [2, 3]. Bizentrische Dichtemuster legen hier eine Geometrie der artikulierenden Gelenkkörper nahe, in der die Gelenkpfanne eine größere Tiefe aufweist, als einer exakten Paßform mit dem Gelenkkopf entspricht.

Das Konzept einer solchen physiologischen Inkongruenz menschlicher Gelenke ist durchaus nicht neu. Sie wurde schon 1928 von Walmsley [4] an der Hüfte und später auch am Humeroulnargelenk [3, 5, 6, 7] beschrieben. Was bislang noch fehlt sind jedoch exakte Daten über die Formunterschiede der Gelenkkörper. Dies ist aber für die Bestimmung von Spannungsverteilungen mittels numerischer Methoden wie den finiten Elementen eine unablässige Voraussetzung.

Ziel der vorliegenden Studie ist daher die Quantifizierung der Inkongruenz in Abhängigkeit von der wirkenden Anpreßkraft sowie die Bestimmung der Kontaktflächen und der Verteilung der subchondralen Mineralisierung im Humeroulnargelenk.

Material und Methode

Untersucht wurden 12 formalinfixierte Gelenke (Altersverteilung von 60–93 Jahren; Durchschnittsalter 78 Jahre). Die Präparate wurden in einer Materialprüfmaschine (Zwick) bei einem Beugewinkel von 90° mit Schnellzement fixiert. Mit Polyätherabformmaterial (ESPE) wurden bei 8 verschiedenen Kraftwerten von 10 bis 1280 Newton Ausgüsse des Gelenkspalts angefertigt. Deren Dicke wurde mit Hilfe eines Mitutoyo-Schnellmeßgerätes an 50 definierten Punkten der Gelenkfläche bestimmt und anschließend unter Aufteilung in 10 Intervalle à 0,3 mm mittels Gnuplot-Software in einer Schablone der Incisura trochlearis rekonstruiert (Abb. 1).

Aus den Abdrücken wurde die ventro-dorsale Ausdehnung der Kontaktflächen bestimmt und ihre Größe in Relation zur Gesamtfläche der Incisura trochlearis mittels Bildanalysegerät (Vidas) vermessen. Die subchondrale Mineralisierung im Ge-

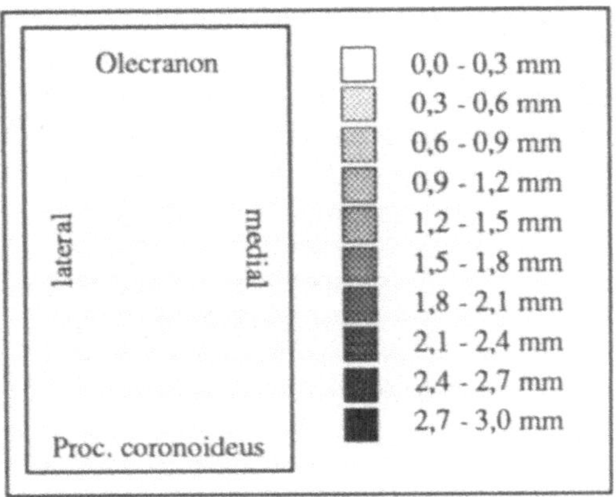

Abb. 1. Gelenkflächenschablone der Incisura trochlearis und Grauwertlegende der Dickenbereiche der Gelenkspaltweite

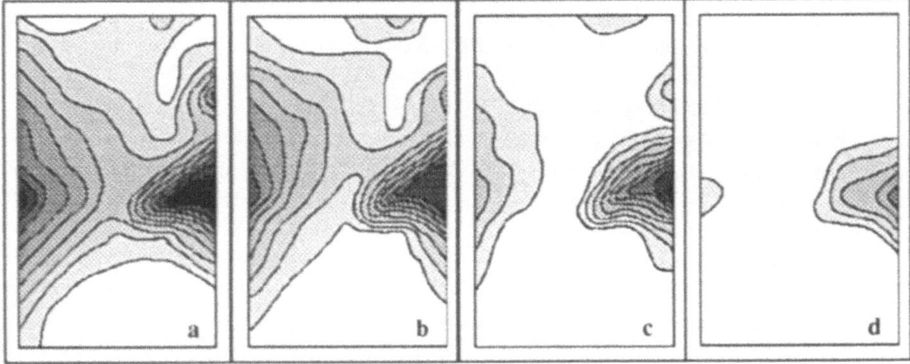

Abb. 2a–d. Flächenhafte Rekonstruktion der Gelenkspaltweite (bzw. Abdruckdicke) an einem Einzelpräparat bei 10 N **(a)**, 40 N **(b)**, 160 N **(c)** und 640 N **(d)**

lenk wurde auf Basis der CT-Osteoabsorptiometrie [8] flächenhaft in der Schablone der Incisura trochlearis dargestellt.

Ergebnisse

Bei geringer Anpreßkraft (10 N) treten die humeroulnaren Gelenkkörper ventral und dorsal in Kontakt (Einzelbeispiel/Abb. 2a). In der Tiefe der Incisura trochlearis existiert zentral dagegen ein Gelenkspalt von etwa 1 mm Weite, medial und lateral erreicht die Dicke des Abdrucks sogar bis zu 3 mm. Bei 40 N und 160 N (Abb. 2b, c) liegen zunehmende geringere Abdruckdicken vor. Bei 640 N (Abb. 2d) besteht nur noch medial ein effektiver Gelenkspalt; zentral gehen die beiden Kontaktflächen ineinander über.

Abbildung 3a zeigt die ventro-dorsale Ausdehnung dieser Kontaktflächen an dem genannten Einzelpräparat bei 10 bis 1280 N. Die Größe der Kontaktflächen

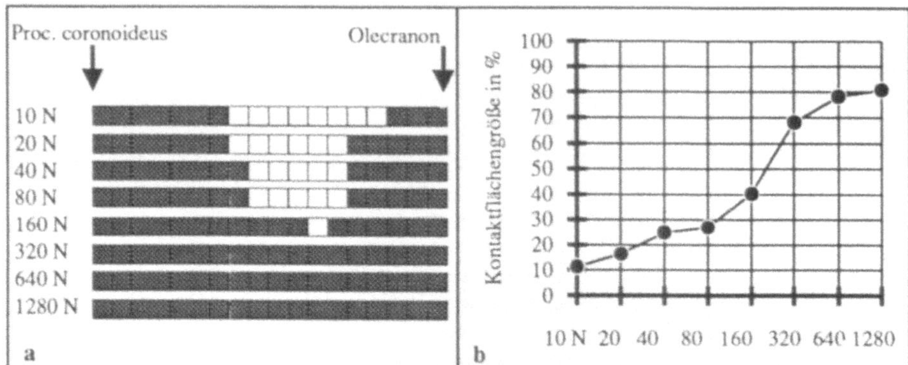

Abb. 3a. Ventral-dorsale Ausdehnung der Kontaktflächen von 10 bis 1280 N (weiß = kein Kontakt/schwarz = Kontaktfläche), **b** Größe der Kontaktfläche bei 10 bis 1280 N

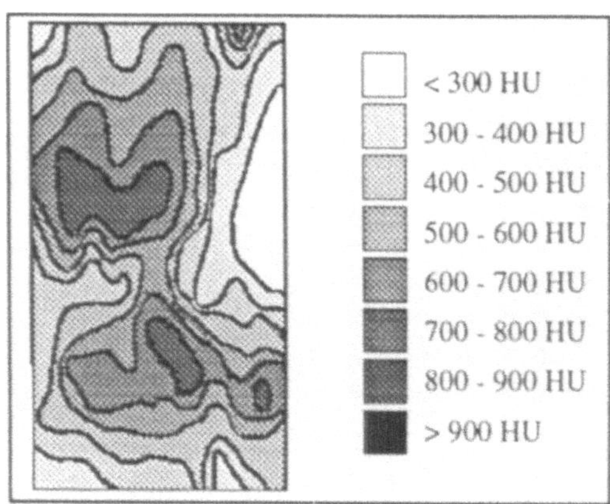

Abb. 4. CT-osteoabsorptiometrisch gewonnene Verteilung der subchondralen Mineralisierung (Einzelpräparat)

(Abb. 3b) nimmt von 10% der Gesamtfläche der Incisura trochlearis bei 10 N auf 80% bei 1280 N zu.

Das subchondrale Mineralisierungsmuster dieses Präparates ist in Abbildung 4 dargestellt. Es zeigt ein bizentrisches Verteilungsmuster mit je einem Dichtemaximum im ventralen und im dosalen Anteil der Gelenkfläche.

Diskussion

Unsere Ergebnisse erweitern und präzisieren die von Goodfellow und Bullough [5] gemachte Beobachtung, daß im Sagittalschnitt die ulnare Gelenkfläche im Sinne einer größeren Tiefe vom Gelenkschluß mit der Trochlea humeri abweicht. Erst bei höherer Druckbeanspruchung geht diese primär bestehende Inkongruenz in eine sekundäre Kongruenz der Gelenkfläche über, welche nach Bullough [9] durch die viscoelastische Verformbarkeit von Gelenkknorpel und subchondralem Knochen bedingt ist. Dieses Prinzip bestätigt sich auch in der Lage der humeroulnaren Kontaktflächen. In Übereinstimmung mit Ergebnissen von Stormont [10] und eigenen Befunden [11] finden sich bei leichter Anpreßkraft ventrale und dorsale Kontaktflächen, welche bei einer größeren Anpreßkraft konfluieren. Aus diesen Versuchen ergibt sich jedoch noch kein klares Bild der lokalen Spannungsverteilung an der Gelenkfläche, da die Verteilung des Drucks innerhalb der Kontaktflächen unbekannt bleibt.

Darüber hinaus stellt sich die Frage, inwieweit aus diesen Befunden auf die tatsächlichen physiologischen Verhältnisse rückgeschlossen werden darf, da die Formalinfixierung einen Einfluß auf die Dicke des Gelenkknorpels haben könnte und unter physiologischen Bedingungen eine funktionelle Schwellung des Knorpels, wie sie von Oberländer et al. [6] beschrieben wurde, andere Kongruenzverhältnisse hervorrufen mag, als sie an Präparaten vorliegen. Subchondrale Mineralisierungsmuster stellen jedoch einen Ausdruck der längerfristigen Beanspruchungsverteilung eines Individuums unter alltäglicher, physiologischer Beanspruchung des Gelenks dar [1, 7]. Die Befunde zeigen, daß also auch unter „in vivo"-Bedingungen die Druckübertragung so wie von Tillmann [3] beschrieben hauptsächlich über ein vorderes und hinteres Zentrum in der ulnaren Gelenkfläche erfolgt. Dieses Verteilungsmuster bestätigt, daß der Inkongruenz auch am Lebenden als funktionelles Prinzip der Druckübertragung eine ganz wesentliche Bedeutung zukommt.

Bullough [9] hat zur Druckübertragung an inkongruenten Gelenkflächen ein Modell entwickelt, das aufzeigt, daß eine Inkongruenz im Sinne einer tiefer angelegten Pfanne deutliche Vorteile bezüglich Spannungsverteilung, Knorpelernährung und Gelenkstabilität bietet. Bei hohem Gelenkdruck ergibt sich im funktionell inkongruenten Gelenk eine günstigere Spannungsverteilung als bei kongruenter Gelenksgeometrie; der Gelenkknorpel soll durch die hiermit verbundene Walkung eine bessere nutritive Versorgung erfahren.

Literatur

1. Müller-Gerbl M, Putz R (1993) Zur Morphologie und Mechanik der Gelenke in Abhängigkeit vom Lebensalter. Osteologie aktuell VII 38–41
2. Eckstein F, Steinlechner M, Müller-Gerbl M, Putz R (1993) Mechanische Beanspruchung und subchondrale Mineralisierung des menschlichen Ellbogengelenks – eine CT-osteoabsorptiometrische Studie. Unfallchir 96:399–404
3. Tillmann B (1971) Die Beanspruchung des menschlichen Ellenbogengelenkes 1. Z Anat Entwickl Gesch 128:329–349
4. Walmsley T (1928) Articular mechanics of the diarthroses. J Bone Joint Surg 10B:10–22
5. Goodfellow JW, Bullough PG (1967) The pattern of aging of the articular cartilage of the elbow joint. J Bone Surg 49B:174–181
6. Oberländer W, Breul R, Kurrat HJ (1984) Die Querfurche des Ellenbogengelenkes. Eine biomechanische Deutung ihrer Entstehung. Z Orthop 122:682–685
7. Tillmann B (1978) A contribution to the functional morphology of articular surfaces. Thieme, Stuttgart
8. Müller-Gerbl M, Putz R, Hodapp N, Schulte E, Wimmer B (1989) Computed tomography-osteoabsorptiometry for assessing the density distribution of subchondral bone as a measure of long term mechanical adaptation in individual joints. Skeletal Radiol 18:507–512

9. Bullough PG (1981) The geometry of diarthrodial joints, its physiological maintenance, and the possible significance of age-related changes in geometry-to-load distribution and the develpement of osteoarthritis. Clin Orthop 156:61–66
10. Stormont TJ, An KN, Morrey BF, Chao EY (1985) Elbow joint contact study: comparison of techniques. J Biomech 18:329–336
11. Eckstein F, Löhre F, Steinlechner M, Müller-Gerbl M, Putz R (1993) Kontaktfläche des menschlichen Humeroulnargelenks in Abhängigkeit von der Anpreßkraft – ihr Zusammenhang mit subchondraler Mineralisierung und Gelenkflächenmorphologie der Incisura trochlearis. Ann Anat. 175:445–452

Dehnungsverhalten des Ligamentum transversum acetabuli bei Druckbeanspruchung des Hüftgelenks

F. Löhe, F. Eckstein und R. Putz

Anatomische Anstalt, Universität München, Pettenkoferstraße 11, D-80336 München

Einleitung

Das Ligamentum transversum acetabuli (LTA), welches Vorder- und Hinterhorn der Facies lunata verbindet, hat bislang in der Literatur lediglich als Repositionshindernis bei kongenitaler Hüftdysplasie Beachtung gefunden [10]. Über die physiologische Funktion dieses Bandes ist hingegen bis heute nichts bekannt.

Kontaktflächenversuche [5] und die Bestimmung der Druckverteilung im Hüftgelenk [6] haben schon früher auf eine bizentrische Druckübertragung über Vorder- und Hinterhorn der Facies lunata im Hüftgelenk hingewiesen. Neuere osteoabsorptiometrische Befunde der subchondralen Mineralisierung, welche die längerfristige Beanspruchungsverteilung in Gelenkflächen in vivo widerspiegelt [7], zeigen ebenfalls Dichtemaxima im Bereich des Vorder- und Hinterhorns. Diese Befunde lassen sich durch eine physiologische Inkongruenz der artikulierenden Gelenkkörper [2] erklären, welche offenbar erst graduell mit steigender Druckbelastung abnimmt [6].

Wir untersuchten daher die Frage, ob es bei Druckbeanspruchung des Hüftgelenks zu einer Spreizung der Incisura acetabuli und, hierdurch bedingt, zu einer Dehnung des LTA kommt.

Material

6 Hüftgelenke, davon 4 formalinfixiert (Spec. A–D; Altersverteilung 81–90, x = 84,5 Jahre) und 2 unfixiert (Spec. 1–2, Daten über Lebensalter nicht bekannt). An allen Präparaten wurden die Weichteile einschließlich der Kapsel sorgfältig entfernt. Keines der Präparate zeigte makroskopisch sichtbare Zeichen einer Osteoarthritis.

Methode

Das Collum femoris wurde in der oberen Haltevorrichtung einer Universal-Prüf-Maschine (UPM/Zwick) senkrecht zur Tischebene mit Schnellzement fixiert. Diese Haltevorrichtung ermöglichte eine Rotation um die Collum-Achse in beide Richtungen. Das Os coxae wurde entsprechend einer Neutralposition im Kontakt mit dem Caput femoris in eine Halteschale auf dem Prüftisch eingebettet. Auf diese Weise

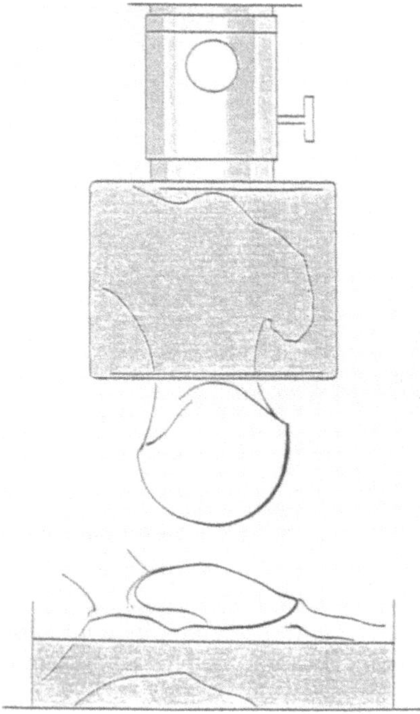

Abb. 1. Skizze des Versuchsaufbaus. Oben: Caput femoris in der Halterung, die eine Rotation zuläßt. Unten: Os coxae und Acetabulum

war es möglich mit einer definierten Kraft in das Acetabulum hineinzufahren (Abb. 1).

1. Dehnungsmeßstreifen

Nach einer Methode von Claes [3] wurde der Dehnungsmeßstreifen (Fa. Hottinger-Baldwin) auf ein gebogenes Bronzeblech Omega-DMS aufgeklebt. Eine lineare Eichkurve wurde für jeden Omega-DMS erstellt. Mit Hilfe dieser Eichkurve konnte das mit dem DMD-20 Gerät der Fa. Hottinger-Baldwin gemessene Signal der Längenänderung in μm ausgedrückt werden. Anschließend wurde daraus die relative Längenänderung (%) errechnet.

3 Omega-DMS wurden mit Sekundenkleber auf das LTA und das Labrum nahe dem Vorder- und Hinterhorn im Faserverlauf angebracht. Die Längenänderungen der 3 Omega-DMS wurden bei einer Anpreßkraft von 10, 350, 700, 1050, 1400, 2100 und 2800 Newton gemessen. Diese Messung wurde mit einer Rotation um die Collum-Achse entsprechend einer Extension von 15° und einer Flexion von 15° und 30° wiederholt.

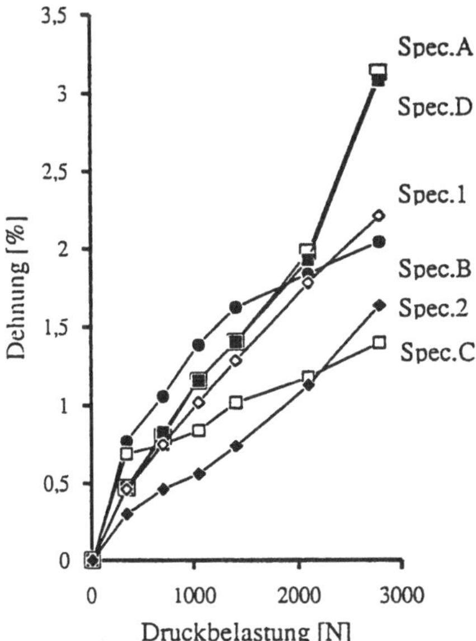

Abb. 2. Dehnung des LTA in Prozent der Spec. 1 und 2 und der Spec. A–D in Abhängigkeit von der Anpreßkraft

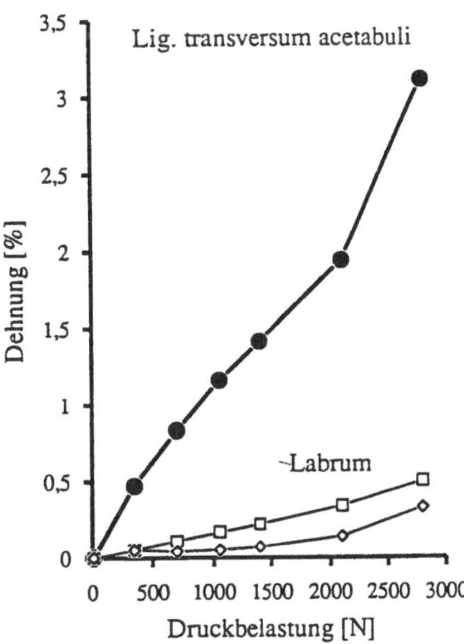

Abb. 3. Kraftabhängige Dehnung des LTA und des Labrums über dem Vorder- und Hinterhorn (Einzelbeispiel)

2. Kontaktflächenbestimmung

Mit Hilfe eines intraartikulären Polyäther-Abdrucks (Permadyne, Fa. ESPE) wurden die Kontaktflächen der Hüftgelenke in der Neutralposition bestimmt. Zu diesem Zweck wurde eine definierte Menge der Polyäther-Masse (Verarbeitungszeit bis zum Aushärten ca. 3 Minuten) in das Acetabulum eingebracht und anschließend das Caput femoris in der UPM mit einer konstanten Kraft von 350 Newton für 10 Minuten in das Acetabulum gedrückt.

Ergebnisse

Kraftabhängig war eine Dehnung des LTA an allen Präparaten zu beobachten. Die maximale Dehnung des LTA der Spec. 1 und 2 betrug in der Neutralposition 2,2% bzw. 1,6% bei einer Anpreßkraft von 2800 Newton. Die Dehnung des LTA bei den fixierten Präparaten (Spec. A–D) betrug in Neutralposition bis zu 3,2% (Abb. 2). Hingegen ergab die relative Längenänderung des Labrums im Bereich des Vorder- und Hinterhorns der Facies lunata Maximalwerte nur bis zu 0,5% (Abb. 3).

In einer Rotationsstellung des Caput femoris von 30° Flexion wurde das LTA in einem Fall bis zu 3,7% gedehnt.

Den Referenzwert dieser Längenänderungen stellte jeweils die gemessene Basislänge des Omega-DMS bei einer Anpreßkraft von 10 Newton dar. Die durch-

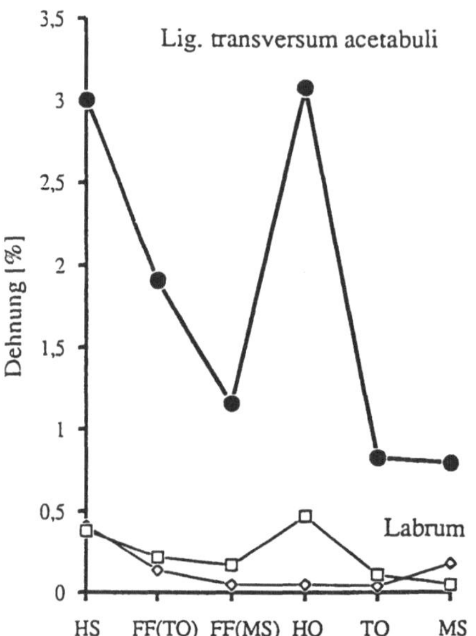

Abb. 4. Dehnung des LTA und des Labrum abhängig von Rotation und Druckbelastung in den einzelnen Standbeinphasen des Gangzyklus (Paul 1967); HS = Heel Strike, FF(TO) = Flat Foot Toes off, FF(MS) = Flat Food Mid Swing, HO = Heel off, TO = Toes Off, MS = Mid Swing

schnittlichen Ausgangswerte der einzelnen Präparate ergaben in den verschiedenen Rotationsstellungen des Caput femoris nur minimal unterschiedliche Werte.

Eine Zuordnung der relativen Längenänderungen zu den typischen Druckbelastungen und Rotationsstellungen der Standbeinphase des Gangzyklus nach Paul [8] zeigte, daß das LTA belastungsabhängig und zyklisch gedehnt wird (Abb. 4).

Die Kontaktflächen lagen in allen Fällen im Bereich des Vorder- und Hinterhorns der Facies lunata und konfluierten im Bereich des Pfannendachs.

Diskussion

Die gute Reproduzierbarkeit gestattet eine quantitative Interpretation der erhobenen Befunde. Es ergaben sich keine prinzipiellen Unterschiede des Dehnungsverhaltens im Vergleich der unfixierten mit den fixierten Präparaten. Die gemessenen Längenänderungen des LTA belegen eine kontinuierliche Spreizung der Incisura acetabuli bei steigender Druckbelastung des Hüftgelenks. Hingegen ist die Dehnung des Labrums nahe dem Vorder- und Hinterhorn wesentlich geringer. Diese Spreizung der Incisura acetabuli und die damit verbundene Dehnung des LTA läßt sich auf Basis der seit langem bekannten Inkongruenz der artikulierenden Gelenkkörper des Hüftgelenks erklären. Nach diesen Befunden weicht das Acetabulum vom Caput femoris im Sinne einer größeren Tiefe vom idealen Halbkreis ab, und es ergibt sich dadurch eine bizentrische Druckübertragung über periphere Abstützpfeiler. Mit zunehmender Druckbelastung nimmt diese Inkongruenz durch eine Verformung des subchondralen Knochens und Knorpels ab [1]. Die Dehnung des LTA zeigt aber auch, daß mit tiefer eintauchendem Caput femoris das Vorder- und Hinterhorn auseinander gedrängt wird bzw. die Incisura acetabuli gespreizt wird. Diese primär inkongruente Geometrie der Gelenkkörper führt nach einer Theorie von Bullough [1] zur Optimierung der Spannungsverteilung und besseren Knorpelernährung im Gelenk. Die bizentrische Druckübertragung über periphere Abstützpfeiler im Gelenk scheint kein auf das Hüftgelenk beschränktes Phänomen zu sein. Neuere Untersuchungen zu Kontaktflächen und subchondraler Mineralisierung des Humeroulnargelenks [4] lassen vermuten, daß es sich hierbei um ein allgemeines funktionelles Prinzip handelt. Es ist denkbar, daß das LTA der Abnahme der physiologischen Inkongruenz bis zu einem gewissen Maß entgegenwirkt. Unsere Ergebnisse zeigen, daß das LTA sowohl bei statischer als auch bei dynamischer (zyklischer) Beanspruchung des Hüftgelenks einer Zugbelastung unterliegt. Die Anlage eines Bandes, das Vorder- und Hinterhorn verbindet erscheint daher nach den Gesetzen der kausalen Histogenese [9] plausibel.

Literatur

1. Bullough PG (1981) The geometry of diarthrodial joints, its physiologic maintenance, and the possible significance of age related changes in geometry-to-load distribution and development of osteoarthritis. Clin Orthop 156:61–66
2. Bullough PG, Goodfellow J, O'Connor J (1973) The relationship between degenerative changes and load-bearing in the human hip. J Bone Joint Surg 55B(4):746–758
3. Claes L (1983) Biomechanische Eigenschaften humaner Bänder. Aktuel Probl Chir Orthop 25:12–19
4. Eckstein F, Löhe F, Steinlechner M, Müller-Gerbl M, Putz R (1993) Kontaktflächen des menschlichen Humoroulnargelenks in Abhängigkeit von der Anpreßkraft – ihr Zusammenhang mit subchondraler Mineralisierung und Gelenkflächenmorphologie der Incisura trochlearis. Ann Anat 175:445–452
5. Goodfellow J, Mitsou A (1977) Joint surface incongruity and its maintenance. J Joint Bone Surg 59B(4):446–451
6. Miyanaga Y, Fukubayashi T, Kurosawa H (1984) Contact study of the hip joint. Arch Orthop Trauma Surg 103:13–17
7. Müller-Gerbl M, Putz R, Kenn R, Kierse R (1993) People in different age show different hip-joint morphology. Clin Biomech 8:66–72
8. Paul JP (1967) Forces transmitted by joints in the human body. Proc Inst Mech Engrs 181:8–15
9. Pauwels F (1965) Gesammelte Abhandlungen zur funktionellen Anatomie des Bewegungsapparates. Springer, Berlin Heidelberg New York
10. Tönnis D, Itoh K, Heinecke A, Behrens K (1984) Die Einstellung der angeborenen Hüftluxation unter Arthrographie-Kontrolle, eine individuelle, risikoverringernde und zeitsparende Methode. Z Orthop 122:50–61

VI. Knochenersatz und Prothesen

Die In-vivo-Transformation der induzierbaren Osteoprogenitorzelle zum Osteoblasten in alkalischer Biokeramik

F. W. Koch[1], H. H. Messler[2], U. von Deimling[3], B. Kaden[4] und W. Rüther[5]

[1] Orthopädische Abteilung, St. Josef Hospital, Hospitalstraße, D-53840 Troisdorf
[2] Orthopädische Abteilung, Krankenhaus Neuwerk, Dünner Straße,
D-41066 Mönchengladbach
[3] Orthopädische Universitätsklinik, [4] Neurochirurgische Universitätsklinik,
Sigmund-Freud- Straße 25, D-53127 Bonn
[5] Orthopädische Universitätsklinik Düsseldorf, Moorenstraße, D-40225 Düsseldorf

Einleitung

Die klinische Problematik des Knochenersatzes nimmt im Zeitalter zunehmender Endoprothetik mit den zwangsläufig entstehenden Substanzdefekten bei Wechseloperationen an Bedeutung zu. Wegen des nur begrenzt zur Verfügung stehenden autologen Knochens rückt die Suche nach geeigneten Knochenersatzstoffen und den Möglichkeiten einer künstlich erzeugten, extraskelettär gelegenen Knochenbildung zunehmend in den Blickpunkt osteologischer Forschung. Die Erzeugung ektopen Knochens im wirtseigenen Lager durch mobile, induzierbare Knochenvorläuferzellen eröffnet eine Möglichkeit des autologen Knochenersatzes. Unterwirft man diese Zellen dem formsteuernden Einfluß von Biokeramiken, so ist die Frage nach ihrer Überlebensfähigkeit und die Möglichkeit ihrer Transformation zum Osteoblasten in porösen Biokeramiken nur allzu verständlich.

Die für die Ausbildung eines differenzierten Zustandes im Bereich der Skelettentwicklung verantwortlichen molekularen Mechanismen sind nicht völlig bekannt. Mehrere grundlegende in vitro-Experimente zeigen jedoch deutlich den Induktionscharakter dieser Vorgänge auf. Benoit (1960) war durch die Transplantation von Fragmenten des Neuralrohres in Hühnerembryonen die Induktion der Chondrogenese gelungen.

Schowing (1968) konnte durch embryonale Transplantationsversuche zeigen, daß eine Induktorsubstanz aus dem Gehirn offensichtlich die Bildung der primär bindegewebigen Schädelknochenanlage bewirkt.

Lash et al. (1957, 1963) induzierten ein Knorpelwachstum durch eine aus dem Neuralrohr isolierte Nukleotidfraktion von Hühnerembryonen.

Die chondroosteogene Potenz des bone morphogenetic protein (BMP) als Induktorsubstanz wurde in zahlreichen Versuchen auch im Muskelbindegewebe von Nagetieren (Reddi u. Huggins 1973, Wientraub u. Reddi 1988), in der Zellkultur (Sato u. Urist 1984) und in der klinischen Anwendung nachgewiesen (Glowacki 1981).

Basierend auf den Arbeiten von Huggins (1931) konnte Friedenstein (1967) bereits ein unterschiedliches Ansprechen von Bindegewebszellen auf Epithelien und damit eine unterschiedliche osteogenetische Kompetenz feststellen.

Die weiteren experimentellen Arbeiten Friedensteins (1973, 1990) führten zu einer Unterscheidung von zwei Arten von Knochenvorläuferzellen. Er prägte den Begriff der *determinierten Osteoprogenitorzelle (Determinated Osteogenetic Precursor Cell = DOPC)* als Knochenstammzelläquivalent aus dem Knochenmark und stellte dieser Zelle die induzierbare *Osteoprogenitorzelle (Inducible Osteogenetic Precursor cell = IOPC)* als ubiquitär im Körper vorhandene Mesenchymzelle gegenüber.

Sie ist eine meist im Muskelbindegewebe und Faszien ansässige Mesenchymzelle, die durch den Eintritt in Blutbahn und Lymphgefäße ständig ihren Standort wechseln kann.

Der Differenzierungsschritt der Umwandlung von der Mesenchymzelle zum Osteoblasten ist bisher unklar. Er läuft in Abhängigkeit der experimentellen Modifikation nicht einheitlich ab. Die Osteoblastenbildung vollzieht sich im hier verwendeten eigenen Modell der epithelinduzierten Osteogenese aus bisher ungeklärten Gründen nicht über eine chondrogene Zwischenstufe. Es kommt zu einer direkten Umschaltung von der Mesenchymzelle zu einer knochenmatrixbildenden Zelle ohne vorherige Knorpelbildung.

Das alkalische Milieu des „gesinterten Mineralknochens"

Die aus tierischer Spongiosa hergestellte Biokeramik, die nach Enteiweißung des Knochens durch einen keramischen Sinterungsprozeß hergestellt wird, zeigt naturgemäß eine äußerst variable Porengröße der ehemals knochenmarkhaltigen Spongiosawaben. Das zusammenhängende Maschenwerk der Trabekel schrumpft während der Sinterung. Hydroxylapatit als thermodynamisch stabilste Kalzium-Phosphatverbindung stellt mit 90% neben beta-Tri-Kalziumphosphat (7%) den Hauptanteil des gesinterten Mineralknochens (Pyrost) dar. Aus vorhandenem Kalziumkarbonat wird während der Verbrennung Kalziumoxyd. Es ist anzunehmen, daß die starke alkalische Reaktion von Biokeramiken durch die Reaktion des Kalziumoxyds zum Kalziumhydroxyd in wässriger Lösung oder in der interstitiellen Flüssigkeit des Körpers hervorgerufen wird (Bauer 1992). Eine Säurevorbehandlung führt nicht zu einer wesentlichen Verzögerung des pH-Anstieges (Mittelmeier 1992).

Material und Methode

1. Nachweis der Induktorvitalität in alkalischer Biokeramik

Die Isolierung sämtlicher Zellen von Übergangsepithelien wurde mittels einer kurzzeitigen Trypsinierung (Trypsin, Fa. Sigma, 1 mg/ml Lösung) in einer Hepes-Ringer-Mischlösung (Hepes, Fa Sigma, 0,480 Gr/ltr) durchgeführt, deren Temperatur konstant auf 37 Grad gehalten wurde. Die Epithelien wurden auf einer Cellulosemischestermembran (Porengröße 0,45 μ, HAWG 01300, Fa Millipore) während der Filtration aufgenommen, die Membran fest mit den planen Flächen quaderförmiger Biokeramikstücke von Pyrost bedeckt und für 48 h in einer geschlossenen Küvette mit 5 ml Ringerlösung bei Raumtemperatur gelagert. Die *Vitalitätsbestimmung* des

Übergangsepithels erfolgte durch die supravitale Färbung der Epithelzellen nach der Methode von Roskin u. Maslowa (1935) mit der farblosen und äußerst lichtempfindlichen Leukobase Hyposulfitweiß.

2. Die Beimpfung der Biokeramik mit epithelialen Induktoren

Kleinste basalzellhaltige Epithelstreifen mit erhaltener Basalmembran wurden nach Ultraschallapplikation auf die seitliche Begrenzung von 6 quaderförmigen Biokeramikstücken aufgebracht. Eine direkte Berührung des keramisierten Mineralknochens mit Instrumenten wurde trotz seiner formstabilen spongiösen Struktur vermieden, da artefizielle Abriebpartikel mit späterer makrophagozytärer Reaktion die Osteogenese stören konnten. Die so behandelten spongiösen Pyrost-Stücke wurden dann in einer Zentrifuge unter sterilen Bedingungen so gelagert, daß bei niedertouriger Zentrifugation (500 U/min, 2 min) die Basalzellen in die interkonnektierenden Spongiosawaben des Mineralknochens eingetrieben wurden.

Jeweils 2 Diffusionskammern (Fa Millipore, Cellulosemischestermembran, Porengröße 0,45 µ) wurden mit epithelbeladenen Biokeramikstücken und Muskelbindegewebe des gleichen Tieres belegt. Danach erfolgte die subfasziale Implantation von jeweils zwei dieser Diffusionskammern unter die Rektusscheide von 6 Meerschweinchen.

Die Entnahme der Kammern erfolgte nach 4, 7, 10, 16 und 28 Tagen. Die histologische Aufarbeitung in Serienschnitten erfolgte aus logistischen Gründen nach vorheriger Entnahme des Gewebes aus der Diffusionskammer vorzugsweise an entkalkten Präparaten mittels monoklonaler Antikörperdarstellung, Hämatoxylin-Eosin und Masson-Goldner Färbung.

Ergebnis

1. Die Vitalität des Induktors im alkalischen Milieu

Bereits 10 Minuten nach Supravitalfärbung mit Hyposulfitweiß stellen sich die Zellkerne der meisten Epithelien im jeweiligen Sichtfeld zartblau dar. Die Anzahl nicht mehr färbbarer Zellen war auffallend gering und ihre Zahl vernachlässigbar.

Die allmähliche Entfärbung trat nach etwa 3 Stunden ein.

Der Vitalitätsnachweis der Induktorzellen, die für 48 h einem hochalkalischen Milieu ohne die Möglichkeit einer körpereigenen Pufferung ausgesetzt waren, ließ somit auch auf ihre Überlebensfähigkeit im Diffusionskammersystem implantierter Biokeramiken schließen.

2. Die Transformation der Knochenvorläuferzellen zum Osteoblasten

Nach Implantation von entnommenem Muskelbindegewebe in die Diffusionskammern nimmt die Migration von in die Kammern implantierten Fibroblasten in die Biokeramik und die rasche bindegewebige Erschließung der porösen, interkonnektierenden Hohlräume mit vollständiger Umscheidung etwa 4–6 Tage in Anspruch. Nach etwa 48 h erreicht das einsprossende Gefäßbindegewebe zusammen mit den induzierbaren Knochenvorläuferzellen die tiefer in die Keramik gelangten Epithelien.

Die bereits in dem gesinterten Mineralknochen befindlichen Basalepithelzellen infiltrieren zu diesem Zeitpunkt nun ihrerseits in das einwandernde Bindegewebe und leiten die entscheidende Phase der Induktion ein.

Nach der Infiltration formen die Basalzellen rundliche Epithelzellnester mit Ausbildung kleiner Neoblasen. Über einen bisher ungeklärten Mechanismus kommt es zur Ausrichtung von Bindegewebszellen, die in unmittelbarer Nähe des Induktors, hier die tief in der Biokeramik sitzenden vitalen Epithelzellen, ihre osteogenetische Potenz zeigen, indem sie ohne chondrogene Vorstufe zum Osteoblasten transformieren. Die nachfolgende Synthese einer Matrix, die innerhalb von etwa 10 Tagen der biogenen Mineralisation unterliegt, beweist ihre funktionelle Reife. Die Knochenbildung erfolgt teils zentral im Bindegewebe zwischen den Induktorepithelien, aber auch in unmittelbarer Nähe zur Keramik, die offensichtlich zu einer limitierenden, aber auch formsteuernden Leitstruktur wird (Abb. 1).

Die Knochenbildung schreitet innerhalb des Beobachtungszeitraumes auffälligerweise weit über die Region der eingebrachten Induktorepithelien hinaus (Abb. 2, 3), ein permanenter osteoinduktiver Stimulus scheint für die weitere Osteogenese offenbar nicht erforderlich zu sein. Die in den histologischen Serienschnitten markierten Stellen der Osteoblastentransformation in unmittelbarer Nähe der hochalkalischen Biokeramikoberfläche von Pyrost zeigen histomorphologisch keinerlei Unter-

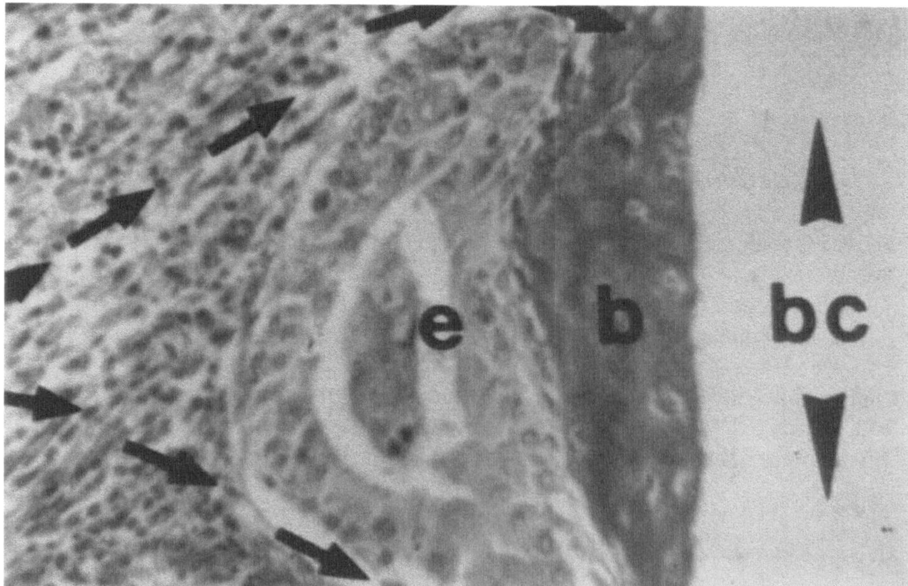

Abb. 1. Auf die Biokeramik zugewanderte, mobile Knochenvorläuferzellen (Pfeilrichtung) wurden zwischen Induktorepithel *(e)* und Biokeramik *(bc)* zu Osteoblasten mit nachfolgender Matrixsynthese (b) transformiert. Entkalktes Präp., Vergr. 60fach, Färbung: Masson Goldner

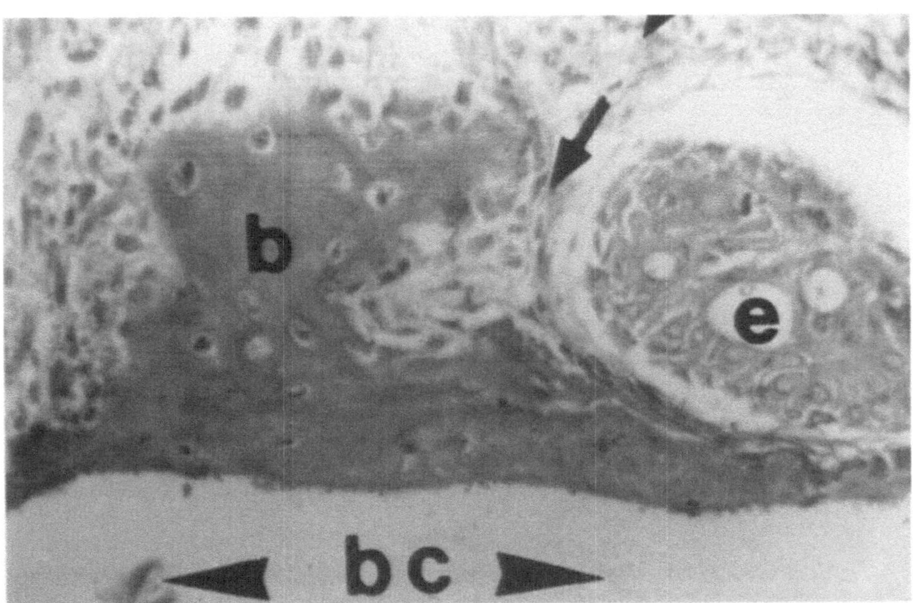

Abb. 2. Die Knochenneubildung *(b)* schreitet auch in weiterer Entfernung vom Induktorepithel *(e)* unmittelbar auf der Biokeramik fort. Entkalktes Präp., Vergr. 40fach, Färbung: Masson Goldner

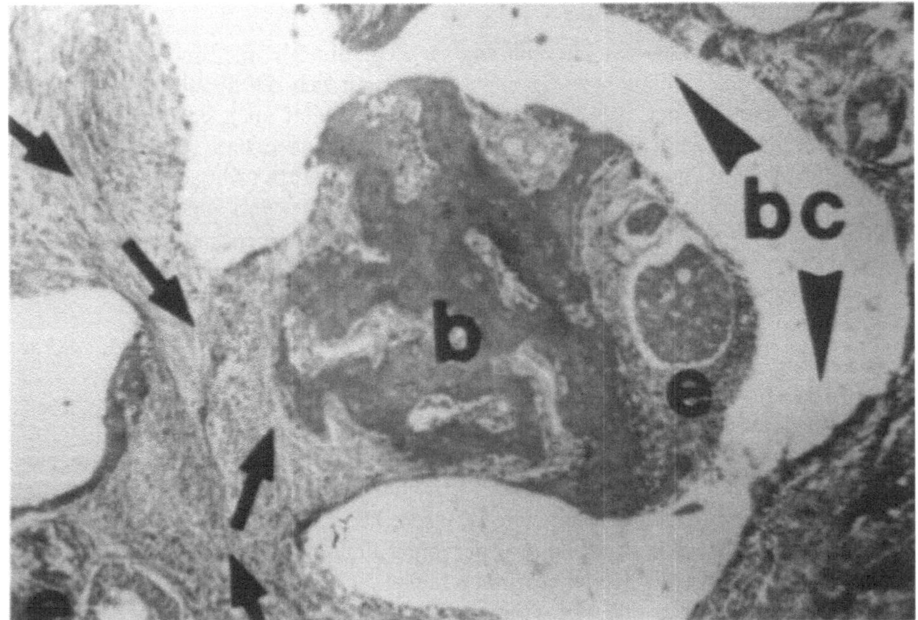

Abb. 3. Induzierbare Osteoprogenitorzellen, die zusammen mit anderen Bindegewebszellen nach Migration (in Pfeilrichtung) durch die interkonnektierenden Poren der Biokeramik „Pyrost" *(bc)* mit Epithelien *(e)* in Kontakt gekommen sind, transformieren zu Osteoblasten. Die Knochenentwicklung *(b)* findet in weiter Entfernung von induzierenden Epithelzellinseln statt. Entkalktes Präp., Vergr. 40fach, Färbung: Masson Goldner

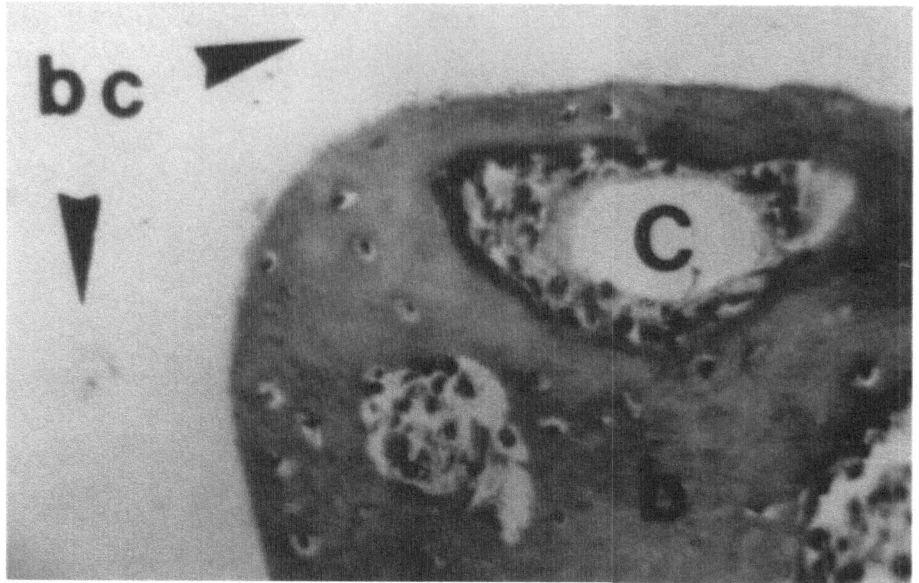

Abb. 4. Die Spongiosawaben des gesinterten „Mineralknochens" *(bc)* sind 28 Tage nach Implantation vaskularisiert *(c)* und völlig von Knochen *(b)* ausgefüllt. Entkalktes Präp., Vergr. 40fach, Färbung: Masson Goldner

schied im Vergleich zur Knochenbildung im Zentrum der mit Bindegewebe gefüllten Hohlräume der ehemaligen Spongiosa. Befindet sich der alkaliresistente Induktor unmittelbar auf der Biokeramikoberfläche, so findet auch dort regelmäßig die Umwandlung der Knochenvorläuferzelle zum Osteoblasten statt. Die Poren werden mit neugebildetem, gut vaskularisierten Knochen ausgefüllt (Abb. 4).

Die dargestellten Ergebnisse zeigen somit eindeutig, daß auch in dem äußerst unphysiologischen Milieu im Inneren alkalischer Biokeramiken die Umwandlung der extraskelettären, mobilen Osteoprogenitorzellen möglich ist.

Diskussion

Die bindegewebige Invasion in einen Fremdkörper ist ein bekanntes Phänomen, welches auch bei pH-neutralen und weitgehend bioinerten Fremdmaterialien regelmäßig und in kurzer Zeit auftritt. An der Erschließung der porösen Biokeramik nehmen auch die induzierbaren Knochenvorläuferzellen teil.

Die konstante Knochenbildung, hervorgerufen durch eine Umwandlung von mobilen, induzierbaren Knochenvorläuferzellen zu Osteoblasten, steht auch im hochalkalischen Milieu einer großporigen Biokeramik außer Frage. Der vermutete toxische Effekt durch schnell ansteigende pH-Werte verhindert weder die Invasion der Knochenvorläuferzellen in die Spongiosamaschen noch die Umwandlung dieser Zellen zu Osteoblasten. Wenn auch die Einzelschritte dieser Transformation von der „undifferenzierten Mesenchymzelle"bis zum funktionell reifen Osteoblasten noch nicht nachvollzogen werden können und ihre intensive Erforschung derzeit erfolgt, so findet sie dennoch auch in unmittelbarer Nähe der „chemisch aktiven Oberfläche" des gesinterten Mineralknochens statt. Die Zellumwandlung ist also keinesfalls ein sich am Rand der Biokeramik abspielendes Phänomen, weil hier etwa die Pufferungsmöglichkeiten des umgebenden Gewebes stärker zum Tragen kämen. Da jedoch die Messung des pH-Wertes zum Zeitpunkt der Zelltransformation unmittelbar an der Biokeramikoberfläche nicht möglich ist, ohne das Milieu selbst wiederum zu beeinflussen, darf aus den hier dargestellten Ergebnissen nur die Schlußfolgerung gezogen werden, daß im Inneren der hier verwendeten hochalkalischen Biokeramik die Knochenbildung aus IOPC grundsätzlich möglich ist.

In Analogie zur Osteogenese durch determinerten Osteoprogenitorzellen (DOPC) (Ohgushi et al. 1989, Goshima et al. 1991, Mittelmeier 1992) konnte die Transformation von induzierbaren Knochenvorläuferzellen (IOPC) zu Osteoblasten auch im alkalischen Milieu von Biokeramiken mit der Methode der Epithelinduktion erstmals nachgewiesen werden.

Literatur

Aspenberg P, Lohmander SL, Thorngren KG (1988) Failure of bone induction by bone matrix in adult monkeys. J Bone Joint Surg 70-B:625–627

Bauer HJ (1992) Fa Merck, Persönliche Mitteilung

Benoit JAA (1960) J Embryol Exp Morphol 8:33–38

Bona C, Stanecu V, Dumitrescu MS, Ionescu V (1967) Histochemical and cytoencymological studies in myositis ossificans. Acta Histochem 27:207–224

Connor JM (1983) Soft tissue ossification. Springer-Verlag, Berlin Heidelberg New York Tokyo

Friedenstein AY, Lalykina KS, Tolmacheva AA (1967) Osteogenetic activity of peritoneal fluid cells induced by transitional epithelium. Acta Anat 68:532

Friedenstein AY (1973) Determined and inducible osteogenetic precursor cells. In: Hard tissue growth, repair and remineralization. Ciba Foundation Symposium II. New York, Elsevier 169–181

Friedenstein AY (1976) Precursor cells of mechanocytes. Int Rev Cytol 47:327–355

Friedenstein AY (1990) Osteogenic stem cells in the bone marrow. Bone and Mineral Research/7. Ed: JNM Heersche and JA Kanis. Elsevier Science Publishers BV

Gilmer WS, Anderson LD (1959) Reactions of soft somatic tissue which may progress to bone formation: circumscribed (traumatic) myositis ossificans. South Med J 52:1432–1448

Glowacki J, Kaban LB, Murray JE, Folkman J, Mulliken JB (1981) Application of the biological principle of induced osteogenesis for craniofascial defects. Lancet 959–962

Glowacki J, Cox KA (1986) Osteoclastic features of cells that resorb bone implants in rats. Calcif Tissue Int 39:97

Glowacki J, Jasty M, Goldring SR (1986) Comparision of multinucleated cells elicited in rats by particulate bone, polyethylene, or polymethylmethacrylate. J Bone Miner Res 1:327

Goshima J, Goldberg VM, Caplan A (1991) The Origin of Bone Formed in Composite Grafts of Porous Calcium Phosphate Ceramic Loaded With Marrow Cells. Clin Orthop 269:274–283

Huggins CB (1929) Influence of urinary tract mucosa on the experimental formation of bone. Proc Soc Exp Biol Med Vol XXVII:349–350

Huggins CB (1931) The phosphatase activity of transplants of the epithelium of the urinary bladder to the abdominal wall producing heterotopic ossification. Biochem J 25:728–732

Huggins CB (1931) The formation of bone under the influence of epithelium of the urinary tract. Arch Surg 22:377–408

Koch FW, v Deimling U, Messler H (1992) Das Verhalten des Knochens auf künstlicher Matrix ohne biomechanischen Einfluß. Vortrag anläßlich der 7. Jahrestagung der Deutschen Gesellschaft für Osteologie, März 1992, im Druck

Koch FW, Schmitt O, Mittelmeier H (1992) Anwendung von Knochenersatzmaterialien bei der Spondylodese von Skoliosen. Theoretische Aspekte und klinische Ergebnisse. Osteologie aktuell VII (Pesch HJ, Stöß H Hrsg) Springer Verlag, Berlin Heidelberg New York, im Druck

Koch FW, Messler H, Rüther W, Münzenberg KJ Die Bestimmung der induzierbaren Osteoprogenitorzellen der Hüft- und Knieregion mit der Methode der epithelinduzierten Osteogenese. In Vorbereitung Z Orthop, Manuskript-Nr 1466

Koch W, Kaden B, v Deimling U, Schultheis R, Messler H (1994) Das regionale Vorkommen der induzierbaren Knochenvorläuferzellen bei der Entstehung der neurogenen Paraosteoarthropathie. Eine experimentelle Studie. Zblt Neurochir, Verlag Johann Ambrosius Barth, Leipzig Heidelberg, im Druck

Lash JW (1963) Ability of embryonic mesonephros explants to form cartilage. Devel Biol 6:219–232

Lash JW, Holtzer S, Holtzer H (1957) Aspects of Cartilage Induction. Exp Cell Res 13:292–303

Mittelmeier W (1992) Knochenneubildung im ersatzschwachen Lager. Demeter Verlag GmbH, Gräfelfing

Ohgushi H, Goldberg VM, Caplan AI (1989) Heterotopic osteogenesis in porous ceramic induced by marrow cells. J Orthop Res 7:568–573

Reddi AH, Huggins CB (1973) Influence of geometry of transplanted tooth and bone on transformation of fibroblasts. Proc Soc Exp Biol Med 143:634–637

Roskin G, Maslowa A (1935) Vitalfärbung mit Hyposulfitweiß. Z W M 52:309–312

Sato K, Urist MR (1984) Bone morphogenetic protein-induced cartilage development in tissue culture. Clin Orthop 183:180–187

Scherft JP (1968) The ultrastructure of the organic matrix of calcified cartilage and bone in embryonic mouse radii. J Ultrastruct Res 23:333–343

Schowing J (1968) J Embryol Exp Morphol 19:9–22

Urist MR (1980) Fundamental and clinical bone physiology. Editor: MR Urist, 331–368

Wientroup S, Reddi AH (1988) Influence of irradiation on the osteoinductive potential of demineralized bone matrix. Calcif Tiss Int 42:255–260

Vergleichende tierexperimentelle Untersuchungen über das Einwachsverhalten völlig enteiweißter boviner Knochenersatzstoffe (Pyrost und Endobon)

M. Gleitz[1], H. Mittelmeier[1] und W. Mittelmeier[2]

[1] Orthopädische Universitätsklinik, Oscar-Orth-Str., D-66424 Homburg/Saar
[2] Orthopädische Universitätsklinik, Rathsbergerstr. 57, D-91054 Erlangen

Einleitung und Zielsetzung

Das 1983 nach Angaben von H. Mittelmeier entwickelte völlig enteiweißte, bovine, spongiös strukturierte Knochenersatzmaterial Pyrost (Fa. Osteo-AG) wurde in standardisierten tierexperimentellen Untersuchungen an der distalen Femurcondyle des Kaninchens von H. Mittelmeier [1], B. D. Katthagen [2] sowie W. Mittelmeier [3, 4] zunächst unter *orthotopen* Lagerbedingungen histologisch und morphometrisch untersucht. Hierbei ergab sich ein ausgezeichnetes Einwachsverhalten des osteoplastischen Granulationsgewebes mit intensiver osteostimulativ-osteokonduktiver Knochenneubildung. In späteren tierexperimentellen Untersuchungen zeigte sich bei autologer Markbeimpfung auch eine Knochenbildung im *ektopen* ersatzschwachen Lager [3, 4]. Nach Bewährung im Tierversuch wurde Pyrost bei *Humanpatienten* mit verschiedenen Knochendefekten angewandt, allein an unserer Klinik bisher bei über 1000 Fällen. Abgesehen von guten Röntgenverläufen wurde in Knochenproben, welche bei Nachoperationen gewonnen wurden, histologisch eine gleichartig gute Knochenregeneration beobachtet [4, 5]. Aufgrund der vorliegenden histologischen tierexperimentellen und humanen Untersuchungsergebnisse ist anzunehmen, daß insbesondere die *räumliche Struktur* der Pyrost-Keramik mit ihrem großporigen, interkonnektierenden Maschenwerk aus Hydroxylapatit für das ungehinderte Einwachsen des neugebildeten Knochen entscheidend ist.

Seit 1992 wird das prinzipiell gleichartige Produkt Endobon (Fa. Merck) angeboten. Aufgrund von Tierversuchen mit einer grundsätzlich problematischen transartikulären Implantation im Patellagleitlager wurde bei Endobon angeblich ein früheres Einwachsen von Regeneratknochen als bei Pyrost beobachtet [6]. Ziel der nun vorliegenden Untersuchungen war es, das knöcherne Einwachsverhalten beider Knochenersatzmaterialien im *standardisierten transversalen Bohrlochtest* an der distalen Femurcondyle des Kaninchens seitenvergleichend zu untersuchen, unter besonderer Berücksichtigung einer *morphometrischen Analyse der Implantatporosität und der Knochenneubildungsrate.*

Material und Methode

Aus diesem Anlaß wurden an dem bewährten Standard-Bohrlochmodell bei 12 Kaninchen *intraindividuell vergleichende Rechts-Links-Versuche* zwischen Pyrost

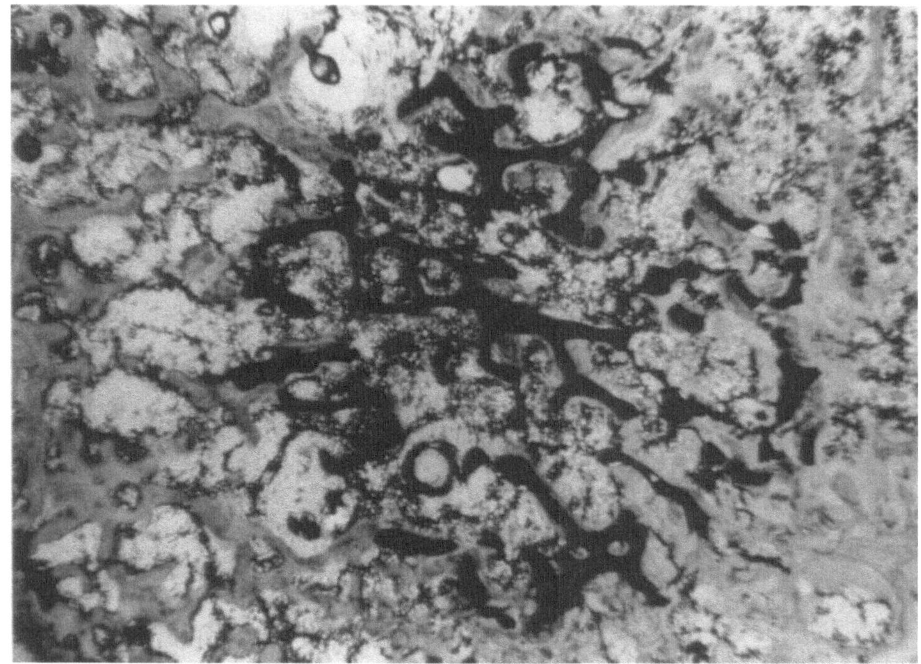

Abb. 1. Pyrost-Implantat nach 6 Wochen: Der Regeneratknochen hat das weite, interkonnektierende Porensystems des Implantates vollständig erschlossen

und Endobon durchgeführt. Bei den Tieren wurde jeweils beidseits an der distalen medialen Femurcondyle mittels einer Hohlfräse ein 6 mm großer zylindrischer transversaler Knochendefekt gesetzt, welcher links mit Pyrost aufgefüllt wurde, rechts mit Endobon. Die Größe der Implantate betrug 5 x 5 x 10 mm. Die Versuchszeiten lagen für jeweils 6 Tiere bei 3 und 6 Wochen. Zur histologischen Aufarbeitung der 24 Implantate wurden 30 μm dicke mit Toluidin-Blau gefärbte Methacrylat-Sagitalschliffe der Femurcondylen angefertigt.

Die *morphometrische Auswertung* erfolgte mit dem Interaktiven-Bild-Analyse-System (IBAS) der Fa. Kontron. Über eine Grauwertdiskriminierung wurden die Flächen des Knochenersatzmaterials, des neugebildeten Knochens und der knochenfreien Zonen errechnet. Die Angaben erfolgten als Prozentwerte in Bezug zur Fläche des Implantatquerschnittes. Durch das Flächenverhältnis des Knochenersatzmaterials zur Gesamtfläche des Implantatquerschnittes ergab sich die Porosität der Implantate.

Ergebnisse

Die *histologische* Aufarbeitung zeigte nach *3 Wochen* sowohl bei Pyrost als auch bei Endobon einen knöchernen Einbau der Materialien vom Rand her. Der neugebilde-

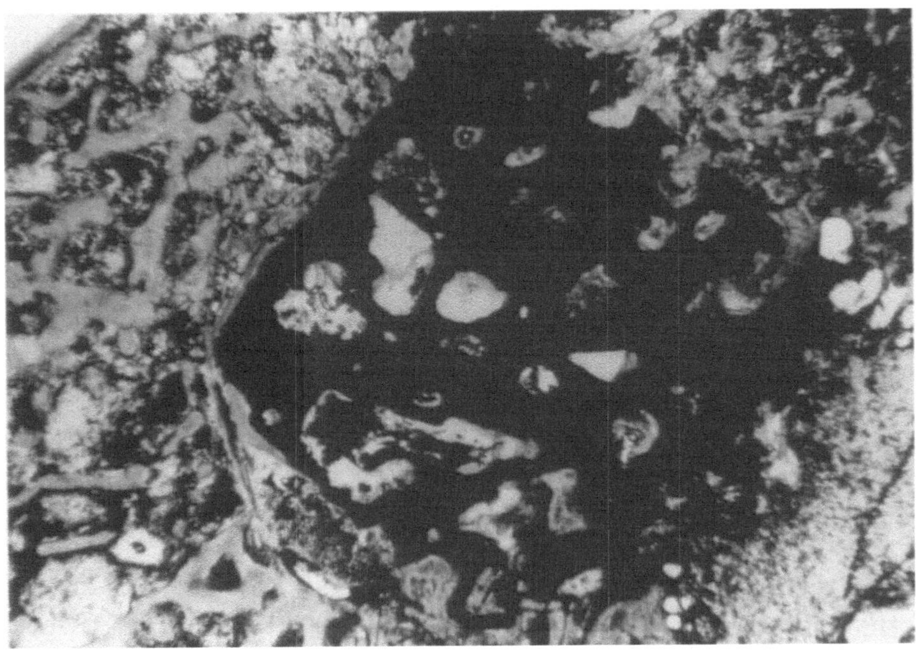

Abb. 2. Endobon-Implantat nach 6 Wochen: Das Implantat zeigt nur einen randständigen Einbau in das Knochenlager. Zentral liegt keine Knochenneubildung vor; offensichtlich steht die dichte Materialstruktur einer weiteren Erschließung barriereartig im Weg

te Knochen war jeweils ohne bindegewebige Zwischenschicht direkt mit der Keramik verbunden und folgte gemäß dem Prinzip der Osteokonduktion den Bälkchen des Implantates. Toxische oder immunologische Fremdkörperreaktionen lagen nicht vor. Nach einer Versuchszeit von *6 Wochen* war die Knochenneubildung zentripetal fortgeschritten. Es zeigten sich allerdings erhebliche Unterschiede zwischen den Materialien: Während sich in dem locker strukturierten Pyrost bei nahezu allen Präparaten bis zum Zentrum hin neugebildetes Knochengewebe zeigte (Abb. 1), blieb das engmaschiger aufgebaute Endobon jeweils nur vom Rand her eingebaut (Abb. 2); im Zentrum der Implantate fand sich dagegen kaum neugebildeter Knochen.

Die *morphometrische Analyse* erbrachte für das locker strukturierte Knochenersatzmaterial Pyrost eine mittlere Porosität von 66% (54%–78%), für Endobon von 34% (14%–58%), also nur etwa die Hälfte (Abb. 3). Nach einer Versuchszeit von *3 Wochen* waren bei den Pyrost-Implantaten 16% der Fläche des Implantatquerschnittes mit neugebildetem Knochengewebe ausgefüllt, bei den Endobon-Implantaten nur 9%. Nach *6 Wochen* betrug der Flächenanteil des neugebildeten Knochengewebes bei Pyrost 36%, bei Endobon nur 14% (Abb. 4). Berechnet man den Flächenanteil des neugebildeten Knochens bezogen auf die Porosität (die ursprünglichen Markräume) der Implantate, so ergibt sich für beide Keramiken nach 3 Wochen eine Auffüllung der implantatfreien Flächen von 24%, nach 6 Wochen für Pyrost von 55%, für Endobon von 37% (Abb. 5).

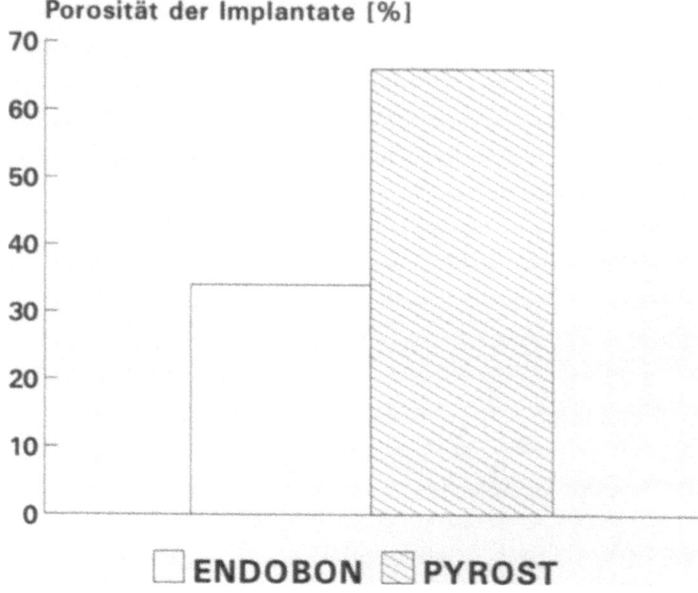

Abb. 3. Prozentualer Anteil des Hohlraum-Systems an der Fläche des Implantatquerschnittes (= Porosität)

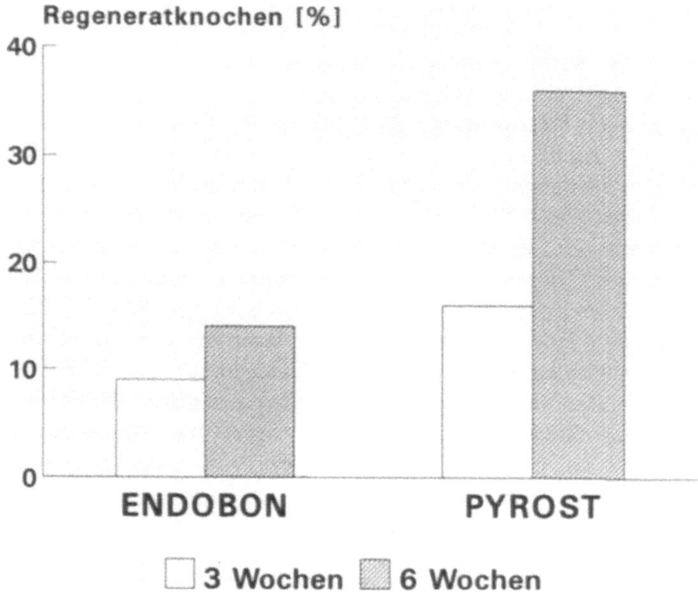

Abb. 4. Prozentualer Anteil des Regeneratknochens an der Fläche des Implantatquerschnittes

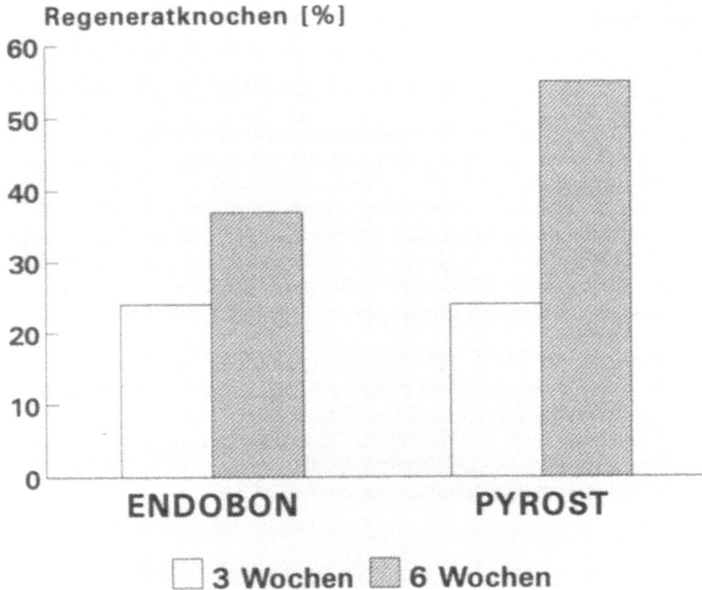

Abb. 5. Prozentualer Anteil des Regeneratknochens an der Fläche des Hohlraum-Systems der Implantate

Diskussion

Die Ergebnisse der vorliegenden Untersuchung zeigen erneut die gute Knochenregeneration bei der Defektauffüllung mit hydroxylapatithaltigen Knochenersatzmaterialien durch Osteokonduktion und Osteostimulation. *Qualitativ* stellte sich der oberflächliche knöcherne Einbau von Pyrost und Endobon nach einer Beobachtungszeit von 3 Wochen wesensgleich dar, wenngleich auch schon zu diesem Zeitpunkt eine größere Defektauffüllung durch Knochenneubildung bei Pyrost zu erkennen war. Nach 6wöchiger Implantationszeit ergaben sich aber erhebliche *quantitative* Unterschiede. Die neugebildete Knochenmenge in den Pyrost-Implantaten betrug etwa das 2,5fache gegenüber Endobon. Bezogen auf die Porosität der Implantate ergab sich immer noch eine 1,5fache Überlegenheit von Pyrost.

Zusammenfassend können die Darlegungen von Dingeldein und Wahlig [6] nicht bestätigt werden. Im Gegenteil zeigte sich im zylindrischen transversalen Bohrlochtest bezüglich der Knochenregeneration eine deutliche Überlegenheit von Pyrost. Diese ist unseres Erachtens vor allem auf die höhere Porosität und damit leichtere Erschließbarkeit von Pyrost zurückzuführen.

Literatur

1. Mittelmeier H, Katthagen BD (1984) Neue Wege des Knochenersatzes. Orthop Praxis 20:389
2. Katthagen BD (1986) Knochenregeneration mit Knochenersatzmaterialien. Eine tierexperimentelle Studie. Hefte Unfallheilkunde 178, Springer Verlag
3. Mittelmeier W (1988) Knochenneubildung im ersatzschwachen Lager mit total enteiweißtem Mineralknochen und autologer Markinokulation. In: Mittelmeier H (Hrsg) Osteoplastiken und artifizielle Knochenregeneration bei der Osteosynthese. Demeter-Verlag
4. Mittelmeier W (1992) Knochenneubildung im ersatzschwachen Lager mit spongiösem mineralischen Knochenersatzmaterial und autologer Markinokulation. Tierexperimentelle Untersuchungen unter intraindividuellem Lagervergleich und klinische Anwendung. Demeter-Verlag
5. Gleitz M, Mittelmeier H (1993) Ingrowth of Pyrost in human bone defects. A histological and microradiographic examination. Transactions 3rd Conference of the European Orthopaedic Research Society (EORS), Paris
6. Dingeldein E, Wahlig H (1992) Fluoreszenzmikroskopische Untersuchungen zur knöchernen Integration von Kalziumphosphatkeramiken. In: Endobon und DBCS. Knochenersatzwerkstoffe und Knochentransplantation. Merck

Vergleichende tierexperimentelle Untersuchungen über Verträglichkeit und Knochenneubildung autoklavierten allogenen Knochens mit dem völlig enteiweißten Knochenersatzmaterial Pyrost

H. Mittelmeier[1], M. Gleitz[1], W. Mittelmeier[2]

[1] Orthopädische Universitätsklinik, Oscar-Orth-Str., D-66424 Homburg/Saar
[2] Orthopädische Universitätsklinik, Rathsbergerstr. 57, D-91054 Erlangen

Einleitung und Zielsetzung

Der kältekonservierte allogene Knochen („Bankknochen") erfährt durch die Kältekonservierung keine Sterilisation. Erfahrungsgemäß können sowohl Bakterien als auch Viren überleben und zur Infektion des Empfängers führen. Dabei sind insbesondere die Infektionen mit Hepatitis-Viren und Aids-Viren von erheblicher gesundheitsschädigender Bedeutung [1, 2].

Infolgedessen erhebt sich in letzter Zeit vermehrt die Frage nach der Sterilisierbarkeit allogener Knochentransplantate, wobei sowohl die thermische Sterilisation im Dampf-Autoklaven, als auch die Niedertemperatursterilisation [3] und die chemische Sterilisation mit alkoholischer Lösung in Erwägung gezogen werden. Die Sterilisation durch Strahlenbehandlung scheidet nahezu aus, weil hierzu Strahlendosen von 25 kGy erforderlich wären, welche nur industriell möglich sind und auf Bedenken bezüglich der Bildung freier Radikale stoßen.

Das für die Klinik einfachste und kostengünstigste Verfahren bestünde zweifellos in der üblichen „chirurgischen Autoklavierung" mit Überdruck und einer Temperatur von 134 bis 138 °C. Das allogene Material könnte hier sozusagen mit der Instrumenten-Sterilisation „mitlaufen". Bei der Autoklavierung ist praktisch sichergestellt, daß sämtliche Bakterien und Viren abgetötet werden; andererseits ist aber auch zu erwarten, daß es dabei zur Denaturierung des Eiweißes kommt und die osteoinduktive Wirkung der Transplantate verloren geht [4].

Es fehlen unseres Erachtens aber standardisierte tierexperimentelle histologische Untersuchungen über das Regenerationsverhalten bei Verwendung autoklavierten allogenen Knochens und insbesondere auch Vergleichsuntersuchungen mit einem inzwischen bewährten osteokonduktiv-osteostimulativ wirksamen völlig enteiweißten, rein mineralischen Knochenersatzmaterial wie Pyrost.

Material und Methode

In der vorliegenden Untersuchung wurde deshalb bei 12 Kaninchen jeweils beidseits an der distalen medialen Femurcondyle mittels einer Hohlfräse ein 6 mm großer, zylindrischer transversaler Knochendefekt gesetzt, welcher links mit Pyrost aufgefüllt wurde, rechts mit autoklaviertem allogenen Knochen. Die Versuchszeit betrug für jeweils 6 Tiere 3 Wochen und 6 Wochen. Zur histologischen Aufarbeitung der insgesamt 24 Implantate wurden 30 µm dicke mit Toluidin-Blau gefärbte Methacrylat-Sagitalschliffe der Femurcondylen angefertigt.

Ergebnisse

a) Pyrost

Die untersuchten Pyrost-Implantationen bestätigen inhaltlich voll die von H. Mittelmeier und B. D. Katthagen [5] sowie von W. Mittelmeier [6] dargestellten Ergebnisse, nämlich einer frühzeitigen Invasion osteogenetischen Heilgewebes in die präformierten Pyrost-Markräume mit schichtweiser Knochenablagerung auf den Pyrost-Bälkchen und geflechtartiger Knochenneubildung. Nach 3 Wochen zeigte sich eine noch aktive zentripetale Knochenregeneration, nach 6 Wochen eine weitgehend abgeschlossene Auffüllung des Pyrost-Implantats mit neugebildetem Knochengewebe (Abb. 1).

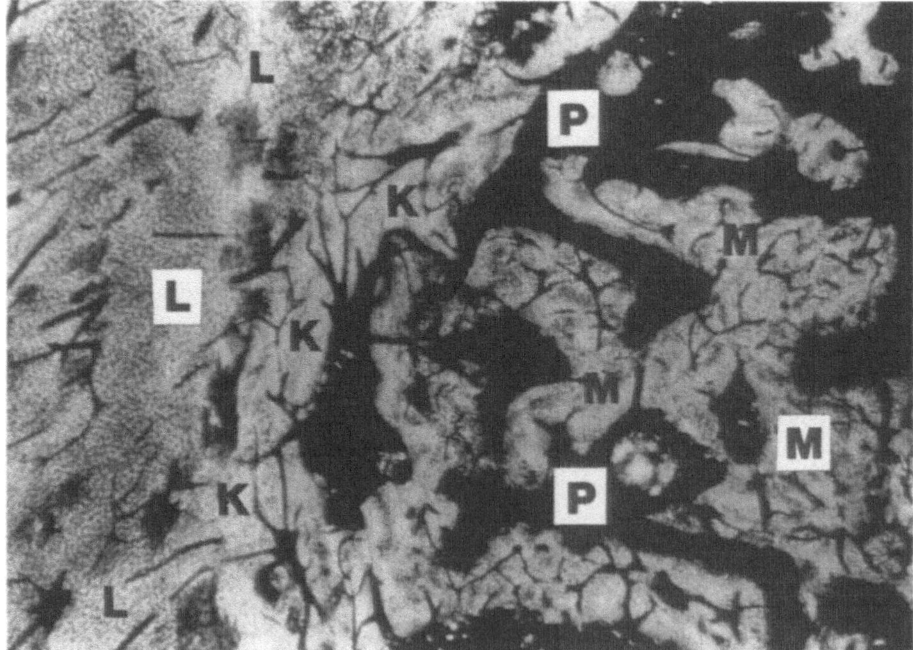

Abb. 1. Pyrost-Implantat nach 6 Wochen: Das Pyrost-Bälkchenwerk *(P)* zeigt einen völligen Einschluß in das vom Knochenlager *(L)* ausgehende neugebildete Knochengewebe *(K)* sowie eine vollständige Auffüllung der ursprünglichen Pyrost-Markräume *(M)* mit gut vaskularisiertem Regeneratknochen

b) Autoklavierter allogener Knochen

Hier zeigen die Präparate nach *3 Wochen* fast übereinstimmend in den oberflächlich gelegenen Bezirken eine bräunliche Abgrenzung, welche offensichtlich einer Thermokoagulation entspricht. Die Knochenbälkchen weisen leere Knochenhöhlen auf. Teilweise sieht man auch Trümmerzonen des autoklavierten Knochens, offenbar daherrührend, daß die Bälkchen unter dem thermischen Einfluß geplatzt sind. Die Markzonen zeigen verdichtete Koagulationsnekrosen der Eiweißsubstanzen, aber kein neugebildetes Knochenmark. Eine Knochenneubildung ist nur randständig dort zu erkennen, wo das autoklavierte Transplantat dem Rand der Bohrung nicht anliegt, so daß dort eine spärliche Entwicklung von körpereigenem Geflechtknochen stattfinden kann, die teilweise auch oberflächlich gelegenen Randzonen des Transplantates anliegt. An den Grenzzonen zum Transplantat liegen aber keine Makrophagen oder Riesenzellen vor.

Bei den *6-Wochen-Transplantaten* (Abb. 2) zeigte sich ein ähnliches Bild, größtenteils immer noch ohne Organisation der Markräume oder Knochenneubildung im Inneren des Transplantates. Die ursprüngliche Bohrhöhle war nahezu unverändert vom Lagerknochen abzugrenzen. Stärkere Abbauvorgänge der Transplantate oder immunologische Abwehrreaktionen waren nicht zu beobachten. In nur

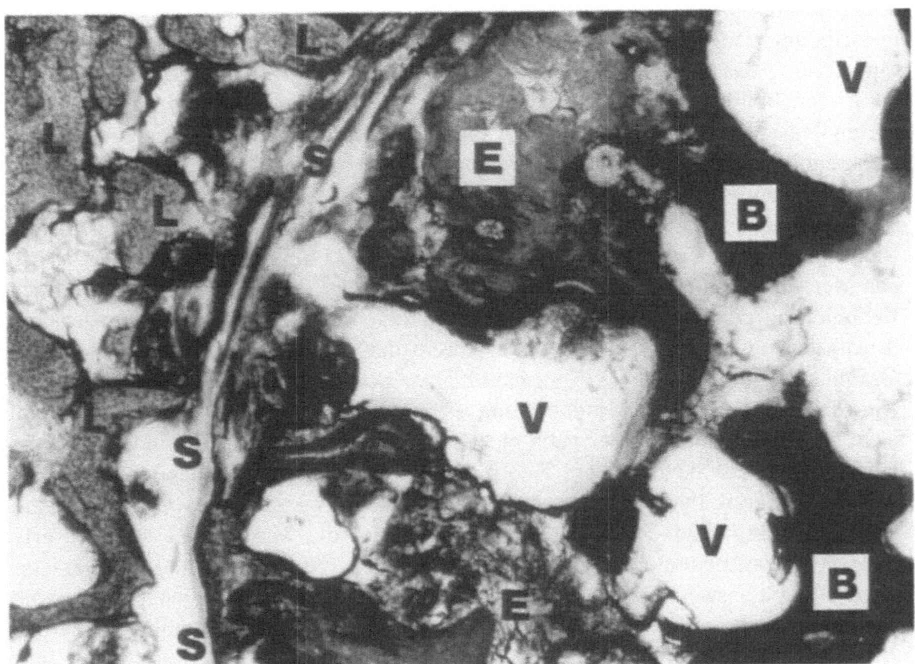

Abb. 2. Autoklavierter allogener Knochen nach 6 Wochen: Der native Lagerknochen *(L)* ist vom Transplantatzylinder noch deutlich durch einen Spalt *(S)* abgegrenzt. Die Markräume zwischen den allogenen Knochenbälkchen *(B)* zeigen teils koaguliertes allogenes Markei weiß *(E)*, teils Vakuolen *(V)*. Keine wesentliche Organisation des Transplantates und keine Knochenneubildung

zwei Fällen zeigte sich eine zarte Bindegewebsneubildung in den Transplantat-Markräumen sowie eine dünne Knochenabscheidung auf der Transplantatoberfläche. Innerhalb des Transplantatknochens lagen keine vitalen Osteozyten vor.

Diskussion

Die Untersuchung bestätigt bezüglich des Knochenersatzmaterials *Pyrost* die bekannten Ergebnisse mit rascher Organisation der Markräume des Transplantates und intensiver Knochenneubildung auf der Oberfläche der Pyrost-Bälkchen sowie in netzartiger Form in den Zwischenräumen. Nach 6 Wochen hat eine weitgehende Auffüllung des Implantates stattgefunden. Das Einwachsen und die weitere Organisation des osteogenetischen, aus dem Empfänger-Knochenlager stammenden Heilgewebes erscheint aufgrund der Weiträumigkeit des interkonnektierenden Porensystems und des Fehlens eines mittransplantierten autochtonen Markgewebes völlig ungehindert.

Im Unterschied dazu zeigt der *autoklavierte Knochen* zunächst thermisch bedingte Strukturschäden, nämlich an der Oberfläche eine Koagulationsschicht, welche hier das ungehinderte Heranwachsen des knöchernen Heilgewebes behindert, andererseits aber auch eine thermische Zertrümmerung der Knochenbälkchen und einen homogenisierenden Strukturverlust des Markgewebes mit Kondensation und Bildung von Vakuolen. Nach 3 Wochen ist allenfalls eine geringe randständige Organisation des Markdetritus durch ein zellarmes Bindegewebe zu erkennen ohne Knochenneubildung. Erst nach 6 Wochen ist eine teilweise Organisation des koagulierten Transplantatmarkes vorhanden und nur in den äußeren Bereichen eine Knochenneubildung auf der Transplantatoberfläche.

Insgesamt verhält sich das autoklavierte Transplantat, offenbar aufgrund der thermischen Denaturierung, aber nicht wie ein unbehandeltes allogenes Knochentransplantat. Die dort üblichen, wenngleich mäßigen immunogenen Abwehrreaktionen werden hier nicht beobachtet. Insoweit ist keine immunologisch-entzündliche Behinderung der Knochenneubildung vorhanden. Im Gegenteil hat man den Eindruck, daß das thermisch koagulierte Eiweiß des allogenen Transplantates für das Granulationsgewebe ziemlich „gleichgültig" wirkt und aus diesem Grund auf die Knochen- und Markgewebsneubildung auswirkt. Das Material erweist sich somit nicht als lokal schädlich, aber auch nicht wesentlich osteokonduktiv und osteostimulativ – zumindest nicht in dem Beobachtungszeitraum von 6 Wochen, in dem das Knochenmaterial Pyrost bereits eine intensive und weitgehend vollständige Knochenneubildung zeigt. *Zusammenfassend* erscheint die Verwendung autoklavierter allogener Transplantate aufgrund der schlechten Knochenregenerationsfähigkeit nicht empfehlenswert, insbesondere im Hinblick auf die wesentlich bessere Knochenregeneration mit dem vergleichsweise geprüften Knochenersatzmaterial Pyrost.

Literatur

1. CDC (1988) Transmission of HIV through bone transplantation: case report and public health recommendations. MMWR 37:597–599
2. Stützle H, Kessler S, Mandelkow H, Schweiberer L (1991) Knochenbankorganisation. Unfallchirurg 94:619–623
3. Knaepler H, Garrel T, Seipp HM, Ascherl R (1992) Experimentelle Untersuchungen zur thermischen Desinfektion und Sterilisation allogener Knochentransplantate und deren Auswirkungen auf die biologische Wertigkeit. Unfallchirurg 95:477–484
4. Urist MR, Silverman BF, Büring K, Dubuc FL (1967) The bone induction principle. Clin Orthop 53:243–283
5. Mittelmeier H, Katthagen BD (1984) Neue Wege des Knochenersatzes. Orthop Praxis 20:389
6. Mittelmeier W (1992) Knochenneubildung im ersatzschwachen Lager mit spongiösem mineralischen Knochenersatzmaterial und autologer Markinokulation. Tierexperimentelle Untersuchungen unter intraindividuellem Lagervergleich und klinische Anwendung. Demeter-Verlag

Klinische Ergebnisse teildemineralisierter Knochenmatrix zur Knochendefektheilung

H. Stützle, S. Keßler, K. Hallfeldt, S. Schafaie und L. Schweiberer

Chirurgische Klinik und Chirurgische Poliklinik Klinikum Innenstadt, Ludwig-Maximilians-Universität, Nußbaumstr. 20, D-80336 München

Einleitung

Fehlende Substanz bzw. Gewebe barg stets schwerwiegende Probleme für das betroffene Individuum. Deren Ersatz bzw. Heilung ist auch heute noch eine große Herausforderung für die rekonstruktive Medizin. Über die Überbrückung von Substanzdefekten im Bereich des Skelettsystems berichtete bereits Job van Meekeren im Jahre 1668 [1]. Er verwendete hierfür xenogenen Knochen. Heute gelten die autogene bzw. allogene Knochentransplantation als Standardverfahren. Der Einsatz dieser Verfahren wird jedoch durch ihre Nachteile wie begrenzte Verfügbarkeit, zusätzliche operative Eingriffe, immunologische Abstoßungsreaktionen oder das Risiko der Infektionsübertragung limitiert.

Teildemineralisierte Knochenmatrix (DKM) als azellulärer, allogener Knochenersatz weist diese Nachteile nicht auf und zeigte in eigenen experimentellen Untersuchungen am Schaf gute knochenbildende Eigenschaften [2]. So wies DKM in 6 mm-Kortikalisdefekten ähnliches Durchbauungsverhalten auf wie autogene Spongiosa. Selbst 5 cm große Tibiaschaftdefekte konnten unter Berücksichtigung des Wirkprinzips knöchern überbrückt werden. Diese guten experimentellen Ergebnisse rechtfertigen den klinischen Einsatz der teildemineralisierten Knochenmatrix.

Patientengut und Methode

Bisher haben wir bei 61 Patienten teildemineralisierte Knochenmatrix implantiert. Die Indikationsstellung wurde, bis zum Vorliegen genügender, klinischer Erfahrungen mit DKM, begrenzt auf endostale, bis zu mittelgroße Defekte sowohl bei frischen Frakturen wie z.B. Wirbelfrakturen (n = 19) als auch nach Ausräumung von Pseudarthrosen (n = 10) bzw. Knochentumoren (n = 7). Der Beobachtungszeitraum erstreckte sich bis zu zwei Jahren p. op., im Mittel bei 14 Monaten. Das entscheidende Kriterium war der knöcherne Durchbau des Defektes. Hierzu dienten konventionelle Röntgenbilder in 2 Ebenen, anhand derer die Knochenbildung im Verlauf beurteilt wurde. Bei einzelnen Patienten konnten während Sekundäreingriffen PE's aus dem Implantatlager gewonnen werden.

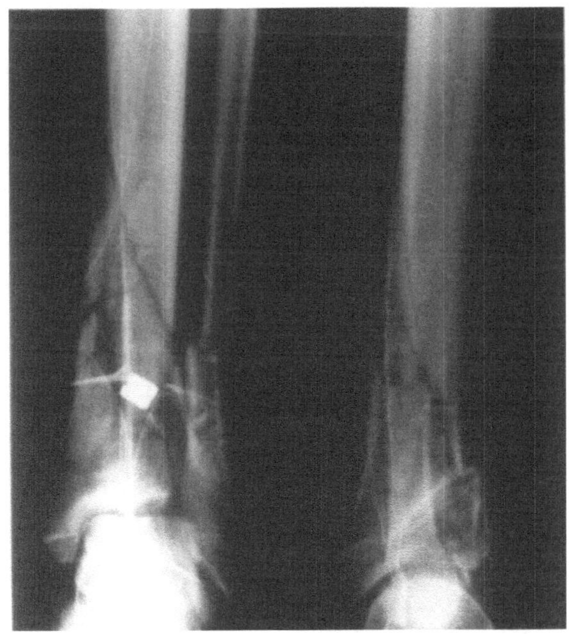

Abb. 1. Röntgenbild 27jähr. Patient mit Pilon tibiale-Fraktur links, post Trauma: großer Trümmerzonenbereich

Ergebnisse

In der Regel konnte durch die übertragene DKM eine sichere, knöcherne Durchbauung der Defekte erzielt werden. Ausgangspunkte knöcherner Regeneration waren stets die Partikel der DKM, an die sich appostionell neuer Knochen anlagerte. Besonders erfreulich zeigten sich die Ergebnisse in Fällen von Trümmerfrakturen mit verzögerter Knochenbruchheilung, bei denen es nach primär ausgebliebener Kallusbildung nach Übertragung von DKM zu einem Durchbau des Frakturdefektes kam.

Fallbeispiel: 27jähriger Patient, Polytrauma nach Suizidversuch, u.a. Pilon tibiale-Trümmerfraktur links (Abb. 1); Versorgung mit gelenküberbrückendem Fixateur externe; zwei Monate p. op. areaktive Trümmerzone (Abb. 2); daraufhin Debridement und Implantation von DKM (Abb. 3); sicherer knöcherner Durchbau des Trümmer-/Defektbereichs (Abb. 4).

Diskussion

Die Bemühungen, Ersatztransplantate für auto- und allogenen Knochen zu finden, sind so alt wie die Knochentransplantation selbst. Ersatzmaterialien der jüngeren Zeit wie der Kieler Knochenspan, Hydroxylapatit- oder Trikalziumphosphatkeramiken haben sich in der Klinik nicht bewährt, da ihnen die Fähigkeit zur Knochenneubildung fehlt [3, 4]. Experimentell zeigten Ersatzsubstanzen wie z.B. „demineralized bone matrix" [5], „collagenous bone matrix" [6] oder teildemineralisierte Knochen-

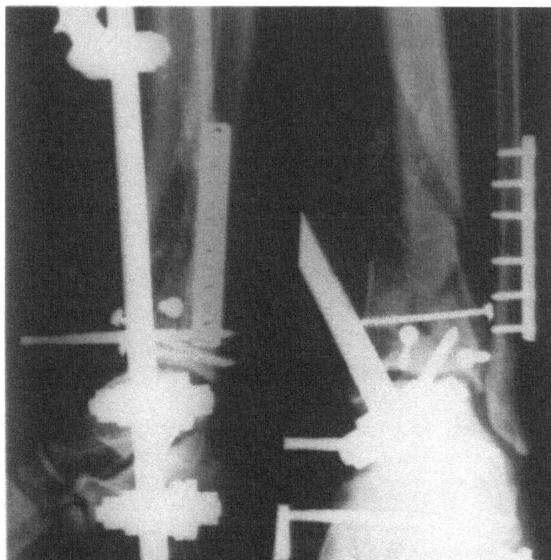

Abb. 2. Röntgenbild 27jähr. Patient mit Pilon tibiale-Fraktur links, 8 Wochen p. op.: Stabilisierung der Trümmerzone mittels gelenküberbrückendem Fixateur externe und Fibulaplatte; areaktive Knochenfragmente, keine erkennbare Kallusbildung, deutliche Trümmerdefektzone

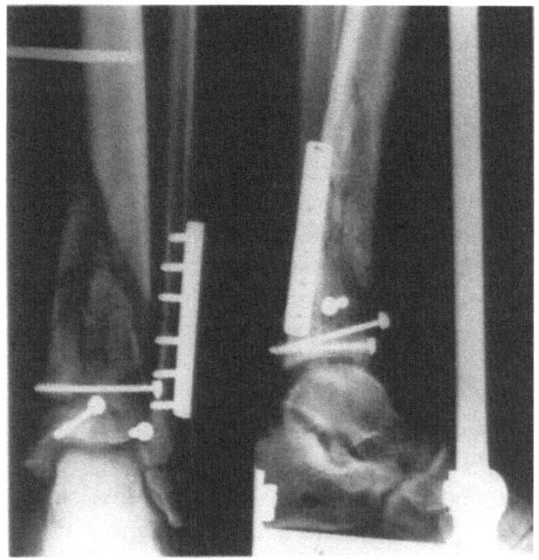

Abb. 3. Röntgenbild 27jähr. Patient mit Pilon tibiale-Fraktur links, 8 Wochen post Trauma, p. op.: Debridement der Trümmerzone und Implantation teildemineralisierter Knochenmatrix in den Trümmerdefektbereich; DKM als kleine, kontrastgebende Partikel zu erkennen

matrix [2], welche unter weitgehender Schonung der Interzellularsubstanzen hergestellt werden, gute knochenbildende Eigenschaften. Ihre Wirkung beruht auf der Freisetzung von osteogenetisch wirksamen Proteinen, welche zu einer Differenzierung von Responderzellen („osteogenic precursor cells") und damit zur Knochenneubildung führen. Der klinische Nutzen dieser Substanzen ist bisweilen noch umstritten bzw. widersprüchlich. Ein Grund hierfür liegt sicherlich darin, daß die meisten Experimente an Kleintieren wie Nagern durchgeführt wurden [5, 6] und so die gewonnenen Ergebnisse nur sehr eingeschränkt in die Klinik übertragen werden können. Teildemineralisierte Knochenmatrix zeigte auch im klinischen Einsatz ent-

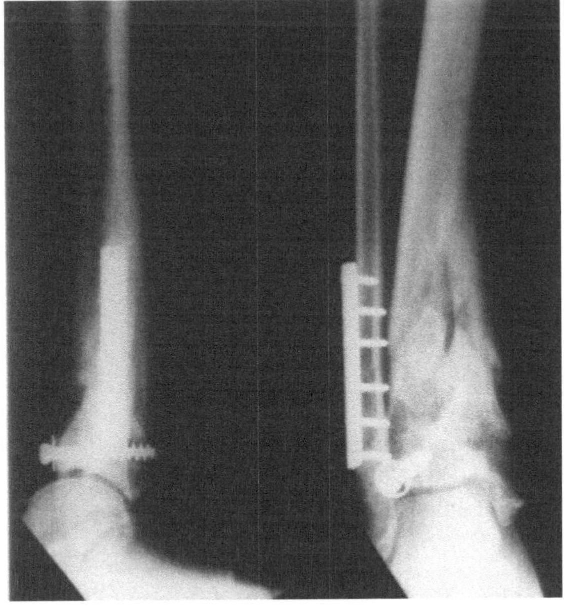

Abb. 4. Röntgenbild 27jähr. Patient mit Pilon tibiale-Fraktur links, 14 Monate post Trauma, 12 Monate p. op.: keine äußere oder innere, osteosynthetische Stabilisierung der Pilontrümmerfraktur mehr; radiologisch und klinisch Frakturkonsolidierung, (Aufnahme seitenverkehrt; Achsenfehlstellung später korrigiert)

sprechend unserer experimentellen Ergebnisse am Schaf gute knochenbildende Eigenschaften [2]. Selbst in einem schlechten Lager wie im vorgestellten Fall, bei dem die Notwendigkeit einer autogenen Spongiosatransplantation besteht, konnte ein sicherer Durchbau des Defekts erreicht werden. Andere Autoren berichten über ähnliche Resultate [7]. Ein Nachteil der DKM sollte hierbei nicht unerwähnt bleiben. Als grobes Pulver fehlt der DKM die biomechanische Belastbarkeit, welche unserer Ansicht nach jedoch zu vernachlässigen ist. Einerseits kommt sie bei Knochendefekten zum Einsatz, die selbst keine Belastung zulassen oder andererseits eine belastungsstabile Osteosynthese besteht.

Insgesamt stellt die teildemineralisierte Knochenmatrix eine attraktive Alternative zur auto- und allogenen Knochentransplantation dar.

Literatur

1. van Meekeren J (1668) Heel en geneeskonstige aanmerkingen. Commelijin, Amsterdam
2. Stützle H, Keßler S, Hallfeldt K, Schweiberer L (1992) Osteogenese durch demineralisierte Knochenmatrix im Experiment. 7. Jahrestagung der Deutschen Gesellschaft für Osteologie, Erlangen
3. Schweiberer L (1970) Experimentelle Untersuchungen von Knochentransplantaten mit unveränderter und mit denaturierter Knochengrundsubstanz. Hefte Unfallheilkd 103:1–69
·4. Mandelkow HK, Hallfeldt K, Keßler S, Gayk M, Siebeck M, Schweiberer L (1990) Knochenneubildung nach Implantation verschiedener Hydroxylapatitkeramiken. Unfallchirurg 93:376–379
5. Urist MR (1965) Bone: Formation by autoinduction. Science 150:893–899
6. Reddi AH, Anderson WA (1976) Collagenous bone matrix-induced endochondral ossification and hemopoiesis. J Cell Biol 69:557–572
7. Pals SD, Wilkins RM (1992) Giant cell tumor of bone treated by curettage, cementation and bone grafting. Orthopedics 15:703–8

Die Verwendung von spongiösem Hydroxylapatit zur Auffütterung kleiner Knochenhöhlen an der Hand

P. Schaller, N. Freiberger, M. Flügel und J. Geldmacher

Abteilung für Handchirurgie und Plastische Chirurgie, Chirurgische Universitätsklinik Erlangen, Maximiliansplatz, D-91054 Erlangen

Einleitung

Ein Spongiosadefekt heilt ab einer bestimmten Größe nicht mehr zwangsläufig spontan. Die Auffütterung solcher Defekte erfolgte in der Vergangenheit hauptsächlich mit autologer oder homologer Spongiosa oder mit sterilen Gipsplomben [1, 2].

Bovines Hydroxylapatit (Endobon*)

Hydroxylapatit (HA) findet seit etwa 15 Jahren in der Medizin Verwendung. Die von uns verwendete spongiöse Keramik, die durch Hochtemperaturbehandlung aus boviner Spongiosa gewonnen wird, liegt seit Anfang 1991 vor (Abb. 1 und 2). Durch die Herstellungsweise wird die für eine Knochenkeramik zu fordernde Biokompatibilität, d.h. der sichere Ausschluß allergischer, entzündlicher und toxischer Reaktionen durch eine vollständige Enteiweißung erreicht. Durch die Größe der dabei entstehenden Kristallite ist die Keramik resorptionsstabil.

Mit entscheidend für eine vollständige knöcherne Integration ist das Vorliegen eines interkonnektierenden Porensystems mit einer Größe der Poren zwischen 100 und 1500 µm, ohne das eine Keramik nur randständig in den Knochen einwächst. Jede Keramik ist spröde. Die Trabekelstruktur der bovinen HA-Keramik bewirkt jedoch ein dem plastischen Bruchverhalten von natürlichem Knochen ähnliches „pseudoplastisches" Bruchverhalten. Sie zeigt relativ hohe Druckstabilität, bei geringerer Biege-und Scherkraftstabilität [3, 4].

Patienten und Methode

In der Abteilung für Handchirurgie und Plastische Chirurgie der Chirurgischen Universitätsklinik Erlangen wurde bisher bei 13 Patienten (7 Frauen, 22/21 bis 57 Jahre; 6 Männer, 50/30 bis 84 Jahre) diese HA-Keramik bei der Auffütterung von Zysten oder nach Enchondromausräumung eingesetzt. Die Nachbeobachtungszeit liegt zwischen drei und zwölf Monaten (Mittel 6,9 Monate). Bei allen Patienten

---

* Hersteller: Merck Biomaterialien, D-64271 Darmstadt

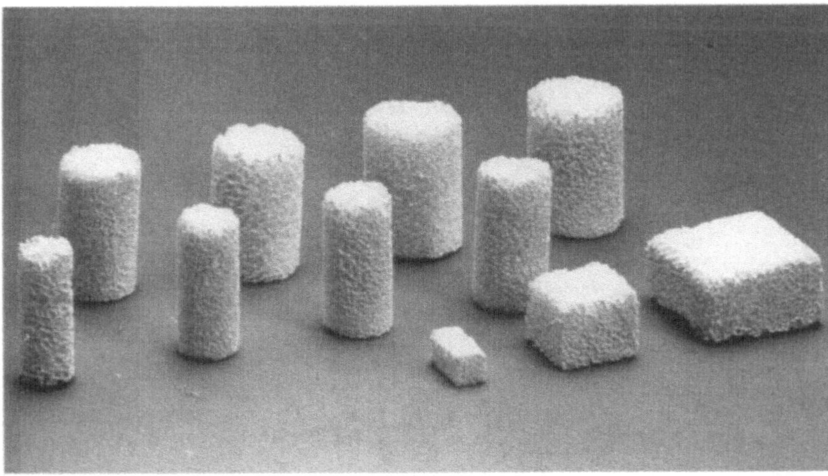

Abb. 1. Verfügbare bovine Hydroxylapatit-Keramiken (Endobon), wobei in der Handchirurgie die Größen 20 x 20 x 10 mm als Block und der 9-mm-Zylinder (Länge 20 mm) im allgemeinen ausreichend sein dürften

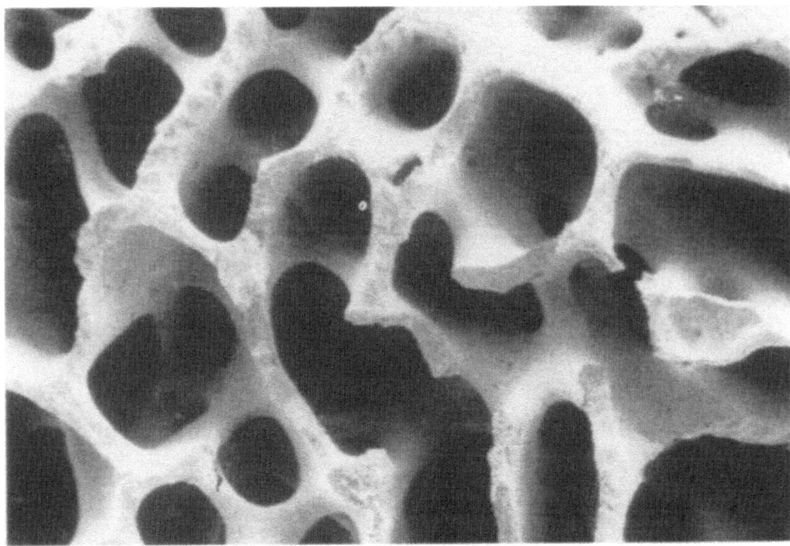

Abb. 2. Elektronenmikroskopische Aufnahme zur Demonstration des interkonnektierenden Porensystems der natürlichen bovinen Hydroxylapatitkeramik

erfolgte die Einheilung komplikationslos. Sie war nach sechs bis acht Wochen radiologisch abgeschlossen (Abb. 3a, b, c).

Operativ wird nach Tumor- oder Zystenausräumung die aufgrund ihrer porösen Struktur leicht zu bearbeitende Keramik dem Defekt möglichst genau angepaßt und anschließend in diesen eingebracht. Dabei soll die Keramik den Defekt möglichst vollständig ausfüllen und stabil verkeilt in der Höhle liegen, um eine sichere

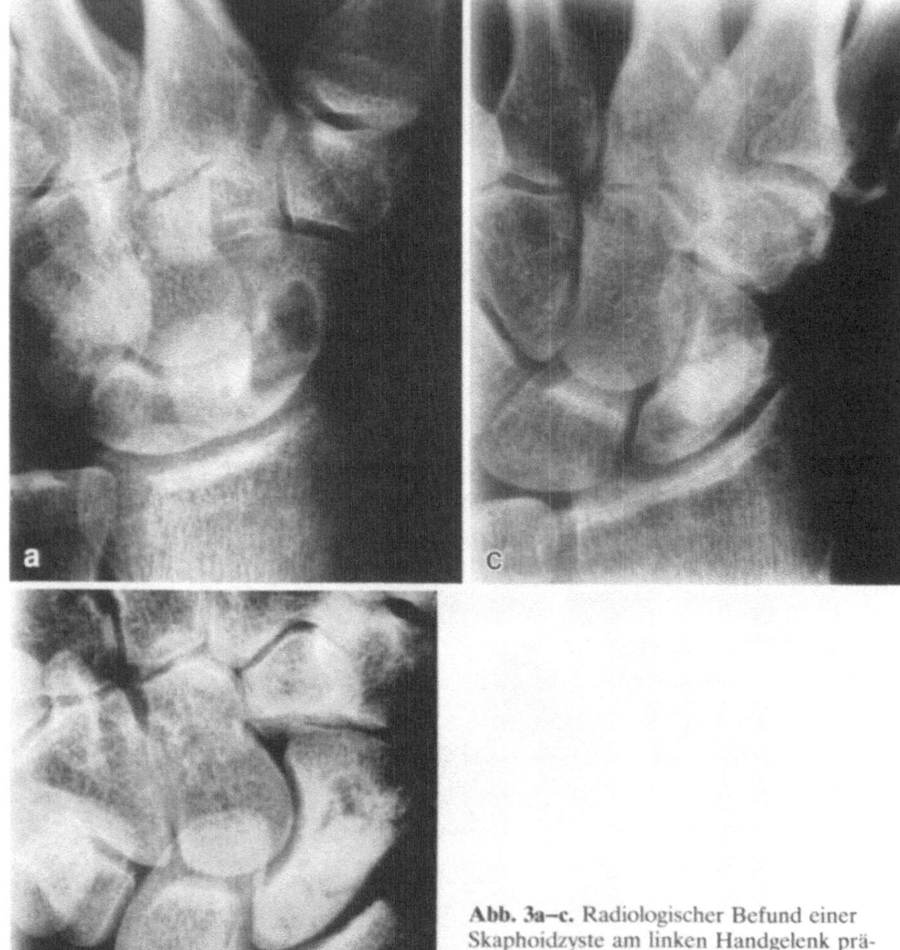

Abb. 3a–c. Radiologischer Befund einer Skaphoidzyste am linken Handgelenk präoperativ (**a**) und unmittelbar postoperativ (**b**) sowie acht Wochen postoperativ (**c**). Es zeigt sich radiologisch die vollständige Integration der Keramik nach acht Wochen

Einheilung zu gewährleisten. Die Kontaktfläche zwischen Keramik und umgebender Spongiosa soll möglichst groß sein.

Die postoperative Ruhigstellung erfolgt abhängig vom Röntgenbild und der Lokalisation für durchschnittlich 4 bis 6 Wochen.

Diskussion

Der entscheidende Nachteil der autologen Spongiosaplastik ist der immer über den eigentlichen Grundeingriff hinausgehende zusätzliche Eingriff an einem Skelettanteil mit blutbildender Spongiosa, zumeist am Beckenkamm.

Die Komplikationen sind hierbei jedoch nicht unerheblich. Neben Läsionen des N. cutaneus femoris lateralis mit dauerhaftem Sensibilitätsverlust und der Möglichkeit lästiger Neurombeschwerden finden sich insbesondere persistierende Schmerzen, revisionspflichtige Hämatome und ernsthafte Infektionen [5, 6, 7].

Die Problematik der alternativen homologen Spongiosaplastik wurde erst kürzlich ausführlich dargestellt [8].

Eine einfache und billige Methode zur Auffütterung von Knochenhöhlen ist die Verwendung von sterilem Gips. Klinisch ist die Methode vergleichbar mit der autologen Spongiosaplastik [9].

Limitiert wurde die Methode in letzter Zeit durch die Tatsache, daß vom Hersteller die Produktion von sterilem Gips eingestellt worden war, sodaß Möglichkeiten gefunden werden mußten, Gips selbst abzupacken und mit Gammastrahlen zu sterilisieren. Dies erwieß sich nur bedingt als durchführbar.

Die bovine HA-Keramik (Endobon) erfüllt die an eine ideale Knochenkeramik zu stellenden Anforderungen, Biokompatibilität, interkonnektierendes Porensystem, mechanische Stabilität und Bearbeitbarkeit sowie nicht-sprödes Bruchverhalten [3].

Im Gegensatz zu synthetischen Kalziumphosphatkeramiken, die aufgrund ihrer Struktur ohne interkonnektierendes Porensystem lediglich randständig knöchern einheilen, wird die natürliche HA-Keramik wegen ihres dem Trabekelgerüst des Knochens sehr ähnlichen Aufbaus vollständig in das tragende Knochengerüst integriert. Es kommt dabei zu einer lamellär konzentrischen Einscheidung der einzelnen Keramikbälkchen durch neugebildeten Knochen [10].

Entscheidend für eine schnelle knöcherne Integration scheint dabei neben einem ausreichenden Kontakt mit vitaler Spongiosa insbesondere die Intaktheit der an- und eingepaßten Keramik zu sein. Hierfür sprechen auch die Beobachtungen, daß zum einen die Verwendung von HA-Granulat zur Defektauffüllung kernspintomographisch nachweislich zu keinem Einbau des HA in den Knochen führt [11], zum anderen eine gewisse Steifigkeit eines Implantats notwendig ist, um nicht nur eine bindegewebige Reaktion der Umgebung auszulösen, sondern zur knöchernen Einheilung zu führen [12].

Nachteilig ist die aufgrund der keramischen Bindung entstehende Größe der Kristallite, die zu einer Resorptionsstabilität führt, so daß die in das Spongiosatrabekelgerüst des Knochens integrierte Keramik auch zu späteren Zeiten als tote Lamellenstruktur erhalten bleibt. Hier wäre ein Material gleicher Eigenschaften zu wünschen, welches wie autologe Spongiosa integriert, revaskularisiert und zu vitalem Knochen umgebaut wird. Inwieweit sich diese Forderung durch eine gezielte Veränderung der biologischen Eigenschaften im Rahmen des Herstellungsverfahrens erfüllen läßt, sollte geprüft werden.

Da sich die bei der Entnahme von Beckenkammspongiosa möglichen Komplikationen bei der Verwendung der Hydroxylapatitkeramik sicher vermeiden lassen und der zusätzliche Eingriff am Beckenkamm zudem vermieden wird, ist unseres Erachtens zum gegenwärtigen Zeitpunkt die Verwendung von bovinem Hydroxylapatit zur einfachen und problemlosen Auffütterung kleiner Knochenhöhlen in der Handchirurgie der autologen Spongiosaplastik vorzuziehen.

Literatur

1. Belusa M (1981) Zur operativen Behandlung der Enchondrome der Hand. Ärztl Fortb 75:111–112
2. Geldmacher J (1986) Enchondromtherapie mit Gipsplombe – Renaissance eines Behandlungsprinzips. Handchirurgie 18:336–338
3. Bauer HJ, Specht R (1991) Keramiken als Knochenersatzwerkstoffe. Vortrag auf dem 1. Endobon-Meeting, 13. März 1991, München
4. Osborn JF (1985) Implantatwerkstoff Hydroxylapatit. Quintessenz Verlags-GmbH, Berlin Chicago London Rio de Janeiro und Tokio S 32–33 und S 39
5. Gerngroß H, Burri C, Kinzl I, Merk J, Müller GW (1982) Komplikationen an den Entnahmestellen autologer Spongiosatransplantate. Akt Traumatol 12:146–152
6. Grob D (1986) Probleme an der Entnahmestelle bei autologer Knochentransplantation. Unfallchirurg 89:339–345
7. Younger EM, Chapman MW (1989) Morbidity at Bone Graft Donor Sites. J Orthop Trauma 3:192–195
8. Schaller P, Geldmacher J, Freiberger N, Flügel M (1993) Die Auffütterung kleiner Knochenhöhlen mit Knochenkeramik (Hydroxylapatit). Handchirurgie 25:184–190
9. Bartsch M, Schaller P, Flesch I, Geldmacher J (1992) Gipsplombenauffütterung bei der operativen Behandlung des Enchondroms – Ein berechtigtes Therapieverfahren? Handchirurgie 24:79–83
10. Wahlig H, Dingeldein E, Draenert K (1991) Comparison of four Different Hydroxyapatite Ceramics by Histomorphological Evaluation using a Standardized Animal Model. Vortrag auf dem Combined Meeting of the Orthopaedic Research Societies of USA, Japan and Canada, 21.–23. Oktober 1991, Banff, Alberta, Canada
11. Wilhelm K (1992) Hydroxylapatit als Auffüllmasse für Knochentumore an der Hand. Vortrag auf dem 33. Symposium der Deutschsprachigen Arbeitsgemeinschaft für Handchirurgie vom 1. bis 3. Oktober 1992 in Gelsenkirchen.
12. Draenert K (1991) Defektauffüllung mit autologer Spongiosa und verschiedenen Keramiken. Vortrag auf dem 1. Endobone-Meeting, 13.März 1991, München

Langzeitstudie allogener und autogener Knochentransplantate: 3-Phasen-Skelett-Szintigramm, Spect, Röntgen im Vergleich

D. Brecht-Krauss[1], S. Rübenacker[2], N. Rilinger[1], O. M. Potzolli[1], G. Bargon[1], L. Kinzl[2] und S. N. Reske[1]

[1] Abteilung Nuklearmedizin und Röntgendiagnostik, Radiologische Klinik und Poliklinik, Robert-Koch-Straße 8, D-89081 Ulm
[2] Abteilung Unfallchirurgie, Chirurgische Klinik und Poliklinik, Steinhövelstr. 9, D-89075 Ulm

Einleitung

Eine Knochentransplantation ist bei 15% aller Operationen im Rahmen der Wiederherstellungschirurgie der Bewegungsorgane erforderlich [1]. Hauptindikationen zur Knochentransplantation sind: Frakturen mit Defekten, Defekte nach Osteitis, Knochenzysten, gutartige Tumoren und niedrig maligne Tumoren. Die Knochentransplantation kann allogen und autogen erfolgen.

I. Allogene Transplantation

Ihre Vorteile sind: Jederzeit verfügbare und quantitativ nicht begrenzte Vorratshaltung in der Knochenbank sowie keine zusätzliche Belastung des Patienten durch Transplantatentnahme. Ihre Nachteile sind: Lokale Immunreaktion mit erhöhter Infektgefährdung für Transplantat und Lager, Infekt- und Sensibilisierungsgefahr für den Empfänger, organisatorischer und technischer Aufwand durch die Knochenbank sowie die verzögert einsetzende Knochenneubildung allein durch Induktion.

II. Autogene Knochentransplantation

Ihre Vorteile sind: Höchste Knochenneubildungstendenz, keine Immunabwehr sowie kein organisatorischer und technischer Aufwand durch die Knochenbank. Ihre Nachteile sind: Belastung des Patienten durch Transplantatentnahme sowie die quantitative Begrenzung des Knochenmaterials [1].

Das aktuelle Problem, das zur Durchführung dieser Studie führte, war das des möglichen HIV-Infektions-Risikos durch die allogene Knochentransplantation. Die Frage, die sich stellte, war: Hat die Knochenbank noch ihre ursprüngliche Berechtigung oder kann auf sie bzw. die allogene Knochentransplantation verzichtet werden?

Ziel der Studie war, die Funktionstüchtigkeit allogener und autogener Knochentransplantate zu überprüfen.

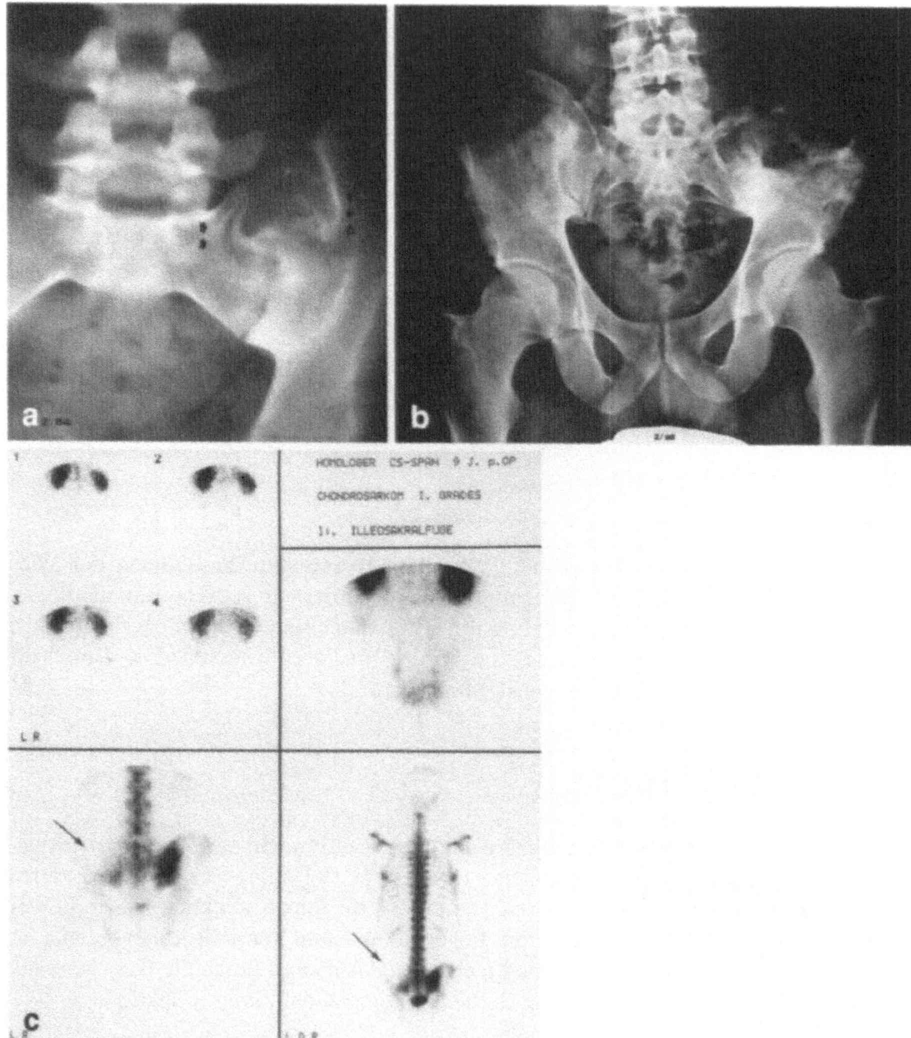

Abb. 1a–e. Röntgen und Szintigraphie einer vollständigen ossären Integration 9 Jahre postop. **a** Röntgenbild 2/84: ED Chondrosarkom os ileum li. **b** Röntgenbild 2/92: vollständige Integration des allogenen Knochentransplantats. Nebenbefundlich Defekt der cranialen Beckenregion durch die Tumorresektion. **c** 3-Phasen-Skelett-Szintigraphie 11/92: regelrechte arterielle, venöse und ossäre Phase. Defekt der cranialen Beckenregion

Patienten und Methode

23 Patienten mit insgesamt 25 Knochentransplantaten wurden 8–10 Jahre postop. untersucht. Es handelte sich um 13 benigne Tumoren, 11 Frakturen und um 1 malignen Tumor. Davon waren 20 allogene und 5 autogene Transplantate.

Die Untersuchungsverfahren waren: Konventionelles Röntgen, ggfs. CT und/ oder MR sowie die 3-Phasen-Skelett-Szintigraphie mit Quantifizierung. Zusätzlich

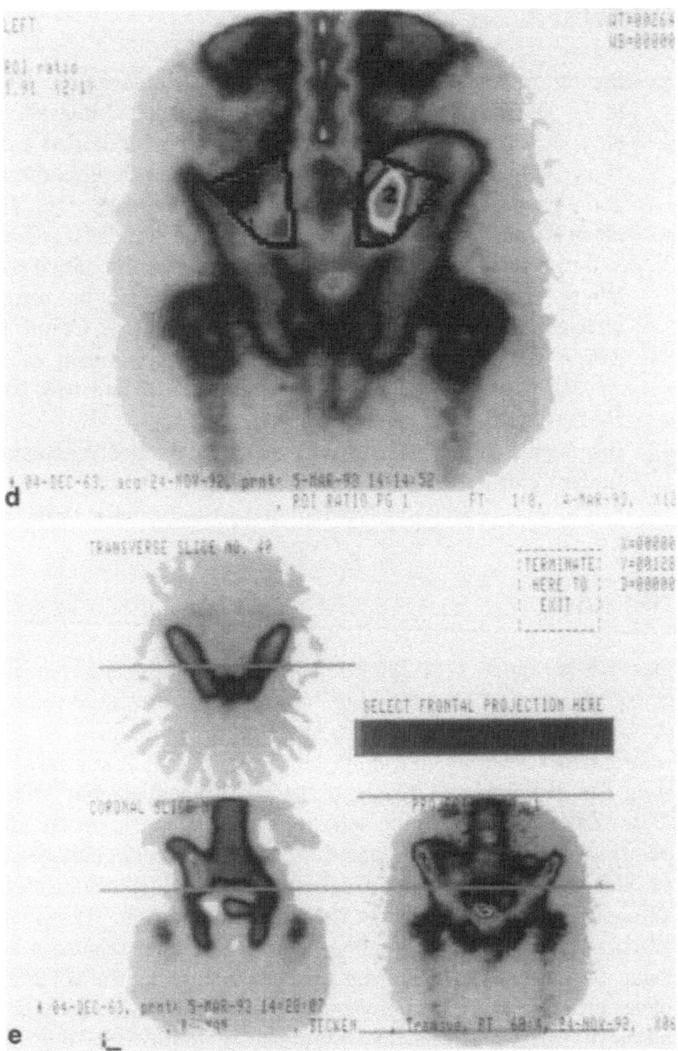

Abb. 1. d Die Quantifizierung ergibt beim Vergleich von transplantierter zu contralateraler Seite einen Index <1 (ROI ratio 1/2). **e** SPECT: *li oben* ein Transversalschnitt in Höhe der caudalen Beckenregion *(re unten)*. Nachweis symmetrischer Aktivitätsanreicherungen caudal des Beckendefektes

wurde die SPECT (Single-Photon-Emissions-Computer-Tomographie) mit Rekonstruktion von Transversal-, Coronal- und Sagittal-Schnitten durchgeführt.

Die Beurteilung erfolgte radiologisch durch den Nachweis von Trabekelbildung und/oder Sklerosierung sowie möglicher Nebenbefunde z.B. Ossifikationen. Die szintigraphische Beurteilung erfolgte qualitativ durch den Nachweis einer regelrechten bzw. gering-, mittel- oder hoch-gradig gesteigerten Aktivitätsanreicherung im Transplantatgebiet. Die quantitative Bewertung wurde durch Bestimmung des Countraten-Index von Transplantatregion zu contralateraler Seite durchgeführt.

Ergebnisse

1. Szintigraphie und Röntgen sind zwei sich ergänzende Untersuchungsverfahren in der Diagnostik der ossären Integration/Nicht-Integration.
2. 88% der Transplantate zeigten mit beiden Methoden eine vollständige ossäre Integration bei röntg. regelrechter Trabekelbildung und szintigr. regelrechter bis geringgradig vermehrter Aktivitätsanreicherung. Die Quantifizierung ergab einen Countraten-Index von 1,17 ± 0,16 im Vergleich zur contralateralen Seite.
3. 3 Transplantate (12%) zeigten röntg. und szintigr. einen pathologischen Befund. Röntg. fanden sich Resorptionszonen und szintigr. deutlich vermehrte Aktivitätsanreicherungen im Transplantatgebiet. Der Countraten-Index wurde mit 2,62 ± 0,95 bestimmt. 2 Transplantate waren nicht integriert. 1x ergab sich zusätzlich ein Tumorrezidiv, das mit der CT und MR sowie histologisch gesichert wurde.
4. Insgesamt zeigten 95% der allogenen Knochentransplantate eine vollständige Integration.
5. Mit SPECT wurde die Ausdehnung path. Befunde sicher erfaßt.

Diskussion

Das Risiko einer HIV-Infektion durch die allogene Knochentransplantation ist gering. Unter Berücksichtigung bestimmter Ausschlußkriterien zur Knochenspende (z.B. Drogensucht, Herkunft aus Hochrisikogebieten für HIV, Bluttransfusionen während der vergangenen 3 Monate), exakter Untersuchung und korrekter Lagerung des explantierten Materials ist es vernachlässigbar klein, <0,5% [2]. Anhand dieser retrospektiven Studie sollte überprüft werden, ob die allogene Knochentransplantation bzw. die Knochenbank noch ihre ursprüngliche Berechtigung haben oder ob auf sie verzichtet werden kann. Von 25 Knochentransplantaten (20 allogene, 5 autogene) zeigten 88% eine vollständige Integration. Davon waren 19 allogen und 3 autogen. Von den 12%, die eine Nicht-Integration zeigten, waren 1 Transplantat allogen und 2 autogen. 95% der allogenen Knochentransplantate wurden vollständig integriert. Die Resultate zeigen, daß allogene und autogene Transplantate gleich häufig integriert werden. Die Studie weist darauf hin, daß die allogene Knochentransplantation unter Berücksichtigung strenger Kontrollmaßnahmen weiterhin ihre Berechtigung hat.

Literatur

1. Tscherne H, Trentz O (1975) Transplantation von Knochen. In: Pichlmayr R (Hrsg) Allgemeine und spezielle Operationslehre. Transplantationschirurgie. Springer, Berlin Heidelberg New York, S 923–950
2. Buck BE, Malinin TI, Brown MD (1989) Bone transplantation and human immunodeficiency virus: an estimate of risk of acquired immunodeficiency syndrome (AIDS). Clin Orthop 240:129–136

Magnetresonanztomographie (MRT) zur Beurteilung von Markraumläsionen nach Markraumnagelung im Tierversuch

B. Allgayer[1], H. Helmberger[1], G. Oedekoven[3], T. Wörndl[1], R. Ascherl[2] und M. Scherer[3]

[1] Institut für Röntgendiagnostik (Direktor: Prof. Dr. Dr. h. P. Gerhardt)
[2] Klinik und Poliklinik für Orthopädie (Direktor: Prof. Dr. E. Hipp)
[3] Institut für Experimentelle Chirurgie (Direktor: Prof. Dr. G. Blümel),
Klinikum rechts der Isar, Ismaninger Straße 22, D-81675 München

Einleitung

Frakturen werden durch konventionelle Röntgenaufnahmen in ausreichendem Maße erfaßt. Läsionen des Markraumes lassen sich jedoch im Gegensatz zu Läsionen des kortikalen Knochens im Röntgenbild nur sehr eingeschränkt beurteilen. Die MRT ist in der Lage, den Markraum abzubilden und hat sich dadurch bei einer Reihe von Erkrankungen des Knochenmarkes als diagnostisch wertvoll erwiesen. Über den Wert der MRT bei traumatischen Läsionen gibt es bisher nur wenige Mitteilungen. Diese betreffen Streßfrakturen und okkulte traumatische Läsionen [1, 2, 3].

In folgender Versuchsanordnung sollte die Frage geklärt werden, ob sich traumatische Läsionen im Markraum mit der MRT erfassen lassen, welche Veränderungen durch die Aufbohrung des Markraumes und durch Marknägel hervorgerufen werden und ob sich eine Störung der Knochenbruchheilung, die durch eine Markraumschädigung hervorgerufen wird, erkennen läßt.

Material und Methode

Nach Versuchsgenehmigungen (Reg. v. Obb.) wurden aus einer Versuchsreihe mit 23 Beaglehunden bei 9 Hunden MRT-Untersuchungen durchgeführt. Die Hunde hatten ein durchschnittliches Körpergewicht von 15,4 kg. Unter allgemeiner Intubationsnarkose wurde folgender Eingriff vorgenommen: Bei 5 Versuchstieren wurde der Markraum der Tibia aufgebohrt und ein passender Marknagel eingebracht, bei 4 Versuchstieren keine Aufbohrung des Markraumes vorgenommen und ein etwas dünnerer Marknagel verwendet, der nicht den ganzen Markraum ausfüllte. Die Tibia wurde über eine Strecke von 10 mm ringförmig deperiostalisiert und anschließend wurde in Schaftmitte mit einer oszillierenden Säge rechtwinkelig zur Knochenachse eine Osteotomie durchgeführt. Nach Reposition der Fraktur erfolgte das vollständige Einschlagen des Marknagels und eine proximale und distale Verriegelung.

Durchschnittlich 12 Wochen nach der Osteosynthese wurde der Marknagel entfernt, 10 Tage nach der Nagelentfernung eine MRT-Untersuchung durchgeführt. Die Tiere wurden an einem 1,5 Tesla Gyroscan (Philips) mit einer Oberflächenspule untersucht. Es kamen T1- und T2-gewichtete SE-Sequenzen zur Anwendung (TR 500/TE 20 und TR 2000/TE 30/100). Die T1-gewichteten SE-Sequenzen mit einer

Schichtdicke von 5 mm wurden unmittelbar nach intravenöser Kontrastmittelapplikation (0,15 mmol/kg Gadolinium-DTPA*) wiederholt. Nach der MRT-Untersuchung wurden die Tiere durch intravenöse Gabe von Pentobarbital schmerzlos getötet, die Tibiae für mikroangiographische Untersuchungen präpariert (in die Femoralarterie der betroffenen Extremität wurde eine 30%ige Bariumsulfatlösung mit einem Formalin- und Heparinzusatz injiziert) und anschließend für histologische Gewebeschnitte aufgearbeitet. Die MRT-Befunde wurden mit den mikroangiographischen Schnitten verglichen.

Ergebnisse

MRT-Untersuchungen der Tibiae ohne Aufbohren des Markraumes (n = 4): Der Kanal des ehemaligen Marknagels erscheint im T1-gewichteten SE-Bild singnalarm. In den Randbereichen kommen intakte Fettmarkareale zur Darstellung. Die Corticalis zeigt im ehemaligen Frakturbereich nur eine geringe Verdickung. Nach intravenöser Gadolinium-Applikation zeigt sich im Bereich des ehemaligen Marknagels ein deutliches Kontrastenhancement.

MRT-Untersuchungen der Tibiae mit Aufbohren des Markraumes (n = 5): In den T1-gewichteten SE-Bildern zeigt sich im gesamten Markraum eine Signalminderung, normale Fettmarkanteile sind nicht zu erkennen. Die Corticalis ist im Frakturbereich überwiegend vom Periost aus verdickt. Nach Kontrastmittelgabe kommt es im gesamten Markraum zu einem starken Kontrastenhancement.

Die Mikroangiogramme der Tibiaquerschnitte in Frakturhöhe ohne Aufbohrung des Markraumes zeigen im Markraum überwiegend intakte Gefäße. Die Anzahl der Markraumgefäße ist im Vergleich mit Mikroangiogrammen eines nicht operierten Tibiapräparates deutlich vermehrt. Im Bereich des ehemaligen Marknagels ist ein feines Gefäßgeflecht mit pathologischen Gefäßen zu erkennen. Die Kallusbildung ist sowohl vom Endost wie vom Periost aus eingetreten.

Die Mikroangiogramme der Tibiaquerschnitte nach Aufbohren zeigen im Markraum nur in den Randbereichen intakte Gefäßstrukturen. Der gesamte übrige Markraum zeigt ein feines Gefäßgitternetz aus pathologischen Gefäßen.

Ein Vergleich der MRT-Befunde mit den mikroangiographischen Befunden ergibt folgendes: Das intakte Fettmark der nicht aufgebohrten Tibia erscheint wie das normale Fettmark im T1- und T2-gewichteten Bild signalintens mit normalen Markgefäßen. Nach Aufbohren des Markraumes kommt dieser signalarm zur Darstellung. (Nach Kontrastmittelgabe kommt es in diesem Bezirk zu einem starken Kontrastenhancement). Mikroangiographisch findet sich hier ein Gefäßgitternetz mit pathologischer Vaskularisation. Das Kontrastenhancement kann als Korrelat für die Neovaskularisation gelten.

---

* Magnevist (Schering)

Diskussion

Unsere Untersuchungen zeigen, daß es mit der MRT gelingt, Schädigungen des Markraumes, die durch operative Maßnahmen hervorgerufen sind, zu erfassen. In den Tierversuchen wurden Tibiafrakturen, die mit einem dünnen Marknagel ohne Aufbohren des Markraumes (eine sogen. biologische Osteosynthese [4]) versorgt worden sind, Tibiafrakturen, die mit einer herkömmlichen Marknagelung mit Aufbohrung des Markraumes geschient worden sind, gegenübergestellt. Das Ziel dieser sogen. biologischen Osteosynthesen ist es, eine bestmögliche Schonung der Weichteile und des Knochens in der unmittelbaren Frakturzone und auch des Markraumes zu erreichen [4]. Die MRT-Untersuchungen und die Mikroangiogramme zeigen ohne Bohrung des Markraumes in seinen Randabschnitten noch normales Fettmark mit intakten Markraumgefäßen. Diese Markraumgefäße sind nach Aufbohren zerstört und es kommt nach Entfernen des Marknagels im Marknagelbett und im Bereich des Bohrkanales zur Ausbildung eines Gefäßnetzes mit feinsten Gefäßen. Ohne intakte Markraumgefäßversorgung ist im Frakturbereich überwiegend periostale Kallusbildung zu erkennen, bei intakten Markraumgefäßen überwiegend endostale Kallusbildung. Die Gefäßversorgung des Knochenmarks von Röhrenknochen erfolgt normalerweise durch eine Nutritialarterie. Diese Arterie läuft im zentralen Markraum parallel zur Längsachse des Knochens. Äste dieser Nutritialarterie erreichen die endostale Oberfläche des Cortex als Kapillaren und bilden Anastomosen mit periostalen Gefäßen. Bohrt man den Markraum auf, kommt es zu einer Verletzung der Blutgefäßversorgung und damit zu einer Störung der endostalen Knochenbildung. Mit der MRT läßt sich das intakte Fettmark von geschädigtem Fettmark differenzieren und somit auch das Ausmaß der Markraumschädigung erfassen. Neuere Operationsmethoden, wie z.B. biologische Osteosynthesen, lassen sich mit der MRT validieren.

Literatur

1. Lee YK, Yao L (1988) Stress fractures: MR imaging. Radiology 169:217–220
2. Yao L, Lee JK (1988) Occult intraosseous fracture: detecting with MR imaging. Radiology 167:749–751
3. Mink JH, Deutsch AL (1989) Occult Cartilage and Bone Injuries of the Knee: Detection, Classification and Assessment with MR Imaging. Radiology 170:823–829
4. Claudi B, Oedekoven G (1991) Biologische Osteosynthesen. Chirurg 62:367–377

Digitale Hüftarthrographie zur Diagnostik von Endoprothesenlockerungen

J. Bandick[1] und A. Benthien[2]

[1] Röntgeninstitut (Chefarzt: Prof. Dr. W. Dihlmann), [2] Orthopädische Abteilung (Chefarzt: Prof. Dr. E. Hille), Allgemeines Krankenhaus Barmbek, Rübenkamp 148, D-22291 Hamburg

Mechanische und infektiöse Lockerungen zählen zu den häufigsten Spätkomplikationen totaler Hüftgelenkendoprothesen. Der klinischen Untersuchung schließt sich in der Regel zur Diagnose einer Endoprothesenlockerung die konventionelle Röntgenuntersuchung der Hüfte in zwei Ebenen an, häufig ergänzt durch eine konventionelle Tomographie. Komponentenwanderung und Endoprothesenfraktur spiegeln eine Implantatlockerung wider. Im Verlauf entstehender, uniform (parallel oder wellig) begrenzter oder divergierender Knochenschwund um die Endoprothesenkomponenten kennzeichnet eine mechanische Lockerung zementfreier Endoprothesen. Lockerungsröntgenzeichen mit Zement implantierter Totalendoprothesen sind darüber hinaus mehr als 2 mm breite Aufhellungssäume zwischen Knochen und Zement, Aufhellungssäume zwischen Zement und Metall sowie Palakosfrakturen. Auch rundliche Aufhellungen, mit denen sich Fremdkörpergranulome zu erkennen geben, zählen zu den nativröntgenologischen Lockerungskriterien mit Zement implantierter Endoprothesen. Außerdem zeigen girlandenförmige Knochendefekte und/oder ausgeprägtes Palakoszerbröckeln eine tiefe Endoprotheseninfektion an [1].

Die Szintigraphie mit knochensuchenden Nukliden (99mTc-Phosphonatkomplexen) offenbart im Bereich der femoralen Komponente eine Lockerung durch fokale Tracerakkumulation (3-Punktakkumulation [2]). Bei einer Pfannenlockerung wird gewöhnlich eine fokale oder diffuse Tracermehrspeicherung beobachtet [3]. Drei-Phasen-99mTc-Phosphonatszintigraphie, 67Ga-Zitrat- und 111In-Leukozytenszintigraphie ermöglichen die Diagnose der Endoprotheseninfektion [4, 5].

Salvati u. Mitarb. [6] erkannten den Wert der Hüftarthrographie für den Nachweis der Endoprothesenlockerung. Zur besseren Unterscheidung zwischen dem Knochenzement, dem gewöhnlich kontrastgebendes Material beigefügt ist, und einem oft nur sehr schmalen Kontrastmittelsaum im Lockerungsspalt wurde die Methode durch die photographische Subtraktion ergänzt [7]. Maus u. Mitarb. [8] entwickelten die Methode weiter durch Erarbeitung verfeinerter arthrographischer Lockerungskriterien. Die gerätetechnische Weiterentwicklung führte durch die elektronische Subtraktion zum heutigen Stand der digitalen Subtraktionsarthrographie [9, 10].

In einer prospektiven Studie haben wir die Empfindlichkeit der digitalen Subtraktionsarthrographie in der Erkennung von Endoprothesenlockerungen untersucht.

Patienten und Methode

In die Untersuchung nahmen wir 25 Patienten aus der Orthopädischen Abteilung des Allgemeinen Krankenhauses Hamburg-Barmbek mit den klinischen Befunden einer Hüftendoprothesenlockerung auf. 15 der 25 Patienten wurden anschließend operiert. Die Endoprothesenimplantation lag zwischen 2 und 8 Jahren zurück. Dabei untersuchten wir 15 zementierte, 10 zementfrei implantierte Pfannenendoprothesen, 19 einzementierte und 6 zementfreie Schaftendoprothesen.

Die Arthrographien wurden auf einem Angiostar mit Polytron (Firma Siemens) durchgeführt, Bildverstärkerdurchmesser von 40 cm, zur verbesserten Detailerkennbarkeit von 28 cm, Bildmatrix 1024x1024. Nach Desinfektion und Lokalanästhesie erfolgte die Gelenkpunktion von ventral. Ein vorhandener Gelenkerguß wurde aspiriert und zur bakteriologischen Untersuchung gegeben. Während der Kontrastmittelinjektion (10 ml nichtionisches Kontrastmittel mit 300 mg Jod/ml, verdünnt mit 10 ml physiologischer NaCl-Lösung) wurden über 20 Sekunden Serienaufnahmen in digitaler Subtraktion in einer Bildfrequenz von 1 Bild pro Sekunde angefertigt. Das injizierte Flüssigkeitsvolumen wurde dokumentiert.

Zur Auswertung der Arthrogramme zogen wir die Lockerungskriterien nach Maus u. Mitarb. heran (Abb. 1). Die arthrographischen Befunde wurden sodann mit der intraoperativen Situation verglichen.

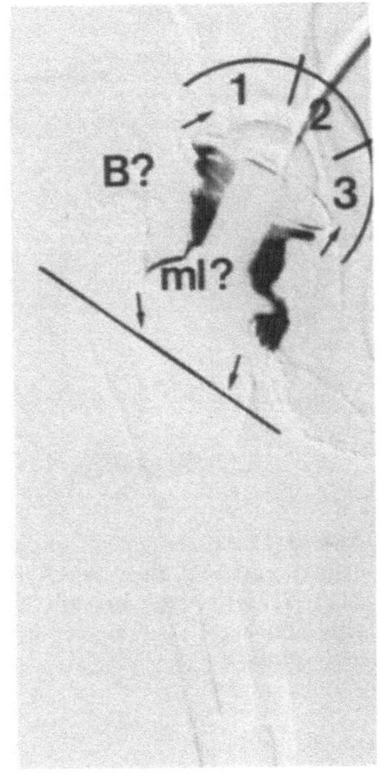

Abb. 1. Das Schema gibt die arthrograpischen Lockerungskriterien bei totalen Hüftendoprothesen wieder (modifiziert nach Maus u. Mitarb., 8): Die *Hüftpfannenendoprothese* ist locker, wenn
- Kontrastmittel in den Sektoren *1, 2* und *3* periazetabulär zwischen Knochen und Implantat nachweisbar ist.
- Kontrastmittel in zwei Sektoren (*1* und *2* oder *2* und *3*) nachweisbar ist.
- Kontrastmittel in Sektor 1 und 3 nachweisbar ist und ein großes Kapselvolumen (über 15 *ml*) oder eine kommunizierende Bursa *(B)* besteht.
- der Kontrastmittelsaum in einem Sektor über 2 mm breit ist.
- nativröntgenologische Lockerungszeichen mit großem Kapselvolumen oder einer Bursa kombiniert sind.

Für eine Lockerung der *Schaftendoprothese* spricht ein Kontrastmitteleindringen zwischen Knochen und Implantat (oder Zement und Prothese) bis kaudal der Linea intertrochanterica *(eingezeichnet)*

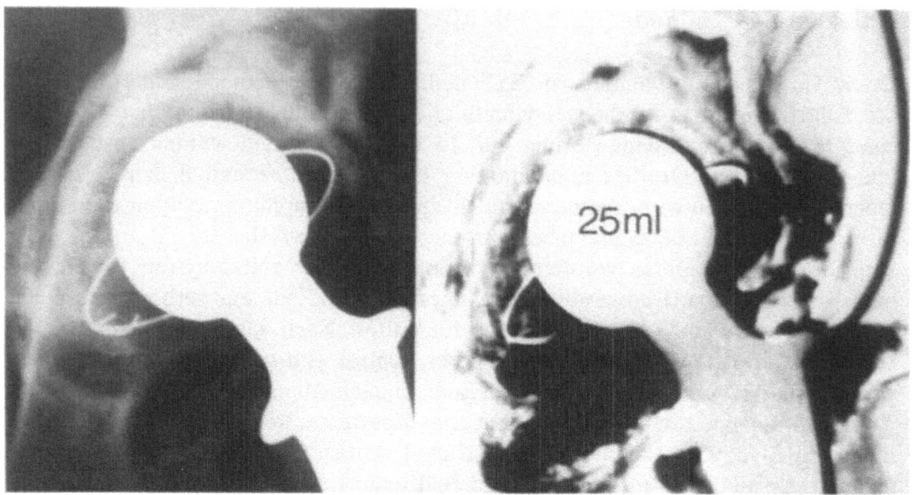

Abb. 2. Kontrastmittel dringt bei großem Kapselvolumen in alle drei periazetabuläre Sektoren. Die Pfannenlockerung war schon nativröntgenologisch zu diagnostizieren *(linker Abbildungsteil)*

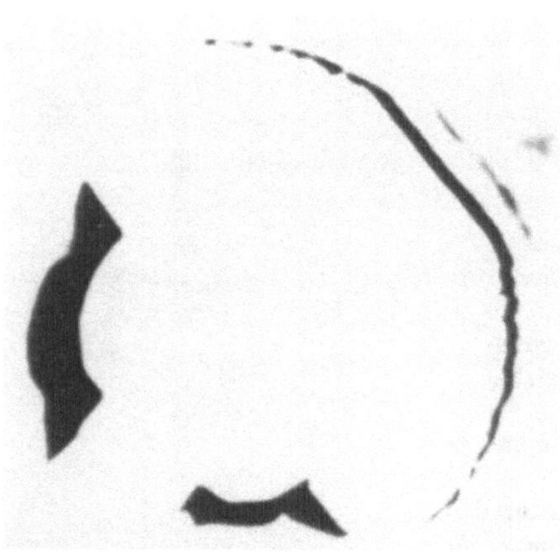

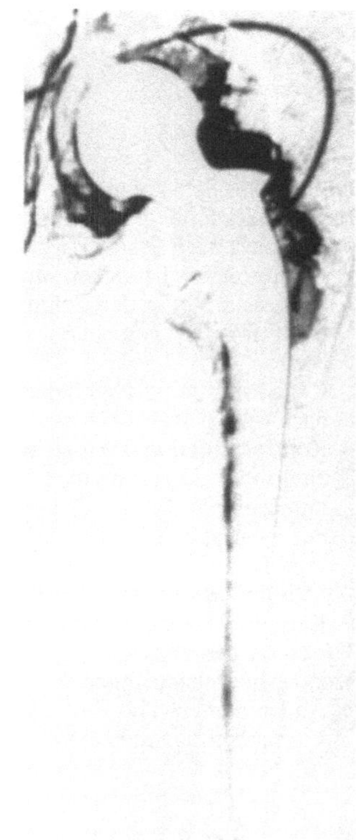

Abb. 3. Diese zementfrei implantierte Pfannenendoprothese ist in der Arthrographie in allen Sektoren von einem Kontrastmittelsaum umgeben. Die Lockerung wurde operativ bestätigt

Abb. 4. Kontrastmittel dringt zwischen Knochen und Schaftendoprothese weit nach kaudal ein; s. auch die lockere Pfannenendoprothese. Beide Komponenten wurden gewechselt

Ergebnisse

Bei den einzementierten Hüftpfannen stimmten die arthrographischen Befunde gut mit der intraoperativen Situation überein (n = 8, 6 richtig positiv, 2 richtig negativ; Abb. 2). Bei den zementfrei implantierten Pfannenendoprothesen (Abb. 3) ergaben sich 5 richtig positive, 1 falsch negativer Röntgenbefund (n = 6). Röntgen- und Operationsbefund stimmten für die zementierten Schaftendoprothesen bei 9 Patienten überein (n = 11, 2 richtig positiv, 7 richtig negativ, Abb. 4). Nur bei 2 Patienten war die Schaftlockerung arthrographisch nicht zu erkennen. 3 Patienten mit zementfrei implantierten Schaftendoprothesen wurden operiert, bei 2 von ihnen war die Endoprothese auch operativ fest, bei 1 aber locker.

Komplikationen (beispielsweise Kontrastmittelreaktionen, Infektionen) traten bei unseren arthrographischen Untersuchungen nicht auf.

Diskussion

Unsere Ergebnisse bei der arthrographischen Erkennung der Hüftendoprothesenlockerung stellen sich ähnlich wie in der Literatur dar [8, 9, 10]. Die falsch negativen Befunde sowohl bei den Pfannen- als auch bei den Schaftendoprothesen können durch folgenden intraoperativ gewonnenen Befund erklärt werden: Zwischen Knochen und implantiertem Material hatte sich eine schmale Schicht aus lockerem fibrösem Gewebe gebildet, die das Einbringen von Kontrastmittel in den röntgenologisch dort sichtbaren Knochenresorptionssaum verhinderte. Die Beachtung der differenzierten, teils röntgenometrischen Lockerungskriterien, wie sie besonders für den azetabulären Endoprothesenanteil vorliegen, hatte großen Anteil an der Aussagekraft der Untersuchungsmethode. Die digitale Subtraktionsarthrographie ist technisch einfach durchzuführen und beansprucht nur eine geringe Untersuchungszeit. Sie ist als invasive Untersuchung anzusehen; Komplikationen traten allerdings bei uns nicht auf. Probleme bei der elektronischen Bildbearbeitung können sich ergeben, wenn die Patienten während der Kontrastmittelinjektion ihr Bein bewegen.

Literatur

1. Dihlmann W, Dihlmann SW, Hering L (1991) Alloarthroplastik des Hüftgelenks. Radiologische Diagnostik der Lockerung und Infektion bei zementierten Totalendoprothesen. Radiologe 31:496–505
2. Merkel KD, Brown ML, Fitzgerald RH Jr (1986) Sequential technetium-99m HMDP – gallium 67 citrate imaging for the evaluation of infection in the painful prosthesis. J Nucl Med 27:1413–1417
3. Aliabadi P, Tumeh SS, Weissman BN, McNeil BJ (1989) Cemented total hip prosthesis: radiographic and scintigraphic evaluation. Radiology 173:203–206
4. Magnuson JE, Brown ML, Hauser MF, Berquist TH, Fitzgerald RH Jr, Klee GG (1988) In-111-labeled leukocyte scintigraphy in suspected orthopedic prosthesis infection: comparison with other imaging modalities. Radiology 168:235–239
5. Oswald SG, van Nostrand D, Savory CG, Callaghan JJ (1989) Three-phase bone scan and indium white blood cell scintigraphy following porous coated hip arthroplasty: a prospektive study of the prosthetic hip. J Nucl Med 30:1321–1331

6. Salvati EA, Freiberger RH, Wilson PD Jr (1971) Arthrography for complications of total hip replacement. A review of thirty-one arthrograms. J Bone Joint Surg 53A:701–709
7. Hendrix RW, Mc Dowell Anderson T (1981) Arthrographic and radiologic evaluation of prosthetic joints. Radiol Clin North Am 19:349–364
8. Maus TP, Berquist TH, Bender CE, Rand JA (1987) Arthrographic study of painful total hip arthroplasty: refined criteria. Radiology 162:721–727
9. Newberg AH, Wetzner SM (1985) Digital subtraction arthrography. Radiology 154:238–239
10. Fink BK, Fink U, Hansen M, Kirsch CM, Pfahler M (1991) Methode und Stellenwert der digitalen Subtraktionsarthrographie der Hüfte beim Nachweis von Endoprothesenlockerungen. Fortschr Röntgenstr 155:255–259

VII. Trauma und Entzündung

Frakturkrankheit und Reflexdystrophie – Zwei Erscheinungsformen der selben Krankheitsentität?

M. Hansis

Klinik und Poliklinik für Unfallchirurgie, Universität Bonn, Sigmund-Freud-Straße 25, D-53127 Bonn

Einleitung

„Eine längerdauernde Ruhigstellung eines Körperabschnittes zieht gewöhnlich trophische Störungen (Frakturkrankheit) nach sich" [1].

„Das Sudeck-Syndrom tritt unerwartet und unabhängig von Art und Ausmaß einer Verletzung oder eines Eingriffs an der oberen Extremität auf" [2].

Diese zwei Zitate belegen schlaglichtartig, wie im klinischen Alltag die beiden genannten Atrophie- bzw. Dystrophie-Formen gesehen werden: Hier die im Grunde normale, mehr oder weniger regelmäßig zu erwartende Folge der Verletzung bzw. der Immobilisierung, in ihrer Schwere proportional dem Zeit- und Behandlungsverlauf, und dort das unerwartete, unproportionale Ereignis – die Komplikation –, in seiner Eintretenswahrscheinlichkeit und seiner Schwere nicht vorhersehbar. Beide Verletzungsfolgen spiegeln sich in radiologischen Veränderungen wieder – dort jedoch meist nicht in der Trennschärfe, wie es die Anamnese und der klinische Befund in der Regel ergibt. Die sorgfältige Unterscheidung der beiden Dystrophie-Formen ist für den klinischen Alltag unerläßlich; dies betrifft die Therapie, insbesondere jedoch die Prognosestellung und die Diktion den Patienten gegenüber: Der Begriff des „Sudeck-Syndroms" ist in Laienkreisen mit derart negativen Werten belegt, daß alleine seine Nennung von ausgeprägter Demotivierung und Verstärkung des Krankheitsgefühls gefolgt ist, – ein Vorgang, der gerade für die abzugrenzende Frakturheilung fatal ist, kann doch gerade sie mit guter Prognose durch intensive Eigenaktivität des Patienten angegangen werden.

Aus klinischer Sicht besteht mithin ein vitales Interesse daran, die Entitäten „Frakturkrankheit" und „Reflexdystrophie" sauber zu trennen. Dies kann jedoch nicht davon abhalten, die immanenten Gemeinsamkeiten der beiden Krankheitsbilder aufzuzeigen und nach Übergängen zwischen ihnen zu suchen.

Herrn Prof. Dr. Dr. med. h.c. S. Weller zum 65. Geburtstag gewidmet.

Klinische Phänomene

Reflexdystrophie

Mattern [3] führt als Ursache des „Sudeck-Syndroms" ein „komplexes Geschehen" an; die Ursache liege höchstwahrscheinlich an einer Vasoneurose als Folge von lokalisierten Überbelastungen oder auch infolge isolierter Ruhigstellung. Das Syndrom betreffe nicht nur lokalisiert den Knochen, sondern zeige sich auch an der Haut und den Anhangsgebilden.

Ähnlich äußert sich Pfeiffer [4], welcher feststellt, die Sudeck-Dystrophie sei eine neurovaskuläre Komplikation nach Verletzungen, Operationen und Erkrankungen unterschiedlichsten Ausmaßes – verursacht durch einen Schmerzzustand und gestörte Schmerzverarbeitung bzw. inadäquate Schmerzreaktion. Die Diagnose werde primär nicht radiologisch sondern klinisch gestellt. Hier wie im Grunde bei allen anderen Autoren werden drei Stadien der Erkrankung benannt:

- Schmerzstadium, mit heftigem Ruhe- und Bewegungsschmerz, Überwärmung, Glanzhaut
- Schwellungsstadium mit Ödem, Induration, Abnahme des Schmerzes, Bewegungseinschränkung und fleckiger, subchondraler Osteoporose
- Narbenstadium mit schmerzloser Versteifung, Haut- und Muskelatrophie, diffuser Osteoporose (Inaktivitätsatrophie).

Unstrittig ist, daß das Auftreten einer Reflexdystrophie nicht mit der Schwere der ursprünglichen Verletzung korreliert ist, sondern offenbar mit anderen prädisponierenden Faktoren. Folgende Einzelbeobachtungen stützen diese allgemeine und häufig repetierte Aussage:

Matthes [2] hatte nach 241 langdauernden operativen Eingriffen an der Hand wie Replantationen oder aufwendigen Zweitoperationen in keinem Falle eine Reflexdystrophie zu beobachten. Dietz [5] stellt nur 80 in der Weltliteratur benannte Fälle Sudeck'scher Dystrophie bei Kindern zusammen (5 eigene Fälle). Isakov [6] findet bei 164 Unterschenkelamputationen nur zweimal eine Reflexdystrophie im Stumpf. Auch bei polytraumatisierten Patienten kann eine Reflexdystrophie nicht gefunden werden [7], wiewohl sich hier eine Fülle schwerer und schwerster lokaler Traumen addieren und überlagern. Auf der anderen Seite sehen wir beim polytraumatisierten Patienten mit Regelmäßigkeit örtlich begrenzte Inaktivitätsatrophien, welche streng mit dem Ausmaß der Immobilisierung korrelieren und welche insbesondere immer sämtliche Gewebestrukturen (Haut, Muskulatur, Bindegewebe und Knochen) der betroffenen Region einschließen.

Auch lokale Komplikationen nach Frakturen oder deren Behandlung (wie zum Beispiel das Auftreten einer aseptischen Pseudarthrose oder eines Infekts) ihrerseits sind nicht von Reflexdystrophien gefolgt [8, 9].

Röntgenologisch typisch ist die zunächst kleinfleckige, später grobfleckige, fortschreitende Entkalkung, welche sich im CT verbessert zeigen lassen soll [10]. Das Tc-99-Dreiphasenszintigramm [11] lasse die Reflexdystrophie mit hoher Spezifität und Sensitivität nachweisen bzw. ausschließen.

Bemerkenswerterweise muß sich die Reflexdystrophie nicht auf verletzte Extremitäten beschränken: So beschreibt Ivey [12] einen Fall einer Reflexdystrophie, welche nach einer Claviculafraktur die Thoraxvorderseite betraf. Und auf der anderen Seite kann es nach Verletzungen auch zu Schmerzzuständen mit relevanter vegetativer Begleitkomponente kommen, ohne daß eine Reflexdystrophie vorliegt. In diesen Fällen wird szintigraphisch ebenfalls eine Anreicherung gefunden [13].

In der Therapie kommen wegen der Besonderheiten des Erscheinungsbildes neben den für die Frakturkrankheit vorzusehenden Maßnahmen zusätzlich Calcitonin und Sympathikusblokaden zur Anwendung. – Die Prognose der Reflexdystrophie ist problematisch: So wie die Genese eine Eigendynamik entwickelt, so kann auch die kunstgerechte Therapie den Verlauf der Erkrankung nicht immer und vor allem nicht in ausreichend reproduzierbarer Weise beeinflussen.

Frakturkrankheit

Die Frakturkrankheit wird beschrieben als ein Syndrom aus Knorpelatrophie, Knochenentkalkung, Bandinsuffizienz, Kapselschrumpfung, Muskelminderung, Durchblutungsstörungen der Weichteile und Schwellneigung [14]. Sie wird erklärt durch die primär unfallbedingte Schädigung von Knochen und Weichteilen einerseits sowie die Folgen der Immobilisierung und Nicht-Belastung der Extremität andererseits.

Eine Analyse von 97 Patienten, welche während eines Zeitraumes von 12 Monaten wegen einer schweren „Frakturkrankheit" an der Berufsgenossenschaftlichen Unfallklinik Tübingen stationär behandelt wurden, ergab zur medizinischen und beruflichen Langzeitprognose folgendes [15]:

Unterteil man die Verletzungen in vier Schwerekategorien, so sind in der Kategorie I (leichteste Verletzungen) in 1/25 Fällen eine vorzeitige Berentung und in 3/25 Fällen eine Wiedererkrankung wegen der selben Verletzung zu verzeichnen. In der Kategorie IV (schwerste Formen) findet man 5/15 Fällen eine vorzeitige Berentung bzw. unfallbedingte Arbeitslosigkeit sowie in 3/15 Fällen eine Wiedererkrankung.

Diesem Nachweis eines Zusammenhangs zwischen Verletzungsschwere und medizinischer bzw. beruflicher Prognose (welcher naturgemäß nicht alleine durch die Frakturkrankheit determiniert sein muß) fügt sich als weitere Beobachtung der Zusammenhang zwischen Dauer der Frakturkrankheit und Prognose hinzu:

Lag zwischen Unfalltag und dem Beginn der auf die Frakturkrankheit fokussierten Behandlung ein Zeitraum von bis zu 6 Monaten, so kam es (alle Schweregrad zusammengenommen) in 6/64 Fällen zur unfallbedingten Arbeitslosigkeit oder vorzeitigen Berentung; begann die spezifische Dystrophie-Behandlung nach 7 Monaten oder später, so konnten 12/33 Patienten beruflich nicht wieder eingegliedert werden.

Die Frakturkrankheit stellt sich mithin klinisch dar als eine übliche Folge jeder verletzungsbedingten Immobilisation bzw. Entlastung, im Ausmaß abhängig von Verletzungsschwere und Zeit, unter geeigneter und zeitgerechter Behandlung im Prinzip reversibel. Therapeutisch im Vordergrund steht die Wiederaufnahme der Bewegung und Belastung – unterstützt durch Krankengymnastik, Physiotherapie, sowie analgetisch-antiphlogistische Medikation.

Die Prophylaxe entspricht der (zeitlich vorgezogenen) Therapie. Im wesentlichen wird sie durch die operative Frakturstabilisierung erleichtert.

Theoretische Grundlagen

Reflexdystrophie

Thorban [16] faßt die morphologischen und funktionellen Änderungen wie folgt zusammen:

- Pathologisch-histologisch zeigt sich am Knochen eine ungleichmäßige Verschmälerung der Knochenbälkchen mit ödematösem Fettmark und Stase im capillovenösen Bereich – in den umgebenden Weichteilen ein alle Gewebe ergreifendes intra- und extrazelluläres Ödem als Ausdruck einer Permeabilitätsstörung und an den Gefäßen eine alle Schichten betreffende ödematöse Auflockerung. In den Gefäßen kommt es in der Folge zu den von der endangitis obliterans bekannten Reparationsvorgängen Ödem – Reparationsphase – Sklerose.
  An den peripheren Nerven kommt es zu Kontinuitätsunterbrechungen an jeweils einzelnen Fasersystemen, welche sich in der Klinik partieller peripherer Nervenschäden äußern.
- Mithin äußert sich das Sudeck-Syndrom im Frühstadium durch die Trias der Durchblutungsänderung (Hyperämie, Hyperthermie), Permeabilitätsstörung (Weichteilödem) und dissoziierter Empfindungsstörung.

Einen Erklärungsansatz für die der Reflexdystrophie immanente Eigendynamik könnte die Theorie von Münzenberg [17] geben, wonach in die Weichteile der befallenen Extremität eingeschwemmten Calciumphosphate als Ursache der Entzündungserscheinungen im akuten Stadium wirksam werden. Nach Goris [18] spielen in der Pathogenese weiterhin freie Sauerstoffradikale eine Rolle; er empfiehlt deshalb zur Therapie unter anderem DMSO als Radikalenfänger und hat damit wohl gute Erfolge.

Der Frage einer besonderen psychischen Konstellation bei Sudeck-Patienten ging Pollack [19] nach: Er wies bei Sudeck-Kranken vermehrt Zeichen für Neurotizismus und Introvertiertheit nach und beschrieb im Vergleich von 20 Sudeck-Kranken mit 20 Kontrollpersonen die psychologischen Merkmale der „Sudeck-Persönlichkeit".

Eine interessante gedankliche Variante stammt von Neumann [20], der bei vier Patientinnen mit Reflexdystrophie Hinweise auf eine Infektion mit Borellia Burgdorferi fand und dieser eine möglicherweise wichtige ätiopathogenetische Rolle zuschrieb.

Inaktivitätsatrophie

Zollinger [21] ordnet die Inaktivitätsatrophie mit der Druckatrophie und der Mangelatrophie zusammen unter den Begriff der „Knochenatrophie", welche sich sowohl durch eine Reduktion der Matrix als auch durch eine Reduktion der Mineralisation auszeichne. Die „Sudeck-Atrophie" wird hier als Sonderform (auf dem Boden neurovaskulärer Durchblutungsstörungen) erwähnt.

Pathologisch-anatomisch zeichnet sich die Inaktivitätsatrophie am Knochen durch eine exzentrische Verschmälerung der Knochenbälkchen und einer Porosierung des Maschenwerks, an der Muskulatur durch eine Kaliberreduktion der Muskelfasern aus; ein Ödem fehlt. Eine Rückbildung der Knochenveränderungen ist nur unvollständig möglich, da es allenfalls zum erneuten Anbau an die zahlenmäßig reduzierten Knochenbälkchen kommen kann. Die Inaktivitätsatrophie ist von einer Hyperkalziurie begleitet [22, 23].

Diskussion

Sudeck selbst [24] hat die von ihm beschriebene entzündliche Form der Atrophie von der „einfachen Inactivitätsatrophie" abgegrenzt. In der klinischen Praxis wird diese Differenzierung aufrechterhalten – insbesondere mit Rücksicht auf die Therapie und die Prognose. Auf der anderen Seite gibt es Versuche, auch die klinischen Erscheinungsformen der beiden Krankheitsbilder einander zuzuordnen:

So stellt Saegesser [25] fest: „Immer wenn ein Gliedabschnitt einige Zeit immobilisiert wird, stellt sich eine mehr oder weniger ausgesprochene Knochenatrophie ein. Tritt sie rasch auf und ist die Entkalkung sehr stark, so sprechen wir von einer akuten Knochendystrophie." – Letztere setzt er mit der Sudeck'schen Dystrophie gleich.

An anderem Orte [26] unterscheidet er die „akute fleckige Knochenatrophie", die „chronische Form der Knochenatrophie" und die „traumatische Gliedmaßendystrophie". Er ordnet alle diese Erscheinungsformen den peripheren arteriellen Zirkulationsstörungen und dort dem „traumatischen Raynaud-Phänomen" zu. Die von ihm beschriebene Symptomatik entspricht den hier vorgestellten Entitäten der Frakturkrankheit bzw. der Reflexdystrophie.

In dreierlei Hinsicht ergeben sich in der genannten Differenzierung Ungereimtheiten:

- Es ist bekannt, daß jeder Schmerz sich verselbständigen und chronifizieren kann, und daß jeder Schmerz mit einer sympathischen Komponente einhergehen kann [27]. Auch in der klinischen Praxis stören sympathische Schmerzanteile (brennende Schmerzen, strumpfförmige Parästhesien) gelegentlich das sonst reine Bild der Inaktivitätsatrophie. Nicht ohne Grund gehören Maßnahmen zur vegetativen Stimulation bzw. Balancierung zum Standardrepertoire der Behandlung der Inaktivitätsatrophie [15].
- Der „Sudeck-Patient" wird als ängstlich, introvertiert und auf die Verletzung fixiert beschrieben. Warum sollte nicht gerade diese Konstellation mitauslösend sein für eine besonders schwere Inaktivitätsatrophie – aus Angst vor Bewegung und Belastung? Auch hier ist das klinische Erscheinungsbild durchaus nicht immer so diskret, wie es die reine Lehre glauben machen möchte.
- Die aktuelle Lehre vom Trauma geht von der Vorstellung aus, daß jeder Gewebeschaden (akzidentell oder iatrogen) zu einer lokalen Freisetzung von Mediatoren führt, welche ihrerseits in kaskadenartiger Form eine systemische Reaktion hervorrufen. Letztere äußert sich unter anderem in einem diffusen, media-

torvermittelten Membranschaden. Diese Kaskade läuft nicht immer proportional zur Verletzungsschwere ab; sie kann sich verselbständigen und kann mithin zu überproportional großen Sekundärschäden an nicht primär verletzten Organen führen (z.B. i.S. des sekundären pulmonalen oder renalen Versagens).

Wenn die Trias der Überproportionalität, der vegetativen und der entzündlichen Begleitreaktion sowie der besonderen psychischen Konstellation pathognomisch für die Reflexdystrophie sein soll, so ergibt sich aus den vorgenannten Überlegungen, daß es sich offenbar hier doch nicht um zwei diskrete Krankheitsbilder handelt, sondern daß die Reflexdystrophie offenbar nur eine besondere Spielart der Frakturkrankheit darstellt – eine neurovegetativ entgleiste Frakturkrankheit quasi. Daß eine solche Entgleisung nicht proportional der Verletzungsschwere sein muß, sondern nach dem „Alles-oder-nichts-Prinzip" zustandekommen kann, entspricht allgemeinen pathophysiologischen Gesetzmäßigkeiten.

Es steht sogar zu überlegen, ob vielleicht die sog. Reflexdystrophie sogar nur als allgemeine Reaktionsform anzusehen ist, welche sich (wie ein isomorpher Reizeffekt) auf die verschiedensten Krankheitsbilder aufpfropfen kann, sie überlagern und modifizieren kann – so zum Beispiel auch die Frakturkrankheit, letztlich jedoch an deren Vorhandensein nicht gebunden ist.

Zusammenfassung

Nach Verletzungen der Extremitäten und deren Behandlung kann es zu einem Mangelzustand dort (Dystrophie oder Atrophie) kommen, welcher jeweils im Prinzip gleichermaßen Muskeln, Bindegewebe, Gefäße, Nerven und Knochen betrifft. Die Klinik differenziert hier zwischen Frakturkrankheit einerseits und Reflexdystrophie (Sudeck'scher Dystrophie) andererseits. Letztere ist gekennzeichnet durch eine entzündliche Begleitreaktion, vegetative Anteile am Schmerzgeschehen sowie fehlende Proportionalität zur ehemaligen Verletzungsschwere. Die Differenzierung bewährt sich vor allem auch hinsichtlich der einzuschlagenden Therapie und der Prognose.

Unter Berücksichtigung der aktuellen Vorstellungen vom allgemeinen Prinzip des „Traumas" und seiner lokalen wie systemischen Auswirkungen und unter Berücksichtigung von Einzelheiten der Symptomatik der beiden Dystrophieformen liegt die Vermutung nahe, daß die Reflexdystrophie jedoch eher als besondere Variante der Frakturkrankheit – als autonomisierte, entgleiste Frakturkrankheit – anzusehen sei.

Literatur

1. Baumgartl F, Weller S (1976) Allgemeingültige Regeln für die Knochenbruchbehandlung. In: Baumgartl F, Kremer K, Schreiber HW (Hrsg) Spezielle Chirurgie für die Praxis. Thieme, Stuttgart, S 34
2. Matthes H (1984) Behandlungsmöglichkeiten des Sudeck-Syndroms an der Hand. H Unfallheilk 164:547–552

3. Mattern H (1988) Knochen. In: F Krück (Hrsg) Pathophysiologie. Urban & Schwarzenberg, München Wien Baltimore, S 692–701
4. Pfeiffer KM, Lanz U (1992) Hand. In: Allgöwer H, Siewert JR (Hrsg) Chirurgie. Springer, Berlin Heidelberg New York London Paris Tokyo Hong Kong Barcelona Budapest, S 905
5. Dietz FR, Mathews KD, Montgomery WJ (1990) Reflex sympathetic dystrophy in children. Clin Orthop Relat Res 258:225–231
6. Isakov E, Susak Z, Korzets A (1992) Reflex sympathetic dystrophy of the stump in below knee amputees. Clin J Pain 8:270–275
7. Helbsing H (1990) Behandlungstaktik, Verletzungsmuster, Komplikationen und Behandlungsergebnisse bei polytraumatisierten Patienten. Dissertation Tübingen
8. Hansis M, Duffner F, Weller S (1989) Die operative Therapie der aseptischen Unterarmschaftpseudarthrose. Akt Traumatol 19:192–195
9. Dewald AM (1990) Klinische Charakteristik von Infektionen durch koagulase-negative Staphylokokken in der Unfallchirurgie. Dissertation Tübingen
10. Nutz V, v Uexküll-Güldenband V (1986) Computertomographie beim Sudeck-Syndrom. Unfallchirurg 89:68–73
11. Holder LE, Mackinnon SE (1984) Reflex sympathic dystrophy in the hands: Clinical and scintigraphic criteria. Radiology 152:517–522
12. Ivey M, Britt M, Johnston RV jr (1991) Reflex sympathetic dystrophy after clavicle frakture: Case report. J Trauma 31:276–279
13. Butler-Manuel PA, Justins D, Heatley FW (1992) Sympathetically mediated anterior knee pain: Scintigraphy and anesthetic blockade in 19 patients. Acta Orthop Scand 63:90–93
14. Meeder PJ, Weller S (1989) Traumatologie des Schädels, des Haltungs- und Bewegungsapparates, Frakturen und Luxationen – Allgemeiner Teil. In: Reifferscheid M, Weller S (Hrsg) Chirurgie. Thieme, Stuttgart New York, S 719
15. Hansis M, Weller S (1987) Das stationäre Heilverfahren bei posttraumatischen dystrophischen Zuständen. Die BG 6:339–346
16. Thorban W (1965) Der heutige Stand der Lehre vom Sudeck-Syndrom. Hippokrates 10:384–387
17. Münzenberg KJ (1983) Therapie des Sudeck-Syndroms. Deutsch Med Wschr 108:155
18. Goris RJA (1985) Treatment of reflex sympathetic dystrophy with hydroxyl radical scavengers. Unfallchirurg 88:330–332
19. Pollack HJ, Neumann R, Pollack E (1980) Sudeck und Psyche. Beitr Orthop Traumatol 27:463–468
20. Neumann RA, Aberer E, Stanek G (1989) Evidence for spirochetal origin of Sudeck's atrophy. Arch Orthop Trauma Surg 108:314–316
21. Zollinger HU (1971) Pathologische Anatomie. Thieme, Stuttgart
22. Eichler J (1970) Inaktivitätsosteoporose. Thieme, Stuttgart
23. Zingher E, Zollinger H (1982) Osteoporosebedingte Frakturen bei Sudeck'scher Dystrophie. Z Unfallmed Berufskr 75:103–112
24. Sudeck P (1900) über die akute entzündliche Knochenatrophie. Arch Klin Chirurg 62:147–156
25. Saegesser M (1976) Spezielle chirurgische Therapie. Huber, Bern Stuttgart Wien
26. Saegesser M (1967) Allgemeine Chirurgie. Huber, Bern Stuttgart
27. Hannington-Kiff JG (1990) Schmerz und Sympathikus. Schmerztherapeutisches Kolloquium 6:1–3

Quantitative Computertomographie von Unterschenkelfrakturen nach Fixateur-externe-Osteosynthese

P. Schnarkowski[1], W. Weidenmaier[2], W. Mutschler[3], M. Arand[3] und M. Reiser[1]

[1] Radiologische Universitätsklinik, Universität Bonn, Sigmund-Freud-Straße 25, D-53127 Bonn
[2] Abteilung für Röntgendiagnostik, Klinikum der Universität Ulm, Steinhövelstraße 9, D-89075 Ulm
[3] Abteilung für Unfallchirurgie, Klinikum der Universität Ulm, Steinhövelstaße 9, 89075 Ulm

Einleitung

Überlicherweise erfolgt die Verlaufsbeurteilung der Frakturheilung nach Osteosynthesen mit konventionellen Röntgenaufnahmen. Computertomographische Untersuchungen sind darüber hinaus zur Diagnostik von Frakturen bei komplexer räumlicher Struktur wie an der Wirbelsäule oder am Becken indiziert. Zur routinemäßigen Verlaufsbeobachtung der Fraktur wird die Computertomographie nicht eingesetzt. Übersichtsröntgenaufnahmen in zwei Ebenen werden zur Überwachung der Frakturheilung verwendet. Auf Grund des Ablaufs der Frakturheilung mit einem zunächst nicht mineralisierten Kallus und einer erst später langsam sichtbaren werdenden Mineralisierung hinkt die Röntgenmorphologie der Übersichtsaufnahme der tatsächlichen Frakturheilung hinterher. Im Sonderfall von Frakturen, welche mit einem Kohlefaserfixateur versorgt werden, ist es möglich, die Computertomographie zur frühzeitigen und regelmäßigen Beurteilung der Frakturheilung einzusetzen.

Patienten und Methode

18 Patienten mit 12 offenen und 6 geschlossenen Unterschenkelfrakturen wurden mit einem ventralen Kohlefaser-Klammerfixateur versorgt. 4 Patienten waren weiblich, 14 waren männlich, das Alter betrug 8–48 Jahre. In regelmäßigen Abständen erfolgten nach der Versorgung mit einem Fixateur externe neben der klinischen Untersuchung, Fraktometermessungen, Röntgenübersichtsaufnahmen und Computertomogramme. Die Computertomographie wurde in der ersten postoperativen Woche und in sechswöchentlichen Abständen, also in der 6., 12. und 18. Woche, durchgeführt. Alle Computertomogramme erfolgten mit einem GE-Pace (General Electric Company, Milwaukee, U.S.A.). Der Frakturbereich wurde lückenlos mit einer Schichtdicke von 5 mm dargestellt. Eine weitere Schichtdarstellung erfolgte proximal und distal der Fraktur.

Zur Auswertung wurden zwei identische Schichthöhen innerhalb der Fraktur verwendet. Die Schichtauswahl erfolgte mit Hilfe einer digitalen Übersichtsradiographie. Zur Orientierungshilfe der Schichthöhle dienten die Eintrittsstellen der Knochenschrauben in den Knochen. Die zu untersuchende Region im Frakturbereich wurde als Flächenprodukt für den Bereich von 200–2000 HU und 700–2000 HU dargestellt. Die Flächenprodukte wurden im Verlauf an den jeweils zwei identischen Schichthöhen verglichen.

Gleichzeitig erfolgte im zweiwöchentlichen Abstand die Fraktometrie. Claes [2] hat für Frakturen, welche mit einem Fixateur externe versorgt werden, dieses Verfahren entwickelt. Das Meßprinzip des Fraktometers beruht auf der Verformung des Fixateurs unter Belastung der versorgten Extremität. Unmittelbar postoperativ laufen alle Kräfte über den Fixateur externe, da die Frakturzone noch keine Kräfte übertragen kann. Hierdurch kommt es zu einer Verformung des Fixateurs. Mit zunehmender Frakturheilung übernimmt die Frakturzone immer mehr die Belastung, so daß der Fixateur weniger verformt wird. Diese Verformungen können quantitativ mit dem Fraktometer gemessen werden.

Ergebnisse

Bei allen Patienten wurde der Fixateur externe bis zur vollständigen Ausheilung oder bis zum notwendigen Verfahrenswechsel belassen. 15 Patienten zeigten ein kontinuierlich ansteigendes Flächenprodukt des Kallus. Gleichzeitig fand sich ein kontinuierlicher Abfall des Meßsignals in der Fraktometrie als Zeichen einer zunehmenden Festigkeit des Frakturbereiches. Eine sichere Frakturheilung konnte aus der Computertomographie und der Fraktometrie abgeleitet werden, wenn die neugebildete Kallusfläche im Querschnitt mehr als 50% der Ausgangsfläche betrug und der Fraktometerwert in der 12. Woche unter 50% des Ausgangssignals lag. Eine verzögerte Heilung trat ein, wenn die Kallusfläche mehr als 75% betrug und das Fraktometersignal in der 18. Woche unter 50% fiel. Alle 15 Patienten wurden mit Fixateur-externe-Montagen ausbehandelt. Die maximale Verweildauer des Fixateurs betrug 21 Wochen. Bei drei Patienten war nach 15–18 Wochen eine Kallusflächenzunahme von weniger als 20% erreicht. In der Fraktometrie zeigte sich ein über 50% des Ausgangssignals gemessener Wert. Hier erfolgte in der 15., 21. und 24. Woche ein Verfahrenswechsel auf einen Marknagel.

Diskussion

Frakturheilungen zeigen ein festes histologisches Muster, welches mit den röntgenologischen Zeichen der Frakturheilung korreliert. Fibroblasten induzieren eine fibroossäre Metaplasie. Früher periostaler Kallus umgibt den Frakturbereich. Dieser Kallus ist röntgenologisch sichtbar nach circa 2–3 Wochen [1]. Nach 12 Wochen ist der Frakturspalt unscharf abgrenzbar und nach 24 Wochen findet sich eine komplette kallöse Überbrückung. Dieser Ablauf der Fraktur wurde bisher nur in tierexperimentellen Studien röntgenologisch erfaßt [1, 3, 4, 8, 9, 10].

Aus diesen tierexperimentellen Studien ist bekannt, daß die herkömmlichen Röntgenbildern der Computertomographie hinterherhinken. Computertomographisch ist bereits nach circa 9 Tagen die erste Kallusbildung abzugrenzen, während sie in den konventionellen Übersichtsaufnahmen erst nach 19 Tagen angedeutet abzugrenzen ist [4]. Die Computertomographie wurde bisher nur in Einzelfällen zur Beurteilung der Frakturheilung beim Menschen eingesetzt [7]. Frakturen, welche mit einem strahlendurchlässigen Kohlefaserfixateur versorgt wurden, erlauben eine computertomographische Evaluation des Frakturbereiches. Im Computertomogramm zeigt sich die sekundäre Frakturheilung detaillierter als in den herkömmlichen Röntgenaufnahmen. Erste Kalluszeichen als Brücke zwischen den Fragmenten sind bereits nach zehn Tagen abzugrenzen [4]. Bei den in unserer Studie untersuchten Patienten fand sich in der Computertomographie nach sechs Wochen eine beginnende Kallusreaktion. Frakturen, welche später ausheilten, zeigten im weiteren Verlauf eine kräftige Kalluszunahme mit mehr als 50% Neubildung nach 12 Wochen. Die Kalluszunahme korrelierte mit einer zunehmenden Stabilität der Fraktur, welche mit Hilfe der Fraktometrie beurteilt werden konnte.

Die Einschätzung der Frakturheilung ist für die operative Versorgung von Unterschenkelfrakturen zunehmend wichtig, da der Trend in der Unfallchirurgie zu einer primären Fixateur-externe-Versorgung geht [2, 6]. Zur Beurteilung des Therapieergebnisses und zur Entscheidung, ob ein anderes operatives Verfahren mit einem Marknagel oder einer Plattenosteosynthese indiziert ist, vermag die Computertomographie zusätzliche Informationen zu den konventionellen Übersichtsaufnahmen zu geben. Oft ist nämlich die Beurteilung bezüglich der Stabilität mit den herkömmlichen Aufnahmen sehr schwierig [5]. Es bleibt abzuwarten, ob die hier vorgestellte Quantifizierung der Frakturheilung über den experimentellen Ansatz hinaus einen routinemäßigen Einsatz gerechtfertigt.

Literatur

1. Braunstein EM, Goldstein SA, Ju J, Smith P, Matthews LS (1986) Computed tomography and plain radiography in experimental fracture healing. Skeletal Radiol 15:27–31
2. Claes L (1991) Die Messung der Knochenheilung bei Fixateur-externe-Osteosynthesen mit dem Fraktometer FM 100. Chirurg 62:354–355
3. Markel MD, Wikenheiser MA, Morin RL, Lewallen DG, Chao EYS (1990) Quantification of bone healing. Acta Orthop Scand 61:487–498
4. Nutz V, Uexküll-Güldenband V (1988) Computertomographische Untersuchungen der Frakturheilung. Fortschr Röntgenstr 149:396–401
5. Panjabi MM, Lindsey RW, Walter SD, White AA (1989) The clinician's ability to evaluate the strength of healing fractures from plain radiographs. J Orthop Trauma 3:29–32
6. Rommens PM, Coosemans W, Broos PLO (1989) The difficult healing of segmental fractures of the tibial shaft. Arch Orthop Trauma Surg 108:238–242
7. Schnarkowski P, Weidenmaier W, Mutschler W, Arand M (1992) Erste Erfahrungen zur Quantifizierung der Frakturheilung mittels Computertomographie. Röntgenpraxis 45:380–384
8. Stürmer KM (1984) Histologische Befunde der Frakturheilung unter Fixateur externe und ihre klinische Bedeutung. Unfallchirurgie 10:110–122
9. Terjesen T (1984) Healing of rabbit tibial fractures using external fixation. Acta Orthop Scand 55:192–196
10. Tiedeman JJ, Lippiello L, Connolly JF, Strates BS (1989) Quantitative roentgenographic densitometry for assessing fracture healing. Clin Orthop Rel Res 253

Die Störung der subchondralen Durchblutung und die histomorphologischen Veränderungen nach intraarticulären Fersenbeinfrakturen

H. G. Braick[1] und B. Krefft[2]

[1] Klinik und Poliklinik für Unfallchirurgie, Universität Bonn, Sigmund-Freud-Straße 25, D-53127 Bonn
[2] Radiologische Klinik, Universität Bonn, Sigmund-Freud-Staße 25, D-53127 Bonn

Einleitung

Die hohe Incidenz einer posttraumatischen Arthroseentwicklung nach intraarticulären Trümmerfrakturen ist allgemein anerkannt. Ätiopathogenetisch wird sie überwiegend als Folge biomechanischer Störungen durch anatomische Inkongruenz, Instabilität oder Achsfehlstellungen angesehen. Nutritive Beeinträchtigungen des hyalinen Gelenkknorpels, als Ort der Arthroseentstehung, können durch die veränderte Zusammensetzung der Synovialflüssigkeit aber auch möglicherweise durch die gestörte Perfusion des subchondralen Knochens bedingt sein.

Ziel der Untersuchung

Das Ziel der prospektiven Untersuchung an 20 intraarticulären, subtalaren Calcaneustrümmerfrakturen war die Evaluation einer Perfusionsveränderung im subchondralen Knochen und ihre Bedeutung für die Entwicklung degenerativer Veränderungen des hyalinen Gelenkknorpels im subtalaren Gelenk.

Material und Methode

Es wurden 15 intraarticuläre Fersenbeintrümmerfrakturen nach operativer Rekonstruktion und 5 nach konservativer Behandlung 8 bis 36 Monate nach der Verletzung in die Untersuchung einbezogen. Eingangsbedingung war der computertomographische Nachweis einer dislozierten subtalaren Fraktur.

Das Untersuchungsprotokoll umfaßte für alle Patienten die klinische Untersuchung, ergänzt durch das Beurteilungsschema nach Merle d'Aubigné; Röntgennativaufnahmen in 2 Ebenen, eine Computertomographie in sagittaler und cronaler Schichtung (Somatom Plus S, Siemens AG Erlangen), eine Magnetresonanztomographieuntersuchung mit T1-gewichteten SE-Sequenzen und T2-gewichteten FFE Sequenzen (Gyroscan T5, Philips AG Eindhoven). Nach der intravenösen Gabe von 0,1 mmol/kg Körpergewicht Gadolinium-DTPA wurden nochmals T1-gewichtete SE und TFE-Sequenzen zur Anfertigung der Kontrastmitteldynamik im Rückfußbereich durchgeführt.

Bei der Patientengruppe mit operativ rekonstruierten Fersenbeinfrakturen wurde zum Zeitpunkt der Osteosynthesematerialentfernung eine Videoarthroskopie des unteren Sprunggelenkes und eine Knorpel-Knochenbiopsie aus der Facies articularis post. des Calcaneus entnommen und histologisch aufgearbeitet.

Ergebnisse

Die 15 nach der von Bezés (1983) angegebenen Methode operativ behandelten Patienten (männlich 10, weiblich 5, Alter 22–58 Jahre, $\bar{x}$ 44) mit intraarticulären Fersenbeinfrakturen vom Typ B2–B4 nach Essex-Lopresti (1952) wurden 9 bis 36 Monate nach dem Trauma klinisch und radiologisch untersucht.

Nach den Kriterien von Merle d'Aubigné konnten 8 sehr gute, 6 gute und 1 mäßiges Ausheilungsergebnis festgestellt werden.

Die Röntgennativ- und die CT-Untersuchungen wurden hinsichtlich der Wiederherstellung der ursprünglichen Knochenform, der Rekonstruktion der Gelenkflächen und des knöchernen Durchbaues ausgewertet. Hier zeigte sich eine gute Übereinstimmung mit dem ermittelten klinischen Ergebnis. Nur bei dem Patienten mit mäßigen Ausheilungsergebnis konnte eine deutliche subtalare Gelenkstufe mit vermehrter Sklerosierung des betroffenen Gelenkabschnittes festgestellt werden. Das MRT vermochte die ehemaligen Frakturzonen bis zu 36 Monate nach dem Trauma sicher abzugrenzen, abschnittsweise wurde der Verlust des subtalaren Gelenkknorpels dargestellt. In ehemals dislozierten großen Knorpel-Knochenfragmenten zeigte sich eine inhomogene Signalintensitätsverteilung die bis zum Signalverlust in der T1-gewichteten Sequenz reichte.

Auch die kontrastmittelverstärkte T1-gewichtete Sequenz zeigte als Ausdruck der reduzierten Vascularisation in einzelnen frakturangrenzenden Arealen eine deutlich verminderte bis fehlende Signalintensität. Die Kontrastmitteldynamik in der TFE Sequenz stellte nach Subtraktion das Anreicherungsverhalten im Calcaneus dar. Es konnte hierbei eine verstärkte Anreicherung in den periläsionalen Bezirken mit deutlicher Abschwächung zum subtalaren Frakturbezirk nachgewiesen werden.

Das Signalverhalten in der T2-gewichtete FFE Sequenz zeigte mit zunehmendem zeitlichen Abstand zum Trauma zunächst eine hohe, nach mehr als 12 Monaten dann eine deutlich geringere Intensität im Frakturbereich.

Zur Ermittlung der morphologischen Äquivalente konnte bei 7 Patienten zum Zeitpunkt der Osteosynthesematerialentfernung nach 8 bis 36 Monaten, eine Knorpel-Knochenbiopsie nach arthroskopischer Inspektion aus der Facies art. post. entnommen werden. Es wurden in 6 von 7 Präparaten die Zeichen der degenerativen Chondropathie festgestellt. Der subchondrale Knochen zeigte in 4 von 7 Biopsiepräparaten partielle Knochennekrosen mit leeren Osteocytenhöhlen und in allen Proben regressive Veränderungen von kollagenem Bindegewebe mit chondroider Transformation. Die Vergleichsgruppe der 5 konservativ behandelten intraarticulären Calcaneusfrakturen ergab bei der klinischen Prüfung 1 gutes, 1 mäßiges und 3mal ein schlechtes Ergebnisse 7 bis 36 Monate nach dem Trauma. Die Röntgennativ- und CT-Untersuchung bot alle Zeichen der in Fehlstellung verheilten Fersenbeinfrakturen.

Neben der immer nachweisbaren Verwerfung des subtalaren Gelenkabschnittes mit Stufenbildung und Diastase zum Sustentaculum tali, fand sich die ausgeprägte Abflachung des Tuber-Gelenkwinkels bei Impaktierung der hinteren Gelenkfascette. Nicht knöchern durchbaute Frakturzonen konnten bis 18 Monate nach dem Trauma beobachtet werden. Die MRT-Untersuchung mit Kontrastmittelverstärkung in der T1-gewichteten SE-Sequenz und der dynamischen Untersuchungstechnik zur Bestimmung der Kontrastmittelaufnahme, zeigte ausgeprägte Destruktionen des Gelenkknorpels und eine deutliche Signalintensitätsverminderung im subchondralen Frakturareal bei periläsionaler Intensitätssteigerung.

Diskussion

Die mögliche Entwicklung einer posttraumatischen Arthrose nach Gelenkfrakturen ist allgemein anerkannt. Ätiopathogenetisch wird sie überwiegend als Folge der biomechanischen Störung durch Inkongruenz, Instabilität und Achsfehlstellung angesehen [1]. Nutritive Störungen des hyalinen Gelenkknorpels – als Ort der Arthroseentstehung – können durch die veränderte Zusammensetzung der Synovialflüssigkeit aber möglicherweise auch durch eine gestörte Vascularisation [1, 4] des subchondralen Knochens bedingt sein.

Postoperative Untersuchungen an rekonstruierten intraarticulären Fersenbeinfrakturen wurden bisher überwiegend mit Röntgennativ- oder CT-Verfahren vorgenommen [2]. Der Vorteil der MRT liegt nicht zuletzt in der Fähigkeit, Gelenkknorpel und dessen pathologische Veränderungen, unter zusätzlicher Gabe von Gd-DTPA, mit hoher Genauigkeit darstellen zu können [5].

Durch unsere Untersuchungen an biomechanisch und anatomisch günstig rekonstruierten Fersenbeinfrakturen konnte im MRT der Nachweis subchondraler Vascularisationsstörungen mit partiellem Verlust des hyalinen Gelenkknorpels geführt werden. Die nichtinvasiv erhobenen Befunde konnten durch histomorphologische Untersuchungen mit dem Nachweis der degenerativen Chondropathie und partiellen Nekrose des subchondralen Knochens bestätigt werden. Das Ausmaß der subtalaren Veränderungen zeigte eine direkte Beziehung zum klinischen Behandlungsergebnis. Wesentlich ausgeprägter waren die pathologischen Veränderungen im MRT bei der Vergleichsgruppe konservativ behandelter intraarticulärer Fersenbeinfrakturen. Die im Vergleich auch klinisch schlechteren Resultate dieser Gruppe lassen sich durch die Summation der ätiopathogenetischen Faktoren der posttraumatischen Arthrose erklären. Eine Analogie zu bekannten traumatisch entstandenen aseptischen Knorpel-Knochennekrosen wie der Talusnekrose, der Scaphoidpseudarthrose oder der Femurkopfnekrose läßt sich hieraus ableiten [3]. Daher sind wir der Meinung, daß es sich bei der nachgewiesenen posttraumatischen Knorpeldegeneration nicht nur um eine unmittelbare Folge der Gelenkverletzung handelt, sondern daß die Vascularisationsstörung des subchondralen Knochens ebenfalls einen Einfluß auf die Ätiologie der posttraumatischen Arthrose bei subtalaren Fersenbeinfrakturen hat. Die operative Rekonstruktion vermag den Einfluß dieses Faktors zu reduzieren und Reparationsvorgänge gegenüber der konservativen Behandlung zu beschleunigen, eine vollständige Verhinderung scheint jedoch nicht sicher möglich zu sein.

Literatur

1. Friedebold G (1972) Die posttraumatische Arthrose. Hefte zur Unfallheilkd 110:127–140
2. Heuchmer T, Bargon G, Bauer G, Mutschler W (1992) Computertomographie nach intraarticulärer Kalkaneusfraktur. Unfallchirurg 95:31–36
3. Nägele M, Wilhelm K, Kuglstatter W, Bauer G, Schade G, Hahn D (1990) Ischämische Mondbeinnekrose. Unfallchirurg 93:562–564
4. Simank HG, Graf J, Fromm B, Niethard FU (1992) Welche Wirkung haben gelenknahe Frakturen auf den hyalinen Gelenkknorpel? Unfallchirurg 95:280–283
5. Reiser MF, Vahlensieck M, Schüller H (1992) Imaging of the knee joint with emphasis on magnetic resonance imaging. Radiol 2:87–94

Diagnostik von Knochensequestern –
Eine kritische Wertung der bildgebenden Verfahren

J. Mäurer[1], R. Vosshenrich[2], E. Grabbe[2], Th. J. Vogl[1] und R. Felix[1]

[1] Strahlenklinik und Poliklinik, Klinikum Rudolf Virchow, (Direktor: Prof. Dr. med. R. Felix),
Freie Universität Berlin, Augustenburger Platz 1, D-13353 Berlin
[2] Röntgendiagnostik I, Klinikum der Georg-August-Universität Göttingen,
(Leiter: Prof. Dr. med. E. Grabbe), Robert-Koch-Str. 40, D-37075 Göttingen

Einleitung

Die posttraumatische Osteomyelitis ist eine schwerwiegende Komplikation „offener Frakturen" [1]. Knochensequester, die häufigste Ursache für die Exazerbation eines chronisch-entzündlichen Prozesses, sind als isolierte avitale Knochenfragmente definiert, die von Granulationsgewebe umgeben in einer „Totenlade" liegen.

Ziel der Studie ist es, die Wertigkeit der modernen Schnittbildverfahren im Nachweis von Knochensequestern zu überprüfen und eine diagnostische Strategie festzulegen.

Material und Methode

Von 53 Patienten mit zumeist posttraumatischer chronischer Osteomyelitis wurden im Anschluß an die konventionelle Röntgendiagnostik 45 computertomographisch

Tabelle 1. MRT-Meßprotokoll

	Sequenz	Orientierung	Schichtdicke	KM[a]
SE-T1[b]	TR: 515–1000 ms	axial	3–4 mm	+
	TE: 20 ms	coronar	3–4 mm	+
SE–T2[b]	TR: 2200 ms	coronar	4 mm	–
	TE: 80 ms	axial[c]	4 mm	–
FLASH-D2[c]	TR: 60 ms	axial	4 mm	+
	TE: 6 ms	coronar	4 mm	+

[a] KM: Kontrastmittel (Gd-DTPA; 0,1 mmol/kg); [b]: obligat; [c]: fakultativ

Tabelle 2. Häufigkeit des Sequesternachweises (n = 53)

	Sequesternachweis
insgesamt[a]	32/53
CT[a]	32/53
MRT[a, b]	10/10

[a] operativ gesichert; [b] Darstellung der Sequester z.T. unter Kenntnis des CT-Befundes

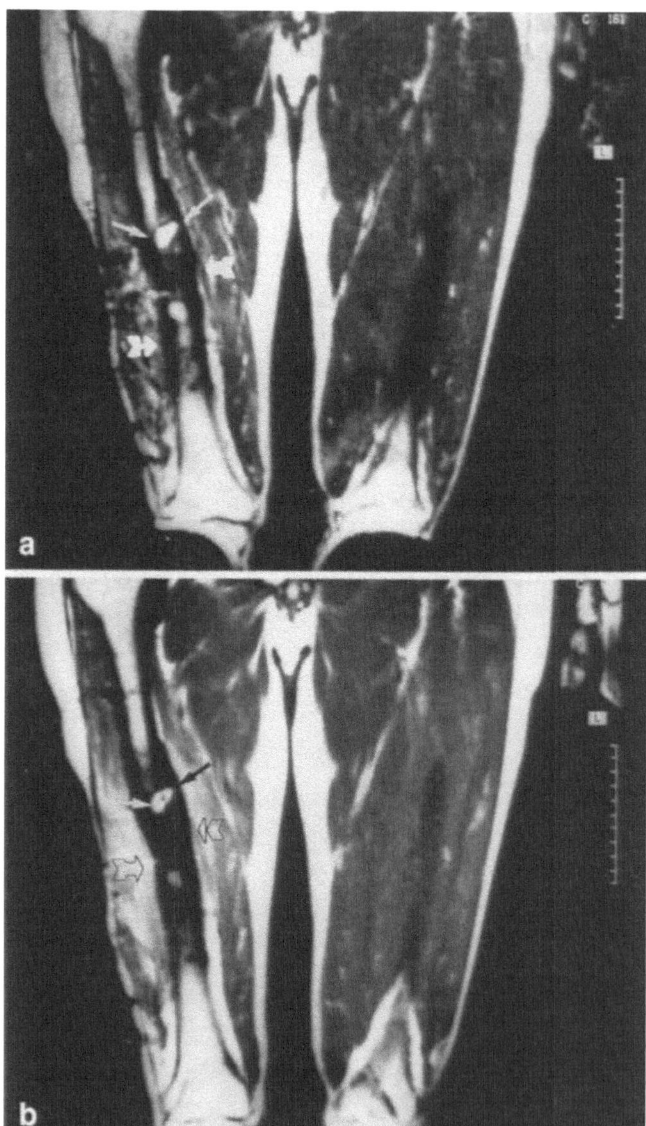

Abb. 1 a–b. Chronische Osteomyelitis mit Sequestrierung. 40jähriger Patient. 10 Jahre nach operativer Frakturbehandlung Nachweis einer lateralen Hautfistel. **a** In der T2-gewichteten frontalen SE-Sequenz (TR 2200 ms, TE 80 ms) Darstellung eines zentral signalfreien und randständig signalreichen Areals im mittleren Femurdrittel (→). Operative Bestätigung eines Knochensequesters. Begleitende entzündliche Weichteilreaktion (⇒). **b** T1-gewichtete kontrastmittelgestützte frontale SE-Sequenz (TR 1000 ms, TE 20 ms). Analoges Signalverhalten des Sequesters wie in der T2-gewichteten SE-Sequenz (→)

untersucht (Somatom DR u. Somatom Plus S, Siemens). Bei 14 Patienten erfolgte ergänzend ein MRT (Magnetom 63, Siemens) (Tabelle 1). Die 8 Frauen und 45 Männer waren durchschnittlich 42 Jahre alt. Die chronische Knocheninfektion trat in einem Zeitraum von 3 Monaten bis 5 Jahre nach dem Trauma auf (durchschnittlich: 4 Jahre) und war am häufigsten in den langen Röhrenknochen lokalisiert. Der Sequesternachweis wurde in allen Fällen operativ bzw. histologisch verifiziert.

Ergebnisse

Insgesamt wurden in den Untersuchungen bei 32 Patienten Sequester nachgewiesen. Der nativradiologisch geäußerte Verdacht wurde in allen Fällen computertomographisch bestätigt. In der CT imponierten die Sequester als hyperdense isolierte Knochenfragmente im Bereich der Spongiosa oder Kompakta. In der MRT ließen sich ausschließlich größere Sequester (>1 cm) in Kenntnis des CT-Befundes darstellen (Tabelle 2). Die Sequester waren in der T1- und T2-gewichteten Sequenz durch ein zentral signalarmes Areal umgeben von einer signalreichen Zone charakterisiert. Die Applikation von Gd-DTPA verbesserte in allen Fällen die Demarkierung (Abb. 1). Die Zone des peripheren Enhancement entsprach hierbei Granulationsgewebe.

Diskussion

Der Verdacht auf einen Knochensequester kann häufig schon in der nativen Röntgenübersichtsaufnahme geäußert werden. Umgeben von schlecht perfundiertem Knochen- und Granulationsgewebe liegen die Sequester im Knochenmark oder in der Kortikalis [2]. Zur Präzisierung der Lagebeziehung und dem Nachweis auch kleinster Fragmente ist daher vor dem operativen Eingriff die CT als weiterführende diagnostische Methode erforderlich. Sie ermöglicht die überlagerungsfreie Darstellung der Knochensequester und gibt Auskunft über ihre Beziehung zum umgebenden Gewebe und zu Fistelgangsystemen [3].

Die MRT hat in der Diagnostik von Knochensequestern keine Bedeutung. Der Nachweis von signalfreien Arealen ist nicht spezifisch und kann u.a. durch Metallabrieb infolge vorausgegangener Operationen erzeugt werden. Der eigentliche Wert der Magnetresonanztomographie liegt in der Beurteilung der entzündlichen Markraumveränderung sowie der begleitenden paraossalen Weichteilinfiltration [4–6].

Literatur

1. Ochsner PE (1987) Die posttraumatische Osteomyelitis. Hospitalis 9:501–510
2. Sokhegyi A, Ochsner PE (1989) Der Wert der Computertomographie bei der Abklärung der chronischen Osteomyelitis. Helv chir Acta 56:567–570
3. Mäurer J, Lehmann-Beckow D, Vosshenrich R, Fischer U, Grabbe E (1992) Wertigkeit von Computertomographie und Kernspintomographie in der Diagnostik von Knochensequestern. Akt Radiol 2:345–349
4. Von Zynamon A, Jung T, Hodler J, Bischof Th, v Schulthess GK (1991) Das Magnetresonanzverfahren in der Diagnostik der Osteomyelitis. Fortschr Röntgenstr 155:513–518
5. Stäbler A, Schedel H, Seiderer M (1992) MRT bei Osteomyelitis: Nachweis von Knochensequestern mit Gd-DTPA. Bildgebung 59:152–155
6. Quinn SF, Murray W, Clark RA, Cochran C (1988) MR Imaging of Chronic Osteomyelitis. J Comput Assist Tomogr 12:113–117

VIII. Verschiedenes

Zum Aufbau der Epiphysenfuge im chronischen Vitamin-A-Mangel – eine histologische und morphometrische Studie an der proximalen Tibiaepiphyse

A. Zschäbitz[1], E. Stofft[1], H. J. Gabius[2], H. K. Biesalski[3] und H. Weiser[4]

[1] Anatomisches Institut, Universität Mainz, Saarstr. 19–21, D-55099 Mainz
[2] Institut für Physiologische Chemie, Universität München, Veterinärstr. 13, D-80539 München
[3] Institut für Biologische Chemie, Universität Hohenheim, Garbenstr. 30, D-70593 Stuttgart-Hohenheim
[4] Forschungsabteilung Hoffman-La Roche, Grenzacher Str., CH-4002 Basel

Einleitung

Vitamin A und analoge Substanzen (Retinoide) üben auf Wachstum und Differenzierung des Bewegungsapparates einen wesentlichen Einfluß aus. In zahlreichen in vitro-Untersuchungen konnte gezeigt werden, daß der Metabolismus von Chondrozyten und Osteoklasten durch toxische Vitamin A-Konzentrationen in komplexer Weise beeinflußt wird [1]. Hingegen ist der physiologische Wirkungsmechanismus von Retinol bei der Wachstumsregulation des Knochens noch weitgehend unklar. Das Ziel der vorliegenden in vivo-Untersuchung war deshalb die morphologische Analyse der Epiphysenfuge an Ratten, wobei Tiere im chronischen Vitamin A-Mangel mit Kontrollen verglichen wurden.

Material und Methode

Die Untersuchung wurde an 6 Wochen alten weiblichen Wistar-Ratten (Vitamin A-Mangeltiere n = 11; Kontrollen n = 13) durchgeführt. Bei jeweils 4 Tieren wurde die Wachstumsrate nach der Calcein-Methode bestimmt [2]. Die proximale Tibia wurde in ca. 1 mm dicke Scheiben geschnitten. Die Fixierung erfolgte in der Lösung nach Bouin, bzw. nach dem Verfahren von Hunziker [3]. Die Präparate wurden z.T. in EDTA-Lösung (pH 7,2; 20%) entkalkt. Nach Dehydratation erfolgte die Einbettung in Paraffin, bzw. Epon 812. Die Präparate wurden histochemisch (PAS, Alzianblau [kritische Elektrolyt-Methode], Rutheniumrot) analysiert. Das Bindungsmuster von Lektinen und Neoglykoproteinen wurde bestimmt. Die tartrat-resistente saure Phosphatase wurde nachgewiesen. Die morphometrischen Analysen wurden nach den Angaben von Schenk [4] durchgeführt.

Ergebnisse

Das durchschnittliche Körpergewicht betrug bei Vitamin A-Mangelratten 219 g, bei Kontrolltieren 267 g. Als mittlere Höhe der Epiphysenfuge wurde im Vitamin A-Mangel 490 mm, bei Kontrollen 540 mm gemessen. Die tägliche Wachstumsrate betrug bei Mangeltieren 255 mm, bei Kontrollen 290 mm. In beiden Gruppen wurden an den Chondrozyten aller Zonen endogene Lektine für Sialinsäure, Fukose und Xylose, sowie eine Affinität für PSA, Jacalin und WGA nachgewiesen. Zwischen Mangel- und Kontrolltieren fanden sich keine Unterschiede im Verteilungsmuster der acetylierten Proteoglykane. Der Bindungsnachweis von Con A und BSL I war auf Zellen der Ruhe- bzw. Proliferationszone beschränkt. Mit zunehmender Ausreifung wurde sWGA von der Extrazellulärmatrix schwächer gebunden (Abb. 1). In der Ruhezone ließen sich keine signifikanten morphometrischen Differenzen belegen. Hingegen war in der Proliferationszone der Vitamin A-depletierten Tiere die Zellzahl mit 184000/mm³ im Vergleich zu Kontrollen (210000/mm³) vermindert. Das mittlere Zellvolumen war nicht wesentlich verändert. Das Volumen der Extrazellulärmatrix war geringfügig von 2690 mm³/Zelle auf 2530 mm³/Zelle reduziert. Mit zunehmender Ausreifung der Knorpelzellen zeigte sich eine verstärkte Bindungsaffinität der Extrazellulärmatrix für RCA, während in der Proliferationsphase fast ausschließlich eine zelluläre Bindung zu belegen war (Abb. 2). Unterschiede zwischen den beiden Gruppen fanden sich nicht. Die mittlere Höhe der Hypertrophiezone war mit 320 mm gegenüber 345 mm bei Kontrollen deutlich vermindert. Die Chondrozyten wiesen in beiden Gruppen ein ähnliches Volumen (Kontrollen 16800 mm³, Vitamin A-Mangel 16600 mm³) auf. Auch die Zellhöhe der terminalen Chondrozyten in der Hypertrophiezone zeigte mit durchschnittlich 34,4 mm (Kontrollen), bzw. 36,7 mm (Mangeltiere) keine signifikanten Unterschiede. Eine abweichende Zellmorphologie fand sich nicht. In beiden Gruppen zeigte sich eine ausgeprägt heterogene Anfärbung der Zellen durch LCA (Abb. 3). Mit zunehmender Ausreifung der Chondrozyten verminderte sich die Bindungsaffinität der perizellulären Matrix für PHA–E, sowie die Anfärbung der Zellen durch BSL I (Abb. 4). Bis in die Hypertrophiezone wurde das Zytoplasma der Zellen von LEA angefärbt, während sich die korrespondierenden Zuckermoleküle in der Kalzifizierungszone der umgebenden Matrix fanden. Eine untere Begrenzung der Eröffnungs- und Verkalkungszonen war nicht eindeutig abgrenzbar. Sulfatierte Proteoglykane waren in der Kalzifizierungszone stark ausgeprägt. Ein Nachweis für GalNAc-α(1,3)-Gal ließ sich nur an Chondroklasten, nicht hingegen am Knorpel führen. Die Anzahl der Chondroklasten mit einer Aktivität der tartrat-resistenten sauren Phosphatase war im Vitamin A-Mangel nicht vermindert.

Diskussion

Mit Hilfe des Lektinbindungsverhalten konnte gezeigt werden, daß die Ausreifung der Epiphysenfuge mit einer komplexen Modifizierung des Karbohydratmusters verknüpft ist. Dies steht in Übereinstimmung zu den Befunden von Farnum et al. [5]. Hingegen konnte die Auffassung von Shapiro und Mitarbeitern nicht bestätigt werden, die einen Einfluß von Retinol auf den Proteoglykanstoffwechsel postulieren [6].

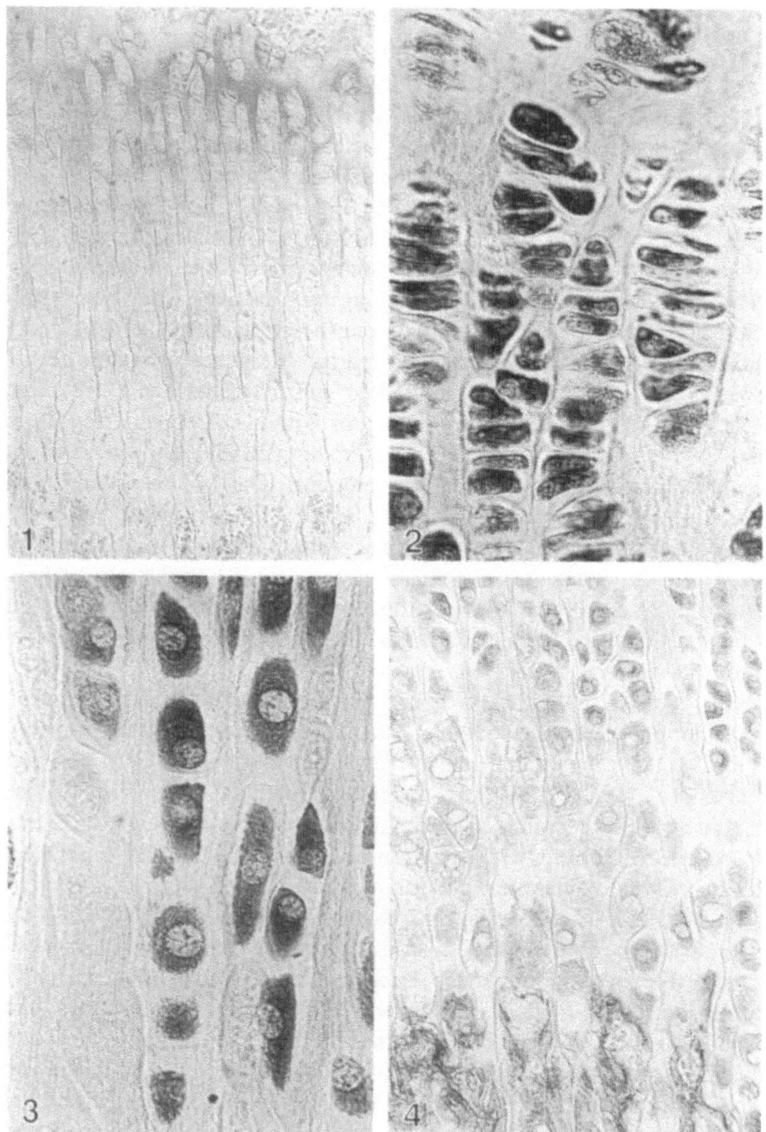

Abb. 1. Abnehmende Affinität der Extrazellulärmatrix für sWGA mit zunehmender Ausreifung der Epiphysenfuge. Vitamin A-Mangeltier, Objektiv 10x

Abb. 2. Ausgeprägte Bindung von RCA an Chondrozyten der Proliferationszone. Kontrolltier, Objektiv 100x, Ölimmersion

Abb. 3. Heterogene Bindung von LCA an Chondrozyten der oberen Hypertrophiezone. Vitamin A-Mangeltier, Objektiv 100x, Ölimmersion

Abb. 4. Verminderte Bindungsstärke für BSL I mit zunehmender Ausreifung der hypertrophierten Chondrozyten. Kontrolltier, Objektiv 20x

Der chronische Vitamin A-Mangel induzierte in vivo keine nachweisbaren Alterationen der Karbohydratstrukturen. Dies spricht gegen die Hypothese, daß Veränderungen im Aufbau der Extrazellulärmatrix für das verminderte Knochenwachstum ursächlich sein könnten. Durch in vitro-Untersuchungen konnten Aulthouse et al. belegen, daß die Zugabe von Retinsäure den Aufbau der synthetisierten Proteoglykaneinheiten nicht modifiziert [7]. Obwohl zahlreiche Experimente einen eindeutigen Einfluß von Retinoiden auf die Morphologie kultivierter Chondrozyten belegen [8], zeigten sich in dem von uns verwandten Tiermodell bei Mangel keine Veränderungen in der Struktur der Epiphysenzellen. Die Ergebnisse dieser Untersuchung deuten somit darauf hin, daß das verminderte Größenwachstum durch einen verminderten Zellumsatz bedingt ist. Der genaue Pathomechanismus muß durch weitergehende Studien abgeklärt werden.

Literatur

1. Hough S, Avioli LV, Muir H, Gelderblom D (1988) Effects of hypervitaminosis A on the bone and mineral metabolism of the rat. Endocrinology 122:2933–2939
2. Hansen LJ (1967) Daily growth in length of diaphysis measured by oxytetracycline in rabbit normally and after medullary plugging. Acta Orthop Scand Suppl 10:101–102
3. Eggli PS, Hermann W, Hunziker EB, Schenk RK (1985) Matrix compartments in the growth plate of the proximal tibia of rats. Anat Rec 211:246–257
4. Hunziker EB, Schenk RK, Cruz-Orive LM (1987) Quantitation of chondrocyte performance in growth plate cartilage during longitudinal bone growth. J Bone Joint Surg 69:162–173
5. Farnum CE, Wilsman NJ (1986) In situ localization of lectin-binding glycoconjugates in the matrix of growth-plate cartilage. Am J Anat 176:65–82
6. Shapiro SS, Poon JP (1976) Effects of retinoic acid on chondrocyte glycosaminoglycan biosynthesis. Arch Biochem Biophys 174:74–81
7. Aulthouse AL, Carubelli CM, Dow TD (1992) Influence of retinol on human chondrocytes in agarose culture. Anat Rec 232:52–59
8. Brown P, Benya P (1988) Alterations in chondrocyte cytoskeletal architecture during phenotypic modulation by retinoic acid and dihydrochalasin B-induced reexpression. J Cell Biol 106:171–179

Körperliche Leistungsfähigkeit und Alltagsaktivitäten bei Patienten mit Osteopenie

H. Franck und W. Hohmann

Klinik Mayenbad, Badstr. 14, D-88339 Bad Waldsee

Einleitung

Körperliches Training, wenn richtig angewandt, gehört zu den wesentlichen Faktoren, die den Knochenstoffwechsel und die Knochenmasse beeinflussen [1, 2, 3, 4]. Ziel der Studie war es zu prüfen, ob Patienten mit Osteopenie einen unterschiedlichen Grad an sportlichen Aktivitäten und Lebensstil aufzeigen.

Darüber hinaus analysierten wir den Effekt eines 4wöchigen Sport- und Bewegungstrainings auf die funktionelle Kapazität und das Schmerzempfinden bei diesen Patienten.

Methode

Mittels standardisierter Fragebögen wurde der Bereich der körperlichen Aktivität im Beruf und Alltag, sowie die Art des Schmerzempfindens bei 66 Patienten (Alter zwischen 38 und 67 Jahren) mit Osteopenie untersucht.

Die Veränderung des körperlichen und psychischen Wohlbefindens, sowie die objektiven Leistungskriterien der funktionellen Kapazität wurden zu Beginn und nach der Osteoporoserehabilitation geprüft.

Ergebnisse

30,6% der Patienten behaupten, generell sportlich in ihrem Leben gewesen zu sein. 70% halten Sport für sehr wichtig zur Erhaltung der Gesundheit (Abb. 1).

Eine gezielte Detailanalyse zeigte jedoch, daß solche Patienten nur wenig körperliche Aktivitäten, wie Gymnastik und Gehen zu regelmäßigen Zeitpunkten durchführten (täglich ein- oder zweimal pro Woche: Spazierengehen 45,8%, Laufen/ Joggen 4,2%, Radfahren 27,8%, Schwimmen 22,2%, Wandern 12,5%, Gymnastik 40,1%).

Von Seiten ihrer Berufstätigkeit gaben nur 14,3% der Patienten an, in ihrem Beruf vornehmlich körperlichen Belastungen ausgesetzt zu sein. Die allgemeine körperliche Belastung in den letzten 5 Jahren wurde nur von 19,7% als schwer bis sehr schwer eingeschätzt, der Rest betrachtete die körperliche Belastung als leicht (32,4%) bis mittelschwer (47,9%).

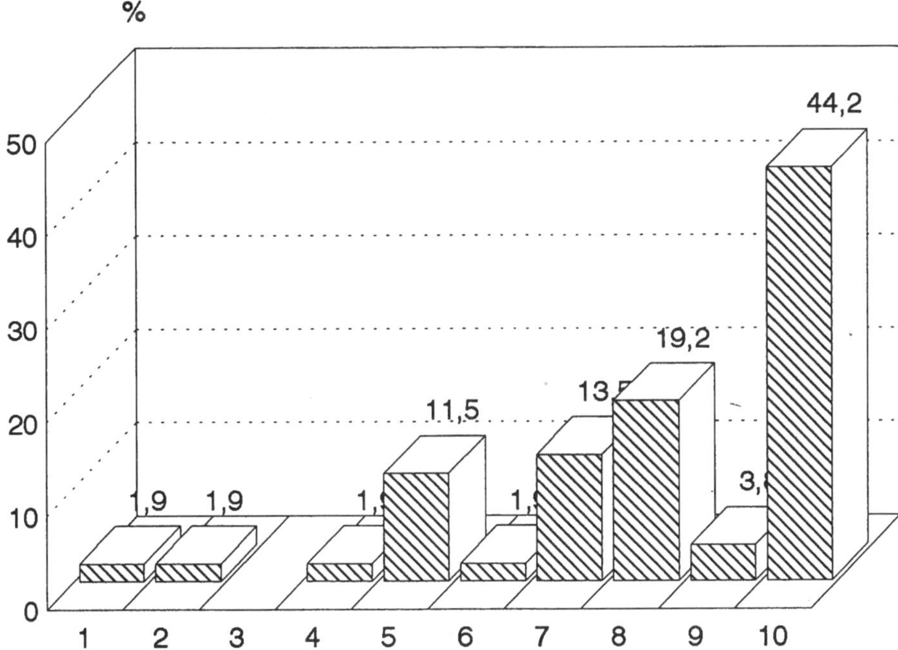

Abb. 1. Patientenbefragung am Beginn der Rehabilitation: Wie wichtig ist der Sport zur Gesundheitserhaltung? Skala von 1–10: 1 – äußerst unwichtig, 10 – äußerst wichtig

Nach 4 Wochen Rehabilitation zeigte die Mehrzahl der Patienten sowohl in der objektiven Funktionskapazität (Ergometriezeit 8,65 → 9,53 min., Energieverbrauch 221 → 265 KJoule, Ergometrie-Wattstufe 123,8 → 136 Watt, Watt/Kilo-Körpergewicht 1,76 → 2,05 Watt/Kilo-Körpergewicht, PWC (power working capacity) 130: 1,0479 W/kg → 1,2375 W/kg, PWC 150: 1,12 W/kg → 1,70 W/kg) eine deutliche Verbesserung und berichteten auch über ein signifikantes Nachlassen (p < 0,05) der Schmerzen (bei Bewegung, Bücken, Aufrichten aus dem Liegen, Kälte- oder Wärmeapplikationen, Massage (Abb. 2). Ein Drittel konnte länger ohne Schmerzen gehen und hatte weniger Schmerzen beim Treppensteigen. Die Mehrzahl der Patienten zeigte eine erhebliche Verbesserung des momentanen körperlichen und seelischen Befindens (66%), sowie der Einschätzung der körperlichen Leistungsfähigkeit (65%), entsprechend einer visuellen Analogskala.

Diskussion

Unsere Studie zeigt, daß unsere Patienten mit Osteopenie das Maß ihrer sportlichen Aktivität global zwar gut bewerten, eine kritische Analyse jedoch deutliche Defizite zeigt, besonders im Bezug auf solche körperliche Aktivitäten, die für Osteoporosepatienten sinnvoll erscheinen. Obwohl die Mehrzahl der Patienten Sport zur Erhaltung ihrer Gesundheit als sehr wichtig erachtet, führen nur die wenigsten eine Sport- oder Bewegungstherapie regelmäßig durch. Erfreulich ist zu sehen, daß auch

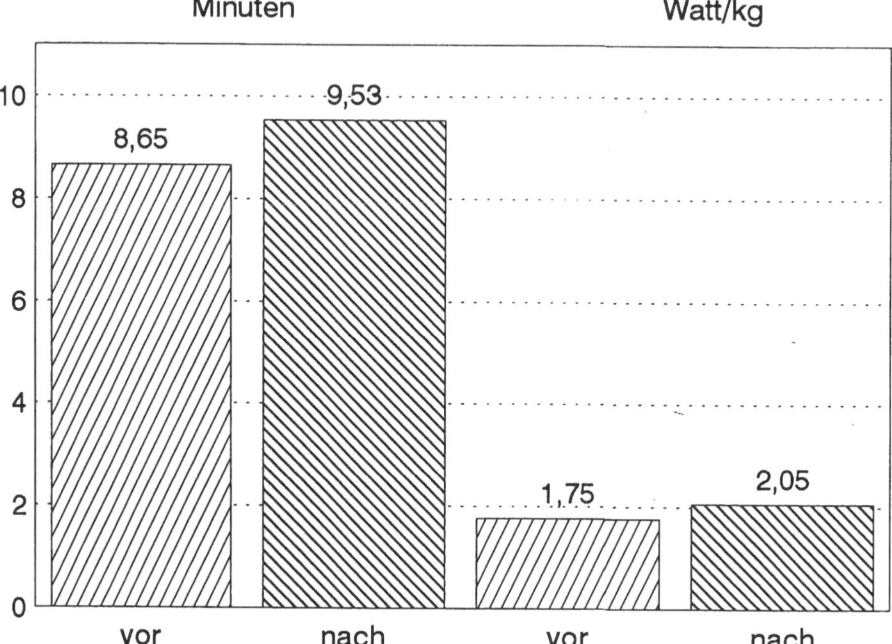

Abb. 2. Messung der getretenen Fahrradergometriezeit und geleistete Watt/kg-Körpergewicht vor und nach Rehabilitation von 4 Wochen. Linke Skala ergibt die getretenen Ergometrieminuten an, rechte 2. Balkengraphik bezieht sich auf die geleistete Wattstufe

bei einer relativ kurzen Rehabilitationsphase von 4 Wochen, Patienten eine Steigerung ihrer Funktionskapazität erreichen, die deutlich mit einem gesteigerten körperlichen und seelischen Wohlbefinden einhergeht. Dies äußert sich nicht nur in der globalen Betrachtung, sondern auch in der gezielten Analyse des Nachlassens von Schmerzen.

Literatur

1. Snow-Harter C, Marcus R (1991) Exercise, bone mineral density and osteoporosis. In: Holloszy JO (ed) Exercise and Sport Sciences Reviews, 19:351–88. Baltimore: Williams & Wilkins, 606 pp
2. Dalsky GP, Stocke K, Ehsani AA, Slatopolsky E, Waldon CL, Stanlexy JB (1988) Weight bearing exercise training and lumbar bone mineral content in postmenopausal women. Ann intern Med 108:824–828
3. Michel BA, Lane NE, Bloch DA, Jones HH, Fries JF (1991) Effect of changes in weight-bearing exercise on lumbar bone mass after age fifty. Ann Med 23(4):397–401
4. Franck H (1991) The Effect of Physical Activity on Bone Turnover in Young Adults. Exp Clin Endocrinol Vol 98(1):42–46

Klinische Symptome bei Vitamin-D-resistenter Rachitis (VDRR)

D. Lazovic, M. Berndt und C. J. Wirth

Orthopädische Klinik (Leiter: Prof. Dr. med. C. J. Wirth), Medizinische Hochschule Hannover, Konstanty-Gutschow-Straße, D-30625 Hannover

Einleitung

Obwohl die prophylaktische Gabe von Vitamin-D zu einem starken Rückgang der Rachitis führte, entwickelten einige Kinder weiterhin rachitische Veränderungen. Diese Form der Rachitis, bei der Patienten trotz Vitamin-D-Gabe rachitische Symptome zeigten, wurde 1937 von Albright [1] erstmals ausführlich beschrieben und Vitamin-D-resistente Rachitis genannt. Aus der Gruppe der Vitamin-D-resistenten Rachitiden ist die hier untersuchte familiäre hypophosphatämische Vitamin D-resistente Rachitis mit einer Inzidenz bis zu 1:10000 die häufigste Form [3, 4].

Pathogenetisch liegt der VDRR wohl eine X-chromosomal vererbte Störung der Phosphat-Rückresorption und der Regulation des Vitamin-D-Stoffwechsels im proximalen Nierentubulus zugrunde [2, 5] sowie die Unfähigkeit von Osteoblasten oder Osteozyten zur kontrollierten Mineralienablagerung in der Knochenmatrix [4, 5]. Dadurch entwickeln unbehandelte Patienten eine Hypophosphatämie und eine mäßig erhöhte alkalische Serum-Phosphatase (AP). Kalzium, Parathormon und 25-OH-D3 im Serum ist ebenso wie der Kalziumwert im Urin normal. Der 1,25-Dihydroxy-Vitamin-D3-Serumspiegel ist altersentsprechend, jedoch für die Hypophosphatämie zu niedrig. Die tubuläre Phosphatrückresorption liegt unter der Altersnorm (reduziertes Transport-Maximum für Phosphat bezogen auf glomeruläre Filtrationsrate [TmP/GFR]) [2, 5].

Obwohl in orthopädischen Kliniken und bei Pädiatern die Mehrzahl der wieder häufiger gesehenen Rachitis-Fälle auf einem alimentären Vitamin-D Mangel beruht, müssen die Vitamin-D-resistenten Rachitiden berücksichtigt werden, da Konsequenzen für die Therapie bestehen. Die Differenzierung aufgrund klinischer Symptome ist wegen der Ähnlichkeit der Krankheitsbilder nicht einfach. Erschwerend für die Diagnostik wirken sich das inhomogene Erscheinungsbild der VDRR und die oft erst mit dem verzögerten Laufbeginn erkennbare Beindeformierung aus. Ziel der Untersuchung ist, wegweisende klinische Symptome zu eruieren, um die Labordiagnostik gezielt verfolgen zu können.

Methodik

Im Rahmen einer gemeinsamen Studie mit den Abteilungen Nephrologie, Radiologie, Zahnheilkunde und Psychologie ermittelte und analysierte die Abteilung Orthopädie das Skelettsystem und das Beschwerdebild in Gegenwart und Vergangenheit. Der „Weg zur Diagnosestellung" und der Diagnosezeitpunkt wurde durch die Anamnese und anhand alter Krankenunterlagen und Röntgenbilder erhoben. In der klinischen Untersuchung wurden Körpermaße, Proportionen und Fehlstellungen ermittelt sowie alle Gelenke auf Funktion und Bewegungsumfang untersucht.

23 Patienten (19 Frauen, 4 Männer) im Alter von 18 bis 56 Jahren (Durchschnittsalter 28,7 Jahre) wurden untersucht. Die Gruppe setzt sich aus 7 Familien und 3 Einzelpersonen zusammen. Bei allen Patienten wurde die klinisch-radiologische Verdachtsdiagnose der hypophosphatämischen Vitamin-D-resistenten Rachitis anhand folgender Befunde gesichert: 1. Hypophosphatämie, 2. reduzierte tubuläre Phosphat-Rückresorption (TPR) bzw. reduzierte TmP/GFR, 3. Normocalcämie.

Ergebnisse

Die erste ärztliche Konsultation erfolgte bei 18 von 23 Patienten wegen: Gangauffälligkeiten, Genua vara, Genua valga, rachitische Thorax- und Schädelveränderungen wie Rosenkranz und Caput quadratum, Sprunggelenksbeschwerden und Antekurvation der Femora. Bei den anderen 5 Patienten fanden sich keine solche Zeichen. Die Diagnose bei dieser Gruppe erfolgte zwischen dem ersten und zehnten Lebensjahr aufgrund von Laborparametern, die im Rahmen von Familienuntersuchungen erhoben wurden. Bei 3 stark betroffenen Patienten erfolgte die Diagnose erst zwischen dem 22. und 40. Lebensjahr.

Bei der Mehrzahl der auffällig gewordenen Patienten traten Beschwerden und orthopädische Symptome bereits im ersten und zweiten Lebensjahr auf. Bei drei Patienten konnte der exakte Beschwerdebeginn nicht in Erfahrung gebracht werden. Sicher ist aber, daß die drei im Kindesalter Beschwerden zeigten. Im Gegensatz zum Beschwerdebeginn schwankt das Alter zum Zeitpunkt der Diagnose bei dem Patientenkollektiv jedoch erheblich. So liegt das Diagnosealter im Durchschnitt bei 10,7 Jahren, jedoch mit einer Altersspanne von 1 bis 40 Jahren.

Bei allen Patienten waren im Erwachsenenalter Gelenke bewegungseingeschränkt. Aber nur 10/23 Patienten zeigten daraus resultierende funktionelle Einschränkungen. Dies betraf Schulter und Hüfte jeweils 8mal, die Kniegelenke 5mal, sowie die Ellenbogengelenke und oberen Sprunggelenke je 1mal. Die Handgelenke zeigten bei keinem Patienten eine funktionelle Einschränkung. Die stammnahen Gelenke wie Hüft- und Schultergelenk scheinen sowohl quantitativ als auch qualitativ stärker von Behinderungen in der Bewegung betroffen zu sein als die entfernter an den Extremitäten gelegenen Ellenbogen-, Hand-, Knie- und oberen Sprunggelenke.

Beim Vergleich des Durchschnittsalters der 13 Patienten ohne funktionelle Bewegungseinschränkung (26,5 Jahre) und des Durchschnittsalters der 10 Patienten mit funktionellen Bewegungseinschränkungen (31,7 Jahre) zeigte sich, daß die Gruppe ohne funktionelle Bewegungseinschränkungen im Durchschnitt 5,2 Jahre jünger ist.

Diskussion

Bereits Albright [1] und Swoboda [10] wiesen darauf hin, daß die ersten Beschwerden und Symptome der VDRR zumeist im zweiten Lebensjahr nach dem Laufenlernen oder in der frühen Kindheit auftreten. Einige Patienten zeigen jedoch eine wahrscheinlich mildere Form der Erkrankung [11]. Diese zeigt sich nur mit leichten klinischen Symptomen und wird dadurch relativ spät oder sogar nur im Rahmen von Familienuntersuchungen diagnostiziert. Beide Aussagen werden durch diese Untersuchung untermauert.

Die erstmalig in dieser Ausführlichkeit und Größe des Patientenkollektives durchgeführte Untersuchung der Funktion und Beweglichkeit der Gelenke weist darauf hin, daß die VDRR deutlich einschränkende Auswirkungen auf die Beweglichkeit in wahrscheinlich allen Gelenken von erwachsenen Patienten hat. Diese wirken sich dennoch nur bei weniger als der Hälfte der Patienten funktionell aus. Desweiteren zeigt sich auch bei der Beweglichkeitsüberprüfung, daß die erwachsenen Patienten mit VDRR in unterschiedlichem Ausmaß von der Erkrankung betroffen sind.

Insgesamt zeigte sich, daß die stammnahen Gelenke wie Hüft- und Schultergelenk sowohl quantitativ als auch funktionell stärker als die anderen untersuchten Gelenke von Bewegungsdefiziten betroffen sind. Damit sind nicht, wie ursprünglich vermutet, die durch Fehlstellungen mechanisch besonders belasteten Gelenke der Beine am stärksten betroffen. Im Ellenbogengelenk fanden sich im Gegensatz zu Reid [8], der die Gelenke des Armes für „normal in all individuals" hielt, sogar funktionelle Einschränkungen der Beweglichkeit. Stützend auf unsere Befunde sollte somit bei der VDRR von einer alle Gelenke betreffenden Erkrankung ausgegangen werden, welche somit entgegen der bisherigen Auffassung auch an der oberen Extremität zu Bewegungseinschränkungen führen kann.

Eine mit dem Alter zunehmende Bewegungseinschränkung läßt die Tatsache vermuten, daß Patienten ohne funktionelle Bewegungseinschränkungen im Durchschnitt 5,2 Jahre jünger sind als Patienten mit funktionellen Bewegungseinschränkungen. Als Ursache der Bewegungseinschränkungen werden altersabhängige Verkalkungen der Bänder, Sehnen und Gelenkkapseln [7] vermutet. Auch Ferris [6] beschreibt eine im mittleren Lebensalter zunehmende Steifheit der Gelenke. Als weitere Ursache sind sicherlich aber auch degenerative Veränderungen der Gelenke infolge von Fehlstellungen anzusehen, die in erster Linie an den unteren Extremitäten auftreten.

In den letzten Jahren rückt der Diagnosezeitpunkt der VDRR immer weiter vor, wofür ein vermehrtes Bewußtsein der behandelnden Ärzte und prophylaktische Untersuchungen von betroffenen Familien sorgen. Die Zeitspanne bis zur Diagnose sollte weiterhin minimiert werden, um die betroffenen Kinder frühzeitig adäquat zu therapieren, und um zu frühzeitige Operationen in Verkennung der Grunderkrankung zu vermeiden. Da auch Fälle von hypophosphatämischer Rachitis im Rahmen von Spontanmutationen beschrieben worden sind [2, 9] sollte auch bei Patienten ohne bisher bekannte familiäre Krankheitsbelastung eine VDRR bei der Diagnose in Betracht gezogen werden.

Die gefundene große Variabilität der Ausprägung der rachitischen Symptome bei der VDRR birgt die Gefahr in sich, bei der zunehmenden Zahl von Rachitispatienten die hypophospatämische Vitamin-D-resistente Rachitis zu übersehen. Deshalb sollte besonders bei Auftreten von rachitischen Erscheinungen im untypischen Alter ebenso wie bei einer Therapieresistenz gegenüber Vitamin D innerhalb von 6 Monaten an die VDRR gedacht werden. Beweisend und zur Therapie führend sind dann die Laborparameter: Hypophosphatämie bei Normocalcämie und reduzierte tubuläre Phosphatresorption.

Literatur

1. Albright F, Butler A, Bloomberg E (1937) Rickets resistant to vitamin D therapy. Am J Dis Child 54:529–47
2. Balsan S, Tieder M (1990) Linear growth in patients with hypophosphatemic vitamin D resistant rickets: influence of treatment regimen and parental height. J Pediatr 116(3):365–71
3. Burnett CH, Dent CE, Harper C, Warland BJ (1964) Vitamin D resistant rickets. Analysis of twenty-four pedigrees with hereditary and sporadic cases. Am J Med 36:222–32
4. Glorieux FH, Chabot G, Tan C (1991) Familial hypophosphatemic rickets: pathophysiology and medical management. In: Rickets, edited by Francis H Glorieux, Nestlé Nutrition Workshop Series, Vol 21. Nestec Ltd Vevey/-Raven Press, Ltd New York
5. Kruse K (1992) Erbliche Genetik: Neue Aspekte in der Pathogenese, Diagnostik und Therapie. Sozialpädiatrie 14(1):28–34
6. Ferris B, Walker C, Jackson A (1991) The orthopaedic management of hypophosphataemic rickets. J Pediatr Orthop 11(3):367–74
7. Polisson PR, Martinez S, Khourgy M, Harrell RM, Lyles KW, Friedman N, Harrelson JM, Reisner E, Drezner MK (1985) Calcification of entheses associated with x-linked hypophosphatemic osteomalacia. N Engl J Med 313(1):1–6
8. Reid IR, Hardy DC, Murphy WA, Teitelbaum SL, Bergfeld MA, Whyte MP (1989) X-linked hypophosphatemia: a clinical, biochemical und histopathologic assessment of morbidity in adults. Medicine 68(4):336–52
9. Stickler GB, Beabout JW, Riggs BL (1970) Clinical experience with 41 typical familial hypophosphatemic patients and 2 atypical nonfamilial cases. Mayo Clin Proc 45:197–218
10. Swoboda W (1956) Die genuine Vitamin D resistente Rachitis. In: R Preisel (Hrsg) Wiener Beiträge zur Kinderheilkunde. Verlag für Med Wissenschaften, Wien Bonn
11. Wilson DR, York SE, Jaworski ZT, Yendt ER (1965) Studies in hypophosphatemic vitamin D refractory osteomalacia in adults. Medicine 44:99–134

Biomechanik und Altern der menschlichen Schädelkalotte – Radiologisch-morphometrische und statistische Untersuchungen bei Verstorbenen

H.-J. Pesch[1], R. Lutz[1], E. Preßlein[1] und H. Seibold[2]

[1] Pathologisches Institut, Universität Erlangen-Nürnberg, Krankenhausstr. 8–10, D-91054 Erlangen
[2] Rechenzentrum der Medizinischen Fakultät, Universität Erlangen-Nürnberg, Martensstr. 1, D-91058 Erlangen

Einleitung

Im bindegewebig angelegten Schädeldach des Föten entwickeln sich in der 8. bis 10. Schwangerschaftswoche die ersten Knochenkerne im Bereich des Stirnbeines [1], etwas später im Scheitel- und Hinterhauptsbein, bis schließlich zur Geburt alle Knochen des Schädeldaches bis in Nahtnähe verknöchert sind [2]. Form und Wachstumsgeschwindigkeit der Schädelkapsel werden durch den intracraniellen Druck des wachsenden Gehirns bestimmt [3]. Während sich die Tabula interna eng an die Form des Gehirnes anpaßt und ein Produkt der Dura mater ist [3, 4], wird die Formbildung von Diploe und Tabula externa durch die am Schädel ansetzenden Muskeln und angreifenden Kräfte beeinflußt [5, 6, 7].

Diese divergierende mechanische Beanspruchung der Kalotte durch inneren Wachstumsdruck und äußere Dehnungskräfte muß zu einer typischen Individualstruktur des Knochens führen, die sich mit Hilfe der automatischen Bildanalyse [8] und der quantitativen radiologischen Form-Struktur-Analyse erfassen läßt. Dieses Verfahren ermöglicht es, auch großflächige Knochenschliffe in angemessener Zeit und mit hoher Genauigkeit, also reproduzierbar, quantitativ zu analysieren [9]. Frühere Untersuchungen haben gezeigt, daß die Spongiosastruktur so verschiedener Knochen wie z.B. Lenden- und Halswirbelkörper, aber auch Kopf und Hals des Femur [9, 10, 11, 12, 13, 14, 15, 16] prinzipiell Ausdruck der aktuellen mechanischen Beanspruchung ist.

Material und Methode

Zum Einfluß der alterns-assoziierten biomechanischen Beanspruchung der Schädelkalotte wurden bei 96 Verstorbenen beiderlei Geschlechts im Alter von 19 bis 93 Jahren an fünf definierten Stellen (Abb. 1) nach Methacrylateinbettung mittels strukturanalytischer Röntgenbilder von 100 μ dicken Knochengroßflächenschliffen morphometrisch Dicke und Krümmungsradien mittels der Makroeinrichtung des Leitz-Textur-Analysesystems [8] untersucht. Die Meßergebnisse wurden statistisch ausgewertet.

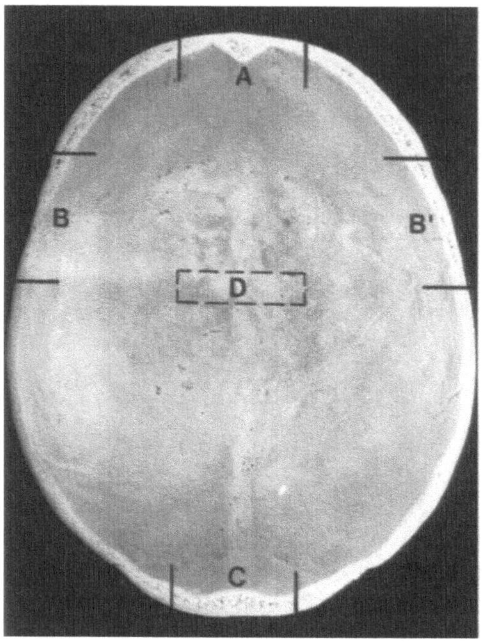

Abb. 1. Schematische Darstellung der fünf untersuchten Abschnitte aus der Schädelkalotte. *A* = frontal; *B, B'* = temporal re bzw. li; *C* = occipital; *D* = cranial

Ergebnisse

Die *Dicke* (Abb. 2) der Schädelkalotte ist alters*un*abhängig, aber abhängig von Geschlecht und Lokalisation. Männliche Schädeldächer sind durchschnittlich dicker und größer. Dabei nimmt die Dicke der männlichen Kalotte von occipital nach frontal ab und erreicht beidseits lateral ihren niedrigsten Wert, die der weiblichen Kalotte dagegen nimmt von occipital nach cranial ab, nach frontal aber wieder deutlich zu, um dann gleichfalls beidseits lateral den niedrigsten Wert zu haben.

Die *Krümmungsradien* (Abb. 3) sind ebenfalls alters*un*abhängig, aber abhängig von Geschlecht und Lokalisation. Männlicher und weiblicher Schädel sind fronto-occipital stark, an beiden Seiten schwach gekrümmt. Der Unterschied zwischen frontal-lateraler bzw. occipital-lateraler Krümmung ist am männlichen Schädel geringer als am weiblichen, so daß der *Grundriß* der männlichen Kalotte mehr *kreis*förmig, der der weiblichen *elliptisch* ist. Im *Aufriß* hingegen ist der männliche Schädel *elliptisch,* der weibliche aber *kreis*förmig.

Diskussion

Der Gehirnschädel ist anatomisch eine basal abgeplattete, von vorn nach hinten in die Länge gezogene Hohlkugel [17], die sich als sog. *biegesteife Schale* [18] aufgrund ihrer hohen Stabilität auch in Baukunst und Technik als Kuppelbau oder Schalenkonstruktion bewährt hat. Da der Schädel hinter seinem Schwerpunkt im Atlantooccipitalgelenk vorderlastig gelagert ist, erfordert die Stabilisierung der Neutralla-

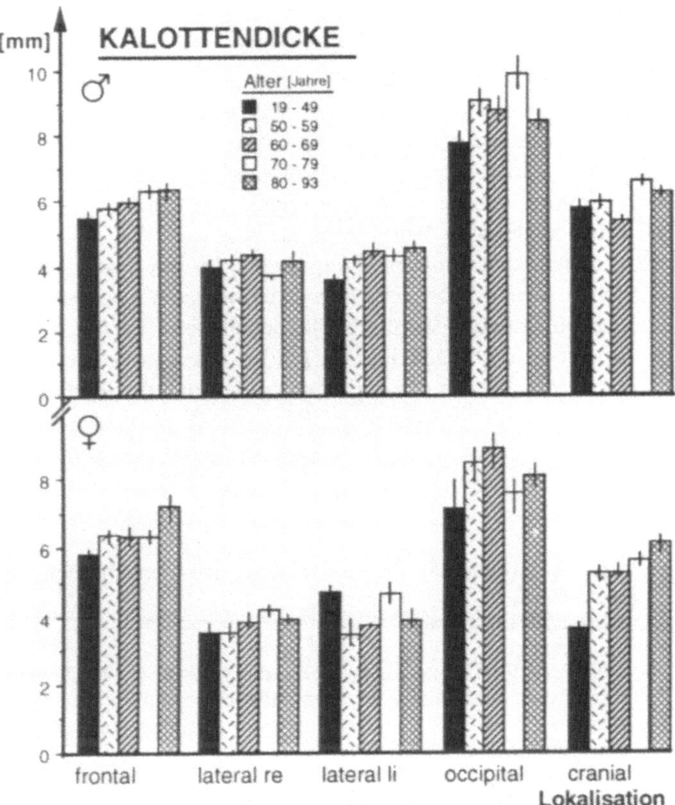

Abb. 2. Mittelwerte [x̄] und Standardabweichungen [s] der Mittelwerte der *Kalottendicke* *[mm]* in Abhängigkeit von Lokalisation, Alter und Geschlecht

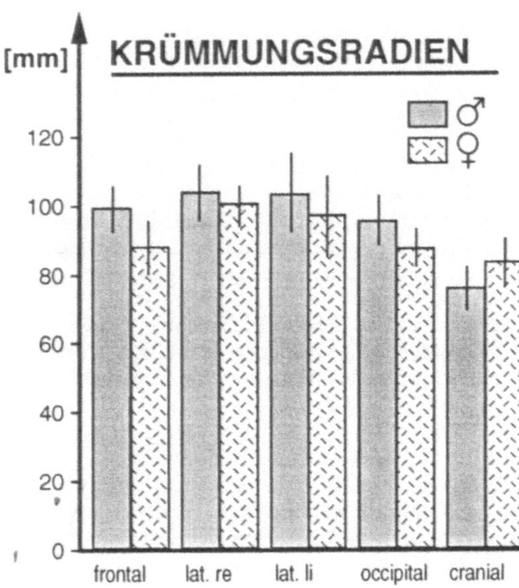

Abb. 3. Mittelwerte [x̄] und Standardabweichungen [s] der Mittelwerte der *Krümmungsradien [mm]* der Schädelkalotte in Abhängigkeit von Lokalisation und Geschlecht

ge eine ständige, durch die hinten liegende Nackenmuskulatur zu erbringende *Haltekraft*, die durch dynamische Einflüsse, wie Beschleunigung und Verzögerung, erheblich verstärkt wird. Die *Kaukräfte* dagegen werden durch den senkrechten Stirnnasenpfeiler sowie den senkrechten und waagrechten Jochbogenpfeiler [17] auf die Schädelkalotte übertragen. Beide Krafteinflüsse wirken verformend und belasten damit die Schädelwand in unterschiedlicher Größe auf *Biegung*. Die Summe aller Kräfte nimmt von occipital über cranial nach frontal ab und erreicht beidseits lateral ihren niedrigsten Wert, wodurch einerseits das charakteristische Stützpfeilersystem, andererseits substanzarme, parietal bis zur Transparenz dünne Knochenareale entstehen. Der bei der Frau mit zunehmendem Lebensalter cranial und lateral zusätzlich auftretende Verlust an Knochenmasse beruht auf einer unterschiedlichen Konstruktion des Schädeldaches mit am Kauapparat differierender Hebelmechanik, die im Gegensatz zum Mann keinen ausreichenden Erhaltungsreiz für den Schädelknochen im Alter gewährleistet [16].

Literatur

1. Dziallas P (1953/54) Zur Entwicklung des menschlichen Schädeldaches. Anat Anz 100:236–242
2. Boenig H (1957) Leitfaden der Entwicklungsgeschichte des Menschen. VEB Georg Thieme, Leipzig
3. Mair R (1926) Untersuchungen über die Struktur der Schädelknochen. I. Über den feineren Bau der Schädelknochen. Zeitschrift mikr-anat Forschung 5:625–667
4. Bernstein SA (1933) Über den normalen histologischen Aufbau des Schädeldaches. Z Anat Entwickl Gesch 101:652–678
5. Bluntschli H (1926) Rückwirkungen des Kieferapparates auf den Gesamtschädel. Z Zahnärztl Orthopädie 18:57–80
6. Benninghoff A (1927) Über die Anpassung der Knochenkompakta an geänderte Beanspruchungen. Anat Anz 63:289–299
7. Erdheim J (1938) Der Gehirnschädel in seiner Beziehung zum Gehirn unter normalen und pathologischen Umständen. Virchows Archiv 301:763–818
8. Serra J (1973) Theoretische Grundlagen des Leitz-Textur-Analyse-Systems. Leitz-Mitt Wiss u Tech Suppl I 4:125–136
9. Pesch H-J, Henschke F, Seibold H (1977) Einfluß von Mechanik und Alter auf den Spongiosaumbau in den Lendenwirbelkörpern und im Schenkelhals. Eine Strukturanalyse. Virchows Arch A Path Anat and Histol 377:27–42
10. Pesch H-J, Scharf H-P, Lauer G, Seibold H (1980) Der altersabhängige Verbundbau der Lendenwirbelkörper. Eine Struktur- und Formanalyse. Virchows Arch A Path Anat and Histol 386:21–41
11. Pesch H-J, Bischoff W, Becker T, Seibold H (1984) On the pathogenesis of spondylosis deformans and arthrosis uncovertebralis: Comparative form-analytical radiological and statistical studies on lumbar and cervical vertebral bodies. Arch Orthop Trauma Surg 103:201–211
12. Pesch H-J, Becker T, Bischoff W, Seibold H (1990) „Physiological osteoporosis" and „osteoblast insufficiency" in old age. Comparative radiological-morphometric and statistical studies on the spongy bone of lumbar and cervical vertebral bodies. Arch Orthop Trauma Surg 110:1–14
13. Pesch H-J (1991) Knochen. Morphologische Befunde. In: Platt D (Hrsg) Biologie des Alterns. Walter de Gruyter, Berlin New York, S 236–245
14. Lauer G (1980) Zur mechanisch orientierten Plastizität spongiöser Knochen verschiedener Skelettabschnitte. Eine vergleichende Strukturanalyse. Dissertation, Friedrich-Alexander-Universität Erlangen

15. Scharf H-P, Pesch H-J, Lauer G, Henschke F, Seibold H (1981) Quantitative Strukturanalyse zur Biomechanik spongiöser Knochen. Z Orthop 119:803
16. Preßlein E (1993) Zum alterns-assoziierten Verbundbau der Schädelkalotte. Vergleichende radiologisch-morphometrische und statistische Untersuchungen bei Verstorbenen. Dissertation, Friedrich-Alexander-Universität Erlangen
17. Waldeyer A (1975) Anatomie des Menschen. II. Teil: Kopf und Hals – Auge – Ohr – Gehirn – Arm – Brust. Walter de Gruyter, Berlin New York
18. Dubbel (1987) Taschenbuch für den Maschinenbau. Springer, Berlin Heidelberg New York London Paris Tokyo (16. Auflage)

Zur Morphologie des menschlichen Schädeldaches

D. E. H. von Mallek, M. Mertin, G. M. Sprinzl und J. Koebke

Zentrum für Anatomie, Universität Köln, Joseph-Stelzmann-Straße 9, D-50931 Köln

Einleitung

Angesichts der klinischen Bedeutung der bildgebenden Verfahren und ihres in jüngster Zeit stark verbesserten Auflösungsvermögens, ist eine differenzierte Kenntnis der normalen Anatomie des Skelettsystems wünschenswert.

Die klassischen Arbeiten über die Morphologie der menschlichen Schädelkalotte beschreiben meist die unterschiedliche Dickenverteilung der drei Schichten Tabula externa, Tabula interna und Diploë zueinander, differenziert nach verschiedenen Altersklassen und Geschlecht an Hand einer nur geringen Zahl von Meßpunkten (Bernstein 1933, Dominok 1959, Creutz 1977).

Diese vorliegende Arbeit berücksichtigt prozentuale Häufigkeiten bestimmter Intervalldicken der einzelnen Schichten über der gesamten Kalotte, sowie regional beschränkt auf das Os frontale und die Ossa parietalia.

Hierbei wurde eine große Anzahl von Meßpunkten in den jeweiligen Regionen berücksichtigt.

Material und Methode

20 Schädelkalotten (12 weiblich, 8 männlich) werden nach einem bestimmten Raster an 18 verschiedenen Stellen markiert und so zersägt, daß anschließend mittels einer Diamantdrahtsäge (Well, Mannheim) für jeden Meßpunkt ein 1 Millimeter dicker, planparalleler Schnitt angefertigt werden kann.

Die Schnitte werden auf einen Materialprüffilm (NTD 55 NIF, Dupont) aufgelegt und hochauflösend bei fünf Sekunden Belichtungszeit und 65 kV Beschleunigungsspannung geröntgt.

Die Gesamtdurchmesser sowie die der einzelenen Schichten dieser Querschnittsbilder durch das Kalottendach werden mit einem technischen Meßschieber ermittelt.

Nachdem auf diese Weise der Datensatz ermittelt wurde, werden die einzelnen Daten der unterschiedlichen Regionen selektiert, die einzelnen Schichten getrennt, nach der jeweiligen Dicke geordnet und für bestimmte Intervalldicken ausgezählt.

Die prozentuale Verteilung dieser Intervalldicken findet ihren Ausdruck in den dargestellten Graphen.

Ferner werden Äquidensitenaufnahmen gegen ein Aluminiumreferenzmedium angefertigt.

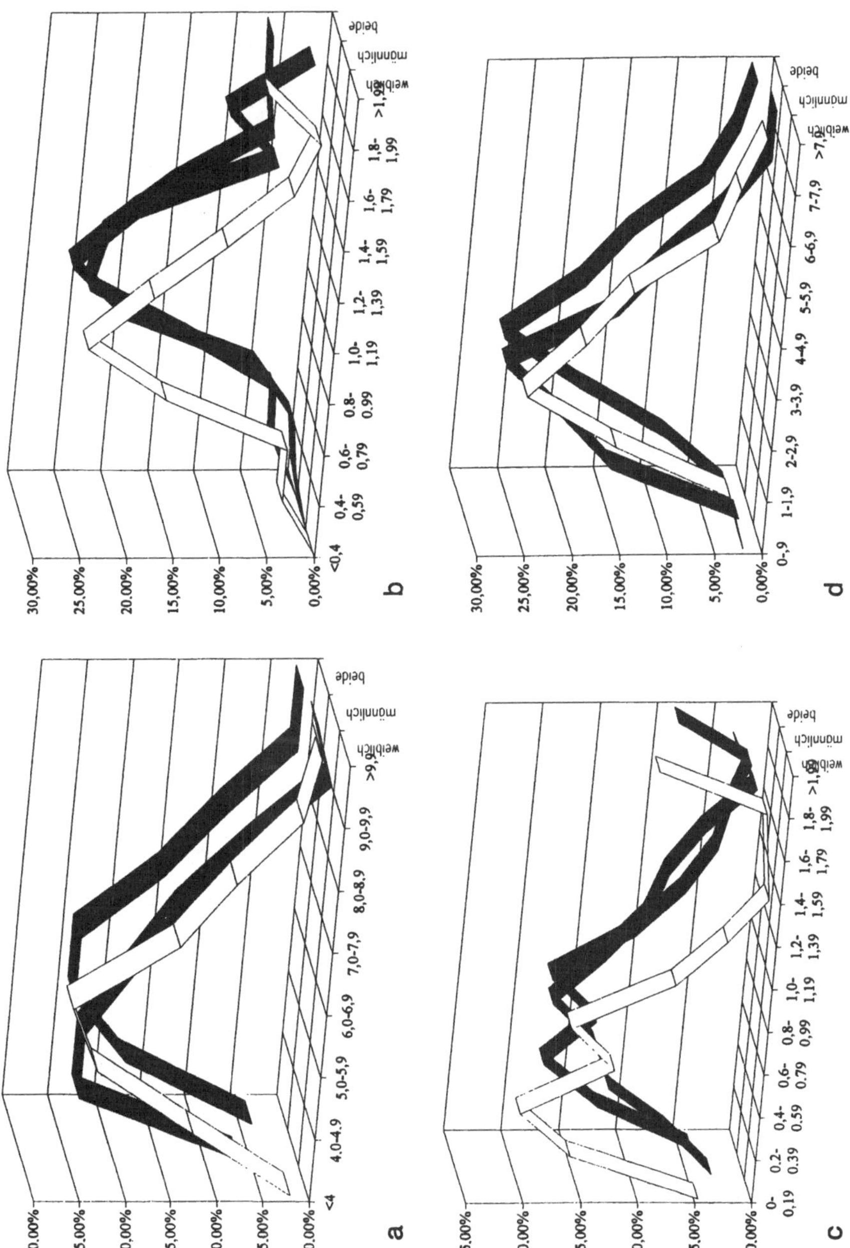

Abb. 1 a–d. Durchmesser (mm) der Gesamtdicke **(a)**, Tabula externa **(b)**, Tabula interna **(c)** und Diploe **(d)** aller Meßwerte

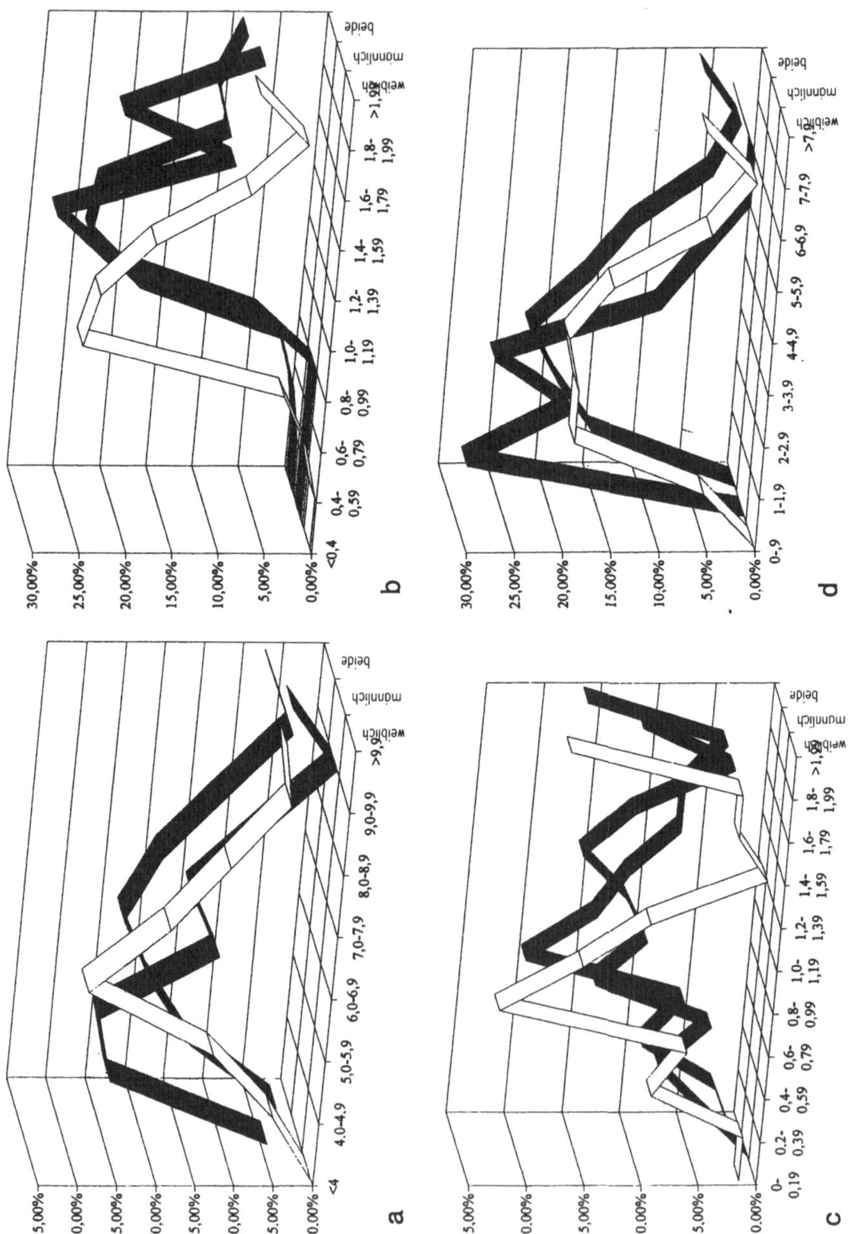

Abb. 2 a–d. Durchmesser (mm) der Gesamtdicke **(a)**, Tabula externa **(b)**, Tabula interna **(c)** und Diploe **(d)** des Os frontale

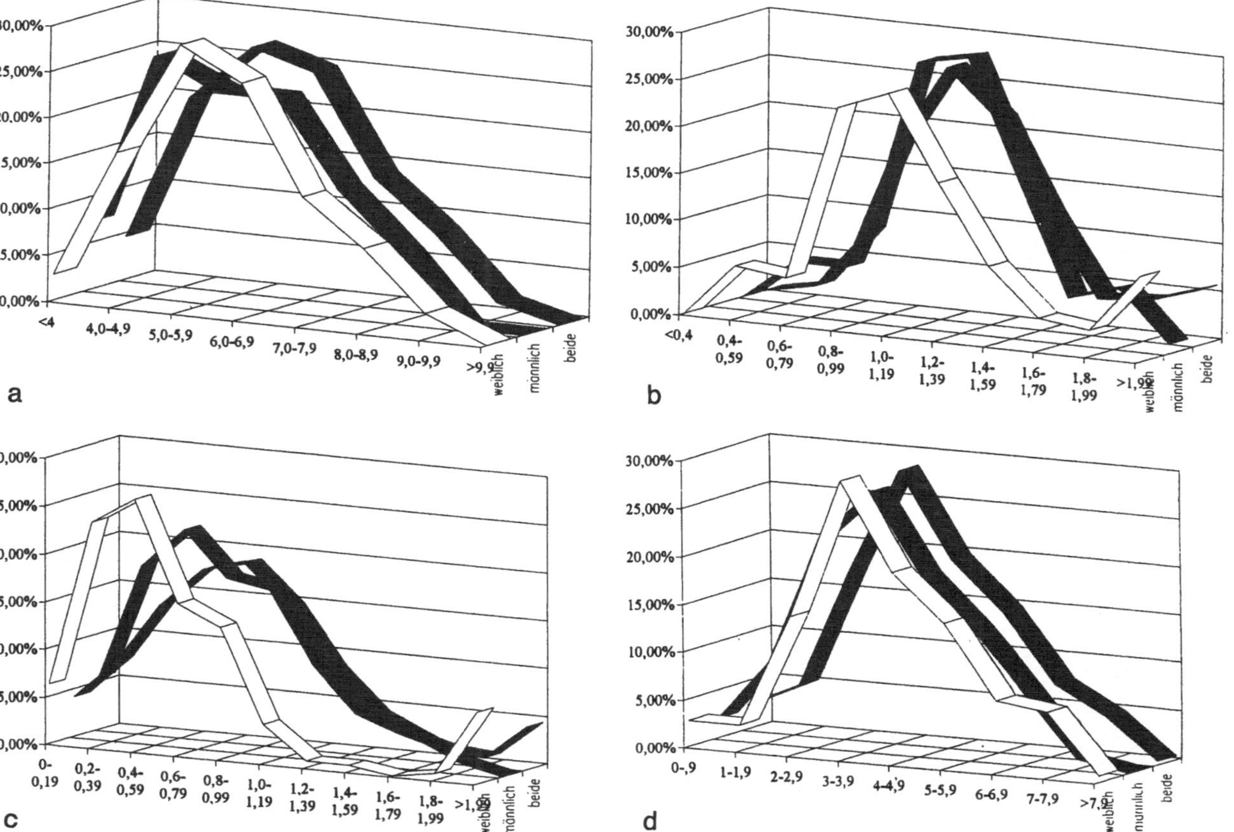

Abb. 3 a–d. Durchmesser (mm) der Gesamtdicke **(a)**, Tabula externa **(b)**, Tabula interna **(c)** und Diploe **(d)** des Ossa parietalie

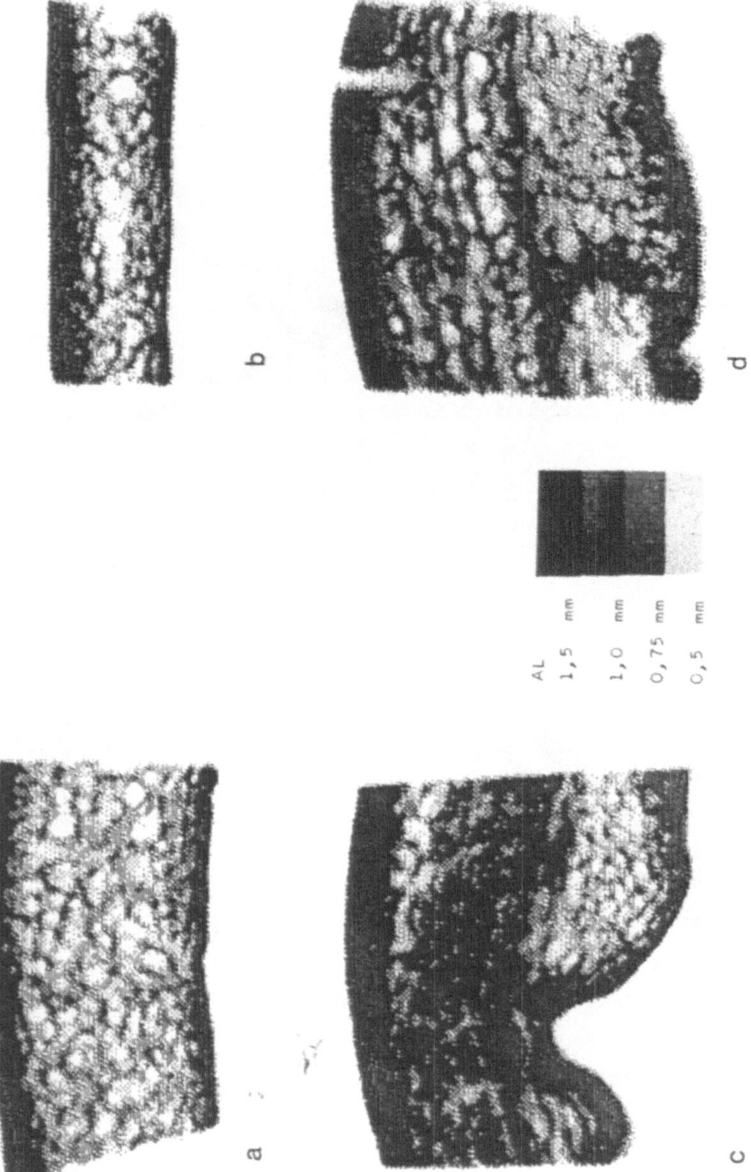

Abb. 4 a–d. Äquidensitenröntgenbilder einiger Schnitte (2 mm), wobei jedem Grauwert des Untersuchungsobjektes ein Aluminiumäquivalent zugeordnet wird

Ergebnisse und Diskussion

Die nach der beschriebenen Methode angefertigten Graphen zeigen als Grundtendenz, daß bezüglich der Gesamtdicke das weibliche Untersuchungsgut eher zu den dickeren Intervallbereichen verschoben ist, wobei dies besonders auf die Meßpunkte im Os frontale zurückzuführen ist (welches auch beim männlichen Geschlecht eher dicker als das Os parietale ist) (Abb. 1).

Als Schicht, die für diese Tendenz verantwortlich zeichnet, ist die Diploë festzustellen, deren Meßpunkte zwar im gleichen Intervall wie die des männlichen Untersuchungsgutes am stärksten vertreten sind, jedoch jenseits dieses Maximums (d.h. in den Intervallen für noch dickere Werte) wesentlich stärker vertreten sind.

Betrachtet man das Os frontale, so stellt am bei beiden Geschlechtern ein eher breites Maximum über zwei bis drei Intervalle fest, wobei diese beim weiblichen Material gegenüber dem männlichen um ein bis zwei Intervalle nach rechts (d.h. zu höheren Werten) verschoben sind (Abb. 2). Bei den beiden Tabulae kehrt sich die oben genannte Tendenz zugunsten der höheren Werte beim männlichen Untersuchungsgut um.

Die Maxima der Tabula externa des Os frontale sind beim männlichen Geschlecht gegenüber dem des weiblichen um ein bis zwei Intervalle zu den höheren Werten verschoben.

Ähnliches gilt für die Tabula interna: Bei einem zwei-Intervall-Maximum über alle Schnitte der Frauen liegt das ein-Intervall-Maximum der Männer im weiblichen Teil für die höheren Werte und ist wieder jenseits davon stärker vertreten.

Im Os parietale liegt das Maximum der männlichen Werte zwei Intervalle höher als das der weiblichen (Abb. 3).

Im Os frontale zeigt sich kein solcher Verlauf, jedoch sind auch hier bei mehr allmählich ansteigenden Werten bei den Daten aus der männlichen Gruppe die Maxima deutlich rechts der weiblichen Werte. Anhand der Äquidensitenaufnahmen ist erkennbar, wie groß die inter-, sowie auch intraindividuelle Variabilität der einzelnen Schritte sein kann (A u. B normgerechte Schnitte; C u. D eher am oberen Ende der Normvarianz anzusiedeln) (Abb. 4).

Die beobachteten, regionär unterschiedlichen Werte der Parameter (Gesamtdicke, Tabula externa et interna, Diploë) sollen im Weiteren in Zusammenhang mit Kaumuskelursprung (M. temporalis), sowie denkbaren Einflüssen von Seiten des Kauapparates (Os frontale) analysiert und diskutiert werden.

Literatur

1. Bernstein AS (1933) Über den normalen histologischen Aufbau des Schädeldaches. Z Anat 101:652–678
2. Dominok G (1959/60) Zur Alters- und Geschlechtsbestimmung aus der Morphologie der menschlichen Schädelkalotte. Zbl allg Pathol path Anat 100:54–64
3. Creutz U (1977) Zur Architektur des menschlichen Schädeldaches im Bereich der Pars bregmatica suturae sagittalis. Gegenbaurs morph Jahrb 123. Teil I 5:666–688. Teil II 6:787–814

Densitometrische Analyse des Schädels

G. M. Sprinzl, J. Mockenhaupt, D. E. H. von Mallek und J. Koebke

Institut II für Anatomie, Universität Köln, Joseph-Stelzmann-Straße 9, D-50931 Köln

Einleitung

Die exakte Kenntnis der osteologischen Anatomie von Viscero- und Neurocranium ist bei operativen Eingriffen für Hals-, Nasen-, Ohren- und Neurochirurgen unerläßlich. Das dreidimensionale Vorstellungsvermögen spielt bei endoskopischen Eingriffen eine wichtige Rolle. Die zarten Strukturen in der Umgebung des Os ethmoidale sowie die Region des vorderen Schädeldaches stellen bei derartigen Operationen Schwachpunkte im knöchernen Gefüge des Schädels und somit besondere Gefahrenpunkte dar [1–3]. Bislang gab es keine befriedigende Untersuchung bezüglich der Knochendichte dieser Regionen. Die vorliegende Arbeit soll diese Lücke schließen helfen und als Grundlage für eine, an anderer Stelle besprochenen, dreidimensionale Rekonstruktion dienen.

Um den Anforderungen modernen operativen Vorgehens Rechnung zu tragen, wird eine detaillierte Darstellung des osteologischen Aufbaus der relevanten Strukturen gegeben. Besonderes Augenmerk soll auf der Knochendichteverteilung in der Region der vorderen Schädelbasis, der Nasennebenhöhlen und der Schädelkalotte liegen.

Material und Methoden

Ein Schädel (Alter und Geschlecht unbekannt) aus dem Fundus des Anatomischen Institutes der Universität zu Köln wird, nach vorhergehender Einbettung in Epoxidharz (E6/E12-Methode, Kunststoffe für die Plastination, G. V. Hagens) mit einer Diamantdrahtsäge (Typ 6024; Well-Diamantdrahtsägen, Mannheim) in insgesamt sechzig 1,5 mm dicke, planparallele, sagittale Schnittpräparate zerteilt (Abb. 1). Die Einbettung in Epoxidharz ermöglicht eine gewebeschonende Trennung des Schädels in einzelne Scheiben [4]. Der Schnittverlust beträgt bei dieser Methode lediglich 0,3 mm [5]. Anschließend werden die Präparate geröntgt (Materialprüffilm Cronex NDT 55 Du Pont, Format 13x18 cm) und mit einem computergestützten Bildanalysesystem (Mockenhaupt, Vaporias, Köln) densitometrisch ausgewertet. Nach Digitalisierung eines jeden Präparates unter einer CCD-Kamera werden die erzielten Daten mittels verschiedener Filter (Shading, Median) gesäubert, mit einem Referenzkörper verrechnet und anschließend vom Monitor des Computersystems mit einer Spiegelreflexkamera (Minolta – OM) abfotografiert. Niedrigen Knochendichtewer-

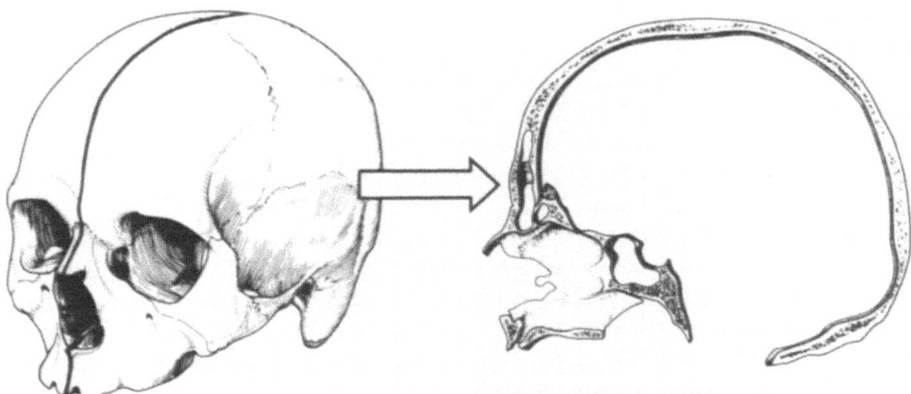

Abb. 1. Trennung eines Schädels in 1,5 mm dicke planparallele Schnittpräparate

ten entsprechen die Farben Blau und Grün, hohen Knochendichten die Farben Gelb und Rot.

Ergebnisse

Zusammenfassend sollen die wichtigsten Ergebnisse subsummiert werden: Durch die vollständige Darstellung von dreißig Schnittpräparaten werden die räumlichen Beziehungen einzelner Organverbände zueinander [6], wie z.B. von Orbita und Os temporale, verständlich präsentiert. Die wechselnde Knochendichteverteilung sowie die unterschiedliche Dicke der Knochenlamelle in der Region des Orbitadaches verdient im Hinblick auf traumatische Prozesse besondere Beachtung.

Knochendichtemaxima befinden sich bevorzugt im pericochleären Bereich sowie in der Region des Sinus frontalis. Um das Os ethmoidale lassen sich Knochendichteminima identifizieren. Eine inhomogene Knochendichteverteilung läßt sich in der vorderen Schädelgrube aufsuchen. Charakteristisch erscheint das Knochendichteverteilungsmuster zwischen Tabula interna, Tabula externa und Diploe. Die innere und äußere Lamelle der Schädelkalotte weisen eine höhere Dichte als die Diploe auf. In der Zone des Tuber parietale des Scheitelbeins ist eine geringe Knochendichteverteilung zu erkennen. Im Bereich des Clivus sind drei Zonen anzusprechen: eine vordere Kompaktalamelle, eine spongiöse Zentralzone und eine hintere Kompaktalamelle. Die vordere Lamelle weist eine höhere Knochendichte als die hintere Lamelle auf. Die Zentralzone stellt sich in einer geringeren Dichte dar.

Morphologische Strukturen wie Ductus nasolacrimalis, Sinus maxillaris, Clivus, Canalis nervi optici, Lamina cribrosa, Fossa pterygopalatina, Lamina papyracea, Meatus acusticus internus und externus, Labyrinth und Canalis facialis werden präsentiert. Die Besprechung der einzelnen Befunde in der Region des Os temporale würde den Umfang dieses Beitrages sprengen. Verwiesen sei an dieser Stelle auf eine gesonderte Betrachtung des Felsenbeinanatomie [7].

Diskussion

Die vorgestellte Analyse ermöglicht es, sowohl Hals- Nasen- Ohren- als auch Neurochirurgen einen vertieften Einblick in die Osteologie des Schädels zu gewinnen. Gefahrenpunkte, wie zum Beispiel die laterale Wand der Keilbeinhöhle sowie die hinteren Anteile der Rhinobasis, und wichtige chirurgische „Landmarken" werden gesondert dargestellt und diskutiert.

Der Verlauf von Frakturlinien in komplexen knöchernen Systemen läßt sich häufig nur empirisch anhand klinischer Daten erheben [6]. Das Verständnis der Pathogenese traumatischer Prozesse wird durch densitometrische Untersuchungen wesentlich erleichtert. Mit dem Einsatz der Densitometrie in der Region des Schädels sind erstmals nicht nur quantitative [8, 9], sondern auch qualitative Aussagen über die knöchernen Strukturen möglich.

Das hohe Auflösungsvermögen der Methode erlaubt das Aufsuchen feinster, im CT nicht darstellbarer Strukturen. In diesem Zusammenhang sind beispielsweise der Kanal für die Chorda tympani, die Fissura petrotympanica und der Canalis pterygoideus zu nennen [7]. Der Einsatz der Radiographie mit monochromatischer Strahlung wird eine weitere Verbesserung der Ortsauflösung zulassen [10].

Literatur

1. Rauchfuss A (1990) Komplikationen der endonasalen Chirurgie der Nasennebenhöhlen. HNO 38:309–316
2. Stammberger H (1986) Endoscopic endonasal surgery – new concepts in treatment of recurring sinusitis. I. Anatomical and pathophysiological considerations. Otolaryngol Head Neck Surg 94:143–147
3. Maniglia JA (1991) Fatal and other major complications of endoscopic sinus surgery. Laryngoscope 101:349–354
4. Hagens G v, Tiedemann K, Kriz W (1987) The current potential of plastination. Anat Embryol 175:411–421
5. Ebner W (1978) Diamant-Drahtsägen zum Trennen schwieriger Materialien. Industrie Diamanten Rundschau 12:257
6. Thumfart WF, Stennert E (1991) Verletzungen und Frakturen des Felsenbeins und der angrenzenden Schädelbasis. Arch Otorhinolaryngol (Stockh) 111:917–920
7. Sprinzl GM, Mockenhaupt J, Koebke J, Thumfart WF (1992) Os temporale. HNO 40:206–216
8. Lang J (1981) Klinische Anatomie des Kopfes: Neurokranium, Orbita, kraniozervikaler Übergang. Springer, Berlin Heidelberg New York
9. Lang J, Hofmann S, Maier R, Schafhauser O (1981) Über Postnatale Wachstumsveränderungen im Bereich der Fossa cranialis posterior. Gegenbaurs morphol Jahrb 127:305–342
10. Mallek DEH v, Sprinzl GM, Koebke J (1993) Monochromatic x-ray radiation for high-resolution radiography in osteology. Ann Anat (in press)

Computertomographische Analyse des Os temporale

G. M. Sprinzl, D. E. H. von Mallek und J. Koebke

Institut II für Anatomie, Universität Köln, Joseph-Stelzmann-Straße 9, D-50931 Köln

Einleitung

Die Computertomographie stellt bei der Beurteilung von pathologischen Prozessen des Os temporale in der klinischen Diagnostik das Mittel der Wahl dar und hat die pluridirektionelle Tomographie auf diesem Gebiet verdrängt [1]. Eine Indikation zur Computertomographie ist vor allem bei Raumforderungen und nach traumatischen Ereignissen zu stellen. Bedingt durch die Weiterentwicklung der computertomographischen Technik lassen sich heutzutage auch verhältnismäßig kleine Strukturen wie die Ossicula auditus darstellen und in verschiedenen Ebenen betrachten [2–5].

Zielsetzung dieser Arbeit ist es, eine umfassende computertomographische Analyse des Schläfenbeins zu leisten. Densitometrische Befunde anhand von CT-Datensätzen sollen einen genaueren Einblick in Dichtestrukturen des Os temporale ermöglichen.

Material und Methoden

Zehn Ossa temporalia werden mit unterschiedlichen Computertomographen (Somatom Plus, Fa. Siemens; Tomoscan, Fa. Philips) in koronarer, horizontaler und sagittaler Ebene geschichtet. Die Untersuchungen werden sowohl mit 2 mm, als auch mit 1 mm Schichtdicke jeweils im Knochenfenster und im Hochauflösungsmodus angefertigt (12 s Aufnahmezeit, 125 kV und 460 mAs). Ausgewählte Schnittebenen werden mit einem computergestützten Bildanalysesystem (Vaporias, Mockenhaupt, Köln) densitometrisch erfaßt.

Ergebnisse

Die computertomographischen Serienschichtuntersuchungen lassen eine komplexe anatomische Darstellung des Os temporale zu. In koronaren (Abb. 1) und horizontalen (Abb. 2) Ebenen liegt der Schwerpunkt auf der Präsentation des Fazialiskanals, des Cavum tympani, der Ossicula auditus sowie des inneren und äußeren Gehörgangs. Bulbus venae jugularis, Karotiskanal, vertikaler Anteil des Canalis facialis und Cellulae mastoideae lassen sich in den sagittalen (Abb. 3) Schichten besonders gut erkennen.

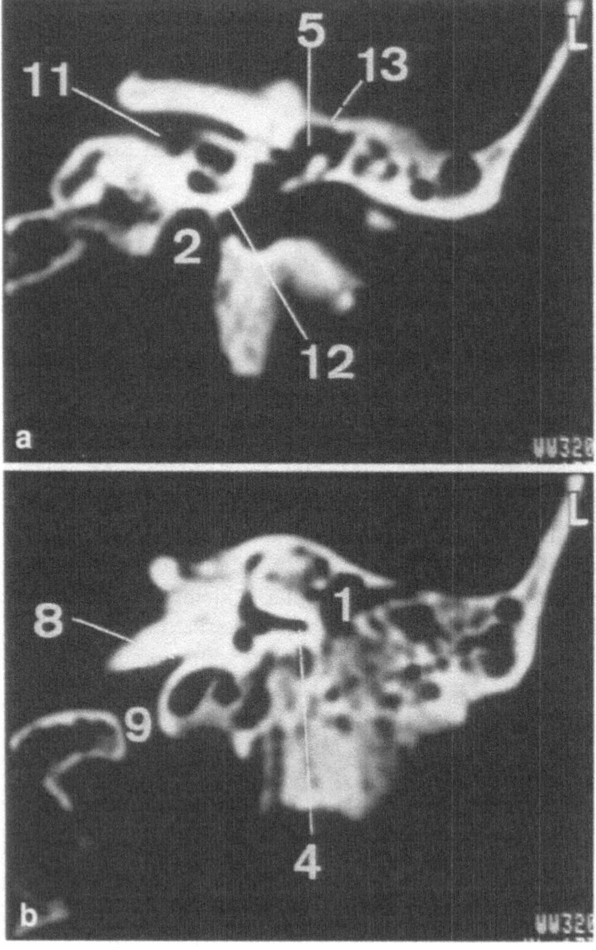

Abb. 1a, b. Coronare Schichten. *1* = Antrum mastoideum, *2* = Canalis caroticus, *3* = Canalis facialis, *4* = Canalis semicircularis lateralis, *5* = Cavum tympani, *6* = Cellulae mastoideae, *7* = Cochlea, *8* = Ductus perilymphaticus, *9* = Foramen jugulare, *10* = Malleolus, *11* = Meatus acusticus internus, *12* = Promontorium, *13* = Tegmen tympani, *14* = Vestibulum

Densitometrische Befunde (Abb. 4) weisen Knochendichtemaxima im peri-cochleären Raum und im Bereich des Meatus acusticus externus auf. Knochendich-teminima sind in der Region des Tegmen tympani lokalisiert. Die laterale Wand des Mastoids zeigt eine eher unregelmäßige Knochendichteverteilung.

Diskussion

Koronare und horizontale Schnittebenen zählen zu den Standarduntersuchungsebe-nen in der computertomographischen Diagnostik des Schläfenbeins. Sagittale Unter-

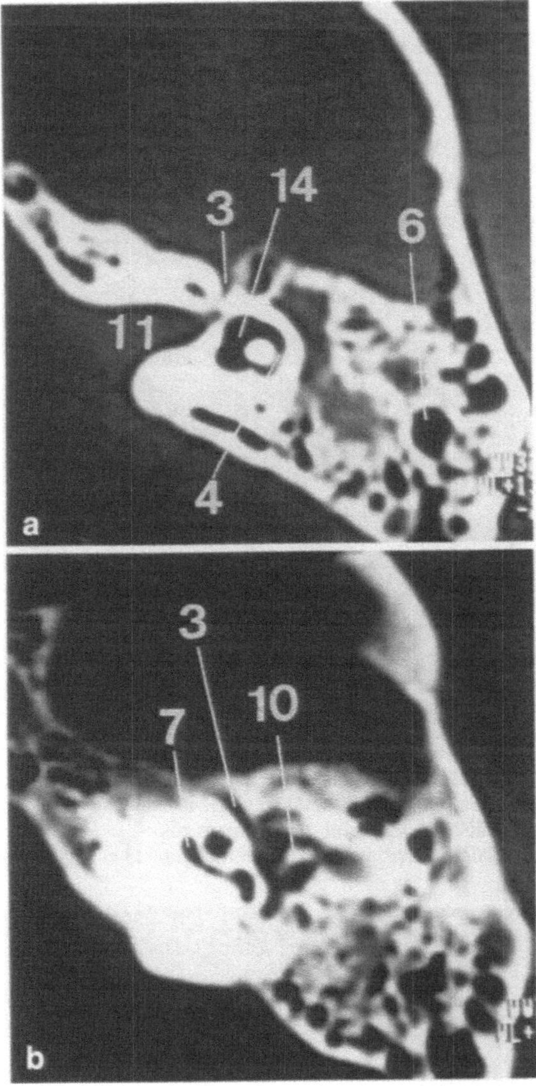

Abb. 2a, b. Horizontale Schichten. *1* = Antrum mastoideum, *2* = Canalis caroticus, *3* = Canalis facialis, *4* = Canalis semicircularis lateralis, *5* = Cavum tympani, *6* = Cellulae mastoideae, *7* = Cochlea, *8* = Ductus perilymphaticus, *9* = Foramen jugulare, *10* = Malleolus, *11* = Meatus acusticus internus, *12* = Promontorium, *13* = Tegmen tympani, *14* = Vestibulum

suchungen sind bislang nur von Mafee et al. [6] in der Literatur erwähnt worden. Gerade sagittale Schnittebenen liefern jedoch wichtige Informationen über die topographische Anatomie des Schläfenbeins und sollten im Zuge von Rekonstruktionsberechnungen erstellt und in diagnostische Erwägungen einbezogen werden.

Besonders zu betonen ist hier die bessere Darstellung folgender Strukturen: horizontales Segment des Nervus facialis, Tegmen tympani, Kiefergelenk, Cavum

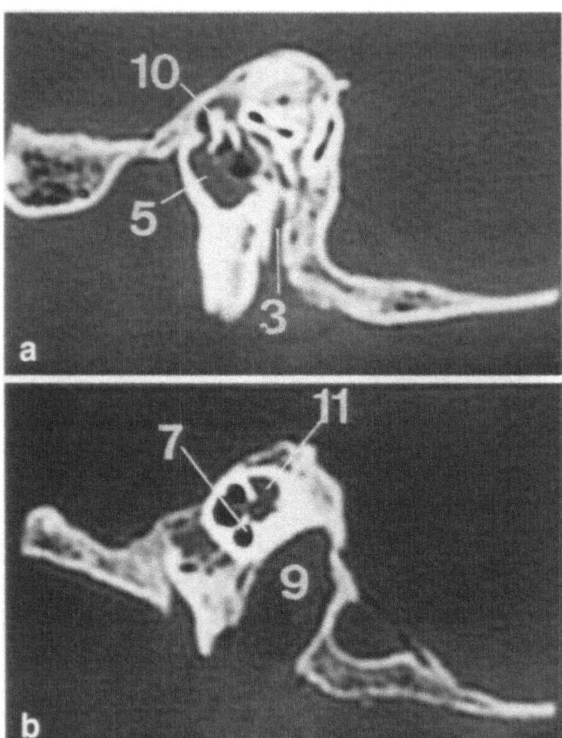

Abb. 3a, b. Sagittale Schichten. *1* = Antrum mastoideum, *2* = Canalis caroticus, *3* = Canalis facialis, *4* = Canalis semicircularis lateralis, *5* = Cavum tympani, *6* = Cellulae mastoideae, *7* = Cochlea, *8* = Ductus perilymphaticus, *9* = Foramen jugulare, *10* = Malleolus, *11* = Meatus acusticus internus, *12* = Promontorium, *13* = Tegmen tympani, *14* = Vestibulum

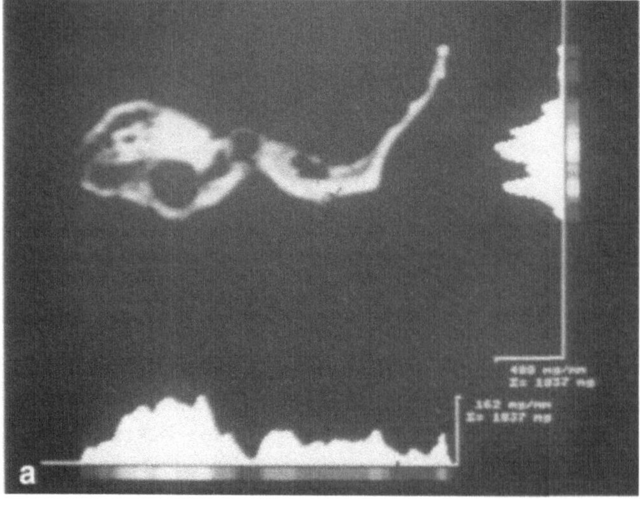

Abb. 4a

Abb. 4a–d. Densitometrische Darstellung von CT-Datensätzen

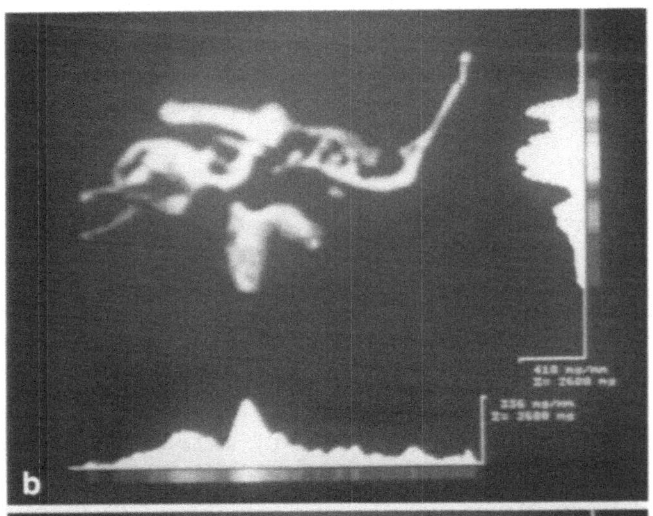

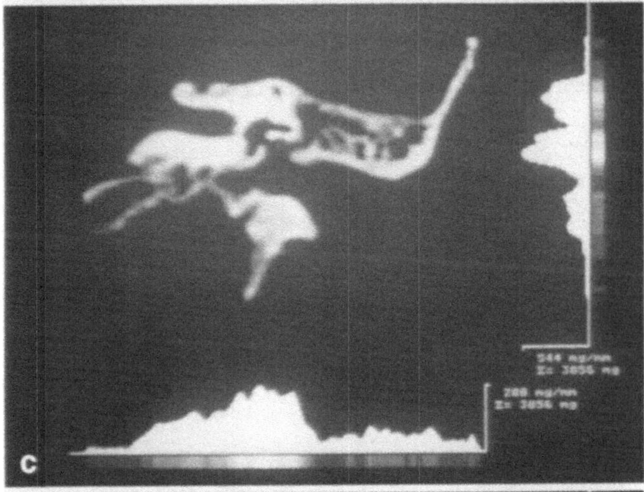

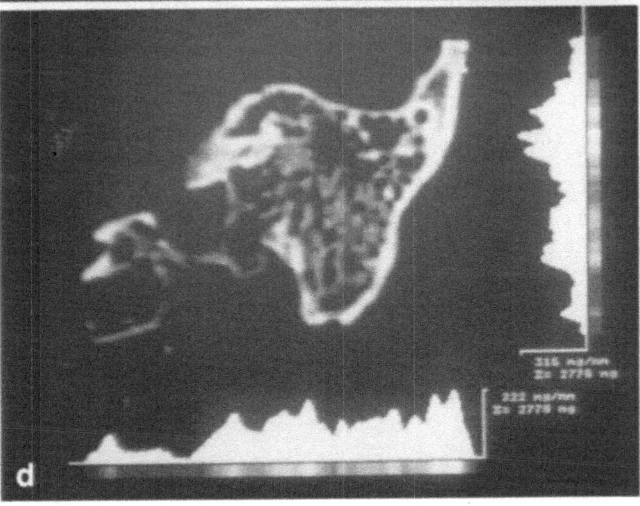

tympani, Karotiskanal, Bulbus venae jugularis, Ductus endo- und perilymphaticus. Sagittale computertomographische Untersuchungen sind in erster Linie bei Läsionen des Kiefergelenkes, aufgrund der leichteren Darstellung des Discus articularis – speziell der bilaminären Zone, in Erwägung zu ziehen [6].

Literatur

1. Terrahe K (1966) Die Röntgendiagnostik der Frakturen des Schläfenbeins und der Luxation der Gehörknöchel. Z Laryngol 23:313–319
2. König H, Kurtz B (1984) Hochauflösende Computertomographie der Felsenbeine. Fortschritte Röntgenstr 141:129–135
3. Köster O, Böckler R, Lackner K, Koch U (1984) Die hochauflösende Computertomographie des Mittel- und Innenohres. Laryngol Rhinol Otol 63:488–493
4. Schubinger O, Valavanis A (1982) Die hochauflösende Computertomographie zum Nachweis von Frakturen der Schädelbasis, besonders der Felsenbeine. Fortschritte Röntgenstr 137:123–128
5. Shaffner KA, Haughton VM, Wilson CR (1980) High resolution computed tomography of the temporal bone. Radiology 134:409–414
6. Mafee MF, Kumar A, Tahmoressi CN, Levin BC, James CF, Kriz R, Capek V (1988) Direct Sagittal CT in the Evaluation of Temporal Bone Disease. AJR 150:1403–1410

IX. Primäre und sekundäre Knochentumoren

Röntgenologische und nuklearmedizinische Verfahren zur Diagnostik und Differentialdiagnostik von Knochentumoren

W. Bessler

Rosentalstr. 81, CH-8400 Winterthur

Röntgenuntersuchung und Skelettszintigraphie stehen in der Diagnose und Differentialdiagnose von tumorösen Knochenprozessen im Vordergrund. Sie bilden die Grundlage der radiologischen Skelettabklärung.

Bei eindeutig benignen oder bei tumorähnlichen Skelettveränderungen genügt in der Mehrzahl der Fälle die Anfertigung von Röntgenbildern. Unklare, sowie maligne oder malignitätsverdächtige Knochenprozesse müssen weiter abgeklärt werden. In solchen Fällen ist meistens die Indikation zur Vornahme einer Skelettszintigraphie gegeben.

Weitere radiologische Untersuchungen, wie die Computer- oder Magnetresonanztomographie müssen gezielt eingesetzt werden, sie benötigen, vor allem auch aus Effizienz- und Kostengründen, eine spezielle Indikationsstellung.

Hauptinformationsquelle zur Abklärung einer Skelettläsion bilden konventionelle Röntgenaufnahmen. Ihr Befund muß bei der Auswertung der Resultate aller zusätzlicher Untersuchungen mitberücksichtigt werden. Es gilt dies ganz besonders auch zur Beurteilung eines abnormen nuklearmedizinischen Untersuchungsbefundes.

Grundlagen der Skelettszintigraphie

Die Skelettszintigraphie wird heute routinemäßig als 2- oder 3-Phasen-Szintigraphie durchgeführt (Tabelle 1). Auf die Darstellung der Angiographiephase kann häufig verzichtet werden. Meistens werden nur Früh- und Spätszintigramme zur Weichteil- resp. Skelettdarstellung angefertigt.

Bei der Skelettszintigraphie wird die *Tracerablagerung* bestimmt durch: 1. die *Durchblutung*, 2. die *Osteogenese* [1].

Tabelle 1. Technik der 3-Phasen-Skelettszintigraphie

Tracersubstanz:	99m-Tc-MDP	
Dosierung:	15–20 mCi (555–740 MBq)	
Szintigraphie:	0–1 min p.i.	Angioszintigraphie
	1–5 min p.i.	Weichteilpool
	2–4 h p.i.	Skelettdarstellung

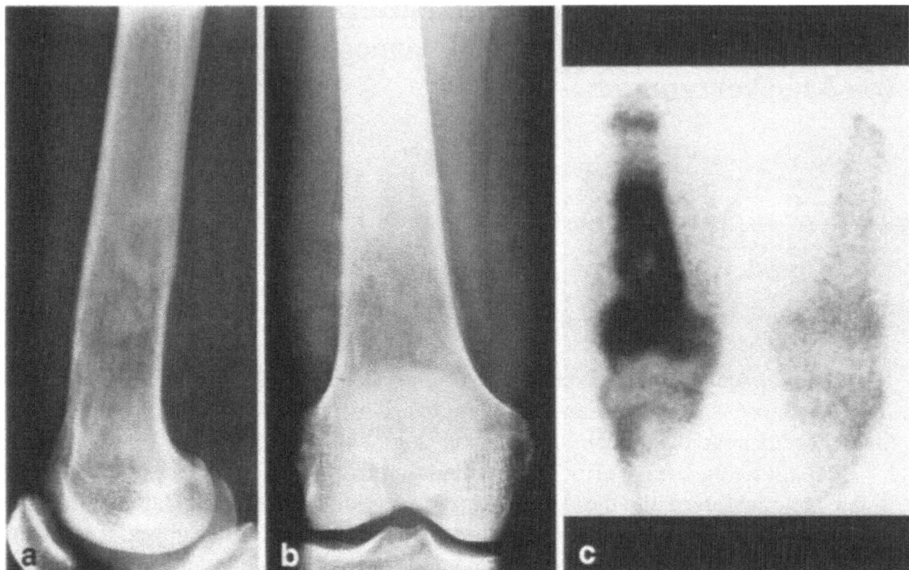

Abb. 1a–c. 31jähriger Mann. Osteogenes Sarkom ausgehend von der rechten distalen Femur-metaphyse. Skip lesion im distalen Femurschaftdrittel. **a, b** Röntgenbilder des distalen Femurendes seitl. und ap. Feinfleckige Osteolyse- und Osteoskleroseherde im Markkanal des distalen Femurendes. Endostale Kompaktaarrosionen. Lamelläre und polsterförmige periostale Knochenneubildung. **c** Skelettszintigramme beider Kniegelenke ap. Starke Traceranreicherung im Tumorbereich, sowie umschrieben in einer röntgenologisch nicht erkennbaren Knochenmarkmetastase

Eine erhaltene Durchblutung bildet die Voraussetzung für die Tracerzufuhr zu Weichteilen und Knochen. Eine Verminderung derselben führt zur Radiopenie, eine Vermehrung zur Radioaktivitätsanreicherung.

Die Radioaktivitätsbelegung der Weichteile wird zusätzlich lokal beeinflußt durch kapilläre Spasmen, Hyperaemie, Gefäßpermeabilität und durch extraossäre pathologische Prozesse, wie Verkalkungen, Entzündungsherde, Rhabdomyolyse und Weichteiltumoren.

Die Traceranlagerung an der Knochenoberfläche erfolgt durch Chemiabsorption, d.h. durch eine Ionenaustausch und durch chemische Bindung. An Stellen mit erhöhter osteoblastischer Aktivität wird vermehrt Radioaktivität abgelagert, wobei das Ausmaß der Ablagerung die Intensität der Osteogenese direkt wiederspiegelt [1].

Osteosklerotische Herde, z.B. bei Prostatakarzinommetastasen entstehen durch eine intensive reaktive Knochenneubildung auf im Knochenmark vorliegende Tumorzellen. Sie sind gekennzeichnet durch eine anhaltende massive Hyperkaptation von Tracersubstanz, die nur bei erfolgreichem Ansprechen auf eine ablative oder additive Hormontherapie abnehmen kann.

Enostosen zeigen nur während ihrer Bildungsphase eine Radioaktivitätsanreicherung, später sind sie szintigraphisch stumm. *Osteogene Sarkome,* die definitionsgemäß eine tumoreigene Osteoidbildung aufweisen, führen regelmäßig zu einer Tra-

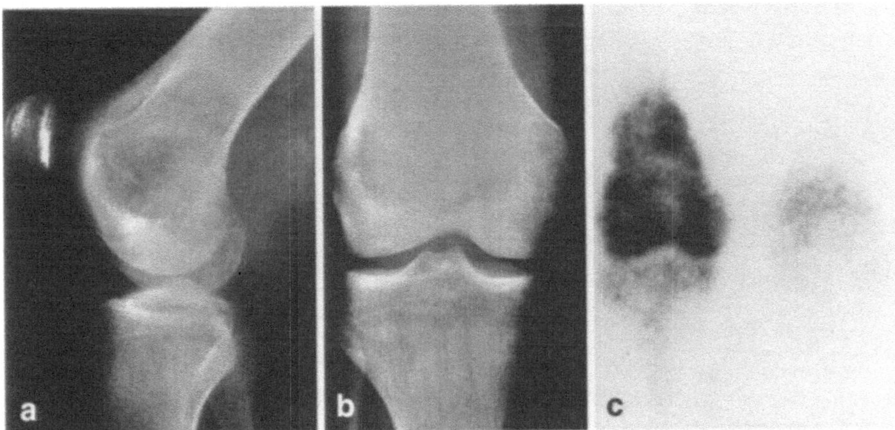

Abb. 2a–c. 31jähriger Mann mit Osteoklastom im rechten distalen Femurende. **a, b** Röntgenbilder des distalen Femurendes seitl. und ap. Großer Osteolyseherd in der Femurmetaphyse mit Übergreifen auf die Epiphyse, teils scharf, teils unscharf begrenzt. Geringe lamelläre periostale Knochenneubildung entlang den Metaphysenkonturen. **c** Skelettszintigramm beider Knieregionen ap. Intensive Radioaktivitätsbelegung des den Tumor umgebenden Knochensaums. (Doughnut lesion)

cerablagerung innerhalb vom Tumorgewebe, unabhängig davon ob dieses intra-oder extraossär lokalisiert ist. Zusätzlich reagiert der umgebende Knochen und das benachbarte Periost mit einer Knochenneubildung mit entsprechend verstärkter Radioaktivitätsbelegung der Tumorrandzonen. Es führt dies zum Auftreten eine sog. „extended lesion", bei der der radioaktive Herd im Szintigramm ausgedehnter ist als der Tumor selbst [1]. Tumorableger im Markkanal desselben Knochens werden als „skip lesions" bezeichnet. Sie treten im Szintigramm ebenfalls als Herde mit vermehrter Radioaktivitätsablagerung in Erscheinung (Abb. 1).

Rein *osteolytische Tumorherde* erzeugen im umgebenden Knochen eine reaktive ostogenetische Reaktion und werden dadurch im Szintigramm sichtbar. Die kugelschalenförmige Radioaktivitätsablagerung zweidimensional dargestellt scheint in der Peripherie stärker als im Zentrum, wodurch das Bild einer sog. „doghnut lesion" entsteht [1]. Infolge der Hyperkaptation der reagierenden Knochenrandzone erscheinen auch diese Herde szintigraphisch größer als dem Pathologiebefund entspricht (Abb. 2).

Ganzkörperszintigraphie

Der Hauptvorteil der Skelettszintigraphie gegenüber anderen röntgenologischen Untersuchungsmethoden ist die Möglichkeit das Gesamtskelett darzustellen. Bei Vorliegen einer bekannten Skelettläsion ist es mit Hilfe einer Ganzkörperszintigraphie möglich nach weiteren Herden im Skelett zu suchen. Ferner ist auch die Indikation für eine Ganzkörperszintigraphie gegeben, wenn auf Grund klinischer Erhebungen der Verdacht auf disseminierte Skelettläsionen besteht, oder wenn im Rahmen eines „tumorstaging" abgeklärt werden muß, ob Skelettmetastasen vorliegen.

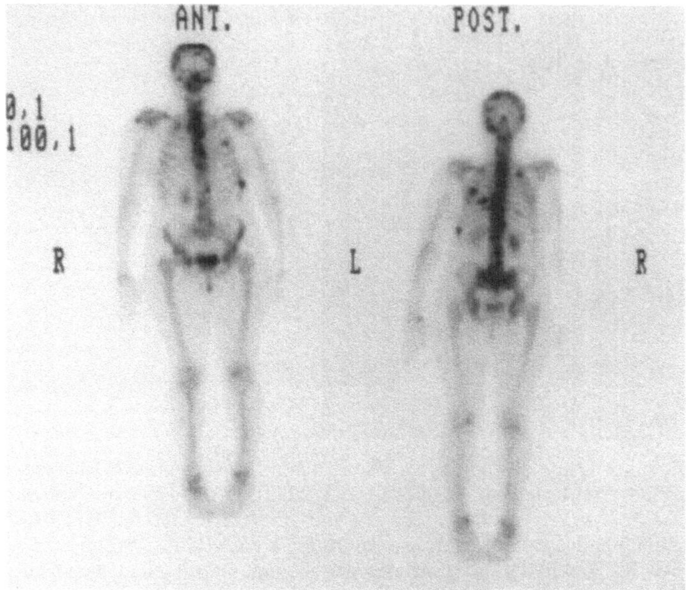

Abb. 3. Ganzkörperszintigramma ap. und pa. 87jährige Frau mit Mammakarzinommetastasen in Schädel, Wirbelsäule, Becken, Rippen und rechter Schulter

Ein ungeordnetes asymmetrisches Verteilungsbild von Herden mit vermehrter Radioaktivitätsablagerung im Gesamtskelett ist typisch für einen Metastasenbefall (Abb. 3).

Die Sensitivität der Skelettszintigraphie für die Entdeckung von Skelettmetastasen wird heute allgemein mit 98% angegeben, wobei sich feststellen läßt, daß Tumormetastasen je nach der Histologie des Primärtumors mit unterschiedlicher Häufigkeit erfaßt werden können. Für Mamma- Prostata- und Bronchuskarzinommetastasen ist die Entdeckungsrate ausgesprochen hoch. Szintigraphisch nicht zu erkennen sind u.U. Nieren-, Schilddrüsen- und Rundzelltumormetastasen. Multiple Myelomherde sind im Szintigramm oft nicht faßbar [1].

Lokale Evaluation

Generell läßt sich feststellen, daß eine Radioaktivitätsablagerung auf einem Skelettszintigramm für das Vorliegen einer aktiven Läsion spricht, ein negatives Szintigramm läßt eine solche jedoch nicht ausschließen. Bei sehr rasch wachsenden Tumorherden ohne eigene Osteoidbildung, hat der umgebende Knochen u.U. keine Zeit mehr zur reaktiven Osteogenese. Der rein osteolytische Defekt imponiert in diesen Fällen als Aussparung in der normalen Radioaktivitätsbelegung des Skelettes (Abb. 4). Auf Grund eines Skelettszintigrammes ist es auch nicht möglich zwischen einem benignen und einem malignen Tumorherd zu unterscheiden. Ein benigner Tumor, der mit einer stärkeren Osteogenese gekoppelt ist, wie dies z.B. bei einem

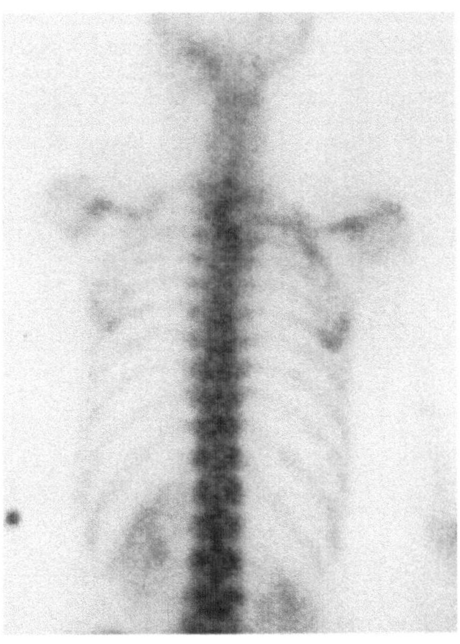

Abb. 4. Von dorsal aufgenommenes Skelettszintigramm der Wirbelsäule. Durch eine solitäre Metastase bedingte Speicherungsaussparung in Th2 und 3 rechts. 43jährige Frau mit kleinzelligem Bronchuskarzinom

Osteochondrom der Fall sein kann, speichert u.U. mehr Radioaktivität als ein maligner Tumor [1].

Technische Neuerungen

Bei *digitaler Akquisition* szintigraphischer Untersuchungsdaten können Bilder beliebig manipuliert werden. Zusatzuntersuchungen können dadurch eingespart werden.

Von besonderer Wichtigkeit ist die *single photon emission computed tomography,* das sog. SPECT. Es handelt sich hierbei um eine computerisierte, tomographische Untersuchung, die eine überlagerungsfreie Darstellung und exakte Lokalisation einer Radioaktivitätsablagerung in einzelnen Skeletteilen ermöglicht. Herde, die bei der planaren Szintigraphie nicht zu erkennen sind, können mit dieser zusätzlich durchgeführten Untersuchungsmethode gefunden werden [2]. Aus mit SPECT akquirierten Datenblöcke lassen sich auch dreidimensionale Szintigramme entwikkeln [3].

Vielversprechend sind erste Resultate mit der *positron emission tomography (PET).* Diese Methode, bei der kurzlebige Positronen emittierende Nuklide eingesetzt werden, ermöglicht eine hochspezifische Abklärung metabolischer Vorgänge in Entzündungsherden und Tumoren. Fluor-18-desoxyglucose kann zur Differenzierung ·zwischen Frakturen, Entzündungen und Knochentumoren angewandt werden [4].

Entzündungs- und Knochenmarkszintigraphie

Differentialdiagnostisch kann es schwierig sein zwischen einer Osteomyelitis und einem Knochentumor zu unterscheiden.

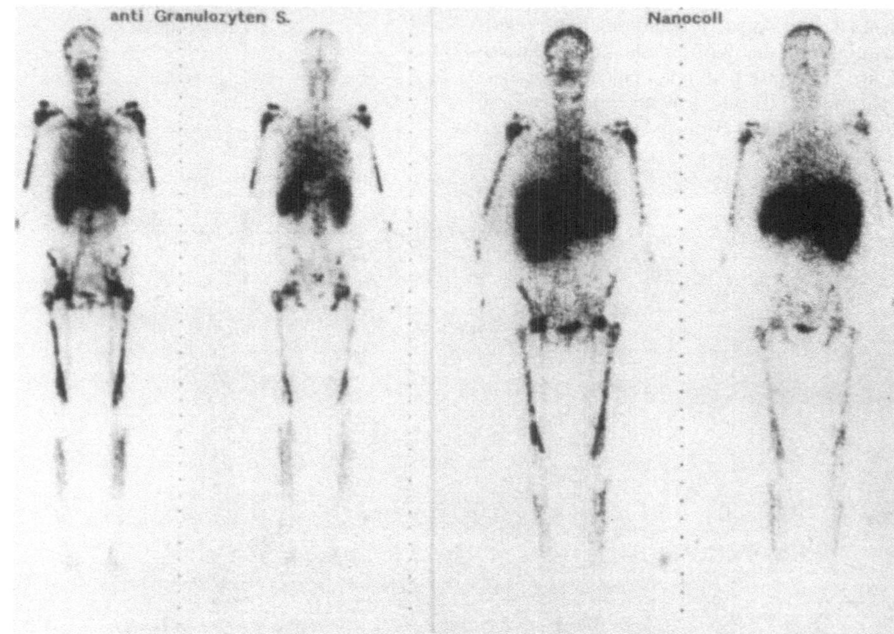

Abb. 5. Knochenmark-Ganzkörperszintigramme ap. und pa, links mit Antigranulozyten-Antikörper, rechts mit Nanocoll, beides radioaktiv markiert mit 99m-Tc. 50jährige Frau mit diffuser Knochenmarkkarzinose eines Mammakarzinoms. Durch Tumorzellnester hervorgerufene Speicherungsaussparungen im Knochenmark. Tracerhyperkaptation im RES von Leber und Milz. (Szintigramme zur Verfügung gestellt durch Prof. U. Feine, Tübingen.)

Eine mit der *3-Phasen-Skelettszintigraphie* festgestellte Hyperaemie der einem Skelettherd benachbarten Knochen- und Weichteilpartien spricht für das Vorliegen einer Entzündung. Die Sensitivität dieser Untersuchung ist ausgesprochen hoch, ihre Spezifität jedoch reduziert [2, 5].

Für die szintigraphische Abklärung auf Osteomyelitis stehen spezielle Radiopharmaka, die in Entzündungsherden angereichert werden, zur Verfügung [2]:

Gallium 67 in Form von Citrat wird vor allem in Entzündungsherden von Knochen und Weichteilen, sowie auch in einzelnen benignen und malignen Tumoren abgelagert. Es wird in erster Linie für die Darstellung von Osteomyelitiden und Arthritiden verwendet [6].

Für die szintigraphische Infektdiagnostik können auch *radioaktiv markierte kolloidale Substanzen, Leukozyten, Antigranulozyten-Antikörper* oder *Humanimmunoglobin* eingesetzt werden [2, 7, 8, 9]. Mit Ausnahme des Humanimmunoglobins, werden diese Substanzen auch im Knochenmark abgelagert. Eine Knochenmarkbesiedelung durch Tumorzellen kann dadurch szintigraphisch dargestellt werden. Bei der Methylendiphosphonatszintigraphie ist eine reine Knochenmarkmetastasierung häufig nicht oder nur schlecht zu erkennen. Bei der Knochenmarkszintigraphie tritt diese deutlich in Erscheinung, wobei die Tumorzellnester charakteristische Speicherungsaussparungen hervorrufen (Abb. 5). Störend ist auf solchen Bildern die Mitdarstellung der Radioaktivitätsspeicherung im retikuloendothelialen System von Leber und Milz, wodurch die Wirbelsäulenbeurteilung erschwert wird.

Tumorszintigraphie

Die selektive *Tumorimmunoszintigraphie* wird heute noch vorwiegend zum Nachweis von colorektalen Tumoren und deren Metastasen verwendet. Monoklonale Antikörper gegen Zelloberflächenantigene von Osteosarkomen wurden bereits entwickelt, jedoch erst vereinzelt angewandt [10].

Zusammenfassung

In der Abklärung tumoröser Knochenprozesse nimmt die Skelettszintigraphie eine Schlüsselstellung ein. Sie orientiert über funktionelle Vorgänge im Knochen und ergänzt die durch das Röntgenbild erhaltene morphologische Information. Die Möglichkeit in einem Untersuchungsgang das ganze Skelett darzustellen ist ihr Hauptvorteil. Technische Errungenschaften und neu eingeführte Radiopharmaka haben ihr neue Perspektiven eröffnet.

Literatur

1. Bessler W (1989) Skelettszintigraphie. In: Dihlmann W, Frommhold W (Hrsg) Schinz, Radiologische Diagnostik in Klinik und Praxis. Thieme, Stuttgart New York, S 395–452
2. Feine U (1992) Nuklearmedizinische Knochendiagnostik benigner Erkrankungen. Nuklearmediziner 5, 15:311–328
3. Pietrzyk U, Fink G, Ground M, Herholz H, Pawlik G, Heiss WD (1991) Three dimensional alignment of tomograms of neuroimaging modalities. J Cerebral Blood Flow and Metabolism Vol II Suppl 2:562
4. Paul R, Ahornen A, Virtama P, Aho A, Ekfors T (1989) F 18 fluordesoxyglucose: its potential in differentiating between stress fractures and neoplasia. Clin Nucl Med 14:906–908
5. Keenan AM, Tindel NL, Alavi A (1989) Diagnosis of pedal osteomyelitis in diabetic patients using current scintigraphic techniques. Arch Intern Med 149:2262–2266
6. Forrester DM, Hensel AL, Brown JC (1983) The use of gallium-67 citrate to distinguish between infectious and non infectious arthritis. Clin Rheum Dis 9:333–345
7. Reuland P, Herzog J, Müller-Schauenburg W, Küper K, Griebel J, Feine U (1987) Vergleich zwischen kernspintomographischer und szintigraphischer Aussagekraft bei benignen und malignen Knochenerkrankungen. Nucl Med 4:63
8. Locher JT, Seybold K, Andres RY, Schubiger PA, Mach JP, Buchegger F (1986) Imaging of inflammatory lesions after injection of radioiodinated monoclonal antigranulocytes antibodies. Nucl Med Commun 7:659–670
9. Seybold K, Frey LD, Locher J (1992) Immunoscintigraphy of infections using 123-J and 99m-Tc-labeled monoclonal antibodies. Advanced experiences in 230 patients. Angiology 43:85–90
10. Fritzsche H (1989) Immunscintigraphie – ein neues diagnostisches Konzept. Acta Med Austriaca. Sonderheft 16:2–5

Stellenwert der Kernspintomographie (MRT) in der Abklärung metastasenverdächtiger Herde im Skelettszintigramm

G. Sigmund[3], J. Bathmann[2], H. Gufler[1], B. Stöver[1], E. Moser[2] und M. Langer[1]

[1] Abteilung Röntgendiagnostik (Dir.: Prof. Dr. M. Langer)
[2] Abteilung Nuklearmedizin (Dir.: Prof. Dr. Dr. E. Moser), Radiologische Universitätsklinik Freiburg, Hugstetterstr. 55, D-79106 Freiburg
[3] jetzt: Abteilung Radiologische Diagnostik und Nuklearmedizin (Dir.: PD Dr. G. Sigmund) Krankenanstalt Mutterhaus der Borromäerinnen, Feldstr. 16, D-54290 Trier

Einleitung

In der Nachsorge von Karzinompatienten erfolgt bei Vorliegen metastasenverdächtiger Herde im Skelettszintigramm eine Abklärung üblicherweise mittels konventioneller Röntgenaufnahmen [4]. Demgegenüber hat die Kernspintomographie (KST, Magnetresonanz-Tomographie, MRT) als neues Schnittbildverfahren, welches durch kontrastreiche Darstellung des Markraumes eine frühzeitige Erfassung der überwiegend vom Knochenmark ausgehenden Skelettmetastasen ermöglicht [1, 8–10], noch keinen festen Platz im diagnostischen Procedere.

Methodik

Bei 34 konsekutiven Patienten mit insgesamt 41 metastasenverdächtigen Herden im Skelettszintigramm wurden Röntgenaufnahmen und eine gezielte MRT durchgeführt. Ausgenommen wurden lediglich Patienten mit Rippenherden, da die Rippen MR-tomographisch nur ungenügend darstellbar sind. Die Sicherung der Diagnose „Metastase" erfolgte z.T. durch CT-gesteuerte bioptische Punktion des betreffenden Herdes oder eines besser zugänglichen anderen (bei multiplen Herden). Bei eindeutigem Befund in den bildgebenden Verfahren und entsprechendem klinischen Bild sowie bekannter Histologie des Primärtumors wurde auf eine histologische Sicherung verzichtet. Bei gutartigen Veränderungen im Röntgenbild und MR erfolgte ausschließlich eine Verlaufskontrolle. Die Grunderkrankungen waren: Mamma-Ca. (n = 10), Bronchial-Ca. (7), Prostata-Ca. (3), Harnblasen-Ca. (3), Larynx-Ca. (2), Sonstige (9); insgesamt 34 Patienten mit 41 Herden.

Ergebnisse

Die MRT konnte bei 31 von 41 Herden im Szintigramm eine Knochenmetastasierung, bei 8 von 41 eine benigne Ursache der Mehranreicherung nachweisen. Nur 2 MR-Untersuchungen waren nicht diagnoseweisend (1x o.B., 1x wegen Artefakten nicht beurteilbar = einziger „unklarer" Befund).

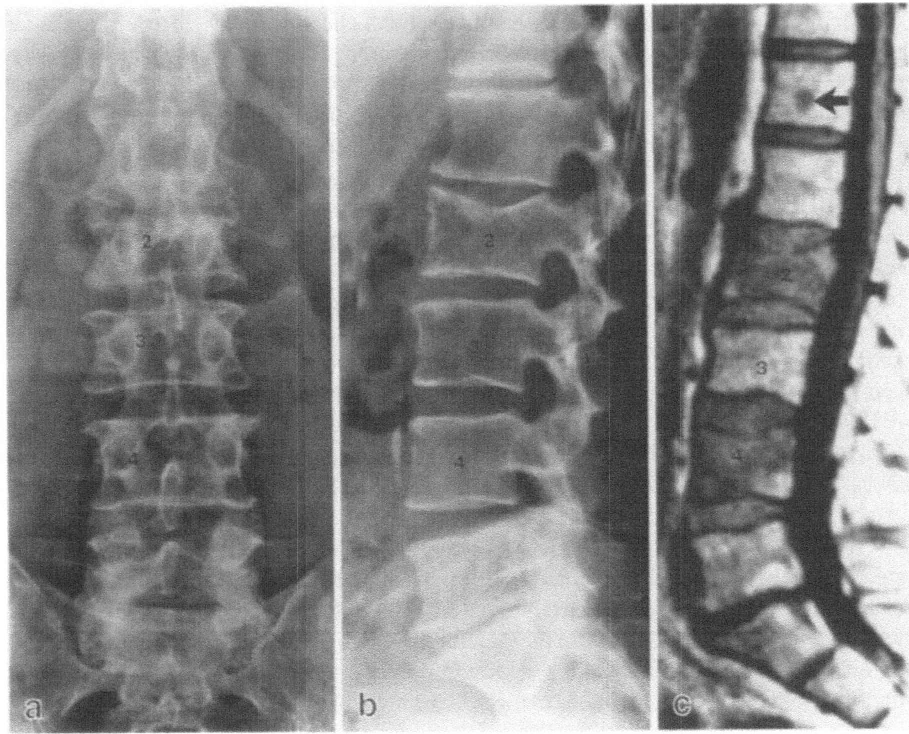

Abb. 1a–c. 65jähriger Patient mit in Lunge und Knochen metastasierendem Liposarkom. Im Skelettszintigramm metastasenverdächtiger Herd LWK 2 und 4. Im Röntgenbild **(a, b)** ist nur der LWK 2 eindeutig befallen. Kernspintomographisch **(c)** in T1-Gewichtung (SE, TR/TE = 500/20 ms) nicht nur Bestätigung des metastatischen Befalls von LWK 2 und 4, sondern Nachweis weiterer (szintigraphisch stummer!) Herde in BWK 12 *(Pfeil)* und LWK 3 (in differenter Schicht, nicht abgebildet)

Die Röntgenaufnahmen zeigten bei 11 der 41 Herde Knochenmetastasen, bei 18 von 41 einen unauffälligen Befund, darunter waren 14 der 31 kernspintomographisch nachgewiesenen Metastasen (d.h. 14 Falsch Negative!). Bei 10 von 41 war eine Beurteilung der Dignität röntgenologisch nicht zuverlässig möglich und bei 2 von 41 konnte eine benigne Veränderung als Ursache der Mehranreicherung nachgewiesen werden.

Die Ausdehnung der Metastasierung war bei 12 von 24 Patienten mittels MRT als deutlich weiter fortgeschritten zu beurteilen als nach dem Skelettszintigramm zu erwarten war (Abb. 1a–c).

Diskussion

Bei multiplen Mehranreicherungen im Skelettszintigramm ist die Diagnose „Knochenmetastasen" bereits sehr wahrscheinlich [7]. Weist auch das Röntgenbild metastasentypische Befunde auf, so ist die Diagnose so sicher, daß bei bekanntem

Primärtumor auf eine zusätzliche histologische Sicherung in der Regel verzichtet und sofort eine Therapie begonnen werden kann. Diagnostische Schwierigkeiten entstehen aber dann, wenn szintigraphisch nur ein verdächtiger Herd vorliegt, und wenn das Röntgenbild normal oder nur einen fraglich positiven Befund aufweist. Dies ist nach Literaturmitteilungen und unseren eigenen Erfahrungen in der Mehrzahl der Patienten der Fall. Hier hilft – mit Ausnahme von Rippenmetastasen – die Magnetresonanz-Tomographie eindeutig weiter. Zwar kann sie keine Histologie liefern, doch hat sie eine eindeutig höhere Nachweisempfindlichkeit als das Röntgenbild [9]. Konventionelle Schichtaufnahmen und CT wurden in dieser Studie nicht regelmäßig durchgeführt; in den entsprechenden Einzelfällen zeigte sich jedoch, daß mittels konventionellen Schichten mehr metastatische Herde nachgewiesen werden konnten als mit dem Übersichtsbild. Das CT zeigte wiederum mehr und eindeutigere Befunde als die konventionelle Schicht, aber weniger als das MR. In der Hälfte der Fälle zeigte das MR sogar mehr metastatische Herde als das Skelettszintigramm. Hinzu kommt, daß im MR auch benigne Ursachen einer Mehranreicherung zuverlässig erkannt wurden und damit nur noch in Einzelfällen eine weitere Diagnostik erforderlich war.

Damit deutet sich an, daß das MR von allen bildgebenden Verfahren die höchste Nachweisempfindlichkeit bei der Frage nach Knochenmetastasen hat, ja sogar eine höhere als das Skelettszintigramm [2, 3, 5, 6, 8, 9]. Dennoch bleibt letzteres wegen der Erfassung des gesamten Skeletts in einem Untersuchungsgang die Basisuntersuchung in der Nachsorge von Karzinompatienten [7]. Als einfaches, schnell und überall verfügbares, kostengünstiges Verfahren bleibt das Röntgenübersichtsbild in 2 Ebenen das nächste, unverzichtbare diagnostische Verfahren.
Das MR stellt in den häufig verbleibenden unklaren Fällen u.E. jedoch die gezielte, ideale Ergänzung zu Skelettszintigramm und Röntgenbild dar, immer eine therapeutische Konsequenz vorausgesetzt. Wünschenswert für die Zukunft sind eine noch schnellere Untersuchung, bessere Verfügbarkeit der Geräte und niedrigere Kosten.

Schlußfolgerung

Eine therapeutische Konsequenz vorausgesetzt und Rippenherde ausgenommen – sollte bei metastasenverdächtigen Mehranreicherungen im Skelettszintigramm und einem unauffälligem oder unsicherem Röntgen-Befund eine Kernspintomographie der suspekten Region erfolgen.

Literatur

1. Bauer R, van de Flierdt E, Krauss A, Schröter G, Dorn R, Wagner-Manslau C, Langhammer HR (1990) Diagnostik von Skelettmetastasen: Vergleich zwischen Skelettszintigraphie und Kernspintomographie. Der Nuklearmediziner 13:51–55
2. Colletti PM, Dang HT, Deseran MW, Kerr RM, Boswell WD, Ralls PW (1991) Spinal MR imaging in suspected metastases: correlation with skeletal scintigraphy. Magn Reson Imaging 9:349–355
3. Delbeke D, Powers TA, Sandler MP (1989) Correlative radionuclide and magnetic resonance imaging in evaluation of the spine. Clin Nucl Med 14:742–749

4. Jacobson AF, Stomper PC, Cronin EB, Kaplan WD (1990) Bone scans with one or two new abnormalities in cancer patients with no known metastases: reliability of interpretation of initial correlative radiographs. Radiology 174:503–507
5. Jones AL, Williams MP, Powlers TJ et al. (1990) Magnetic resonance imaging in the detection of skeletal metastases in patients with breast cancer. Br J Cancer 62:296–301
6. Kattapuram SV, Khurana JS, Scott JA, El-Khoury GY (1990) Negative scintigraphy with positive magnetic resonance imaging in bone metastases. Skeletal Radiol 19:113–119
7. Moser E (1990) Die Bedeutung der Skelettszintigraphie in der Nachsorge von Malignompatienten. Radiologe 30:465–471
8. Ruzal-Shapiro C, Berdon WE, Cohen MD, Abramson SJ (1991) MR imaging of diffuse bone marrow replacement in pediatric patients with cancer. Radiology 181:587–589
9. Smolarz K, Jungehülsing M, Krug B, Linden A, Göhring UJ, Schicha H (1990) Kernspintomographie des Knochenmarks bei Karzinompatienten mit einer solitären Mehranreicherung im Skelettszintigramm. Nucl Med 29:269–273
10. Vogler JB, Murphy WA (1988) Bone Marrow Imaging. Radiology 168:679–693

Die Radiomorphiologie des Chondroblastoms in Abhängigkeit von der Tumorlage im Skelettsystem

T. Vestring[1], G. Edel[2], H. Müller-Miny[1], S. Blasius[2], G.Bongartz[1], R. Erlemann[3] und P. E. Peters[1]

[1] Institut für Klinische Radiologie (Direktor: Prof. Dr. P. E. Peters), Universitätsklinik Münster, Albert-Schweitzer-Straße 33, D-48149 Münster
[2] Gerhard-Domagk-Institut für Pathologie (Direktor: Prof. Dr. W. Böcker), Universität Münster, Domagkstr. 17, D-48149 Münster
[3] Institut für Radiologie (Leiter: Priv.-Doz. Dr. R. Erlemann), St.-Johannes-Hospital, Duisburg-Hamborn

Einleitung

Das Chondroblastom stellt einen sehr selten auftretenden primären Knochentumor dar [1]. Bevorzugt tritt das Chondroblastom in der Epiphysenregion der langen Röhrenknochen auf [2, 3]. Röntgenologisch handelt es sich meist um scharf begrenzte Läsionen [2, 4]. In Fallberichten sind jedoch vereinzelt Chondroblastome vorgestellt worden, welche sich lokal aggressiv oder durch Auftreten von Lungenmetastasen sogar maligne verhielten, deren histologisches Bild sich aber oft nicht von einem klassischen benignen Chondroblastom unterschied [5, 6]. Bei den lokal aggressiv wachsenden Läsionen handelte es sich relativ häufig um Chondroblastome in atypischen Lokalisationen [6, 7].

In unserer retrospektiven Studie sollte überprüft werden, ob das radiologische Befundmuster der Chondroblastome eine Abhängigkeit von der Tumorlokalisation im Skelettsystem zeigt. Hierzu wurde zwischen langen, kurzen und platten Knochen unterschieden.

Material und Methode

Insgesamt wurden 45 nativradiologisch ausreichend dokumentierte Chondroblastome einer erneuten radiologischen Bewertung unterzogen, wobei die ursprüngliche histologische Beurteilung in allen Fällen durch eine im Rahmen der Studie wiederholte, mikromorphologische Befunderhebung bestätigt werden konnte. Die histologischen, immunhistochemischen sowie radiologischen Befunde eines etwas anders zusammengesetzten Untersuchungskollektivs wurden bereits an anderer Stelle mitgeteilt [8, 9]. Neben der konventionellen Röntgendiagnostik lag bei Tumoren im Stammskelett bzw. in den platten Knochen zusätzlich eine Computertomographie vor.

Für die radiologische Auswertung wurde neben der Erfassung von personenbezogenen Daten, der Tumorlokalisation und tumorassozierter Epiphänome wie Matrixverkalkungen und Periostreaktionen besonderes Augenmerk auf das Wachstumsmuster der Chondroblastome gelegt. Hierzu erfolgte die radiomorphologische Analyse anhand der sogenannten Lodwick-Klassifikation, die eine röntgenologische

Tabelle 1. Relative Häufigkeitsverteilung der 45 Chondroblastome auf die Lodwick-I-Untergruppen in Abhängigkeit vom befallenen Knochen

	IA	IB	IC
Lange Knochen: n = 32	56%	31%	13%
Kurze Knochen: n = 9	33%	56%	11%
Platte Knochen: n = 4	0%	50%	50%

Beurteilung der Wachstumsgeschwindigkeit und damit des biologischen Verhaltens von Knochentumoren zuläßt [10, 11].

Bei Chondroblastomen, die in platten Knochen oder im Stammskelett lagen, wurden für die Unterscheidung zwischen einer Lodwick IB- bzw. einer IC-Läsion, also für den Nachweis bzw. Ausschluß einer kompletten Kortikalispenetration, sowohl die nativradiologischen als auch computertomographischen Befunde herangezogen.

Ergebnisse

Bei einem Geschlechtsverhältnis von Männer zu Frauen von 1.25:1 betrug das Durchschnittsalter 18 Jahre, wobei der jüngste Patient 5 und der älteste 60 Jahre alt war. Am häufigsten war die zweite Lebensdekade (66%) betroffen. Für die langen Knochen lag das Durchschnittsalter mit 17 Jahren geringfügig unter dem der kurzen (20 Jahre) bzw. platten Knochen (29 Jahre).

32mal trat das Chondroblastom in einem langen, 9mal in einem kurzen und 4mal in einem platten Knochen auf. Von den zuletzt genannten Tumoren lagen zwei im Os ilium und jeweils einer in der Patella bzw. Scapula. In den langen Knochen wiesen sämtliche Chondroblastome eine direkte Lagebeziehung zu einer Wachstumsfuge auf (Abb. 1). Für Periostreaktionen (22%), Tumormatrixverkalkungen (49%) und intraläsionale Trabekel (27%) wurde zwischen den langen, kurzen bzw. platten Knochen kein sicherer Unterschied gefunden.

Im gesamten Kollektiv fanden sich nur geographische Osteolysen (entsprechend der Lodwick-Klasse I). Die genaue Verteilung auf die verschiedenen Lodwick-Unterklassen IA, IB und IC ist der Tab. 1 zu entnehmen. Fast alle Chondroblastome der langen bzw. kurzen Knochen fielen in drei Unterklassen IA bzw. IB, während sich die Hälfte der Chondroblastome in flachen Knochen als IC-Läsionen relativ aggressiv verhielten (Abb. 2).

In den langen Röhrenknochen wurde bei der ursprünglichen Befundung im Rahmen einer interdisziplinären Knochentumorkonferenz das Chondroblastom radiologisch in 84% als erste Differentialdiagnose genannt, während dies in den kurzen bzw. platten Knochen nur in 38% der Fälle möglich war.

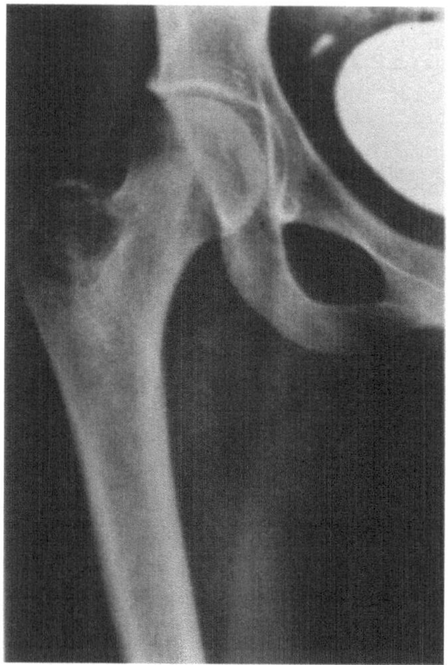

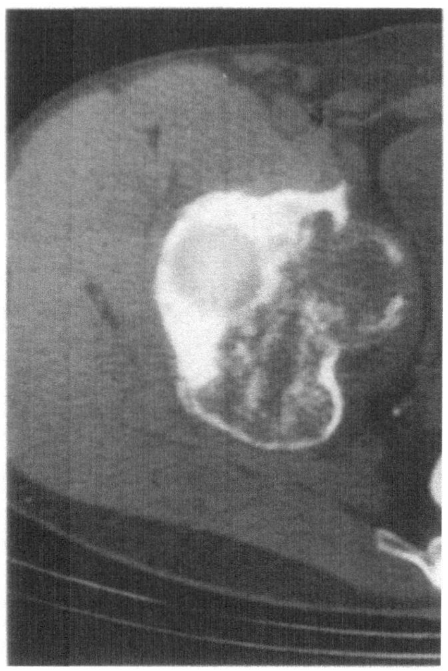

Abb. 1. Chondroblastom im Femur bei einer 20jährigen Frau: Apophysär gelegene, scharf begrenzte Osteolyse Lodwick IA mit intraläsionalen Trabekeln

Abb. 2. Periazetabuläres Chondroblastom bei einem 22jährigen Mann: Osteolyse mit intraläsionalen Matrixverkalkungen und abschnittsweiser kompletter Penetration der Kortikalis (Lodwick IC)

Diskussion

Das selten auftretende Chondroblastom weist eine geringe Prädilektion für das männliche Geschlecht auf [12]. Vorzugsweise kommt der Tumor in der zweiten Lebensdekade vor [2, 12]. Das Manifestationsalter von Tumoren in atypischer Lokalisation scheint etwa zehn Jahre höher zu liegen als dasjenige in klassischen Lokalisationen [2, 4].

Der Großteil der Chondroblastome betrifft die langen Röhrenknochen [3, 13]. In den langen sowie kurzen Röhrenknochen ließ sich in unserem Untersuchungsgut grundsätzlich eine direkte Lagebeziehung zu einer Wachstumsfuge nachweisen, wobei die epiphysäre bzw. epimetaphysäre Lokalisation deutlich häufiger auftrat als die apophysäre bzw. isoliert metaphysäre Lage. Unabhängig von der Lokalisation im Skelettsystem lagen mehr als zwei Drittel aller Läsionen exzentrisch im Knochen. Röntgenologisch imponiert das Chondroblastom der Röhren- und kurzen Knochen typischerweise als rundliche relativ scharf begrenzte Osteolyse [2, 13]. Fast 90% aller Chondroblastome der genannten Skelettlokalisationen fielen in die Lodwick-Kategorie IA bzw. IB. Im Gegensatz dazu dominierte in platten Knochen mit 50% die Läsion der IC-Kategorie. Eine komplette Resektionsmöglichkeit vorausgesetzt, scheint die Prognose der atypisch lokalisierten Tumoren nicht schlechter zu sein [6, 14].

Für die differentialdiagnostische Abgrenzung gegenüber anderen primären Knochentumoren stellen in den langen Röhrenknochen die Lagebeziehung zur Wachstumsfuge und die relativ scharfe Begrenzung der Osteolyse die wichtigsten diskriminierenden Faktoren dar, so daß röntgenologisch fast immer die korrekte Diagnose gestellt wird. Für Läsionen außerhalb der langen Röhrenknochen ist die Differentialdiagnose des Chondroblastoms erheblich schwieriger [2], so daß hier die korrekte röntgenologische Diagnose nur in etwa einem Drittel der Fälle möglich sein dürfte. Bei diesen Lokalisationen liegt der Schwerpunkt der radiologischen Diagnostik im wesentlichen auf der korrekten Ausdehnungsbestimmung.

Schlußfolgerung

1. Chondroblastome der platten Knochen zeigen häufiger ein aggressiveres Wachstumsmuster (Lodwick IC) als diejenigen der langen bzw. kurzen Knochen.
2. Im Gegensatz zu den platten bzw. kurzen Knochen zeigt das Chondroblastom der langen Knochen meist eine charakteristische Radiomorphologie, so daß prospektiv fast immer die korrekte Diagnose möglich ist.

Danksagung: Wir danken den Einsendern des Knochengeschwulstregisters Westfalen, ohne deren Mitarbeit die Studie nicht möglich gewesen wäre.

Literatur

1. Kurt AM, Unni KK, Sim FH, Mc Leod RA (1989) Chondroblastoma of bone. Hum Pathol 20:965–976
2. Bloem JL, Mulder JD (1985) Chondroblastoma: A clinical and radiological study of 104 cases. Skeletal Radiol 14:1–9
3. Huvos AG, Marcove RC (1973) Chondroblastoma of bone: A critical review. Clin Orthop 95:300–312
4. Freyschmidt J, Ostertag H (1988) Knochentumoren. Springer, Berlin Heidelberg New York
5. Kyriakos M, Land VJ, Penning HL, Parker SG (1985) Metastatic chondroblastoma. Report of a fatal case with a review of the literature on atypical, aggressive and malignant chondroblastoma. Cancer 55:1770–1789
6. Matsuno T, Hasegawa I, Masuda T (1987) Chondroblastoma arising in the triradiate cartilage. Skeletal Radiol 16:216–222
7. Resendes M, Parker BR, Kempson RL, Jones HH, Nagel DA (1991) Case report 663. Skeletal Radiol 20:222–225
8. Edel G, Ueda Y, Nakanishi J, Brinker KH, Rossner A, Blasius S, Vestring T, Müller-Miny H, Erlemann R, Wuisman P (1992) Chondroblastoma of bone. A clinical, radiological, light and immunohistochemical study. Virchows Archiv A Pathol Anat 421:355–366
9. Vestring T, Edel G, Müller-Miny H, Erlemann R, Blasius S, Bongartz G, Peters PE (1992) Lokalisationsabhängige Befundmuster beim Chondroblastom. Fortschr Röntgenstr, zur Publikation eingereicht
10. Lodwick GS, Wilson AJ, Farral C, Virtama P, Dittrich F (1980) Determing growth rates of focal lesions of bone from radiographs. Radiology 134:577–583
11. Lodwick GS, Wilson AJ, Farral C, Virtama P, Smeltzer FM, Dittrich F (1980) Estimating rate of growth in bone lesions: observer performance and error. Radiology 134:585–590

12. Schajowicz F (1981) Tumors and tumor-like lesions of bone and joints. Springer, New York Heidelberg Berlin
13. Dahlin DC, Ivins JC (1972) Benign chondroblastoma: A study of 125 cases. Cancer 30:401–413
14. Sundaram M, McGuire MH, Naunheim K, Schajowicz F (1988) Case report 467. Skeletal Radiol 17:136–140

Grenzen der Magnetresonanztomographie beim lokalen Staging von primären Knochentumoren

T. Vestring[1], P. Wuismann[2], S. Blasius[3] und G. Edel[3]

[1] Institut für Klinische Radiologie (Direktor: Prof. Dr. P. E. Peters), Universitätsklinik Münster, Albert-Schweitzer-Straße 33, D-48149 Münster
[2] Klinik und Poliklinik für Allgemeine Orthopädie (Direktor: Prof. Dr. W. Winkelmann)
[3] Gerhard-Domagk-Institut für Pathologie (Prof. Dr. W. Böcker), Universität Münster, Domagkstr. 17, D-48149 Münster

Einleitung

Die Fortschritte auf dem Gebiet der präoperativen Chemotherapie sowie die Weiterentwicklung operationstechnischer Methoden führten in den letzten Jahren bei den malignen primären Knochentumoren zur Etablierung neuer Therapiekonzepte. Ablative Maßnahmen können selbst bei relativ ausgehnten Befunden durch extremitätenerhaltende Eingriffe ersetzt werden [1]. Da intraläsionale Resektionen die Prognose jedoch erheblich reduzieren, muß präoperativ die Ausdehnung der Tumoren genau bekannt sein [2]. Hinsichtlich der Operationsplanung werden damit an die präoperative Bildgebung höchste Anforderungen gestellt.

Nativradiologisch ist zwar die Artdiagnose von primären malignen oder benignen Knochentumoren häufig möglich, die exakte Ausdehnung der Tumoren ist jedoch nur sehr begrenzt erkennbar [3]. Der eingeschränkte Kontrastumfang der Computertomographie läßt häufig nicht die geforderte Genauigkeit der Größeneinschätzung der intra- sowie extraossalen Tumorkomponente zu. Die Magnet-Resonanz-Tomographie mit ihrem unübertroffenen Weichteilkontrast-und Objektumfang erfüllt diese Anforderungen anerkanntermaßen am besten [4, 5]. Nicht zuletzt wegen der multiplanaren Darstellungsmöglichkeiten, welche die große Akzeptanz der vergleichsweise neuen Methode beim klinischen Kollegen begründen, wird die MRT mittlerweile routinemäßig bei malignen und sehr häufig auch bei benignen primären Knochentumoren eingesetzt. Im Zusammenhang mit den erheblichen Konsequenzen der präoperativen Bildgebung müssen jedoch nicht nur die Möglichkeiten, sondern auch die Grenzen einer Methode definiert werden. Diese Forderung motivierte unsere prospektive Studie.

Material und Methode

Aus den Einsendungen des Knochengeschwulstregisters Westfalen wurden nur solche Fälle in die Studie aufgenommen, deren Bildgebung (konventionelle Radiographie, Computertomographie, Magnet-Resonanz-Tomographie) bezüglich der kompartimentbezogenen Tumorausdehnung keine offensichtlichen Befunde bot. Eindeutige Fälle wurden bewußt ausgeschlossen. Die genannten Aufnahmekriterien erfüllten insgesamt 22 primäre Knochentumoren (maligne: n = 16, benigne: n = 6). Die

Tabelle 1. Histiologische Befunde der 22 Knochentumoren

Maligne: n = 16		Benigne: n = 6	
Osteosarkom:	n = 6	Riesenzelltumor:	n = 2
Ewingsarkom:	n = 5	Chondroblastom:	n = 2
Chondrosarkom:	n = 5	Osteoidosteom:	n = 1
		Eosinophiles Granulom:	n = 1

Tabelle 2. Präoperative MR-tomographische Einschätzung der extraossären Komponente bei 22 Knochentumoren. *RP:* richtig positiv, *RN:* richtig negativ, *FP:* falsch positiv, *FN:* falsch negativ

		RP	RN	FP	FN
Weichteilkomponente:	n = 17	17	3	2	0
Gelenkbefall:	n = 7	5	13	2	2
Invasion der Gefäß-Nerven-Scheide:	n = 4	4	14	4	0

histologischen Tumorentitäten sind in der Tabelle 1 aufgeführt. Alle Chondrosarkome waren periazetabulär im Beckenskelett lokalisiert. Abgesehen von einem Ewingsarkom des Humerus betrafen die restlichen Tumoren immer die untere Extremität.

MR-tomographisch wurde bei jedem Patienten eine Protonen- bzw. T_2-gewichtete Spin-Echo-Sequenz (TE/TR = 20–90/2500 ms) in transversaler und eine native sowie Gd-DTPA-assistierte T_1-gewichtete Spin-Echo-Sequenz (TE/TR = 15/600 ms) in longitudinaler Tumorausdehnung durchgeführt. Vereinzelt lagen auch T_2-gewichtete Aufnahmen in longitudinaler Tumorausdehnung vor. 6 Patienten, die in einem auswärtigen Institut in entsprechender Technik untersucht worden waren, wurden keiner erneuten MRT zugeführt.

Die Auswertung der MRT-Aufnahmen erfolgte gemeinsam durch einen Radiologen und Orthopäden (V.T., W.P.). Beurteilt wurden die intra- und extraossäre Tumorkomponente, wobei die letztere in folgende Untergruppen unterteilt wurde: 1. Weichteilkomponente: Ja/Nein 2. Gelenkbefall: Ja/Nein 3. Invasion der Gefäß-Nervenscheide: Ja/Nein. Als Goldstandard galt die histologische Aufarbeitung der Operationspräparate. Falls notwendig wurden neben Routineschnitten je nach den Ausdehnungsangaben der MRT auch spezielle Stufenschnitte angefertigt.

Ergebnisse und Diskussion

Die intraossäre Tumorausdehnung wurde bis auf eine falsch positive „skip lesion" in der Metaphyse des distalen Humerus (diaphysär lokalisiertes Ewingsarkom des ipsilateralen Humerus) immer korrekt angegeben. Die Biopsie der „skip lesion" erfolgte erst nach Durchführung der Chemotherapie im Rahmen der Operationsplanung, wobei der histologische Befund ein unspezifisches Fibroseareal ergab. Somit

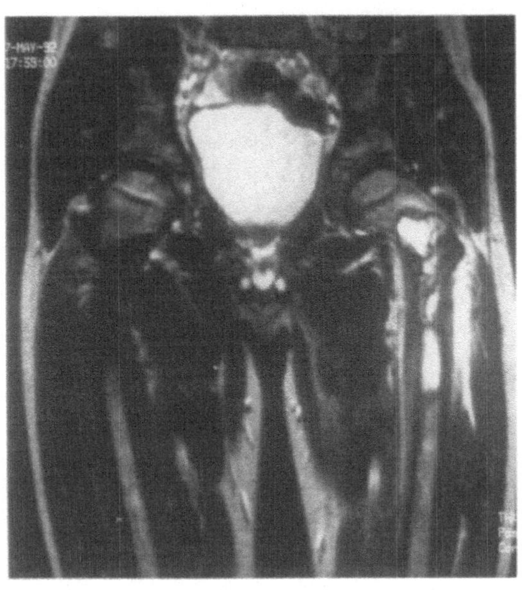

Abb. 1. Eosinophiles Granulom in der metadiaphysären Übergangsregion des linken proximalen Femur: T_2-gewichtete, koronare Spin-Echo-Aufnahme: MR-tomographisch handelt es sich
um eine extrakompartimentelle Läsion, bei der intra- und extraossäre Komponente etwa das-
gleiche Signalverhalten aufweisen. Intraoperativ sowie histologisch konnte eine extraossäre
Komponente nicht nachgewiesen werden, so daß der extraossäre MRT-Befund als reines
Ödem aufzufassen ist

könnte es sich durchaus um eine maligne Läsion gehandelt haben, die nach der
Chemotherapie nur noch regressive Veränderungen aufwies.

Während die native T_1-gewichtete Sequenz für die Bestimmung der intraossären
Tumorausdehnung den größten Informationsgehalt bot, war die komplette Penetration der Kortikalis am besten in der T_2-gewichteten Sequenz zu erkennen. Die
extraossale Tumorkomponente ließ sich am genauesten in der kontrastmittelunter-
stützten T_1- sowie in der T_2-gewichteten Serie darstellen. Mit diesen beiden Ansätzen gelang jedoch keine sichere Differenzierung zwischen Tumorödem und extra-
ossaler Tumorkomponente (Abb. 1).

Daraus ergaben sich im wesentlichen Konsequenzen für den Nachweis bzw.
Ausschluß des Befalls der Gefäß-Nerven-Scheide (Abb. 2). Während falsch negative
Befunde nicht vorkamen, wurde bei 4 von 22 Fällen eine falsch positive Diagnose
gestellt.

Bezüglich des Gelenkbefalls wurde jeweils zweimal eine falsch positive bzw.
negative Diagnose gestellt (Abb. 3). Die Resultate zur Einschätzung der extraossären Tumorausdehnung sind zusammenfassend in der Tabelle 2 dargestellt.

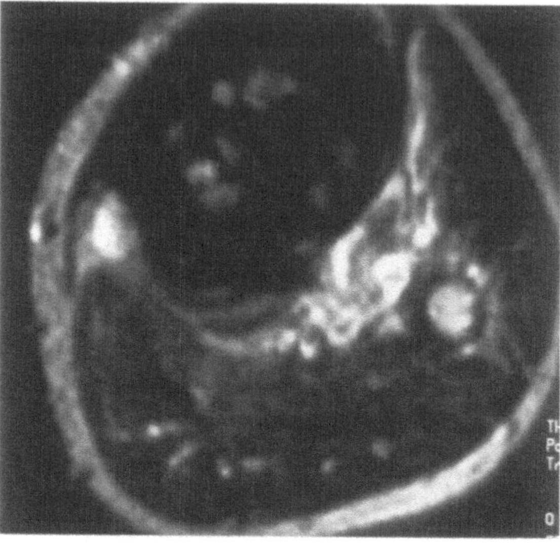

Abb. 2. Osteosarkom der proximalen Tibia: T_2-gewichtete, axiale Spin-Echo-Aufnahme: MR-tomographisch reicht ein signalintensives, inhomogen strukturiertes Substrat unmittelbar bis an die Gefäß-Nerven-Scheide. In histologischen Stufenschnitten des Unterschenkelamputationspräparates konnte ein Befall der Gefäß-Nerven-Scheide nicht nachgewiesen werden

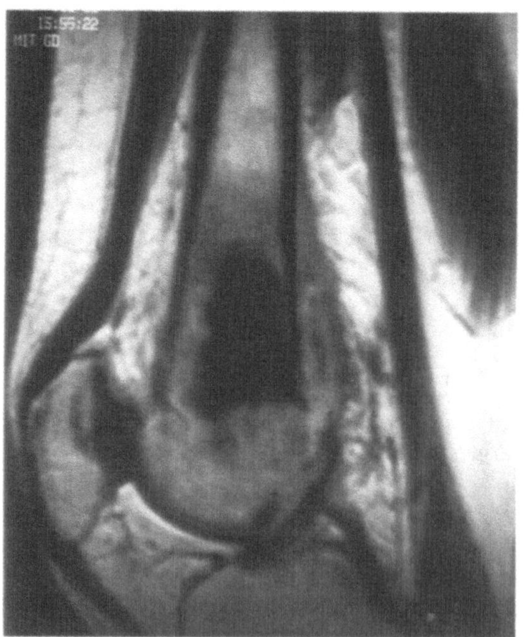

Abb. 3. Osteosarkom des distalen Femur: T_1-gewichtete, Gd-DTPA-assistierte, sagittale Spin-Echo-Aufnahme: MR-tomographisch findet sich neben einem deutlichen Kniegelenkerguß eine KM-affine, extrakompartimentelle Läsion, die bis an die Kniegelenkskapsel reicht, die verdickt erscheint. Histologisch lag der Tumor an der Gelenkkapsel, infiltrierte bzw. penetrierte diese jedoch nicht

Schlußfolgerungen

1. Die intraossäre Ausdehnung primärer Knochentumoren läßt sich MR-tomographisch sehr genau angeben.
2. Für die Invasion der Gefäß-Nerven-Scheide bei primären Knochentumoren muß MR-tomographisch mit falsch positiven Befunden gerechnet werden, da Tumorkern und -ödem nicht immer sicher voneinander differenziert werden können.
3. Bei nicht offensichtlichen Befunden können bezüglich des Gelenkbefalles Grenzflächenprobleme zu falsch positiven bzw. falsch negativen Resultaten führen.

Literatur

1. Murray JA, Jessup K, Romsdahl M et al. (1985) Limb-salvage surgery in osteosarcoma: early experience at MD Anderson Hospital and Tumor Institute. Cancer Treat Symp 3:131–137
2. Frouge C, Vanel D, Coffre C et al. (1988) The role of magnetic resonance imaging in the evaluation of Ewing sarcoma. Skeletal Radiol 17:387–392
3. Taber DS, Libshitz HI, Cohen MA (?) Treated Ewing sarcoma: radiographic appearance in response, recurrence, and new primaries. AJR 140:753–758
4. Boyko OB, Cory DA, Cohen MD et al. (1987) MR imaging of osteogenic and Ewing's sarcoma. AJR 148:317–322
5. Pettersson H, Gillepsy T, Hamlin DJ et al. (1987) Primary musculoskeletal tumors: examination with MR imaging compared with conventional modalities. Radiology 164:237–241

Pathologie und Klinik von Non-Hodgkin-Lymphomen mit primär intraossärer Manifestation

S. Blasius[1], G. Edel[1], T. Vestring[2], P. Wuisman[3], W. Böcker[1] und A. Roessner[1]

[1] Gerhard Domagk Institut für Pathologie (Direktor: Prof. Dr. W. Böcker),
Universität Münster, Domagkstr. 17, D-48149 Münster
[2] Institut für Klinische Radiologie (Direktor: Prof. Dr. P. E. Peters),
Universitätsklinik Münster, Albert-Schweitzer-Straße 33, D-48129 Münster
[3] Klinik und Poliklinik für Orthopädie (Direktor: Prof. Dr. W. Winkelmann),
Universität Münster, Albert-Schweitzer-Straße 33, D-48129 Münster

Einleitung

Maligne Non-Hodgkin Lymphome (NHL) im Knochen sind selten und wurden früher unter dem Begriff des Retikulosarkoms oder Lymphosarkoms subsummiert. Intraossäre Manifestationen können primär extranodal auftreten, oder im Rahmen eines generalisierten Lymphomleidens eine Sekundärmanifestation darstellen. Im konventionellen Routine-histologischen Bild stellen maligne Lymphome vielfach ein diagnostisches Problem in der Differentialdiagnose gegenüber anderen malignen Rundzelltumoren des Knochens dar [1, 2, 3]. Eine genaue Abgrenzung und morphologische Klassifikation dieser Lymphome ist in einigen Fällen derzeit nur unter Einsatz immunhistologischer Methoden möglich. Im folgenden berichten wir über maligne Non-Hodgkin-Lymphome (NHL), die sich primär im Knochen manifestierten.

Material und Methoden

In diese Studie gingen nur solche Patienten ein, bei denen eine lokalisierte unklare Knochenläsion bestand und bei denen zum Zeitpunkt der histologischen Diagnosestellung kein NHL an anderer Stelle bekannt war. Zwischen 1975 und 1992 fanden sich im Knochengeschwulstregister Westfalen am Gerhard Domagk Institut für Pathologie der WWU Münster 30 Patienten, welche die obengenannten Kriterien erfüllten. Röntgenbilder lagen von 18 Patienten vor und konnten retrospektiv beurteilt werden.

Von allen Patienten standen histologische Schnittpräparate zur Verfügung. Von 26 Patienten konnte Paraffin-eingebettetes Material für weiterführende Untersuchungen verwendet werden. Die histologischen Färbungen umfaßten H & E, PAS, Giemsa und Gomori. Immunhistologische Untersuchungen wurden mittels der APAAP-Methode mit kommerziell erhältlichen primären Antikörpern gegen leucocyte common antigen (LCA), Pan-B (L26), Pan-T (UCHL-1, CD3), Kappa- und Lambda-Leichtketten, IgG, IgM und CD30 (BerH2) (alle Dako Diagnostika, Hamburg) durchgeführt. Sekundäre Antikörper und der APAAP-Komplex stammten von Dako und von Dianova (Hamburg). Für jede Reaktion wurden positive und negative Kontrollen erstellt. Die Non-Hodgkin Lymphome wurden nach der aktualisierten Kiel-Klassifikation subtypisiert.

Ergebnisse

Die Altersverteilung der Patienten reichte von 2–83 Jahren und hatte einen Mittelwert von 51,9 Jahren. Das Geschlechtsverhältnis lag bei 1,14:1 (m:w). Folgende Knochenmanifestationen wurden beobachtet: Femur [10], Humerus [6], Beckenknochen [5], Maxilla [3], Klavikula und Tibia [2] sowie Finger [1] und Wirbelkörper [1].

Die klinische Symptomatik war in den meisten Fällen durch lokale Schmerzen, Schwellungen, Frakturen und gelegentlich auch durch eine lokale Rötung und Überwärmung geprägt. In einem Drittel der Fälle war außerdem eine B-Symptomatik vorhanden. In 9 Fällen handelte es sich um ein Stadium IE, in 12 Fällen um ein Stadium IV. In 9 Fällen war retrospektiv eine eindeutige klinische Stadieneinteilung nicht möglich.

Von den 18 röntgenologisch dokumentierten Fällen waren 15 metadiaphysär und 3 epimetaphysär lokalisiert. In 15 Fällen fand sich eine rein osteolytische Läsion und in 3 Fällen lag zusätzlich eine sklerotische Komponente vor. 17 Lymphome zeigten ein mottenfraßartiges Destruktionsmuster vom Typ Lodwick II [4], 6 davon wiesen zusätzlich ein permeatives Wachstumsmuster vom Typ Lodwick III auf. Das radiologische Bild war stets verdächtig auf einen malignen Tumor. Differentialdiagnostisch wurde aber in einem Großteil der Fälle auch eine Osteomyelitis erwogen. Nur ein Fall zeigte eine Läsion vom Typ Lodwick Ic. In 10 Fällen war keine sichere Periostreaktion nachweisbar. Einmal bestand ein Codman-Dreieck, einmal eine spikuläre und sechsmal eine lamelläre Periostreaktion.

Unter den 30 Lymphomen (Tabelle 1) waren 5 niedrig maligne, 24 hochmaligne und ein hinsichtlich des Malignitätsgrades nicht sicher einzuordnendes. Positive Reaktionen mit dem Antikörper gegen LCA ergaben sich in 27/30 Fällen, mit L26 in 25/30 Fällen. Häufigster Subtyp war das pleomorphe centroblastische Lymphom (Abb. 1). Unter den 5 Fällen mit negativer Reaktion gegen L26 war ein hochmalignes CD3-positives mittelgroßzelliges pleomorphes T-Zellen-Lymphom bei einem 16

Tabelle 1. Histologische Subtypisierung von NHL mit primär intraossärer Manifestation nach der aktualisierten Kiel-Klassifikation

Lymphoplasmozytisch/-zytoid			2
Centroblastisch-centrocytisch			2
Centrocytisch			1
anaplastische Variante			1
Centroblastisch	monomorph	5	
	polymorph	7	
	multilobated	2	
	Gesamt		14
Immunoblastisch			2
Lymphoblastisch			3
Unklassifizierbar (B-Zell-Lymphome)			4
mittelgroßzelliges pleomorphes T-Zell-Lymphom			1

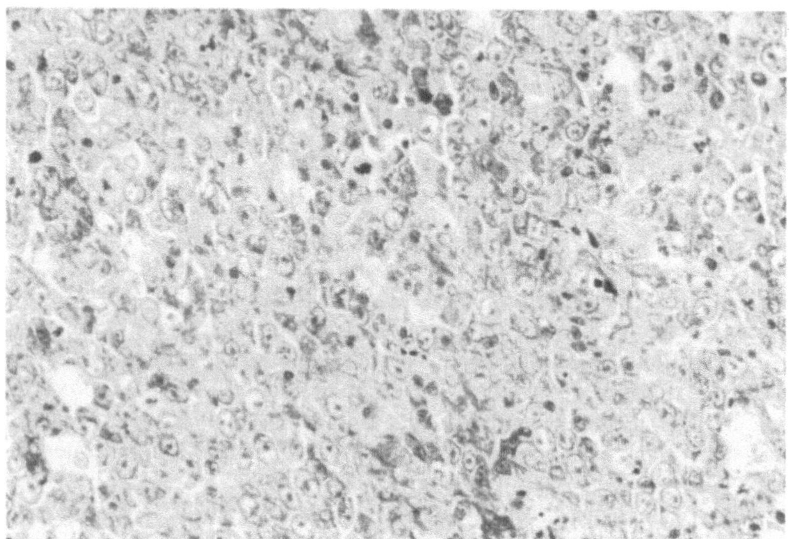

Abb. 1. Hochmalignes B-Zell-Lymphom mit primär ossärer Manifestation. Typ des pleomorphen centroblastischen Lymphoms mit reichlich Immunoblasten und Centroblasten (Giemsa, 400x)

Jahre alten Patienten. In den noch verbliebenen Fällen war durch artefizielle Veränderungen ein eindeutiges immunhistologisches Ergebnis nicht mehr zu erzielen. Diese Lymphome wurden anhand des zytologischen Bildes klassifiziert. In unterschiedlicher Anzahl waren auch bei den B-Zellen-Lymphomen CD3-positive, reaktive T-Zellen eingestreut, die in 2 hochmalignen sogar dominierten. Der Nachweis von cytoplasmatischen Immunglobulinketten erwies sich als sehr inkonstant und war in keinem Fall eindeutig, was möglicherweise ebenfalls auf die Präparationstechnik zurückzuführen ist. Zwei centroblastische und ein immunoblastisches Lymphom wiesen eine positive Reaktion mit BerH2 (CD30) auf. Bei insgesamt 4 Fällen war eine eindeutige Subklassifikation nicht möglich.

Die Gesamtprognose aller Patienten lag bei einer 3-Jahres-Überlebensrate von knapp 50%. Die Prognose erwies sich bei Patienten mit einem Stadium IE nach entsprechender Lokaltherapie, die aus unterschiedlichen Kombinationen von Resektion, Radiatio und/oder Chemotherapie bestand, als sehr günstig. Bei Patienten mit generalisierter Erkrankung (Stadium IV und polyostotischer Form) ergab sich eine 3-Jahres-Überlebensrate von knapp 25%.

Diskussion

Neben den hier untersuchten 30 NHL-Fällen fanden sich im gleichen Untersuchungszeitraum drei Hodgkin-Lymphome mit primärer Knochenmanifestation. Diese stark unterschiedliche Anzahl kann einerseits auf einer gewissen Selektion unseres Untersuchungsmaterials beruhen, andererseits ist aber beim M. Hodgkin eine primär extranodale Manifestation ungleich seltener. Grundsätzlich tritt aber bei Hodgkin- Lymphomen und NHL mit 7–15% ein Knochenbefall – primär oder sekundär – in ähnlicher Häufigkeit auf [5]. Die Häufigkeit der malignen Lymphome liegt bei 2,75% [3] bis 7,2% [1] der malignen Tumoren im Knochen. 5% der extranodalen Lymphome manifestieren sich im Knochen [6].

Differentialdiagnostisch müssen die malignen Lymphome des Knochens morphologisch von anderen malignen klein-, blau- und rundzelligen Tumoren abgegrenzt werden. Zu nennen sind hier in Abhängigkeit vom Lebensalter Ewing's Sarkom, kleinzelliges Osteosarkom, Neuroblastom, embryonales Rhabdomyosarkom, Plasmozytom, Metastasen kleinzelliger Karzinome, eosinophiles Granulom und Osteomyelitis [1, 3, 7].

In Übereinstimmung mit den meisten Literaturangaben [1, 2] ist auch in unserem Untersuchungsgut das höhere Lebensalter bevorzugt. Auch für die nodalen hochmalignen B-Zellen-Lymphome liegt das mittlere Erkrankungsalter in der 7. Dekade [8]. Mit 77% bildeten die hochmalignen B-Zellen-Lymphome die größte Gruppe. Das Überwiegen dieser Gruppe entspricht früheren Untersuchungen [9, 10, 11] und gilt auch für andere extranodale Lokalisationen [12]. 4 Lymphome wurden als B-Zellen-Neoplasien eingestuft, konnten jedoch aufgrund artefizieller Veränderungen nicht eindeutig subklassifiziert werden. Hui et al. [13] berichten, daß 30% der hochmalignen B-Zellen-Lymphome ihrer Serie bei strenger Anwendung der Klassifikation nicht genau typisiert werden konnten. In Bezug auf Lymphome mit primärer Manifestation im Knochen konnten auch Radaszkiewicz und Hansmann [10] von 5 hochmalignen B-Zellen-Lymphomen 2 nicht sicher klassifizieren und haben sie als hochmaligne B-Zell-Lymphome des Knochens bezeichnet. In unserem Kollektiv fand sich ein Fall mit ähnlicher Morphologie. 2 B-Zell-Lymphome unseres Kollektivs waren durch einen sehr hohen T-Zellen-Anteil gekennzeichnet. B-Zellen-Lymphome mit hohem T-Zellengehalt sind auch für nodale und andere extranodale Manifestationen beschrieben [12, 14]. Diese Untersuchungen belegen, daß die Kiel-Klassifikation auch zur Subtypisierung von NHL im Knochen anwendbar ist, wenngleich sich in Einzelfällen, wie bei anderen extranodalen Manifestationen, Probleme in der Subklassifikation ergeben können [10, 12, 15]. Aufgrund der geringen Zahl niedrig maligner Lymphome im Knochen ist die Einschätzung der prognostischen Relevanz des Malignitätsgrades am vorliegenden Material schwierig. Bezüglich der Zellgröße konnte für maligne Lymphome des Knochens keine prognostische Relevanz gezeigt werden [16]. Einen wichtigen prognostischen Faktor stellt insbesondere die Ausdehnung des Lymphoms dar [17]. Ähnlich wie in anderen Kollektiven hatten auch in unserer Studie Patienten mit lokalisiertem Tumor bei entsprechender Lokaltherapie eine gute Prognose. Zur Lokaltherapie kann am hier retrospektiv untersuchten heterogenen Material nicht Stellung genommen werden. Von einigen Autoren wird die alleinige oder kombinierte Strahlen- und Chemotherapie als probates therapeutisches Regime angegeben [18, 19].

Literatur

1. Dahlin DC, Unni K (1986) Bone tumors. General aspects and data on 8,542 cases. Fourth Ed. CC Thomas Publisher, Springfield
2. Mirra JM (1989) Bone tumors. Clinical, radiologic and pathologic correlations. Lea & Febiger, Philadelphia
3. Schajowicz F (1981) Tumors and tumorlike lesions of bone and joints. Springer Verlag, New York
4. Lodwick GS, Wilson A, Farrell C (1980) Determining growth rates of focal lesions of bone from radiographs. Estimating rate of growth in bone lesions: observer performance and error. Radiology 134:577
5. Pirschel J, Ozdoba C (1987) Der Skelettbefall bei malignen Lymphomen. Fortschr Röntgenstr 146:635–639
6. Freeman C, Berg JW, Cutler SJ (1972) Occurrence and prognosis of extranodal lymphomas. Cancer 29:252–260
7. Howat A, Thomas H, Waters K, Campbell P (1987) Malignant lymphoma of bone in children. Cancer 59:335–339
8. Lennert K, Feller AC (1990) Histopathologie der Non-Hodgkin-Lymphome. 2. Aufl. Springer Verlag, Berlin Heidelberg New York
9. Vassallo J, Roessner A, Vollmer E, Grundmann E (1987) Malignant lymphomas with primary bone manifestation. Path Res Pract 182:381–389
10. Radaszkiewicz T, Hansmann ML (1988) Primary high-grade malignant lymphoma of bone. Virch Arch A 413:269–274
11. Pettit CK, Zukerberg LR, Gray M, Ferry J, Rosenberg A, Harmon C, Harris N (1990) Primary lymphoma of bone. Am J Surg Pathol 14:329–334
12. Bergmann M, Edel G (1991) Primäre intrazerebrale Non-Hodgkin Lymphome. Pathologe 12:246–253
13. Hui PK, Feller AC, Lennert K (1988) High-grade non-Hodgkin's Lymphoma of B-cell type. Histopathology 12:127–143
14. Ramsay A, Smith W, Isaacson P (1988) T-cell-rich B-cell lymphoma. Am J Surg Pathol 12:433–443
15. Isaacson PG, Spencer J, Finn T (1986) Primary B-cell gastric lymphoma. Hum Pathol 17:72–82
16. Dosoretz D, Raymond K, Murphy G, Doppke K, Schiller A, Wang C (1982) Primary lymphoma of bone. Cancer 50:1009–1014
17. Ostrowski M, Unni K, Banks P, Shives T, Evans R, O'Connell J, Taylor WF (1986) Malignant lymphoma of bone. Cancer 58:2646–2655
18. Bacci G, Jaffe N, Emiliani E, van Horn J, Manfrini M, Picci P, Bertoni F, Gherlinzoni F, Campanacci M (1986) Therapy for primary non-Hodgkin's lymphoma of bone and a comparison of results with Ewing's sarcoma. Cancer 57:1468–1472
19. Wen B, Zahra M, Hussey D, Doornbos J, Viglotti A (1988) Primary malignant lymphoma of the mandible. J Surg Oncol 39:39–42

Muster zuckerspezifischer Bindungsstellen in unterschiedlichen Differenzierungsstufen experimentell erzeugter Kniegelenktumoren der Ratte*

J. Knolle[1], A. Grywacz[1], J. Bahn[1], F.-W. Rath[1] und H.-J. Gabius[2]

[1] Institut für Pathologische Anatomie, Universität Halle-Wittenberg, Magdeburger Straße 14, D-06112 Halle
[2] Institut für Pharmazeutische Chemie, Universität Marburg, Marbacher Weg, D-35037 Marburg

Einleitung

Die histochemische Analyse der Expression endogener zuckerbindender Rezeptoren gestattet die Lokalisation von Determinanten, denen Bedeutung im Rahmen von Zell-Zell- sowie auch von Zell-Substrat-Interaktionen beigemessen wird. Derartige Untersuchungen sind durchführbar mittels definierter, synthetisch zugänglicher Derivate, sogenannter Neoglykoproteine (Zucker-Albuminkonjugate), die biotinyliert sind und mit Hilfe eines Avidin-Peroxydase-Komplexes durch H_2O_2/Chromogen-Reaktion am Ort ihrer Bindung sichtbar gemacht werden. Von besonderem Interesse im Rahmen solcher glykohistochemischer Studien (reverse lectin histochemistry) ist die Erkennung einer möglichen Alteration zuckerspezifischer Bindungsstellen während der malignen Transformation, zumal eine solche für die korrespondierenden Rezeptorstrukturen konventionell lektinhistochemisch belegt werden konnte [1, 2]. Eine solche Charakterisierung ist zum Beispiel an etablierten Modellsystemen möglich, so daß sich eine Untersuchung zur Rezeptorexpression in verschiedenen zellulären Subpopulationen in experimentell erzeugten Gelenktumoren der Ratte, welche morphologisch gut charakterisiert sind [3], anbot.

Material und Methode

In 40 Ratten eines in Kolonie gehaltenen BD IX-Stammes, welche unter standardisierten Bedingungen gehalten wurden, wurde jeweils 1 mg Benzo-(a)-Pyrene (Fa. UCB, Belgien) als 1%ige Lösung in Oleum olivarum injiziert. Die Injektion erfolgte bei je 10 männlichen und 10 weiblichen Tieren in das Gelenkkavum (Gruppe I) sowie bei ebenfalls 10 männlichen und 10 weiblichen Tieren periartikulär (Gruppe II). Als Kontrollen dienten Tiere, welchen in jeweils kontralateraler Lokalisation nach analoger Präparation reines Olivenöl appliziert wurde. Bei 15 Tieren entwickelte sich ein Tumor, wovon 8 Tumoren in der ersten und 7 Tumoren in der 2. Gruppe auftraten. Diese wurden in gepuffertem, 4%igem Formalin fixiert sowie schonend in EDTA-Lösung entkalkt. Jeweils 4 bis 5 Tumorgewebsproben wurden in Paraffin

* Unser Dank für die finanzielle Unterstützung gilt dem BMFT (1; Fkz 01229105, Teilvorhaben 2.1) und der Dr.-M.-Scheel-Stiftung für Krebsforschung (2).

(Schmelzpunkt 56° C) eingebettet. Zirka 6 µm dicke Schnitte wurden mit Hämatoxylin/Eosin gefärbt. Zusätzlich wurden folgende Färbungen und histochemische Reaktionen durchgeführt: Elastica-van-Gieson, Masson-Goldner, Versilberung nach Gomori, PAS-Reaktion, Giemsa, Turnbull-Blau- sowie Alzianblau-Reaktion. Die glykohistochemischen Untersuchungen wurden nach einem standardisierten Protokoll [5] durchgeführt. Neoglykoproteine mit folgenden Zuckerkomponenten kamen zum Einsatz: Mannose (Man), Fucose (Fuc), Maltose (Mal), Lactose (Lac), beta-N-Acetylglucosamin (beta-GlcNAc) sowie alpha- und beta-N-Acetylgalactosamin (alpha-GalNAc, beta-GalNAc). Als Detektionssystem der biotinylierten Zucker-Rinderserumalbuminkonjugate (Zucker-RSA) diente ein Avidin-Biotin-Peroxydase-Komplex (Vector Lab., Burlingame, CA) in Verbindung mit Diaminobenzidin oder Aminoethylkarbazol/H_2O_2. Die notwendigen Kontrollen wurden in bereits beschriebener Weise durchgeführt [4, 5]. Zusätzlich konnte lektinhistochemisch das Thomsen-Friedenreich-Antigen mittels PNA dargestellt sowie unter Verwendung der korrespondierenden Zuckerstruktur (Gal-beta-1,3-GalNAc) der spezifische zuckerbindende Rezeptor lokalisiert werden. In die Untersuchungen wurden 11 ausgewählte Tumoren mit unterschiedlichen Wachstumsmustern einbezogen.

Ergebnisse

Die induzierten Gelenktumoren konnten histologisch auf Grund ihres zellulären Dualismus mit Hilfe des Nachweises von histiozyten- und fibroblastenartigen Tumorzellen als fibrohistiozytäre Tumoren definiert werden. In wechselndem Ausmaß ließen sich teilweise bizarre Tumorriesenzellen sowie myxoide Areale mit sternförmig verzweigten neoplastischen Elementen beobachten. Teilweise lag auch das Bild einer inflammatorischen Variante eines malignen fibrösen Histiozytoms vor. In einem Tumor konnte ein fibrosarkomartiges Wachstumsmuster und in einem anderen ein hämangioperizytomatöses Bild beobachtet werden. Innerhalb dieser einzelnen Wachstumsmuster sowie auch innerhalb der einzelnen zellulären Subpopulationen wurde ein variables Bindungsmuster der Neoglykoproteine eruiert. Storiformpleomorphe Areale ließen sowohl in mononukleären als auch multinukleären Tumorzellen eine sehr starke Heterogenität der Anfärbung mit teils fehlender, teils intensiver zytoplasmatischer Markierung für fast alle Neoglykoproteine erkennen (Abb. 1). Nur spezifische Bindungsstellen für Gal-beta-1,3-GalNAc waren allenfalls diskret zu beobachten. Dahingegen war innerhalb der Areale mit inflammatorischem Bild ein homogeneres Muster mit zumeist nur schwacher Dekorierung der Tumorzellen zu beobachten. Im Falle von Fucose als Ligand konnte in Tumorriesenzellen eine mäßig kräftige Anfärbung beobachtet werden. Dieses Intensitätsmuster war keineswegs identisch in den verschiedenen Tumorarealen. Ein ganz anderes Bild wies das fibrosarkomatöse Tumorgewebe auf. Hier war innerhalb der Tumorzellen selbst nur für Mannose eine relativ schwache Anfärbung darzustellen, wohingegen das fibröse Kapselgewebe eine diskrete bis mäßig kräftige (alpha-GalNAc) Markierung aufwies. Innerhalb der hämangioperizytomatösen Tumorgebiete konnte ein relativ homogenes Anfärbemuster für die einzelnen Zuckerkomponenten festgestellt werden, wobei das Färbemuster von negativ bzw. schwach positiv (Gal-beta-1,3-GalNAc) bis zu intensiv diffus positiv (Fuc) reichte. Auch myxoide Areale waren inner-

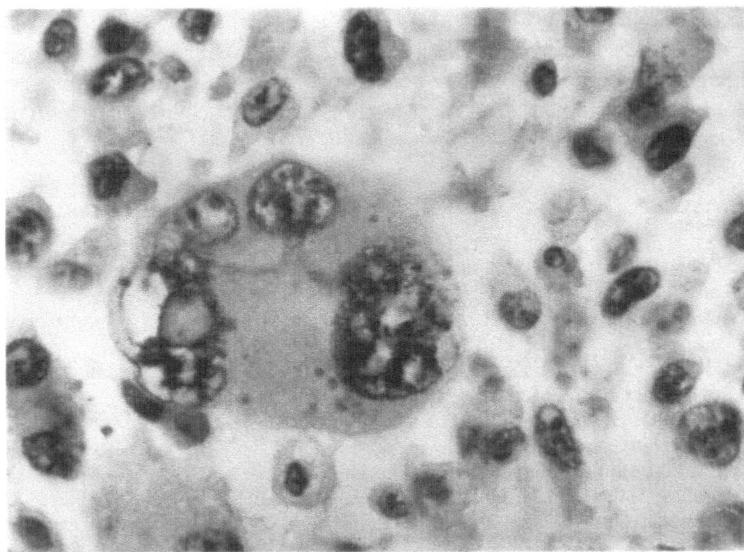

Abb. 1. Pleomorphes Areal mit einkernigen Tumorzellen sowie einer bizzaren Tumorriesenzelle mit mäßig kräftiger diffuser zytoplasmatischer Anfärbung. (Lac-BSA-Biotin, Vergrößerung 1000fach, Kerngegenfärbung Mayers Hämalaun)

halb der einzelnen Tumoren durch eine starke intra- und intertumoröse Heterogenität der zytoplasmatischen Neoglykoproteinbindung gekennzeichnet.

Diskussion und Schlußfolgerung

Die experimentell induzierten Gelenksarkome der Ratte wiesen sowohl innerhalb ein- als auch mehrkerniger Tumorzellen ein variables Expressionsmuster endogener Zuckerbindungsstellen auf, wobei das Bindungsverhalten in Abhängigkeit von der jeweils eingesetzten Zuckerstruktur sowohl in unterschiedlichen zellulären Subpopulationen als auch innerhalb der verschiedenen Wachstumsmuster variierte. Als hervorstechendes Merkmal ist eine ausgesprochene intra- und auch intertumoröse Heterogenität zu vermerken. Ähnliche Befunde liegen bereits bei fibrohistiozytären Tumoren des Knochens und der Weichgewebe beim Menschen vor [4]. In weiteren Studien muß die diagnostische Signifikanz des Expressionsmusters der zuckerbindenden Rezeptoren näher untersucht werden. Möglicherweise bietet sich hier ein neuer Ansatzpunkt für eine erhöhte Präzision des Gradings von Knochen- und Weichgewebstumoren an. Letztendlich besitzt dieses Muster für zelluläre Interaktionen zwischen Tumorzellen, Tumorabwehrzellen und der Interzellularsubstanz Bedeutung. Möglicherweise wird dadurch das lokale Milieu sowie auch die intratumorale Abwehrreaktion [6] moduliert. Dies kann von Relevanz für das Infiltrationsverhalten sowie die Metastasierung und damit die Prognose maligner Tumoren besitzen. Für weiterführende Untersuchungen bieten sich hier tierexperimentelle Modelle sowie auch Zellkulturen an, insbesondere können systematische Analysen endogener Zuckerbindungsstellen die Grundlage für einen zukünftigen therapeutischen Einsatz, das lektinvermittelte drug targeting [7] darstellen. Damit erscheint eine Steigerung der Selektivität über eine Rezeptor-Ligand-Bindung bei gleichzeitiger Reduktion systemischer Wirkungen, z.B. zytostatischer Substanzen, möglich.

Literatur

1. Alhadeff JA (1989) Malignant cell/glycoproteins and glycolipids. CRC Crit Rev Oncol/Hematol 9:37–107
2. Hakomori S-I (1989) Aberrant glycosylation in tumors and tumorassociates carbohydrate antigens. Adv Cancer Res 52:?
3. Grywacz A (1988) Zur morphologischen Variabilität benzpyreninduzierter Kniegelenktumoren der Ratte. Med Diss Halle
4. Knolle J, Bahn H, Stiller D, Rath F-W, Gabius H-J (1993) Expressionsmuster endogener zuckerbindender Rezeptoren (endogener Lektine) in osteoklastären Riesenzellen und Osteoklastomen. Einger zur Publikation
5. Gabius H-J, Bahn H, Holzhausen H-J, Knolle J, Stiller D (1992) Neoglycoprotein binding to normal urothelium and grade-dependent change in bladder lesions. Anticancer Res 12:987–992
6. Knolle H, Bahn H, Rath F-W, Stiller D, Gabius H-J (1991) Histiozytäre Reaktionen und malignes Wachstum. Verh Dtsch Ges Path 75:356
7. Gabius H-J, Gabius S (Hrsg) (1992) Lectins and Cancer. Springer, Berlin Heidelberg New York

Psammöses Desmoosteoblastom –
neue Tumorentität mit aggressivem Verhalten

K. Oemus[1], H.-J. Holzhausen[1] und H. Bartsch[2]

[1] Institut für Pathologische Anatomie, Martin-Luther-Universität Halle-Wittenberg,
Magdeburger Straße 14, D-06112 Halle
[2] Kinderchirurgische Abteilung, St. Barbara-Krankenhaus Halle, Barbarastr. 3–5,
D-06110 Halle

Einleitung

Umfangreiche Studien [1] konnten belegen, daß die gegenwärtig gültige WHO-Klassifikation odontogener Tumoren bzw. fibro-osteo-zementaler Läsionen im Kiefer- und Gesichtsbereich [2] den Anforderungen einer modernen Tumorsystematik nur bedingt gerecht wird [3–6]. Um klare Aussagen zum biologischen Verhalten und der erforderlichen Therapie der Tumoren zu ermöglichen, hat Makek 1983 eine neue Arbeitsklassifikation aufgestellt. Makek [1] differenziert zwischen reaktiv-reparativen Prozessen (ossäres Keloid), benignen Tumoren (Periodontom) sowie dem psammösen und trabekulären Desmo-Osteoblastom mit aggressivem Verhalten und stellte 1983 erstmals diese 4 neuen Tumorentitäten mit reproduzierbaren klinisch-radiologischen und pathohistologischen Parametern vor.

In der Literatur finden sich bisher nur wenige Berichte über diese neuen Entitäten [1, 6–8]. Wir stellen den Fall eines 6jährigen Jungen mit einem psammösem Desmo-Osteoblastom dar.

Fallbericht

Ein 6jähriger Junge stellt sich mit einer indolenten, derben Schwellung im Bereich der rechten Schläfe vor. Der Tumor war schnell gewachsen, ist in der Kalotte und in temporalen Abschnitten des Jochbeins lokalisiert und wölbt sich intrakraniell vor. Nach der Totalentfernung der 4 cm x 5 cm messenden Neubildung (E.-Nr. 12911/92) wurde eine plastische Deckung des knöchernen Defektes vorgenommen. 8 Monate nach der Operation ist das Kind beschwerdefrei und ohne Anhalt für ein Rezidiv.

Ergebnisse

Histologisch findet sich wirbelig angeordnetes, spindelzelliges fibröses Gewebe ohne Vermehrung von Mitosen. Keine Kernpolymorphie. Größere Areale enthalten in den Zentren der Wirbel kleine, zellarme, oft konzentrisch geschichtete Mineralisationsherde, die Psammomkörpern ähneln (Abb. 1). Andere Bezirke lassen eine Osteoidbildung sowie Trabekel von unreifem Geflechtknochen erkennen (Abb. 2). Einzelne Osteoblasten umsäumen diese Trabekel. Das Tumorgewebe infiltriert den

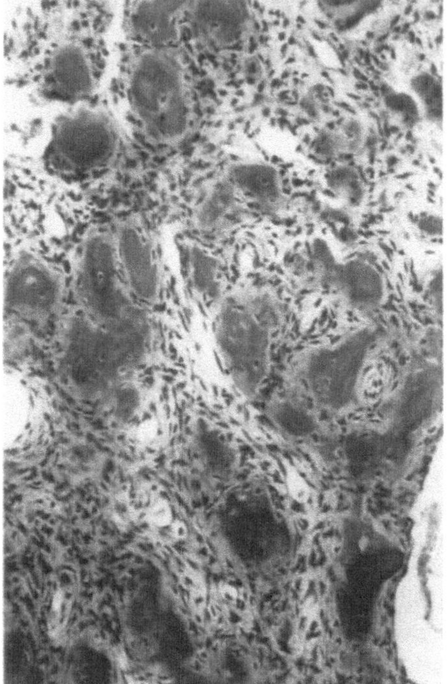

Abb. 1. Wirbelig angeordnetes, spindelzelliges, fibröses Gewebe mit zahlreichen, oft konzentrisch geschichteten Mineralisationsherden, die Psammomkörpern gleichen (HE, x310)

Abb. 2. Unreifer Geflechtknochen innerhalb spindelzelliger Formationen. Große Ähnlichkeit zur fibrösen Dysplasie (HE, x160)

angrenzenden Knochen. In der Invasionsfront findet sich fibröses Gewebe mit zahlreichen osteoklastären Riesenzellen (Abb. 3).

Ultrastrukturell finden sich in den fibrösen Anteilen fibroblastäre und myofibroblastäre Zelltypen mit langen Fortsätzen (Abb. 4). Weiterhin stellen sich Mineralisationsherde mit Ablagerung von Hydroxylapatitkristallen dar. Diese Verkalkungsherde werden konzentrisch von fibroblastären Zellen umgeben.

Diskussion

Die histologische Untersuchung zeigt einen spindelzelligen, wirbelig strukturierten Tumor, der einerseits psammomartige Körper, andererseits Areale mit unreifem, trabekulärem Geflechtknochen enthält. Letztere Differenzierungen weisen mitunter große Ähnlichkeit mit der fibrösen Dysplasie auf. Ein teilweise vorhandener Osteoblastenbesatz spricht allerdings gegen diese Erkrankung [9].

Das histologische Bild entspricht einem psammösem Desmo-Osteoblastom, wobei die osteoklastären Riesenzellen offenbar eine uncharakteristische Randreaktion im Bereich der Invasionsfront darstellen.

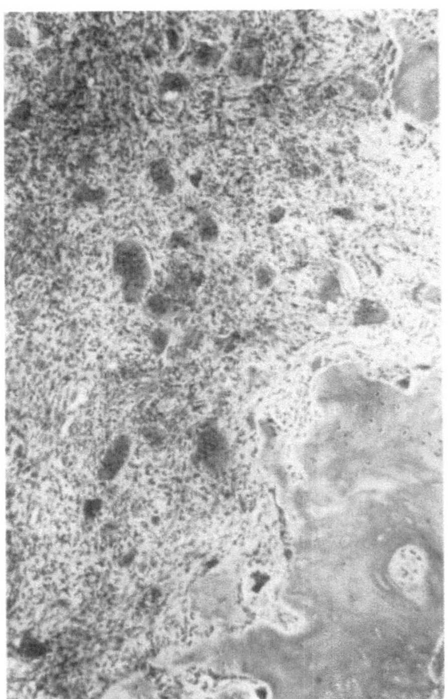

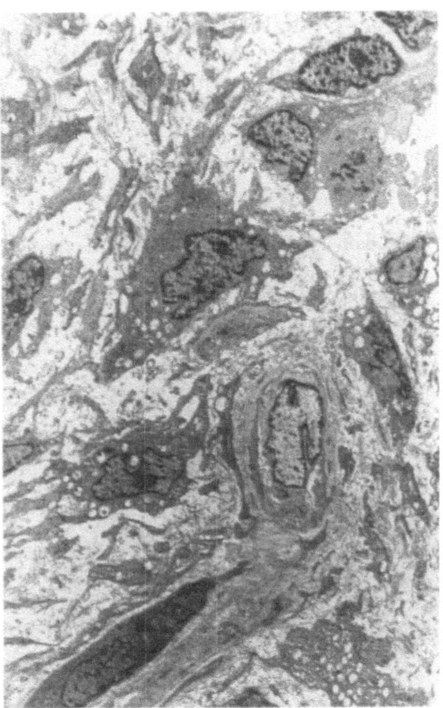

Abb. 3. Infiltratives Wachstum der Neubildung mit osteoklastenreichem Gewebe in der Invasionsfront (HE, x100)

Abb. 4. Ultrastrukturelle Befunde – Übersicht mit fibroblastären und myofibroblastären Zellelementen. Im Zentrum Anschnitt einer Kapillare (x4500)

Die Desmo-Osteoblastome sind Tumoren, die nur im kranio-fazialen Skelett vorkommen. Sie entstehen hier in den bindegewebig präformierten Knochen, in denen eine knorpelige Vorstufe der Knochenbildung fehlt [5]. Auf Grund der unterschiedlichen geweblichen Textur wird eine psammöse Form von einer trabekulären Variante der Desmo-Osteoblastome abgegrenzt, die jedoch das gleiche biologische Verhalten aufweisen. Histogenetisch werden diese Neubildungen von den Osteoblasten abgeleitet [5–7], was jedoch nicht allgemein akzeptiert ist [8].

Die radiologischen Charakteristika der psammösen Desmo-Osteoblastome sind von der Lokalisation des Tumors abhängig [6].

Die histologische Differentialdiagnose umfaßt neben der fibrösen Dysplasie auch Meningeome, insbesondere wenn die Neoplasie im Bereich der Schädelbasis bzw. der Kalotte lokalisiert ist [1]. Da oftmals auch zytische Areale in den Desmo-Osteoblastomen vorkommen können, ist in einzelnen Fällen die Abgrenzung gegenüber aneurysmatischen Knochenzysten schwierig. In Zweifelsfällen sollten weitere Biopsien entnommen werden, damit eine adäquate Therapie durchgeführt werden kann.

Nahezu ausschließlich sind Kinder und Jugendliche von den Desmo-Osteoblastomen betroffen. Die Geschlechtsverteilung ist ausgeglichen [6].

Retrospektive Studien belegen, daß es sich um Tumoren mit aggressivem Wachstumsverhalten handelt, die häufig rezidivieren [5]. Eine radikale Therapie ist daher anzustreben [10].

Literatur

1. Makek M (1983) Clinical pathology of fibro-osteo-cemental lesions in the cranio-facial and jaw bones. A new approach to differential diagnosis. S Karger, Basel New York
2. Pindborg JJ, Kramer IRH, Torloni H (1971) Histological typing of odontogenic tumours, jaw cysts, and allied lesions. In: International histological classification of tumours. No 5 WHO, Geneva
3. Burkhardt A (1986) Klassifikation von fibromatösen Kieferläsionen mit Hartgewebsbildung – Neue Aspekte. Dtsch Z Mund Kiefer Gesichts Chir 10:225–230
4. Donath K (1986) Ultrastrukturpathologie der „fibro-ossären Kieferläsionen". Dtsch Z Mund Kiefer Gesichts Chir 10:218–224
5. Makek M (1986) Klinische Pathologie und Differentialdiagnose der fibro-ossären Läsionen im Kiefer-Gesichtsbereich – Neue Aspekte. Dtsch Z Mund Kiefer Gesichts Chir 10:212–217
6. Makek MS (1987) So called „fibro-osseous lesions" of tumorous origin. Biology confronts terminology. J Cranio-Max-Fac Surg 15:154–167
7. Störkel S, Wagner W, Makek MS (1987) Psammous desmo-osteoblastoma. Ultrastructural and immunhistochemical evidence for an osteogenic histogenesis. Virchows Arch A 411:561–568
8. Wagner W, v Domarus H, Störkel S (1986) Klinische und histologische Besonderheiten eines psammösen Desmo-Osteoblastoms. Dtsch Z Mund Kiefer Chir 10:249–251
9. Van Merkesteyn JPR (1988) Fibrous dysplasia. Academisch Proefschrift. Amsterdam
10. Sailer HF, Makek MS (1986) Therapeutisches Konzept beim Desmoosteoblastom und Periodontom mit Beschreibung einer neuen Form der Oberkiefer-Sofortrekonstruktion. In: Steinhäuser EW (Hrsg) Knochentumoren und Systemerkrankungen im Kiefer-Gesichtsbereich. Bd XXXI. Thieme, Stuttgart, S 128–131

Differenzierte Diagnostik und Therapie des ossär metastasierenden Mammakarzinoms

K. Langrock

Radiologische Abteilung, Kreiskrankenhaus, Christianistr. 1, D-04860 Torgau

Im Ergebnis der Nachsorge von mehr als 1000 in den Jahren 1971–1992 behandelten Patienten mit vorwiegend fortgeschrittenem Mammakarzinom wurden klinisch und therapeutisch unterschiedlich zu betrachtende Formen der ossären Metastasierung beobachtet. Das differenzierte Herangehen ermöglichte für zahlreiche betroffene Patienten eine gute Lebensqualität für die ihnen verbleibende Zeit ohne langzeitige und höherdosierte Analgetikagaben mit ausreichender Bewegungsfreiheit.

Zur Einschätzung des Gesamtzustands sind im Nachsorgeprogramm verankert:

- die klinische Untersuchung nach gezielter Anamnese,
- die Sonographie des Abdomens,
- die Bestimmung der Tumormarker CEA, CA 15-3, CA 19-1,
- der alkalischen Phosphatase (AP), der Gamma-GT, der ALAT, der Elektrolyte, des Kreatinins, des Blutbilds und der Blutkörperchensenkungsgeschwindigkeit,
- die Röntgenuntersuchung des Thorax, des Schädels und des Stammskeletts sowie gezielte Untersuchungen entsprechend klinischer Untersuchung und Anamnese,
- befundbezogene Computertomographie und
- Knochenszintigraphie in 1–1,5jährigen Intervallen bzw. bei neu aufgetretenen Beschwerden.

Es ergaben sich vier Grundtypen der ossären Metastasierung:

1. Ausschließlich ossäre generalisierte feinherdige Metastasierung nach langjähriger Rezidivfreiheit
2. Ossäre Metastasierung vor Nachweis des Mammakarzinoms
   Lokaler Befund mit regionaler Instabilität
   Mehrere Herde
3. Ossäre Metastasierung bei gleichzeitiger Weichteilmetastasierung
4. Osteomalazische Form (diffuse, strähnige Knochenmetastasierung).

Ausschließlich ossäre generalisierte feinherdige Metastasierung nach langjähriger Rezidivfreiheit

Diese Form wurde bei Postmenopausepatienten mit der Klinik einer unklaren Anämie, Abgeschlagensein und allgemeinen Gliederschmerzes beobachtet. Die

Intervalle zur Mammaerstbehandlung betrugen 5–21 Jahre. Neben einer erhöhten BSG war meist CA 15-3 oder CA 19-1 stark erhöht, die Elektrolyte waren gestört (Hypokaliämien und Hypokalzämien), die AP war stark erhöht. Die bildgebende Diagnostik ergab diffuse, feinherdige plasmozytomähnliche osteolytische Metastasen in allen untersuchten Knochen und diffuse Wirbeldeformitäten mit Höhenabnahme, Deckplatteneinbrüchen und Bogenwurzelverschiebungen, selten als akutes Ereignis zu erfragen. Zum Zeitpunkt des Nachweises der diffusen ossären Herde war keine Leber- oder Pulmometastasierung zu erheben.

Die Therapie wurde langfristig angelegt: Tamoxifen 40 mg, bei Nichtmehransprechen Aminogluthetimid, bei erneutem Versagen Medroxyprogesteronacetat. An stabilitätsgefährdeten und stark schmerzhaften Zonen erfolgte eine fraktionierte Röntgenpalliativbestrahlung bis zu 30 Gy, da bei einer ausreichenden Fraktionierung eine bessere Rekalzifizierung zu beobachten war. Nach Abschluß der Palliativbestrahlung erfolgte eine Intervalltherapie mit Calcitonin, zusätzlich notwendige Elektrolytkorrektur. Die Patienten erreichten eine 1–4jährige Beschwerdearmut mit guter Rekalzifizierung, Wiederherstellung der Bewegungsfreiheit und Reduktion des Analgetikakonsums. Eine zusätzliche niedrigdosierte Epirubicinlangzeittherapie verlängerte das beschwerdearme Intervall (1mal/Woche 20 mg Epirubicin, 1/2–1 Jahr lang). Die Prognose wird durch die Entwicklung weiterer Metastasen bestimmt.

Ossäre Metastasierung vor Nachweis des Mammakarzinoms

Sowohl der einzelne Herd als auch mehrere Herde fallen durch intensiven Knochenschmerz und regionale Instabilität auf. Bei der Primumsuche auf Grund der Histologie oder der Röntgenmorphologie sind Tumormarkerbestimmungen sowie die Knochenszintigraphie neben der Mammographie hilfreich. Die Therapiestrategie hängt von Lebensalter, Ausdehnung des Mammakarzinoms und dem Nachweis weiterer Metastasen ab. Initial ist wegen des intensiven Knochenschmerzes die hochdosierte Gabe von Analgetika, auch Suchtmitteln, indiziert. Die Lokaltherapie sollte auf Stabilitätserhalt orientieren – bei gutem Allgemeinzustand Osteosynthese, aber auch palliative strahlentherapeutische Maßnahmen mit höheren Einzel- aber auch höheren Gesamtdosen. Die systemische Therapie ist abhängig von Lebensalter, klinischen Befunden, Rezeptorstatus und zu erwartender Therapietoleranz. Bei lokaler Stabilisierung und nach Einleitung der systemischen Therapie (Hormone: prämenopausal Zoladex/Menolyse, rezeptorpositive Patientinnen und postmenopausale Frauen erhalten Tamoxifen, bei Lebermetastasierung Aminogluthetimid, bei kachektischen Patienten Medroxyprogesteronacetat; Chemotherapie bevorzugt mit anthrazyklinhaltigen Derivaten, z.B. FEC). Die Prognose bei monostotischem Befall und kleinem Mammabefund ist besser als bei polyostotischem Befall und größerem Lokalbefund, aber schlechter als beim Typ 1 einzuschätzen. Ostac verbessert den osteoblastischen Effekt beim polyostotischen Befall. Die Therapie des Mammakarzinoms selbst erfolgt im Rahmen der Hormon- und/oder Polychemotherapie oder lokal bei drohender Ulzeration oder bei Progredienz unter der Chemotherapie.

Ossäre Metastasierung bei gleichzeitiger Weichteilmetastasierung

Sie wird entweder als diagnostischer Zufallsbefund bei dem Nachsorge-Screening oder als Knochenschmerz bei diffusem Tumorbefall auffällig. Meist sind die Tumormarker, Gamma-GT, ALAT und BSG erhöht, die Elektrolyte gestört. In der bildgebenden Diagnostik werden durch Sonographie, Thorax- und Abdomen-CT Umfang der Weichteilmetastasierung sowie knochenszintigraphisch und gezielt röntgenologisch die Knochenmetastasierung beurteilt. Therapeutisch werden bei drohenden pathologischen Frakturen und lokal starken Schmerzen bevorzugt strahlentherapeutische Maßnahmen eingesetzt. Bei vorausgegangener Tamoxifengabe und fehlendem Effekt nach Dosiserhöhung erfolgt eine Umstellung auf Aminogluthetimid, besonders bei nachgewiesener Lebermetastasierung. Ostacinfusionen wirken rasch analgetisch. In der Polychemotherapie wird auf anthrazyklinhaltige Kombinationen orientiert, wenn z.B. wegen vorheriger polmonaler Metastasierung CMF erfolgreich eingesetzt war und es unter dieser Kombination zur ossären Progredienz gekommen ist. Liegt eine allgemeine Generalisation der Grunderkrankung vor, wird symptomatisch unter Einsatz einer Analgetikastufentherapie behandelt. Palliativbestrahlungen, Ostac und MPA (cave: massiver Leberbefall, Thromboseneigung) können hilfreich sein. Die Prognose dieses Metastasierungstyps ist als schlecht einzuschätzen und wird bestimmt durch die Weichteilmetastasierung, besonders Leber, aber auch Hirn.

Osteomalazische Form

Hier handelt es sich um eine diffuse, strähnige Knochenmetastasierung, die Paget-ähnliche Morphologie annehmen kann und bei Patientinnen beobachtet wurde, bei denen der Mammaerkrankung eine Hyperthyreose vorausging, die Frage nach einer Paraneoplasie in Form eines Hyperparathyreoidismus von vorbehandelnden Ärzten untersucht wurde und histologisch doch das Bild einer gemischtförmigen Mammakarzinommetastasierung vorlag. Es fielen auf: diffuses schweres Kranksein, Kalziummetabolismusstörungen und ihre Folgen.

Laborchemisch war es die Form mit den häufigsten Hyperkalzämien. Tumormarker, AP und BSG waren stark erhöht, und in-vitro-Schilddrüsenparameter einschließlich TRH gestört.

Die bildgebende Diagnostik sollte gesamtes Skelett-Röntgen zur Erfassung des Knochenumbaus und zu erwartender Folgeschäden einbeziehen. Wegen der Vielzahl der Befunde war die Skelettszintigraphie schwer zu interpretieren. Eine Nebenschilddrüsenadenom-Ausschlußdiagnostik ist erforderlich. Die Therapie war in der Initialphase durch Calcitonin, später wegen des hypokalzämischen Effekts mit Ostac fortzusetzen. Tamoxifen und Physiotherapie sind längerfristig auch wegen der anabolen und muskulaturreaktivierenden Wirkungen günstig. Bei fehlender Weichteilmetastasierung ist Zurückhaltung mit einer zytostatischen Chemotherapie geboten, da initial häufig Kreatininerhöhungen und partielle Niereninsuffizienzen bestehen. Bei Erkrankungsprogredienz sind erneute Kalzitoningaben günstig. Die Prognose war ähnlich wie der Metastasierungstyp 1 und abhängig von der Entwicklung von Weichteilmetastasen. Der Akutverlauf war dramatischer als bei Typ 1 und wurde bei zwei Patienten unter adjuvanter CMF-Therapie bei LK-positiven Patienten beobach-

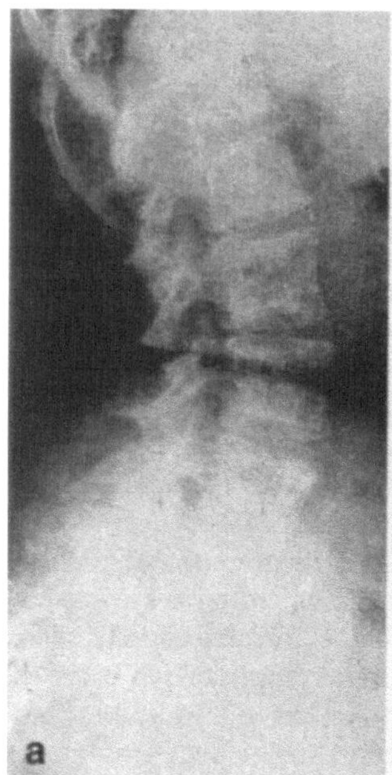
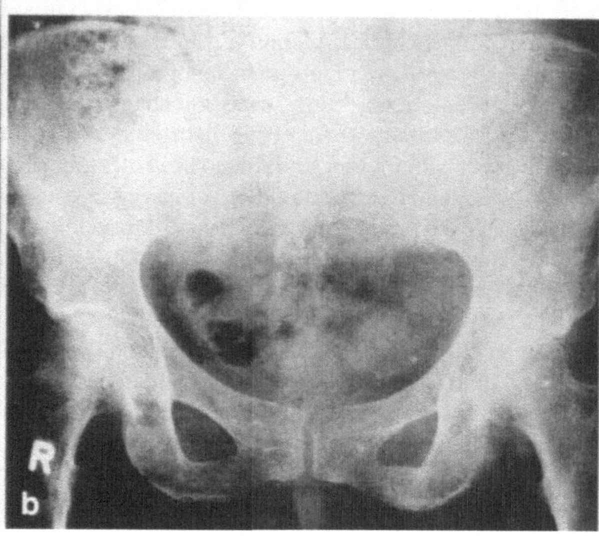

Abb. 1a, b

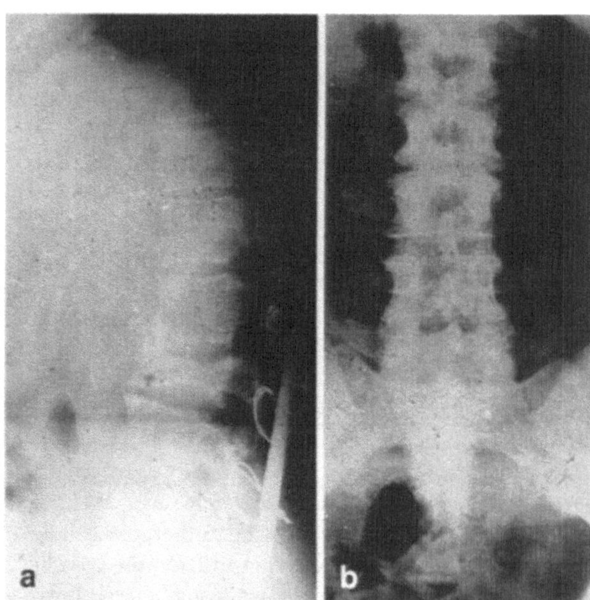

Abb. 2a, b

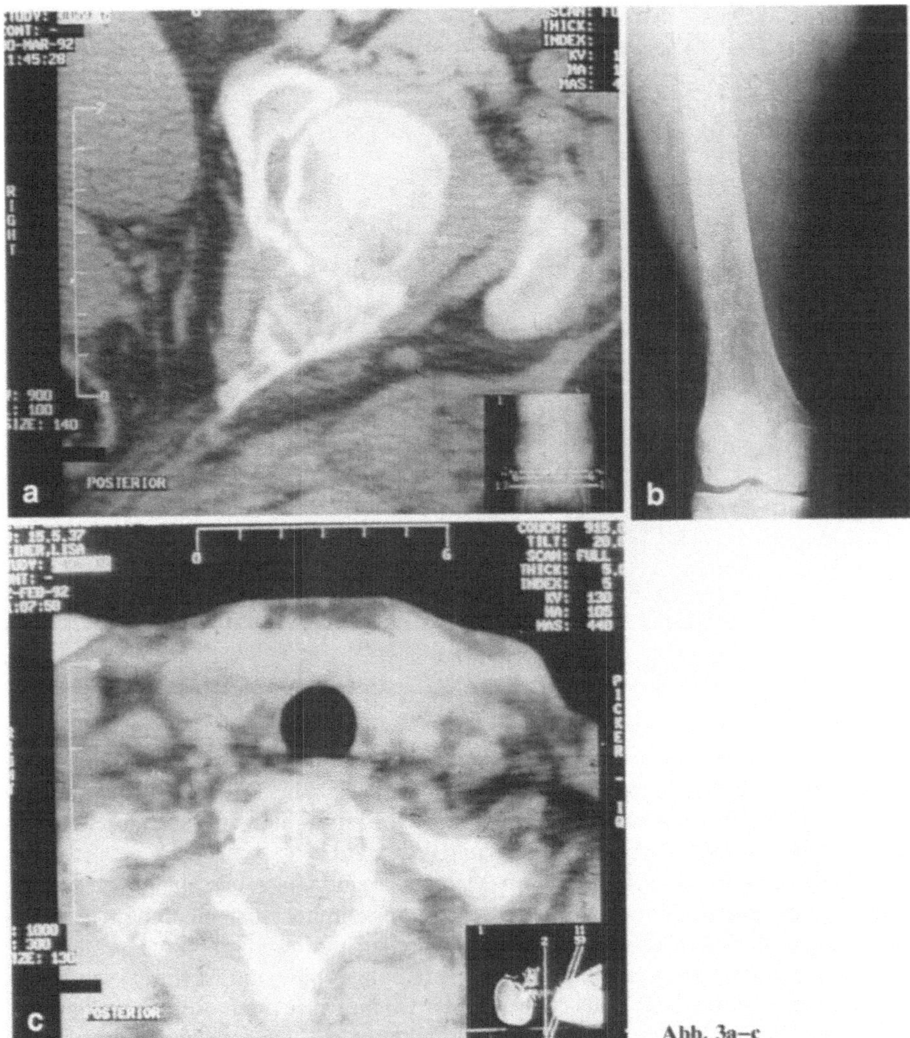

Abb. 3a–c

tet, bei weiteren Patienten im behandlungsfreien Intervall nach Komplettierung der Ersttherapie, auch bei einem männlichen Patienten mit Mammakarzinom.

Ossäre Metastasierung

Diffuse feinherdige generalisierte ossäre Metastasierung. 61jährige Patientin mit 6jähriger Beschwerdefreiheit nach Ablatio mammae und Nachbestrahlung. Zufallsbefund bei Nachsorge-US. Therapie: Tamoxifen, Radiatio am Stammskelett, Calcitonin 2 x 2 Wochen, Ostac, 9 Monate Epirubicin in 7–10tägigen Intervallen. Klinisch beschwerdearm, verrichtet Haushalt und leichte Gartenarbeit (Abb. 1a). Dies. Patientin (Abb. 1b).

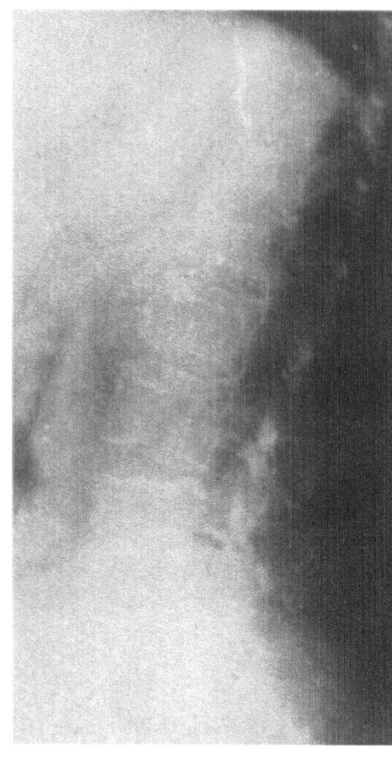

Abb. 4

Ossäre Metastasierung vor Mammakarzinomnachweis. 44jährige Patientin zur orthopädischen Behandlung wegen pathologischer Wirbelkörperfraktur, Tumorsuche nach Histologie (medulläres Mammakarzinom T2N1M1). Fistelung im Narbenbereich nach Stabilitätsoperation. Zwei Jahre nach Erstsymptomatik Tod durch Tumorintoxikation, massive Lebermetastasierung (Abb. 2a).

Diffuse ossäre Manifestation vor Mammakarzinomnachweis. 48jährige diabetische und psychiatrische Patientin, die wegen Langzeitphenytoineinnahme zum Röntgen vorgestellt wird. Wegen des röntgenologischen und szintigraphischen Bilds der diffusen gemischtförmigen Metastasierung Mammographie und Nachweis von Mammakarzinomen beidseits. Nach Mastektomie (Menopause) und Röntgenpalliativbestrahlung Tamoxifengabe, später Aminogluthetimid seit 3 Jahren keine Angabe klinischer Beschwerden (Abb. 2b).

Ossäre Metastasierung bei gleichzeitiger Weichteilmetastasierung. 71jährige Patientin mit supraklavikulärer LK-Metastasierung und Hüftgelenksmetastase links, starke Schmerzen. Therapie: Lokale Palliativbestrahlung mit 30 Gy, ED 3 Gy, Tamoxifen, Ostac. Gehfähigkeit wiederhergestellt, noch keine weiteren Weichteilmetastasen (Abb. 3a). 50jährige Patientin mit konsekutiv auftretenden osteolytischen, stark schmerzhaften Metastasen, die gut auf Palliativbestrahlung, hormonelle Therapie (Menolyse, Tamoxifen, später Aminogluthetimid) ansprechen. Nach Beginn von Leber- und Lungen- sowie Pleurakarzinose Chemotherapie mit anthrazyklinhaltigen Präparaten, supportive Tumortherapie und ein weiteres Jahr Beschwerdearmut, Kurzes Intervall zwischen klinisch schlechtem Befinden und Tod (Abb. 3b). 54jährige Patientin mit diffuser destruierender HWS- und oberer BWS-Infiltration nach 6jähriger Beschwerdefreiheit, Tumornachsorge nicht mehr aufgesucht. Vorstellung zum Röntgen durch Neurologen bei Plexusparese, gleichzeitig supraklavikuläres LK-Paket palpabel. Lokale Röntgenpalliativbestrahlung, Tamoxifen, Ostac, 9 Monate Epirubicin 20 mg/Wo bzw. 10tägiges Intervall über 9 Monate, bis auf schlaffe Lähmung re Arm keine zusätzlichen Beschwerden, verrichtet Haushalt (Abb. 3c).

Diffuse, strähnige Knochenmetastasierung, Paget-ähnlich. 62jährige Patientin mit diffuser osteolytischer Metastasierung, teils faserknochenartig, Hyperkalzämie, Nephrolithiasis und Kreatininerhöhung, 2malige Schilddrüsenoperation bei Hyperthyreose. Bei Vorstellung völlige Bewegungsunfähigkeit. Nach Calcitonin, Elektrolytkorrektur und Tamoxifen sowie Adriablastinmonotherapie bei LK-Metastasen axillär und supraklavikulär (zusätzliche lokale Radiatio) Wiederherstellung der Gehfähigkeit. Tod 2 Jahre später durch erhöhten Hirndruck bei diffuser Arachnoideainfiltration, histologische Sicherung der ossären Metastasen ohne Weichteilmetastasen (Abb. 4).

X. Freie Themen

Pelvistumor nach Nierentransplantation

H. Müller-Miny[1], T. Lange[2], S. Maurer[3], K. H. Dietl[3] und P. E. Peters[2]

[1] Radiologische Klinik (Direktor: Prof. Dr. M. Reiser), Universität Bonn, Sigmund-Freud-Straße 25, D-53127 Bonn
[2] Institut für Klinische Radiologie (Direktor: Prof. Dr. P. E. Peters), Universität Münster, Albert-Schweitzer-Straße 33, D-48149 Münster
[3] Klinik und Poliklinik für Chirurgie (Direktor: Prof. Dr. H. Bünte), Universität Münster, Albert-Schweitzer-Straße 33, D-48149 Münster

Kasuistik

Bei einem 33jährigen Patienten, der vor sieben Jahren eine allogene Nierentransplantation erhalten hatte, wurde palpatorisch eine Raumforderung im Becken festgestellt. Sie war klinisch von dem in der linken Fossa iliaca gelegen Transplantat nicht zu differenzieren. Die Funktion der Niere war nicht eingeschränkt. In der weiteren Anamnese des Patienten fand sich eine Parathyreoidektomie vor einem Jahr, bei der zwei Nebenschilddrüsen entfernt worden waren. Histologisch wurden bei dem einen Epithelkörper ein Adenom, bei dem zweiten eine Hyperplasie nachgewiesen. Die intraoperativ identifizierten beiden übrigen Nebenschilddrüsen waren unauffällig und deshalb belassen worden.

Die Sonographie wies eine 8 mal 11 cm große echoarme Raumforderung dorsal der Niere mit einzelnen Binnenechos nach (Abb. 1). In der konventionellen Rönt-

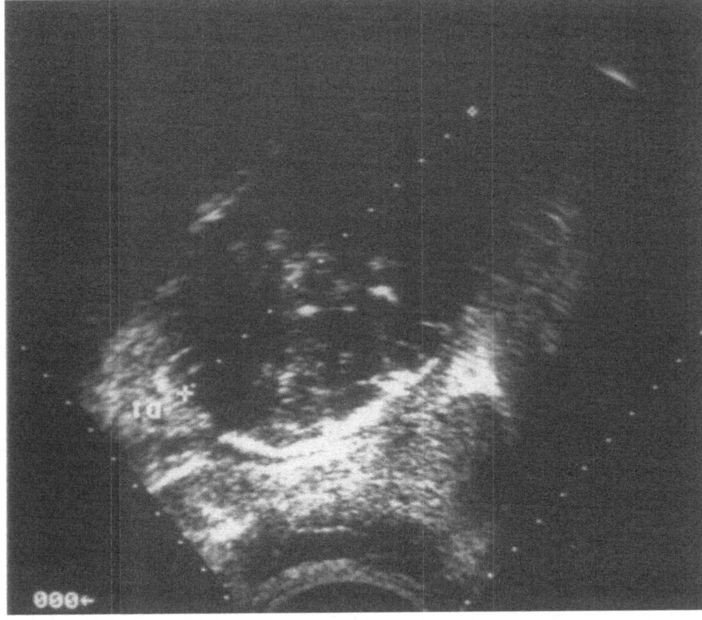

Abb. 1. Sonographie der Fossa iliaca: echoarme Raumforderung mit einzelnen Binnenechos

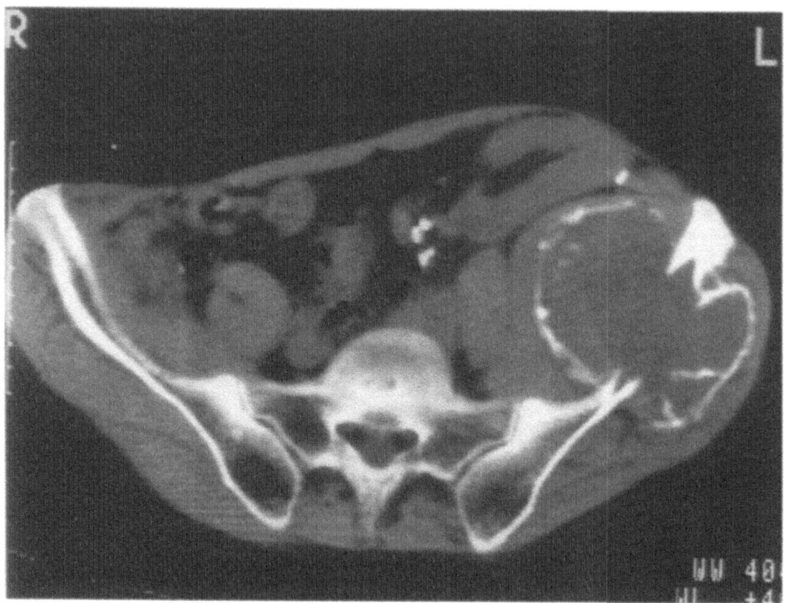

Abb. 2. Becken CT vor vollständiger Parathyreoidektomie: blasige Osteolyse der linken Os ilium

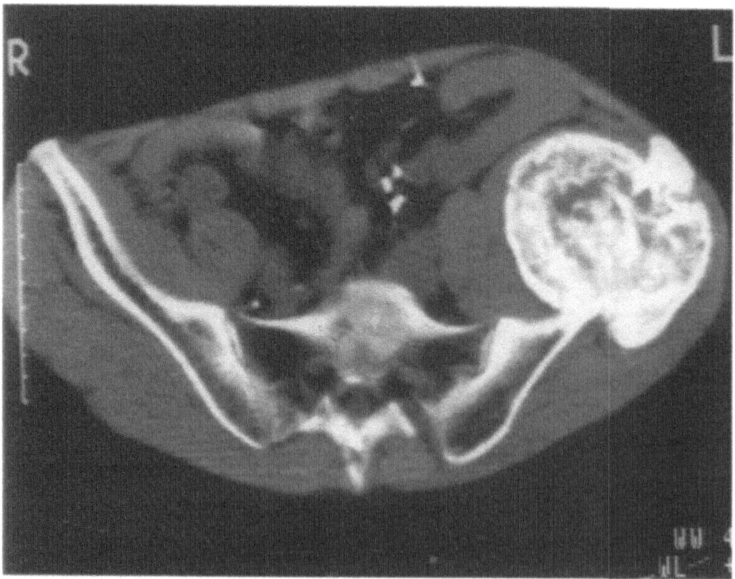

Abb. 3. Becken CT 4 Monate nach vollständiger Parathyreodektomie: rekalzifierte Osteolyse

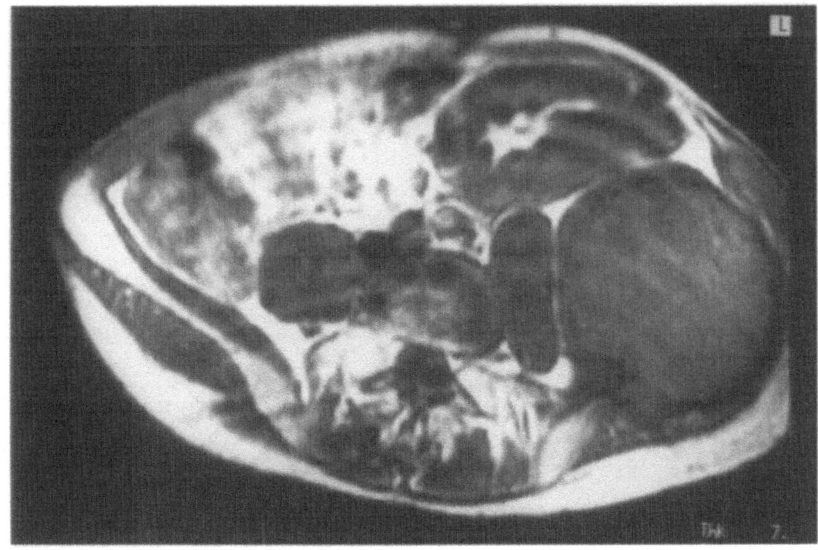

Abb. 4. Axiales MRT (SE 500/30) vor KM: signalarme Raumforderung

genaufnahme des Beckens fand sich ein weitgehend osteolytischer Prozeß des linken Os ilium. Die anschließend durchgeführte Computertomographie (CT) zeigte eine große, zystisch imponierende Osteolyse (Abb. 2), bei der sich die Kortikalis nach ventral und geringer auch nach dorsal ballonierte. In der zusätzlich erfolgten Magnetresonanztomographie (MRT) konnte, ebenso wie in der CT, eine mediale Verlagerung des linken M. iliacus und des M. psoas durch die Raumforderung erfaßt werden. Nach dorsal verdrängte sie die Glutealmuskulatur. Der Tumor besaß keine Weichteilkomponente. Vielmehr führte allein sein expansives ossäres Wachstums zur Verlagerung und Vorwölbung der Transplantatniere, so daß sie durch die Bauchdecke getastet werden konnte. In der MRT besaß der Tumor in der T1w-Sequenz eine homogen niedrige Signalintensität (Abb. 4). In der T2w-Sequenz war eine geringe intraossäre Septierung abgrenzbar. Nach Applikation von Kontrastmittel kam es zu einem deutlichen Enhancement der Raumforderung (Abb. 5). Eine begleitende Lymphadenopathie wurde nicht festgestellt.

Es wurde eine sonographisch gesteuerte perkutane Stanzbiopsie durchgeführt, deren Histologie jedoch keine definitive Diagnose zuließ. Deshalb erfolgte eine offene Keilbiopsie, ihre Schnellschnitt- und endgültige histologische Diagnose wies einen braunen Tumor mit Knochenfibrose und vermehrter Osteoklastenaktivität nach. In derselben Operation wurden die beiden mit 1,2 bzw. 1,5 cm hyperplastischen Nebenschilddrüsen entfernt.

Vier Monate nach der Operation war der braune Tumor in der CT des Beckens fast homogen ossifiziert (Abb. 3). Seine Größe war im Vergleich zur Untersuchung vor der totalen Parathyreoidektomie unverändert geblieben.

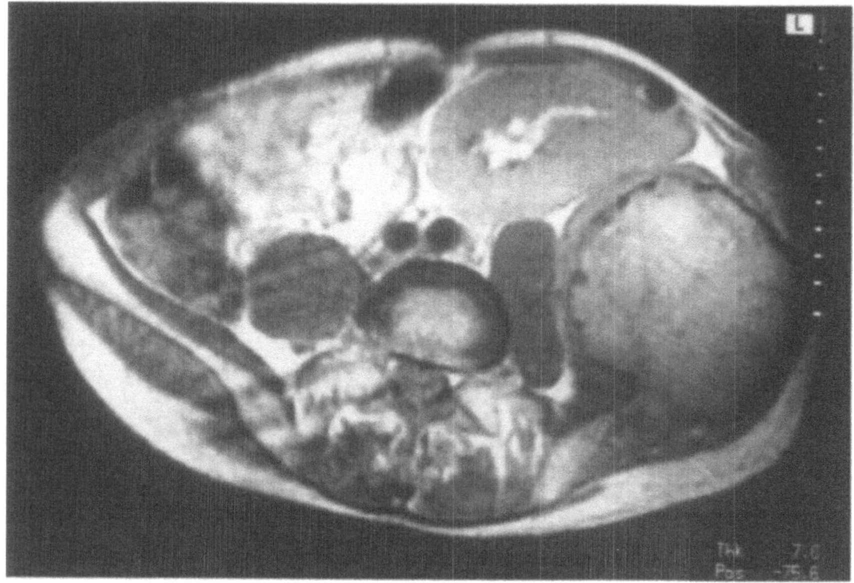

Abb. 5. Axiales MRT (SE 500/30) nach Gd. DTPA: homogene Signalanreicherung des Tumors

Diskussion

Als Pathomechanismus liegt den braunen Tumoren ein Hyperparathyreoidismus (HPT) zu Grunde. Er ist durch einen unphysiologischen Anstieg des Parathormons charakterisiert. Seine primäre Form entsteht in 80–90% durch ein Nebenschilddrüsenadenom und nur in 10–15% durch eine Hyperplasie der Nebenschilddrüse. Im Unterschied dazu ist für den sekundären HPT eine Hypokalzämie verantwortlich. Sie wird in den meisten Fällen durch eine chronische Niereninsuffizienz oder aber durch eine intestinale Malabsorbtion hervorgerufen. In der Regel führt erst ein länger andauernder sekundärer HPT zur autonomen Funktion der Nebenschilddrüsen, der dann als tertiärer HPT bezeichnet wird [1]. Die ersten Beschreibungen des klinischen Bildes eines HPT als Osteitis fibrosa cystica erfolgten bereits 1891 durch von Recklinghausen [2], die laborchemische Diagnose eines HPT wurde aber erst durch die Einführung von automatischen Serumkalziumbestimmungen in den 70er Jahren häufiger. Für die Erhöhung des Serumkalziums durch das Parathormon sind insgesamt drei Mechanismen bekannt.

1. Knochenresorption zur Freisetzung von Kalzium und Phosphat
2. Verstärkte Kalziumrückgewinnung und erhöhte Phosphatabgabe in den distalen Nierentubuli
3. Stimulation von Vitamin D Metaboliten zur Erhöhung der Kalzium- und Phosphatresorption im Darm.

Die Knochenresorption erfolgt durch eine erhöhte Aktivität der Osteoklasten, so daß kortikaler und spongiöser Knochen abgebaut wird. Röntgenmorphologisch sind die unterschiedlichen Formen des HPT nicht zu differenzieren. Die subperiostale kortikale Resorption gilt als typisch. Sie ist am häufigsten radialseits an der Mittelphalanx und am Processus unguicularis phalangis des zweiten und dritten Strahls der Hand anzutreffen [3]. Erst später kann es auch zur Resorption an der medialen proximalen Tibia, der proximalen Humerusdiaphyse und den Rippen kommen [1]. Das früher für den HPT als pathognomisch angesehene Zeichen des Verlustes der Lamina dura der Zahnwurzeln wird inzwischen als unspezifisch betrachtet [4].

Die braunen Tumoren entstehen durch eine fibrovaskuläre Bindegewebsproliferation mit Riesenzellen in spongiöse Hohlräume. Durch wiederholte Mikrofrakturen kann es zu Einblutungen und zu einer bräunlichen Verfärbung kommen, die zur Namensgebung geführt hat. Die braunen Tumoren wurden früher häufiger beim primären HPT beschrieben, ihr zunehmendes Auftreten beim sekundären und tertiären HPT wird der inzwischen längeren Überlebenszeit von Patienten mit chronischer Niereninsuffizienz zugeschrieben [5].

Radiologisch imponieren braune Tumoren als gut abgrenzbare Osteolysen mit einer nur selten nachweisbaren Binnenstruktur. Sie weisen häufig ein expansives Wachstum auf und treten nicht selten multipel auf. Ihre Größe kann innerhalb kurzer Zeit zunehmen und bis zu 5 cm erreichen [6]. Ihr Übergang zum normalen Knochen ist oft breitbasig oder aber auch unscharf ausgebildet. Die Spongiosa zeigt in diesem Grenzbereich eine aufgelockerte Textur. Die Kortikalis hingegen ist oftmals verdünnt, häufig finden sich auch subperiostale oder intrakortikale Knochenresorptionen. Entsprechend der Ausdehnung kann es zu einer pathologischen Fraktur kommen. Ihre Hauptlokalisationen sind Rippen, Mandibula, Femur und das Bekkenskelett. Pathognomisch für braune Tumoren ist die gleichzeitige Manifestation an unterschiedlichen ossären Lokalisationen [7].

Die radiologische Beurteilung am Becken kann mit der konventionellen Übersichtsaufnahme wegen der häufig vorhandenen Darmgasüberlagerung schwierig sein. Mit der CT gelingt in der Regel eine bessere Darstellung kortikaler Alterationen, zusätzlich kann eine Aussage zur Tumorbinnenstruktur getroffen werden. Sowohl mit CT als auch mit der MRT ist die extraossäre Weichteilausdehnung beurteilbar.

Differentialdiagnostisch muß bei einer ossären Raumforderung im Becken entsprechend der Röntgenmorphologie und des Lebensalters neben einer Metastase, einem Chondrosarkom, Osteosarkom auch in seltenen Fällen an ein Ewing-Sarkom gedacht werden. Gegen das Chondrosarkom sprach bei unserem Patienten das Fehlen einer Tumorbinnenverkalkung als Zeichen eines chondrogenen Tumors, gegen das Osteosarkom die erhaltene und homogene Kortikalis. Die fehlende Weichteilkomponente ließ eine Metastase unwahrscheinlich werden. Das Alter des Patienten war untypisch für die Diagnose eines Ewingsarkoms. Gegen einen benignen primären Knochentumor sprach das schnelle Wachstum. In unserem Fall wurde die Diagnose eines braunen Tumors durch die Anamnese des Patienten gestützt, wobei allerdings die große Ausdehnung des Tumors als sehr außergewöhnlich anzusehen ist.

Die Therapie der Wahl stellt die Resektion der Nebenschilddrüse beim sekundären oder tertiären HPT dar. Nur bei einer Frakturgefahr oder der Kompression durch den Tumor besteht eine Operationsindikation. Eine starke Rekalzifikation ist typisch und wird gerade hierfür bei einer partiellen Parathyreoidektomie als Therapieindikator gewertet.

Literatur

1. Hayes CW, Conway WF (1991) Hyperparathyroidism. Radiol Clin North Am 29:85–96
2. von Recklinghausen FC (1891) Die Fibrose oder deformierende Ostitis, die Osteomalacie und die osteopastische Karcinose in ihren gegenseitigen Beziehüngen. Festschrift für Rudolf Virchow, Berlin
3. Sundaram M, Phillipp SR, Wolverson MK, Riaz MA, Rao BJ (1980) Ungual tufts in the follow-up of patients on maintenance hemodialysis. Skeletal Radiol 5:247–249
4. Spolnik KJ, Maxwell DR, Patterson SS (1981) Dental radiographic manifestations of end-stage renal disaese. Dent Radiography and photography 54(2):21–3
5. Rao P, Solomon M, Avramides A (1978) Brown tumors associated with secondary hyperparathyroidism of chronic renal failure. J Oral Surg 36:154–159
6. Freyschmidt J, Ostertag H (1988) Knochentumoren. Springer, New York Heidelberg Berlin
7. Schajowicz F (1981) Tumors and tumorlike lesions of bone and joints. Springer, New York Heidelberg Berlin

Osteochondrosis dissecans bei multipler epiphysärer Dysplasie

H.-P. Haase, H.-G. Willert, A. Enderle, J. Masar und K. Weber

Orthopädische Universitätsklinik, Robert-Koch-Straße 40, D-37075 Göttingen

Einleitung

Bei der multiplen epiphysären Dysplasie (MED) handelt es sich um eine angeborene Skelettsystemerkrankung mit Ossifikationsstörungen an den Epiphysen mehrerer Gelenke (Fairbank 1947). Sie kann mit normaler oder verminderter Körpergröße einhergehen. Die Epiphysen der Röhrenknochen erscheinen dabei im Wachstumsalter klein und niedrig sowie unregelmäßig abgeflacht und sind oft multizentrisch angelegt. Je nach Ausprägung können unterschiedlich viele Gelenke betroffen sein.

Über einen Zusammenhang zwischen der dysplastischen Gelenkkonfiguration und dem Auftreten einer Osteochondrosis dissecans wurde bereits mehrfach berichtet (Ribbing 1937, Smillie 1960, Barrie 1987).

Fallbeschreibung

21jähriger Patient mit seit 12 Jahren bestehenden Hüft- und Kniegelenkbeschwerden beidseits.

Röntgenologisch und kernspintomographisch (Abb. 1) zeigte sich eine Osteochondrosis dissecans im Bereich beider Hüftköpfe sowie beider medialer Femurcondylen bei dysplastischer Konfiguration sowohl der Hüftköpfe als auch der Kniegelenke. Laborchemisch und skelettszintigraphisch waren die Befunde unauffällig. Wir führten eine intertrochantäre Flexionsosteotomie im Bereich des rechten Hüftgelenkes durch (Abb. 2).

Bei der Untersuchung der Familie des Patienten ergab sich, daß bei 18 von 48 Personen in 4 Generationen Hüft- bzw. Kniegelenkbeschwerden vorhanden waren. Von 8 betroffenen Familienmitgliedern lagen uns Röntgenbilder vor (Abb. 3, 4).

Diskussion

Zur Entstehung einer Osteochondrosis dissecans gibt es mehrere Theorien. Als Ursachen werden neben ischämischen und traumatischen Faktoren auch Stoffwechselerkrankungen angegeben (Willert 1981).

Das oftmals doppelseitige Auftreten führte einige Untersucher zu der Vermutung einer konstitutionellen oder genetischen Disposition als Ursache für die Osteo-

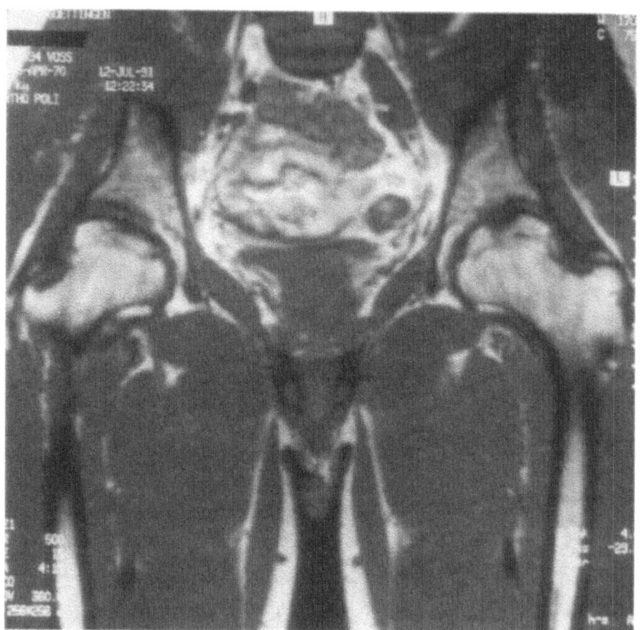

Abb. 1. Kernspintomogramm mit Osteochondrosis dissecans bei MED im Bereich beider Hüftköpfe bei unserem Patienten. Rechts Dissecat mit gleichem Signalverhalten wie der übrige Hüftkopf, links signalarmer Bezirk in annähernd gleicher Position

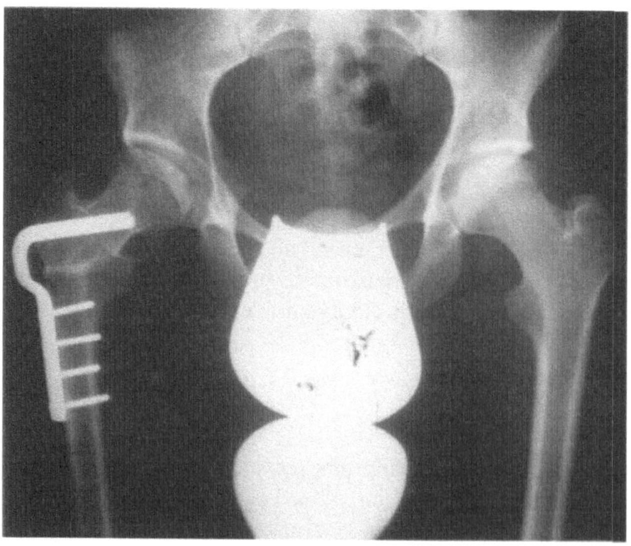

Abb. 2. Zustand nach intertrochantärer Flexionsosteotomie des rechten Hüftgelenkes (von uns behandelter Patient)

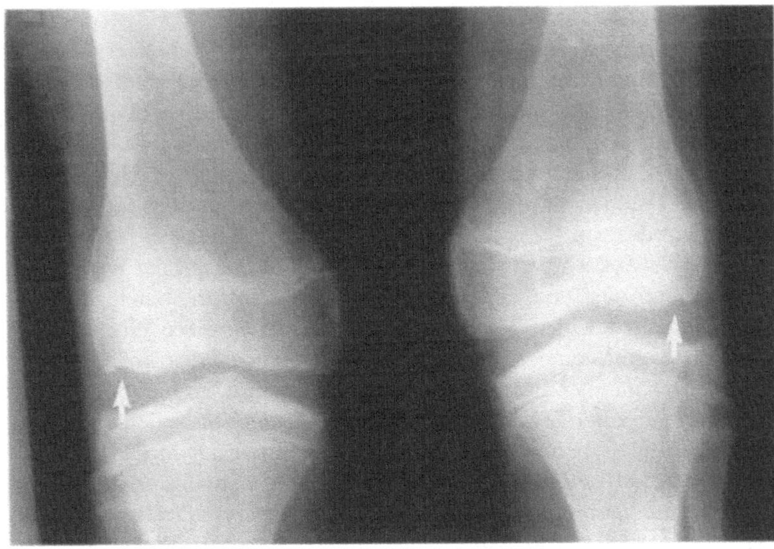

Abb. 3. Multiple epiphysäre Dysplasie beider Kniegelenke bei einer Cousine unseres Patienten mit konkaven Einziehungen im Bereich beider lateraler Femurcondylen

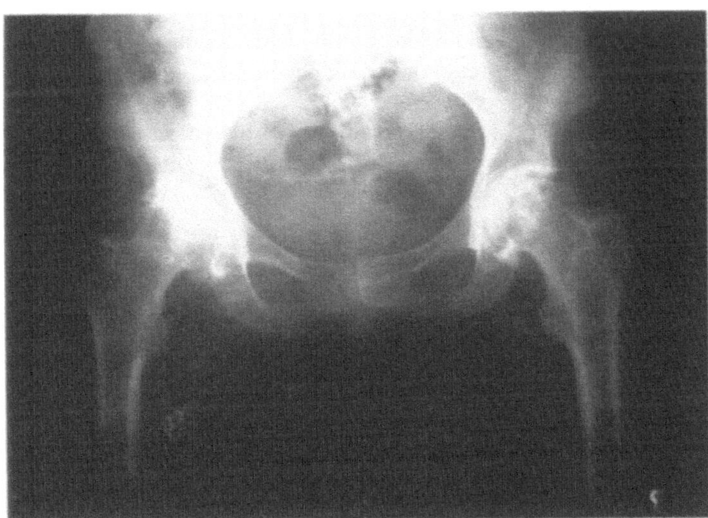

Abb. 4. Beidseitige Coxarthrose mit zystisch-sklerotischen Veränderungen und Deformierungen beider Hüftköpfe. Wahrscheinlich ein Spätzustand nach MED bei der Schwester der Mutter unseres Patienten

chondrosis dissecans. Nach Ribbing (1937) kann sich die Osteochondrosis dissecans aus einem zusätzlichen Ossifikationszentrum (sog. Nebenkern) bei konstitutionell schwachen Epiphysen im Rahmen einer Skelettsystemerkrankung entwickeln.

In der Familie unseres Patienten lag eine multiple epiphysäre Dysplasie mit gehäuftem Auftreten einer dysplastischen Gelenkkonfiguration und in der Regel multifokaler, oftmals symmetrischer Gelenkbeteiligung vor. Das gleichzeitige Auftreten einer Osteochondrosis dissecans spricht nach unserer Meinung hierbei für die Richtigkeit des von Ribbing vermuteten Zusammenhanges.

Die Nebenkerne verschmelzen nach Ribbing wegen der verzögerten Verknöcherung nur unvollständig mit ihrer Umgebung (fortbestehende Knorpelschicht oder Knorpelinseln um den Nebenkern herum) und besitzen eine eigene Gefäßversorgung ohne Anastomosen zu den übrigen Gefäßen des knöchernen Gelenkendes. Unter mechanischer Belastung kann es dann zur Degeneration des persistierenden Knorpels mit einer Loslösung und Nekrotisierung des Nebenkerns kommen. Ob die von uns oftmals beobachteten zystischen Veränderungen der Hüftköpfe im fortgeschrittenen Lebensalter (Abb. 4) ebenfalls aus ehemaligen Knorpelinseln hervorgegangen sind, kann nur spekuliert werden. Wenn dies zuträfe, könnte es sich bei diesen Zysten und die Residuen einer multizentrischen Verknöcherung im Rahmen einer multiplen epiphysären Dysplasie handeln.

Zusammenfassung

Anhand einer Fallbeschreibung und Familienuntersuchung über einen an unserer Klinik operierten Patienten mit Osteochondrosis dissecans beider Hüft- und Kniegelenke bei multipler epiphysärer Dysplasie wird auf die Zusammenhänge zwischen beiden Erkrankungen eingegangen, wobei die epiphysäre Dysplasie in unserem Fall als ursächlich für die Osteochondrosis dissecans angesehen werden muß.

Literatur

1. Ribbing S (1937) Studien über hereditäre multiple Epiphysenstörungen. Acta radiol (Stockh) 34:1–107
2. Fairbank T (1947) Dysplasia epiphysialis multiplex. Brit J Surg 135:225–232
3. Smillie IS (1960) Osteochondritis dissecans. Loose bodies in joints, etiology, pathology, treatment. Livingstone, Edinburgh London, pp 3–36
4. Willert HG (1981) Pathogenese und Klinik der spontanen Knochennekrosen. Orthopäde 10:19–39
5. Barrie HJ (1987) Osteochondritis dissecans 1887–1987. J Bone Joint Surg 69 B/5:693–695

Frühformen der heterotopen Ossifikation bei Querschnittsgelähmten – Morphologie und Radiologie*

A. Bosse[1], J. Gawlik[1], A. Weber[2], K. Röhl[3] und K.-M. Müller[1]

[1] Institut für Pathologie, [2] Institut für Radiologie und Nuklearmedizin, [3] Chirurgische Klinik, Krankenanstalten Bergmannsheil, Universitätsklinik, Gilsingstr. 14, D-44789 Bochum

Einleitung

Heterotope Ossifikationen (HO) bei Querschnittsgelähmten, stellen sowohl für die Klinik als auch für die Rehabilitation ein großes Problem dar [1, 2]. Die Inzidenz erreicht je nach untersuchtem Kollektiv bis zu 50%. Am häufigsten sind die Hüftgelenke betroffen. Die Ätiologie ist vielschichtig, und als mögliche Faktoren werden lokale Mikrotraumata, Störungen des Kalzitonin- und Parathormonstoffwechsels, eine genetische Disposition, Durchblutungsstörungen ebenso wie Änderungen des ph-Wertes diskutiert [3]. Die initialen Stimuli für die Knochenneubildung sind bis heute weitgehend unbekannt, ebenso wie die morphologisch faßbaren Frühformen der heterotopen Ossifikationen. Zur Klärung offener Fragen der formalen Pathogenese der HO analysierten wir das toporegionale Ausbreitungsmuster der beginnenden Verknöcherung nach morphologischen konventionellen und radiologischen Gesichtspunkten.

Patientengut und Methode

20 Querschnittsgelähmte (18 männliche, 2 weibliche; 12 Para-, 8 Tetraplegiker) wurden bezüglich der Verknöcherungen im Bereich der großen Gelenke der unteren Extremität konventionell radiologisch und morphologisch-histologisch untersucht.

Ergebnisse

Die HO manifestierte sich bei 16 Patienten radiologisch erstmals in einem Zeitraum von 3 Monaten bis zu einem Jahr nach erlittenem Trauma. Als früher Prädilektionsort erwies sich der periartikuläre Sehnen-Bandapparat mit Bevorzugung des Sehnenansatzes der Spina iliaca anterior inferior, des Trochanter minor und im Bereich des Ligamentum iliofemorale (Abb. 1a–d). Eine Mitbeteiligung von Periost und Weichteilstrukturen bzw. Muskulatur konnte in der unkomplizierten Frühphase nicht

* Mit finanzieller Unterstützung des Hauptverbandes der Berufsgenossenschaften Bonn, St. Augustin.

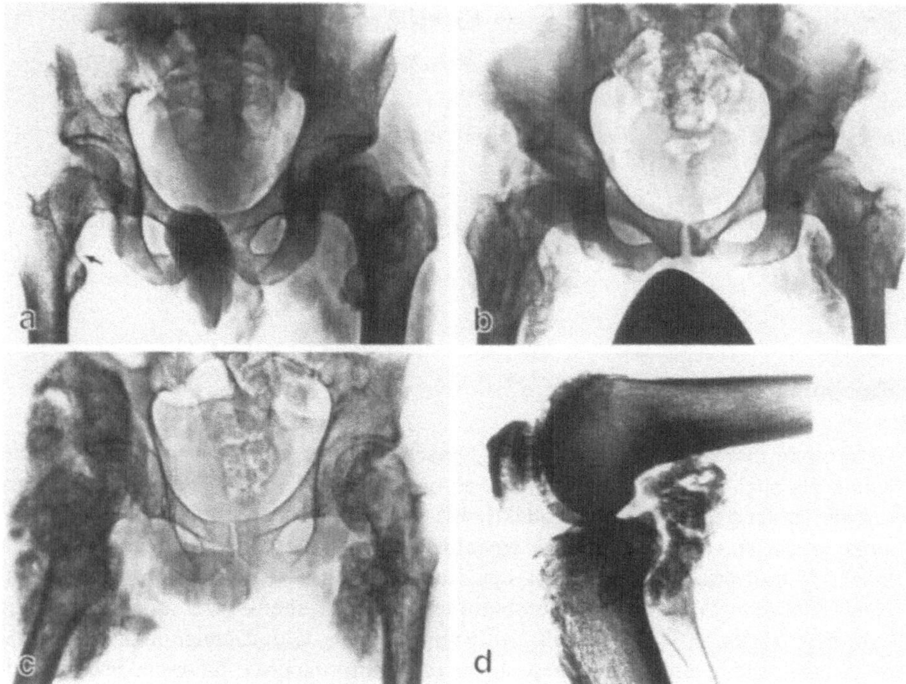

Abb. 1a–d. Heterotope Ossifikationen bei Querschnittsgelähmten. **a, b** Frühformen mit beginnender Verknöcherung im Bereich des Trochanter minor (Pfeil) und der Spina iliaca ant. inf.; **c** Spätform einer heterotopen Ossifikation mit ausgeprägter Ankylosierung im Bereich des Hüftgelenkes; **d** Heterotope Ossifikationen im Kapsel-Bandapparat des Kniegelenkes

nachgewiesen werden. Bei 4 Patienten mit ausgeprägten entzündlichen Begleitveränderungen in Form von Druckulcera und chronischer Osteitis, fanden sich jedoch auch multifokale Frühformen der Ossifikation sowohl im sehnennahen Weichgewebe als auch im Bereich der periostalen Knochenstrukturen. Die mikroskopische Analyse von OP-Resektaten der Sehnen-Bandstrukturen ergab relativ zellarme Proliferationszonen ortsständiger fibroblastärer Bindegewebszellen mit Übergängen in chondrale und desmale Ossifikationszonen (Abb. 2a und b). Innerhalb der Verknöcherungszonen ließen sich fokal noch Residuen von Sehnenstrukturen nachweisen (Abb. 2c). Im Gegensatz dazu fanden sich bei den HO's mit entzündlichen Begleitveränderungen ausgeprägte zellreiche Proliferationszonen mit Nachweis von dichtgelagerten Präosteoblasten (Abb. 2d).

Diskussion

Die Entstehung einer heterotopen Ossifikation bei Querschnittsgelähmten unterliegt einem komplexen Ursachen-Wirkungsgefüge und wird als das Resultat einer mesenchymalen Metaplasie aufgefaßt [4]. In der gängigen Literatur nehmen Untersuchun-

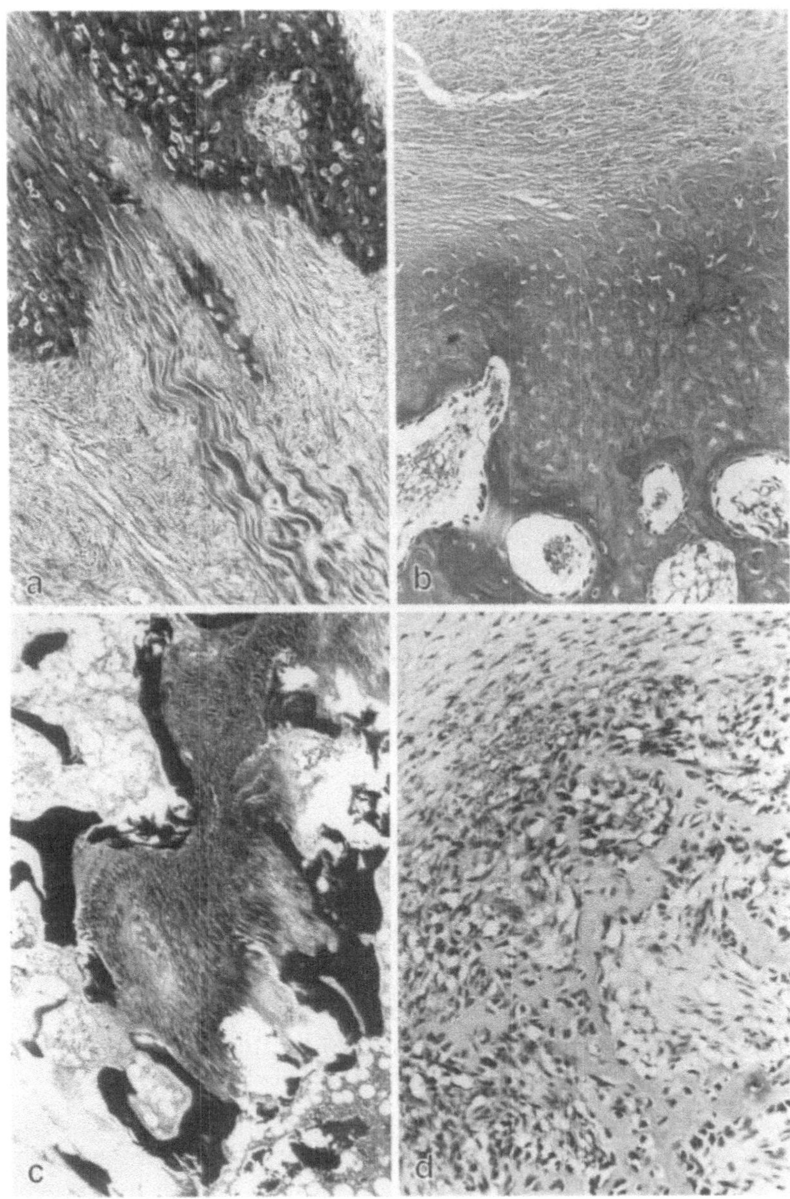

Abb. 2a–d. Histomorphologie der heterotopen Ossifikation bei Querschnittsgelähmten. **a, b** Im Sehnen-Bandapparat mit zellarmen Übergängen zwischen knöcherner Matrix und Sehnengewebe (EvG 86x); **c** Residuen von Sehnengewebe in einer ausgereiften heterotopen Ossifikation (EvG 35x); **d** Zellreiche Proliferationszone einer heterotopen Ossifikation in einem Druckulcus (HE 140x)

gen zur Definition und Einordnung der beteiligten Zellkomponenten insbesondere unter Berücksichtigung der sog. Osteoprogenitorzellen einen großen Stellenwert ein [5]. Bezüglich der formalen Pathogenese wurde das toporegionale Ausbreitungsmuster von HO's bisher nicht hinreichend berücksichtigt. So konnte die vorliegende Untersuchung zeigen, daß die progredienten Ossifikationen bei Querschnittsgelähmten aus dem Bereich der großen Gelenke der unteren Extremität offensichtlich bevorzugt cranio-caudal verlaufen und sich an vorgegebenen Druck-bzw. Zugvektoren orientieren.

Änderungen von Druck- und Zugvektoren im Kapselbandapparat bei spastischen oder schlaffen Paresen nehmen somit einen wesentlichen Kausalfaktor in der formalen Pathogenese dieser Variante der heterotopen Ossifikation ein. Aggraviert durch eine bis heute noch nicht exakt definierte humorale Konstellation, vermag der ortsständige Fibroblast innerhalb des Sehnenbandapparates sich zum Osteoblasten zu transformieren und die Osteogenese zu initiieren. Im Sehnengewebe konnte histomorphologisch das sonst nachweisbare entzündliche Begleitmilieu nicht dargestellt werden, ebenso fehlen die ausgeprägten, oftmals mitotisch hochaktiven präosteoblastären proliferierenden Zellareale. Dabei charakterisieren die korrelierenden morphologischen und radiologischen Befunde schrittweise die Phasen der heterotopen Ossifikation von Querschnittsgelähmten und zeigen eine modifizierte Entstehung der Knochenneubildung im Sehnenbandapparat, der somit für die formale Pathogenese dieser Sonderform der heterotopen Ossifikation einen wesentlichen Faktor darstellt.

Literatur

1. Bosse A, Roessner A, Müller KM (1991) Pseudomaligne heterotope Ossifikationen. GBK Fortbildung aktuell 59:76–80
2. Garland EG (1990) A Clinical Perspective on Common Forms of Acquired Heterotopic Ossification. Clin Orthop Relat Res 263:13–29
3. Wittenberg RH, Pescke U, Bötel U (1992) Heterotopic Ossification After Spinal Cord Injury. Paraplegia 74B:215–218
4. Sawyer JR, Myers MA, Rossier RN et al. (1991) Heterotopic Ossification: Clinical and Cellular Aspects. Calcif Tissue Int 49:208–215
5. Zheng MH, Wood DJ, Papadimitriou JM (1992) What's New in the Role of Cytokines on Osteoblast Proliferation and Differentiation? Path Res Pract 88:1104–1121

Malignes fibröses Histiozytom des Schädelskeletts im Kindesalter. Diagnose und Differentialdiagnose

J. Knolle[1], H. Bahn[1], H.-J. Holzhausen[1], D. Stiller[1], F.-W. Rath[1] und U. Wagner[2]

[1] Institut für Pathologische Anatomie, Universität Halle-Wittenberg, Magdeburger Straße 14, D-06112 Halle
[2] Klinik für Kieferchirurgie, Universität Halle-Wittenberg, Große Steinstraße 19, D-06108 Halle

Einleitung

Primäre maligne fibröse Histiozytome des Knochens wurden 1972 [1] abgegrenzt. Diese relativ seltenen Tumoren werden zumeist im mittleren Lebensalter beobachtet und am Schädel nur sehr vereinzelt beschrieben [2]. Im Kindesalter stellen maligne fibröse Histiozytome eine Rarität dar. Wir beobachteten einen zum Zeitpunkt der Erstdiagnose 2,25 Jahre alten Knaben mit einem entsprechenden Tumor im Bereich des rechten Jochbogens, dessen histopathologisches Bild im Krankheitsverlauf eine ausgesprochene Stukturvariabilität aufwies.

Material und Methoden

Bei einem 2 Jahre und 3 Monate alten Knaben wurde ein schnellwachsender Tumor im Bereich des rechten Jochbogens unter der klinischen Diagnose „malignes Lymphom" exzidiert. Auf Grund der histopathologischen Befunde wurde an dem spärlichen Material der Verdacht auf eine Histiozytosis X (Abb. 1a) erhoben. In der Biopsie des Rezidivtumors konnte bei Zustand nach Bestrahlung und Chemotherapie neben myxoiden Arealen ein durch xanthomatöse Elemente mit teilweise reniformen Kernen geprägtes mikroskopisches Bild beobachtet werden, so daß der Befund unter Berücksichtigung des radiologischen Befundes im Sinne einer Lipoidgranulomatose Hand – Schüller – Christian gedeutet wurde (Abb. 1b, c). Nach 14monatigem Verlauf verstarb der normosome Knabe. Autoptisch fand sich ein gut mannsfaustgroßer, vom rechten Jochbein ausgehender Tumor mit weißlich-markiger Schnittfläche und kleinherdigen Nekrosen, Destruktion des Jochbogens, des harten Gaumens mit Dislokation der Zähne sowie Einbruch in die Orbita. Es bestanden keine Tumormetastasen, insbesondere konnte eine Infiltration der Haut, der lymphatischen Organe sowie der Viscera ausgeschlossen werden. Histologisch fand sich jetzt ein maligner polymorphzelliger mesenchymaler Tumor mit teils histiozytenartigen Tumorzellen mit breitem, acidophilem oder schaumig-wabigem Zytoplasma sowie auch fibroblastenartige Tumorzellen mit deutlicher Kollagenfasersynthese. Daneben herrschten abschnittsweise bizarre Tumorriesenzellen vor (Abb. 1d). Einzelne Riesenzellen entsprachen dem Toutontyp. Ein storiformes Wachstumsmuster konnte nicht demonstriert werden, herdförmig akzentuiert war ein unspezifisch-entzündliches Infiltrat darzustellen.

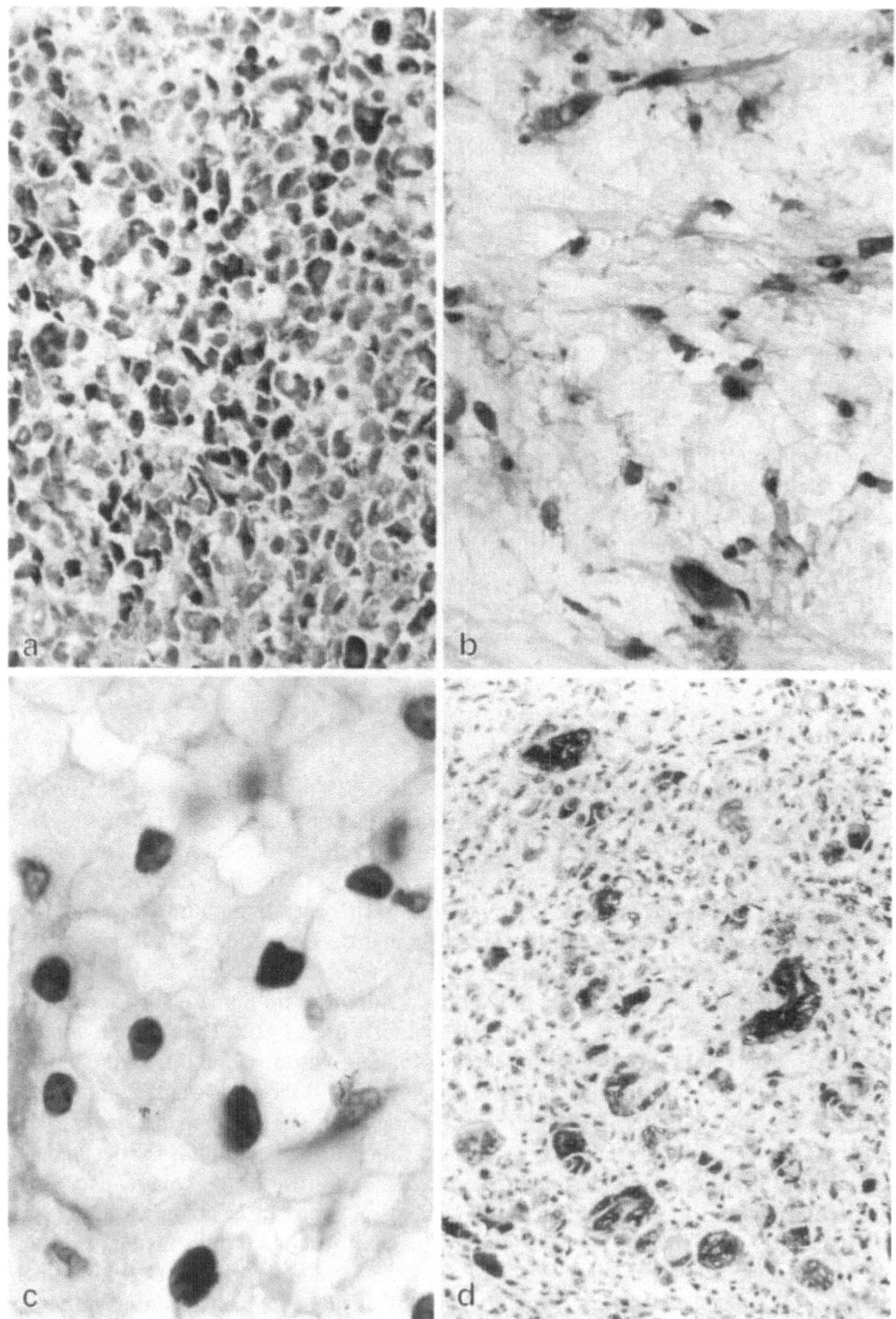

Abb. 1 a–d

Abb. 1. a Dichtzelliger, mäßig polymorpher Tumor mit einzelnen Schaumzellen, Riesenzellen sowie Entzündungszellen (E. 14 828/84, HE, Vergr. 310x). **b, c** Wiederholungsbiopsie mit z.T. myxoid aufgelockerter Textur mit sternförmig verzweigten und z.T. plumpen atypischen Zellen **(b)** sowie vorherrschender xanthomatöser Komponente **(c)** (E. 7 879/85, HE, Vergr. 250x **(b)** und 1000x **(c)**). **d** Autopsiebefund mit großleibigen histiozytenartigen Elementen sowie zahlreichen bizarren Tumorriesenzellen (S. 255/86, HE, Vergr. 310x)

Die abschließende Diagnose lautete: Pleomorphe Variante eines malignen fibrösen Histiozytoms. Von der 2. Biopsie konnte Gewebe enzymhistochemisch untersucht werden. Die unspezifische saure Phosphatase, die Laktatdehydrogenase sowie die Alpha-Naphthyl-Azetatesterase waren positiv, wohingegen die tartratresistente saure Phosphatase und die β-Glucuronidase nicht darstellbar waren. Alle Gewebsproben des Tumors wurden immunhistochemisch untersucht. Für die jeweiligen Marker (Lysozym, Alpha-1-Antitrypsin, Fibronektin) ließ sich im Verlauf ein variables Expressionsmuster darstellen. Die ultrastrukturellen Untersuchungen belegten den zellulären Dualismus des Tumors mit vorherrschend histiozytär-schaumzelligen Elementen sowie auch fibroblastenartigen, myofibroblastenartigen und undifferenzierten Tumorzellen (Abb. 2). Langerhansgranula ließen sich nicht demonstrieren.

Diskussion

Anhand der enzymhistochemischen, immunhistologischen sowie ultrastrukturellen Befunde konnte der Tumor als malignes fibröses Histiozytom des Knochens eingeordnet werden. Dieser zumeist im Weichgewebe zu beobachtende maligne Tumor [3] ist durch den Dualismus von histiozyten- und fibroblastenartigen Tumorzellen sowie Zell- und Kernatypien [4] geprägt. Das storiforme Wachstumsmuster muß, wie im beobachteten Fall, nicht vorkommen. Der Nachweis von Lysozym, Alpha-1-Antitrypsin und Alpha-1-Antichymotrypsin gibt diagnostische Hinweise [5], ist aber nicht beweisend. Auch die enzymhistochemischen Untersuchungen gestatten keine sichere Abgrenzung maligner fibröser Histiozytome [6]. Die Bedeutung der tartratresistenten sauren Phosphatase in diesen Tumoren wird widersprüchlich interpretiert [7, 8]. Im vorliegenden Fall war für die Diagnosestellung die ultrastrukturelle Untersuchung mit Nachweis der verschiedenen zellulären Subpopulationen wesentlich [9]. Für den beobachteten Strukturwandel könnte diskutiert werden, daß es sich bei der Erstbiopsie um eine Histiozytosis X handelte und der terminal entdifferenzierte Tumor als MFH vom pleomorphen Typ einzuordnen wäre.

Gegen ein strahleninduziertes Sarkom spräche die kurze Latenzzeit [10]. Möglicherweise ist das zuletzt beobachtete polymorphzellige Sarkom als sekundäres malignes fibröses Histiozytom als Ausdruck einer Dedifferenzierung einer bösartigen mesenchymalen Neubildung zu interpretieren [10, 12].

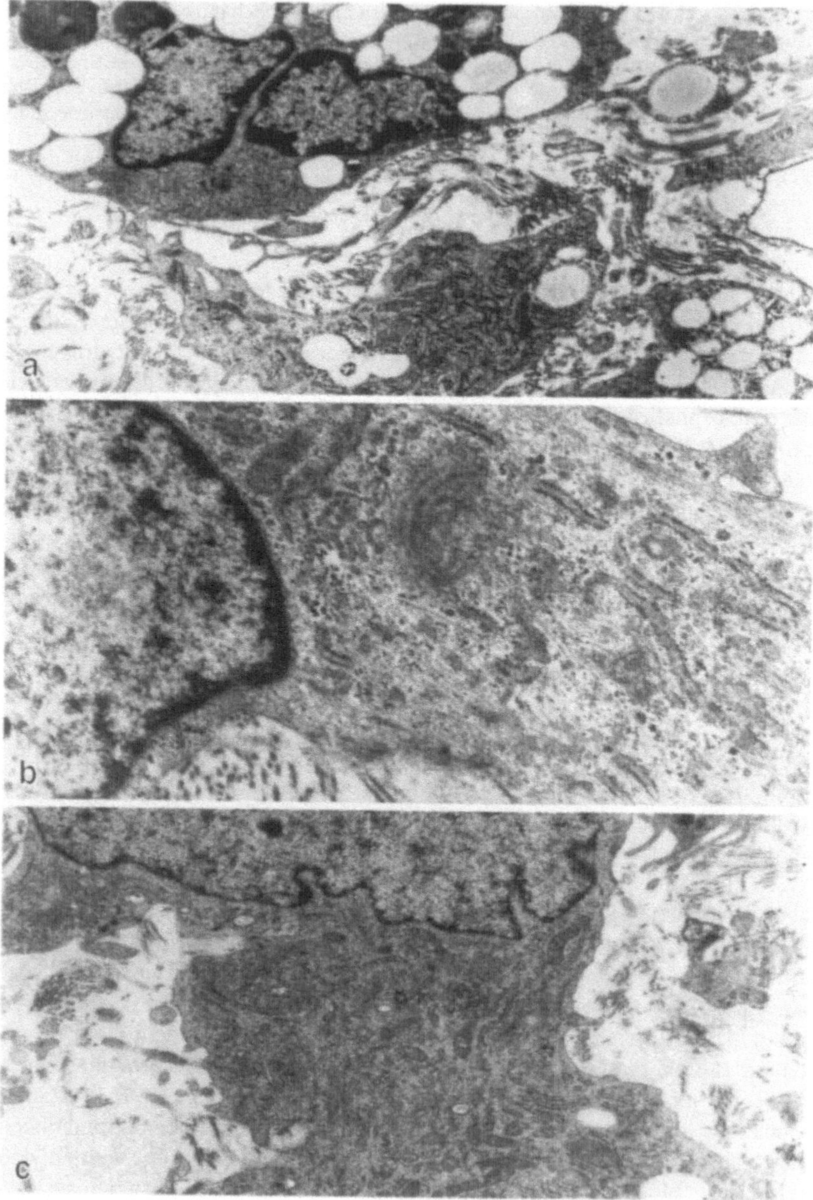

Abb. 2. a Histiozytäre Zelle mit Lipidspeicherung. Fibroblastäre Elemente mit reichlich rauhem endoplasmatischem Retikulum, Lipidspeicherung und Glykogengranula (Elmi Nr. 2852, Vergr. 6000x). **b** Myofibroblastäre Zellform mit Aktinfilamenten. Intrazytoplasmatisch feindispers Glykogen (Elmi Nr. 2852, Vergr. 21000x). **c** Fibrohistiozytärer Intermediärtyp mit reichlich rauhem endoplasmatischem Retikulum und Vakuolen des Golgifeldes. (Elmi Nr. 2852, Vergr. 9000x)

Literatur

1. Feldman F, Norman D (1972) Intra- and extraosseous malignant histiocytoma (malignant fibrous xanthoma). Radiology 104:497–508
2. Stiller D, Katenkamp D (1983) Das maligne fibröse Histiozytom des Knochens. Zentralbl allg Pathol pathol Anat 128:2–20
3. Enzinger FM, Weiss S (1988) Soft tissue tumors. CV Mosby, St. Louis
4. Enjoji M, Hashimoto (1984) Diagnosis of soft tissue sarcomas. Pathol Res Pract 178:215–226
5. Knolle R, Bahn H, Knolle J, Stiller D (1988) Immunhistochemischer Nachweis von Lysozym und Alpha-1-Antichymotrypsin in fibrohistiozytären Tumoren. Zentralbl allg Pathol pathol Anat 134:383–392
6. Nakanishi S, Hizawa K (1984) Enzyme histochemical observation of fibrohistiocytic tumors. Acta Pathol Jp 34:1003–1016
7. Grouls V, Stiens R (1985) Nachweis der tartratresistenten sauren Phosphatase in malignen fibrösen Histiozytomen. Pathologe 6:24–27
8. Knolle J, Rath F-W, Stiller D (1993) Histochemie der tartratresistenten sauren Phosphatose: Diagnostische Bedeutung in Reaktion und neoplastischen Knochenläsionen. Einger zur Publikation
9. Holzhausen H-J, Stiller D (1988) Zelluläre Differenzierungen in pleomorph-storiformen Histiozytomen. Elektronenmikroskopische Untersuchungen zur Frage der Histogenese. Zentralbl allg Pathol pathol Anat 134:363–381
10. Schauer A, Poppe, Rahlf G, Grundmann E (1976) Malignes Histiocytom nach Tumorbestrahlung. Verh Dtsch Krebsgesellschaft 1:469–470
11. Brooks JJ (1986) The significance of double phenotypic patterns and markers in human sarcomas. A new model of mesenchymal differentiation. Am J Pathol 125:113–123
12. Dehner LP (1988) Malignant fibrous histiocytoma. Non specific morphologic pattern, specific pathologic entity, or both? Arch Pathol Lab Med 112:236–237

Adamantinom der Rippe

A. Trost[1], H.-J. Holzhausen[1] und P. Möller[2]

[1] Institut für Pathologische Anatomie, Universität Halle-Wittenberg, Magdeburger Straße 14, D-06112 Halle
[2] Pathologisches Institut, Universität Heidelberg, Im Neuenheimer Feld 346, D-69120 Heidelberg

Einleitung

Adamantinome der langen Röhrenknochen sind seltene Tumoren [1]. Seit der Erstbeschreibung von Fischer 1913 [2] wurden nur wenige Fälle in der Literatur mitgeteilt. Der überaus größte Teil dieser Tumoren findet sich in der Tibia, prinzipiell können sie sich aber in allen Röhrenknochen entwickeln [3].

Die Inzidenz dieser Tumorentität beträgt ca. 0,4% aller primären Knochentumoren, noch seltener sind lediglich neurogene und lipomatöse Knochentumoren. Das Adamantinom der Röhrenknochen wächst relativ langsam und lokal destruierend, die Metastasierungsrate beträgt maximal 15%. Insgesamt besitzt dieser Tumor eine geringe Malignität.

Die Histogenese dieses seltenen und ungewöhnlichen primären Knochentumors wird nach wie vor kontrovers diskutiert, wobei in den letzten Jahren die epitheliale Abstammung als gesichert angesehen wird [4].

Unsere Untersuchungen zum vorgestellten Fall, insbesondere die elektronenmikroskopische Auswertung, sollen ein weiteres Argument für die epitheliale Genese der primären Adamantinome der Röhrenknochen liefern. Herangezogen wird dazu die Beschreibung eines primären Adamantinoms der Rippe, eine äußerst seltene Lokalisation dieses Tumortyps.

Fallbericht

Bei der inzwischen 36jährigen Frau fiel 1991 eine tumoröse Schwellung der 11. Rippe rechts auf. Die Rippe wurde reseziert, hier fand sich ein 4 cm im Durchmesser großer grauweißer osteolytischer Tumor mit Destruktion der Rippe in zentralen Anteilen. Zwei bzw. sieben Monate später folgten Lokalrezidive. Im Januar 1992 bildete sich ein Pleuraerguß auf der Tumorseite, die untersuchte Probeexzision ergab gleichartige Tumorstrukturen. Im Januar 1993 erlitt die Patientin eine Spontanfraktur des rechten Schenkelhalses, auch hier fanden sich die Anteile eines Adamantinoms. Ein anderweitiges Tumorleiden konnte klinischerseits ausgeschlossen werden.

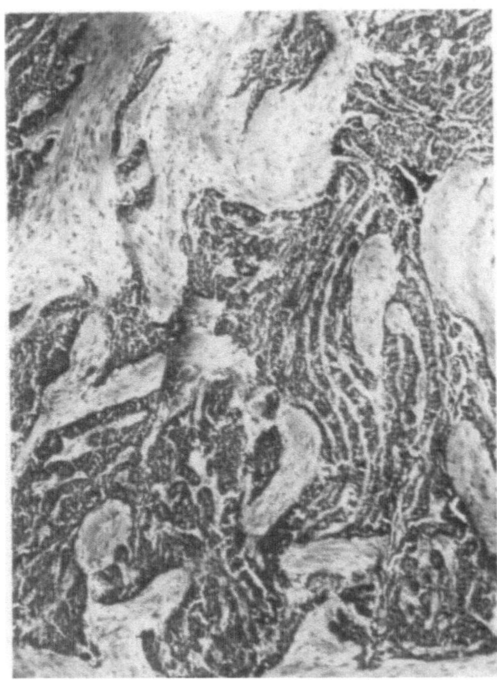

Abb. 1. In Nestern und Strängen wachsender Tumor mit basaloider Wuchsform. Desmoplastische Stromareaktion (E-Nr. 8279/91) 100x

Ergebnisse

Lichtmikroskopisch zeigen die Gewebsproben des Primärtumors, der Rezidive und der Metastase (E.-Nr.: 643/91; 8279/91; 1630/92; 63/93) das Bild eines in Nestern und Strängen wachsenden, teilweise adenoiden Tumors mit relativ monomorphem Zellbild und angedeuteten basaloiden Formationen (Abb. 1). Die Zellen sind überwiegend mittelgroß mit mäßiger Zellpolymorphie. Mitosen kommen mitunter vor. Abschnittsweise finden sich Areale mit pseudorosettenartiger Wuchsform. Der Tumor infiltriert angrenzende Weichgewebe, einzelne Gefäßeinbrüche innerhalb des Tumors sind nachweisbar. Nekrosen fehlen. In den untersuchten Rezidiven deutliche desmoplastische Stromareaktion.

Die immunhistochemischen Untersuchungen fielen bis auf Zytokeratin (KL1) negativ aus. Vimentin zeigte lediglich eine Markierung der Gefäße in den Tumorpapillen.

Elektronenoptisch finden sich epitheliale Tumorzellen, die mikrovilliartige Fortsätze tragen (Abb. 2). Die Tumorzellen selbst sind durch Desmosomen verbunden (Abb. 3). Teilweise stellen sich Tonofilamente dar. Ebenfalls sieht man reichlich zytoplasmatische Membranen des rauhen endoplasmatischen Retikulums. Die Zellkomplexe sind von Basalmembranen umgeben (Abb. 4). Selten finden sich lysosomale Granula. Die Pseudorosetten zeigen ausgeprägte Maculae adherentes als Verschlußleisten zum Lumen hin.

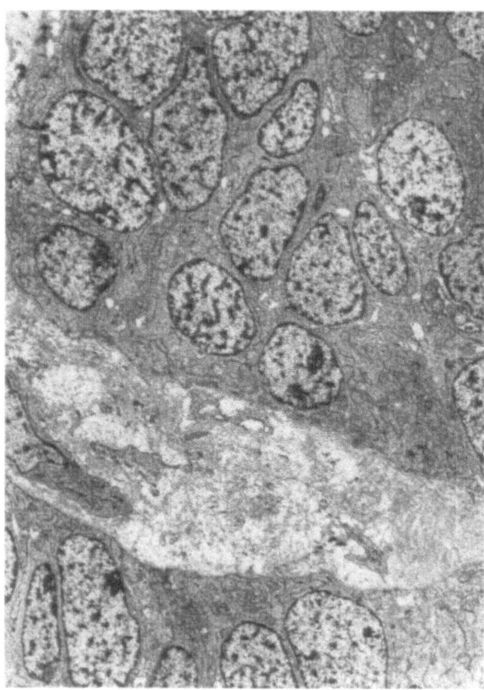

Abb. 2. Epitheliale Zellen mit mikro-villiartigen Fortsätzen. Zwischen den Zellkomplexen reichlich Stroma (E-Nr. 643/91) 5000x

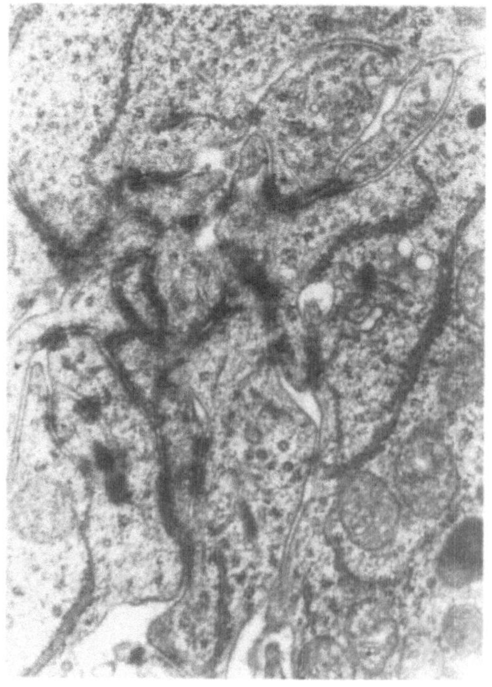

Abb. 3. Ausbildung von Desmosomen zwischen den Tumorzellen (E-Nr. 643/91) 60000x

Abb. 4. Deutlich darstellbare
Basalmembranen der Tumorzellen
(E-Nr. 643/91) 60 000x

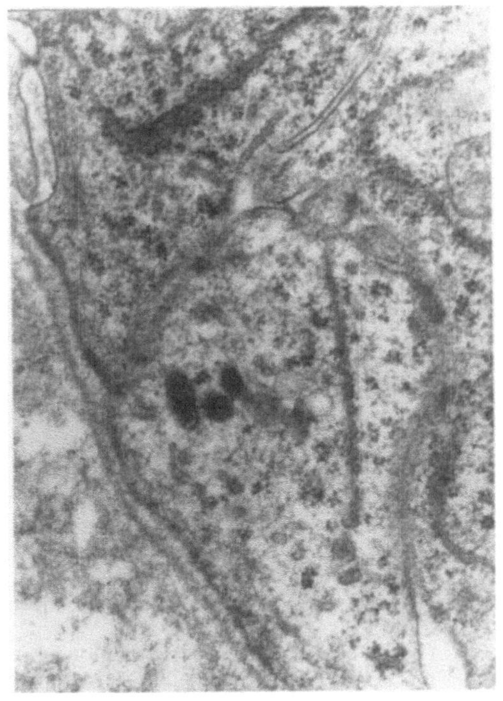

Diskussion

Ein primäres Adamantinom der Rippe ist eine äußerst seltene Lokalisation. Bisher wurde unseres Erachtens nur einmal darüber berichtet, wobei es sich bei dem dort vorgestellten Fall um eine Metastase eines 20 Jahre zuvor operierten Adamantinoms der Tibia handelte [5].

Die Histogenese wurde seit Bekanntwerden dieser eigenständigen Tumorentität nicht einheitlich gesehen: epitheliale, synoviale, mesodermale Zellen bzw. Angioblasten wurden als Ursprungszellen diskutiert [6]. Durch die Anwendung der Immunhistochemie konnte eine vaskuläre Differenzierung ausgeschlossen werden [7].

Die wenigen elektronenmikroskopisch untersuchten Tumoren belegen eine epitheliale Genese [8, 9]. Hierzu scheinbar im Kontrast finden sich neben epithelialen Zellverbänden auch Retikulin- und Kollagenfasern sowie teilweise auch Osteoid. Einerseits können diese Tumorbestandteile durchaus dem Stromareichtum der Adamantinome zugeordnet werden; andererseits besteht eine mögliche bimodale Differenzierungskapazität der Tumorzellen mit Ausbildung von epithelialen und mesenchymalen Zellinien.

Aufgrund der histologischen Vielfalt der Adamantinome der langen Röhrenknochen unterteilten Weiss und Dorfmann [10] in vier histologische Subtypen: das basaloide Wachstumsmuster mit palisadenartiger Stellung der Tumorzellen besitzt die größte Ähnlichkeit mit den Adamantinomen der Kieferknochen. Die spindelzellige Variante imitiert mitunter mesenchymale Tumoren, hier insbesondere Fibrosarkome. Ähnlich einem Adenokarzinom wächst der tubuläre Typ mit kubisch-zylindrischen Zellen. Als vierter Subtyp wird die plattenepitheliale Differenzierung angesehen.

Der von uns untersuchte Fall eines primären Adamantinoms der Rippe weist histologisch, immunhistochemisch sowie elektronenmikroskopisch eindeutig eine epitheliale Differenzierung auf und hat lichtmikroskopisch große Ähnlichkeit mit der basaloiden Variante der Adamantinome.

Ein anderweitiges metastasierendes Tumorleiden konnte nach intensiver klinischer Untersuchung ausgeschlossen werden. Hier wurde insbesondere an einen neuroendokrinen Tumor sowie an ein Schilddrüsenkarzinom gedacht.
Beim Auftreten eines primären epithelialen Knochentumors sollte deshalb nach Ausschluß einer Metastase auch durchaus an ein primäres Adamantinom gedacht werden, auch wenn der Tumor nicht typischerweise in der Tibia lokalisiert ist.

Literatur

1. Dahlin DC (1978) Bone tumors: general aspects and data on 6221 cases. Springfield, Charles Thomas
2. Fischer B (1913) Über ein primäres Adamantinom der Tibia. Frankfurter Zeitschrift f Pathologie 12:422–441
3. Campanacci M, Giunti A Bertoni F, Laus M, Gitelis S (1981) Adamantinoma of long bones. Am J of Surg Pathol 5:533–542
4. Mori H, Yamamoto S, Hiramatsu K, Miura T, Moon F (1984) Adamantinoma of the tibia. Clin Orthopaedics 190:299–309
5. Diepeveen WP, Hjort GH, Pock-Steen OC (1960) Adamantinoma of the capitate bone. Acta Radiol 53:377–384
6. Povysil C, Metejovsky Z (1981) Ultrastructure of adamantinoma of long bones. Virch Arch (Pathol Anat) 393:233–244
7. Knapp RH, Wick MR, Scheithauer BW, Unni KK (1982) Adamantinoma of bone. An electron microscopic and immunhistochemical study. Virch Arch (Pathol Anat) 398:75–86
8. Yonayama T, Winter WG, Milsow L (1977) Tibial adamantinoma: its histogenesis from ultrastructural studies. Cancer 40:1138–1142
9. Pieterse AS, Smith PS, McClure J (1982) Adamantinoma of long bones: clinical, pathological and ultrastructural features. J Clin Pathol 35:780–786
10. Weiss SW, Dorfmann HD (1977) Adamantinoma of long bone. Human Pathol 8:141–153

Die aneurysmale Knochenzyste im Kernspintomogramm (MRT)

G. Sigmund[4], Ph. Vinée[1], B. Wimmer[1], J. C. Dosch[2] und C. P. Adler[3]

[1] Abteilung Röntgendiagnostik (Dir.: Prof. Dr. M. Langer), Radiologische Universitätsklinik Freiburg, Hugstetterstr. 55, D-79106 Freiburg
[2] Service de Radiologie (Chef de Service: Dr. J. C. Dosch), Centre de Traumatologie et d'Orthopédie, F-67400 Illkirch-Graffenstaden
[3] Referenzzentrum für Knochenkrankheiten (Leiter: Prof. Dr. C. P. Adler), Pathologisches Institut der Universität Freiburg (Ludwig-Aschoff-Haus), Albertstr. 19, D-79106 Freiburg
[4] jetzt: Abteilung Radiologische Diagnostik und Nuklearmedizin
(Dir.: PD Dr. G. Sigmund), Krankenanstalt Mutterhaus der Borromäerinnen,
Feldstr. 16, D-54290 Trier

Einleitung

Bei der aneurysmalen Knochenzyste (AKZ) handelt es sich um eine tumorähnliche, gutartige osteolytische Knochenläsion, die expansiv wächst, aneurysmaähnliche Zysten enthält und als besondere lokale Reaktionsform des Knochens auf eine Vorschädigung angesehen wird [1, 2, 7, 9, 15]. Im Röntgenbild findet man eine exzentrisch gelegene, ovaläre, mehrkammerig seifenblasenartige, expansiv wachsende Osteolyse. Von der zarten, eierschalen-artigen Begrenzung rührt die deskriptive Bezeichnung „aneurysmal" her. Obwohl die AKZ als besonderer Reaktionsprozeß des Knochens aufzufassen ist, zeigt die Läsion ein tumorartiges destruktives Wachstum und in 21% Rezidive.

Die Magnetresonanz-Tomographie (MRT, Kernspintomographie) ist mittlerweile zur präoperativen Diagnostik von Knochentumoren weit verbreitet, insbesondere zur Festlegung der Ausdehnung des Tumors im Markraum und in die Weichteile [3, 5, 12, 16]. Zur MRT der *aneurysmalen Knochenzyste* existieren allerdings bisher nur wenige Literaturangaben [4, 6, 8, 10, 16], die jeweils über einen bis maximal sechs Fälle berichten. Dabei zeichnen sie ein eher einheitliches Bild. Der Fall einer AKZ, der sich nicht in die bisherigen Beschreibungen einordnen ließ, war Anlaß unsere eigenen Fälle einer AKZ mit *präoperativer MRT und histologischer Sicherung* kritisch zu sichten und mit den Befundmitteilungen in der Literatur zu vergleichen.

Patienten und Methode

Von 1/88 bis 7/90 wurden im Referenzzentrum für Knochenkrankheiten am path. Institut der Universität Freiburg 42 aneurysmale Knochenzysten diagnostiziert. Davon waren 4 Patienten präoperativ mittels MRT untersucht worden. Hinzu kommen 2 Fälle mit präoperativem MRT aus dem Centre de Traumatologie in Illkirch-Graffenstaden. Diese MR-Befunde von histologisch gesicherten AKZ wurden hinsichtlich Signalgebung und Morphologie retrospektiv ausgewertet. Die Patienten waren zwischen 12 und 25 Jahre alt, 4 weiblich, 2 männlich.

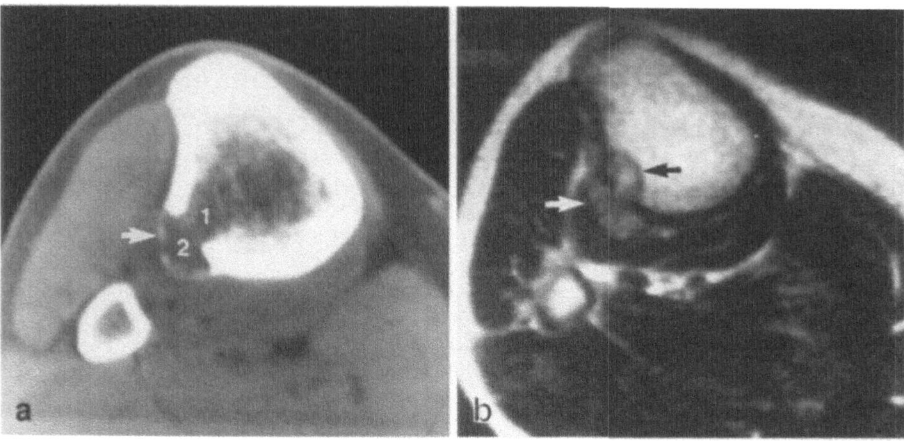

Abb. 1a–b. 25jähriger Mann; kleine, signalarme, homogene AKZ der proximalen Tibiametaphyse: Typ A = homogener, signalarmer Typ. **a** CT: scharfe, eierschalenartige Begrenzung zu den Weichteilen (→). Keine echte Kammerung, lediglich intramedullärer Anteil (1) und sich

Ergebnisse

Röntgenologisch zeigt sich in allen Fällen eine exzentrische, expansiv wachsende Osteolyse mit Destruktion oder starker Ausdünnung der Kortikalis. In einem von 2 durchgeführten Computertomogrammen erkennt man aber, daß außerhalb des Kortikalisdefekts eine verkalkte periostale Membran in der Art einer Eierschale erhalten ist (Abb. 1a). Eine Septierung oder Kammerung, die bis auf einen Fall in der Röntgen-Übersicht bereits zu vermuten ist, wird im CT oder in konventionellen Schichten bestätigt. In allen drei durchgeführten Szintigraphien liegt eine deutliche Mehrspeicherung in der Ausdehnung der Osteolyse vor. In den drei präoperativen Angiogrammen ist eine mäßige Hypervaskularisation mit spätarteriellem „blush" zu erkennen.

Die MRT-Befunde sind dagegen weniger einheitlich (Tabelle 1): 5 von 6 der präoperativen Kernspintomogramme stimmten mit den Literaturmitteilungen gut überein. In einem Fall einer (noch) kleinen AKZ fand sich jedoch ein in T1- *und T2-Gewichtung homogenes, signalarmes* Signalverhalten.

Histologisch handelt es sich bei allen AKZ um idiopathische Formen, ohne zusätzliche Neoplasie. Bei dem signalarmen Typ (Typ A) finden sich überwiegend Faserknochenbälkchen, Granulationsgewebe und Bindegewebe, jedoch keine größeren Hohlräume mit Blutabbauprodukten, während bei den beiden übrigen Typen unter Operation bzw. im en-bloc-Resektat größere, mehrkammerige zystische Hohlräume mit Blutkoagula vorliegen, wie sie für die AKZ als typisch beschrieben sind. Wandständig ist Hämosiderin eingelagert.

Tabelle 1. Literaturmitteilungen zur MRT der aneurysmalen Knochenzyste (AKZ)

Jahr/Autor	Anzahl AKZ mit MRT	aus Grundgesamtheit	MR-Charakteristika der AKZ: T1-gewichtete Spin-Echo-Sequenz[a]	T2-gewichtete Spin-Echo-Sequenz	Schichtungs-phänomen[b]	Bemerkungen
1983 Reiser et al. [12]	2	27 verschiedene Skelettläsionen	hypointens zum Fettmark	k.A.	k.A.	erste allgemeine Erfahrungen mit der MRT des Skeletts
1985 Hudson et al. [8]	1	1 AKZ der Fibula		intermediär-hyperintens	+	Schichtungsphänomen auch in Blutkonserve reproduzierbar
1985 Zimmer et al. [17]	2	52 Knochentumoren und tumorähnliche Erkrankungen	hypointens lobulierte Läsion. mit glattem, signalarmem Randsaum (unspezifisch)	hypertinens	–	Dignität nach MRT: wahrscheinlich benigne
1986 Aisen et al. [3]	1	26 Knochen- und Weichteiltumoren	hypointens	k.A.	+	Schichtungsphänomen auch im CT nachweisbar
1986 Beltran et al. [4]	2	2 AKZ des Beckens	unterschiedliche SI in beiden Gewichtungen, multiple Septen, signalarmer Randsaum, divertikel-artige Ausstülpungen in die Peripherie		+	Inhalt: blutig-serös, z.T. gelatineartig CT: randständige „Eierschale"
1987 Pettersson et al. [11]	6	84 Knochentumoren, 92 Weichteiltumoren	k.A.	k.A.	k.A. der AKZ erwähnt	in Bild und Text keine Besonderheiten
1987 Weigert et al. [16]	1	1 AKZ der Klavikula	fast homogen, muskelisointens	inhomogen, gekammert, z.T. sehr signalintensiv	?[c]	Verlaufskontrolle innerhalb 3 Monate: V.a. Einblutung
1989 Capanna et al. [6]	1	5 AKZ des Sakrums	hypointens	inhomogen, gekammert z.T. sehr hyperintens, Sediment signalarm	+	Schichtungsphänomen im MRT besser als im CT nachweisbar
1989 Munk et al. [10]	6	6 AKZ	hypointens septierte, lobulierte, expansive Läsion mit glattem, signalarmen Randsaum	iso- bis hyperintens	+	SI und Spiegel durch versch. alte Blutabbauprodukte produkte bedingt
1989 Vade et al. [15]	1	1 Osteoblastom des Sakrums mit sekundärer AKZ	hypointens signalarmer Randsaum	inhomogen, gekammert z.T. sehr hyperintens	+	MRT: mehr Spiegel als im CT, Inhalt: Blutabbauprodukte
1990 Tsai et al. [14]	3	12 verschiedene Knochen- und Weichteiltumore	hypo-/hyperintens (oberer Anteil im Verhältnis zum unteren Schichtungsphänomen)	hyperintens	+	Schichtungsphänomen in allen Läsionen → unspezifisch!
eigene Fälle	6	6 AKZ	hypointens z.T. gekammerte, expansiv wachsende Läsionen, signalarmer Randsaum	variabel	+(2/6)	SI nicht so einheitlich wie bei anderen Autoren angegeben

k.A. = keine Angabe, SI = Signalintensität, [a] wenn nicht anders angegeben: Signalintensitäten relativ zum Fettmark, [b] Spiegelbildung zwischen zwei flüssigen Medien, „fluid-fluid level", [c] nur koronare Schichtorientierung → evtl. vorhandene Spiegel nicht zu erfassen

Diskussion

5 der eigenen 6 Fälle stimmen gut mit den Literaturmitteilungen überein. Gibt es also ein charakteristisches MR-Bild der aneurysmale Knochenzyste? – Leider nein!: Bei zwei unserer Fälle fehlt ein Schichtungsphänomen und die Binnenstruktur ist nicht eindeutig gekammert (Typ B), in einem weiteren Fall fehlt auch die hohe Signalintensität in der T2-Gewichtung (Abb. 1b, Typ A). Ein unterschiedliches kernspintomographisches Aussehen einer AKZ beschreiben auch Weigert und Mitarb. [16], allerdings im *zeitlichen Verlauf* von 3 Monaten bei ein und derselben Läsion.

Unsere Deutung des Signalverhaltens, die es an weiteren Fällen zu verifizieren gilt, ist folgende:

- Der „signalarme Typ" (Typ A, Abb. 1) stellt eine noch kleine AKZ dar, möglicherweise in statu nascendi, es liegen noch keine Einblutungen vor; Faserknochenbälkchen, Granulations- und Bindegewebe überwiegen und geben daher wenig Signal. Möglicherweise handelt es sich hierbei um das kernspintomographische Bild der sog. „soliden" aneurysmalen Knochenzyste („solid" variant of aneurysmal bone cyst), die als histologische Sonderform von Sanerkin und Mitarb. [13] beschrieben wurde, mit noch sehr kleinen aneurysmalen Sinusoiden.
- Der größere „intermediäre Typ" (Typ B) weist dagegen schon Einblutungen auf, wobei sich aber keine verschiedenen Phasen innerhalb der Blutung ausgebildet haben, die zu einem Schichtungsphänomen führen könnten.
- Der „stark inhomogene Typ" (Typ C) schließlich entspricht der großen AKZ, dem oben beschriebenen, recht charakteristischen, aus der Literatur bekannten Vollbild der AKZ mit multiplen zystischen Hohlräumen, gefüllt mit verschieden alten Blutabbauprodukten und dem konsekutiven Schichtungsphänomen.

Literatur

1. Adler CP (1980) Teleangiectatic osteosarcoma of the femur with features of an aggressive aneurysmal bone cyst. Skeletal Radiol 5:56–60
2. Adler CP (1983) Knochenkrankheiten. Thieme, Stuttgart, S 302
3. Aisen AM, Martell W, Braunstein EM, Mc Millin KJ, Phillips WA, Kling TF (1986) MRI and CT evaluation of primary bone and soft-tissue tumors. AJR 146:749–756
4. Beltran J, Simon DC, Levy M, Herman L, Weis L, Mueller CF (1986) Aneurysmal bone cysts: MR imaging at 1,5 T. Radiology 158:689–690
5. Bohndorf K, Reiser M, Lochner B, Féaux de Lacroix W, Steinbrich W (1986) Magnetic resonance imaging of primary tumours and tumour-like lesions of bone. Skeletal Radiol 15:511–517
6. Capanna R, Van Horn JR, Biagini R, Ruggieri P (1989) Aneurysmal bone cyst of the sacrum. Skeletal Radiol 18:109–113
7. Dahlin DC, Mc Leod RA (1982) Aneurysmal bone cyst and other nonneoplastic conditions. Skeletal Radiol 8:243–250
8. Hudson TM, Hamlin DJ, Fitzsimmons JR (1985) Magnetic resonance imaging of fluid levels in an aneurysmal bone cyst and in anticoagulated human blood. Skeletal Radiol 13:267–270
9. Martinez V, Sissons HA (1988) Aneurysmal bone cyst: a review of 123 cases including primary lesions and those secondary to other bone pathology. Cancer 61:2291–2304
10. Munk PL, Helms CA, Holt RG, Johnston J, Steinbach L, Neumann C (1989) MR imaging of aneurysmal bone cysts. AJR 153:99–101

11. Pettersson H, Gillespy T, Hamlin DJ, Enneking WF, Springfield DS, Andrew ER, Spanier S, Slone R (1987) Primary musculoskeletal tumors: examination with MR imaging compared with conventional modalities. Radiology 164:237–241
12. Reiser M, Rupp N, Stetter E (1983) Erfahrungen bei der NMR-Tomographie des Skelettsystems. RöFo 139:365–372
13. Sanerkin NG, Mott MG, Roylance J (1983) An unusual intraosseous lesion with fibroblastic, osteoclastic, osteoblastic, aneurysmal and fibromyxoid elements. „Solid" variant of aneurysmal bone cyst. Cancer 51:2278–2286
14. Tsai JC, Dalinka MK, Fallon MD, Zlatkin MB, Kressel HY (1990) Fluid-fluid level: a nonspecific finding in tumors of bone and soft tissue. Radiology 175:779–782
15. Vade A, Wilbur A, Pudlowski R, Ghosh L (1989) Case report 566 (Osteoblastoma of sacrum with secondary aneurysmal bone cyst). Skeletal Radiol 18:475–480
16. Weigert F, Pfändner K, Glas K (1987) Rasch wachsende aneurysmatische Knochenzyste in Röntgenbild und MRT. RöFo 147:454–456
17. Zimmer WD, Berquist TH, Mc Leod RA, Sim FH, Pritchard DJ, Shives TC, Wold LE, May GR (1985) Bone tumors: magnetic resonance imaging versus computed tomography. Radiology 155:709–718

Zweizeitige doppelseitige Schenkelhalsspontanfraktur bei primärer biliärer Zirrhose – Falldarstellung

H. R. Weiss[1] und H. Thabe[2]

[1] Katharina-Schroth-Klinik, Rehabilitationszentrum mit Schwerpunkt Wirbelsäulendeformitäten, Leinenbornerweg 44, D-55566 Sobernheim
[2] Orthopädische Abteilung, Diakonie-Anstalten Bad Kreuznach, Ringstr. 58–60, D-55543 Bad Kreuznach

Einleitung

Die primäre biliäre Zirrhose geht häufig mit einer generalisierten Osteoporose einher. Die Verminderung der Knochensubstanz ist unabhängig von Schwere und Dauer der Lebererkrankung (Matloff et al. 1982, McCaughan et al. 1989, Maddrey et al. 1990, Majer et al. 1974, Loginov et al. 1985, Hodgson et al.1985, Brunner 1976, Ajdukiewicz et al. 1974, Arnaud 1982, Hehrmann u. Eliwo-Bamokyaka 1986, Stellon et al. 1985, Warnes 1985, Szalay et al. 1984, Van Berkum et al. 1990, Rodes 1989, Mills et al. 1981 und Mirejovsky 1973).

Im Zusammenhang mit einer primären biliären Zirrhose wird in der Literatur über bilaterale Humeruskopffrakturen (Court-Brown und Macnicol 1979) berichtet, über Spontanfrakturen (Schaffner und Popper 1982), bei Kindern mit kongenitaler Gallengangsatresie wird eine vermehrte Anfälligkeit für Knochenfrakturen im Bereich der Extremitäten berichtet (Katayama 1985). Eine doppelseitige Schenkelhalsspontanfraktur bei primärer biliärer Zirrhose ist in der Literatur bislang nicht beschrieben.

Fallbeschreibung

Es handelt sich um eine 74jährige Patienten in leicht reduziertem Allgemeinzustand und mäßiggradigem Ernährungszustand. Seit Jahren ist eine Osteoporose bekannt. Infolge einer verminderten Knochenbruchheilung kommt es im Bereich einer konservativ behandelten Sitzbeinfraktur links zu einer Pseudarthrose, hier bestehen jedoch keine wesentlichen Schmerzbeschwerden. Die Bilirubinwerte waren in den letzten 2 Jahren vor der stationären Erstaufnahme in unserer orthopädischen Abteilung leicht erhöht mit 1,20 bis 1,50 mit gleichzeitiger Gamma-GT-Erhöhung, ansonsten Transaminasen im Normbereich.

Am 30. 10. 1989 wurde die Patientin erstmals bei uns stationär aufgenommen, nachdem sie seit ca. 1 Jahr Schmerzen im Bereich der rechten Hüfte angegeben hatte. Bei Aufnahme berichtete die Patientin über eine Schmerzzunahme seit etwa 6 Wochen. Innerhalb dieser letzten Zeit war der Patientin eine Belastung der rechten Hüfte nicht mehr möglich. Im Aufnahmebefund zeigt sich eine erhebliche schmerzhafte eingeschränkte Hüftgelenksbeweglichkeit mit Stauchungs- und Distraktionsschmerz. Im Röntgenbild sieht man einen leicht abgekippten Hüftkopf sowie einen sklerosierten Frakturspalt als Ausdruck einer wohl schon länger bestehenden progressiven Spontanfraktur des rechten Schenkelhalses. Am 31. 10. 1989 versorgten wir dann die Patientin mit einer zementierten Totalendoprothese rechts. Postoperativ traten Wundheilungsstörungen im Sinne eines großflächigen Hämatoms sowie eine verzögerte Wundheilung auf, so daß die Fäden 3 Wochen belassen werden mußten. Deutlich vermehrte Blutungsneigung, Gabe zweier Erythrozytenkonzentrate, woraufhin ein Hb-Anstieg von 6,7 auf 10,9 g/% erfolgte. Die Patientin zeigte anschließend eine deutliche Besserung des Allgemeinbefundes. Die Mobilisation unter Vollbelastung anschließend ungestört möglich, es fällt eine leichte Gelbverfärbung von Haut und Skleren auf. Dieser Ikterus ist reversibel. Die Patientin kann nach insgesamt 4 Wochen nahezu beschwerdefrei nach Hause entlassen werden. Auf der Entlassungsaufnahme findet sich ein unveränderter Sitz der zementierten Hüftgelenksprothese rechts, linksseitig findet sich kein Anhalt für eine Fraktur. Beschwerden bestehen linksseitig bei Entlassung ebenfalls nicht.

Zur pathologisch anatomischen Untersuchung wurden lediglich Knochenfragmente übersandt. Diese zeigten einen Frakturkallus am Geflechtknochen sowie Reste von nekrotischem Knochengewebe, das von Granulationsgewebe mit einzelnen Osteoklasten umgeben war.

Auch bei den zwischenzeitlich vorgenommenen ambulanten Kontrollen ist die Patientin von seiten des rechten Hüftgelenkes beschwerdefrei, es nehmen die Schmerzen auf der linken Hüftseite zu, die sich zunächst auf das linke Iliosacralgelenk projizieren. Eine zweimalige Infiltrationsbehandlung des linken Iliosacralgelenkes kann die Schmerzen für je eine Woche lindern. Die Patientin stellt sich auch nach der zweiten Infiltrationsbehandlung wiederum ambulant vor und gibt an mit dem linken Bein nicht richtig auftreten zu können. Wir führten daraufhin Anfang Juni 1990 eine nochmalige Röntgenkontrolle in Form einer Beckenübersichtsaufnahme durch. Auf dieser Aufnahme ist jetzt auch auf der linken Seite im Bereich des Schenkelhalses eine Fissur mit Reaktionssaum zu erkennen. Es erfolgt die umgehende Wiederaufnahme der Patientin.

Am 07. 06. 1990 erfolgt die Implantation einer zementierten Totalendoprothese der linken Hüfte. Der untersuchte Femurkopf zeigte einen erhaltenen Knorpelüberzug. Der subchondrale Knochen zeigt eine schwere Osteoporose mit nur wenigen sehr schmalen Knochenbälkchen der Spongiosa. In der Nachbarschaft des Frakturspaltes lag neben partiell nekrotischem Knochengewebe Granulationsgewebe vor.

Direkt postoperativ AT3-Abfall, es erfolgen täglich AT3-Substitutionen. Direkt postoperativ Ausbildung eines massiven Hämatoms der linken dorsalen Oberschenkelseite, wie auch im Bereich der Glutealregion. Zusätzlich entwickeln sich beidseits Beinödeme progredient. Es erfolgt die Gabe von Erythrozytenkonzentraten sowie auch die weitere regelmäßige AT3-Substitution. Die Erythrozytenkonzentrate können aufgrund einer massiven Hämolyse den Hb nicht stabilisieren. Es erfolgt ein Bilirubinanstieg von ausgangs 2,93 auf 5,2 mg/%. Am 7. postoperativen Tag weiterhin Hb-Abfall trotz normalerweise ausreichender Substitution. Auf unserer Intensivstation werden weiterhin Erythrozytenkonzentrate, Humanalbumin wie auch AT3 substituiert sowie Konakion zur Quickwertanhebung.

Bei Aufnahme auf der Intensivstation ist die Patientin voll orientiert, Sklerenikterus deutlich sichtbar, auffällig sind die sich entwickelnden massiven Beinödeme links stärker als rechts. Ausgeprägte Ödeme im Bereich der gesamten abhängigen

Körperpartie, jedoch auch bis zu dem Schultergürtel hinaufreichend. Großflächige Hämatome im Wundbereich wie auch im Bereich der Bauchdecke und Unterarme. Schwach ausgeprägte Palmaerytheme beidseits. Die Ödeme sind erst nach 6 Tagen Intensivbehandlung allmählich rückläufig bei einem Anstieg des initial erniedrigten Gesamteiweiß durch mehrmalige Humanalbuminsubstitution. Während der gesamten Behandlung auf der Intensivstation ist die Patientin kreislaufstabil und wird am 10. postoperativen Tag bereits unter Vollbelastung an Unterarmgehstützen mobilisiert.

Dennoch ist der Ikterus weiterhin progredient, die Bilirubinkonzentration steigt auf Werte um 30 mg%. Dieser zunehmende Ikterus konnte nicht beherrscht werden.

Diskussion

Bei der primär biliären Zirrhose wird auf eine Beeinträchtigung der Osteoblastenfunktion durch retinierte toxische Substanzen bei bestehender Cholestase geschlossen (Hodgson et al. 1985). Nach Aktinson (1983) handelt es sich um eine Vitamin D resistente Osteoporose, wobei gerade die Patienten mit schwerer Leberzirrhose eine erhöhte PTH-Konzentration gefunden wurde. Stellon et al. (1985) fanden eine signifikante Minderung des trabeculären Knochenvolumens der Darmbeinkante bei Patienten mit primärer biliärer Zirrhose und Kreuzschmerz im Vergleich zu Patienten ohne Kreuzschmerzen. Mills et al. (1981) fanden bei 38% ihrer Patienten hypertrophische Arthropathien, bei 31% Gelenkserosionen vor allem an den Händen. Hyperostosen und Zeichen erosiver Arthritiden fand Robotti (1983) in seinem Patientengut mit primärer biliärer Zirrhose. Insgesamt zeigte sich jedoch nur ein geringgradiger Knochenverlust (Shih und Anderson 1987). Eine doppelseitige Schenkelhalsspontanfraktur im Zusammenhang mit einer primären biliären Zirrhose ist bislang in der gängigen Literatur nicht beschrieben. Aus diesem Grunde hielten wir es für interessant, diesen Fall an dieser Stelle vorzustellen. Alle genannten Autoren fanden im Zusammenhang mit einer primären biliären Zirrhose gleichzeitig eine Osteoporose. Es wird daher gemeinhin angenommen, daß die Minderung des Mineralsalzgehaltes auf die primäre biliäre Zirrhose zurückzuführen ist. Shih und Anderson (1987) führten die bestehende Osteoporose bei Patienten mit primärer biliärer Zirrhose auf den Alterungsprozeß der von dieser Erkrankung hauptsächlich betroffenen Patientengruppe zurück. Die von uns vorgestellte Patientin ist ebenfalls von fortgeschrittenem Alter, so daß wir die letztgenannte Untersuchung bestätigen, die vorgenannten Untersuchungen aber nicht wiederlegen können.

Literatur beim Verfasser.

Morphologische, immunhistochemische und biochemische Anomalien bei Achondrogenesie II

P. Freisinger[1] und A. Nerlich[2]

[1] Kinderklinik, Stoffwechsellabor, Technische Universität München, Kölner Platz 1,
D-80804 München
[2] Pathologisches Institut, Universität München, Thalkirchener Straße, D-80337 München

Die Achondrogenesie Langer-Saldino, auch Typ II (AG II), ist eine seltene, letale Skeletdysplasie. Sie wird neben der Dysplasia spondyloepiphysaria congenita und der Hypochondrogenesie zur Familie der spondyloepiphysären Dysplasien gerechnet und stellt deren schwerste Form dar.

Klinisch ist die AG II durch einen ausgeprägten, dysproportionierten Minderwuchs mit Mikromelie, kurzem Rumpf, schmalem Thorax, Hypoplasie des Gesichtsschädels und häufig generalisiertem Hydrops gekennzeichnet. Der Tod tritt in utero bzw. bei oder kurz nach der Geburt ein.

Die typischen radiologischen Kennzeichen sind ausgeprägte Verkürzung und anormale Modellierung der Röhrenknochen sowie eine deutliche Ossifikationsverzögerung v.a. der Wirbelsäule und der Beckenknochen. Eine Variabilität in der Ausprägung dieser Merkmale ist bekannt [1].

Biochemische und molekulargenetische Untersuchungen haben in einigen Fällen aus der Gruppe der spondyloepiphysären Dysplasien – einschließlich der AG II – Anomalien des Kollagen Typ II gezeigt [2]. Mutationen, die zu strukturellen Veränderungen dieses wichtigsten Strukturproteins der Knorpelmatrix führen sind vermutlich für die o.g. Krankheitsbilder verantwortlich. Wir haben einen Fall mit einer schweren Form von AG II auf Anomalien der Knorpelkollagene untersucht und durch den Einsatz unterschiedlicher Methoden (histologisch, immunhistochemisch und biochemisch) versucht, einen Zusammenhang zwischen evtl. biochemischen und morphologischen Veränderungen darzustellen.

Methoden

Bei einem Foetus der 16. SSW (Mutter 29 J., Grav. I, Para I, unauffällige Familienanamnese) mit typischen klinischen und radiologischen Kennzeichen einer AG II wurde bei der Autopsie Gelenkknorpel an Femur und Tibia entnommen. Als Kontrollmaterial diente Knorpel von etwa gleichaltrigen Foeten, die nicht an einer Bindegewebserkrankung litten.

Knorpel der Wachstums- und Ruhezone wurde histologisch mit Standardfärbemethoden wie HE-, Elastica van Gieson-Färbung (EvG) untersucht. Die immunhistochemische Lokalisation von Kollagen Typ I, II und III erfolgte mit der Avidin-Biotin-Methode wie bereits beschrieben [3]. Der Kollagengehalt im Knorpel wurde durch colorimetrische Bestimmung des Hydroxyprolingehaltes quantifiziert [4].

Die Extraktion der Knorpelkollagene, Cyanogenbromidspaltung des Kollagens sowie die elektrophoretische Trennung der Kollagenketten und -peptide erfolgte wie von Godfrey und Hollister [5] beschrieben.

Ergebnisse

Histologische und immunhistochemische Befunde

Die histologische Untersuchung zeigte eine sehr unregelmäßige Knorpelproliferations- und Hypertrophiezone mit Verlust der typischen Säulenorganisation der Chondrozyten. Der Ruheknorpel war sehr zellreich und die Knorpelmatrix stark vermindert. Die EvG-Färbung zeigte fokal Ablagerungen von fibrillärem Kollagen. Auffallend waren die zahlreichen, unregelmäßig verteilten breit fibrosierten Knorpelkanälchen.

Immunhistochemisch fand sich im Knorpel keine signifikante Darstellung von Kollagen Typ II, jedoch eine deutliche Anfärbung von Kollagen Typ III und besonders Typ I v.a. im Bereich der fibrosierten Knorpelkanälchen. Diese Kollagentypen sind in gesundem Knorpel nur in sehr geringen Mengen vorhanden.

Biochemische Befunde

Der Gesamtkollagengehalt des Knorpels war bei dem Fall mit AG II auf 20% des durchschnittlichen Gehaltes im Knorpel von 3 Kontrollfällen reduziert. Bei dem pathologischen Fall war der relative Anteil an neutrallöslichem Kollagen (Extraktion mit 1 M NaCl bei neutralem pH) deutlich erhöht, was auf eine erhöhte Löslichkeit des Kollagens schließen läßt.

Die Elektrophorese der Kollagenketten zeigte einen hohen Anteil an Kollagen Typ I, das normalerweise im Knorpel nur in Spuren nachzuweisen ist. Die anderen knorpelspezifischen Kollagentypen IX und XI waren mit den beschriebenen Methoden nicht bzw. nur in minimalen Mengen nachweisbar. Die Migration der α-Ketten des Kollagen Typ II war verlangsamt.

Die durch Spaltung der Kollagenketten mit Cyanbromid erhaltenen Peptide (CNBr-Peptide) sind für jeden Kollagentyp hinsichtlich Größe und Anordnung im Molekül spezifisch. Die Elektrophorese CNBr-Peptide im vorliegenden Fall zeigte sowohl die für das Kollagen Typ I spezifischen Peptide als auch eine verlangsamte Migration aller für Kollagen Typ II spezifischen Peptide.

Die verlangsamte Migration kann durch die sog. Übermodifizierung erklärt werden: eine mutationsbedingte Änderung der Aminosäuresequenz in der Kollagenkette hat durch die sterischen Veränderungen eine verlangsamte Formation der Tripelhelix zur Folge. Deren freie Enden sind somit länger Hydroxylasen ausgesetzt, die eine vermehrte Hydroxylierung und Glycosylierung der Lysinreste des Kollagens induzieren.

Da im vorliegenden Fall alle CNBr-Peptide des Kollagen Typ II verlangsamt wandern, liegt eine Übermodifizierung des gesamten Moleküls vor. Damit kann eine Änderung der Aminosäurensequenz sehr nahe am carboxyterminalen Ende des Moleküls vermutet werden.

Diskussion

Bei dem vorliegenden Fall von AG II liegen Störungen der Knorpelmatrix vor, die v.a. auf qualitative wie quantitative Anomalien des Kollagen Typ II zurückzuführen sind: dieses Protein stellt normalerweise ca. 90% der Knorpelkollagene dar. Da im vorliegenden Fall der Gesamtkollagengehalt auf 20% vermindert ist, liegt eine extreme Erniedrigung des Kollagen Typ II vor. Dieses Ergebnis korreliert auch mit den histologischen wie immunhistochemischen Befunden, die eine starke Reduzierung der Knorpelmatrix und keine signifikante Darstellung von Kollagentyp II zeigten.

Das biochemisch noch nachweisbare Kollagen Typ II ist strukturell verändert und vermutlich nicht zu einer normalen Bildung von Kollagenfibrillen in der Knorpelmatrix fähig.

Die vorliegenden Ergebnisse deuten darauf hin, daß in diesem Fall eine Mutation des Gens des Kollagen Typ II vorliegt, die durch die Änderung der Aminosäuresequenz zu strukturellen Anomalien des Moleküls führt. Diese bewirken möglicherweise einen sehr raschen intra- oder extrazellulären Abbau des Kollagen Typ II.

Ein derartiger Mechanismus ist bei der Osteogenesis Imperfecta für das Kollagen Typ I beschrieben worden [2] und kann auf Grund der Ähnlichkeit der beiden Kollagentypen auch für das Kollagen Typ II angenommen werden. Histologisch fielen neben dem Zellreichtum des Knorpels und der Matrixverminderung die hohe Anzahl an Knorpelkanälchen auf, deren Rolle unklar ist. Die hohe Anzahl ist für die AG II typisch [6, 7]. Das in unserem Fall im Knorpel vorhandenen Kollagen Typ I und III wurde immunhistochemisch v.a. in den Zonen vermehrter Fibrosierung um die Knorpelkanälchen nachgewiesen. Welche Funktion diese Kollagentypen in der Knorpelmatrix haben und von welchen Zellen sie produziert werden, bleibt zu untersuchen.

Die bisher veröffentlichten Untersuchungen am Knorpel von Fällen mit AG II unterscheiden sich histologisch soweit untersucht nicht wesentlich vom vorliegenden Fall. Biochemisch war kein Kollagen Typ II nachzuweisen [8, 9] bzw. in einem Fall abnormales Kollagen Typ II, wobei wie im vorliegenden Fall, das gesamte Molekül übermodifiziert war [5]. In einem Fall lagen keine Anomalien des Kollagen Typ II [3] vor. Möglicherweise haben verschiedene Mutationen unterschiedliche Effekte auf die Struktur des Kollagen Typ II. Dies könnte auch der Grund für eine gewisse Variabilität im Phänotyp der AG II sein. Außerdem ist es eine mögliche Erklärung, für die Tatsache, daß klinisch mildere Krankheitsbilder wie die Dysplasia spondyloepiphysaria congenita auch auf Kollagen Typ II Mutationen beruhen.

Deswegen ist die genaue Charakterisierung der Mutation im vorliegenden Fall ein notwendiger Schritt zum Verständnis der vorliegenden biochemischen Befunde.

628   P. Freisinger und A. Nerlich: Morphologische, immunhistochemische Anomalien

Literatur

1. Van den Harten H, Brons J, Dijkstra P et al. (1988) Achondrogenesis-Hypochondrogenesis: the spectrum of chondrogenesis imperfecta. Pediatr Pathol 8:571–597
2. Kuivaniemi H, Tromp G, Prockop D (1991) Mutations in collagen genes: cause of rare and some commeon diseases in humans. FASEB J 5:2025–2060
3. Bätge B, Nerlich A, Brenner R, Yang C, Müller PK (1992) Collagen type II in Langer-Saldino achondrogenesis: absence of major abnormalities in a less severe case. Acta Pediatr 81:158–162
4. Stegemann H (1958) Mikrobestimmung von Hydroxyprolin mit Chloramin T und p. dimethylaminobenzaldehyd. Z Physiol Chem 311:41–45
5. Godfrey M, Hollister D (1988) Type II Achondrogenesis-Hypochondrogenesis: Identification of Abnormal Type II Collagen. Am J Hum Genet 43:904–913
6. Horton W, Machadao M, Chou J, Campbell D (1988) Achondrogenesis Type II, abnormalities of extracellular matrix. Pediatr Res 22:324–329
7. Gruber H, Lachman R, Rimoin D (1990) Quantitative histology of cartilage vascular canals in the human rib. Findings in normal neonates and children and in achondrogenesis II-hypochondrogenesis. J Anat 173:69–75
8. Eyre D, Upton M, Shapiro F, Wilkinson R, Vawter G (1986) Nonexpression of cartilage type II collagen in a case of Langer-Saldino achondrogenesis. Am J Hum Genet 39:52–67
9. Feshchenko S, Rebrin I, Sokolnik V et al. (1989) The absence of type II collagen and changes in proteogylcan structure of hyaline cartilage in a case of Langer-Saldino Achondrogenesis. Hum Genet 82:49–54

Erscheinungsbild und knöcherne Veränderungen bei der Melorheostose

U. A. Wagner, J. Walpert und O. Schmitt

Orthopädische Universitätsklinik (Dir.: Prof. Dr. O. Schmitt), Sigmund-Freud-Straße 25, D-53127 Bonn

Zusammenfassung

Die Melorheostose ist eine sehr seltene osteosklerotische Knochendysplasie. Sie ist differentialdiagnostisch bedeutsam in der röntgenmorphologischen Abgrenzung zu einer Osteomyelitis, einem periostalem Knochentumor oder anderen selteneren Krankheitsbildern. Die Hyperostose ist bei Kindern endostal, bei Erwachsenen periostal lokalisiert. Der charakteristische Röntgenbefund bei Erwachsenen zeigt dabei eine unregelmäßig konfigurierte Knochenmasse, die wie „erstarrtes Wachs" am Knochen der Extremität herunterfließt (rheo). Meist beginnt der Prozeß monoostotisch in der Kindheit, vereinzelt finden sich jedoch auch polyostotische Befallsmuster.

Histologisch zeigt sich ein osteosklerotisches Knochengewebe ohne spezifische Struktur mit einer geringen zellulären Aktivität.

Anhand von drei Fallberichten und den Literaturhinweisen wird das Erscheinungsbild und die mono- sowie polyostotischen Knochenveränderungen dargestellt. Die Melorheostoseherde betrafen Humerus, Femur, Tibia und den Fußbereich. Das Periost der Gegenseite des befallenen Knochens zeigte bei fast allen Lokalisationen eine Verbreiterung und Verknöcherung, als Zeichen eines zirkulär fortschreitenden Prozesses.

Einführung und Literaturübersicht

Die Melorheostose ist eine nichtfamiliäre seltene Ursache von Knochenschmerzen und Bewegungseinschränkungen einer Extremität. Die erste Beschreibung geht auf Leri und Mitarbeiter (1922) zurück. In der Weltliteratur wurden bis 1979 insgesamt 159 Fälle beschrieben.

Das Alter der Patienten variierte von 3 bis 64 Jahre mit einem Häufigkeitsgipfel im frühen Erwachsenenalter zum Zeitpunkt der Diagnosestellung. Eine Geschlechtsbevorzugung ist nicht zu erkennen. Der Befall ist monostotisch (etwa 70% aller Fälle) oder polyostotisch. Gewöhnlich betrifft die Erkrankung die langen Röhrenknochen, jedoch liegen Beschreibungen von verschiedenartigen Lokalisationen vor. Younge (1979) beschreibt das Erscheinungsbild bei 14 Kindern und Jugendlichen. Klinisch zeigten sich unilaterale Weichteilkontrakturen in Verbindung mit Längendifferenzen oder Achsenabweichungen der Extremitäten, wobei die betroffene

Extremität häufig kürzer (bei 13:1 Fällen nach Younge, und 21:14 bei Morris), seltener länger erscheint. Auffällig ist die hohe Rezidivrate nach chirurgischer Behandlung der Kontrakturen [3]. Klinisch zeigt sich bei Erwachsenen ein dumpfer oder spitzer Schmerz über den betroffenen Knochen oder Gelenken, der sich bei Aktivität verstärkt. Im Gegensatz zu Erwachsenen, war der knöcherne Befall bei den meisten Kindern schmerzlos. Die Haut wird als gespannt, vereinzelt erythematös, das subcutane Gewebe als induriert und ödematös, die Muskulatur als atrophisch beschrieben. Eine Progredienz der Hyperostose zeigt sich im frühen Erwachsencnalter, üblicherweise mit Zunahme des Schmerzes, der Bewegungseinschränkung und der Muskelatrophie. Radiologisch ist die Hyperostose von der Diaphyse des Röhrenknochens nach distal und proximal progredient. Die Diagnose wird anhand der typischen Röntgenmorphologie gestellt. Die Labordiagnostik ist üblicherweise unauffällig. Von pathologischen Frakturen oder Entartungen der betroffenen Knochen wurde bisher nicht berichtet.

Assoziierte Befunde nach Morris et al. (1963) bei 60 Patienten:

Verkürzung der betroffenen Extremität	– 21x
längere betroffene Extremität	– 14x
Klumpfuß, Genu varum	– 6x
Sklerodermie	– 7x
Lymphödem	– 5x
Hämangiome, Glomustumor, AV-Aneurysmen	– 7x
Neurofibromatose	– 2x
Hyperpigmentation	– 1x
Tuberöse Sklerose	– 1x

Die Variabilität des Erscheinungsbildes zeigt sich an den differentialdiagnostisch in Frage kommenden Erkrankungen:

1. Osteomyelitis
2. Periostaler Knochentumor
3. Sklerodermie
4. Poliomyelitis
5. Rheumatisches Fieber
6. Enchondromatose
7. Osteopoikilie
8. Dysplasia epiphysialis hemimelica

Fallberichte

Fall 1. Die 40jährige Patientin berichtet über belastungsabhängige Schmerzen im Bereich des gesamten Bewegungsapparates ohne genaue Lokalisierbarkeit. Anamnestisch wurde 1972 bei Verdacht auf eine Osteomyelitis der rechte Oberschenkel revidiert, und periostale Cortikalisverdichtungen abgetragen, sowie eine Saug-Spüldrainage angelegt. Bei der ambulanten klinischen Untersuchung findet sich eine Einschränkung der Beweglichkeit bei der Ausführung der Hocke, ansonsten unauffälli-

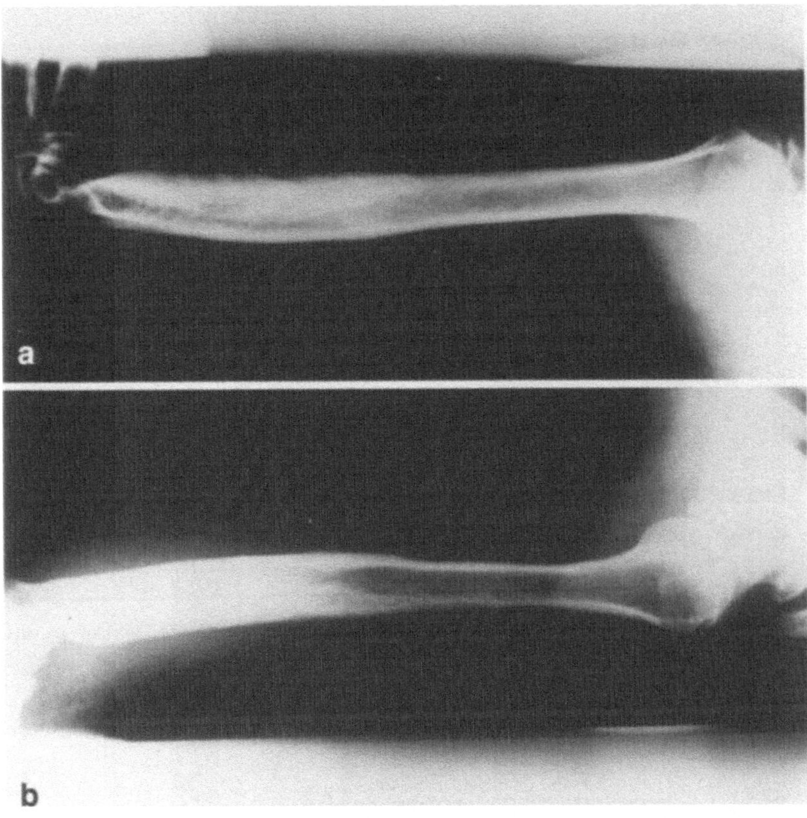

Abb. 1a, b. (Fall 1) Melorheostose beider Oberarme mit deutlicher unregelmäßiger periostaler Hyperostose

ge periphere Durchblutung, Motorik und Sensibilität. Die passive Beweglichkeit der oberen und unteren Extremitäten ist frei. Die Oberschenkelnarbe ist reizlos.

Die Röntgenbilder zeigen eine extensive Skelettbeteiligung beider Oberarme und Oberschenkel mit Melorheostose. Es erfolgte keine weitergehende Therapie.

Fall 2. Die 23jährige Patientin stellt sich ambulant mit Belastungsschmerzen im Bereich der Metatarsaleköpfchen und der Grundgelenke D2–4 rechts vor. Beckengradstand und gerade Beinachsen, deutlich ausgeprägter Senk-Spreizfuß bds. Bei der Routineröntgenuntersuchung zeigt sich als Zufallsbefund eine periostale tropfenförmige Hyperostose im Bereich des Grundgliedes D2. Es erfolgte eine Schuheinlagenversorgung der Senk-Spreizfuß Deformität, keine besondere Therapie der Melorheostose.

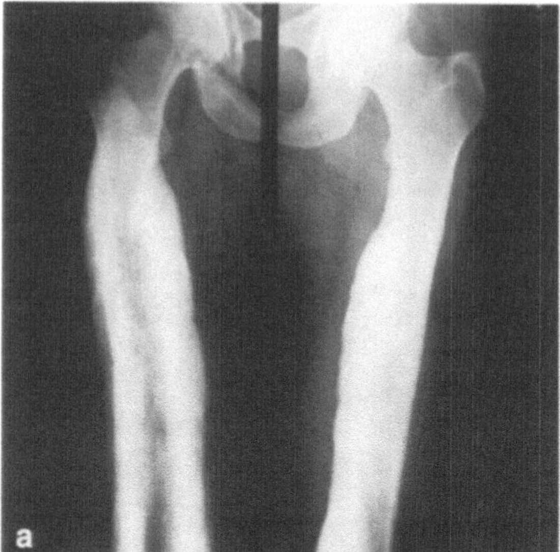

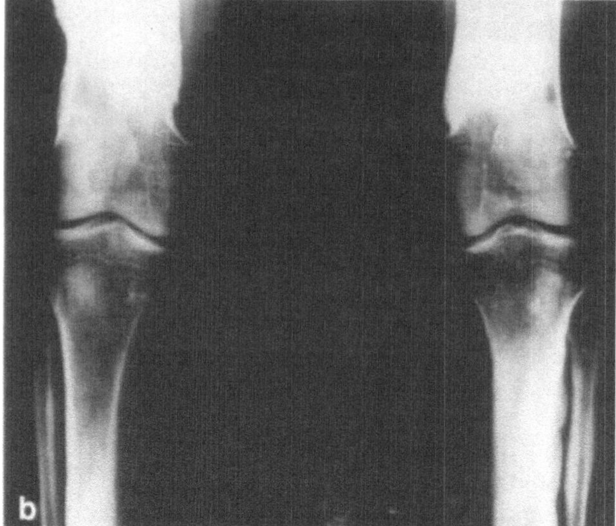

Abb. 2a, b. (Fall 1) Melorheostose beider Oberschenkel

Fall 3. Die 18jährige Patientin berichtet von belastungsabhängigen dumpfen Schmerzen im rechten plantaren Fußbereich nach längerem Gehen, die seit mehreren Jahren bestehen. Die Patientin treibt keinen Sport. Der Fuß war etwas kürzer. Es fanden sich palpable fibröse Bänder im Fersenbereich und im Bereich der Plantarfascie. Die Röntgenbilder zeigten eine Melorheostose mit Weichteilossifikationen im Fersen- und plantaren Bereich lateral. Es erfolgte eine Ausräumung der erreichbaren Weichteilossifikationen mit plantarer Fasciotomie, sowie eine Schuheinlagenversorgung. Die histologische Untersuchung ergab eine Melorheostose.

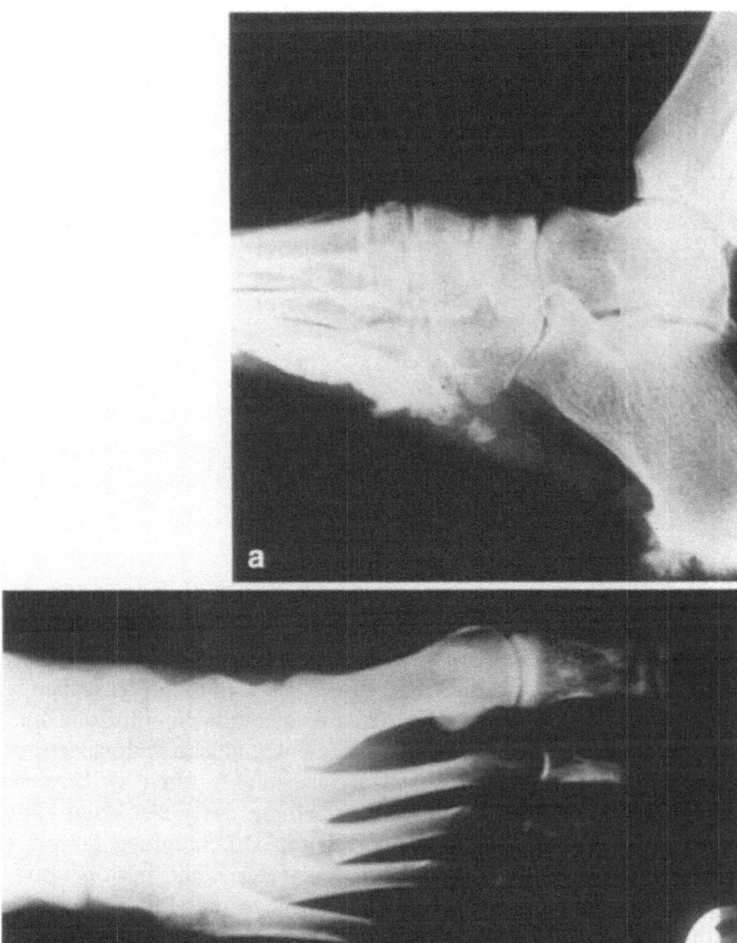

Abb. 3a, b. Melorheostose des Rückfußes mit Weichteilossifikationen sowie Befall D4/5 re (Fall 2) und der Grundgelenke D2 des rechten Fußes (Fall 3)

Diskussion

Die Melorheostose zeigt bei Kindern in den langen Röhrenknochen eine endostale Verteilung, im Bereich der kurzen Röhrenknochen und im Beckenbereich eine flekkige endostale Erscheinung. Wie an Langzeitverläufen beobachtet [5], scheint dieses Befallsmuster beim Übergang in das Erwachsenenalter in eine periostale Hyperostose überzugehen, die klassischerweise als wachsartig beschrieben wird. Diese Änderung des Verteilungsmusters der Hyperostose fällt zusammen mit dem Auftreten von Schmerzen, wahrscheinlich durch Irritation der periostalen Nervenfasern bedingt.

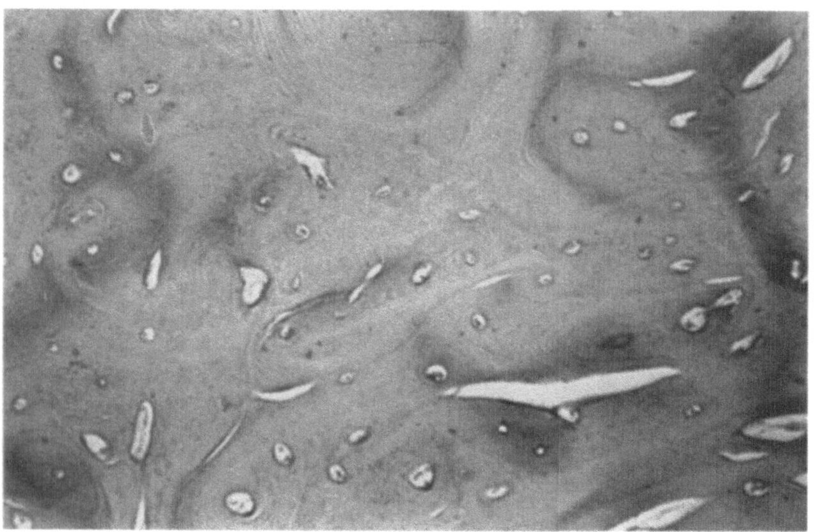

Abb. 4. Histologie von Fall 2

Histologisch wird die Erscheinung als nicht-spezifisch charakterisiert. Es finden sich in den meisten Präparaten dichte Areale normalen Knochens. In den Weichteil-bereichen zeigen sich verdickte fibröse Areale. In mehreren Fällen wurden im Frühstadium der Erkrankung perivaskuläre entzündliche Infiltrate beobachtet. Morris (1963) sah darin einen Hinweis auf eine entzündliche Pathogenese der Hyperostose.

In der Behandlung wird von den meisten Autoren ein konservatives Vorgehen empfohlen. Wird eine operative Behandlung der Gelenkkontrakturen gewählt, ist eine gute Verlaufskontrolle der peripheren Durchblutung ratsam. Bei zwei von 12 operativ behandelten Kindern wurde wegen einer postoperativen Ischämie die Oberschenkelamputation erforderlich. Younge und Mitarbeiter [3] empfehlen deshalb gleichzeitig zur Kontrakturlösung eine Verkürzungsosteotomie der betroffenen Extremität, um eine zu starke Distraktion der Gefäße zu vermeiden. Prinzipiell werden nur Eingriffe an der befallenen Extremität nach dem Wachstumsabschluß nahegelegt. Ausnahmen gelten für die Epiphysiodese der kontralateralen Seite zum Ausgleich von Längendifferenzen.

Literatur

1. Adler C-P (1983) Knochenkrankheiten. Thieme Verlag, Stuttgart New York
2. Campbell C, Papademitriou T, Bonfiglio M (1968) Melorheostosis: A report of the 14 cases. J Bone & Joint Surg 50A:1281
3. Younge D, Drummond DS, Herring J, Cruess RL (1979) Melorheostosis in Children. J Bone & Joint Surg 61B:415
4. Léri A, Joanny (1922) Une affection non décrite des os. Hyperostose „en coule" sur tout la longueur d'un membre ou „melorhéostose". Bull et Mém Soc Méd Hôp Paris 46:1141–1145 (Zit n 2)
5. Morris J, Samilson R, Corley C (1963) Melorheostosis: A report of 1 case. J Bone & Joint Surg 45A(6):1191–1206

Pseudomangelrachitis Typ I des Erwachsenen – Abgrenzung von Phosphatdiabetes und Hyperparathyreodismus

K. Abendroth, M. Gassel und P. Oelzner

Klinik Innere Medizin IV, Friedrich-Schiller Universität Jena, Erlanger Allee 101, D-07747 Jena

Am Beispiel einer 26jährigen Frau werden klinische und paraklinische Befunde einer schweren, für uns pathogenetisch nicht exakt deutbaren Osteopathie aus Zeichen des Hyperparathyreoidismus und der Osteomalazie dargestellt in der Hoffnung, Hinweise zur weiteren diagnostischen Klärung und vor allem für eine effektivere Therapie zu erhalten.

Multiple, belastungsabhängige Schmerzen im Skelett im Bereich der Wirbelsäule und der stammnahen Extremitäten mit Frakturen und Looser'schen Umbauzonen ohne typische Zeichen für einen HPT, Calcium und Phosphat im Serum vermindert; PTH stark erhöht; 25 OH Vit. D3 normal, 1,25 (OH)2D3 niedrig bis nicht meßbar vermindert. Im Urin: Ca-Ausscheidung sehr niedrig, Phosphat-Ausscheidung normal bis leicht erhöht. Histologisch: Keine Zeichen der Fibroosteoklasie, Bildung von Geflechtknochen als selbstständige Strukturen und z.T. erhebliche Osteoidose.

Anamnese

Soweit feststellbar Schwangerschaft und Entbindung ohne Komplikationen. Im 2. Lebensjahr Behandlung mit Ergocalciferol wegen einer Rachitis. Im 10. Lebensjahr nächtliche Gipsbettbehandlung wegen einer beginnenden Skoliose.

Danach Wohlbefinden bis nach der 1. Schwangerschaft im 21. Lebensjahr (1987). Entbindung problemlos, Kind gesund, bis heute keine Anzeichen einer Osteopathie.

Seit 1988 langsam zunehmende Rückenschmerzen, ausstrahlend in die Oberschenkel. Maximale bisher erreichte Körpergröße = 153 cm. Eltern und Geschwister sind alle deutlich größer.

Beschwerden und Befunde von 1990

Tiefsitzende Rückenschmerzen, ausstrahlend in das Gesäß und in die Oberschenkel. Schmerzen im Schulter-Nackenbereich, Zunahme der Beschwerden bei körperlicher Belastung, besonders beim Aufstehen aus dem Sitzen und beim Aufrichten aus der Vorbeuge und beim längeren Stehen, Tragen von schon kleineren Lasten nicht ohne Schmerzen.

Tabelle 1. Auflistung der für den pathologischen Skelettprozeß entscheidenden Laborparameter über 4 Beobachtungsperioden der 26järhigen Frau mit einem wahrscheinlichen latenten 1-alpha-Hydroxylase-Mangel

[a] Angaben in SI-Einheiten	1990	1990	1992	1992	1992	1992	192	1993
im Serum:	16. Mai	5. Juni	21. Juli	12. Aug.	25. Aug.	3. Nov.	11. Nov.	29. Jan.
Calciums[a]	2,00	2,2	2,15	2,04	2,04	2,31	2,23	2,51
Phosphat[a]	1,20	0,69	0,66	0,8	0,79	0,75	0,71	0,77
alk. Phosphatase[a]	85		48			17,6		15,9
Osteocalcin [ng/ml]			31,9			28,7		
PTH [ng/ml]	522		393			282		473
25(OH)D3[ng/ml]	65		48,9	54	101	100	120	82,3
1,25(OH)2D3 [pg/ml]			<5,0	44	5,5	18,5	43	15,7
im Urin:								
Calcium [mmol/d]	1,9	2,08	0,67	1,54	0,55	3,84	2,92	0,55
Phosphat [mmol/d]	48,8	23,4	28,5	36,58	27,6	36,6	43,9	27,6

Körperlicher Befund
Leichte Skoliose der gesamten Wirbelsäule, keine Kyphose! Steilstellung der HWS und BWS, deutliche Lordose des LWS, Klopf- und Stauchungsschmerz im LWS-Kreuzbeinbereich, kein Rippenbiegeschmerz am Thorax, Gelenke und Wirbel-säule aktiv und passiv frei beweglich. Klinischer Befund über dem Thorax und dem Abdomen regelrecht, Reflexverhalten und psychische Grundstimmung normal. Körperhöhe 150 cm, Gewicht 49 kg. Kein klinischer Hinweis auf eine Malassimilation.

Paraklinische Befunde von 1990
Laborbefunde (siehe Tabelle 1)
Kreatinin-Clearance 108 ml/min., Phosphat-Clearance 13,85 ml/min., tubuläre Phosphatrückresorption 93% (normal), alle Clearance-Ergebnisse normal.

Röntgendiagnostik
S-förmige Verbiegung der BWS, keilförmige Deformierung Th11+12, Skoliose der LWS, unregelmäßige Begrenzung der Deck- und Basisplatten von L1; Becken – unregelmäßige, zystische Veränderungen und unscharfe Sklerosierungen im Symphysenbereich und am Os ischii.

Histologie des Knochens
Deutliche Osteoidose, Abbau verstärkt, Bildung von eigenständigen Geflechtknochenstrukturen, Endost- und z.T. Markfibrose.

Zwischenanamnese 1990–1992
Nach der Entlassung aus stationärer Diagnostik im Mai 1990 Fortführung der Behandlung mit:
0,25 µg Calcitriol (Rocaltrol),
1000 mg Ca-Ionen (2 x 1 Calcium-Brause-Tbl. a 500 mg),
4 x 20 ml Phosphat-Trinklösung.

Seit November 1991 zunehmende Verschlechterung des Gangbildes mit Unsicherheit in der Schrittführung und Schwanken beim Gehen, Schmerzen im Lendenwirbelsäulen-Bereich verschlimmerten sich.

Deshalb 2 „Inkektionsserien" mit Calcitonin vom Hausarzt im November/Dezember 1991 und Februar/März 1992 ohne wesentlichen Dauereffekt.

Seit Mai 1992 besteht Arbeitsunfähigkeit.

Beschwerden und Befunde von 1992 (Juli 1992)

Schmerzen schon bei leichten Belastungen im LWS- und BWS-Bereich, im Becken, ausstrahlend in den Oberschenkel, ziehende Schmerzen im Sprunggelenk rechts und im Vorfuß links, Patientin kann nur noch mit Gehhilfe das Haus verlassen. Selbst eine leichte Tasche kann nicht mehr ohne Schmerzen getragen werden, leichte Arbeiten im Haushalt und bei der täglichen Versorgung bereiten schon große Mühe.

Körperlicher Befund (Juli 1992)
Keine Haltungsänderung der Wirbelsäule, erheblicher Klopf- und Stauchungsschmerz im Bereich der gesamten Wirbelsäule, starker Rippenbiegeschmerz, Schmerzen bei Bewegung der Hüft- und Kniegelenke, Schmerzmaximum aber in der Muskulatur, heftige Schmerzen im Mittelfuß bei Druck und Bewegung. Standschwäche und Gangunsicherheit, nur mit großer Mühe und unter Schmerzen sind Aufstehen und Aufrichten möglich. Größe: 143 cm, Gewicht: 46,8 kg, Armspanne 153 cm.

Paraklinische Befunde von 1992
Laborbefunde: siehe Tabelle 1, Kreatininclearance 127 ml/min, Phosphatclearance 6,38 ml/min, tubuläre Phosphatrückresorption 95%.

Röntgendiagnostik
BWS-Skoliose, Keilwirbel Th11+12, keine Befundänderung zu 1990, LWS – Fischwirbel L2+4, ausgeprägtere Lordose zu 1990. Im Vergleich zu 1990 jetzt „Kartenherzbecken". Symphysenspalt erweitert, unregelmäßige fleckige Sklerosierung, Umbauzonen. Im Ramus inferior des Os pubis bds. Frakturen, im Schenkelhals Spongiosastruktur reduziert, verwaschen, Femurkortikalis z.T. aufgefasert, der rechte Hüftkopf ist in seinem medialen Übergang in den Schenkelhals nicht eindeutig abgrenzbar.

Infraktion der Ossi ilii bds., beginnende Umbauzone im Acetabulum links, Sprunggelenk links – Umbauzone im unteren Drittel der Tibia, Vorfuß links – Frakturen in MT I, III und V, Umbauzone in MT IV.

Zwischenanamnese November 1992
Seit August 1992 Behandlung mit 1 Kapsel (0,5 mg) Dihydrotachysterol 1000 mg Ca-Ionen, 8x 1 Tabl. Reducto special. Darunter langsame Besserung der Beschwerden, läuft wieder ohne Gehilfe, Fußschmerz fast weg, Rückenschmerzen nur noch bei stärkerer Belastung.

638   K. Abendroth et al.

Befunde (November 1992)
Klinisch – Skoliose jetzt etwas deutlicher, leichter Klopf- und Stauchungsschmerz,
Körpergröße 143 cm, Gewicht 47,6 kg. Paraklinik – siehe Tabelle 1.
Therapie: 2 x 0,5 µg Calcitriol (Rocaltrol), 1000 mg Ca-Ionen, 8x 1 Tbl. Reducto
special

Zwischenanamnese Januar 1993
Weitere Stabilisierung des Befindens, läuft frei, unter normaler Belastung nur noch
geringe Beschwerden.

Befunde Januar 1993
Klinisch – keine wesentliche Änderung zu November 1992

Zusammenfassung

Die klinischen Befunde ergeben das Bild von Muskelschwäche und knöcherner
Instabilität bei Minderwuchs. Röntgenologisch finden sich multiple Umbauzonen,
Frakturen und Verformungen. Daraus ist eine Osteomalazie ableitbar.

Paraklinisch wird die Erkrankung geprägt durch Hypokalzämie und latente
Hypophosphatämie. Die Ausscheidung von Kalzium ist niedrig, von Phosphat normal bis leicht erhöht. Die alkalische Phosphatase ist exessiv erhöht und stammt fast
ausschließlich aus dem Knochen. Das deutlich erhöhte Osteocalcin unterstreicht
diese Aussage. Eine Hyperphosphatasämie könnte zu den bisher genannten Befunden passen.

Das Parathormon war aber in allen Analysen im Sinne des HPT deutlich
erhöht. Da aber der Serumkalziumwert immer niedrig ist, fehlt ein Kardinalsymp-
tom des primären HPT. Die eher niedrige Ca-Ausscheidung spricht für eine
PTH-Wirkung am Tubulussystem. Der niedrige Serumphosphatspiegel könnte ein
typisches Zeichen des primären HPT sein, allerdings passen normale Phosphatclearance und tubuläre Phosphatrückresorption nicht dazu. Der relative Phosphatman-
gel müßte dann resorptionsbedingt sein. Die Phosphatresorption ist wie die Ca-Auf-
nahme im Darm eine Funktion des 1,25(OH)2D3.

Es war kein Mangel an 25(OH)D3 nachweisbar. 1992 aber waren mehrmals
niedrige bis nicht meßbare 1,25(OH)2D3-Konzentrationen im Serum zu finden, so
daß bei Cholecalciferolsubstitution ein Mangel an 1-alpha-Hydroxylase anzunehmen
ist. Dafür spricht, daß bei konsequenter, hochdosierter Substitution mit 1,0 µg Calci-
triol/d der Serumkalziumspiegel normal wird. Die alkalische Phosphatase deutlich
rückläufig ist, aber immer noch erhöht bleibt.

Die eher ansteigenden PTH-Werte (1993 473 ng/ml) und die nahezu konstant
grenzwertig niedrigen Serumphosphatspiegel waren bislang nicht zu beeinflussen.
Für einen sekundären oder tertiären HPT fanden sich keine Beweise; am Skelett
röntgenologisch keine Zeichen eines HPT, keine Urolithiasis, Kreatinin im Serum
normal, klinisch keine Zeichen der Malassimilation, sonographisch kein Nebenschilddrüsenadenom nachweisbar.

Die Anamnese läßt eine genetisch geprägte, latente Störung offen. Die kindliche Rachitis und die Gipsbettbehandlung im Schulalter sind nicht direkt für die

aktuelle Diagnostik nutzbar, zeigen aber an, daß schon frühzeitig ein Vitamin D-Mangel bestanden hat. Wenn der angenommene latente 1-alpha-Hydroxylase-Mangel schon angeboren war, ist dieser sicher durch die maximale Stimulation der Restaktivität durch Wachstumshormon und IGF-1 kompensiert worden.

In der Schwangerschaft waren Plazenta und der sich entwickelnde kindliche Organismus für die Transformation von 1-alpha Hydroxyl an das Cholecalciferol hilfreich. Klinisch hat sich das schwere Krankheitsbild einer Osteomalazie erst nach der 1. Schwangerschaft ganz allmählich entwickelt. Röntgenologisch sind die intensivsten Veränderungen am Skelett von 1990 bis 1992 entstanden, nachdem Grundzüge der Erkrankung schon bekannt waren und eine Vitamin-D Substitution erfolgte.

Die beiden histologischen Befunde (1990/92) vom Knochen der Patientin bewiesen auch den HPT nicht. 1990 waren eine im Markraum ablaufende Geflechtknochenbildung mit starker Markfibrose bei einer Oberflächen- und Volumenosteoidose die charakteristischen Merkmale. Da unter der D-Hormonsubstitution die Anteile von Geflechtknochen und die Markfibrose im Bioptat von 1992 wesentlich geringer gefunden wurden, könnten diese Erscheinungen als Symptome des D-Hormon-Mangels gedeutet werden. Die Literatur gibt dazu keine direkte Antwort, abgesehen von den Behandlungsstrategien der Osteomyelofibrose mit D-Hormon.

Uns bleibt im Moment für die pathogenetische Deutung nur der latente 1-alpha-Hydroxylase-Defekt, der offenbar mit relativ hohen Dosen von D-Hormon behandelt werden muß. Trotzdem bleiben einige Aspekte unklar.

Zur Streßfraktur des Os naviculare

G. Mall und J. Koebke

Institut II für Anatomie der Universität zu Köln, Josef-Stelzmann-Straße 9, D-50931 Köln

Einleitung

Ermüdungsbrüche des Os naviculare zählen mit zu den häufigsten Ermüdungsbrüchen überhaupt [1]. Zumeist werden sie bei Langstreckenläufern und Hochspringern beobachtet [4]. In der Abstoßphase des Laufens und Springens kommt es zu einer Pronation des Fußes [4], bei der der Talus eine Innenrotations- und der Calcaneus eine Eversionsbewegung vollführt [8].

In der folgenden Arbeit wird in Belastungsversuchen das Ausmaß der Innenrotation des Talus bestimmt. In Druckmeßversuchen sollen die auf die Gelenkflächen einwirkenden Kräfte erfaßt werden. In densitometrischen Messungen sollen Knochendichteunterschiede aufgedeckt werden. Eine Bestimmung der Krümmungsradien soll schließlich Aufschlüsse über die Kongruenz des Gelenkes geben.

Material und Methode

Die einzelnen Versuche werden an neun rechten und linken Leichenfüßen durchgeführt. Für die Belastungsversuche werden Frischpräparate in einen Belastungsrahmen eingespannt, zwei Kirschnerdrähte im Taluskopf befestigt und ihre Ausschläge bei Belastungen mit 500 N und 1000 N in Winkelgraden gemessen.

Für die Druckmeßversuche werden an denselben Präparaten Fuji-Druckmeßfolien in den Gelenkspalt des Talonaviculargelenkes vorgeschoben und die Füße mit 250, 500, 750, 1000 und 1250 N belastet. Die je nach Druckintensität verschieden rot gefärbten Folien werden mit einem computergestützten bildanalytischen Verfahren ausgewertet, wobei ein helles Grauraster niedrige und ein dunkles hohe Druckintensitäten anzeigt.

Für die densitometrischen Messungen werden Tali und Ossa navicularia in 2 mm dicke horizontale Schnitte zerlegt, geröngt, gescannt, digitalisiert und mit Hilfe eines computergestützten bildanalytischen Verfahrens anhand einer mitgeröngten Al-Referenz-Treppe in Äquidensitendarstellungen verrechnet, wobei ein helles Grauraster eine niedrige, ein dunkles eine hohe Knochendichte anzeigt. Die Krümmungsradien der talonaviculären Gelenkflächen werden mittels eines kalkulatorischen Programms an den densitometrierten Horizontalschnitten bestimmt.

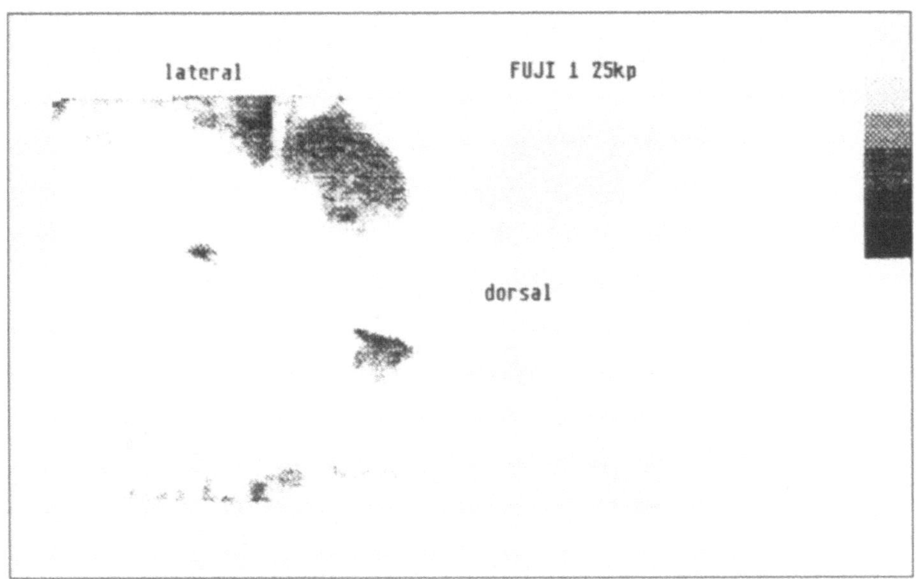

Abb. 1. Druckmeßergebnis bei 250 N

Ergebnisse

Die Belastungsversuche ergeben für den medialen Teil des Taluskopfes eine Rotation von 13,7° und weiteren 8,5° bei Belastung mit 500 und weiteren 500 N, für den lateralen Teil eine Rotation von 13,7° und weiteren 5,7°.

Die Druckmeßfolien (Abb. 1–5) zeigen einen dorsal konvexen Abdruck mit medialem und lateralem Druckintensitätsmaximum. Bei zunehmendem Druck erreichen beide Maxima eine größere Ausdehnung, wobei im lateralen höhere Druckintensitäten erreicht werden. Zwischen beiden besteht eine geringe Druckintensität.

Die densitometrischen Messungen zeigen in den dorsalen Schnitten höchste Knochendichten im medialen Bereich der Navicularegelenkfläche (Abb. 6), während in den weiter plantaren Schnitten der gesamte subchondrale Knochen eine erhöhte Dichte aufweist (Abb. 7). Der Taluskopf zeigt hohe Dichtewerte im zentralen Bereich.

Der Krümmungsradius des Taluskopfes in mediolateraler Richtung beträgt durchschnittlich 13,67 cm, der der proximalen Navicularegelenkfläche 14,66 cm. Dabei ist in den dorsalen und plantaren Schnitten der Krümmungsradius des Talus kleiner, in den mittleren Schnitten jedoch größer als der des Os naviculare.

Diskussion

Die Krümmungsradien der artikulierenden Gelenkflächen von Talus und Os naviculare weisen keine großen Unterschiede auf, so daß insgesamt eine Kongruenz gege-

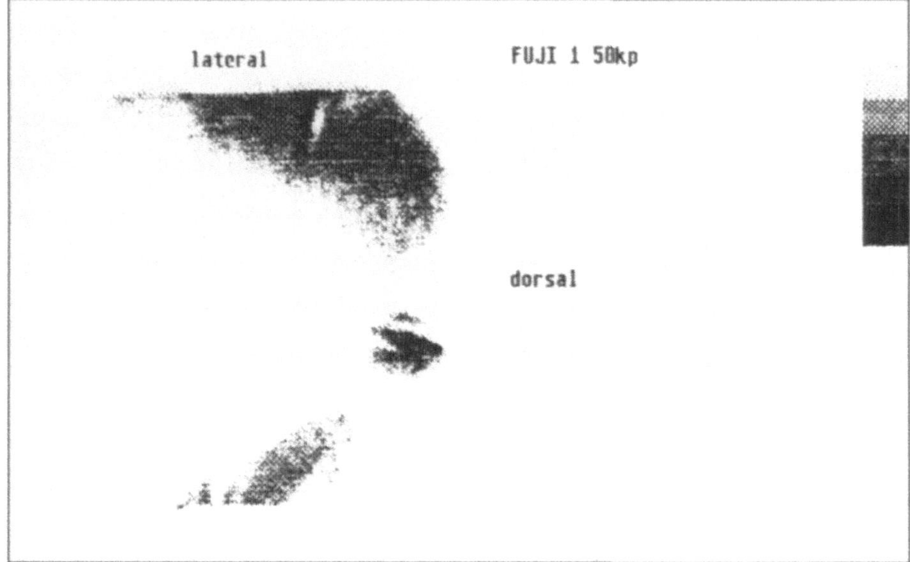

Abb. 2. Druckmeßergebnis bei 500 N

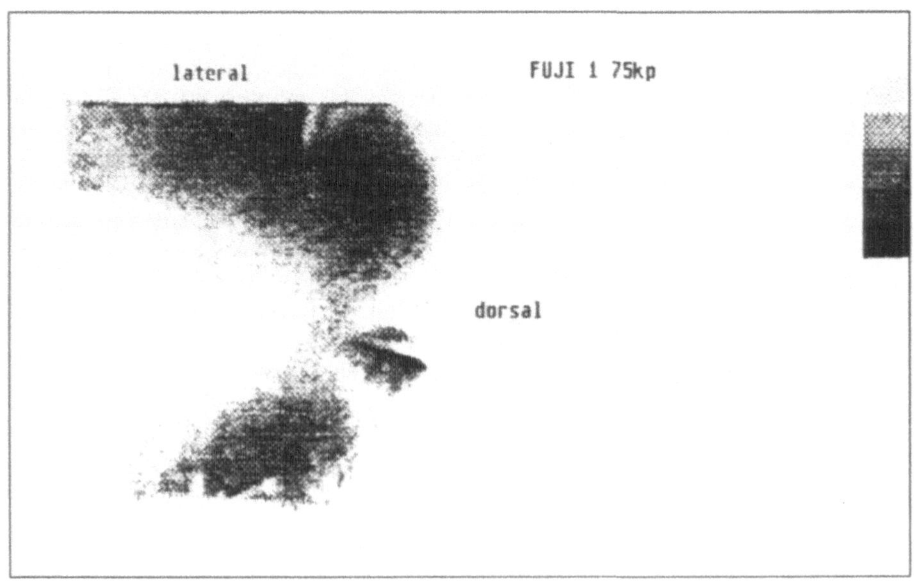

Abb. 3. Druckmeßergebnis bei 750 N

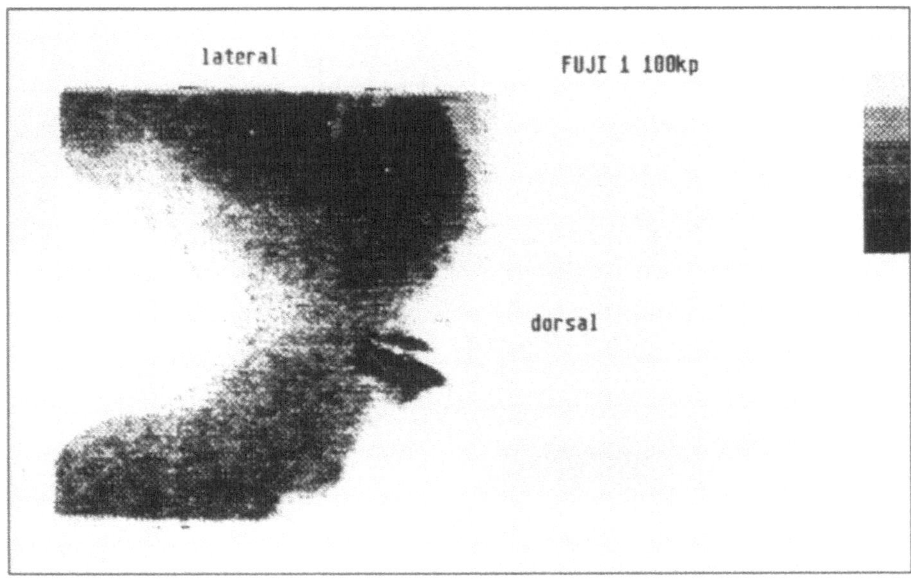

Abb. 4. Druckmeßergebnis bei 1000 N

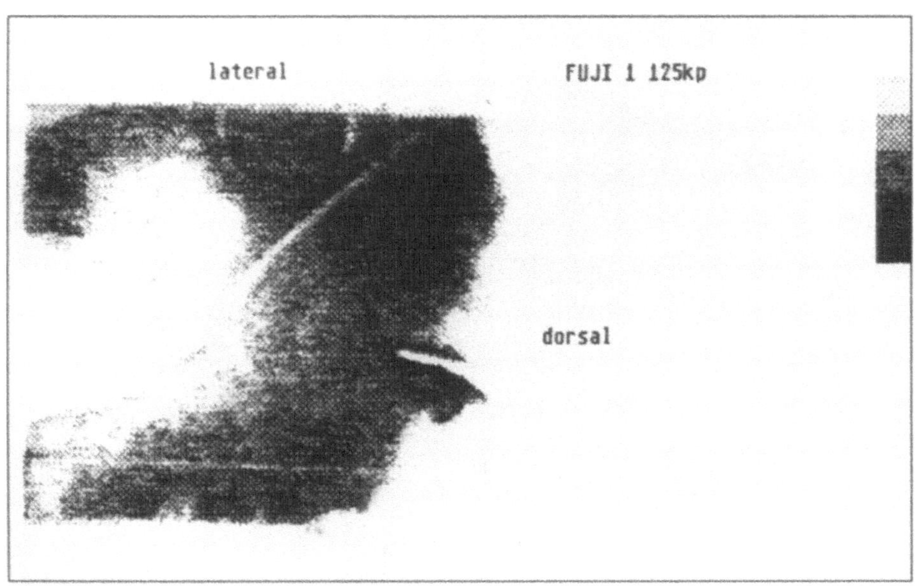

Abb. 5. Druckmeßergebnis bei 1250 N

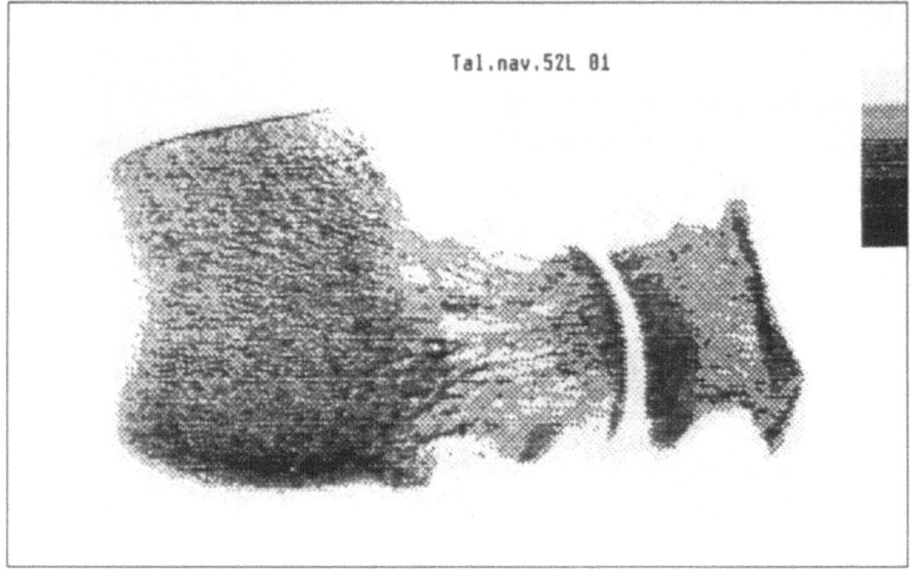

Abb. 6. Äquidensitenbild, links – Talus, rechts – Os naviculare, oben – lateral, unten – medial

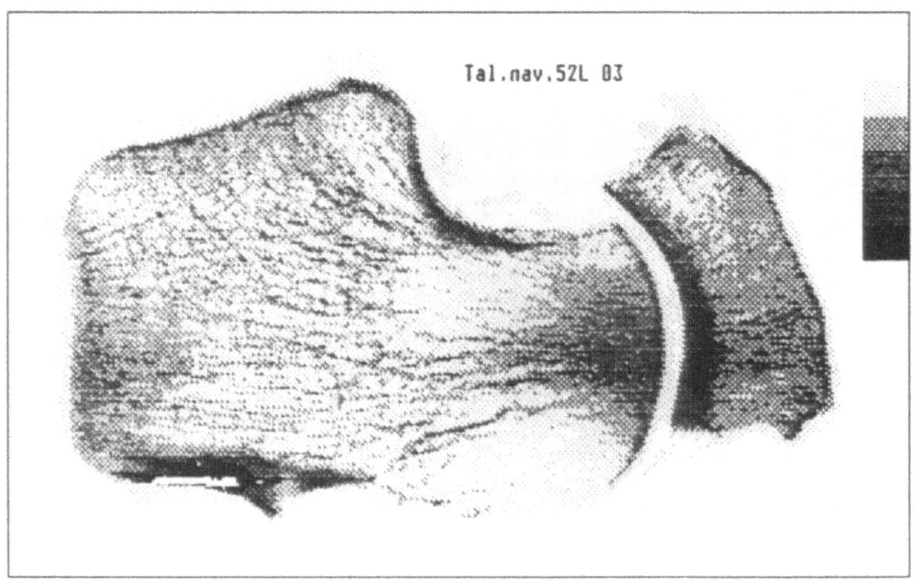

Abb. 7. Äquidensitenbild, links – Talus, rechts – Os naviculare, oben – lateral, unten – medial

ben ist. Es fällt jedoch auf, daß im mittleren Abschnitt des Gelenkes der Krümmungsradius des Taluskopfes größer ist als der der Navicularepfanne.

Über das Talonaviculargelenk erfolgt die Kraftübertragung vom Unterschenkel in den medialen Mittel- und Vorfußbereich. Bei Belastung kommt es zu einer Rotationsbewegung des Talus gegenüber dem Os naviculare. Die in unseren Versuchen gemessene Innenrotation von durchschnittlich 20,8° übersteigt deutlich bisher beschriebene Werte [3].

Die Innenrotation des Talus führt zu einer Verkantung und Inkongruenz der Gelenkflächen, wobei der größere Krümmungsradius des Talus wirksam wird. Ausdruck dieser Inkongruenz ist die deutlich ungleichmäßige Druckverteilung in den Druckmeßversuchen mit einem lateralen und medialen Maximum. Ermüdungsbrüche werden meist [1] im mittleren und dorsalen Abschnitt des Os naviculare beobachtet. Sie liegen also in der dorsalen Druckintensitätszone und zwischen den Druckmaxima, die bei einer Fraktur wie Hebel wirken.

Mit den densitometrischen Messungen wird der Kalksalzgehalt des Knochens erfaßt, welcher sich im Rahmen der funktionellen Anpassung bei vermehrter oder verminderter Beanspruchung gleichsinnig verhält [2]. Die densitometrischen Messungen zeigen keine auffälligen Veränderungen der Knochendichte des Os naviculare. Lediglich im subchondralen dorsalen Bereich der proximalen Gelenkfläche zeigt sich eine Knochendichteabnahme vom medialen zum lateralen Drittel, in einem Bereich also, der die bevorzugte Frakturstelle darstellt [1].

Literatur

1. Graff KH, Krahl H, Kirschberger R (1986) Streßfrakturen des Os naviculare pedis. Z Orthop 124:228–237
2. Kummer B (1985) Mechanische Beanspruchung und biologisches Verhalten des Knochens. In: Benninghoff A (Hrsg) Makroskopische und mikroskopische Anatomie des Menschen, Bd 1, Urban & Schwarzenberg, München Wien Baltimore
3. Perry J (1983) Anatomy and biomechanics of the hindfoot. Clin Orthop Rel Res 177:9–15
4. Ting A, King W, Yocum L, Antonelli D, Moynes D, Kerlan R, Jobe F, Wong L, Bertolli J, Hunter LY (1988) Stress fractures of the tarsal navicular in long-distance runners. Clin-Sports-Med 7(1):89–101

Das Plasmozytom –
eine wichtige Differentialdiagnose zur Osteoporose

S. Hauch und J. Franke

Klinik und Poliklinik für Orthopädie, Medizinische Hochschule Erfurt, Regierungsstr. 42a, D-99084 Erfurt

Einleitung

Disseminierte maligne Erkrankungen mit Befall des Skeletts, insbesondere das Plasmozytom, gehören nach wie vor zu den wichtigsten Differentialdiagnosen einer Osteoporose.

Im Falle eindeutiger, röntgenologisch nachweisbarer Osteolysen in Verbindung mit hinweisenden, pathologisch veränderten Laborparametern im Routine- oder Screeningprogramm wie erhöhte BSG, erhöhte Aktivität der alkalischen Serum-Phosphatase und positivem Nachweis von Bence-Jones-Proteinen ist der Weg zur richtigen Diagnose relativ einfach.

Häufig finden sich jedoch bei der Primärdiagnostik zwar für eine Osteoporose typische Anamnese und Klinik, aber keines der o.g. Zeichen für eine maligne Erkrankung.

Aus dem Patientengut unserer osteologischen Sprechstunde (ca. 250 Neuvorstellungen pro Jahr bei 600 ständig zu betreuenden Patienten) werden die 4 Fälle von 1992 demonstriert, bei denen zum Zeitpunkt der Überweisung nicht primär der Verdacht auf eine maligne Erkrankung bestand, im Verlauf der Zusatzdiagnostik jedoch eine solche gefunden wurde.

Kasuistik 1 – B., H. 62 Jahre männlich

Überweisungs-Diagnose: Osteoporose
Hauptbeschwerden: chronische Rückenschmerzen v.a. lumbal
bekannte Erkrankungen: Schrumpfnieren, Gicht, Nierensteine, Hypertonus
Befunde:
Klinik: verstärkte BWS-Kyphose, indirekter WS-Stauchungsschmerz v.a. am thorako-lumbalen Übergang
Röntgen: Fischwirbel Th 6–9 und L 1–5
DEXA: L1–L4 83% (trotz o.g. Frakturen)
Labor: Ca: 2,40 mmol/l, P: 1,58 mmol/l, AP: 2,61 µkat
        BSG: 15/38,
        PTH: 14,0 pg/ml, 25-OH-D3: 83 ng/ml
        CREA: 167,6 mmol/l, HRS: 357 mmol/l
        Bence-Jones-Protein: 3mal negativ

primäre Verdachtsdiagnose: Osteoporose
primäre Therapie: Calcitonin-Infusionen, Calcium, Fluoride
Verlauf: – zunächst deutliche klinische Besserung
            – nach 3 Monaten wieder starke lumbale Schmerzen
            – Rö.-Kontrolle: keine weitere WK-Sinterung, aber fleckige Entkalkung
              im LWS-Bereich
Zusatzdiagnostik:
            – Schädel-Rö.: multiple Osteolysen (Stanzdefekte)
            – Immun-Elektrophorese: monoklonale Antikörper, IgG, Kappa-Ketten-
              Typ
weiterer Verlauf:
            – Chemotherapie
            – verstorben ca. 5 Mon. nach Erstkonsultation (akutes Nierenversagen)

Kasuistik 2 – G., H. 71 Jahre männlich

Überweisungs-Diagnose: Osteoporose
Hauptbeschwerden: chronische Rückenschmerzen, akuter Beginn nach Fernse-
                         her-Anheben
bekannte Erkrankungen: chronisch-ischämische Herzkrankheit

Befunde:
Klinik: ubiquitärer Klopfschmerz über den Dornfortsätzen, indirekter WS-Stau-
           chungsschmerz
Röntgen: Keilwirbel Th 11, Fischwirbel L2
DEXA: L1–L4 61%
Labor: Ca. 2,60 mmol/l, P: 1,92 mmol/l, AP: 2,58 µkat
           BSG: 8/20,
           PTH: 17,3 pg/ml, 25-OH-D3: 149 ng/ml
           Bence-Jones-Protein: 3mal negativ

primäre Verdachtsdiagnose: Osteoporose
primäre Therapie: Calcitonin-Infusionen, Stützmieder, Physiotherapie, Analgetika
Verlauf: – Therapieresistenz, verstärkte Beschwerden
            – stationäre Schmerztherapie
            – diagnostische Beckenkammbiopsie durchgeführt
            – BSG-Kontrolle: 57/95
Zusatzdiagnostik:
            – Schädel-Rö.: multiple Osteolysen (Stanzdefekte)
            – Immun-Elektrophorese: keine monoklonalen Antikörper, freie Kappa-
              Ketten
            – Biopsiebefund: gemischtzelliges Myelom
weiterer Verlauf:
            – Chemotherapie
            – verstorben ca. 3 Mon. nach Erstkonsultation (akutes Linksherzversagen)

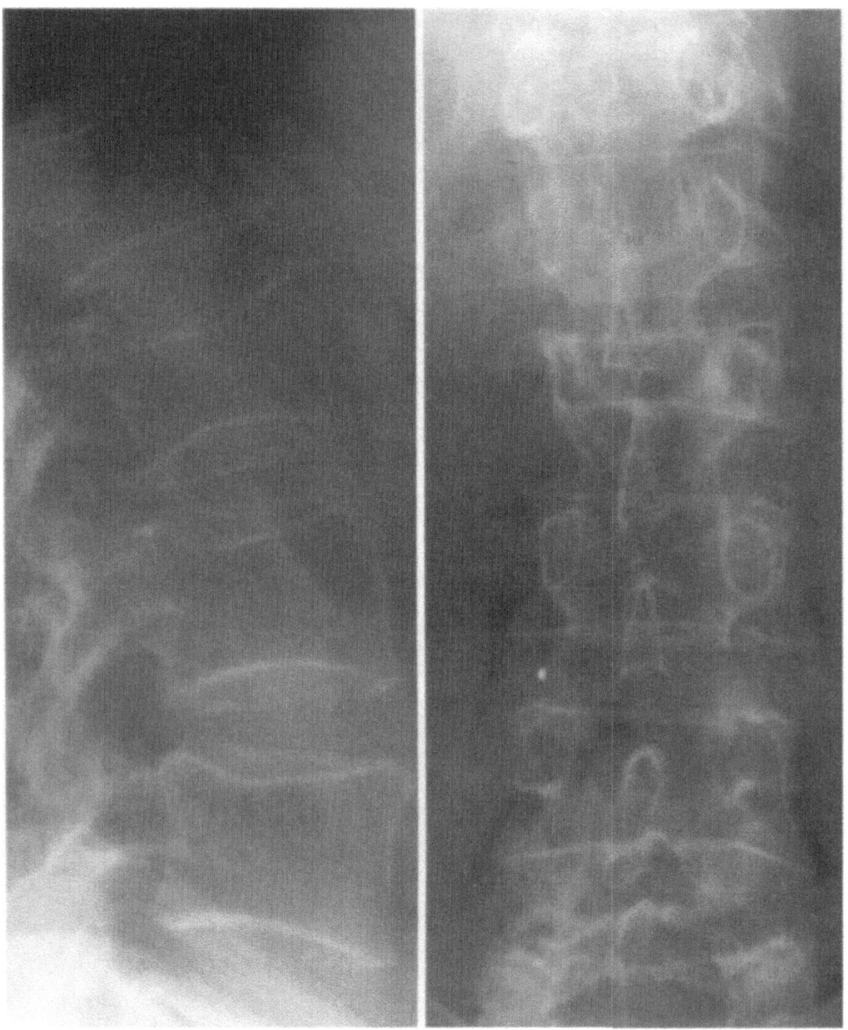

Abb. 1. LWS in 2 Ebenen, Pat. G. H., Kasuistik 2. Wirbelkörperkompressionsfraktur LWK 2, intakte Bogenwurzeln, typisches Bild wie bei Osteoporose, in diesem Fall jedoch auf der Grundlage eines Plasmozytoms (s.a. Abb. 2)

Kasuistik 3 – H., E. 77 Jahre weiblich

Überweisungs-Diagnose: Osteoporose, Querschnittslähmung durch Wirbelfrakturen
Hauptbeschwerden: chronisches, lumbales Schmerzsyndrom
bekannte Erkrankungen: Skoliose, „Rheuma",
Befunde:
Klinik: Lumbalskoliose, starker Klopf- und Druckschmerz lumbal, Muskelhart-
           spann, keine neurolog. Ausfälle

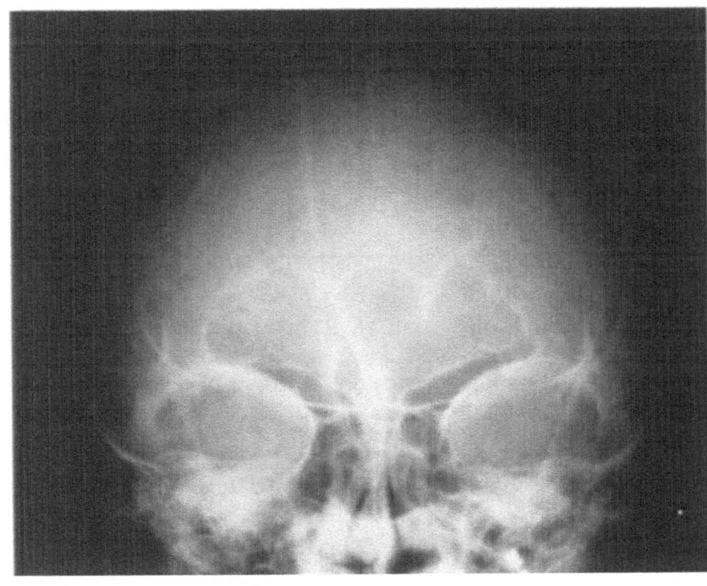

Abb. 2. Multiple Osteolysen in der Schädelkalotte (Stanzdefekte), gleiche Patient wie Abb. 1 (Kasuistik 2)

Röntgen: Lumbalskoliose mit schweren Degenerationen
DEXA: L1–L4 107% (Einzelauswertung L1 87%)
Labor: Ca: 1,97 mmol/l, P: 0,94 mmol/l, AP: 3,12 µkat
         BSG: 2/8,
         PTH: 40,9 pg/ml, 25-OH-D3: 5 ng/ml
         Bence-Jones-Protein: 3mal negativ

primäre Verdachtsdiagnose: Osteo(poro)malazie, Lumbalsyndrom bei deg. Veränderungen (Skoliose)
primäre Therapie: Stützmieder, Physiotherapie, NSA sowie (nach Biopsie) Vitamin D und Calcium
Verlauf: – deutliche klinische Besserung,
          – Wiedererlangen der Gehfähigkeit,
          – fast schmerzfrei
Zusatzdiagnostik:
          – zur Sicherung des Verdachtes der Osteomalazie Beckenkammbiopsie: vermindertes Trabekelvolumen, mäßige Oberflächenosteoidose, Myelodysplasie
          – Immun-Elektrophorese: monoklonales IgM, α-Ketten
weiterer Verlauf:
          – unter Fortsetzung der o.g. Therapie, sowie zusätzlich Primobolan S: weiterhin relatives Wohlbefinden (regelmäßige Kontrolle beim Internisten)

Kasuistik 4 – G., K. 75 Jahre männlich

Überweisungs-Diagnose: Osteoporose
Hauptbeschwerden: chronische Rückenschmerzen, akuter Beginn nach Kiste-
                          Tragen
bekannte Erkrankungen: Z.n. Myokardinfarkt (vor 2 Mon.), Chronisch-ischämische
                          Herzkrankheit
Befunde:
Klinik: Klopfschmerz über den Dornfortsätzen mittl. BWS, indirekter WS-Stau-
            chungsschmerz
Röntgen: Wirbelkompression Th 11, L (2), 4, (5)
DEXA: L1–L4 75%
Labor: Ca: 2,35 mmol/l, P: 1,00 mmol/l, AP: 15,2 µkat
            BSG: 35/64
            PTH: 20,3 pg/ml, 25-OH-D3: 44 ng/ml
            Bence-Jones-Protein: 3mal negativ

primäre Verdachtsdiagnose: Osteoporose
                          DD: Plasmocytom
primäre Therapie: Calcitonin-Infusionen, Calcium, Fluoride, Physiothera-
                          pie, Analgetika, Stützmieder
Verlauf: – keine klinische Besserung,
            – stationäre Schmerztherapie mit simultaner Zusatzdiagnostik (u.a. Bek-
              kenkammbiopsie)
Zusatzdiagnostik:
            – Schädel-Rö.: multiple Osteolysen (Stanzdefekte)
            – Immun-Elektrophorese: keine monoklonalen Antikörper
            – Biopsie: Metastasen eines soliden Carcinoms
weiterer Verlauf:
            – Primum-Suche (in auswärtiger Einrichtung)
            – weiteres Schicksal unbekannt

Schlußfolgerungen

1. Die bisher von uns für die Primärdiagnostik als ausreichend angesehenen
    Screeningparameter (neben spezifisch osteologischen Laborwerten auch BSG,
    Transaminasen, CREA, Blutbild, Harnstatus, Paraproteine) haben sich als
    nicht ausreichend erwiesen; zumindest eine Immun-Elektrophorese sollte stets
    mit durchgeführt werden.
2. Neben BWS, LWS und Beckenübersicht sollte eine Schädelaufnahme zur Rönt-
    gen-Routine gehören.
3. In jedem auch noch so geringen Zweifelsfall sollte eine Beckenkammbiopsie
    die Diagnostik ergänzen.
4. Die Suche nach einer malignen Erkrankung (als Ursache des primär als Osteo-
    porose angesehenen Krankheitsbildes) sollte bis zu deren sicherem Ausschluß
    fortgesetzt werden.

Serumkupferspiegel bei Patienten mit Osteoporose und einer Kontrollgruppe

D. P. König, J. Rütt, T. Kausch und C. Schreiber

Klinik und Poliklinik für Orthopädie der Universität zu Köln, Josef-Stelzmann-Straße 9, D-50931 Köln

Einleitung

Kupfer ist als Spurenelement zur Vernetzung des Kollagens notwendig. Spontanfrakturen bei Kindern mit Kupfermangel sind in der Literatur beschrieben [1, 2].

Conlan [3] hat erniedrigte Serumkupferspiegel bei älteren Patienten mit Schenkelhalsfrakturen festgestellt und die Frage gestellt, ob auch bei Patienten mit Osteoporose erniedrigte Serumkupferwerte vorliegen.

Mit der folgenden Untersuchung soll diese Frage geklärt werden.

Material und Methode

Bei 20 Patientinnen älter als 65 Jahre mit durch periphere quantitative CT-Knochendichtemessung gesicherte Osteoporose und bei 20 Patientinnen mit Coxarthrose haben wir photometrisch das Serumkupfer bestimmt.

Ergebnisse

In keiner der beiden Gruppe konnte ein erniedrigter Serumkupferwert festgestellt werden.

Die folgende Tabelle 1 zeigt die ermittelten Werte.

Tabelle 1. Serumkupferwerte bei Patienten mit Osteoporose und einer Kontrollgruppe

	Mittelwert (SD)	Median (Range)	U-Test nach Wilcoxon
Osteoporose:	160,3 (29)	158 (116–212)	
Kontrollgruppe:	136 (15)	133 (118–169)	$p < 0,1$ Signifikant

Diskussion

Wir können mit unserer Untersuchung zeigen, daß der Serumkupferwert bei Patienten mit Osteoporose keine Rolle spielt. Der Kupferspeicher im menschlichen Körper ist ausreichend groß, so daß Mangelerscheinungen erst relativ spät manifest werden. Patienten mit Schenkelhalsfrakturen sind oft mangelernährt [1], dadurch kann sich der von Conlan [3] gefundene erniedrigte Serumkupferwert erklären lassen.

Auf die routinemäßige Bestimmung des Serumkupfers im Rahmen der Labordiagnostik bei Osteoporose kann verzichtet werden.

Literatur

1. Delmi M, Rapin C-H, Bengoa J-M, Delmas PD, Vasey H, Bonjour J-P (1990) Dietary supplementation in elderly patients with fractured neck of femur. The Lancet 335:1013–1016
2. Chapman S (1987) Child abuse or copper deficiency? A radiological review. Br Med Journal 294:1370
3. Conlan D, Korula R, Tallentire D (1990) Serum copper levels in elderly patients with femoral neck fractures. Age and Aging 19
4. Shaw JCL (1988) Copper deficiency and non-accidental injury. Archives of Disease in Childhood 63:448–455

Radiographie mit monochromatischer Strahlung

D. E. H. von Mallek, G. M. Sprinzl und J. Koebke

Zentrum für Anatomie der Universität zu Köln, Joseph-Stelzmann-Straße 9, D-90531 Köln

Einleitung

In der biomechanischen Analyse des Bewegungs- und Stützapparates nehmen Röntgenaufnahmen eine zentrale Stellung ein. Anhand von Äquidensitenaufnahmen, welche nach Röntgenaufnahmen hergestellt werden, ist eine Aussage über die Materialverteilung des Knochens und somit über Belastungszonen möglich (Konermann 1971).

Demzufolge hängt die Qualität dieser Untersuchungsmethode entscheidend mit der Güte der angefertigten Röntgenaufnahmen zusammen. Hierbei haben die Frequenz der Röntgenstrahlung und das Filmmaterial einen hohen Einfluß auf das Ergebnis. In dieser Arbeit sollen Vorteile von monochromatischer und niederenergetischer Röntgenstrahlung zur Untersuchung dünner, planparalleler Knochenschnitte aufgezeigt werden.

Material und Methode

Hierzu werden die Absorptionseigenschaften von Knochenmaterial im Molybdänspektrum mit Röntgenabsorptionsspektren nach Bragg ermittelt. Ferner werden Röntgenaufnahmen planparalleler Schnitte des Os sacrum (1,5 mm) mit monochromatischer MoK alpha-Strahlung angefertigt. Diese wird aus dem Molybdänspektrum (21 kV/1 mA) mit einem Zirkoniumfilter (0,05 mm) herausgefiltert. Die Aufnahmen erfolgen auf feinzeichnendem Materialprüffilm (Cronex NTD 55 NIF, Dupont).

Zum Vergleich werden mit einem klinischen Diagnostikapparat auf gleichem Filmmaterial Aufnahmen angefertigt (65 kV/20 mA).

Ergebnisse und Diskussion

Die röntgenspektrographische Untersuchung des Absorptionsverhaltens langwelliger Strahlung der Molybdänröntgenröhre für Knochengewebe zeigt eine signifikante Erniedrigung der Transmission für MoK alpha-Strahlung. Dadurch bedingt, weisen die Röntgenaufnahmen mit dieser Wellenlänge einen höheren Kontrast und eine bessere Ortsauflösung auf (Abb. 1). Ferner ist ein im Vergleich zu Aufnahmen mit

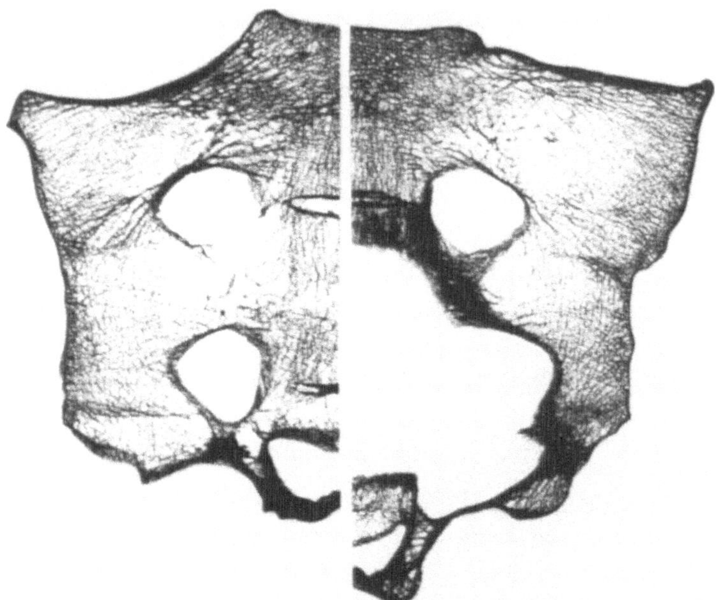

Abb. 1. Röntgenaufnahme eines frontalen Schnittes des Os sacrum mit monochromatischer MoK alpha-Strahlung

kurzwelliger Strahlung erhöhter Grauwertumfang beschrieben (von Mallek et al. 1992). Die Vergleichsaufnahmen weisen in allen Parametern eine geringere Qualität auf.

Demzufolge eignet sich monochromatische, niederenergetische MoK alpha-Strahlung besonders gut zur Erhöhung der Meßgenauigkeit spezieller Verfahren wie der Densitometrie zur Lösung osteologischer Fragestellungen.

Literatur

Konermann H (1971) Quantitative Bestimmung der Materialverteilung nach Röntgenbildern des Knochens mit einer neuen fotografischen Methode. Z Anat 134:13–48
von Mallek D, Koebke J, Mockenhaupt J (1992) Farbige Röntgenbilder zur differenzierten Darstellung der Stützgewebe. Osteologie 1:106–113

Analoge und digitale Röntgenbilder
in stoffcharakteristischer Mischfarbenkodierung

D. E. H. von Mallek, J. Mockenhaupt, G. M. Sprinzl und J. Koebke

Zentrum für Anatomie der Universität zu Köln, Joseph-Stelzmann-Straße 9, D-50931 Köln

Einleitung

Röntgenstrahlung weist in Abhängigkeit ihrer Frequenz unterschiedliche Fähigkeiten bezüglich ihrer Transmission in verschiedenen Materialien auf. Diese Tatsache wird mitunter zur Verbesserung der radiologischen Aufnahmetechnik herangezogen. Hierzu werden selektiv Anteile des Röntgenspektrums gewonnen, welche zur Herstellung einzelner Schwarz-Weiß Aufnahmen mit unterschiedlicher Detailzeichnung dienen. Nach Einfärbung dieser Teilaufnahmen mit Grundfarben und deckungsgleicher Übereinanderlegung entstehen durch subtraktive und additive Farbmischung farbige Röntgenaufnahmen, deren Farbmischverhältnis stoffspezifisch ist.

Die Gewinnung der Spektralanteile kann durch Variation der Röhrenbetriebsspannung (Donovan 1951), durch Einbringen von Metallfiltern zwischen zwei Filme (Schober u. Munker 1963) oder durch Filterung der Röhrenstrahlung durch verschiedene Metallfilter (Katz et al. 1966) erfolgen.

Die vorliegende Untersuchung versucht durch Kombination von Filterung und Hochspannungsvariation sowie der Verwendung niederenergetischer Strahlung die Aufnahmetechnik für kleine und dünne Untersuchungsmaterialien zu verbessern. Fernen sollen die Farbröntgenbilder analog auf Color-Fotopapier und digital mit Hilfe eines Bildverarbeitungssystems angefertigt werden sowie ein Methodenvergleich mit konventioneller Radiografie und Computertomografie erfolgen.

Material und Methode

Für die Untersuchungen wird die Strahlung einer luftgekühlten Molybdänröntgenröhre (Leybold, Köln) verwendet. Zunächst werden zur Kontrolle der Filterwirkung auf das Röntgenspektrum einerseits und der materialspezifischen Absorption im Untersuchungsgut (Knochen, Knorpelgewebe) andererseits nach der Braggschen Methode Röntgenabsorptionsspektren angefertigt.

Die Gewinnung der Röntgenspektralanteile zur Radiografie erfolgt bei 42 kV/l mA unter Kupfer- (0,07 mm) und bei 21 kV/l mA unter Zirkon-Filterung (0,05 mm). Hiermit werden Röntgenaufnahmen eines 1 mm dicken Patellaschnittes und eines 2 mm dicken Radiuskopfschnittes angefertigt, wobei die Materialabhängigkeit der Absorption in unterschiedlichen Grauwertdifferenzen korrespondierender Bilddetails zum Ausdruck kommt. Diese werden mit Äquidensitenaufnahmen dokumentiert.

Die farbigen Aufnahmen werden analog durch Übereinanderprojektion (Zirkon = blau; Kupfer = rot) und digital im Bildverarbeitungssystem (VaPorIAS), Mockenhaupt, Köln) mit verschiedenen Farben hergestellt.

Ferner werden zum Vergleich konventionelle Röntgenaufnahmen (65 kV, 20 mA) auf feinzeichnendem Materialprüffilm (Cronex NTD, Dupont) und Computertomografien der Präparate angefertigt.

Ergebnisse und Diskussion

Das Röntgenspektrum der ungefilterten Strahlung zeigt sowohl die kontinuierliche Bremsstrahlung, als auch die zwei Maxima der charakteristischen Emissionslinien. Die Absorptionsspektren für Knochen– (...) und Knorpelmaterial (---) weisen auf eine relative Betonung der kurzwelligen Komponente für Knochenmaterial auf (Abb. 1). Die Metallfilterwirkung auf das Normalspektrum stellt sich bei Kupfer als Unterdrückung der langwelligen und bei Zirkon der kurzwelligen Spektralanteile dar. Die Röntgenaufnahmen des Radiusschnittes zeigen im Vergleich Unterschiede dahingehend, daß nach Zirkon-Filterung (Abb. 2a) ein wesentlich höherer Grauwertumfang festzustellen ist als nach Kupfer-Filterung (Abb. 2b). Auch anhand der Äquidensitenaufnahmen wird dies offensichtlich. Die Grauwerte des Knochens verändern sich stärker als die des Knorpels.

Durch farbige Übereinanderprojektion der beiden Teilaufnahmen entsteht entsprechend den stoffcharakteristischen Grauwertdifferenzen korrespondierender Bilddetails eine farbige Röntgenaufnahme mit Mischfarbencodierung. Auch die digitalen Farbröntgenaufnahmen erlauben eine qualitative Differenzierung anhand der Mischfarben, wobei hierbei ein erhöhter Kontrast festzustellen ist. Im Vergleich zur

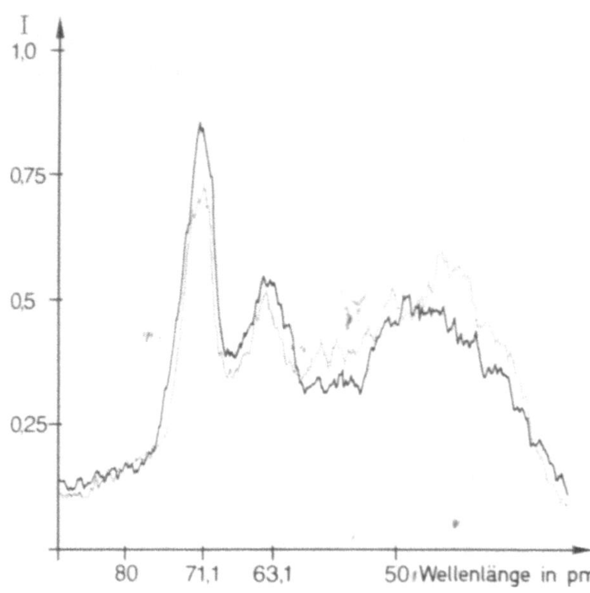

Abb. 1. Röntgenabsorptionsspektren für Knochenmaterial (...) und Knorpelgewebe (---). Die Absorptionsdifferenz der beiden Materialien in Abhängigkeit der Wellenlänge der Röntgenstrahlung ist deutlich zu erkennen. Für Knochenmaterial besteht eine Betonung der kurzwelligen Spektralanteile

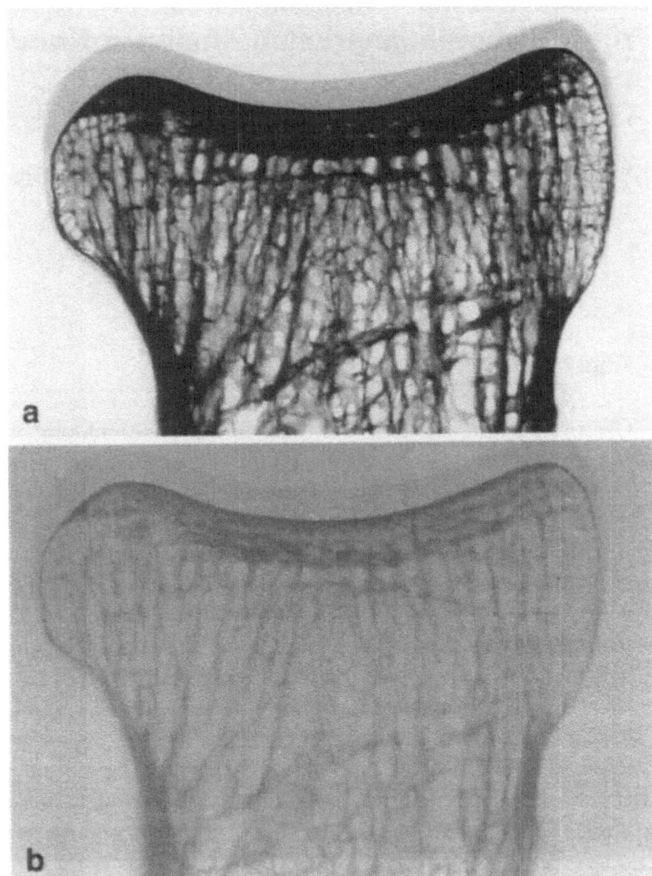

Abb. 2 a, b. Röntgenaufnahme nach Filterung der Strahlung durch **(a)** Zirkonblech (0,05 mm) bei 21 kV/1 mA und nach Filterung der Strahlung durch **(b)** Kupferblech (0,07 mm) bei 42 kV/1 mA

konventionellen Radiografie und zur Computertomografie sind die analogen und digitalen Farbröntgenbilder durch einen höheren Kontrast und die Möglichkeit der stofflich selektiven Darstellung charakterisiert, wodurch der Informationsgehalt dieser Aufnahmen einen beträchtlichen Zuwachs erfährt.

Literatur

Donovan GE (1951) Radiography in colour. The Lancet 260:832–833
Katz JL, Prins HR, Billmeyer FW (1966) Investigations in colored radiography. Am J Roentgenol 98:966–978
Schober H, Munker H (1963) Möglichkeiten und Grenzen der Röntgenfarbfotographie. Röntgenbl 16:321–328

Osteocalcin und Phosphatasen im Serum in Beziehung zur histomorphometrisch bestimmten Knochenumbauaktivität

G. Lehmann und K. Abendroth

Klinik Innere Medizin IV, Friedrich-Schiller-Universität Jena, Erlanger Allee 101, D-07747 Jena

Einleitung

Osteocalcin gilt als Indikator der Knochenneubildung bzw. als Osteoblasten-Leistungsparameter. Osteocalcin soll in dieser Eigenschaft sensibler und spezifischer sein als die alkalische Phosphatase und ihr knochenspezifisches Isoenzym. Die Zunahme der Knochendichte unter einer Osteoporose-Behandlung verbunden mit einem Anstieg der Osteocalcinkonzentration im Serum wird als indirekter Beweis der Steigerung der Osteoblasten-Aktivität angesehen. Fehlt eine solche Reaktion, wird eine mangelhafte Blastenaktivierung angenommen. Unsere Erfahrungen in der täglichen Praxis mit der Behandlung der Osteoporosen kann diese Angaben nicht in vollem Umfang bestätigen. Wir haben deshalb bei 126 Osteoporose-Patienten parallel zur diagnostischen Knochenbiopsie und der Bestimmung statischer sowie dynamischer histomorphometrischer Parameter des Knochenumbaues auch die Phosphatasen, das Osteocalcin und das Parathormon bestimmt. Die histomorphometrisch gemessenen Knochenumbau-Parameter werden nicht in jedem Falle und in vollem Umfang durch die analysierten Laborparameter widergegeben.

Material und Methoden

126 unentkalkte Beckenkammbioptate von Osteoporose-Patienten wurden mit dem Zählnetz nach MERZ bzw. mit einem Okularmicrometer histomorphometrisch nach den Prinzipien von DELLING vermessen. Aus dem Analyseprogramm fanden für diese Studie Verwendung: Die Osteoidoberfläche als Anteil der Endostoberfläche, der mit Blasten besetzte Endostoberflächenanteil, der mit Tetrazyklin markierte Endostoberflächenanteil, die Mineralappositionsrate (Abstand zwischen 2 Tetrazyklinmarken), der mit Howship'schen Lakunen besetzte Endostoberflächenanteil, die Zahl der Osteoklasten.

Von allen Patienten wurde im zeitlichen Zusammenhang mit der Knochenbiopsie morgens nüchtern Venenblut entnommen, noch spätestens 60 Minuten abzentrifugiert, im Kühlschrank aufbewahrt bis zur weiteren Analyse von:

- alkalischer Phosphatase – APH (kinetischer Farbtest, pH 10,4),
- Knochenisoenzym der APH (Phenylalaninhemmung),
- saure Phosphatase – SPH (kinetischer Farbtest, pH 4,8),

- Knochenisoenzym der SPH nach Tartrathemmung,
- intaktes Parathormon (Kit von Nichols),
- Osteocalcin (Kit von Henning).

Die Auswertung erfolgte nach Gruppenbildung entsprechend der Osteocalcinkonzentration im Serum in den Schritten:

- extrem niedrige Osteocalcinwerte	- <3,0 ng/ml,
- verminderte Osteocalcinkonzentration	- 3,0–5,0 ng/ml,
- niedrig-normale Osteocalcinwerte	- 5,0–7,0 ng/ml,
- mittlere, normale Osteocalcinwerte	- 7,0–9,0 ng/ml,
- hoch normale Osteocalcinwerte	- 9,0–12 ng/ml,
- erhöhte Osteocalcinkonzentration	- >12,0 ng/ml

Die Mittelwerte der Gruppen ergeben entsprechende Beziehungen. Die statistischen Auswertungen bestanden aus den Minimal-, Maximal, und Mittelwerten, der Varianz und der Standardabweichung, dem T-Test, der Korrelationsmatrix und die Korrelationswahrscheinlichkeit sowie der Regression.

Ergebnisse

Die Mittelwerte der histomorphometrischen Knochenanbauparameter in den 6 verschiedenen Osteocalcinbereichen werden verglichen. Ein dem Osteocalcin parallel verlaufender Anstieg ist für die Werte der Osteoblasten und für die der Tetrazyklin markierten Oberfläche am deutlichsten zu beobachten. Ein eher gegensinniges Verhalten im Vergleich zum Osteocalcin zeigt die Mineralappositionsrate. Insgesamt auffällig sind die meist höheren histomorphometrischen Werte in der Gruppe der extrem niedrigen Osteocalcin-Konzentration.

Die Ergebnisse dieses Analyseverfahrens für die Phosphatasen und das Parathormon im Vergleich zum Osteocalcin sind unterschiedlich. Erhöhte Osteocalcinkonzentrationen sind bei allen untersuchten Laborparametern auch mit den höchsten Mittelwerten verbunden. Ein den Osteocalcingruppen weniger paralleles Verhalten zeigen erwartungsgemäß Mittelwerte des Parathormons.

Einzelwertanalyse in Beziehung zum Osteocalcin:

Die Oberflächenanteile am Endost mit Osteoid und mit Osteoblasten (OSB) zeigen im Vergleich zur Osteocalcin-Konzentration eine eindeutig ansteigende Regressionsgerade. Doch bei Berücksichtigung der Normbereiche liegen mehr als ein Drittel der histomorphometrischen Meßwerte discordant zu den entsprechenden Osteocalcinwerten. Korrelationskoeffizient und R-Wert unterstreichen die wenig sicheren Beziehungen.

Die Werte für die Tetrazyklin markierten Oberflächenanteile verhalten sich im Bezug zum Osteocalcin ähnlich wie die der Osteoidoberfläche (OS).

Etwas überraschend ist das Ergebnis beim Vergleich von Osteocalcinwerten mit der Mineralappositionsrate (MAR). Es ergeben sich hier eine leicht negative Regressionsgerade und ein negativer Korrelationskoeffizient.

Die histomorphometrischen Einzelwerte des Knochenabbaues zeigen für die endostale Abbauoberfläche (ABB) im Vergleich zum Osteocalcin eine negative Regressionsgerade und eine positive für die Beziehung des Osteocalcins zur Zahl der Osteoklasten (KL).

Die Einzelwertdarstellung für die beiden alkalischen Phosphatasen in Beziehung zum Osteocalcinwert bietet relativ steil ansteigende Regressionsgeraden. Unter Berücksichtigung der Normalbereiche finden sich aber auch hier etwa $^1/_3$ discordante Einzelwerte zwischen den alkalischen Phosphatasen und Osteocalcin.

Die Analyse der Einzelwerte der beiden sauren Phospatasen zeigt im Vergleich zur Osteocalcinkonzentration ähnliche Verhältnisse wie bei den alkalischen Phosphatasen, wenn auch mit geringerer Streuung.

Statistische Analyse

Aus den Tabellen sind Minimal- und Maximalwert, Mittelwert, Varianz und Standardabweichung für alle analysierten Parameter zu entnehmen. Es wird deutlich, daß eine große Meßwertbreite sowohl den Normalbereich als auch den eindeutig pathologischen Bereich nach oben und nach unten umfaßt. Die Korrelationsmatrix (K) zeigt die für das Osteocalcin und die Phosphatasen doch recht mäßige Häufigkeit der Beziehungen dieser Parameter zu den Meßwerten der Histomorphometrie an. Dabei zeigt das Osteocalcin von den analysierten Parametern nach dem Knochenisoenzym der sauren Phosphatase den schlechtesten Wert an. Die Korrelationswahrscheinlichkeit (T) bringt für die histomorphometrischen Parameter in Beziehung zu den Laborparametern nur für die Tetrazyklin markierte Oberfläche (OTCS) zu den Phosphatasen eine relativ sichere Aussage. Die abschließende Betrachtung der R-Werte verdeutlicht noch einmal die verhältnismäßig magere statistisch zu sichernde Beziehung der histomorphometrischen Umbauparameter zu den entsprechenden Laborparametern. Allein die Tetrazyklin markierte Oberfläche läßt eine sichere aber mäßig häufige Beziehung (zwischen 31 und 43%) erkennen. Saure und alkalische Phosphatase unterscheiden sich in der Aussagerichtung (zur mineralisierenden Oberfläche) nicht. Der Abbau ist durch Laborparameter praktisch nicht zu identifizieren (Tabelle 1).

Tabelle 1. Korrelationswahrscheinlichkeit P = 0,99 bzw. 99% für alle Parameter, R = >0

	PTH	OS	OSB	ABB	KL	OTCS	MAR	APH	APHK	OC	SPTF	SPC	
	0	0	0	0	0	0	0	0	0	0	0	0	PTH
	0	0	0,52	0	0	0	0	0	0	0	0	0	OS
	0	0,52	0	0,38	0,47	0	0	0	0	0	0	0	OSB
	0	0	0,38	0	0,63	0	0	0	0	0	0	0	ABB
	0	0	0,47	0,63	0	0	0	0	0,28	0	0	0	KL
R =	0	0	0	0	0	0	0	0,36	0,43	0,31	0	0,33	OTCS
	0	0	0	0	0	0	0	0	0	0	0	0	MAR
	0	0	0	0	0	0,36	0	0	0,75	0,48	0,33	0,53	APH
	0	0	0	0	0,28	0,43	0	0,75	0	0,49	0,42	0,53	APHK
	0	0	0	0	0	0,31	0	0,48	0,48	0	0,31	0,35	OC
	0	0	0	0	0	0	0	0,33	0,33	0,31	0	0,64	SPTF
	0	0	0	0	0	0,33	0	0,53	0,53	0,35	0,64	0	SPC

OSB = Osteoblasten, OS = Osteoid-Oberfläche, ABB = Abbau, KL = Osteoklasten, MAR = Mineralappositionsrate.

Schlußfolgerungen

Die statischen Parameter des Knochenumbaues erfahren durch die untersuchten Laborparameter der Phosphatasen und des Osteocalcins statistisch keine sichere Repräsentanz.

Nur die Tetrazyklin markierte Endostoberfläche als dynamischer Parameter der Knochenneubildung zeigt eine gute, wenn auch wenig häufige Korrelation zu den Phosphatasen und zum Osteocalcin.

Das Osteocalcin ist in seiner Vorhersagekraft für histomorphometrische Veränderungen im von uns eingesetzten Verfahren der alkalischen Phosphatase und ihrem Knochenisoenzym unterlegen.

Das unerwartet schlechte Ergebnis für die Beziehungen von Osteocalcin zu histomorphometrischen Parametern des Knochenanbaues könnte einmal durch Störungen in der präanalytischen Phase, bei der Gewinnung der Serumproben, bedingt sein. Trotz Einhaltung der Abnahme-und Verarbeitungsbedingungen sind Fehler hier nicht immer ausschließbar. Zum anderen sind die Beziehungen der histomorphometrisch ermittelten Zahlen für die Osteoblasten auch zur alkalischen Phosphatase nicht viel besser. Die höchste Korrelation wird ohnehin zur aktiven, mineralisierenden Oberfläche gefunden, also zu morphologisch nicht unmittelbar mit der Osteoblastenzahl in Verbindung stehenden Strukturen. Weitere Analysen sind hier notwendig. Alle in diese Untersuchung einbezogenen Laborparameter des Knochenumbaues geben entsprechende, morphometrisch ermittelte Daten nur sehr unvollständig wieder. Die diagnostische Wertigkeit für den Einzelfall ist deshalb unsicher.

Untersuchung zur Schmerzreaktion:
Unterschiede in der psychophysiologischen Schmerzreaktion von gesunden Versuchspersonen und Patienten mit Rückenschmerzen

W. Neumann, N. Schmitz, H. Seelbach, J. Kugler und G. Krüskemper

Abteilung für Medizinische Psychologie, Ruhr-Universität Bochum, Universitätsstr. 150, D-44801 Bochum

Einleitung

Die Atemfrequenz ist eine wichtige Komponente in der Schmerzreaktion. Eine Untersuchung dieses psychophysiologischen Parameters kann zum einen Aufschluß über die Belastung chronisch Kranker geben, zum anderen die Grundlage für die Entwicklung von Interventionen in der Schmerztherapie sein (vergl. Seelbach, H.; Kugler, J.; Neumann, W.; 1993).

Untersucht werden sollte die Frage, ob es Unterschiede in der Schmerzreaktion bei gesunden Versuchspersonen und Patienten mit chronischem Rückenschmerz gibt. In der Studie gingen wir der Frage nach,

- ob die beiden Gruppen sich in der Wahrnehmung eines klar definierten Schmerzreizes unterscheiden und
- ob es Unterschiede in der Atemfrequenz während der Schmerzreizung gibt.

Methode

Fünfundzwanzig gesunde Probanden und fünfundzwanzig Patienten mit chronischen Rückenschmerzen wurden im psychophysiologischen Labor während drei Sitzungen gemessen. Jede Sitzung war geteilt in drei Minuten Baseline, den Zeitraum, während dessen sie den Schmerzreiz erhielten, und drei Minuten Nachbaseline. Die Probanden waren instruiert worden, mittels eines Signalgebers die Schmerzschwelle anzuzeigen und die Schmerzreizung abzubrechen, wenn die Schmerztoleranz erreicht ist. Als Schmerzreiz wurde ein Druckreiz auf den Ringfinger der rechten Hand, auf die Mittelphalanx des Mittelgliedes appliziert (vergl. Göbel, H.; Westphal, W.; 1989).

Ergebnisse

In Abb. 1 ist der Vergleich der Schmerzschwellen zwischen den gesunden Probanden und den Rückenschmerzpatienten zu den drei Messzeitpunkten T1 bis T3 dargestellt. Es zeigt sich, daß die Patienten eine signifikant geringere Schmerzschwelle haben, das heißt sie signalisieren früher, daß sie den Druck als Schmerz wahrnehmen.

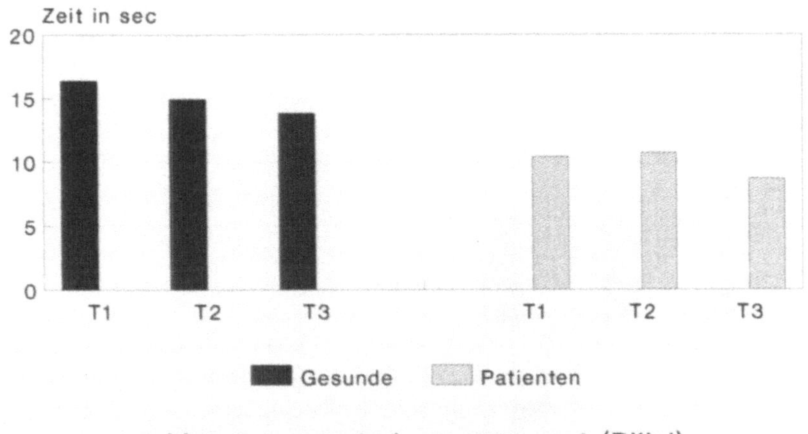

Abb. 1. Schmerzschwelle, gesunde Probanden und Patienten mit chronischen Rückenschmerzen

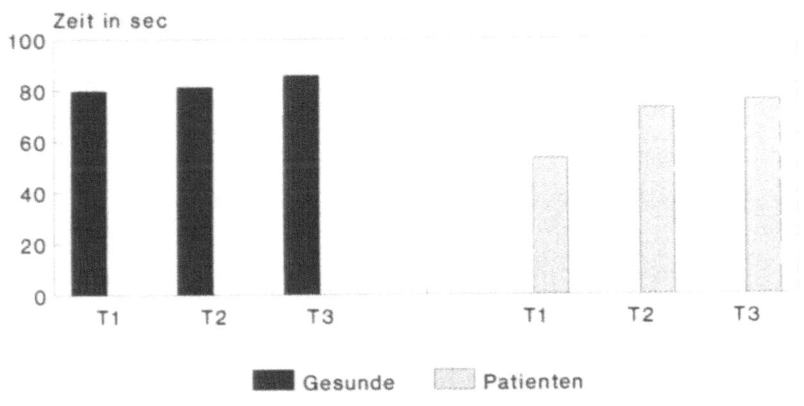

Abb. 2. Schmerztoleranz, gesunde Probanden und Patienten mit chronischen Rückenschmerzen

Bei den gesunden Probanden führt die wiederholte Schmerzreizung zu einer Sensibilisierung über die drei Meßzeitpunkte.

In der Abb. 2 ist die Schmerztoleranz für beide Gruppen angegeben. Die statistische Analyse ergibt keinen Gruppeneffekt für die Schmerztoleranz.

Abbildung 3 gibt den Vergleich der Atemfrequenz zwischen den gesunden Probanden und den Patienten während der Baselineerhebung wieder. Es zeigt sich kein signifikanter Unterschied zwischen den beiden Gruppen während der Baseline.

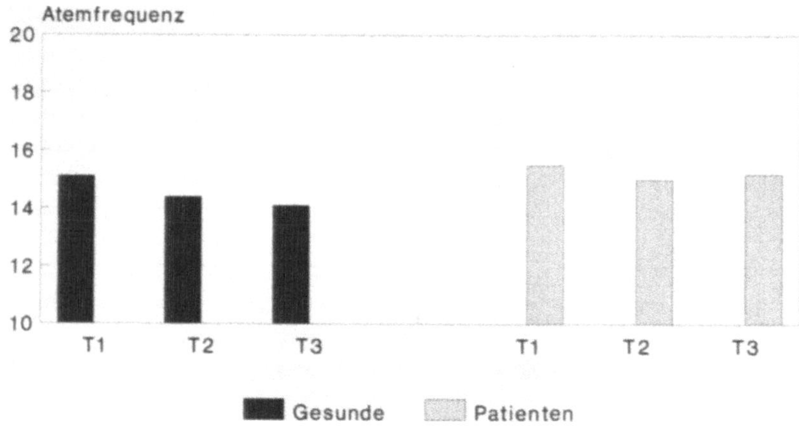

Abb. 3. Atemfrequenz (Baseline), gesunde Probanden und Patienten mit chronischen Rükkenschmerzen

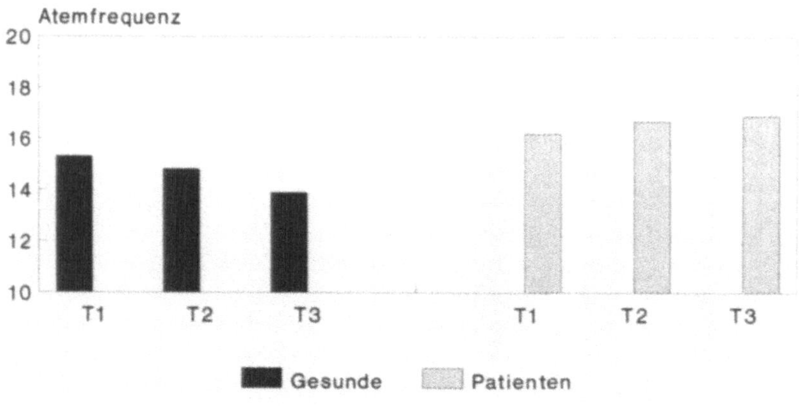

Abb. 4. Atemfrequenz (Schmerztoleranz), gesunde Probanden und Patienten mit chronischen Rückenschmerzen

In der Abb. 4 sind die Werte der Atemfrequenz der beiden Untersuchungsgruppen für die Zeit der Schmerzreizung, die Schmerztoleranz, angegeben. Während die Werte der gesunden Probanden über die drei Meßzeitpunkte abfallen, steigen die schon erhöhten Werte der Patienten mit chronischem Rückenschmerz über die drei Meßzeitpunkte an. Die statistische Analyse zeigt einen signifikanten Effekt.

Diskussion

Der Vergleich einer Gruppe von gesunden Probanden mit Patienten mit chronischen Rückenschmerzen bezüglich ihrer Schmerzwahrnehmung und der psychophysiologischen Reaktion auf einen Druckschmerz zeigt, daß die Patienten auf der Grundlage ihrer ständigen Schmerzerfahrungen auf den Schmerzreiz sensibler reagieren als die gesunden Versuchspersonen. Die Schmerzschwelle ist signifikant erniedrigt und die Atemfrequenz während der Schmerzreizung signifikant erhöht. Die Atemfrequenz ist ein bedeutender Indikator für die Schmerzreaktion. Versuche, die Atmung in Copingstrategien einzubeziehen, zeigen positive Ergebnisse (Neumann, W.; Schneiders, K.; Debbelt, P.; Krüskemper, G. M., 1991).

Literatur

Flor H (1991) Psychobiologie des Schmerzes. Huber, Bern Göttingen Toronto
Göbel H, Westphal W (1989) Experimentelle Schmerzinduktion im algesimetrischen Humanversuch. Der Schmerz 3:85–93
Neumann W, Schneiders K, Debbelt P, Krüskemper GM (1991) Schmerzbewältigungstraining bei Orthopädie-Patienten. Bochumer Bericht zur Medizinischen Psychologie Nr. 2
Seelbach H, Kugler J, Neumann W (1993) Rheuma – Schmerz – Psyche. Huber, Bern Göttingen Toronto

Automatische Kompaktaanalyse zur Speziesdifferenzierung: Intraindividuelle Variationen

K.-H. Schiwy-Bochat

Institut für Rechtsmedizin, RWTH Aachen, Pauwelsstr. 30, D-52074 Aachen

Einleitung

Die histologische Speziesdifferenzierung bei Knochenfunden erfordert zur Erreichung der für forensische Fragestellungen notwendigen Aussagesicherheit oftmals die quantitative, histomorphometrische Analyse der Knochenkompakta. Im Gegensatz zur bisherigen Praxis, dabei „manuell" die Havers'schen Kanäle zu vermessen und zu vergleichen [1, 2], wollen wir die Vorteile der automatischen Bildanalyse nutzen, nämlich Erfassung statistischer, geometrischer, topologischer und photometrischer Merkmale zur Erstellung einer umfangreichen „Knochenbibliothek", welche das Datenmaterial für unterschiedlichste forensische Fragestellungen (Artdiagnose, Körpergröße, Geschlecht, age-at-death, age-since-death) liefern kann. Um die bei guten histologischen Präparaten gegebene einfache und schnelle Objektidentifizierung und -messung zu gewährleisten, die Fehlerquelle einer subjektiv geprägten Objektauswahl von seiten des Untersuchers zu vermeiden und um die architektonisch prägenden Einflüsse auch anderer Hohlräume mitzuerfassen, wurde die Messung auf alle Hohlraumbildungen (mti Ausnahme der Osteozytenlakunen) und nicht nur die des Havers'schen Systems ausgedehnt. Es sollte nun überprüft werden, ob intraindividuelle Variationen der histologischen Knochenstruktur, abhängig von unterschiedlich belasteten Entnahmeorten, einen wesentlichen Einfluß auf die diskriminierende Potenz der Objektparameter haben können.

Material und Methode

Bei Sektionsfällen wurden senkrecht zur Längsachse orientierte Querschnittsscheiben aus der Schaftmitte von Tibia, Humerus und Clavicula entnommen, mazeriert, in Methacrylat eingebettet, geschliffen und nach KOSSA gefärbt. Die Auswertung erfolgte mit dem Bildanalysesystem VIDAS (Kontron). Alle Hohlräume der Kompakta mit Ausnahme der Osteozytenlakunen wurden nach interaktiver Bildrestaurierung als Objekt erfaßt und vermessen. Zur Objektivierung intraindividueller Variationen wurden die einfachen stereologischen Parameter AREA (Objektfläche), PERIM (Objektumfang), FCIRCLE (ein Formfaktor, der für Kreise gegen 1 und für langgezogene Objekte gegen 0 geht) sowie der numerische Index NI (Objektzahl pro Referenzfläche) verwendet.

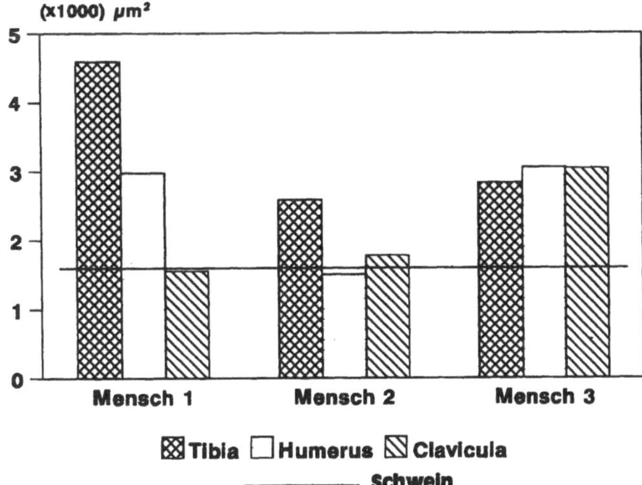

Abb. 1. Area

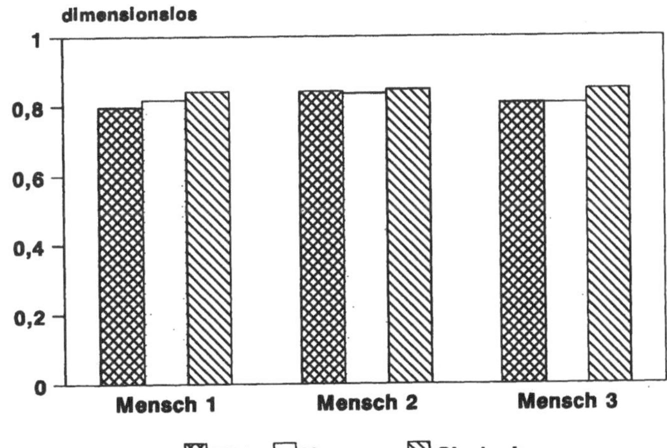

Abb. 2. Fcircle

Ergebnisse

In den Abb. 1–3 sind die Ergebnisse bezüglich AREA, FCIRCLE und NI exemplarisch vorgestellt. Die Objektflächen können, wie in Fall 1 erhebliche intraindividuelle Variationen aufweisen. Diese sind aber nicht obligat (siehe Fall 3). Der Formfaktor FCIRCLE zeigt bei allen bisher kontersuchten Fällen keine wesentlichen Schwankungen und liegt um 0,8. Der Numerische Index NI kann ebenfalls in Ahängigkeit vom Entnahmeort teils erheblich differieren. Die gleichartige Verteilung der Werte, wie sie Grafik 3 zeigt, ist nur zufällig und durch die Auswahl der Fälle im Hinblick auf die Objektflächen entstanden.

In Vorversuchen wurden zur Prüfung relevanter Parameter bereits Tibien von Mensch, Schwein, Schaf und Hund untersucht (3). Dabei fanden sich bei Schweinen

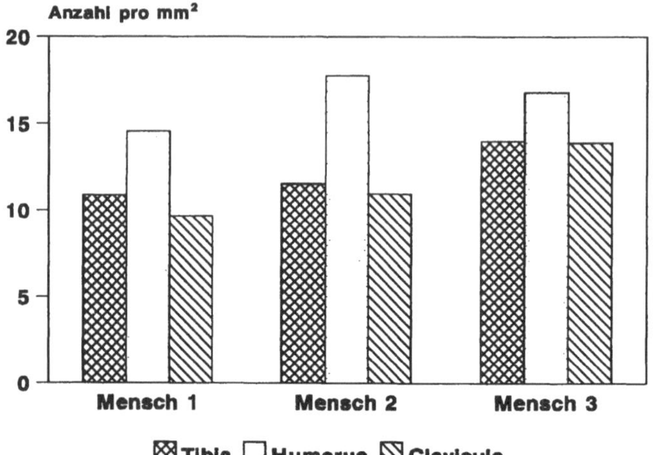

Abb. 3. Ni

Objektflächenwerte bis 1600 mm2. Ein Vergleich mit den hier vorgestellten Fällen (Grafik 1) zeigt, daß durch die intraindividuellen Schwankungen für den Parameter AREA Überlappungen entstehen können, welche die Aussagesicherheit wesentlich beeinträchtigen. Der Formfaktor FCIRCLE ist trotz nur kleinen Schwankungen als alleiniger diskriminierender Faktor nicht geeignet, da hier bereits Überschneidungen mit Werten von Hunden gefunden wurden. Der vorläufig sicherste diskriminierende Wert ist NI, der trotz Schwankungen noch nicht über 20 gefunden wurde. Alle bisher untersuchten Tiere zeigen Werte nicht unter 35.

Schlußfolgerungen

1. Die Objektfläche AREA kann teils erheblichen intraindividuellen Schwankungen unterliegen und ist als alleiniger diskriminierender Parameter nicht geeignet.

2. Der nach den bisherigen Messungen am schärfsten diskriminierende Parameter ist der Numerische Index NI, welcher die Objektzahl pro Referenzfläche beschreibt.

3. Intraindividuelle Variationen der histomorphometrischen Parameter bedürfen zur Erstellung von Referenzdaten für die forensische Praxis weiterhin eines besonderen Augenmerkes.

Literatur

1. Jowsey J (1966) Studies of Haversian system in man and some animals. J Anat 100:857–864
2. Rämsch St, Hauser R (1963) Vergleichende Untersuchungen der Havers'schen Kanäle zwischen Menschen und Haustieren. Arch Kriminol 131:74–87
3. Schiwy-Bochat K-H (in Vorbereitung) Automatische Kompaktaanalyse zur Speziesdifferenzierung. Verhandlungsband der 7. Jahrestagung der DGO 1992

Immunhistochemisches Verteilungsmuster verschiedener Kollagentypen bei benignen und malignen Knorpeltumoren

A. Nerlich[1], I. Wiest[1], K. Remberger[2] und K. von der Mark[3]

[1] Pathologisches Institut, Universität München, Thalkirchnerstr. 36, D-80337 München
[2] Pathologisches Institut, Universität des Saarlandes, D-66424 Homburg/Saar
[3] Max-Planck Arbeitsgruppe für Rheumatologie, Universtität Erlangen-Nürnberg, Schwabachanlage 10, D-91954 Erlangen

Einleitung

Knorpelgewebe besitzt eine typische Grundsubstanz, die neben reichlich Proteoglykanen aus einer kollagenen Matrix aufgebaut ist. Das im Knorpel vorkommende Kollagen zeigt dabei im Rahmen des Kollagenpolymorphismus eine spezifische Zusammensetzung. Insbesondere die Kollagene II, IX und XI kommen dabei ausschließlich im Knorpelgewebe vor. Das Kollagen X konnte als spezifische Komponente des hypertrophen Knorpels lokalisiert werden [1]. Kollagen VI kommt im normalen Knorpel in perizellulärer, territorialer Lage vor. Demgegenüber sind die Kollagene I, III und V im normalen Knorpel nicht nachweisbar, das Kollagen IV ist selektiv in Basalmembranen lokalisiert.

Ziel der vorliegenden Untersuchungen war es, das Verteilungsmuster der Kollagene I, II, III, IV, V, VI und X in verschiedenen benignen und malignen Knorpeltumoren zu überprüfen, um mögliche Hinweise auf Unterschiede in der Differenzierungsrichtung dieser Tumoren zu erhalten.

Material und Methoden

Wir untersuchten je 4 Ek- und Enchondrome, jeweils 3 Chondroblastome und Chondromyxoidfibrome und 16 Chondrosarkome unterschiedlichen Differenzierungsgrades. Alle Tumoren waren aufgrund ihrer Lokalisation, des Röntgenbefundes und ihres histologischen Bildes klassifiziert worden. Paraffin-eingebettetes Tumorgewebe wurde verwendet für die Anfertigung von histologischen Schnittpräparaten. Diese Schnitte wurden nach enzymatischer Vorbehandlung [s. 1, 2] mit monospezifischen Antikörpern behandelt, welche entsprechend bekannter Verfahren hergestellt worden waren [3]. Die Spezifität der Antikörper war durch ELISA-Testung ermittelt worden. Zur Darstellung der spezifischen Bindungsprodukte der Antikörper mit dem entsprechenden Gewebsantigen wurden die Nachweismethoden mit Avidin-Biotin-Komplexen (Peroxidase; [4]) oder mit der APAAP-Methode [5] angewandt.

Tabelle 1. Immunhistochemische Verteilungsmuster verschiedener Kollagentypen in benignen und malignen Knorpeltumoren

Kollagen	I	II	III	IV	V	VI	X
En-/Ek-Chondrome	–	++	–	–	+	+	+
Chondroblàstome	+/++	++	++	+	++	++	–
Chondromyxoidfibrome	(+)	++	+	++	++	++	–/+
Chondro-Sarkome G I	–	++	–	–	++	++	++
Chondro-Sarkome G II	–/(+)	+/++	+	–	++	++	–/++
Chondro-Sarkome G III	(+)	–/(+)	+/++	–	++	++	–
„myxoides Chondro-Sa."	–	–	+	–	+	+	–

Ergebnisse (s. Tabelle 1)

Ek- und Enchondrome

In den Ekchondromen (osteokartilaginäre Exostosen) konnte im Knorpelgewebe Kollagen II, sowie felderförmig auch z.T. ausgedehnt Kollagen X gefunden werden. Kollagen I lag nur im Knochengewebe und Perichondrium vor, die Kollagene III, V und VI waren endostal und periostal, Kollagen VI auch ausgedehnt perizellulär im chondroiden Gewebe nachweisbar. In den Enchondromen war ebenfalls Kollagen II homogen in der interterritorialen Matrix, perizellulär (territorial) Kollagen VI und fokal Kollagen X nachzuweisen. Das Kollagen X fand sich insbesondere in Zellarealen mit vergrößerten lakunären Zellen, die denen der fetalen Hypertrophiezone ähneln. Außerdem fanden sich einzelne Tumorabschnitte, in denen Kollagen III und gelegentlich sogar wenig Kollagen I nachgewiesen werden konnte. Kollagen V fand sich ausgedehnt perizellulär um die Tumor-Chondrozyten. Basalmembran-Kollagen IV konnte außer in der Endothel-Basalmembran von begleitenden Gefäßstrukturen nicht gefunden werden.

Chondroblastome und Chondromyxoidfibrome

Areale mit knorpeliger Grundsubstanz in Chondroblastomen und Chondromyxoidfibromen zeigten ebenfalls eine typische Kollagentypen-Verteilung mit reichlich Kollagen II und perizellulär Kollagen VI. Gelegentlich war auch Kollagen X in allerdings inkonstanter „fleckförmiger" Anfärbung zu beobachten. Die Kollagene I, III, IV und V waren hier nicht zu beobachten. In zellreichen, „blastemischen" Arealen, die bisweilen eingestreut nachzuweisen waren, hingegen konnte reichlich Kollagen III, V und VI und wenig Kollagen I nachgewiesen werden. Außerdem zeigten die meisten dieser Zellen eine perizelluläre Ablagerung eines feinen Kollagen IV-positiven Netzwerkes auf. Kollagen II oder X fanden sich hier nicht.

Chondro-Sarkome

Gut differenzierte Chondro-Sarkome zeigten ein Verteilungsmuster und einen Aufbau der Kollagen-Matrix wie die der Enchondrome. Hier konnte z.T. reichlich Kollagen X in unscharf begrenzten Feldern gefunden werden. Auch hier traten bisweilen die nicht-knorpel-typischen Kollagene I und III, in den meisten Arealen auch kräftige perizelluläre Kollagen V-Anfärbungen auf. In gering differenzierten Chondro-Sarkomen (einschl. dedifferenzierter Chondro-Sarkome) konnten in den spindelzelligen Tumorarealen keine Knorpel-spezifischen Kollagene (Typ II und X), hingegen wenig Kollagen I, III, V und VI gefunden werden. Eine perizelluläre Ablagerung von Basalmembran-Kollagen IV war nicht nachweisbar.

Diskussion

Unsere Befunde zeigen eine typische Expression von spezifischen Knorpelkollagenen in chondroid differenzierten Arealen benigner und maligner Knorpeltumoren. Zusätzlich – gleichsam als Zeichen eines Verlustes der gewebs-spezifischen Differenzierung – treten in (En-)chondromen und v.a. in Chondro-Sarkomen mit zunehmender Dedifferenzierung nicht-knorpel-typische Kollagene auf, bis in dedifferenzierten, spindelzelligen Chondro-Sarkomen keinerlei typische knorpelige Matrix-Differenzierung mehr nachweisbar ist. Diese spindelzelligen Tumorareale zeigen dementsprechend die typischen Kollagene der faserbildenden Matrix. Der Nachweis von perizellulärer netzwerk-artiger Ablagerung von Basalmembran-Kollagen IV in blastemischen Anteilen von Chondroblastomen und Chondromyoxoidfibromen weist auf eine enge histogenetische Verwandtschaft zwischen diesen beiden Tumorentitäten hin. Zudem deuten diese Befunde auf eine Differenzierung dieser Zellen als „aktivierte Fibroblasten" (mit Matrixproduktion und Basalmembran-Synthese; sog. „Myofibroblasten"), wie dies in einer Reihe von reaktiven und reparativen Prozessen beschrieben wurde [6, 7].

Literatur

1. Nerlich A, Kirsch T, Wiest I, Betz P, von der Mark K (1992) Localization of collagen X in human fetal and juvenile articular cartilage and bone. Histochem 98:275–281
2. Nerlich AG, Wiest I, von der Mark K (1993) Immunohistochemical analysis of interstitial collagens in cartilage of different stages of osteoarthrosis. Virch Arch Cell Pathol B, 63:249–256
3. Timpl R, Gay S, Wick G (1977) Antibodies to distinct types of collagens and procollagens and their application in immunohistology. J Immunol Meth 18:165–175
4. Hsu SM, Raine L, Fanger H (1981) A comparative study of the peroxidase-antiperoxidase method and an avidin-biotin complex method for studying polypeptide hormones with radioimmunoassay antibodies. Am J Clin Pathol 75:734–739
5. Cordell JL, Falini B, Erber WN, Ghosh AK, Adbulaziz Z, MacDonald S, Pulford AF, Stein H, Mason DY (1984) Immunoenzymatic labeling of monoclonal antibodies using immune complexes of alkaline phosphate and monoclonal antialkaline phosphatase. J Histochem Cytochem 32:219–225
6. Betz P, Nerlich A, Wilske J, Tübel J, Penning R, Eisenmenger W (1992) Time dependent appearance of myofibroblasts in granulation tissue of human skin wounds. Int J Legal Med 105:99–103
7. Nerlich A, Gonschior P, Wiest I, Mack B, Schleicher E, Höfling B (1993) Neue Aspekte zur Bedeutung von Zelldifferenzierung und extrazellulärer Matrixproduktion bei der Entstehung der arteriosklerotischen Intimafibrose. Perfusion, 7:271–276

Osteoide Neoplasie und ossäre Metaplasie.
Konvergenz oder Divergenz?*

A. Bosse, M. Krismann und K.-M. Müller

Institut für Pathologie, Berufsgenossenschaftliche Krankenanstalten Bergmannsheil, Universitätsklinik, Gilsingstr. 14, D-44789 Bochum 1

Einleitung

Das Tumorosteoid nimmt in der Definition des Osteosarkoms eine zentrale Stellung ein und umfaßt ein breites morphologisches Spektrum von massiver Osteoidbildung bis hin zur minimalen, nur fleckförmig nachweisbaren Knochenneubildung [1]. Diese abortive Osteoidproduktion ist oftmals differentialdiagnostisch schwer von Hyalin zu unterscheiden und kann zu der Fehldiagnose eines epithelialen Tumors führen, insbesondere, wenn nur wenig Biopsiematerial im Rahmen einer Feinnadelpunktion zur Verfügung steht [2]. Andererseits kann eine massive Osteoidneubildung zu Schwierigkeiten in der Abgrenzung zu gutartigen heterotopen Ossifikationen führen [3] oder zur Abgrenzung von anderen Sarkomen, die ebenfalls mit einer Knochenneubildung einhergehen können [4]. Aufgrund dieser differentialdiagnostischen Probleme stellt sich die Frage nach einer möglichen Phänotypisierung des Tumorosteoids bei Osteosarkomen. Wir untersuchten unter diesem Aspekt die Osteoidbildung in osteoblastischen Osteosarkomen, metaplastischen Knochenneubildungen und heterotopen Ossifikationen in Weichgewebsstrukturen.

Material und Methode

20 osteoblastische Osteosarkome, 20 metaplastische Knochenneubildungen und 20 heterotope Ossifikationen in Weichgewebsstrukturen wurden histomorphologisch untersucht. Es standen mit HE sowie nach Ladewig, Goldner, von Kossa und Elastica-van-Gieson gefärbte Präparate zur Verfügung. Ergänzend erfolgte eine immunhistochemische Untersuchung der Proliferationskinetik der heterotopen Ossifikation mit dem Marker PCNA nach einer modifizierten APAAP-Methode. Zur quantitativen Analyse des Mineralisationsstadiums der Osteoidstrukturen wurde die energiedispersive Röntgenmikroanalyse eingesetzt.

---

* Gefördert vom Verband der Berufsgenossenschaften in Bonn-St.Augustin

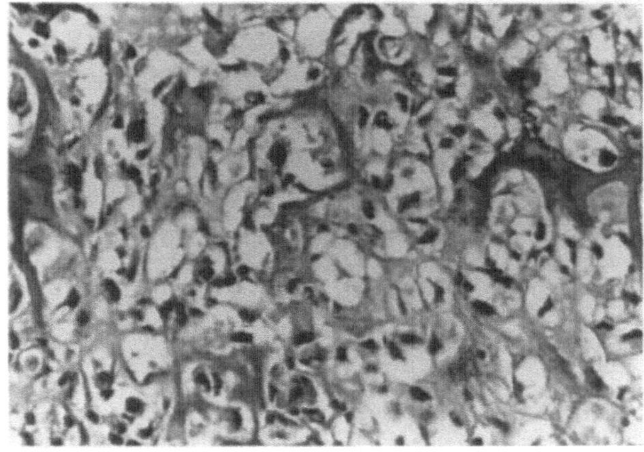

Abb. 1. Osteoblastisches Sarkom mit Kernpolymorphie und irregulärem Tumorosteoid (HE 560x)

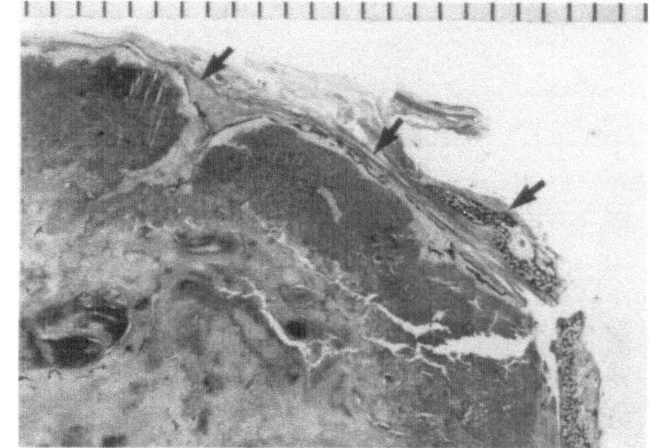

Abb. 2. Epitheloides Osteosarkom mit metaplastischer Knochenneubildung (*Pfeile*, EvG 3x)

Ergebnisse

Bei den Osteosarkomen fand sich ein variables morphologisches Spektrum der Osteoidbildung u.a. mit abortivem Osteoid mit hyalinem Aspekt (Abb. 1) und der Koexistenz von Tumor-Osteoid und ausgeprägter metaplastischer Knochenneubildung in der Randzone (Abb. 2). Durch die Kossa-Färbung läßt sich das sog. abortive Osteoid der Osteosarkome eindeutig als Frühphase der Mineralisation klassifizieren (Abb. 3). Dieser Befund wird durch die bei der EDX-Analyse der Osteoidstrukturen quantitativ nachweisbaren Unterschiede im Elementspektrum gestützt. Metaplastische Knochenneubildungen sind in der Regel plumper konfiguriert und in der Mehrzahl der Fälle eingebettet in eine mäßig zellreiches fibröses Stroma (Abb. 4).

Die Osteoblasten zeigen dabei im Gegensatz zu denen der Osteosarkome keine Atypien. Die heterotopen Ossifikationen der Weichteile weisen einen unterschiedlichen stadienhaften Verlauf mit filigranen Frühformen der Osteoidbildung bis hin

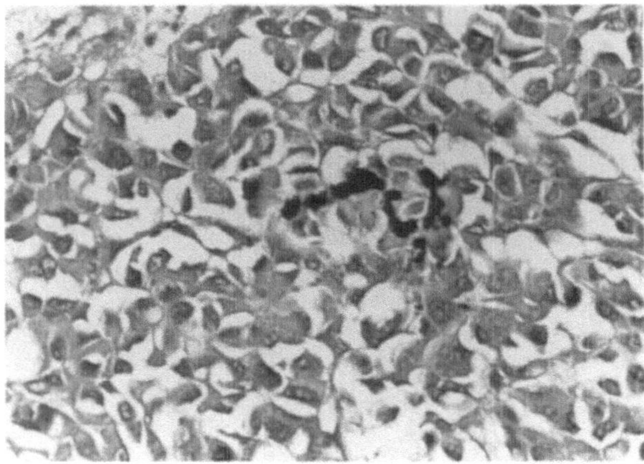

Abb. 3. Abortives Tumorosteoid in einem epitheloiden Osteosarkom (Kossa 560x)

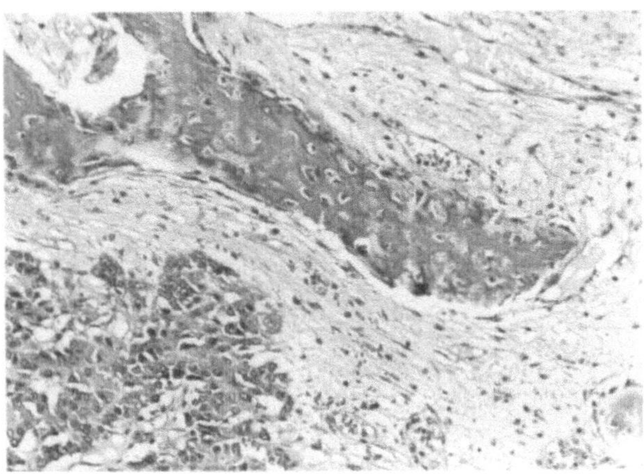

Abb. 4. Metaplastische Knochenneubildung eingebettet in ein zellarmes Stroma nachbarschaftlich Tumorzellverbände eines epitheloiden Osteosarkoms (HE 214x)

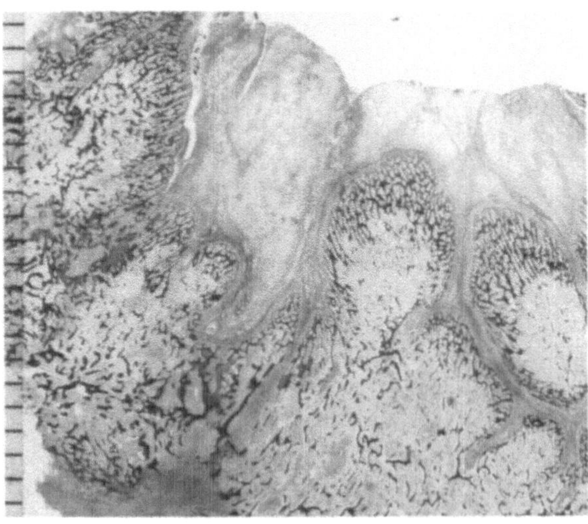

Abb. 5. Heterotope Ossifikation in einem Druckulcus eines Querschnittsgelähmten mit marginalen Proliferationszonen (EvG 3x)

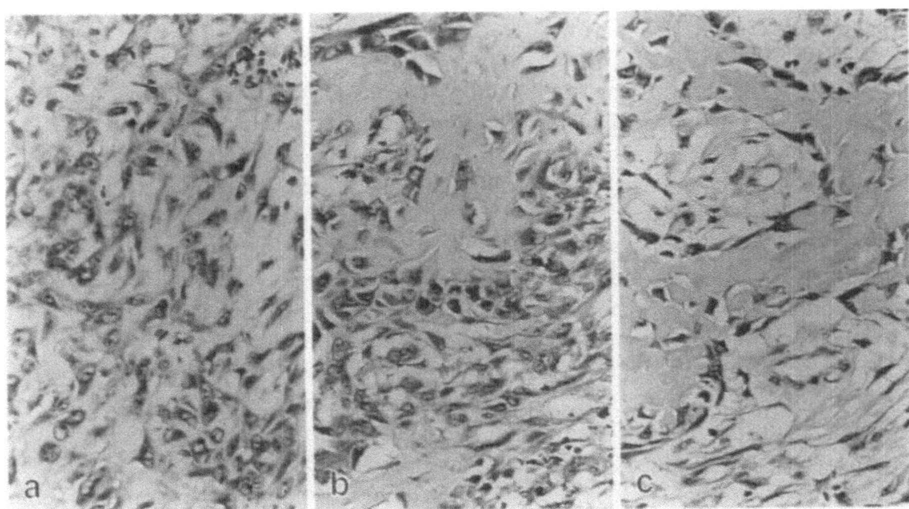

Abb. 6a–c. Stadienhafter Verlauf einer heterotopen Ossifikation. **a** Frühphase mit stark proliferierenden Präosteoblasten mit beginnender Osteoidbildung. **b** Früher Faserknochen mit zellreichem interspongiösem Raum und mehrreihigen kubischen Osteoblasten. **c** Ausreifungsphase mit schmalen Osteoblasten und mäßig zellreichem interspongiösem Raum (HE 214x)

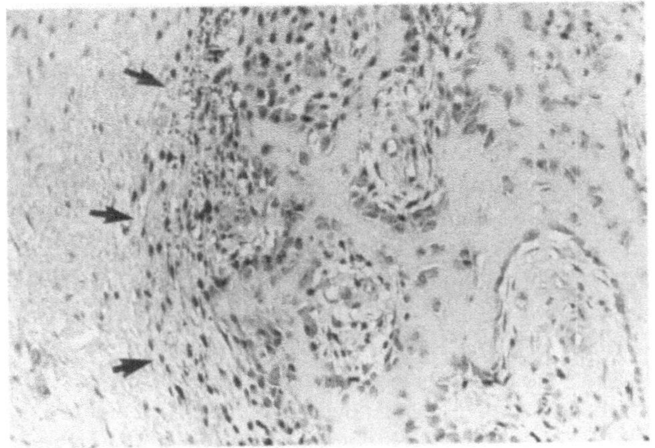

Abb. 7. Positive immunhistochemische Darstellung mit dem Proliferationsmarker PCNA in der marginalen Zone der Knochenneubildung, kaum positive Darstellung in den inneren Arealen (*Pfeile:* positiv markierte Präosteoblasten, APAAP 140x)

zum reifen Lamellenknochen auf (Abb. 5, Abb. 6a–c). Ausgeprägte Proliferationszonen mit osteosarkomatösem Aspekt sind in der Regel zu nachbarschaftlichen, gut definierbaren, Osteoprogenitorzellen angeordnet. Eine zentrifugale Ausreifung der heterotopen Ossifikation ist nur bedingt nachvollziehbar. Das Proliferationsmaximum findet sich in marginalen Zonen, was sich immunhistochemisch durch den stark positiven PCNA-Nachweis bestätigt (Abb. 7).

Diskussion

Die Frage nach einer tumorspezifischen Osteoidproduktion in der Abgrenzung zu gutartigen knochenbildenden Erkrankungen, ist nicht befriedigend geklärt [5, 6]. Die Frühphasen einer Osteoidproduktion können als interzelluläres Hyalin fehlinterpretiert werden. In den vorliegenden Untersuchungen ließen sich die derartige abortive Osteoidbildungen durch die Kossa-Färbung als Frühform der Mineralisation belegen. Die ebenfalls durchgeführte EDX-Analyse unterstreicht diese Aussage durch den Nachweis des entsprechenden Elementspektrums. Spezifische morphologische Kriterien für die Phänotypisierung des Osteoids lassen sich nicht nachweisen. Jedoch erlaubt die Berücksichtigung des umgebenden zellulären Milieus bei der Differenzierung des Osteoids eine wesentliche differentialdiagnostische Abgrenzung. Bei metaplastischen Knochenneubildungen und heterotopen Ossifikationen ist die Erhaltung der Knochenarchitektur an dem synchron ablaufenden Prozeß von Matrixsynthese und Matrix-Mineralisation gebunden. Dieses geordnete Zusammenspiel beider Vorgänge ist bei den Osteosarkomen nicht mehr nachweisbar. Somit treffen diese bereits früher für das Osteoblastom beschriebenen Charakteristika auch für heterotope Ossifikationen im Sinne einer geordneten Ossifikation zu [7]. Lassen sich ausgeprägte Proliferationszonen mit „osteosarkomatösem" Aspekt in den heterotopen Ossifikationen nachweisen, so sind diese in der Regel zu nachbarschaftlich gut definierbaren Osteoprogenitorzellen angeordnet. Die von Ackerman beschriebene zentrifugale Ausreifung der heterotopen Ossifikation als wesentliche differentialdiagnostische Abgrenzung gegenüber dem Wachstumsmuster des paraossalen Osteosarkoms, läßt sich nicht vorbehaltlos übernehmen und kann nur eingeschränkt für wenige Varianten der heterotopen Ossifikation nachvollzogen werden [3].

In dem uns vorliegenden Untersuchungsgut zeigte sich eindeutig eine eher marginal akzentuierte Proliferationszone der heterotopen Ossifikation. Damit gleicht das Bild durchaus dem Wachstumsmuster des paraossalen Osteosarkoms. Diese Befunde ließen sich durch ergänzende immunhistochemische Untersuchungen mit dem Proliferationsmarker gegen das PCNA eindrucksvoll bestätigen. Somit gilt auch für die definitive histomorphologische Diagnose derartiger Knochenneubildungen von allem die Beurteilung der zellulären Bestandteile im Zusammenhang mit der Klinik und der Radiologie. Die aufgezeigte Möglichkeit der Kombination von Tumorosteoid und metaplastischer Knochenneubildung in einem Osteosarkom unterstreicht die Schwierigkeit der morphologischen Abgrenzung und zeigt, daß die Berücksichtigung des umgebenden zellulären Milieus bei der Differenzierung des Osteoids das wesentliche differentialdiagnostische Charakteristikum darstellt.

Literatur

1. Dahlin DC, Unni KK (1986) Bone tumors, Charles C Thomas, Springfield, Illinois, USA
2. White VA, Fanning CV, Ayala AG, Raymond AK, Carrasco CH, Murray JA (1988) Osteosarcoma and the role of fine-needle aspiration. A study of 51 cases. Cancer 62(6):1238–1246
3. Ackerman LV (1958) Extra-osseous localized non-neoplastic bone and cartilage formation (so called myositis ossificans). J Bone Joint Surg 40A:279–298

4. Bhagavan BS, Dorfman HD (1982) The significance of bone and cartilage formation in malignant fibrous histiocytoma of soft tissue. Cancer 49:480–488
5. Junqueira LC, Assis-Figueiredo MT, Torloni H, Montes GS (1986) Differential histologic diagnosis of osteoid. A study on human osteosarcoma collagen by the histochemical picrosirius-polarization method. J Pathol 148(20):189–196
6. Stuhler T, Brocker W, Schauer A, Wunsch HP (1984) Rasterelektronenmikroskopische und elementaranalytische Untersuchungen am Osteosarkom. Z Orthop. 122(6):851–859
7. Schulz A, Delling G (1974) Vergleichende ultrastrukturelle Untersuchungen an osteogenen Knochentumoren: Osteom, Osteoblastom, Osteosarkom. Verh Dtsch Ges Path 58:536

In-vitro-Stimulation von humanen Osteoblasten

J. Sauer[1], F. Görmar[2] und U. Maronna[1]

[1] Orthopädische Klinik (Komm. Leiterin: Dr. U. Maronna), Städtische Kliniken
Frankfurt/Main-Höchst, Gotenstr. 6, D-65929 Frankfurt
[2] Institut für Biologie, Universität Frankfurt, Senckenberganlage, D-60325 Frankfurt

Einleitung

Be- und Entlastung des Knochens sind für die Knochenmatrix nach dem
„Wolff'schen Transformationsgesetz" bestimmende Parameter beim Knochenan-
und -abbau.

Diesbezüglich eignen sich In-vitro-Untersuchungen von Osteoblasten nur
bedingt zum Vergleich mit In-vivo-Verhältnissen, da den Zellen die physiologische
Stimulation fehlt, die dann entsprechende Stoffwechselvorgänge aktiviert. Um diese
Problematik so weit wie möglich auszuschalten entwarfen wir zwei Versuchsanord-
nungen mit deren Hilfe eine mechanische und elektrische Stimulation von Osteoblastenkulturen möglich ist.

Material und Methode

Wir entwickelten eine Konstantstromquelle mit 1,2 V Spannung, die eine Stromstär-
keneinstellung zwischen 1–500 mA zuließ. Über zwei Elektroden wurden die Osteoblasten in ihren Kulturflaschen dann über 2–3 Wochen stimuliert. In mehreren
Serien testeten wir Stromstärken von 5; 10; 25; 75; 100; 150; 200; 250; 500 mA. Während des Versuches wurden Zellzahl, Morphologie und Alkalische Phosphatase
bestimmt. Zusätzlich markierten wir in einigen Serien die Aktinfilamente des
Zytoskeletts der Zellen mit einem TRITC-phalloidine fluorescences labelling Test.

Die mechanische Belastung der Zellen geschah mit einem Kunststoffstempel, in
dessen Zentrum ein Eisenkern plaziert wurde. Wegen möglicher Traktions- und
Adhäsionskräfte versahen wir diesen Stempel mit mehreren Bohrungen. Durch eine
eigens konzepierte Schalteinheit ließ sich ein Elektromagnet steuern, der den Stempel wahlweise anzog oder auf die Zellen fallen ließ. Für den Versuch wählten wir
eine Aktivierung des Stempels alle 3 Stunden für 15 Sekunden. Hierbei lag der
Stempel im Wechsel 10 Sekunden auf der Kultur und 20 Sekunden an dem Deckel
der Kulturschale. Im Verlauf des Tests wurden regelmäßig Proben zur Bestimmung
von Osteocalcin und der alkalischen Phosphatase zum Nachweis von Kalzifikationen
nach der Methode von v.-Kossa. In beiden Versuchen verwendeten wir Zellen von
Patienten zwischen 3 und 72 Jahren, die nach einer durch uns modifizierten Methode von Robey [1, 2] erstellt wurden. Zu Beginn der Tests setzten wir jeweils eine
definierte Anzahl von Zellen in die Kulturschalen aus.

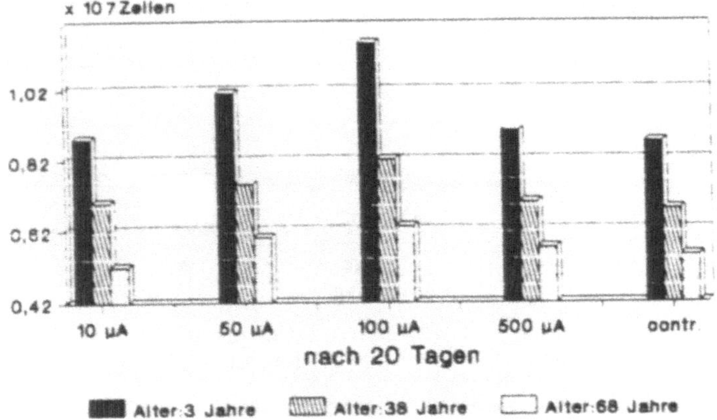

Abb. 1. Zellzahl zu Beginn und nach 20 Tagen in Abhängigkeit von Stromstärke und Alter

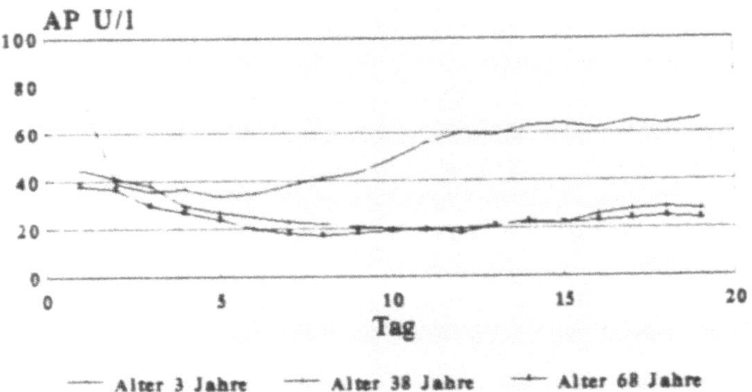

Abb. 2. AP-Aktivität bei verschiedenen Altersgruppen nach E-Stimulation mit 100 mA

Ergebnisse

Unter Elektrostimulation kam es zu einer Steigerung der Proliferationsrate der Osteoblasten von bis zu 75% gegenüber der Kontrolle. Dieses Maximum an Proliferation erreichten wir nach Anlegen einer Spannung von 100 mA. Deutliche Unterschiede in den Ergebnissen zeigten Zellen von älteren gegenüber denen von jüngeren Patienten. Je älter der Spender war desto langsamer wuchsen die Zellen. Bei allen konnte man aber einen proliferationsfördernden Effekt für die Elektrostimulation nachweisen (siehe Abb. 1).

Die alkalische Phosphataseaktivität war ebenso altersabhängig unterschiedlich nachzuweisen, wobei Zellen von jüngeren Patienten deutlich höhere Werte aufwiesen. Im Verlauf des Versuches sanken die Werte deutlich ab und erreichten bei den jüngeren Zellen nach ca. 18 Tagen annähernd ihren Ausgangswert (Abb. 2).

Durch den TRITC-phalloidin fluorescenses labelling Test konnte bei den stimulierten Zellen eine deutliche Zunahme der Streßfilamente im Zytoskelett nachgewiesen werden.

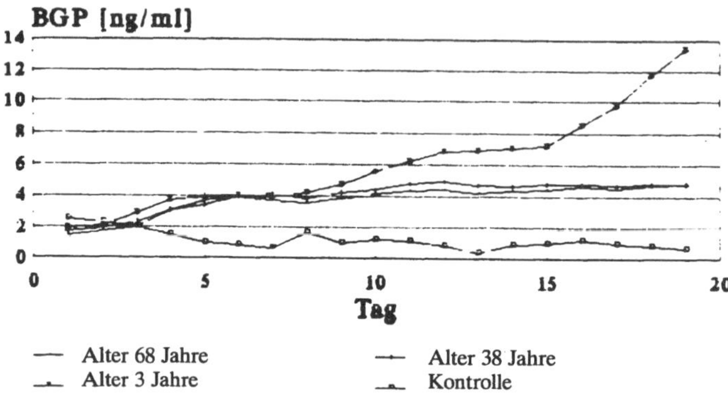

Abb. 3. Osteocalcinwerte (BGP) in Abhängigkeit zum Alter

Unter mechanischer Stimulation sah man altersabhängig nach einem Zeitraum von 2–3 Wochen Kalzifikationsherde. Je jünger der Spender war um so früher und öfter waren diese Herde nachweisbar. In der Kontrolle konnte dieser Effekt nicht beobachtet werden.

Die Aktivität der alkalischen Phosphatase zeigte während der Versuche keinen regelhaften Verlauf. Eingangs gemessene Werte sanken im Verlauf deutlich ab, oder waren zum Teil nicht mehr nachweisbar.

Im Gegensatz dazu kam es unter mechanischer Stimulation zu einem ausgeprägten Anstieg der Osteocalcinkonzentration besonders bei Zellen jüngerer Patienten (Abb. 3).

Die Zellzahl differierte gegenüber der Kontrolle kaum. Lediglich in der Zellanordnung sah man um die Kalzifikationsherde kreisförmige Osteoblastennester.

Diskussion

Während es unter Elektrostimulation zu einer Steigerung der Proliferationsrate der Zellen kam, konnte mit der mechanischen Stimulation die Kalzifikation gezielt angeregt werden. Die gefundenen altersabhängigen Unterschiede sind durch die Abnahme von Zellaktivität und Teilungsrate erklärbar. Schwer erklärbar ist der Aktivitätsverlauf der alkalischen Phosphatase unter mechanischer Stimulation, während dieses Enzym bei der Proliferation der Osteoblasten sicher keinen wesentlichen Einfluß hat.

Demgegenüber zeigte sich erwartungsgemäß ein Anstieg der Osteocalcinkonzentration nach mechanischer Belastung als Zeichen der Ossifikation.

Die Ergebnisse bestätigen die Vergleichbarkeit dieses Modells mit physiologischen Abläufen und bieten dem Anwender unter mäßigem technischen Aufwand breite Anwendungsmöglichkeiten in der Osteologieforschung.

Literatur

1. Robey P, Termine JD (1985) Human bone cells in culture. Calcif Tissue Int 37(5):453–460
2. Sauer J, Zimmermann F, Maronna U, Zichner L (1992) Osteoblastenzellkulturen aus menschlichem Periostgewebe und spongiösem Knochen. Supplement 1, Osteologie I:64

Sachverzeichnis

Springer-Verlag und Umwelt

Als internationaler wissenschaftlicher Verlag sind wir uns unserer besonderen Verpflichtung der Umwelt gegenüber bewußt und beziehen umweltorientierte Grundsätze in Unternehmensentscheidungen mit ein.

Von unseren Geschäftspartnern (Druckereien, Papierfabriken, Verpackungsherstellern usw.) verlangen wir, daß sie sowohl beim Herstellungsprozeß selbst als auch beim Einsatz der zur Verwendung kommenden Materialien ökologische Gesichtspunkte berücksichtigen.

Das für dieses Buch verwendete Papier ist aus chlorfrei bzw. chlorarm hergestelltem Zellstoff gefertigt und im pH-Wert neutral.